国家出版基金项目
NATIONAL PUBLICATION FOUNDATION

中国中药资源大典
——中药材系列

新编中国药材学

（第二卷）

总主编　黄璐琦

主　编　黄璐琦　姚　霞

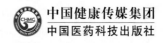

中国健康传媒集团
中国医药科技出版社

内 容 提 要

本卷收载了主产于我国西北片区的药材或在其他片区也出产的部分药材和民间习用中草药，共收载111种药材，包括植物类107种、树脂类2种、菌类2种。每种药材重点介绍了药材名、别名、基原、本草考证、原植物（形态）、主产地、栽培要点、采收与加工、商品规格、药材鉴别、质量评价、化学成分、性味归经、功能主治、药理作用、用药警戒或禁忌、分子生药、附注等内容，每个品种附有原植物图、药材图以及药材显微结构特征图等。本书内容丰富、图文并茂、重点突出、特色鲜明，可供中药教学、科研、生产、检验等领域广大医药工作者参考和使用。

图书在版编目（CIP）数据

新编中国药材学.第二卷 / 黄璐琦，姚霞主编. —北京：中国医药科技出版社，2020.7
（中国中药资源大典.中药材系列）
ISBN 978-7-5214-1932-0

Ⅰ.①新… Ⅱ.①黄… ②姚… Ⅲ.①中药材—介绍—中国 Ⅳ.① R282

中国版本图书馆 CIP 数据核字（2020）第 136983 号

责任编辑　王　梓
美术编辑　陈君杞
版式设计　锋尚设计

出版　**中国健康传媒集团**｜**中国医药科技出版社**
地址　北京市海淀区文慧园北路甲 22 号
邮编　100082
电话　发行：010-62227427　邮购：010-62236938
网址　www.cmstp.com
规格　889×1194mm　¹/₁₆
印张　28¹/₂
字数　852 千字
版次　2020 年 7 月第 1 版
印次　2020 年 7 月第 1 次印刷
印刷　北京盛通印刷股份有限公司
经销　全国各地新华书店
书号　ISBN 978-7-5214-1932-0
定价　280.00 元

获取新书信息、投稿、为图书纠错，请扫码联系我们。

新编中国药材学

编 委 会

总主编 黄璐琦

主 编（以姓氏笔画为序）

匡海学（黑龙江中医药大学）　　　　　陈万生（上海中医药大学）

李　萍（中国药科大学）　　　　　　　孟祥才（黑龙江中医药大学）

李军德（中国中医科学院）　　　　　　姚　霞（中国医学科学院药用植物研究所）

杨　全（广东药科大学）　　　　　　　屠鹏飞（北京大学药学院）

吴和珍（湖北中医药大学）　　　　　　彭　成（成都中医药大学）

吴啟南（南京中医药大学）　　　　　　詹亚华（湖北中医药大学）

张文生（北京师范大学）　　　　　　　潘超美（广州中医药大学）

张志杰（中国中医科学院）

编 委（以姓氏笔画为序）

马云桐（成都中医药大学）　　　　　　杨炳友（黑龙江中医药大学）

王　炜（湖南中医药大学）　　　　　　吴和珍（湖北中医药大学）

匡海学（黑龙江中医药大学）　　　　　吴啟南（南京中医药大学）

刘圣金（南京中医药大学）　　　　　　余丽莹（广西壮族自治区药用植物园）

刘塔斯（湖南中医药大学）　　　　　　张　恬（中国中医科学院）

江维克（贵州中医药大学）　　　　　　张　媛（北京中医药大学）

孙连娜（上海中医药大学）　　　　　　张小波（中国中医科学院）

李　萍（中国药科大学）　　　　　　　张文生（北京师范大学）

李伟东（南京中医药大学）　　　　　　张永清（山东中医药大学）

李军德（中国中医科学院）　　　　　　张志杰（中国中医科学院）

李旻辉（内蒙古自治区中医药研究所）　陈万生（上海中医药大学）

李晓瑾（新疆维吾尔自治区中药民族　　陈随清（河南中医药大学）

　　　　药研究所）　　　　　　　　　郑希龙（广东药科大学）

杨　全（广东药科大学）　　　　　　　孟祥才（黑龙江中医药大学）

杨　华（中国药科大学）　　　　　　　段金廒（南京中医药大学）

姜大成（长春中医药大学）

姚　霞（中国医学科学院药用植物研究所）

钱忠直（国家药典委员会）

高晓燕（北京中医药大学）

郭兰萍（中国中医科学院）

唐志书（陕西中医药大学）

屠鹏飞（北京大学药学院）

彭　成（成都中医药大学）

蒋以号（南昌大学资源环境与化工学院）

鲁增辉（重庆市中药研究院）

路金才（沈阳药科大学）

詹亚华（湖北中医药大学）

蔡少青（北京大学药学院）

裴　瑾（成都中医药大学）

潘超美（广州中医药大学）

新编中国药材学

（第二卷）

编 委 会

赵亚琴（新疆维吾尔自治区中药民族　　　　黄璐琦（中国中医科学院）
　　　药研究所）　　　　　　　　　　　　康喜亮（新疆维吾尔自治区中药民族
段金廒（南京中医药大学）　　　　　　　　　　　药研究所）
姚　霞（中国医学科学院药用植物研究所）梁艳妮（陕西中医药大学）
晋　玲（甘肃中医药大学）　　　　　　　　屠鹏飞（北京大学药学院）
钱大玮（南京中医药大学）　　　　　　　　彭华胜（安徽中医药大学）
徐建国（新疆维吾尔自治区中药民族　　　　董　琳（宁夏医科大学）
　　　药研究所）　　　　　　　　　　　　蔡少青（北京大学药学院）
高　峰（中国中医科学院）　　　　　　　　裴　瑾（成都中医药大学）
高晓燕（北京中医药大学）　　　　　　　　樊丛照（新疆维吾尔自治区中药民族
郭　盛（南京中医药大学）　　　　　　　　　　　药研究所）
郭雄飞（新疆维吾尔自治区中药民族　　　　潘亚磊（陕西中医药大学）
　　　药研究所）　　　　　　　　　　　　潘超美（广州中医药大学）
唐志书（陕西中医药大学）　　　　　　　　魏胜利（北京中医药大学）
陶伟伟（南京中医药大学）

本卷审稿人

组　长　裴　瑾
成　员　裴　瑾（成都中医药大学）
　　　　高继海（成都中医药大学）
　　　　李书渊（广东药科大学）

中医药学是我国各族人民在几千年生产生活实践和与疾病作斗争中逐步形成并不断丰富发展的医学科学，为中华民族的繁衍昌盛作出了卓越贡献。中药材是中医药防病治病的物质基础，是中医药事业和中药产业可持续发展的重要保障。党中央、国务院高度重视中医药事业的发展和中药材资源的保护与可持续利用。在我国中医药事业进入新的历史发展时期，挖掘利用好中药材资源，在中医药事业发展的全局中具有重大现实和长远意义。

中药材来源于药用植物、药用动物和药用矿物，其中部分来源于野生资源，多数常用药材则已实现人工培育。中药材基原考证与质量研究、资源调查与可持续利用等，已成为当前药材学研究的重要课题，受到全国广大中医药科研、教学和中药材生产者等的广泛重视。

为及时总结交流和推广我国中药材研究的成果，中国工程院院士、中国中医科学院院长黄璐琦研究员在组织开展全国第四次中药资源普查工作的基础上，结合近年来我国中药材的相关研究工作，组织全国中药材教学、科研、生产等领域的500余位专家学者历时3年编撰了《新编中国药材学》。

该书内容包括总论和各论。总论主要介绍了中药材资源的调查与区划，中药材的生产与流通、品质评价、开发与利用等内容。各论主要收载具有重要药用价值和经济价值、临床比较常用的中药材共计882种，包括植物类药材、动物类药材和矿物类药材，其中大部分已收入《中国药典》或部颁标准及地方标准。各药材品种从名称、来源、本草考证、原植物（动物、矿物）、主产地、采收与加工、商品规格、药材鉴别（性状特征、显微鉴别、理化鉴别）、质量评价、化学成分、功能主治、药理作用等方面予以全面介绍，部分品种还记载有栽培（养殖）要点、用药警戒或禁忌、分子生药等内容。既体现了全国第四次中药资源普查的成果，又广泛吸纳了全国科研工作者大量的研究成果及作者的科研心得，并收载精美、直观、珍贵的原植物（动物、矿物）照片、药材（饮片）照片、组织和粉末显微照片以及薄层色谱图等。同时，值得提出的是，全书共8卷，除动物药、矿物药两部分合为一卷和总论与东北片区主产植物药材品种合为一卷外，其余按华北、西北、华东、华中、华南、西南片区主产植物药材（个别药材在其他片区也出产）原则遴选收载药材品种（东北片区同此原则），各自独立成卷，这既有利于体现全书所收载药材的道地性、区域性和地区习用性的特色，又为今后进一步开展药材品种资源的保护与可持续开发利用提供参考，其谋篇布局安排也具有一定的创新性。总之，全书充分反映了我国中药材的现代研究成果，内容丰富，体例新颖，图文并茂，科学实用，实为一部中药材研究和生产、销售的具有较高学术价值和实用价值的工具书。相信该书的出版，对于进一步开展中药材品质研究与评价、推进中药材学科发展以及推动中药材产业的健康和可持续发展，具有积极意义。

欣闻该书即将付梓，乐之为序。

中国工程院院士
中国医学科学院药用植物研究所名誉所长

2020年盛夏

中医药是我国独特的卫生资源、潜力巨大的经济资源、具有原创优势的科技资源、优秀的文化资源、重要的生态资源，从神农尝百草开始，在几千年的发展中积累了大量的临床经验，为中华民族的繁衍生息和健康做出了巨大贡献。中医药在我国抗击新冠肺炎疫情中也显示出其独特优势，并得到广泛认同。中药资源是中医药事业传承和发展的物质基础，具有重大的利用价值和开发价值，关乎民生和社会稳定，关乎生态环境保护和新兴战略产业发展，是全球竞争中国家优势的体现，具有国家战略意义。

我国是中药资源最丰富的国家之一，全国第三次中药资源普查统计我国有12,807种药用资源。但在长期发展中也存在一些问题：一是类同品、代用品和民间用药不断出现，药材品种复杂、混乱，真伪优劣难辨，必须认真研究；二是野生资源锐减，大量常用中药材野生资源枯竭，市场上以栽培（养殖）中药材居多；三是栽培（养殖）中药材存在盲目引种驯化、滥施农药化肥和重金属超标等问题，导致栽培（养殖）中药材质量难以保证。因此，正确认识和客观评价我国中药材现状，为中药材真伪鉴别和品质评价提供新思路、新方法和新技术，有助于促进中医药事业的协调发展。

基于以上，我们在开展全国第四次中药资源普查工作的基础上，结合现代科研成果，组织全国近50所高校、科研院所、药检机构及企业的500余位专家学者编撰了《新编中国药材学》。编者们以药材基原品种鉴别、质量评价等内容为重点，从药材别名、来源、本草考证、原植物（动物、矿物）、主产地、栽培（养殖）要点、采收与加工、商品规格、药材鉴别、质量评价、化学成分、功能主治、药理作用、用药警戒或禁忌、分子生药等有关药材学知识与新技术、新方法及其现代研究成果进行系统梳理和全面介绍。

全书内容包括总论和各论。总论主要包括中药材资源调查与区划，中药材生产与流通、品质评价、开发与利用等内容。各论收载植物、动物、矿物药材共计882种，其中大多为常用中药材，少数为具有区域特色或有开发应用前景的品种。为更好地体现药材道地特色和便于组织编撰，经过集体多次讨论后形成共识：先将植物药材按其主产区大致划分为东北、华北、西北、华东、华中、华南、西南共7个片区，分别收录编撰；总论和动物药材、矿物药材分别编撰。再根据最后收录品种及内容篇幅，又将本书总论内容与东北片区收录药材合编为1卷（先总论、后药材的顺序），动物药材、矿物药材合编为1卷，其余6个片区收录药材各自成卷，全书共8卷。

本书历时三年编撰，数易其稿。在编写过程中，专家们结合自身经验，查阅大量文献资料，对编写品种、体例及内容反复推敲，书中涉及的原植物彩色照片、药材照片和组织、粉末显微照片均为作者科研一手资料，既丰富了书的内容，使其图文并茂，又增强了可读性，以突显本书的先进性、科学性和实用性。书稿编写完成后，我们又另组织审稿专家对书稿文字内容和图片进行全面系统审定，并提出修改意见以供编者修改完善，力求做到本书内容科学严谨、特色鲜明。

本书有幸被列为国家出版基金支持项目，以保证编写出版能够顺利进行。在此，对国家有关方面领导、专家及国家出版基金规划管理办公室的同志表示衷心感谢。同时，对各承担单位予以的大力支持以及编者和审稿专家严谨的科学态度和认真的工作作风，从而使本书最终付梓，表示感谢。希望本书的出版，能对从事中药材生产、经营、科研、教学、资源保护与开发等工作者具有较高的参考价值，对提升中药材质量和合理开发应用中药材资源产生积极作用。

石以砥焉，化钝为利。无论是中药资源普查工作，还是《新编中国药材学》的编纂工作，从来都不是容易的事，我们只有通过一往无前的努力，继承发扬中医药特色，提高中药材质量，为中医药事业发展做出我们的贡献。

总主编

黄璐琦

2020年7月

编 写 说 明

　　《新编中国药材学》为一部系统介绍药材学有关理论知识及新技术、新方法和有关药材品种名称、来源、采收加工、商品规格、质量鉴定及其应用等现代研究成果的学术著作。全书充分体现了以药材鉴别、质量评价等内容为重点，集"科学性、先进性、实用性和可读性"为一体，重点突出、特色鲜明、图文并茂的特色和编写思想要求。

　　1. 全书共8卷，内容包括总论和各论，以及分卷索引与全书总索引等。总论主要包括中药材资源调查与区划，中药材生产与流通、品质评价、开发与利用等内容。各论收载植物、动物、矿物药材共882种，其中大多为常用中药材，少数为具有区域特色或有开发应用前景的品种。

　　2. 为更好地体现药材道地特色和便于组织编撰，经过集体多次讨论形成共识：先将植物药材按其主产区大致划分为东北、华北、西北、华东、华中、华南、西南共7个片区，分别收录编撰；总论、动物药材、矿物药材分别编撰。最后，根据收录品种及内容篇幅，又将本书总论内容与东北片区收录药材合编为1卷（先总论、后药材的顺序），动物药材、矿物药材合编为1卷，其余6个片区收录药材各自成卷，全书共8卷。除动物药材、矿物药材卷先按类别、再按药材名称笔画数顺序编排外，其余均按药材名称笔画数顺序编排。

　　3. 每种药材的内容均按以下顺序列项介绍：

　　（1）药名　介绍药材的常用中文名及其汉语拼音、药材拉丁名。

　　（2）别名　介绍药材主产区或地方标准收载的常见别名。

　　（3）来源　介绍药材来源的科属（种）、拉丁学名及其药用部分。

　　（4）本草考证　主要介绍本品始载于何主流本草以及与原植物形态描述有关的本草记载情况，并说明其与现今何品种基本一致；对于应用历史较短，经考证确无本草记载或仅有非本草文献记载的品种，则在该项注明"历代本草无记载"，"始载于何非本草文献"。

　　（5）原植物（动物、矿物）　描述其主要形态特征，以及主要分布区域。对于多来源品种，先较为详细介绍主流品种的主要形态特征，再对非主流品种逐一简述其与主流品种的区别特征。同时，配有多个品种或某一品种的原植物（动物、矿物）彩色照片或多部位组图。

　　（6）主产地　参考全国第四次中药资源普查的有关成果资料等，介绍本品的主产地及其道地产区。

（7）栽培（养殖）要点　对于目前有栽培（养殖）情况的品种，仅简单介绍其生物学特性和栽培（养殖）技术及病虫害防治要点。

（8）采收与加工　仅介绍其采收年限、采收期（季节、月份），以及产地药材加工。

（9）商品规格　参考全国第四次中药资源普查的有关成果资料，先介绍药材的商品规格。如不同商品规格再分商品等级，则再简要介绍其商品等级；如无商品等级，则说明其为统货。

（10）药材鉴别　介绍药材的主要性状特征及其组织、粉末主要显微鉴别特征，以及薄层色谱鉴别等内容。同时，分别配有药材照片及组织、粉末显微照片，以及部分配有薄层色谱图。

（11）质量评价　对于常见品种，先简要介绍其传统质量评价，再简要介绍所应用现代技术方法（或按照现行版《中国药典》收载的相关通用技术要求）测定其成分的含量指标。

（12）化学成分　按化学成分类别及化学成分主次顺序，有选择性地简要介绍与本品药理、功效有关的有效成分，以及指标性成分。

（13）性味归经　依据国家药品标准或地方药品标准等权威文献作简要介绍。

（14）功能主治　依据国家药品标准或地方药品标准等权威文献作简要介绍。

（15）药理作用　简要介绍其与功能主治或临床应用相关的药理作用，或新发现的药理作用（包括给药剂量、时间和结果等）。

（16）用药警戒或禁忌　对含有毒性成分的药材，明确介绍其安全性。

（17）分子生药　对已开展相关研究的药材，仅简要介绍其遗传标记或功能基因方面的内容。

（18）附注　主要介绍作者对本药材的品种资源、药材质量、鉴别技术方法、商品流通及使用情况等的认识和见地。

（19）主要参考文献　在各药材品种内容末尾，仅选择性列出供读者查阅以进一步了解相关内容的部分权威参考文献。对于参考较多的工具书，如《中国药典》《中国药材学》《中华本草》《中国植物志》《全国中草药汇编》等以及历代主要本草文献，不再一一列出，而在卷末集中列出本卷主要参考书目。

4. 上述药材内容列项中，视具体药材情况，其中"栽培（养殖）要点""商品规格""用药警戒或禁忌""分子生药""附注"等项目内容可阙如。

5. 对于来源相同，入药部位不同的不同药材（如杜仲、杜仲叶等），或《中国药典》已单列的药材品种（如马钱子粉等），或新鲜品、干燥品分用者（如生姜、干姜等），则只在最先收录的药材品种中予以全面介绍，而在后面收录药材品种的相同内容项下仅注明参见"某药材"，不再重复介绍。

6. 各卷末附有本卷收录的主要参考书目和所收录药材中文名（含别名）索引及拉丁学名索引（各词条后对应的为页码），以及全书收录药材中文名（含别名）总索引及拉丁学名总索引（各词条后对应的为卷次和品种序号）。

本卷为《新编中国药材学》第二卷，主要收载主产于我国西北片区的药材或在其他片区也主产的部分药材，共收录111种。本卷按照全书的编写思想和总要求，分别由黄璐琦、姚霞、唐志书、李晓瑾、李旻辉、屠鹏飞、段金廒、晋玲、刘春生、魏胜利、李萍、王英华、王晓琴等专家学者负责组织，由全国25所高等院校、科研单位共80余位专家学者共同编撰。本书中部分原植物图片由全国第四次中药资源普查吉林省珲春市普查队、吉林省图们市普查队、黑龙江省五常市普查队提供，部分实验用药材及药材图片由亳州中药材专业市场刘洋清经理提供。经本卷审稿组裴瑾教授、高继海教授、李书渊教授审阅和提出修改意见，编者们几经修改完善，最后由黄璐琦院士、姚霞负责统稿、编排等工作。

目 录

三 画

1. 干漆 ……………………………………… 1
2. 土贝母 …………………………………… 2
3. 大皂角 …………………………………… 6
4. 大枣 ……………………………………… 11
5. 大黄 ……………………………………… 15
6. 大蓟 ……………………………………… 21
7. 山莨菪 …………………………………… 25
8. 山葡萄 …………………………………… 27
9. 千屈菜 …………………………………… 30
10. 小茴香 ………………………………… 32
11. 马尾连 ………………………………… 36
12. 马蔺子 ………………………………… 38

四 画

13. 天山雪莲 ……………………………… 41
14. 天南星 ………………………………… 44
15. 天麻 …………………………………… 50
16. 木贼 …………………………………… 55
17. 瓦松 …………………………………… 58
18. 瓦草 …………………………………… 60
19. 毛茛 …………………………………… 62
20. 火麻仁 ………………………………… 64
21. 水龙骨 ………………………………… 68
22. 水红花子 ……………………………… 71
23. 水杨梅 ………………………………… 74

五 画

24. 甘松 …………………………………… 77
25. 甘草 …………………………………… 79
26. 甘遂 …………………………………… 84
27. 石龙芮 ………………………………… 89
28. 石榴皮 ………………………………… 91
29. 打破碗花花 …………………………… 94
30. 叶底珠 ………………………………… 96
31. 白及 …………………………………… 98
32. 白花菜子 ……………………………… 100

六 画

33. 地肤子 ………………………………… 103
34. 地骨皮 ………………………………… 106
35. 亚麻子 ………………………………… 111
36. 西瓜皮 ………………………………… 114
37. 百合 …………………………………… 117
38. 当归 …………………………………… 125
39. 当药 …………………………………… 130
40. 肉苁蓉 ………………………………… 132
41. 竹节参 ………………………………… 139
42. 华山参 ………………………………… 142
43. 伊贝母 ………………………………… 144
44. 向日葵 ………………………………… 149
45. 全缘叶青兰 …………………………… 152
46. 问荆 …………………………………… 154
47. 决明子 ………………………………… 157
48. 红芪 …………………………………… 162
49. 红景天 ………………………………… 166

七 画

50. 麦芽 …………………………… 170
51. 麦角 …………………………… 173
52. 芫荽子 ………………………… 176
53. 羌活 …………………………… 178
54. 沙苑子 ………………………… 184
55. 沙棘 …………………………… 188
56. 补骨脂 ………………………… 192
57. 阿魏 …………………………… 195
58. 鸡冠花 ………………………… 199

八 画

59. 青叶胆 ………………………… 202
60. 青葙子 ………………………… 204
61. 玫瑰花 ………………………… 206
62. 苦杏仁 ………………………… 209
63. 苦豆根 ………………………… 214
64. 苘麻子 ………………………… 217
65. 虎掌草 ………………………… 219
66. 罗布麻叶 ……………………… 221
67. 金沸草 ………………………… 225
68. 泡囊草 ………………………… 228
69. 泽漆 …………………………… 230

九 画

70. 茵陈 …………………………… 233
71. 胡桃仁 ………………………… 236
72. 枸杞子 ………………………… 239
73. 柿蒂 …………………………… 243
74. 点地梅 ………………………… 246
75. 独一味 ………………………… 248

十 画

76. 秦艽 …………………………… 251
77. 秦皮 …………………………… 256
78. 莱菔子 ………………………… 260
79. 莨菪叶 ………………………… 263
80. 党参 …………………………… 266
81. 高山辣根菜 …………………… 272
82. 拳参 …………………………… 275
83. 娑罗子 ………………………… 277
84. 浮小麦 ………………………… 281
85. 透骨草 ………………………… 284

十一画

86. 菟丝子 ………………………… 287
87. 菊苣 …………………………… 291
88. 啤酒花 ………………………… 296
89. 银柴胡 ………………………… 299
90. 盘龙参 ………………………… 303
91. 猪毛菜 ………………………… 306
92. 猪苓 …………………………… 310
93. 麻黄 …………………………… 313
94. 麻黄根 ………………………… 318
95. 淫羊藿 ………………………… 321

十二画

96. 款冬花 ………………………… 327
97. 葫芦 …………………………… 331
98. 葛根 …………………………… 333
99. 棉花根 ………………………… 336
100. 紫草 ………………………… 339
101. 黑种草子 …………………… 343
102. 锁阳 ………………………… 346

十三画

103. 菵草 ……………………… 350
104. 照山白 ……………………… 352
105. 蜈蚣七 ……………………… 356
106. 锦鸡儿 ……………………… 358

十四画

107. 罂粟壳 ……………………… 362
108. 辣椒 ……………………… 365

十五画

109. 蕤仁 ……………………… 368
110. 鹤虱 ……………………… 371

十八画

111. 瞿麦 ……………………… 374

主要参考书目 ……………………… 378
本卷中文名索引 ……………………… 379
本卷拉丁学名索引 ……………………… 384
中文名总索引 ……………………… 387
拉丁学名总索引 ……………………… 422

1. 干漆

Ganqi

TOXICODENDRI RESINA

【别名】漆脚、漆渣、黑漆。

【来源】为漆树科植物漆树*Toxicodendron vernicifluum*（Stokes）F. A. Barkl.的树脂经加工后的干燥品。

【本草考证】本品始载于《神农本草经》。《名医别录》载："生汉中川谷，夏至后采，干之。"《本草经集注》载："今梁州漆最胜，益州亦有，广州漆性急易燥。其诸处漆桶上盖里自然有干者，状如蜂房，孔孔隔者如佳。"《蜀本草》载："树高二丈，皮白，叶似椿樗，皮似槐花，子若牛李，木心黄。六月、七月刻取滋汁。出金州者最善也。"《图经本草》载："干漆、生漆出汉中川谷，今蜀、汉、金、峡、襄、歙州皆有之。木高三二丈，皮白，叶似椿，花似槐，子若牛李，木心黄，六月、七月以竹筒钉入木中取之。"《本草纲目》载："漆树人多种之，春分前移栽易成，有利。其身如柿，其叶如椿。以金州者为佳，故世称金漆。"本草记载与现今所用漆树基本一致。

【原植物】落叶乔木。树皮灰白色，呈不规则纵裂，小枝被棕黄色柔毛，后变无毛，具圆形或心形的大叶痕和突起的皮孔；顶芽大而显著，被棕黄色绒毛。奇数羽状复叶互生，有小叶4～6对，叶轴圆柱形，被微柔毛；叶柄被微柔毛，近基部膨大，半圆形，上面平；小叶卵形或长圆形，先端急尖或渐尖，全缘，叶面通常无毛或仅沿中脉疏被微柔毛，叶背沿脉上被平展黄色柔毛，稀近无毛，侧脉10～15对，两面略突；小叶柄具槽，被柔毛。圆锥花序被灰黄色微柔毛，序轴及分枝纤细；花黄绿色，雄花花梗纤细、雌花花梗短粗；花萼无毛，裂片卵形，先端钝；花瓣长圆形，具细密的褐色羽状脉纹，先端钝，开花时外卷；雄蕊长约2.5mm，花丝线形，与花药等长或近等长，在雌花中较短，花药长圆形，花盘5浅裂，无毛；子房球形，花柱3。果序多少下垂，核果肾形或椭圆形；花期5～6月，果期7～10月。（图1-1）

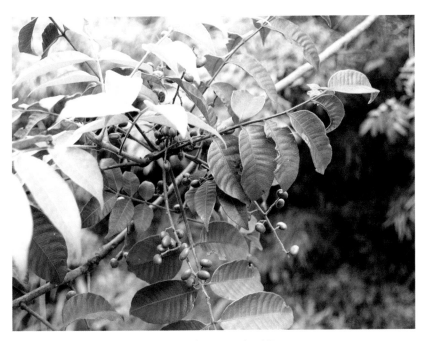

图1-1　漆树（潘超美　摄）

生于向阳山坡林内，亦有栽培。

除内蒙古、吉林、黑龙江外，全国各地均有分布。

【主产地】主产于甘肃、陕西、山西、河南、山东等地。

【栽培要点】

1. 生物学特性　喜温暖湿润的气候，喜光，不耐寒、阴、干旱，以背风向阳沟槽或山坡中下部、土层厚、湿润、肥沃、透水良好的砂壤土为宜。

2. 栽培技术　种子繁殖或插根繁殖。种子繁殖：种子经脱蜡、浸种、催芽，待三分之一种子露嘴时即可播种。3月上旬到4月上旬播种，条播。插根繁殖：春秋两季均可栽植，以秋季落叶后较好。

3. 病虫害　病害：毛毡病、炭疽病、叶毒病、褐斑病等。虫害：金花虫、蚜虫、蛴螬等。

【采收与加工】 4～5月采收，割伤漆树树皮，收集自行流出的树脂为生漆，干后凝固成的团块即为干漆。商品多收集漆缸壁或底部黏着的干渣，经煅制后入药。

【药材鉴别】

性状特征　本品呈不规则块状，黑褐色或棕褐色，表面粗糙，有蜂窝状细小孔洞或呈颗粒状，有光泽。质坚硬，不易折断，断面不平坦，具特殊臭气。遇火燃烧，产生黑烟并发出强烈漆臭。（图1-2）

【质量评价】 以块整、色黑、坚硬、漆臭者为佳。

【化学成分】 干漆主要成分为漆酚，漆酚是数种儿茶酚衍生物的混合物，在空气中氧化后变为黑色树脂状物[1]。

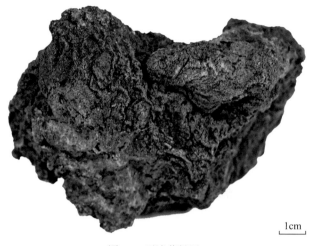

图1-2　干漆药材图

【性味归经】 辛，温；有毒。归肝、脾经。

【功能主治】 破瘀通经，消积杀虫。用于瘀血经闭，癥瘕积聚，虫积腹痛。

【药理作用】

1. 解痉作用　干漆醇提取物对离体平滑肌具有拮抗组胺、5-羟色胺、乙酰胆碱的作用。

2. 促凝血作用　干漆炭对实验动物能缩短出血和凝血时间，起促血凝（止血）作用。

3. 对心血管系统的作用　干漆在小剂量时具有强心作用，同时有拟肾上腺素作用；大剂量则抑制心脏，使血压下降，瞳孔缩小，麻痹中枢神经系统[2]。

【用药警戒或禁忌】 干漆有毒，对漆过敏者，0.001mg漆酚即可引起漆性皮炎。内服宜炒或煅后用，孕妇、体虚无瘀滞者及对漆过敏者禁用。

【附注】 漆树是一个多药用部位入药的植物，药用部位除树脂经加工后的干燥品（干漆）外，还包括根（漆树根）、树皮或根皮（漆树皮）、心材（漆树木心）、叶（漆叶）、种子（漆子）和树脂（牛漆）。

主要参考文献

[1] 南京中医药大学. 中药大辞典.2版[M]. 上海：上海科学技术出版社，2014：88，802.

[2] 金莲花. 中药干漆的药理作用及临床应用[J]. 现代医药卫生，2007(16)：2467-2468.

（北京中医药大学　刘春生　杨瑶珺　慕祺瑞）

2. 土贝母

Tubeimu

BOLBOSTEMMATIS RHIZOMA

【别名】 土贝、大贝母、地苦胆、草贝、假贝母。

【来源】 为葫芦科植物土贝母*Bolbostemma paniculatum*（Maxim.）Franquet的干燥块茎。

【本草考证】 本品始载于《本草从新》："土贝母，形大味苦。治外科证痰毒。"《诗疏》载："叶如瓜蒌而细小，子在根下如芋子，正白。"《本草纲目拾遗》载："土贝母，一名大贝母"，又引《百草镜》云："土贝母大如钱，独瓣不分，与川产迥别，各处皆产，有出自安徽六安之安山者，有出江南宜兴之章注者，有出宁国府之孙家埠者，浙江惟宁波鄞县之樟村及象山有之，入药者选白大而燥，皮细者良。"以上所述，除浙江宁波者指浙贝外，其余均与本土贝母相符，《图经本草》中"蔓生贝母"附图与土贝母特征较为符合[1]。

【原植物】鳞茎肥厚，肉质，乳白色；茎草质，无毛，攀缘状，枝具棱沟，无毛。叶片卵状近圆形，掌状5深裂，基部小裂片顶端各有1个显著突出的腺体。卷须丝状，单一或2歧。花雌雄异株。雌、雄花序均为疏散的圆锥状，花黄绿色；花萼与花冠相似，裂片卵状披针形。子房近球形，疏散生不显著的疣状凸起，3室，每室2胚珠，花柱3，柱头2裂。果实圆柱状，成熟后由顶端盖裂，果盖圆锥形，具6枚种子。种子卵状菱形，暗褐色，表面有雕纹状凸起，边缘有不规则的齿，顶端有膜质的翅。花期6～8月，果期8～9月。（图2-1）

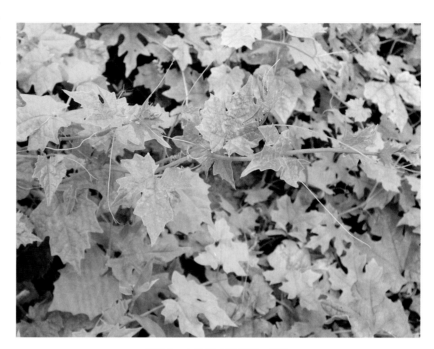

图2-1　土贝母（潘超美　摄）

生于海拔500～800m的山坡，全国广泛分布与栽培。

【主产地】主产于河南、河北、山西、内蒙古、山东、陕西、甘肃、云南、四川等地[2]。

【栽培要点】

1. 生物学特性　土贝母适应性较强，喜温暖湿润气候，耐寒。对土壤要求不严格。但以疏松、肥沃的壤土或砂质壤土为优。涝洼地，重黏土不宜栽培[3]。

2. 栽培技术　主要用地下块茎繁殖，也可用种子繁殖，但生长较慢，故多不采用。春栽在清明前后。秋栽在寒露至霜降，随刨收随栽种，当年不出苗。秋栽者，冬季不需管理；春栽者，如天气干旱即浇水，可促进生根发芽[3]。

3. 虫害　蛴螬、蝼蛄[3]。

【采收与加工】清明栽种者，当年晚秋采挖；霜降栽种者，翌年晚秋采挖。霜降前后，茎蔓枯萎时收获。先将茎蔓割掉，顺行将块茎刨出，用清水洗净，然后放蒸笼中蒸5～10分钟，或放至开水中煮至无白心取出，晒干或用火炕烘干，即可供药用[3]。

【药材鉴别】

（一）性状特征

块茎为不规则的块，大小不等。表面淡红棕色或暗棕色，凹凸不平。质坚硬，不易折断，断面角质样，气微，味微苦。（图2-2）

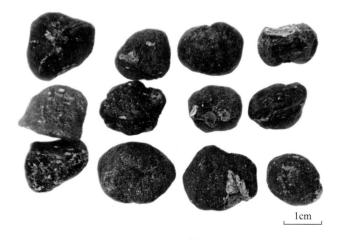

1cm

图2-2　土贝母药材图

（二）显微鉴别

1. **横切面** 表皮细胞由一列排列整齐的小型长方形细胞组成，常木栓化。表皮内侧数层薄壁细胞常木栓化。维管束小，分布不规则，分布于中柱薄壁组织中。中柱薄壁细胞含有糊化淀粉粒。（图2-3，图2-4）

2. **粉末特征** 粉末淡黄棕色。糊化淀粉粒团块，大小不一，存在于薄壁细胞内或散在。表皮细胞表面观呈类多角形，有的可见垂周壁连珠状增厚；断面观类长方形。导管少见，主要为螺纹或网纹。（图2-5）

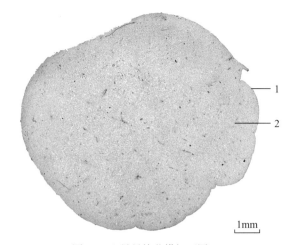

图2-3　土贝母块茎横切面图

1. 最外侧表皮细胞　2. 导管

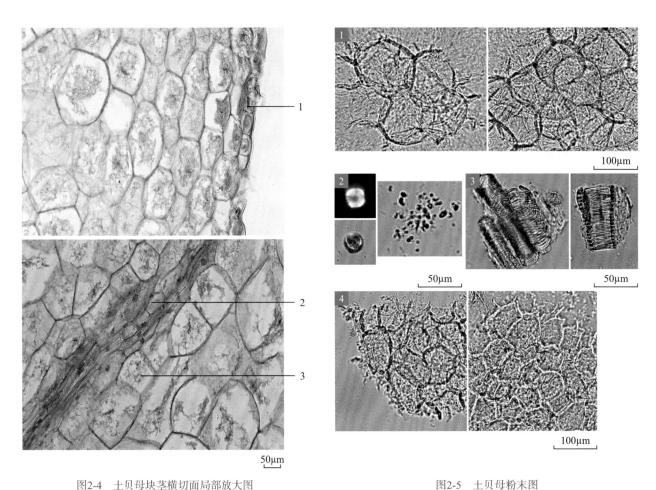

图2-4　土贝母块茎横切面局部放大图

1. 最外侧表皮细胞　2. 导管　3. 薄壁细胞

图2-5　土贝母粉末图

1. 薄壁细胞　2. 淀粉粒　3. 导管　4. 表皮细胞

（三）理化鉴别

1. **薄层色谱** 取本品粉末0.1g，加70%乙醇20ml，超声处理20分钟，滤过，滤液蒸干，残渣加甲醇1ml使溶解，作为供试品溶液。另取土贝母苷甲对照品、土贝母苷乙对照品，分别加甲醇制成每1ml含1mg的溶液，作为对照品溶液。照薄层色谱法试验，吸取上述三种溶液各5μl，分别点于同一硅胶G薄层板上，以三氯甲烷-乙酸乙酯-甲醇-甲酸-水

（12：3：8：2：2）为展开剂，展开，取出，晾干，喷以醋酐–硫酸–乙醇（1：1：10）混合溶液，在110℃加热至斑点显色清晰。供试品色谱中，在与对照品色谱相应的位置上，显相同颜色的斑点。（图2-6）

2. 高效液相色谱指纹图谱[4]　采用高效液相色谱法测定。

色谱条件与系统适用性试验　以十八烷基硅烷键合硅胶为填充剂，以乙腈为流动相A，以水为流动相B，按表2-1进行梯度洗脱，检测波长为214nm，理论板数按土贝母苷甲峰计算应不低于200000。

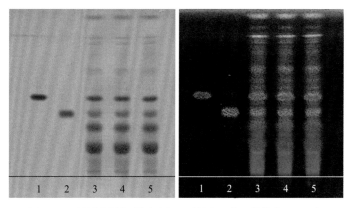

图2-6　土贝母薄层色谱图（左：可见光　右：紫外光365nm）

1. 土贝母苷甲　2. 土贝母苷乙　3～5. 土贝母药材

对照品溶液　取土贝母苷甲对照品5.0mg，溶解于25ml 70%甲醇中，制成土贝母苷甲对照品溶液。

供试品溶液　取本品粉末1.0g，置50ml离心管中，加70%甲醇10ml，超声（270W）处理30分钟，离心5分钟（约500×g）。滤过，取滤液转移于25ml量瓶中，重复提取1次，合并滤液，加70%甲醇至刻度。精密吸取1ml溶液于5ml量瓶中，加70%甲醇至刻度。用0.45μm微孔滤膜（RC）滤过，即得。

表2-1　梯度洗脱

时间（分钟）	乙腈（A）（%，V/V）	水（B）（%，V/V）
0～20	10→40	90→60
20～30	40→70	60→30

测定方法　分别吸取土贝母苷甲对照品溶液和供试品溶液各10μl，注入液相色谱仪，并记录色谱图。测定对照品溶液及供试品溶液色谱图中土贝母苷甲峰的保留时间。在相同液相色谱条件下，供试品溶液色谱图中，与相应对照品溶液色谱图中土贝母苷甲峰的保留时间比较，相差应不大于2.0%。

【质量评价】以个大、质坚实、红棕色、断面角质样者为佳。采用高效液相色谱法测定，本品按干燥品计算，含土贝母苷甲（$C_{63}H_{98}O_{29}$）不得少于1.0%。

【化学成分】主要成分为皂苷类、甾醇类、糖类、蒽醌类等。其中三萜皂苷类为其特征性成分和有效成分[5]。

1. 三萜及其苷类　葫芦素B、E；土贝母苷甲、乙、丙、丁、戊，7β,18,20,26-四羟基-20（S）-24E-达玛甾烯-3-O-α-L-（3'-乙酰基）吡喃阿拉伯糖-（1→2）-β-D-吡喃葡萄糖苷，7β,18,20,26-四羟基-20（S）-24E-达玛甾烯-3-O-α-L-（4'-乙酰基）吡喃阿拉伯糖-（1→2）-β-D-吡喃葡萄糖苷，（葡萄糖-6-棕榈酰基）土贝母苷甲等。

2. 甾醇及其苷类　Δ7, 16, 25, 26-豆甾三烯醇，Δ7, 16, 25, 26-豆甾三烯醇-3-O-葡萄糖苷，Δ7, 22, 25-豆甾三烯-3β醇，Δ7, 22, 25-豆甾三烯醇-3-O-十九烷酸酯，Δ7, 22, 25-豆甾三烯醇-3-O-β-D-吡喃葡萄糖苷，Δ7, 22, 25-豆甾三烯醇-3-O-β-D-（6-棕榈酰基）吡喃葡萄糖苷等。

3. 生物碱类　吡咯基-α-甲基甲酮，4-（2-甲酰基-5-甲氧甲基-吡咯-1-基）-丁酸甲酯，2-（2-甲酰基-5-甲氧甲基-吡咯-1-基）-3-苯基-丙酸甲酯等。

4. 其他　土贝母中还含有大黄素等蒽醌类、棕榈酸等有机酸类及糖类等成分。

【性味归经】苦，微寒；归肺、脾经。

【功能主治】解毒，散结，消肿。用于乳痈，瘰疬，痰核。

【药理作用】

1. 抗肿瘤作用 土贝母水提取物、总皂苷及其单体土贝母苷Ⅰ、Ⅱ、Ⅲ、Ⅴ等成分在体内外均有显著抗肿瘤活性[6-7]。

2. 抗病毒作用 土贝母皂苷可抗乳头多瘤空泡病毒中人疣病毒、痘病毒中传染性软疣病毒、单纯疱疹病毒I型及乙型肝炎病毒，可治疗多种传染性软疣、扁平疣、寻常疣、尖锐性湿疣、跖疣、泛发性疣等各种疣[8]。

3. 抗炎作用 土贝母苷甲可显著抑制由TPA和花生四烯酸诱导的鼠耳肿胀，表现出良好的量效关系[8]。

4. 杀精作用 土贝母总皂苷及其A、D成分具有较强的杀精作用，机制为破坏精子生物膜系统，并可显著降低单个精子顶体酶活性[9]。

【附注】

1. 土贝母具有良好的抗肿瘤、杀精、抗病毒活性，以其为原料开发成抗肿瘤、抗病毒及避孕等方面的新药、保健产品具有良好前景。

2. 土贝母仅以地下块茎作为药用，目前对其生产过程中可利用废弃物研究较少，可适当进行非药用部位的资源价值发现和开发利用。

主要参考文献

[1] 尚志钧，刘晓龙. 贝母药用历史及品种考察[J]. 中华医史杂志，1995，1：38-42.

[2] 谭宁，陆洋，薛宇涛，等. 以类平均聚类法分析不同产地土贝母中土贝母苷甲含量及影响因素[J]. 北京中医药大学学报，2018，41(5)：395-399.

[3] 卫云，丁如辰，李义林. 药用植物栽培技术[M]. 济南：山东科学技术出版社，1985：136-137.

[4] 中华人民共和国香港特别行政区卫生署. 香港中药材标准（第七册）[M]. 香港：中华人民共和国香港特别行政区卫生署，2015：75-84.

[5] 马挺军. 土贝母化学成分的研究[M]. 北京：中国农业出版社，2008：1-12.

[6] Islam MS, Wang C, Zheng J, et al. The potential role of tubeimosides in cancer prevention and treatment [J]. European Journal of Medicinal Chemistry, 2019, 162: 109-121.

[7] Wang K, Zhu X, Chen Y, et al. Tubeimoside V sensitizes human triple negative breast cancer MDA-MB-231 cells to anoikis via regulating caveolin-1-related signaling pathways [J]. Archives of Biochemistry and Biophysics, 2018, 646: 10-15.

[8] 李加慧，陈仁寿，李陆杰. 抗病毒中药的药性与功效及其关联性文献研究[J]. 中医杂志，2019，1：67-71.

[9] 孙健，温庆辉. 土贝母的化学成分及药理作用研究进展[J]. 中国药物警戒，2010，7(7)：430-431.

（南京中医药大学 段金廒 刘培）

3. 大皂角

Dazaojiao

GLEDITSIAE SINENSIS FRUCTUS

【别名】皂荚、皂角、皂丁。

【来源】为豆科植物皂荚 *Gleditsia sinensis* Lam. 的干燥成熟果实。

【本草考证】本品始载于《神农本草经》，列为下品。《名医别录》载："皂荚，生雍州川谷及鲁邹县，如猪牙者良，九月、十月采荚，阴干。"《本草纲目》载："皂树高大，叶如槐叶，瘦长而尖。枝间多刺，夏开细黄花，结实有三种，一种小如猪牙，一种长而肥厚，多脂而黏，一种长而瘦薄，枯燥不黏，以多脂者为佳。"本草记载与现今所用大皂角基本一致。

【原植物】落叶乔木，高可达30m；枝灰色至深褐色，具圆锥状、粗壮且分枝的棘刺，长达16cm。一回偶数羽状复叶，小叶3～8对，纸质，卵状披针形至长圆形；先端圆钝，基部圆形或楔形，常稍偏斜，边缘具细锯齿，网脉明显。花黄白色，杂性，组成腋生或顶生总状花序；雄花萼片4，三角状披针形，两面被柔毛；花瓣4，长圆形；雄蕊8（6）；子房沿缝线被毛；柱头浅2裂；胚珠多数。荚果条形，长12～37cm，宽2～4cm，两面鼓起，被白色粉霜；种子多颗，长圆形或椭圆形，黑棕色具光泽。花期3～5月，果期5～12月。（图3-1）

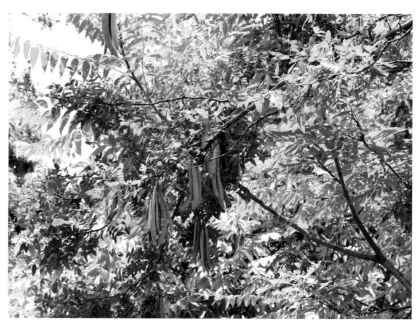

图3-1 皂荚（高速 摄）

生于路边、沟旁、住宅附近，多为栽培。广泛分布于华北、西北、东北、华东、中南以及四川、贵州、云南等地。

【主产地】全国大部分地区均产。

【栽培要点】

1. 生物学特性 皂荚树多生于平原、山谷及丘陵地区。性喜光而稍耐荫，喜暖湿气候及肥沃土壤，在盐碱地或砂土上均能正常生长。

2. 栽培技术 播种前种子需进行催芽处理，穴播后覆土。根蘖分株造林在早春发芽前或秋季落叶后进行，栽植时剪去地上部分，只栽根部[1]。

3. 病虫害 病害：角斑病。虫害：皂角树豆象、蚜虫、介壳虫、天牛。

【采收与加工】 全年均产，以春、夏两季采收为宜。皂角煎水浸、皂角水淬、皂角裹煨[2]。

【商品规格】统货[3]。

【药材鉴别】

（一）性状特征

果实呈扁长的剑鞘状，有的略弯曲，长15～40cm，宽2～5cm，厚0.2～1.5cm。表面棕褐色或紫褐色，被灰色粉霜，擦去后有光泽，种子所在处隆起。基部渐窄而弯曲，有短果柄或果柄痕，两侧有明显的纵棱线。质硬，摇之有声，易折断，断面黄色，纤维性。种子多数，扁椭圆形，黄棕色至棕褐色，光滑。气特异，有刺激性，味辛辣。（图3-2）

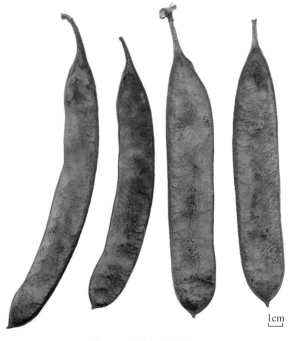

1cm

图3-2 大皂角药材图

（二）显微鉴别

1. 大皂角横切面　外被角质层，表皮细胞壁厚且明显，石细胞众多；中柱鞘纤维束断续排列成环；韧皮部狭窄；形成层成环；木质部连接成环；髓部宽广。（图3-3）

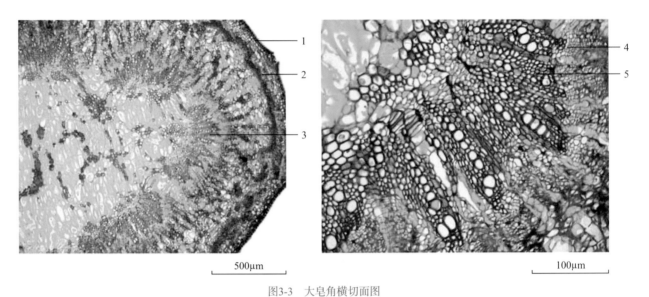

500μm　　　　100μm

图3-3　大皂角横切面图

1. 角质层　2. 表皮　3. 维管束　4. 初生韧皮部　5. 后生木质部

2. 大皂角种子横切面　外果皮为1列窄长条形细胞，外被角质层，栅状细胞明显，石细胞众多；中果皮细胞多列，含棕红色物。（图3-4）

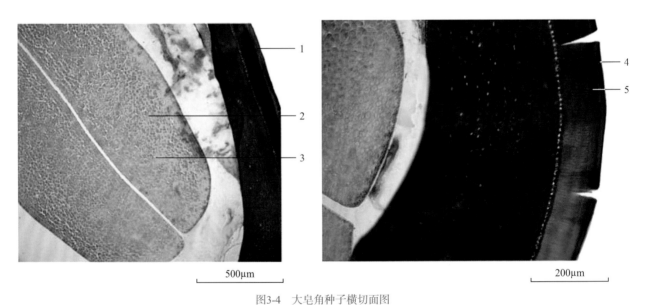

500μm　　　　200μm

图3-4　大皂角种子横切面图

1. 表皮　2. 子叶　3. 维管束　4. 角质层　5. 栅状细胞层

3. 粉末特征　粉末棕红色。石细胞众多，类圆形或不规则形，有纹孔，壁厚腔小，层纹明显；厚壁孔纹细胞，长方形，细胞壁强木化，纹孔明显；果皮表皮细胞表面观为类圆形，含内容物；种皮栅状细胞侧面观可见光辉带位于中间偏外1/3或1/2处。可见晶纤维和草酸钙晶体。（图3-5）

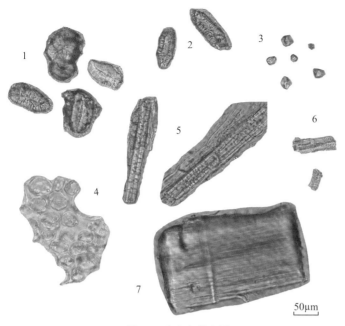

图3-5 大皂角粉末图

1. 石细胞 2. 厚壁孔纹细胞 3. 草酸钙晶体 4. 果皮表皮细胞
5. 晶纤维 6. 导管 7. 种皮栅状细胞与支持细胞

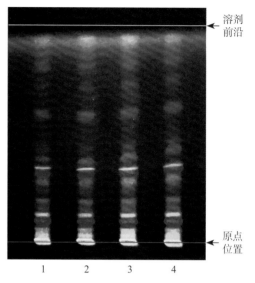

图3-6 大皂角薄层色谱图

1. 大皂角对照药材 2. 大皂角（陕西宝鸡）
3. 大皂角（陕西户县） 4. 大皂角（陕西商洛）

（三）理化鉴别

薄层色谱 取本品粉末1g，加甲醇10ml，超声处理30分钟，滤过，滤液蒸干，残渣加水10ml使溶解，用乙酸乙酯振摇提取2次，每次10ml，合并乙酸乙酯液，蒸干，残渣加甲醇1ml使溶解，作为供试品溶液。另取大皂角对照药材1g，同法制成对照药材溶液。照薄层色谱法试验，吸取上述两种溶液各10μl，分别点于同一硅胶G薄层板上，以三氯甲烷–甲醇–水–冰醋酸（18：1：0.6：0.2）的下层溶液为展开剂，展开，取出，晾干，喷以10%硫酸乙醇溶液，在105℃加热至斑点显色清晰。供试品色谱中，在与对照药材色谱相应的位置上，显相同颜色的斑点。（图3-6）

【质量评价】以形如猪牙，长而肥厚，多脂者为佳。

【化学成分】主要成分为三萜皂苷类、甾醇类和酚酸类，其中三萜皂苷类是其主要活性成分[4]。

1. 三萜皂苷类 皂荚皂苷A～K、N、P和Q（gleditsioside A～K，N，P，Q），皂荚皂苷C'和E'（saponin C'，E'）次皂苷元1a和1b（prosapogenin' 1a，1b）。

2. 甾醇类 桦木酸（betulic acid），麦珠子酸（alphitolic acid），2-hydroxypyracrenic acid，stigmast-4-ene-3，6-dione，stigmast-3，6-dione，豆甾醇（stigmasterol），β-谷甾醇（β-sitosterol）。

3. 酚酸类 没食子酸乙酯（ethyl gallate），表儿茶素（epicatechin），咖啡酸（caffeic acid）。

【性味归经】辛、咸，温；有小毒。归肺、大肠经。

【功能主治】祛痰开窍，散结消肿。用于中风口噤，昏迷不醒，癫痫痰盛，关窍不通，喉痹痰阻，顽痰喘咳，咳痰不爽，大便燥结；外治痈肿。

【药理作用】

1. 黏膜保护作用 皂角的中药成分皂苷具有使表面张力降低、刺激局部黏膜、促使黏膜血液循环的作用[5]。

2. 抗肿瘤作用 皂荚乙醇提取物能抑制大鼠移植性肝癌细胞中miR-21、miR-181b、miR-183的表达量，促进癌细胞凋亡[6]。

3. 抗菌作用 50mg/ml皂荚皂苷水溶液能完全抑制大肠埃希菌、金黄色葡萄球菌、铜绿假单胞菌、阴沟肠杆菌、沙门肠杆菌，对白色念珠菌、克柔念珠菌、热带念珠菌、近平滑念珠菌的抑制率也均在50%以上[7]。

4.抗心肌缺血作用　在结扎大鼠左冠状动脉造成的急性心肌缺血模型中，皂荚皂苷25、50、100mg/kg剂量组能显著降低心肌梗死面积，降低大鼠血清天冬氨酸氨基转移酶、肌酸激酶、乳酸脱氢酶及丙二醛水平，提高血清中SOD活性[8]。

【用药警戒或禁忌】孕妇及咯血、吐血患者忌服。

【分子生药】采用EST～SRR和AFLP分子标记研究皂荚群体遗传多样性[9]。采用相关序列多态性扩增（SRAP）、限制性位点扩增多态性（RSAP）和目标起始密码子多态性分子标记（SCoT）对18份皂荚种质材料进行遗传多样性分析，为皂荚种质的鉴定提供理论依据[10]。

【附注】

1.皂荚其他部位药用情况

猪牙皂　又名牙皂、小皂、眉皂，为豆科植物皂荚 *G. sinensis* Lam.因衰老或受伤后所结的发育不正常的果实。祛痰开窍，散结消肿。

皂角刺　为豆科植物皂荚 *G. sinensis* Lam.的棘刺。主治痈疽肿毒，麻风，顽癣，产后乳汁不下。

皂荚子　为豆科植物皂荚 *G. sinensis* Lam.的种子，产于山东、四川、云南、贵州、陕西等地，以颗粒饱满、坚实、无杂质、无虫蛀者为佳。润肠通便，祛风散热，化痰散结。

皂荚木皮　为豆科植物皂荚 *G. sinensis* Lam.的茎皮和根皮。解毒散热，祛风杀虫。

皂荚叶　为豆科植物皂荚 *G. sinensis* Lam.的叶。祛风解毒，生发。

2.同属近缘种药用情况

滇皂荚　为豆科植物 *G. japonica* Mig. var. *delavayi*（Franch.）L. C. Li的果实。豁痰开窍，解毒杀虫。

滇皂荚刺　为豆科植物 *G. japonica* Mig. var. *delavayi*（Franch.）L. C. Li的棘刺，用于拔毒、消肿、溃脓、下乳。

华南皂荚　为豆科植物华南皂荚 *G. fera*（Lour.）Merr.的果实。散痰开窍，杀虫止痒。

小果皂荚　为小果皂荚 *G. australis* Hemsl.的果实。解毒消肿，驱虫。

主要参考文献

[1] 范定臣，董建伟，骆玉平.皂荚良种选育研究[J].河南林业科技，2013，33(4)：1-3.

[2] 王绪平，李玲.皂角刺炮制方法的改进[J].中国中药杂志，2000(1)：65.

[3] 张贵君.现代中药材商品通鉴[M].北京：中国中医药出版社，2001：1534.

[4] Zhang JP, Tian XH, Yang YX, et al. Gleditsia Species: An ethnomedical, phytochemical and pharmacological review [J]. Journal of Erhnopharmacology, 2016, 178: 155-171.

[5] 李建军，尚星晨，周肖廷.皂荚药用研究概述[J].生物学教学，2018，43(2)：68-69.

[6] 詹磊，蔡岳.皂荚提取物对肝癌大鼠组织形态及miRNA的影响[J].基因组学与应用生物学，2018，37(8)：3581-3586.

[7] 倪付花，桑青，陈敏，等.皂荚皂苷的提取及其抑菌作用的研究[J].时珍国医国药，2012，23(2)：351-352.

[8] 丁云录，王岩，赫玉芳，等.皂荚皂苷对大鼠心肌缺血的影响[J].中国新药与临床杂志，2006，25(2)：110-113.

[9] 李伟，林富荣，郑勇奇，等.10个南方皂荚群体遗传多样性的AFLP分析[J].林业科学研究，2017，30(1)：46-52.

[10] 张安世，骆扬，范定臣，等.皂荚种质资源SCoT遗传多样性分析及指纹图谱的构建[J].广西植物，2017，37(11)：1378-1385.

（陕西中医药大学　唐志书　王征　刘世军　孙琛　刘红波）

4. 大枣

Dazao

JUJUBAE FRUCTUS

【别名】枣、红枣。

【来源】为鼠李科植物枣 *Ziziphus jujuba* Mill. 的干燥成熟果实。

【本草考证】本品始载于《神农本草经》。《本草经集注》载："今青州出者形大核细，多膏甚甜。"《图经本草》载："大枣，干枣也，生枣并生河东，今近北州郡皆有，而青、晋、绛州者特佳。"《本草衍义》载："大枣先青州、次晋州，此二等皆可晒曝入药，益脾胃为佳，余止可充食用。"《本草纲目》载："枣木赤心有刺，四月生小叶，尖觥光泽。五月开小花，白色微青。南北皆有，惟青、晋所出者肥大甘美，入药为良。"本草记载与现今所用枣基本一致。

【原植物】落叶小乔木，稀灌木，高可达10余米。树皮褐色或灰褐色。有长枝，短枝和无芽小枝（即新枝）比长枝光滑，紫红色或灰褐色，呈之字形曲折，具2个托叶刺。叶纸质，卵形、卵状椭圆形，或卵状矩圆形，长3～7cm，宽1.5～4cm，上面深绿色，无毛，下面浅绿色，无毛或仅沿脉多少被疏微毛，基生三出脉；托叶刺纤细，后期常脱落。花黄绿色，两性，5基数，无毛，具短总花梗，单生或2～8个密集成腋生聚伞花序。核果矩圆形或长卵圆形，长2～3.5cm，直径1.5～2cm，成熟时红色，后变红紫色，中果皮肉质，厚，味甜，核顶端锐尖，基部锐尖或钝。花期5～7月，果期8～9月。（图4-1）

分布于海拔1700m以下的山区、丘陵或平原。主要为栽培。

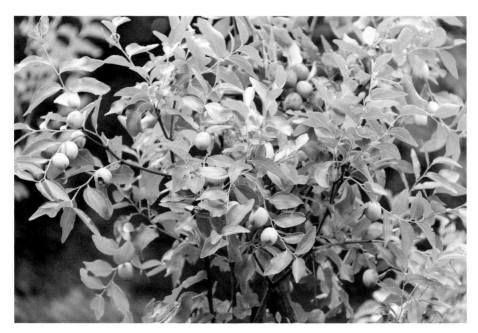

图4-1 枣（潘超美 摄）

【主产地】主产于山东、山西、河南、河北、陕西、新疆等地。

【栽培要点】

1. 生物学特性　喜干燥冷凉气候，喜光、耐寒、耐旱、耐盐碱。向阳干燥山坡、丘陵、荒地、平原及路旁均可种植。以砂土或砂壤土最宜栽培，不适于低洼水涝地。

2. 栽培技术　以嫁接、根蘖繁殖为主。多数品种经人工选育后出现种子败育现象，故种子繁殖少见。嫁接繁殖多以酸枣为砧木，采用芽接、切接、皮下接、根接等方法。根蘖繁殖是将老株根部发出的新枝连根蘖下栽种。以嫁接繁殖枣树生长快、结果早、栽培成活率高。

3. 病虫害 病害：枣疯病等。虫害：步曲虫、桃小食心虫、枣黏虫、刺蛾、枣叶壁虱等[1]。

【采收与加工】秋季果实成熟时采收，一般随采随晒，选干燥的地块搭架铺上席箔，将枣分级分别摊在席箔上晾晒，当枣的含水量下降到15%以下时可并箔，然后每隔数日揭开通风，当枣的含水量降至10%时，即可贮藏。也可采用烘房或烘箱低温烘干。

【药材鉴别】

（一）性状特征

果实椭圆形或球形，长2～3.5cm，直径1.5～2.5cm。表面暗红色，略带光泽，有不规则皱纹。基部凹陷，有短果梗。外果皮薄，中果皮棕黄色或淡褐色，肉质，柔软，富糖性而油润。果核纺锤形，两端锐尖，质坚硬。气微香，味甜。（图4-2）

（二）显微鉴别

粉末特征 粉末棕色。外果皮棕色至棕红色；表皮细胞表面观类方形、多角形或长方形，胞腔内充满棕红色物，断面观外被较厚角质层；表皮下细胞黄色或黄棕色，类多角形，壁稍厚。草酸钙簇晶（有的碎为砂晶）或方晶较小，存在于中果皮薄壁细胞中。果核石细胞淡黄棕色，类多角形，层纹明显，孔沟细密，胞腔内含黄棕色物。（图4-3）

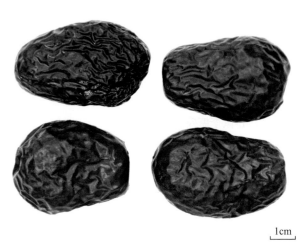

1cm

图4-2 大枣药材图

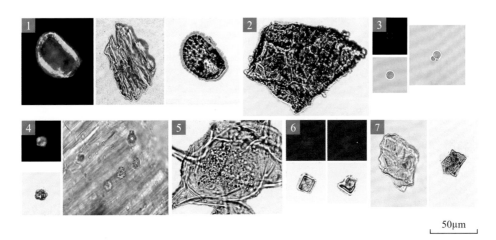

50μm

图4-3 大枣粉末图

1. 石细胞 2. 表皮细胞 3. 淀粉粒 4. 草酸钙簇晶 5. 草酸钙砂晶 6. 草酸钙方晶 7. 棕色块

（三）理化鉴别

薄层色谱 取本品粉末2g，加石油醚（60～90℃）10ml，浸泡10分钟，超声处理10分钟，滤过，弃去石油醚液，药渣晾干，加乙醚20ml，浸泡1小时，超声处理15分钟，滤过，滤液浓缩至2ml，作为供试品溶液。另取大枣对照药材2g，同法制成对照药材溶液。再取齐墩果酸对照品、白桦脂酸对照品，加乙醇分别制成每1ml各含1mg的溶液，作为对照品溶液。照薄层色谱法试验，吸取供试品溶液和对照药材溶液各10μl、上述两种对照品溶液各4μl，分别点于同一硅胶G薄层板上，以甲苯-乙酸乙酯-冰醋酸（14：4：0.5）为展开剂，展开，取出，晾干，喷以10%硫酸乙醇溶液，加热至斑点显色清晰，分别置日光和紫外光灯（365nm）下检视。供试品色谱中，在与对照药材色谱和对照品色谱相应的位置上，显相

同颜色的斑点或荧光斑点。（图4-4）

【质量评价】以个大、色紫红、肉厚、油润者为佳。照真菌毒素测定法测定，本品每1000g含黄曲霉素B_1不得过5μg，黄曲霉素G_2、黄曲霉素G_1、黄曲霉素B_2和黄曲霉素B_1的总量不得过10μg。

【化学成分】主要成分为多糖类（polysaccharides）、三萜类（triterpenoids）、生物碱类（alkaloids）、黄酮类（flavonoids）、核苷类（nucleosides）、神经酰胺类等。其中，多糖类、三萜类和核苷类是其特征性成分和有效成分[2-3]。

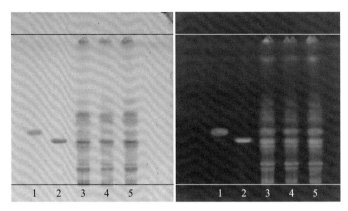

图4-4　大枣薄层色谱图（左：可见光　右：紫外光365nm）
1.白桦脂酸　2.齐墩果酸　3、4.大枣药材　5.大枣对照药材

1. 多糖类　主要分为中性多糖和酸性多糖两类，其中酸性多糖又称为大枣果胶，其单糖组成主要为L-鼠李糖、L-阿拉伯糖、D-半乳糖、D-甘露糖和D-半乳糖醛酸；其主链多为α-D-（1→4）-聚半乳糖醛酸或与（1→2）-L-鼠李糖残基和（1→2，4）-L-鼠李糖残基交联形成，多具支链，且多连接与主链鼠李糖基O-4位。大枣多糖是大枣中发挥免疫调节作用的有效成分[2]。

2. 三萜类　主要有羽扇豆烷型的白桦脂酸（betulinic acid）、麦珠子酸（alphitolic acid）和白桦脂酮酸（betulonic acid）；齐墩果烷型的齐墩果酸（oleanolic acid）、马斯里酸（maslinic acid）和齐墩果酮酸（oleanonic acid）；乌苏烷型的熊果酸（ursolic acid）、2α-羟基乌苏酸（2α-hydroxyursolic acid）和乌苏酮酸（ursonic acid）；美洲茶烷型的美洲茶酸（ceanothic acid）、表美洲茶等。此外，尚有2位或3位羟基的对香豆酰基取代产物等[3]。

3. 黄酮类　芦丁（rutin）、槲皮素-3-O-槐糖苷、当药黄素（swertisin）、棘苷（spinosin）、6,8-二-C-葡萄糖-2（S）-柚皮素［6,8-di-C-glucosyl-2（S）-naringenin］和6,8-二-C-葡萄糖-2（R）-柚皮素［6,8-di-C-glucosyl-2（R）-naringenin］等[3-4]。

4. 核苷类　环磷酸腺苷（cAMP）、环磷酸鸟苷（cGMP）、尿苷、鸟苷、胞苷、次黄嘌呤、腺嘌呤、鸟嘌呤等[5]。此外，大枣尚含有生物碱类、神经酰胺及脑苷酯类化合物[6]。

【性味归经】甘，温；归脾、胃、心经。

【功能主治】补中益气，养血安神。用于脾虚食少，乏力便溏，妇人脏躁。

【药理作用】

1. 免疫调节作用　大枣提取液及大枣多糖可减轻脾虚动物模型胸腺、脾脏淋巴细胞病理改变，改善细胞能量代谢，促进小鼠脾细胞增殖和NK细胞活性，引起小鼠腹腔巨噬细胞内Ca^{2+}浓度升高，诱导TNF-α、IL-1、NO的产生[2-3]。

2. 抗肿瘤作用　大枣提取液可选择性诱导肿瘤细胞凋亡。大枣中含有的三萜酸类组分可抑制乳腺癌细胞（MCF-7和SKBR 3）和人肝癌细胞（HepG 2）、宫颈癌细胞（HeLa）的生长并诱导凋亡，且呈现一定的剂量依赖性。大枣多糖组分可在G_2/M期抑制黑色素瘤细胞增殖，并伴随着凋亡小体的形成和caspase-3和caspase-9活性的增加[2-3]。

3. 保肝作用　大枣提取液及大枣多糖可剂量依赖性地预防四氯化碳（CCl_4）所致小鼠肝损伤，显著降低模型小鼠升高的血清丙氨酸转氨酶、天冬氨酸转氨酶和乳酸脱氢酶活性，降低肝脏MDA水平，表明大枣可通过介导自由基清除活性，有效地保护肝脏免受CCl_4所致的损伤[2, 7]。

4. 胃肠保护作用　大枣提取物可通过减少肠黏膜对有毒氨等有害物质的暴露、促进组织修复增强肠道屏障功能、抑制胃肠道中性粒细胞/细胞因子级联而产生抗炎作用、调节肠道菌群结构等多环节而有效维持肠道健康，有效改善大鼠实验性炎症性肠病（IBD）的活动指数[8]。

5. 其他作用　大枣脂溶性提取物能抑制细胞脂质积累和甘油-3-磷酸脱氢酶活性而表现出一定的抗肥胖作用；三萜类组分可通过抑制巨噬细胞中泡沫细胞的形成表现出防治动脉粥样硬化作用[3]。此外，大枣提取物尚表现出一定的抗变态反应、神经保护作用[9]。

【分子生药】

1. 分子鉴定　基于核糖体DNA的ITS序列可以将31种枣属植物与其外类群进行区分[10]。基于AFLP技术建立的27个枣种质资源DNA指纹图谱特征条带可以区分不同品种[11]。

2. 遗传育种　采用SSR分子标记技术研究显示：酸枣的遗传多样性高于大枣，根据大枣和酸枣的叶绿体基因型推断大枣起源于黄河中下游地区，且酸枣至少通过两种方式被驯化为大枣[12]；沧州产大枣的遗传多样性高于太谷，且冬枣、酸枣和韩国产的枣遗传结构不同[13]，可以为大枣遗传育种提供候选基因。

【附注】经过3000余年的栽培及变异，现在我国有近1000个大枣栽培品种，广泛栽培于全国广大地区。受基因及环境的调控，其生长特性有较大差异，如成熟期较早的可在8月采收，而最晚的可至10月中下旬采收；果形大的鲜果单果重可达40g，而果形小的单果重则不足5g。究竟哪些品种更适合药用，现在尚无定论。若以古人所述之大枣药用标准考量，果形较小的品种（如金丝小枣、鸡心枣）则入药效果较差或不入药。

《中国药典》（2020年版）规定大枣药材性状为"本品为椭圆形或球形，长2～3.5cm，直径1.5～2.5cm"。如按此标准作为药用大枣品种选择的依据，除果形较小的金丝小枣、鸡心枣等不可入药外，果形较大的品种如和田玉枣、壶瓶枣等也不可入药，这似乎与古本草记载的"形大为良"标准相悖。究竟以何标准作为药用大枣选择的依据，值得我们去思考与探究。

主要参考文献

[1] 国家林业局. 枣栽培技术规程[S]. 国家林业行业标准，LY/T 2825—2017，2017-6-5.

[2] Ji X, PengQ, Yuan Y, et al. Isolation, structures and bioactivities of the polysaccharides from jujube fruit (*Ziziphus jujuba* Mill.): A review [J]. Food Chemistry, 2017, 227: 349-357.

[3] Gao QH, Wu CS, Wang M. The jujube (*Ziziphus jujuba* Mill.) fruit: A review of current knowledge of fruit composition and health benefits [J]. Journal of Agricultural and Food Chemistry, 2013, 61: 3351-3363.

[4] 郭盛，段金廒，钱大玮，等. 枣属植物化学成分研究进展[J]. 国际药学研究杂志，2013，40(6)：702-710.

[5] Guo S, Duan JA, Tang YP, et al. Characterization of nucleosides and nucleobases in fruits of *Ziziphus jujuba* by UPLC-DAD-MS [J]. Journal of Agricultural and Food Chemistry, 2010, 58(19): 10774-10780.

[6] Guo S, Tang YP, Duan JA, et al. Chemical constituents from the fruits of *Ziziphus jujuba* [J]. Chinese Journal of Natural Medicines, 2009, 7(2): 115-118.

[7] Shen X, Tang Y, Yang R, et al. The protective effect of *Zizyphus jujube* fruit on carbon tetrachloride-induced hepatic injury in mice by anti-oxidative activities [J]. Journal of Ethnopharmacology, 2009, 122(3): 555-560.

[8] 李瑶，郭盛，陶伟伟，等. 基于小鼠胃肠道系统毒性及利尿效应的大枣与巴豆霜配伍减毒机制研究[J]. 药学学报，2019，44(1)：95-103.

[9] Chen J, Liu X, Li Z, et al. A review of dietary *Ziziphus jujuba* fruit (jujube): developing health food supplements for brain protection [J]. Evidence-Based Complementary and Alternative Medicine, 2017: 3019568.

[10] 王小国. 基于nrDNA ITS序列的枣属植物亲缘关系分析[J]. 林业科技通讯，2015(8)：15-18.

[11] 文亚峰，何钢，张江. 枣优良品种分子鉴别系统的开发[J]. 中南林业科技大学学报，2007，27(6)：119-121.

[12] Huang J, Yang X, Zhang C, et al. Development of chloroplast microsatellite markers and analysis of chloroplast diversity in Chinese Jujube (*Ziziphus jujuba* Mill.) and wild jujube (*Ziziphus acidojujuba* Mill.) [J]. PLOS ONE，2015, 10(9): e0134519.

[13] Xu C, Gao J, Du Z, et al. Identifying the genetic diversity, genetic structure and a core collection of *Ziziphus jujuba* Mill. var. *jujuba* accessions using microsatellite markers [J]. Scientific Reports, 2016, 6: 31503.

（南京中医药大学　郭盛　钱大玮　段金廒）

5. 大黄

Dahuang

RHEI RADIX ET RHIZOMA

【别名】将军、锦文大黄、黄良、蜀大黄。

【来源】为蓼科植物掌叶大黄*Rheum palmatum* L.、唐古特大黄*Rheum tanguticum* Maxim. ex Balf.或药用大黄*Rheum officinale* Baill.的干燥根和根茎。

【本草考证】本品始载于《神农本草经》,列为下品。《吴普本草》载:"生蜀郡北部或陇西,二月卷生,生黄赤叶,四四相当。黄茎高三尺许,三月花黄,五月实黑,八月采根,有黄汁,切片阴干。"陶弘景谓:"生河西及陇西,大黄,其色也,将军之号,当取骏快也。"《本草拾遗》载:"若取和厚深沉能攻病者,可用蜀中似牛舌片紧硬者,若取泄泻骏快,推陈去热者,当取河西锦文者。"《图经本草》载:"正月内生青叶,似蓖麻,大者如扇,根如芋,四月开黄花,亦有青红似荞麦者,茎青紫色,形如竹,二、八月采根,去黑皮,切作横片,火干。"本草记载与现今所用大黄基本一致。

【原植物】

1. 掌叶大黄　多年生草本,高达2m。根及根状茎粗壮木质,表面棕褐色,有横纵皱纹。茎直立,中空,光滑无毛。基生叶宽心形或近圆形,长、宽达35cm,掌状3～7浅至半裂,裂片窄三角形,基出脉多为5条,叶上面粗糙到具乳突状毛,下面及边缘密被短毛;叶柄粗壮,圆柱状,与叶片近等长,密被锈乳突状毛;茎生叶较小,有短柄;托叶鞘大,长达15cm,内面光滑,外表粗糙,膜质,淡褐色。圆锥花序大形,分枝较聚拢,密被粗糙短毛,顶生;花小,红紫色,花蕾倒金字塔形;花梗长2～2.5mm,关节位于中部以下;花被片6,2轮;雄蕊9;花柱3。花枝多聚拢,瘦果长方状椭圆形,有3棱,沿棱生翅;种子宽卵形,棕黑色。花期6～7月,果期7～8月。(图5-1)

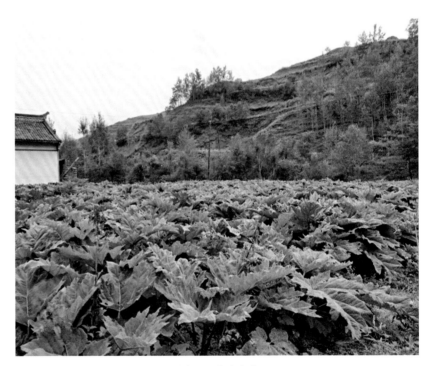

图5-1　掌叶大黄

生于海拔1500～4400m山地林缘或草坡或山谷湿地。主要分布于甘肃、四川、青海及西藏;野生或栽培,现在甘肃及陕西栽培较广。

2. 唐古特大黄　高大草本,高1.5～2m。根及根状茎粗壮,黄色。茎粗,中空,具细棱线,光滑无毛或在上部的节处具粗糙短毛。茎生叶大型,叶片近圆形或及宽卵形,长30～60cm,顶端窄长急尖,基部略呈心形,通常掌状5深裂,最基部一对裂片简单,中间三个裂片多为三回羽状深裂,小裂片窄长披针形,基出脉5条,叶上面具乳突或粗糙,下面具密短毛;叶柄近圆柱状,与叶片近等长,被粗糙短毛;茎生叶较小,叶柄亦较短,裂片多更狭窄;托叶鞘大型,以后多破裂,外面具粗糙短毛。雄蕊多为9,不外露;花盘薄并与花丝基部连合成极浅盘状;子房宽卵形,花柱较短,平伸,柱头头状。果实矩圆状卵形至矩圆形,顶端圆或平截,基部略心形,长8～9.5mm,宽7～7.5mm,翅宽2～2.5mm,

纵脉近翅的边缘。种子卵形，黑褐色。花期6月，果期7～8月。（图5-2）

生于海拔1600～3000m高山沟谷或山地林缘或草坡。主要分布于甘肃、青海及西藏，野生或栽培。

3. 药用大黄 高大草本，高1.5～2m。根及根状茎粗壮，内部黄色。茎粗壮，基部直径2～4cm，中空，具细沟棱，被白色短毛，上部及节部较密。基生叶大型，叶片近圆形，稀极宽卵圆形，直径30～50cm，或长稍大于宽，顶端近急尖形，基部近心形，掌状浅裂，裂片大齿状三角形，基出脉5～7条，叶上面光滑无毛，偶在脉上有疏短毛，下面具淡棕色短毛；叶柄粗圆柱状，与叶片等长或稍短，具楞棱线，被短毛；茎生叶向上逐渐变小，上部叶腋具花序分枝；托叶鞘宽大，长可达15cm，初时抱茎，后开裂，内面光滑无毛，外面密被短毛。雄蕊9，不外露；花盘薄，瓣状；子房卵形或卵圆形，花柱反曲，柱头圆头状。果实长圆状椭圆形，长8～10mm，宽7～9mm，顶端圆，中央微下凹，基部浅心形，翅宽约3mm，纵脉靠近翅的边缘。种子宽卵形。花期5～6月，果期8～9月。（图5-3）。

生于海拔1200～4000m山沟或林下。主要分布于四川、湖北、陕西、贵州、云南，野生或栽培，多栽培。

【主产地】掌叶大黄主产于甘肃、青海、四川、西藏、陕西，道地产区主要为青海的同仁、同德，四川的甘

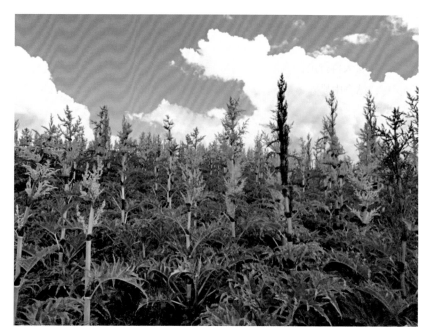

图5-2 唐古特大黄

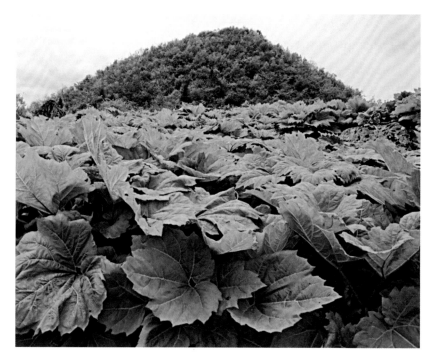

图5-3 药用大黄

孜、阿坝，甘肃的岷县、礼县。现以栽培品居多，产量最大。唐古特大黄主产于青海、甘肃、西藏、四川，道地产区主要为青海的同德、同仁，甘肃武威、张掖，西藏昌都，四川甘孜、阿坝，野生品为主，栽培品较少。药用大黄主产于四川、湖北、贵州、云南，道地品种主要为四川的雅安、九龙，栽培或野生[1]。

【栽培要点】

1. 生物学特性 大黄喜阴冷湿润环境，耐寒，忌高温，怕积水。适于阳光充足、排水良好、土层深厚的疏松肥沃、腐殖质含量高的石灰质壤土及砂壤土。忌连作，忌重茬。

2. 栽培技术 大黄可用种子繁殖和根芽繁殖。种子繁殖：4月或8～9月用种子繁殖，种子繁殖包括直播和育苗

移栽两种方法。在早春或初秋时多半行直播。在不适合直播或者春季干旱的地区可采取育苗移栽繁殖，生产上也常用此方法。根芽繁殖：在采收大黄时，选择健壮的植株将其母株周围较大子芽切下进行种植。过小的子芽可栽于苗床，翌年秋天再行定植。为防止伤口腐烂，在切割处涂上草木灰，随切随栽。一般第二年即能开花。苗期应加强田间管理，结合中耕除草进行培土，勤浇水，勤除草，及时打薹，根据植株长势适时追肥。

3. 病虫害 病害：根腐病、轮纹病、霜霉病、炭疽病等。虫害：蚜虫及甘蓝夜蛾等。

【采收与加工】 采收期为大黄种植3年之后的9～10月秋末冬初茎叶开始枯萎时，过早会导致物质积累少，质量差；过迟则会使大黄受冻变质。因此，适时采收可保证大黄质量。先割去地上部分，刨开根茎四周泥土，将根茎与根全部挖出，剔除已腐烂的大黄，用小刀除去泥土和细小根，刮去根及根茎外皮，切成6～8cm大块或段，阴干或烘干。

【商品规格】 在历史的发展过程中大黄因产地较多、品种与加工方法不同，商品性状、气味、色泽等差异，形成了复杂的商品规格，大体上可分为西大黄（蛋片吉、苏吉、水根、原大黄）、雅黄、南大黄三种规格，等级1～3级不等。

1. **西大黄** 现行中药材行业标准[2]中大黄的规格西大黄主要是指产于甘肃、青海、西藏等地的唐古特大黄和掌叶大黄。

（1）蛋片吉 干货。一等品为≤8个/千克，二等品为≤12个/千克，三等品为≤18个/千克。

（2）苏吉 干货。一等品为≤20个/千克，二等品为≤30个/千克，三等品为≤40个/千克。

（3）水根、原大黄 统货。干货。水根为掌叶大黄或唐古特大黄的主根尾部及支根的加工品，原大黄块片大小不分。

2. **雅黄** 雅黄是指甘孜、阿坝、凉山州、青海（德格）及云南等地的产品。为干货。一等品为150～250g/个，二等品为100～200g/个，三等品不分大小。主要来源于药用大黄。

3. **南大黄** 南大黄是指川东与湖北、贵州及陕西毗邻地区的栽培品，且多来源于药用大黄。干货。一等品体结实，长≥7cm，直径≥5cm，二等品体质轻松，大小不分，间有水根，最小头直径≥1.2cm。

目前在市场流通的主要是原大黄、水根的统货，且多以品种/产地定规格，以形状/大小定等级，传统的感官评价方法仍然是其真伪优劣鉴别的主要手段[3]。

【药材鉴别】

（一）性状特征

根及根茎呈类圆柱形、圆锥形、卵圆形或不规则块状，长3～17cm，直径3～10cm。除尽外皮者表面黄棕色至红棕色，有的可见类白色网状纹理及星点（异型维管束）散在，残留的外皮棕褐色，多具绳孔及粗皱纹。质坚实，有的中心稍松软，断面淡红棕色或黄棕色，显颗粒性；根茎髓部宽广，有星点环列或散在；根木部发达，具放射状纹理，形成层环明显，无星点。气清香，味苦而微涩，嚼之黏牙，有沙粒感。（图5-4）

（二）显微鉴别

粉末特征 粉末黄棕色。草酸钙簇晶直径20～160μm，有的至190μm。具缘纹孔导管、网纹导管、螺纹导管及环纹导管非木化。淀粉粒甚多，单

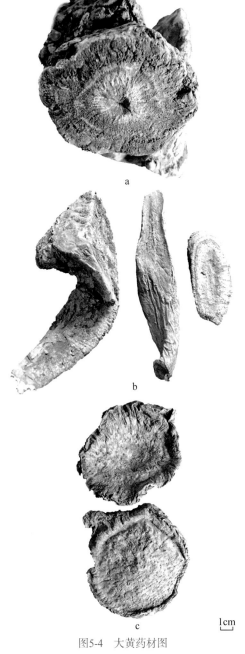

图5-4 大黄药材图

a. 掌叶大黄 b. 唐古特大黄 c. 药用大黄

1cm

粒类球形或多角形，直径3～45μm，脐点星状；复粒由2～8分粒组成。（图5-5）

（三）理化鉴别

1. 薄层色谱 取本品粉末0.1g，加甲醇20ml，浸泡1小时，滤过，取滤液5ml，蒸干，残渣加水10ml使溶解，再加盐酸1ml，加热回流30分钟，立即冷却，用乙醚分2次振摇提取，每次20ml，合并乙醚液，蒸干，残渣加三氯甲烷1ml使溶解，作为供试品溶液。另取大黄对照药材0.1g，同法制成对照药材溶液。再取大黄酸对照品，加甲醇制成每1ml含1mg的溶液，作为对照品溶液。照薄层色谱法试验，吸取上述三种溶液各4μl，分别点于同一以羧甲基纤维素钠为黏合剂的硅

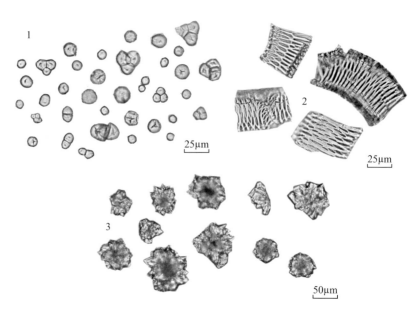

图5-5 唐古特大黄粉末图

1. 淀粉粒 2. 导管 3. 草酸钙簇晶

胶H薄层板上，以石油醚（30～60℃）–甲酸乙酯–甲酸（15∶5∶1）的上层溶液为展开剂，展开，取出，晾干，置紫外光灯（365nm）下检视。供试品色谱中，在与对照药材色谱相应的位置上，显相同的五个橙黄色荧光主斑点；在与对照品色谱相应的位置上，显相同的橙黄色荧光斑点，置氨蒸气中熏后，斑点变为红色。

2. 高效液相色谱指纹图谱 照高效液相色谱法制定。见图5-6。

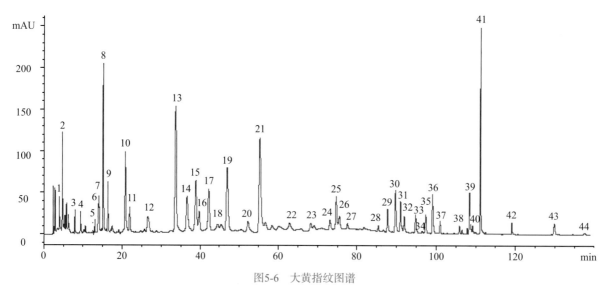

图5-6 大黄指纹图谱

3. 没食子酸3-O-β-D-吡喃葡萄糖苷 8. 儿茶素 13. 大黄酸-8-O-β-D-葡萄糖苷 15. 表儿茶素
16. 芦荟大黄素-8-O-β-D-葡萄糖苷 18. 番泻苷C 26. 番泻苷A 31. 大黄素-8-O-β-D-葡萄糖苷
39. 芦荟大黄素 40. 大黄酸 42. 大黄素 43. 大黄酚 44. 大黄素甲醚

色谱条件 以十八烷基硅烷键合硅胶为填充剂；以乙腈为流动相A，0.05%磷酸溶液为流动相B，按表5-1中的规定进行梯度洗脱；检测波长为268nm；柱温为40℃；流速为1ml/min；进样量为10μl。

表5-1 梯度洗脱

时间（分钟）	流动相A（%）	流动相B（%）	时间（分钟）	流动相A（%）	流动相B（%）
0.00	4	96	70.00	20	80
10.00	11	89	100.00	33	67
25.00	13	87	115.00	60	40
50.00	15	85	140.00	60	40

对照品溶液的制备 取各对照品适量，加70%甲醇水配制成含没食子酸3-*O*-*β*-D-吡喃葡萄糖苷40μg/ml；儿茶素40μg/ml；大黄酸-8-*O*-*β*-D-葡萄糖苷26μg/ml；表儿茶素40μg/ml；芦荟大黄素-8-*O*-*β*-D-葡萄糖苷30μg/ml；番泻苷C 48μg/ml；番泻苷A 30μg/ml；大黄素-8-*O*-*β*-D-葡萄糖苷30μg/ml；芦荟大黄素16μg/ml；大黄酸16μg/ml；大黄素16μg/ml；大黄酚15μg/ml；大黄素甲醚25μg/ml的混合对照品溶液。

供试品溶液的制备 将干燥的大黄药材粉碎，过60目筛，取药材粉末1.0g，置于具塞三角瓶中，精密加入70%甲醇50ml，称定重量，超声提取1小时，补足重量，摇匀，静置10分钟，微孔滤膜（0.22μm）滤过，取续滤液，即得。

测定法 精密吸取供试品溶液10μl，注入液相色谱仪，测定，记录色谱图，即得。

【质量评价】以外表黄棕色、体重、质坚实、锦纹及星点明显、有油性、气清香、味苦而不涩，嚼之发黏者为佳。采用高效液相色谱法测定，本品按干燥品计，以芦荟大黄素（$C_{15}H_{10}O_5$）、大黄酸（$C_{15}H_8O_6$）、大黄素（$C_{15}H_{10}O_5$）、大黄酚（$C_{15}H_{10}O_4$）和大黄素甲醚（$C_{16}H_{12}O_5$）的总量计，含总蒽醌不得少于1.5%，含游离蒽醌不得少于0.2%。

【化学成分】主要成分为蒽醌类、蒽酮类、二苯乙烯类、鞣质类、苯丁酮类等。

1. 蒽醌类 蒽醌类成分主要以9,10-蒽醌为母核，分为游离蒽醌和蒽醌苷及其衍生物。游离型蒽醌类成分中含有芦荟大黄素（aloe-emodin）、大黄酸（rhein）、大黄素（emodin）、大黄酚（chrysophanol）和大黄素甲醚（physcion）等成分。结合型蒽醌类成分中含有大黄酸苷A-D、大黄酚-8-*O*-*β*-D-单葡萄糖苷（chrysophanol-8-*O*-*β*-D-glucopyranoside）、大黄素-8-*O*-*β*-D-单葡萄糖苷（emodin-8-*O*-*β*-D-glucopyranoside）等[4]。

2. 蒽酮类 蒽酮类成分主要含有掌叶二蒽酮A-C（palmidin A-C）、大黄二蒽酮A-C（rheidin A-C）、大黄酸苷A-D（rheinoside A、B、C、D）及番泻苷A（sennoside A）、番泻苷B（sennoside B）以及它们的衍生物等[5]。

3. 二苯乙烯类 大黄中的二苯乙烯类化合物分为白藜芦醇类、丹叶大黄素类和白衫皮醇类。其中，最具代表性的物质是白藜芦醇类成分，如白藜芦醇（resveratrol）、白藜芦醇-4'-*O*-*β*-D-（6"-*O*-没食子酰）葡萄糖苷（resveratrol 4'-*O*-*β*-D-glucopyranoside）等[6]。

4. 鞣质类 大黄中的鞣质类成分主要为没食子酸类，如没食子酸（gallic acid）、黄烷-3-醇类，如儿茶素（catechin）和原花青素类化合物[7]。原花青素化合物主要为黄烷-3,4-二醇的衍生物和黄烷-3-醇的二聚体、三聚体或更多的低聚醇类及其衍生物。

5. 苯丁酮类 据相关研究报道[8]，已经从掌叶大黄和唐古特大黄中发现6种苯丁酮类成分，主要为4-（4'-hydroxyphenyl）-2-butanone-4'-*O*-*β*-D-glucopyranoside以及它的没食子酰基取代物［莲花掌苷、异莲花掌苷、4-（4'-hydroxyphenyl）-2-butanone-4'-*O*-*β*-D-（2",6"-di-galloyl）-glucopyranoside］等。

除以上几类成分外，在大黄属植物中还分离和鉴定出小分子有机酸、挥发性化合物、多糖、氨基酸、维生素和黄酮等成分[9]。

【性味归经】苦，寒。归脾、胃、大肠、肝、心包经。

【功能主治】泻下攻积，清热泻火，凉血解毒，逐瘀通经，利湿退黄。用于实热积滞便秘，血热吐衄，目赤咽肿，痈肿疔疮，肠痈腹痛，瘀血经闭，产后瘀阻，跌打损伤，湿热痢疾，黄疸尿赤，淋证，水肿；外治烧烫伤。

【药理作用】

1. 泻下作用　泻下攻积是大黄的主要功效之一，其泻下有效成分为蒽醌类衍生物，以蒽酮苷的泻下效力较强。

2. 抗炎作用　大黄作为新的抗炎药物可应用在各种炎症性疾病的治疗中，对急性胰腺炎、关节炎及神经炎症等多种急慢性炎性疾病治疗效果明显。

3. 抗菌及抗病毒作用　大黄能泻火解毒，消痈散肿。其抗菌作用强，抗菌谱广，对多种细菌均有不同程度的抑制作用。抗菌的有效成分以游离蒽醌类如芦荟大黄素、大黄素和大黄酸效果较佳。大黄还具有一定的抗病毒作用。

4. 抗肿瘤作用　大黄对结肠癌、胰腺癌、乳腺癌、胃癌、肺癌、肝癌等多种肿瘤均有明显抑制作用，其主要抗癌活性成分为大黄素和大黄酸。

5. 止血作用　大黄中的α-儿茶素、没食子酸等鞣质类成分具有止血作用。

6. 其他　大黄还具有利胆、降血脂的作用，在保护肝肾功能、心脑血管系统以及减轻肺损伤方面也具有较好疗效。同时在抗氧化抗衰老及免疫调控，利尿，减肥等方面也发挥作用。

【用药警戒或禁忌】孕妇及月经期、哺乳期慎用；大黄具有一定的肝肾毒性。有研究表明，灌胃给予生大黄总提物（10g/kg）95天，可使大鼠肾损伤相关血液生化指标异常，建议生大黄安全剂量控制在2.5g/kg以内[10]。连续5天灌胃小剂量大黄对大鼠表现出肝毒性，并且毒性随大黄剂量的增加而增强。过量摄入大黄对肝脏的毒性作用主要表现为脂肪变性[11]。

【分子生药】

1. 遗传标记　基于PCR的分子标记如RAPD、AFLP、SSR、ISSR、SRAP及基于DNA序列分析的SNP及DNA条形码技术可分析大黄的遗传多样性及不同品种之间的亲缘关系，还可对正品和伪品大黄以及不同品种大黄之间进行鉴定。

2. 功能基因　掌叶大黄、药用大黄幼苗的转录组测序已有报道，为蒽醌合成相关功能基因的挖掘提供了基础。对于掌叶大黄，现已成功克隆苯亚甲基丙酮合酶（benzalacetone synthase，BSA）[12]、芦荟松合酶（aloesone synthase，ALS）[13]、查尔酮合酶（chalcone synthase，CIIS）[14]。大黄属的查尔酮合酶（chalcone synthase，CHS）基因存在基因重复现象[15]。

【附注】

1. 大黄的炮制品较多，而且各省市自治区中药饮片炮制规范记载的炮制工艺差别较大。因此，从药材生产规范和技术标准、饮片炮制规范和技术标准、药材和饮片的商品规格及分级标准系统构建大黄的标准体系，对于提高大黄的质量、保障临床用药安全有效具有重要意义。

2. 有研究表明，大黄酸和大黄素能够抑制脂质代谢，改善代谢紊乱，为大黄作为减肥药的研发提供了依据。

主要参考文献

[1] 肖培根. 大黄属药用植物的资源利用[J]. 中国中药杂志，1981，6(2)：11.

[2] 国家医药管理局. 76种药材商品规格标准[M]. 北京：中华人民共和国卫生部，1984.

[3] 张学儒，王伽伯，肖小河，等. 从大黄药材商品规格市场现状论中药材感官评价定量化研究的必要性[J]. 中草药，2010，41(8)：1225-1230.

[4] 赵盼盼，佟继铭，田沂凡，等. 蒽醌类化合物药理作用研究进展[J]. 承德医学院学报，2016，6(02)：152-155.

[5] Yamagishi T, Nishizawa M, Ikura M, etc. New laxative constituents of rhubarb. Isolation and characterization of rheinosides A, B, C and D[J]. Chemical & Pharmaceutical Bulletin, 1987, 35(8): 3132-3138.

[6] Marambaud P, Zhao H, Davies P. Resveratrol Promotes Clearance of Alzheimer's Disease Amyloid-β Peptides[J]. Journal of Biological Chemistry, 2005, 280(45): 373-377.

[7] Zhang Q X, Wu H F, Guo J, et al. Review of Rhubarbs: Chemistry and Pharmacology[J]. Chinese Herbal Medicines, 2013, 5(1): 9-32.

[8] Chen T, Liu Y L, Chen C, et al. Application of high-speed counter-current chromatography combined with macroporous resin for rapid enrichment and separation of three anthraquinone glycosides and one stilbene glycoside from *Rheum tanguticum*[J]. Journal of Chromatography B, 2014, 957: 90-95.

[9] 高亮亮，许旭东，南海江，等. 唐古特大黄化学成分研究[J]. 中草药，2011，42(3)：443-446.

[10] 赵玲，胡昌江，潘新，等. 长期服用生大黄、熟大黄对大鼠肝肾功能影响的比较[J]. 中国医院药学杂志，2015，35(15)：1384-1387.

[11] Jin K, Tian Y, Xin J, et al. Hepatotoxicity induced by excessive intake of rhubarb[J]. Journal of Hard Tissue Biology, 2006, 15(1): 16-19.

[12] Abe I, Takahashi Y, Morita H, et al. Benzalacetone synthase: A novel polyketide synthase that plays a crucial role in the biosynthesis of phenylbutanones in *Rheum palmatum* [J]. FEBS Journal, 2001, 268(11): 3354-3359.

[13] Abe I, Utsumi Y, Oguro S, et al. The first plant type Ⅲ polyketide synthase that catalyzes formation of aromatic heptaketide [J]. Febs Letters, 2004, 562(5-3): 175-176.

[14] Abe I, Watanabe T, Noguchi H. Chalcone synthase superfamily of type Ⅲ polyketide synthases from rhubarb (*Rheum palmatum*) [J]. Proceedings of the Japan Academy, Series B, 2005, 81(10): 434-440.

[15] Wan D, Wang A, Zhang X, et al. Gene duplication and adaptive evolution of the CHS-like genes within the genus Rheum (Polygonaceae)[J]. Biochemical systematics and ecology, 2011, 39(4-6): 655-659.

（北京大学药学院　屠鹏飞　　北京中医药大学　高晓燕）

6. 大蓟

Daji

CIRSII JAPONICI HERBA

【别名】大刺儿菜、大刺盖、老虎蓟、山萝卜、刺萝卜。

【来源】为菊科植物蓟*Cirsium japonicum* Fisch. ex DC.的干燥地上部分。

【本草考证】本品始载于《名医别录》，与小蓟合条。《本草经集注》载："大蓟是虎蓟……叶片多刺。"《新修本草》载："大蓟生山谷，根疗痈肿。"《图经本草》载："小蓟……苗高尺余，叶多刺，心中出花，头如红蓝花而青紫色……大蓟根苗与此相似，但肥大耳。"《本草衍义》载："大小蓟皆相似，花如髻。但大蓟高三四尺，叶皱，小蓟高一尺许，叶不皱，以此为异。"《本草纲目》载："曰虎，因其苗状狰狞也。"这是说其叶具多刺，为大小蓟共同之处，但有大小之别。《救荒本草》的大蓟图与《植物名实图考》的大蓟图，可明确认定为菊科的大蓟*Cirsium japonicum*。本草记载与现今所用大蓟基本一致。

【原植物】多年生草本。高30～100cm或更高，根长圆锥形或长纺锤形，簇生。茎直立，基部具白色丝状毛。基生叶有柄，开花时不凋落，呈莲座状，叶片倒披针形或倒卵状椭圆形，长12～30cm，羽状深裂，裂片5～6对，长椭圆状披针形或卵形，边缘齿状，齿端有尖刺，上面绿色，疏生丝状毛，下面灰绿色，脉上有毛；中部叶无柄，基部抱茎，羽状深裂，边缘有刺；上部叶渐小。头状花序单一或数个生于枝端集成圆锥状；总苞钟形，长1.5～2cm，宽2.5～4cm，被蛛丝状毛；苞片长披针形，多层，花两性，管状，紫红色，裂片5，雄蕊5，花药顶端有附属片，基部有尾。瘦果

长椭圆形，长约3mm，冠毛羽状，暗灰色。花期4～6月，果期7～8月。（图6-1）

野生于山坡、草地、路边等处。分布于河北、陕西、山东、江苏、浙江、湖北、湖南、广西、四川、贵州、云南等地。

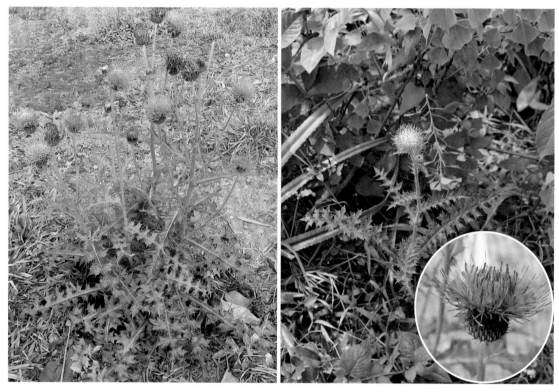

图6-1 蓟（潘超美 摄）

【主产地】全国大部分地区均产，自产自销。

【栽培要点】

1. 生物学特性 喜温暖湿润气候，耐寒、耐旱。适应性较强，对土壤要求不严。以土层深厚、疏松肥沃的砂质壤土栽培为宜。

2. 栽培技术 用种子、分株、根芽繁殖，以种子繁殖为主。春播3～4月，秋播9月，以秋播为好。7～8月种子成熟后，割下头状花序，晒干，脱粒，扬净，备用。分株繁殖：3～4月挖掘母株，分成小丛，每穴1丛，覆土压实，浇水。根芽繁殖：利用带芽的根进行栽种[1]。

【采收与加工】夏、秋二季花开时采割地上部分，除去杂质，晒干。

【药材鉴别】

（一）性状特征

茎呈圆柱形，基部直径可达1.2cm；表面绿褐色或棕褐色，有数条纵棱，被丝状毛；断面灰白色，髓部疏松或中空。叶皱缩，多破碎，完整叶片展平后呈倒披针形或倒卵状椭圆形，羽状深裂，边缘具不等长的针刺；上表面灰绿色或黄棕色，下表面色较浅，两面均具灰白色丝状毛。头状花序顶生，球形或椭圆形，总苞黄褐色，羽状冠毛灰白色。气微，味淡。（图6-2）

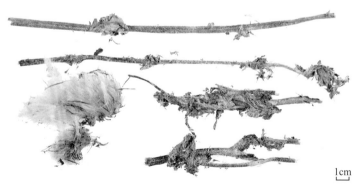

1cm

图6-2 大蓟药材图

（二）显微鉴别

叶表面观　上表皮细胞多角形；下表皮细胞类长方形，垂周壁波状弯曲。气孔不定式或不等式，副卫细胞3～5个。非腺毛4～18细胞，顶端细胞细长而扭曲，直径约7μm，壁具交错的角质纹理。（图6-3）

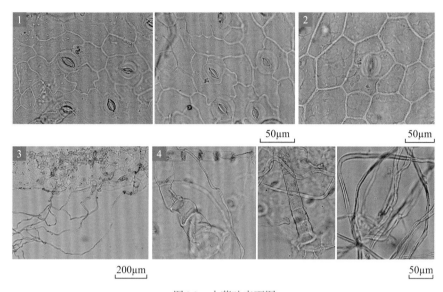

图6-3　大蓟叶表面图

1. 下表皮　2. 上表皮　3、4. 非腺毛

（三）理化鉴别

薄层色谱　取本品粉末1g，加甲醇10ml，超声处理30分钟，滤过，滤液蒸干，残渣加甲醇2ml使溶解，作为供试品溶液。另取大蓟对照药材1g，同法制成对照药材溶液。照薄层色谱法试验，吸取上述两种溶液各1～2μl，分别点于同一聚酰胺薄膜上，以乙酰丙酮–丁酮–乙醇–水（1∶3∶3∶13）为展开剂，展开，取出，晾干，喷以三氯化铝试液，晾干，置紫外光灯（365nm）下检视。供试品色谱中，在与对照药材色谱相应的位置上，显相同颜色的荧光主斑点。

【质量评价】以色绿、叶多者为佳。采用高效液相色谱法测定，本品按干燥品计算，含柳穿鱼叶苷（$C_{28}H_{34}O_{15}$）不得少于0.20%。

【化学成分】主要成分为黄酮类、木脂素、三萜及甾醇类、长链烯醇类、挥发油、酚酸类、苷类等[2-3]。

1. 黄酮类　柳穿鱼叶苷（pectolinarin）、蒙花苷（linarin）、金合欢素（acacetin）、槲皮素（quercetin）、香叶木素（diosmetin）、田蓟苷（tilianin）、大蓟黄酮苷元（cirsi takaogenin）、大蓟黄酮苷（cirsi takaoside）、5,7-二羟基-6,4'-二甲氧基黄酮（5,7-dihydroxy-6,4'-dimethoxyflavone）、5,7-二羟基-8,4'-二甲氧基黄酮（5,7-dihydroxy-8,4'-dimethoxy-flavone）、5,7,4'-三羟基-6-甲氧基黄酮-7-O-α-L-吡喃鼠李糖-（1→2）-β-D-吡喃葡萄糖苷、5,7-二羟基-8,4'-二甲氧基黄酮-7-O-β-D葡萄糖苷（5,7-dihydroxy-8,4'-dimethoxyflavone-7-O-β-D-glucoside）、粗毛豚草素（hispidulin）、芹菜素（apigenin）、紫衫叶素（taxifolin）。体外实验发现,柳穿鱼苷、蒙花苷具有一定的止血和促凝血作用。

2. 木脂素类　（－）-2-（3'-甲氧基-4'-羟基-苯基）-3,4-二羟基-4-（3"-甲氧基-4"-羟基-苄基）-3-四氢呋喃甲醇［（－）-3,4-dihydroxy-2-（4'-hydroxy-3'-metroxyphenyl）-4-（4"-hydroxy-3"-methoxybenzyl）-3-tetrahydrofuranmethanol］、络石苷（tracheloside）、爵床脂素、6'-羟基爵床脂素A、6'-羟基爵床脂素B、山荷叶素、爵床脂素A、6-羟基-4-（4-甲氧基-3-甲氧基苯基）羟甲基-5-甲氧基-3,4-二氢（3R,4S）-2-醛基萘、6-羟基-4-（4-甲氧基-3-甲氧基苯基）-3-羟甲基-7-甲氧基-3,4-二氢（3R,4S）-2-醛基萘、4'-去甲基鬼臼毒素、鬼臼毒素（podophyllotoxin）等。

3. 三萜和甾醇类　甾醇类化合物豆甾醇、Ψ-乙酰蒲公英甾醇（Ψ-taraxasterol acetate）及三萜类化合物β-乙酰香树脂醇（β-amyrin acetate）。

4. 长链烯醇类　cis-8,9-epoxyheptadeca-1-ene-11,13-diyne-10-ol、ciryneol A、ciryneol C、新天然烯醇类化合物8,9,10-triacepoxy-heptadeca-1-ene-11,13-diyne及ciryneone F、cireneol g、ciryneolh、（8S,9R,10S）-heptadeca-1-ene-11,13-ene-8,9,10-triol、（10S）-cis-8,9-epoxy-heptadeca-1-ene-11,13-diyn-11-ol、ciryneol B、ciryneol D、ciryneol E、9,10-cis-epoxy-yheptadec-16-ene-4,6-diyn-8-ol、tridec-1-ene-3,5,7,9,11-pentayne等。

5. 酚酸及苷类　咖啡酸（caffeic acid）、对-香豆酸（p-hydroxycinnamic acid）、斑鸠菊酸、绿原酸（chlorogenic acid）、1,5-二氧咖啡酰奎宁酸（1,5-di-O-caffeoylquinic acid）、紫丁香苷（syringin）、芥子醛4-O-β-D-吡喃葡萄糖苷（sinapylaldehyde 4-O-β-D-glucopyranoside）、阿魏醛4-O-β-D-吡喃葡萄糖苷（ferulylaldehyde 4-O-β-D-glucopyranoside）等。

6. 其他　尿嘧啶（uridine）、胸腺嘧啶（thymine）、尿苷（uridine）、菊糖、挥发油等。

【性味归经】甘、苦，凉。归心、肝经。

【功能主治】凉血止血，散瘀解毒消痈。用于衄血，吐血，尿血，便血，崩漏，外伤出血，痈肿疮毒。

【药理作用】

1. 凝血止血作用　大蓟全草汁能使凝血时间、凝血酶原时间缩短，血沉加速，炒炭后能明显缩短凝血和出血时间。大蓟醇提浸膏正丁醇萃取物对小鼠有止血功效。

2. 降血压作用　大蓟醇提物对大鼠肾性高血压有降压作用；大蓟水提取物对离体大鼠内皮完整的胸主动脉环均有浓度依赖性舒张作用。

3. 抗肿瘤作用　大蓟提取液对人白血病K562细胞、肝癌HepG2细胞、宫颈癌HeLa细胞均有抑制作用；大蓟总黄酮对人肝癌SMMC-7721细胞的半数抑制浓度（IC_{50}）为93.64μg/ml，对HeLa细胞的IC_{50}为85.12μg/ml。大蓟提取物可抑制荷瘤小鼠Hep-2细胞生长。大蓟炒炭加工炮制后所含的香叶木素对人乳腺癌MCF-7有抑制作用。

4. 抑菌作用　大蓟正丁醇提取物对白色念珠菌、克柔念珠菌的最小抑菌浓度（MIC）均为0.25g/L。大蓟对石榴枯萎病菌、水稻稻瘟病菌、玉米小斑病菌、烟草蛙眼病菌、茶白星病菌5种中药的植物病原菌具有一定的抑菌活性。

5. 其他作用　大蓟具有利尿和保肝作用，大蓟中木脂素具有一定的保肝活性。大蓟根中的挥发油成分具有促产卵和促进雌性动物激素分泌的作用。大蓟中的长链炔烯醇类化合物对线虫繁殖的抑制率可达100%。大蓟提取物还有抑制心脏、抗骨质疏松、抗糖尿病的作用，同时还可治疗肥胖[2-3]。

【分子生药】ITS2序列可以很好地鉴定大蓟、小蓟药材及刺儿菜等近缘混伪品[3-4]。

【附注】华北地区多用地上部分，华东地区多用地上部分及根，中南及西南地区多用根。

主要参考文献

[1] 钟爱清，罗辉.药用大蓟栽培技术[J].福建农业科技，2017，48(4)：33-34.

[2] 植飞，孔令义，彭司勋.中药大蓟的化学及药理研究进展[J].中草药，2001，32(7)：664-667.

[3] 赵彧，邱明阳，刘玉婷，等.大蓟化学成分及药理活性研究进展[J].中草药，2017，48(21)：4584-4590.

[4] 张景景，祁晓婷，张超，等.ITS2序列鉴定大蓟、小蓟药材及其近缘混伪品[J].世界中医药，2016，11(10)：2126-2129.

（内蒙古医科大学　王晓琴　杨来秀　王素巍）

7. 山莨菪

Shanlangdang

RADIX ANISODI TANGUTICI

【别名】唐古特东莨菪、藏茄、樟柳怪。

【来源】为茄科植物山莨菪 *Anisodus tanguticus*（Maxim.）Pascher的干燥根。

【本草考证】本品始载于《认药白晶鉴》："黑者（唐普如木）生于低处，茎粗，叶圆，绿色，花污白色，有苞。"《无误蒙药鉴》载："根极粗，茎分九枝，茎叶黑色，质厚，花纸状，圆形。花黑棕色，毒气扑鼻，具基生叶。果皮硬厚，内含荷麻子状黑色扁平种子多数，具汁。"本草记载与现今所用山莨菪基本一致。

【原植物】多年生宿根草本，高40～80cm，有时达1m，茎无毛或被微柔毛；根粗大，近肉质。叶片纸质或近坚纸质，矩圆形至狭矩圆状卵形，顶端急尖或渐尖，基部楔形或下延，全缘或具1～3对粗齿，具啮蚀状细齿，两面无毛；叶柄长1～3.5cm，两侧略具翅。花俯垂或有时直立，花梗长2～4cm，茎下部者长达8cm，常被微柔毛或无毛；花萼钟状或漏斗状钟形，坚纸质，长2.5～4cm，外面被微柔毛或几无毛；花冠钟状或漏斗状钟形，紫色或暗紫色，长2.5～3.5cm，花冠筒里面被柔毛，裂片半圆形；花盘浅黄色。果实球状或近卵状；果梗长达8cm，挺直。花期5～6月，果期7～8月。（图7-1）

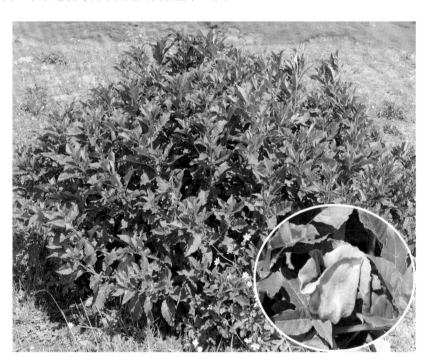

图7-1 山莨菪

多生于海拔2800～4200m的山坡、草坡阳处；主要分布于青海、甘肃、四川、西藏（东部）、云南（西北部），有栽培。

【主产地】主产于青海、四川、西藏、甘肃。民间用药。

【栽培要点】

1. 生物学特性　喜冷凉气候，耐严寒，忌水浸，宜于海拔较高、排水良好、土壤肥沃的山区。

2. 栽培技术　用种子繁殖，在4月中、下旬播种，秋季倒苗后或翌年春季萌芽前追施堆肥。一般于当年秋季或翌年早春挖苗定植。

【采收与加工】秋末挖根，洗净晒干，或切片晒干。通常栽培7～10年后收获较好。

【药材鉴别】

（一）性状特征

根长圆形或圆锥形，略扭曲，多截断，大小不一，直径2～12cm。表面棕色、暗棕色或灰棕色，栓皮脱落处显黄白色，有细根或劈碎痕迹；根头部稍膨大，上端有圆形茎基残余，根上部具横皱纹，下部有纵横皱纹及横长突起的皮孔。质坚脆，断面淡黄白色或灰棕色，粉性，有放射状弯曲的细小裂隙，纵剖面有网状的导管束，横切面皮部

菲薄，木部宽广，有同心性环纹，导管散列。气微，味苦辣。（图7-2）

（二）显微鉴别

1. 根横切面　木栓层为多列木栓细胞。皮层薄壁细胞排列较疏松，有裂隙。韧皮部较窄，射线宽至10余列细胞。形成层成环。木质部占根的大部，导管直径28～120μm，单个或数个、数十个相连排列，排列成5～7或更多的同心环；木间韧皮部多位于导管内侧；木纤维少数，位于导管旁。薄壁细胞含淀粉粒；有的含有草酸钙砂晶。（图7-3）

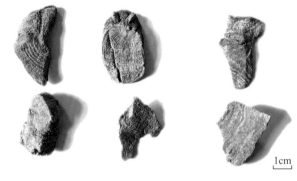

图7-2　山莨菪药材图

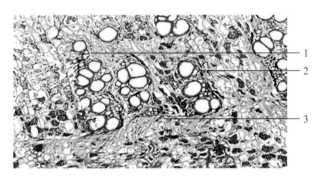

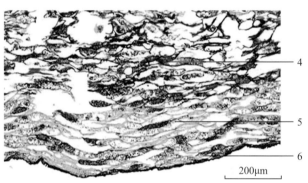

图7-3　山莨菪根横切面图

1. 木射线　2. 木质部　3. 形成层　4. 韧皮部　5. 皮层　6. 木栓层

2. 粉末特征　粉末浅黄色。淀粉粒众多，单粒，圆形、椭圆形或盔帽形，直径5～16μm，层纹不明显，脐点多星状、裂纹状、人字状；复粒多由2～3粒集成，偶有4粒。草酸钙砂晶众多，三角形或棱形等，长2～7μm。导管主要为螺纹导管、网纹导管、具缘纹孔导管，直径20～150μm。薄壁细胞内含淀粉粒。（图7-4）

【质量评价】以块大、体重、质黑者为佳。山莨菪按干燥品计算，含樟柳碱（$C_{17}H_{21}NO_5$）、东莨菪碱（$C_{17}H_{21}NO_4$）和阿托品（$C_{17}H_{23}NO_3$）的总量不得少于0.30%[1]。

【化学成分】主要成分为莨菪烷类生物碱。

1. 莨菪烷类生物碱　莨菪碱（hyoscyamine）、东莨菪碱（scopolamine）、樟柳碱（anisodine）、阿托品（atropine）、山莨菪碱（anisodaine）、红古豆碱（bellaradine）。

2. 其他　法革枝苷（fagerin）、东莨菪苷（scopolin）、咖啡酰丁二胺（caffeoylputrescin）。

【性味归经】苦、辛，温；有大毒。归肝、肾、大肠经。

【功能主治】镇痛解痉，活血祛瘀，止血生肌。用

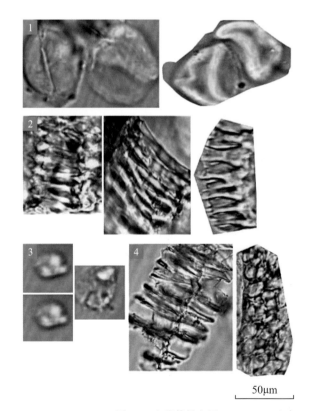

图7-4　山莨菪粉末图

1. 淀粉粒　2. 导管　3. 砂晶　4. 薄壁细胞

于溃疡病，急、慢性胃肠炎，胃肠神经功能症，胆道蛔虫症，胆结石，跌打损伤骨折，外伤出血。

【药理作用】

1. 外周抗胆碱作用　在非洲有爪蟾蜍和离体蟾蜍做实验，特点为可逆性、有明显的剂量依赖性，证明山莨菪碱是一种抗N-Ach受体拮抗剂[2-3]。

2. 对内脏器官的保护作用　采用腹腔注射预防给药由油酸所致急性肺损伤（ALI）大鼠和急性肾衰模型（ARF）大鼠，发现樟柳碱、山莨菪碱和东莨菪碱对肺损伤和肾衰竭组织结构有保护作用[4-5]。

3. 对心血管系统的作用　在复苏早期联合应用山莨菪碱干预可能提高复苏成功率，改善心肌及脑组织的代谢，对心肺复苏大鼠有保护作用[6]。山莨菪碱可通过抑制TNF-α、IL-6过度释放，减轻脂质过氧化等来减轻心搏骤停猪CPR后肺损伤，进而发挥保护作用[7]。

4. 其他作用　通过山莨菪碱对急性胰腺炎大鼠花生四烯酸代谢的影响及治疗作用研究，发现山莨菪碱对急性胰腺炎有明显的治疗作用[8]。

【用药警戒或禁忌】山莨菪碱为山莨菪中的毒性成分，每日2mg/kg，连续两周，狗无明显中毒现象，肝、肾和血象均正常。个别超过剂量的病人，可出现阿托品中毒症状：面色潮红、高热、呼吸和心跳增快、躁动、神志不清，必要时使用毛果芸香碱解毒。

主要参考文献

[1] 四川省食品药品监督管理局.四川省藏药材标准[M].成都：四川科学技术出版社，2014：30.

[2] 赵春林，刘传缋.山莨菪碱对乙酰胆碱受体通道的阻断作用[J].中国药理学报，1993，7(2)：190-192.

[3] 梅仁彪，王邦安，汪萌芽，等.山莨菪碱抑制离体交感神经节的胆碱能突触传递[J].中国药理学通报，1996，11(5)：453-455.

[4] 王火，张淑环.樟柳碱和山莨菪碱预防急性肺损伤的实验研究[J].中国急救医学，1999，19(11)：663-664.

[5] 吴广礼，郑秋月，田牛，等.樟柳碱、东莨菪碱、山莨菪碱对急性肾衰大鼠肾微血管损伤的保护作用[J].微循环学杂志，2002，12(1)：6-8.

[6] 贾丽静，孟凡山，李坤，等.山莨菪碱对心搏骤停大鼠心肌和脑组织代谢影响的研究[J].中国药物应用与检测，2017，14(2)：84-87.

[7] 张杰，刘亚华，代正，等.山莨菪碱对心搏骤停猪肺复苏后肺损伤的保护作用及其作用机制研究[J].脑肺血管病杂志，2015，23(10)：40-44.

[8] 沈骥，吴宗平，肖华，等.山莨菪碱对急性胰腺炎大鼠花生四烯酸代谢的影响及治疗作用[J].中华消化杂质，1998，18(6)：373-374.

（甘肃中医药大学　晋玲　吕蓉　韦翡翡）

8. 山葡萄

Shanputao

AMPELOPSIS BREVIPEDUNCULAE RADIX ET CORTEX

AMPELOPSIS BREVIPEDUNCULAE CAULIS

【别名】野葡萄、狗葡萄、过山龙。

【来源】为葡萄科植物蛇葡萄 *Ampelopsis brevipedunculata*（Maxim.）Trautv. 的根及根皮或藤茎。

【本草考证】历代本草无记载，始见于《中国药材学》（1996）。

【原植物】落叶藤本。根粗壮，长圆柱形，棕色，皮有黏质。茎粗壮，黄棕色至棕色，光滑，有圆点状皮孔及数条显著凸起的纵棱，栓皮易剥落，髓白色，幼枝有毛，卷须与叶对生，分叉。叶互生，宽卵形，长6～14cm，宽6～12cm，3～5浅裂或不裂，边缘有粗齿，上面暗绿色，下面淡绿色，疏生柔毛或无毛。聚伞花序与叶对生；花黄绿色，花萼5裂；花瓣5；雄蕊5，与花瓣对生；花盘杯状；子房2室。浆果近球形，熟时鲜蓝色。花期6～8月，果期9～10月。（图8-1）

多生于路边、溪沟边及山坡林下、灌丛中。主要分布于辽宁、河北、山西、山东、江苏、浙江、福建、广东。

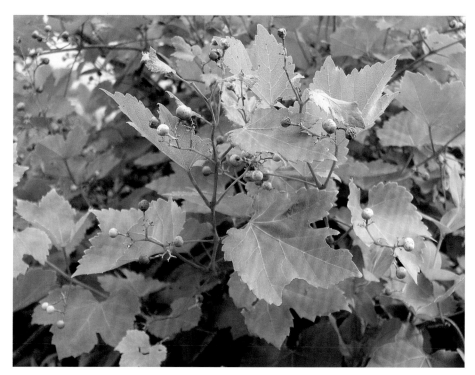

图8-1　蛇葡萄（潘超美　摄）

【主产地】主产于辽宁、浙江、江西等地。

【采收与加工】秋季采挖根部，洗净泥土，切片或剥取根皮切片，晒干；夏季采收藤茎，晒干。鲜用随时可采。

【药材鉴别】

（一）性状特征

根呈圆柱形，略弯曲，长10～300cm，直径0.5～3cm，表面红棕色至暗褐色，粗糙，有纵皱纹和横裂纹，常见深度横裂而露出木质部。外层栓皮易脱落露出红棕色，质硬而脆，易折断，断面具明显放射状纹理。皮部呈纤维性，易与木部剥离，浅红棕色至红褐色，具较多纤维束。木部约占断面的1/3～1/2，浅黄色至黄棕色，导管孔洞较密，射线颜色较浅。气微、味涩。现市场少见根及根皮，多见藤茎。藤茎圆柱形，多分枝，表面褐色，有类圆形黄白色突起皮孔，断面黄白色，茎节膨大。（图8-2）

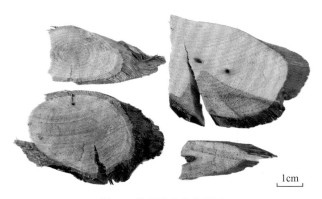

图8-2　蛇葡萄藤茎药材图

（二）显微鉴别

1. 根横切面　木栓细胞扁平，5～12列，外层细胞常脱落；木栓形成层不明显；栓内层细胞长椭圆形，1～2列。皮层较窄，由4～10列类圆形的薄壁细胞组成。韧皮部较宽广，韧皮纤维束断续排列呈环状，韧皮射线弯曲。形成层较明显，为2～6列切向延长的扁平薄壁细胞组成。木射线呈放射状排列，薄壁细胞和木纤维胞腔中均富含淀粉粒。皮层和韧皮部中的草酸钙针晶束存在于黏液细胞中。

2. 粉末特征　粉末黄棕色。木栓细胞黄棕色或红棕色，表面观呈长条形或多角形，平直或微弯曲，少数细胞表面具平行交错纹理。韧皮纤维呈长梭形，多平直，少数微弯曲或具分叉，具单斜纹孔或具缘纹孔，胞腔多狭窄。木纤维呈长梭形或不规则条状，壁木化。导管多为梯纹、网纹和梯网纹。木薄壁细胞呈方形、长方形、多角形或不规则形，孔沟大多明显，壁有时略呈连珠状。木射线细胞呈方形、长方形、六角形、多角形或不规则形；壁平直，少数微弯曲，常呈连珠状、纹孔点状、椭圆形或短裂缝状，大多明显而密集。草酸钙针晶较多，成束存在于类圆形、椭圆形黏液细胞中；簇晶较少，散在分布于薄壁细胞中。淀粉粒多为单粒；复粒少，由2～3分粒组成。

【化学成分】主要成分为黄酮类、三萜类、有机酸类等。

1. 黄酮类　蛇葡萄素B（ampelopsin B）、杨梅素（myricetin）、山奈酚（kaempferol）、木犀草素（luteolin）、香橙素（aromadendrin）等。

2. 三萜类　齐墩果酸（oleanolic acid）、白桦脂醇（betulin）、β-香树脂醇（β-amyrin）等。

3. 有机酸类　没食子酸（gallic acid）、没食子酸乙酯（ethyl gallate）、香草酸（vanillic acid）、3,5-二甲基苯甲酸（3,5-dihydroxybenzoic acid）、3,4-二羟基苯甲酸（3,4-dihydroxybenzoic acid）等。

4. 其他　三棱素A（scirpusin A）、（+）儿茶素［（+）catechin］、藜芦醇（veratryl alcohol）、β-谷甾醇（β-sitosterol）、胡萝卜苷（daucosterol）、3-羟（3β,4S）-5-烯甾烷等[1-2]。

【性味归经】根：苦，凉。归肺、肾经。藤茎：甘，平。

【功能主治】根清热利湿，解毒消肿，可用于湿热黄疸、痢疾、无名肿毒、跌打损伤。藤茎可利尿消肿，清热；用于小便不利，肝炎，胃热呕吐，关节肿痛。

【药理作用】

1. 抗菌作用　蛇葡萄根的膏剂能有效抑制和杀灭骨髓腔中的金黄色葡萄球菌，与口服利福平疗效相近[3]。

2. 保肝作用　蛇葡萄的根对D-氨基半乳糖（D-GalN）所致急性肝损伤大鼠血清丙氨酸氨基转移酶（ALT）、天冬氨酸氨基转移酶（AST）活性和肝丙二醛（MDA）含量，高剂量组还能减轻肝细胞受损程度；可通过抑制TNF-α的产生和NO的诱生对ConA诱导小鼠肝损伤起保护作用[4]。

3. 其他作用　蛇葡萄根皮提取物具有抗人体结直肠癌细胞HCT-116活性；民间将山葡萄水煎剂用于治疗慢性关节炎。

【附注】本品基原为葡萄科蛇葡萄属蛇葡萄*Ampelopsis brevipedunculata*（Maxim.）Trautv.，请注意与葡萄科葡萄属植物山葡萄*Vitis amurensis* Rupr.进行区分。

主要参考文献

[1] 汤芳萍，吴翠芳.山葡萄化学成分的研究[J].湖南中医学院学报，2003，23(4)：21-22.

[2] 徐志红，刘星，徐光.蛇葡萄根化学成分的研究[J].中国中药杂志，1995，23(8)：21-22.

[3] 沈伟，陈树和，张秀桥，等.蛇葡萄属药用植物研究概况[J].湖北中医杂志，2006，28(9)：55-57.

[4] 张亚兵，李之清，张赤志.蛇葡萄根对ConA诱导小鼠肝损伤的防护作用[J].中西医结合肝病杂志，2000，10(1)：26-27，29.

（中国医学科学院药用植物研究所　姚霞　　北京中医药大学　魏胜利　张媛）

9. 千屈菜

Qianqucai

LYTHRI HERBA

【别名】对叶莲、鸡骨草、乌鸡腿、败毒草、蜈蚣草等。

【来源】为千屈菜科植物千屈菜 *Lythrum salicaria* L.的全草[1]。

【本草考证】本品始载于《救荒本草》："生田野中。苗高二尺许，茎方四楞，叶似山梗菜叶而不尖，又似柳叶菜叶亦短小，叶头颇齐，叶皆相对生。稍间开红紫花，叶味甜。"《贵州民间药物》载："对叶莲……清热，止血崩。"本草记载与现今所用千屈菜基本一致。

【原植物】多年生草本。茎直立，具四棱，高30～100cm，多分枝。叶披针形，无柄，先端钝形或短尖，全缘，基部圆形或心形，对生或三叶轮生，长4～6cm，宽8～15mm。小聚伞花序生于叶腋，花梗及总梗极短，花枝呈大型穗状花序；苞片阔披针形至三角状卵形，长5～12mm；萼筒长5～8mm，有纵棱12条，裂片6，三角形；花瓣6，倒长椭圆形，基部楔形，红紫色或淡紫色；雄蕊12，6长6短，伸出萼筒之外；子房无柄，2室，柱头头状。蒴果苞于萼内，扁圆形。种子多数，细小。花期7～9月，果期10月。（图9-1）

生于河岸、湖畔、溪沟边和潮湿地。分布于全国各地。

【主产地】产于全国各地，湿润地区较多。

【栽培要点】

1.生物学特性　喜强光，耐寒性强，喜水湿，对土壤要求不严，在深厚、富含腐殖质的土壤上生长更好。

2.栽培技术　种子、扦插或分株繁殖。种子繁殖：盖草浇水保湿10～15天，苗高10cm左右移栽。扦插繁殖：春季选10cm左右健壮枝条斜插土中，浇水保湿，待生根长叶后移栽。分株繁殖：春季4～5月将根丛挖起，切分数芽为一丛，栽于施足基肥的湿地。

3.虫害　褐背小萤叶甲、肾毒蛾。

【采收与加工】秋季采收全草，洗净，切碎，鲜用或晒干。

【药材鉴别】

（一）性状特征

茎四棱，中空，质坚硬，断面边缘纤维状，灰绿色至黄绿色，直径1～3mm，多分枝。叶片灰绿色，质脆易碎，狭披针形，全缘，无柄，完整叶对生或3片轮生。顶端具穗状花序，花两性，每2～3朵小花生于叶状苞片内，花萼灰绿色，筒状；花瓣紫色。蒴果椭圆形，全包于宿存花萼内。微臭，味微苦。（图9-2）

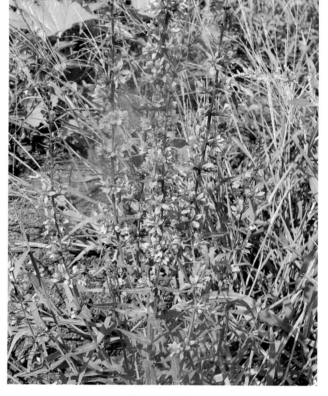

图9-1　千屈菜

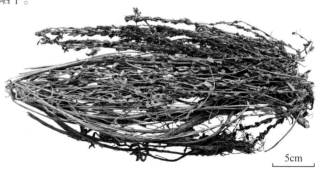

图9-2　千屈菜药材图

（二）显微鉴别

1. 茎横切面　茎四棱形，表皮具有非腺毛。木栓层细胞数列，无限外韧型维管束。韧皮部狭窄，形成层不明显。木质部宽广，主要为导管和木纤维，导管多数径向整齐排列，髓部由薄壁细胞组成。（图9-3）

2. 粉末特征　粉末淡黄棕色。叶片表面覆盖有毛状体。导管为螺纹导管及网纹导管。含草酸钙簇晶和草酸钙方晶，一些组织草酸钙簇晶排列整齐成片存在。花粉粒10～30μm。不规则多角形细胞层纹明显，内含黄棕色物质。具螺纹导管，直径50μm纤维束相伴存在。（图9-4）

【化学成分】主要成分为黄酮类及杂多糖[2]。

1. 黄酮类　含牡荆素（vitexin）、荭草素（orientin）、异荭草素（isoorientin）等。

2. 杂多糖　C-葡萄糖基纤维素（二聚水杨素等）、3,3',4'-三-甲基纤维素-4-O-β-D-葡萄糖苷

3. 其他　齐墩果酸、熊果酸、白桦脂酸、没食子酸、氯原酸、鞣花酸、胆碱、鞣质、色素、挥发油、果胶、树脂及生物碱[3-5]。

【性味归经】味苦，性寒；归大肠、肝经。

【功能主治】清热解毒，收敛止血。用于治疗痔疮，痢疾，泄泻，便血，血崩，疮疡溃烂，牙周炎，牙龈炎，吐血，衄血，外伤出血。

【药理作用】

1. 抗菌作用　千屈菜水煎剂能抑制葡萄球菌及大

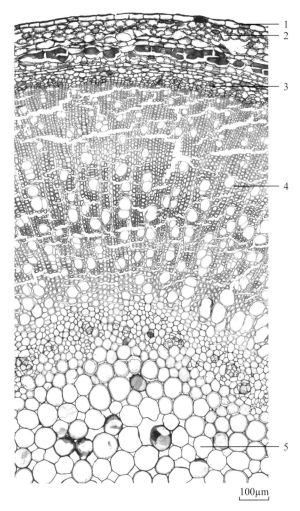

100μm

图9-3　千屈菜茎横切面图

1. 表皮　2. 皮层　3. 韧皮部　4. 木质部　5. 髓

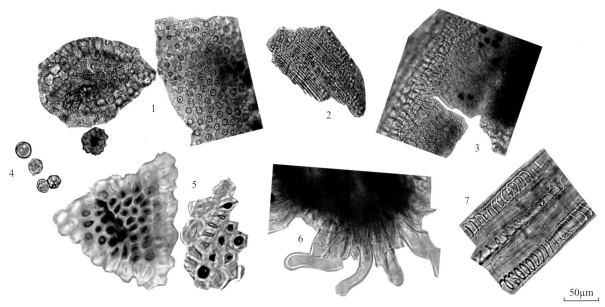

50μm

图9-4　千屈菜粉末图

1. 草酸钙簇晶　2. 草酸钙方晶　3. 花粉囊壁　4. 花粉　5. 不规则多角形细胞　6. 叶片覆盖毛状体　7. 螺纹导管

肠-伤寒杆菌属的生长，痢疾杆菌尤为敏感，对白色念珠菌的活性也有较强的抑制作用[2]。

2. 促凝作用　千屈菜中的酸性多糖具有促凝活性，可能与血液循环系统中血小板等因素有关[6]。

3. 抗炎、止痛作用　千屈菜提取物具有抗炎和止痛作用。水提物能够调节脂多糖诱导的IL-8生成，对细胞松弛素A/f-MIP刺激的弹性蛋白酶释放、髓过氧化物酶释放和f-MIP、PMA诱导的活性氧生成均有明显的抑制作用[7-8]。

4. 其他作用　千屈菜具有抗氧化[9]、镇咳、解痉等作用，其根煎剂还可用于泻下或慢性痢疾，作为收敛或缓和剂。

主要参考文献

[1] Azadeh Manayi, Soodabeh Saeidnia, Mohammad Ali Faramarzi, et al. A Comparative Study of Anti-Candida Activity and Phenolic Contents of the Calluses from *Lythrum salicaria* L. in Different Treatments[J]. Applied Biochemistry and Biotechnology, 2013, 170(1): 176-184.

[2] Geum-Soog Kim, Seung Eun Lee, Tae-Sook Jeong, et al. Human Acyl-CoA: Cholesterol acyltransferase (hACAT)-inhibiting triterpenes from *Lythrum salicaria* L. [J]. Journal of the Korean Society for Applied Biological Chemistry, 2011, 54(4): 794-799.

[3] 江波，李明珠，庹雪. 千屈菜的化学成分研究[J]. 中国药学杂志，2015，50(14)：1190-1195.

[4] 林秀英，林洪，季梅，等. 千屈菜中三萜成分的分离和鉴定[J]. 中草药，1995，26(7)：386-388.

[5] 林秀英，单强，林洪，等. 千屈菜化学成分的研究[J]. 山东医科大学学报，1995，33(3)：266-267.

[6] Izabela Pawlaczyk, Leszek Czerchawski, Justyna Kańska, et al. An acidic glycoconjugate from *Lythrum salicaria* L. with controversial effects on haemostasis[J]. Journal of Ethnopharmacology, 2010, 131(1): 63-69.

[7] Zeynep Tunalier, Müberra Koşar, Esra Küpeli, et al. Antioxidant, anti-inflammatory, anti-nociceptive activities and composition of *Lythrum salicaria* L. extracts[J]. Journal of Ethnopharmacology, 2006, 110(3): 530-547.

[8] Jakub P. Piwowarski, Sebastian Granica, Anna K. Kiss, et al. *Lythrum salicaria* L. -Underestimated medicinal plant from European traditional medicine. A review[J]. Journal of Ethnopharmacology, 2015, 170(2): 226-250.

[9] M. Šutovská, P. Capek, S. Fraňová, et al. Antitussive and bronchodilatory effects of *Lythrum salicaria* polysaccharide-polyphenolic conjugate [J]. International Journal of Biological Macromolecules, 2012, 51(5): 532-537.

（黑龙江中医药大学　孟祥才　李波　赵倩）

10. 小茴香

Xiaohuixiang

FOENICULI FRUCTUS

【别名】蘹香、谷茴香、土茴香、大茴香、小香。

【来源】为伞形科植物茴香*Foeniculum vulgare* Mill. 的干燥成熟果实。

【本草考证】本品始载于《新修本草》："叶似老胡荽极细，茎粗，高五六尺，丛生。"《图经本草》载："七月生花，头如伞盖，黄色，结实如麦而小，青色。"《本草蒙筌》载："小茴香，家园栽种，类蛇床子，色褐轻虚。"《本草纲目》载："茴香宿根，深冬生苗作丛，肥茎丝叶。"本草记载与现今药用茴香基本一致。

【原植物】草本，高0.4～2m。茎直立，光滑，灰绿色或苍白色，多分枝。较下部的茎生叶柄长5～15cm，中部或上部的叶柄部分或全部呈鞘状，叶鞘边缘膜质；叶片轮廓为阔三角形，长4～30cm，宽5～40cm，4～5回羽状全裂，末回裂片线形，长1～6cm，宽约1mm。复伞形花序顶生与侧生，花序梗长2～25cm；伞辐6～29，不等长，长1.5～10cm；小伞形花序有花14～39；花柄纤细，不等长；无萼齿；花瓣黄色，倒卵形或近倒卵圆形，长约1mm，先端有内折的小舌片，中脉1条；花丝略长于花瓣，花药卵圆形，淡黄色；花柱基圆锥形，花柱极短，向外叉开或贴伏在花柱基上。果实长圆形，长4～6mm，宽1.5～2.2mm，主棱5条，尖锐；每棱槽内有油管1，合生面油管2；胚乳腹面近平直或微凹。花期5～6月，果期7～9月。（图10-1）

我国各地均有栽培。

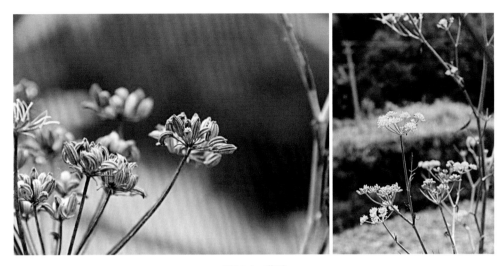

图10-1　茴香

【**主产地**】主产于山西、甘肃、辽宁、内蒙古[1]。道地产区为内蒙古托克托县、山西太原、甘肃省民勤县、宁夏海原县[2]。

【**栽培要点**】

1. 生物学特性　喜湿润凉爽气候，耐盐，适应性强，对土壤要求不严，但以选地势平坦、肥沃疏松、排水良好的砂壤土或轻碱性黑土为宜。

2. 栽培技术　种子比较小，出土力弱，要精细整地，做到地平土绵，以利播种。不宜多浇水，出苗现行后及时进行浅中耕，以疏松地表、提高地温、消灭杂草、促苗早发。

3. 病虫害　病害：主要有根腐病和黑束病，两种病害同时发生，以根腐病危害较为严重，在盛花期，特别是灌水后，发病率极高。虫害：三叶草夜蛾[3]。

【**采收与加工**】秋季8～10月果实初熟时采收全株，晒干，打下果实，除去杂质。

收获时应在早晚湿度较大时进行人工拔除，以减少籽粒脱落。收获后的植株梢向上摆放在阴凉通风处，不可堆放在阳光下，以防底部霉烂和上部阳光直射，影响籽粒的色泽。

【**药材鉴别**】

（一）性状特征

果实为双悬果，呈圆柱形，有的稍弯曲，长4～8mm，直径1.5～2.5mm。表面黄绿色或淡黄色，两端略尖，顶端残留有黄棕色突起的柱基，基部有时有细小的果梗。分果呈长椭圆形，背面有纵棱5条，接合面平坦而较宽。横切面略呈五边形，背面的四边略等长。有特异香气，味微甜、辛。（图10-2）

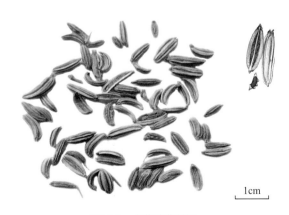

图10-2　小茴香药材图

（二）显微鉴别

1. 分果横切面　外果皮为1列扁平细胞，外被角质层。中果皮纵棱处有维管束，其周围有多数木化网纹细胞；背面纵棱间各有大的椭圆形棕色油管1个，接合面有油管2个，共6个。内果皮为1列扁平薄壁细胞，细胞长短不一。种皮细胞扁长，含棕色物。胚乳细胞多角形，含多数糊粉粒，每个糊粉粒中含有细小草酸钙簇晶。（图10-3）

2. 粉末特征　粉末黄棕色。外果皮表皮细胞表面观多角形或类方形，壁稍厚。气孔不定式，副卫细胞4个。网纹细胞类长方形或类长圆形，壁稍厚；微木化，有大型网状纹孔。油管碎片黄棕色或深红棕色，完整者宽至250μm，可见多角形分泌细胞痕。内果皮镶嵌层细胞表面观狭长，壁菲薄，常5～8个细胞为一组，以其长轴相互作不规则方向嵌列。此外，可见内胚乳细胞、草酸钙簇晶、木薄壁细胞等。（图10-4）

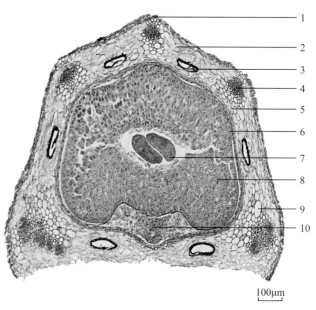

图10-3　小茴香横切面图

1. 外果皮　2. 中果皮　3. 油管　4. 维管束　5. 内果皮
6. 种皮　7. 胚　8. 胚乳　9. 网纹细胞　10. 种脊维管束

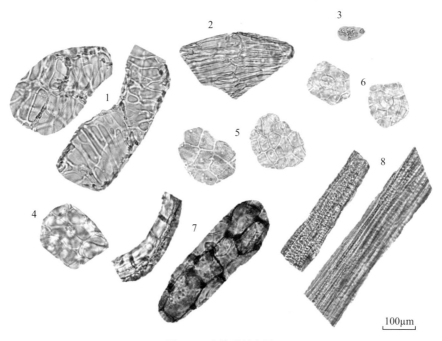

图10-4　小茴香粉末图

1. 网纹细胞　2. 镶嵌层细胞　3. 草酸钙簇晶　4. 胚乳胞　5. 外果皮表皮细胞　6. 不定式气孔　7. 油管碎片　8. 木薄壁细胞

（三）理化鉴别

1. 特征图谱　照气相色谱法测定：取药材粉末0.3g，精密称定，精密加入20ml乙酸乙酯，称重，于室温避光处浸泡12小时后，用乙酸乙酯补足损失的重量，过滤，取续滤液1μl注入气相色谱仪，测定，即得。供试品特征图谱中应呈现6个特征峰，并应与对照药材参照物色谱峰中的6个特征峰相对应，其中峰5应与对照品参照物峰保留时间相一致。

2.薄层色谱 取本品粉末2g，加乙醚20ml，超声处理10分钟，滤过，滤液挥干，残渣加三氯甲烷1ml使溶解，作为供试品溶液。另取茴香醛对照品，加乙醇制成每1ml含1μl的溶液，作为对照品溶液。照薄层色谱法试验，吸取供试品溶液5μl、对照品溶液1μl，分别点于同一硅胶G薄层板上，以石油醚（60～90℃）-乙酸乙酯（17：2.5）为展开剂，展开，取出，晾干，喷以二硝基苯肼试液。供试品色谱中，在与对照品色谱相应的位置上，显相同的橙红色斑点。

【质量评价】以粒大饱满、黄绿色、气味浓者为佳。采用挥发油测定法测定，本品含挥发油不得少于1.5%（ml/g）。采用气相色谱法测定，本品含反式茴香脑（$C_{10}H_{12}O$）不得少于1.4%。

【化学成分】主要成分为挥发油类、香豆素类、脂肪油类、甾醇类、糖苷类等。其中，挥发油类是其特征性成分和有效成分。

1.挥发油类 挥发油含量为3%～6%，主要含反式茴香脑（trans-anethole），约占65%～78%以上，还有柠檬烯（limonene）、葑酮（fenchone）、d-小茴香酮（d-fenchone），草蒿脑（estragole），茴香醛（anisaldehyde）、α-蒎烯（α-pinene）、α-水芹烯（α-phellandrene）、桉叶油醇（eudesmol）、桧烯（sabinene）、萜品烯（terpinene）、樟脑（camphor）、香芹酮（carvone）等[4]。

2.香豆素类 小茴香含伞形花内酯（umbelliferone）、花椒毒素（xanthotoxin）、欧前胡内酯（imperatorin）、香柑内酯（bergapten）、印度枸橘素（marmesin）。

3.脂肪油类 主成分为十八烯-10酸，含量为38%。花生酸（arachidic acid）为31.3%，棕榈酸（palmitic acid）为21.2%，肉豆蔻酸（myristic acid）为2.2%等。

4.植物甾醇类 植物甾醇基-β-呋喃果糖苷（phytostery-β-fructofuranoside）、△⁷-豆甾烯醇（△⁷-stigmasterol）、豆甾醇（stigmasterol）、谷甾醇（sitosterol）及菜油甾醇（campesterol）等[5]。

5.单萜糖苷类 小茴香含foeiniculosides Ⅰ、Ⅱ、Ⅲ、Ⅳ、Ⅴ、Ⅵ、Ⅶ、Ⅷ、Ⅸ，2-羟基-1,8-桉叶素β-D-吡喃葡萄糖苷（2-hydroxy-1,8-cineole β-D-glucopyranoside）等十几种1,8-桉叶素糖苷类，顺-对蓋烷-1,7,8-三醇（cis-p-menthane-1,7,8-triol）等7种蓋烷三醇糖苷类，无刺枣苄苷Ⅰ（zizybeoside）、丁香苷（syringin）、icoriside A₄、苏-茴香脑甘醇（threo-anethole glycol）、赤-茴香脑甘醇（erythro-anethole glycol）[6]。

【性味归经】辛，温。归肝、肾、脾、胃经。

【功能主治】散寒止痛，理气和胃。用于寒疝腹痛，睾丸偏坠，痛经，少腹冷痛，脘腹胀痛，食少吐泻。

【药理作用】

1.对消化系统的作用 小茴香可显著兴奋离体兔肠收缩活动。小茴香丙酮浸出物对鹌鹑离体直肠有兴奋作用，有效成分是茴香脑，收缩反应是组胺样作用。

2.抗溃疡作用 小茴香经灌胃或十二指肠给药能抑制应激性胃溃疡，显著抑制胃酸的分泌。

3.抑菌作用 小茴香挥发油抑制大肠埃希菌、金黄色葡萄球菌、枯草芽孢杆菌、变形杆菌的生长。

4.保肝、抗肝纤维化 小茴香挥发油对于四氯化碳所引起的小鼠肝脏损伤具有保护作用，可通过拮抗醛固酮受体，抑制肝星状细胞的活化和增殖，减少胶原纤维的生成[4]。

5.其他作用 镇痛、祛痰平喘、中枢麻痹、性激素样作用。

【用药警戒或禁忌】草蒿脑是小茴香挥发油的成分之一，其与啮齿动物中恶性肿瘤的发生有关。草蒿脑致癌性的关键因素是其经体内代谢活化后，形成不稳定中间体，与核酸形成加合物，从而影响DNA合成。但草蒿脑是否会诱导人类癌症发生尚不清楚[7]。

【附注】小茴香常见的混伪品有伞形科植物莳萝Anethum graveolens L.、孜然芹Cuminum cyminum L.、藏茴香Carum carvi L.的果实，分别称为"洋茴香""孜然"及"葛缕子"，在性状及显微特征方面与小茴香有明显差异[8]。

性状特征 ①外形：小茴香呈圆柱形，洋茴香呈椭圆形，孜然外形与茴香相似，但较纵直不弯曲，葛缕子呈细圆柱形。②表面：小茴香表面黄绿色或淡黄色，洋茴香表面棕黄至棕灰褐色，孜然表面疏被绒毛，葛缕子表面棕褐色或棕色。③分果：小茴香分果呈长椭圆形，背面有纵棱5条，接合面平坦且宽；洋茴香分果呈扁平椭圆形，背面有3条微突起的棱，两侧肋线扩展成翅状，腹面中央有棱线1条；孜然分果不易分离或上部分离，背面在放大镜下可见3条较明显的棱，结合面中央有1条浅纹；葛缕子分果呈长椭圆形，背面有5条棱线、色浅，结合面平坦且有浅沟纹。

粉末特征 ①网纹细胞：小茴香网纹细胞呈类方形或类长圆形，直径约为25～50μm，具网状纹孔，孔大，呈长卵圆形，直径约为5～13μm；洋茴香网纹细胞呈类长方形，类圆形或不规则形，直径约为10～13μm，壁厚，纹孔圆形或长圆形，分布稀疏；葛缕子网纹细胞呈类多角形，类长方形或类圆形，直径约为20～30μm，壁厚，纹孔圆形或长圆形，直径约为4～9μm，分布较密。②油管分泌细胞：小茴香油管分泌细胞类多边形，连接角处有多角形分泌痕，镶嵌层细胞直径约为5～13μm；葛缕子油管分泌细胞类多角形，分泌痕不常见，镶嵌层细胞直径约为12～50μm。

主要参考文献

[1] 聂凌云, 吴玫涵. 小茴香的质量分析研究进展[J]. 解放军药学学报, 2001(4)：198-200.

[2] 彭成. 中国道地药材[M]. 北京：中国中医药出版社, 2011：4031.

[3] 党永栋, 殷宏元. 小茴香高效栽培技术[J]. 农业科技与信息, 2018(5)：21-23.

[4] 吴震, 蔡皓, 秦昆明, 等. 气相色谱-质谱分析小茴香中挥发油成分[J]. 医药导报, 2015, z1：79-80.

[5] 王婷, 苗明三, 苗艳艳. 小茴香的化学、药理及临床应用[J]. 中医学报, 2015, 30(6)：856-858.

[6] 南京中医药大学编. 中药大辞典[M]. 上海：上海科学技术出版社, 2006：348.

[7] Manzoor A. Rathera, Bilal A. Dara, Shahnawaz N. Sofia, et al. *Foeniculum vulgare*: A comprehensive review of its traditional use, phytochemistry, pharmacology, and safety[J]. Arabian Journal of Chemistry, 2016, 9(S2): S1574-S1583.

[8] Ma Xiao-Dong, Mao Wen-Wen, Zhou Ping, et al. Distinguishing Foeniculum vulgare fruit from two adulterants by combination of microscopy and GC–MS analysis[J]. Microscopy Research and Technique, 2015, 78: 633-641.

（中国药科大学 张成宇 李会军 李萍）

11. 马尾连

Maweilian

THALICTRI RADIX ET RHIZOMA

【别名】草黄连、金丝黄连、铁柴胡。

【来源】为毛茛科植物多叶唐松草*Thalictrum foliolosum* DC.的干燥根和根茎。

【本草考证】本品始载于《本草纲目拾遗》："出云南省，药肆皆有之，干者形如丝，上有小根头，土人盘曲之以市，又谓性寒而不峻，味苦而稍减，不似川连之厚，性能去皮里膜外及筋络之邪热，小儿伤风及痘科用。"本草记载与现今所用马尾连基本一致。

【原植物】多年生草本，无毛，高90～150cm。根茎横生，常木化，须根多数丛生，细长，褐色，断面黄色；茎具纵条纹。叶互生，三至四回羽状复叶，小叶卵形或近圆形，长1～2.5cm，宽0.5～1.5cm，3浅裂，边缘有疏圆齿。花序圆锥状，多分枝，花梗细；花被片4，白色、淡黄色或浅紫色，椭圆形，早落；雄蕊多数，花药顶端有短尖，花丝丝状；花梗细；心皮4～6，离生，柱头细长弯曲，有狭翅。瘦果纺锤形，稍扁。花期8～9月，果期9～10月。（图11-1）

多生于山地草坡或灌丛中。主要分布于四川、云南、西藏等地。

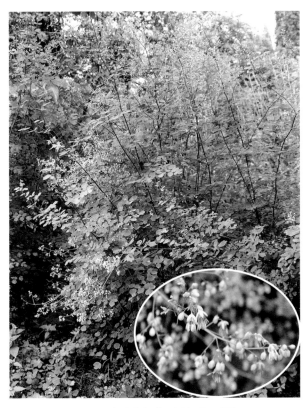

图11-1 多叶唐松草（潘超美 摄）

【主产地】主产于四川、云南、西藏。

【采收与加工】秋季至翌年春季采挖，剪去茎叶，洗净晒干。

【药材鉴别】

（一）性状特征

根茎横生，由数个至十余个结节连生，每个节结上面具圆形空洞状的茎痕，直径约1cm。细根数条至十余条密生于根茎下侧，直径3mm；表面灰棕色；质硬，易折断，断面中心可见黄色木心。气微，味稍苦。（图11-2）

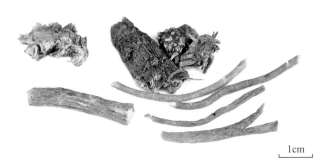

图11-2 马尾连药材图

（二）显微鉴别

根横切面 木栓细胞为3～4列扁平细胞，排列整齐；韧皮部宽广，筛管群散列，木质部由导管、木纤维和木薄壁细胞组成；木射线不明显；韧皮部内侧偶见少数纤维束，较老的根中韧皮纤维束呈轮状排列[1]。（图11-3）

【质量评价】以根条均匀、色金黄者为佳。

【化学成分】主要成分为苄基异喹啉类生物碱类：小檗碱（berberine）、掌叶防己碱（palmatine）、药根碱（jatrorrhizine）、鹤氏唐松草碱（hernandezine）、木兰花碱（magnoflorine）、皱唐松草定碱（thalrugosidine）、厚果唐松草碱（thalicarpine）、厚果唐松草次碱（thalidasine）、N, O, O-三甲基散花巴豆碱（N, O, O-trimethylsparsiflorine）、网叶番荔枝碱（reticuline）、芬氏唐松草定碱（thalifendine）、非洲防己碱（columbamine），芬氏唐松草亭碱（thalidastine）、去氢分离木瓣树胺（dehydrodiscretamine）、N-甲基网叶番荔枝碱（tembetarine）、竹叶椒碱（xanthoplanine）、氧化小檗碱（oxyberberine）、去甲氧化白毛茛分碱（noroxyhydrastinine）等。

【性味归经】苦，寒。归肺经。

【功能主治】清热祛风。用于风热感冒，小儿发热，麻疹难透，痢疾。

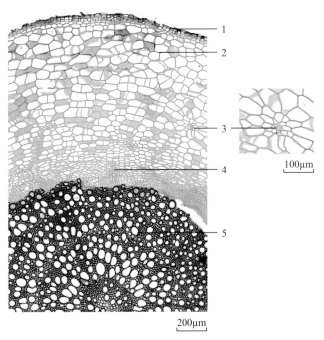

图11-3 马尾连（根）横切面图

1. 木栓细胞 2. 皮层 3. 筛管群 4. 韧皮部 5. 木质部

【附注】作马尾连药用的还有同属其他植物：多腺唐松草（金丝马尾连）*T. glandulosissimum*（Finet et Gagnep.）

W.T. Wang et S. H. Wang，产于云南宾川；昭通唐松草*T. glandulosissimum*（Finet et Gagnep.）W.T. Wang et S. H. Wang var. *Chaotungense* W.T. Wang et S. H. Wang，产于云南昭通；高原唐松草*T. cultratum* Wall.，产于甘肃、四川、云南、西藏；大叶唐松草*T. faberi* Ulbr.，产于浙江、江西、湖南；香唐松草*T. foetidum* L.，产于四川；贝加尔唐松草*T. haicalense* Tuecz.，产于东北、内蒙古、甘肃、青海、西藏、陕西等地。

主要参考文献

[1] 童玉懿、陈碧珠、肖培根，等.马尾连的原植物与生药学研究[J].药学学报，1980(9)：563-570，578-582.

（中国医学科学院药用植物研究所　姚霞　　北京中医药大学　张媛　吴浩忠　曾祥妮）

12. 马蔺子

Malinzi

IRIDIS CHINENSIS SEMEN

【别名】蠡实、马莲子、荔实（蒙）。

【来源】为鸢尾科植物马蔺*Iris lactea* Pall. var. *chinensis*（Fisch.）Koidz.的干燥成熟种子。

【本草考证】本品始载于《神农本草经》，名蠡实。《新修本草》载："主皮肤寒热，胃中热气，风寒湿痹，坚筋骨，令人嗜食。止心烦满，利大小便，长肌肤肥大久服轻身……生河东川谷，五月采实，阴干……此即马蔺子也。"《图经本草》载："蠡实，马蔺子也，其叶似薤而长厚，三月开紫碧花，五月结实作角子，如麻大而赤色有棱，根细长通黄色……五月采实，并阴干用"，并附蠡实图。《本草纲目》载："蠡草生荒野中，就地丛生，一本二三十茎，苗高三四尺，叶中抽茎，开花结实。"本草记载与现今所用马蔺基本一致。

【原植物】多年生密丛草本。高约25～30cm，根状茎粗壮，木质，斜伸，外包有大量致密的红紫色折断的老叶残留叶鞘及毛发状纤维；须根粗而长，黄白色，少分枝。叶基生，坚韧，灰绿色，条形或狭剑形，顶端渐尖，基部鞘状，带红紫色，无明显的中脉。花茎光滑；苞片3～5枚，草质，绿色，边缘白色，披针形，顶端渐尖或长渐尖，内包含有2～4朵花；花乳白色；花梗长；花被管甚短，外花被裂片，倒披针形，顶端钝或急尖，爪部楔形，内花被裂片，狭倒披针形，爪部狭楔形；雄蕊长，花药黄色，花丝白色；子房纺锤形。蒴果长椭圆状柱形，有6条明显的肋，顶端有短喙；种子为不规则的多面体，棕褐色，略有光泽。花期5～6月，果期6～9月。（图12-1）

生于荒地、山坡草地或灌丛中；主要分布于东北、华北、西北及山东、江苏、安徽、浙江、河南、湖北、湖南、

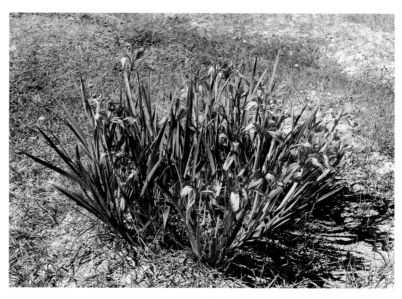

图12-1　马蔺

四川、西藏等地。

【主产地】主产于江苏、辽宁、河北等地。

【栽培要点】

1.生物学特性　马蔺根系发达，植株高矮适中，具有较强的耐寒、耐旱、耐盐碱、耐践踏、耐土壤贫瘠等特性。

2.栽培技术　马蔺种皮的透水、透气性差。种子萌发需破休眠，其萌发最适应范围在20～25℃，30℃或20℃昼夜变温处理有助于种子发芽。马蔺繁殖方法主要有分株移植、营养钵育苗、播种育苗3种，以播种繁殖为主。播种分为春播和秋播。分株多在春季进行。

3.虫害　小地老虎。

【采收与加工】夏、秋季果实成熟时采收，将果实割下晒干，打下种子、除去杂质，再晒干。

【药材鉴别】

（一）性状特征

种子呈不规则多面体或扁卵形，长3～6mm，宽3～4.5mm。表面红棕色至棕褐色，略有皱纹，边缘稍隆起，基部有黄棕色或淡黄色的种脐。质坚硬，不易破碎。切断面胚乳肥厚，灰白色，角质。气微，味淡。（图12-2）

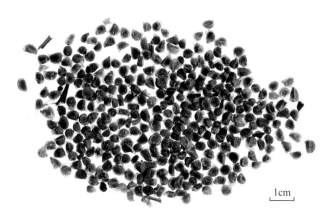

图12-2　马蔺子药材图

（二）显微鉴别

1.种子横切面　种皮表皮为1列类方形或类长方形细胞，壁厚，有的内外壁特厚，外被角质层，厚约12μm，胞腔内含红棕色块状物。薄壁细胞数列，切向延长，壁稍厚；最内侧为3～5列排列整齐的棕色扁平细胞，壁稍厚，木化。外胚乳细胞2～3列，长条形或船形，壁厚，水合氯醛液透化后会膨胀变厚，纹孔明显，多径向延长。内胚乳细胞形状不规则，壁不均匀增厚，角隅处尤厚，孔沟稀疏而明显，可见胞间连丝，胞腔呈不规则分枝状，内含糊粉粒及脂肪油。

2.粉末特征　粉末棕褐色。种皮表皮细胞长方形、类圆形或多角形，壁厚，内含棕红色块状物。种皮内细胞不规则形，黄色，细胞壁瘤状增厚。内胚乳细胞呈圆形、长圆形、壁厚，内含糊粉粒及脂肪油。（图12-3）

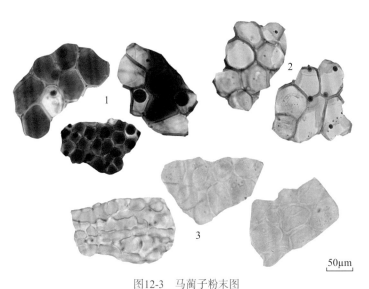

图12-3　马蔺子粉末图

1.种皮表皮细胞　2.种皮内细胞　3.胚乳细胞

（三）理化鉴别

薄层色谱　取样品粉末1g，加甲醇30ml，加热回流提取2小时，放置冷却，滤过，滤液浓缩至1ml，作为供试品溶液。另取马蔺子对照药材，同法制成对照药材溶液。照薄层色谱法试验，分别吸取上述供试品溶液和对照药材溶液各5μl，分别点于同一硅胶GF$_{254}$薄层板上，以三氯甲烷–甲醇–冰醋酸（20∶0.5∶0.2）作为展开剂，展开，取出，晾干，置紫外光灯（254nm）下检视。供试品色谱中，在与对照药材色谱相应的位置上，显相同颜色的斑点。（图12-4）

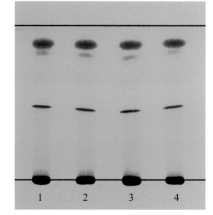

图12-4　马蔺子薄层色谱图

1.样品（采自新疆新源县）

2.样品（采自新疆和丰县）

3.样品（采自新疆托里县）

4.马蔺子对照药材

【质量评价】以赤褐色、饱满、纯净者为佳。

【化学成分】主要成分为醌类、多酚类、脂肪酸类等。其中，醌类为其有效成分。

1.醌类　马蔺子素（irisquinone）、3-羟基马蔺子素（3-hydroxyl-irisquinone）、马蔺子甲素（pallason A）、马蔺子乙素（pallason B）、马蔺子丙素（pallason C）、2-甲氧基-6-十五烷基-1，4-苯醌等。

2.多酚类　白藜芦醇四聚体（r-2-viniferin）、白藜芦醇二聚体（trans-ε-viniferin）、表儿茶素等。

3.萜类　白桦脂醇（betulin）、羽扇豆烯-3-酮（lupene-3-one）等。

4.脂肪酸类　种仁油中含有亚油酸（酯）、硬脂酸（酯）、油酸（酯）、豆蔻酸、软脂酸（酯）、癸酸、月桂酸等[1-4]。

【性味归经】甘，平。归肝、胃、脾、肺经。

【功能主治】清热利湿，解毒杀虫，止血定痛。用于黄疸，淋浊，小便不利，肠痈，虫积，疟疾，风湿痛，喉痹，牙痛，吐血，衄血，崩漏，疮肿，瘰疬，疝气，痔疮，烫伤，蛇伤。

【药理作用】

1.抗生育作用　小鼠口服马蔺子醇浸膏具有抗生育、抗着床作用。种皮有效，种仁则无作用。

2.其他作用　马蔺子中马蔺子素对食管癌、肺癌、鼻咽癌及头颈癌均有很好的治疗效果，是其有效成分[5-6]；马蔺子甲素能够保护急性放射性造成的损伤，促进造血功能的恢复[7-8]。

【分子生药】应用ISSR分子标记技术，可对马蔺子进行遗传多样性分析[9-10]。

【附注】

1.马蔺的根亦药用，作用与种子类似。

2.同属植物种子在不同地区均与马蔺子同等入药。

（1）锐果鸢尾Iris goniocarpa Baker，分布于陕西、甘肃、青海、四川、云南、西藏等地。

（2）喜盐鸢尾I. halophila Pall.，分布于甘肃、新疆。

（3）白花马蔺I. lactea Pall.，分布于吉林、内蒙古、青海、新疆、西藏等地。

3.马蔺种皮和胚乳浸提液对白菜籽生长有极强的抑制作用。

主要参考文献

[1] 侯微.分离提取马蔺子中的化合物[J].黑龙江科技信息，2012(11)：28.

[2] 侯微.马蔺子中天然化合物的分离鉴定及其活性研究[D].大连：辽宁师范大学，2012.

[3] 李明，魏宁漪，牛剑钊.马蔺子种皮乙醚提取物化学成分分析[J].中国实验方剂学杂志，2011，17(8)：108-110.

[4] 孙锋，戴俊东，吕万良，等.马蔺子素脂质体的体外药剂学性质研究[J].中国新药杂志，2005，14(1)：57-61.

[5] 樊锐太，李国文，孔令发.马蔺子素与放疗合用治疗中晚期食管癌的疗效探讨[J].中国肿瘤临床，1999，26(5)：342.

[6] 林华明，朱土福，陈梓宏.马蔺子素与放疗合用治疗中晚期鼻咽癌疗效分析[J].中国肿瘤临床，2001，28(6)，439-440.

[7] 李雅静，张富赓.马蔺子素在抗肿瘤方面的研究现状[J].中国临床药理学杂志，2017，33(08)：757-759.

[8] Xu H, Sun G, Wang H. Dynamic observation of the radiosensitive effect of irisquinone on rabbit VX2 lung ransplant tumors by using fluorine-18-deoxyglucose positron emission tomography/computed tomography[J]. Nucl Med Commun, 2013, 34(3): 220-228.

[9] 牟少华，孙振元，韩蕾，等.不同种源马蔺的叶绿体DNA变异研究[J].核农学报，2005(06)：469-473.

[10] 毛培春，孟林，田小霞.马蔺种质资源遗传多样性的ISSR分析[J].华北农学报，2013，28(6)：130-135.

（新疆维吾尔自治区中药民族药研究所　樊丛照　祁志勇

新疆维吾尔自治区药检所　沙拉麦提·艾力　沈晓丽　佟瑞敏）

13. 天山雪莲

Tianshanxuelian

SAUSSUREAE INVOLUCRATAE HERBA

【别名】塔格来丽斯、雪莲、雪莲花、雪荷花。

【来源】为菊科植物天山雪莲 *Saussurea involucrate*（Kar. et Kir.）Sch.-Bip.的干燥地上部分。

【本草考证】本品始载于《本草纲目拾遗》："雪荷花，产伊犁西北及金川等处大寒之地，积雪春夏不散，雪中有草，类荷花，独茎，亭亭雪间可爱。戊戌春，予于史太守处亲见之，较荷花略细，其瓣薄而狭长，可三四寸，绝似笔头。云浸酒则色微红，彼处土人服之为助阳要药。"《西北域记》载："雪莲产积雪中，一茎并蒂，浸酒色碧。性热，人称其功同仙茅、枸杞，而不知其祸乃同砒石、鸩毛也。"本草记载与现今所用天山雪莲基本一致。

【原植物】多年生草本。高15～35cm，根状茎粗，颈部被多数褐色的叶残迹。茎粗壮，无毛。叶密集，基生叶和茎生叶无柄，叶片椭圆形或卵状椭圆形，顶端钝或急尖，基部下延，边缘有尖齿，两面无毛；最上部叶苞叶状，膜质，淡黄色，宽卵形，包围总花序，边缘有尖齿。头状花序10～20个，在茎顶密集成球形的总花序，无小花梗或有短小花梗。总苞半球形；总苞片3～4层，边缘或全部紫褐色，先端急尖，外层被稀疏的长柔毛，外层长圆形，中层及内层披针形。小花紫色，瘦果长圆形。冠毛污白色，2层，外层小，糙毛状，内层长，羽毛状。花果期7～9月。（图13-1）

野生天山雪莲为国家二类保护濒危珍稀植物。生于海拔3000m以上的高山岩缝、砾石和砂质河滩中。主要分布于甘肃、青海、新疆天山、昆仑山的高山山区。

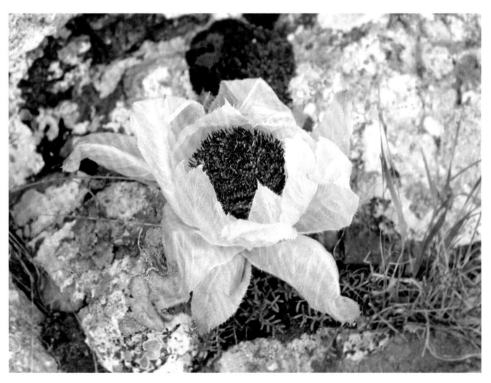

图13-1　天山雪莲

【主产地】主产于甘肃、青海、新疆等地。

【栽培要点】

1. 生物学特性　天山雪莲生长环境特殊，生长发育过程中对生态条件要求严格。人工种植须在海拔1800m以上，无霜期至少100天，土壤具有较好的保水能力，有机质含量大于9.5%的高山草甸[1]。

2.栽培技术　宜选择海拔1800～2200m、7月份平均气温应低于15℃的高山草甸或砾石坡作为栽培地，要求地面坡度小于15°；制备厚度＞10cm、长＞45cm、高＞30cm的水泥板或者以直径＞30cm的鹅卵石为伴生物，呈环形或条形放置。条形成排放置时，行距为30～50cm；伴生物三分之一埋入土中，地上高度为15～20cm，周围土踏实；方向与坡向垂直。待春季气温稳定，土壤湿度为60%～70%时，即可将种子点播在伴生物根部5cm以内的土壤中，每件伴生物点播2～3穴；每穴3～5粒种子，深度1cm为佳，不可超过1.5cm[2]。

3.病虫害　病害：枯萎病、白粉病。虫害：地老虎[3]。

【采收与加工】夏、秋二季花开时采收，阴干。

【药材鉴别】

（一）性状特征

茎呈圆柱形，长2～48cm，直径0.5～3cm；表面黄绿色或黄棕色，有的微带紫色，具纵棱，断面中空。茎生叶密集排列，无柄，或脱落留有残基，完整叶片呈卵状长圆形或广披针形，两面被柔毛，边缘有锯齿和缘毛，主脉明显。头状花序顶生，10～42个密集成圆球形，无梗。苞叶长卵形或卵形，无柄，中部凹陷呈舟状，膜质，半透明。总苞片3～4层，披针形，等长，外层多呈紫褐色，内层棕黄色或黄白色。花管状，紫红色，柱头2裂。瘦果圆柱形，具纵棱，羽状冠毛2层。体轻，质脆。气微香，味微苦。（图13-2）

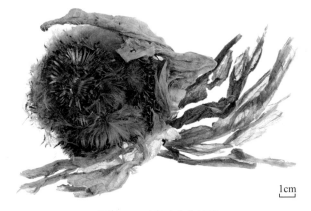

图13-2　天山雪莲药材图

（二）显微鉴别

1.苞叶横切面　上表皮细胞椭圆形或类长方形，排列整齐，外壁稍厚，下表皮外壁亦稍增厚，并可见腺毛和非腺毛残基，叶肉细胞2～6列，细胞形状不规则，主脉明显向下凸出，上表面稍凹，维管束双韧型，3～5个。

2.粉末特征　粉末黄灰色至黄绿色。腺毛类棒槌形，头部和柄多为2列细胞。非腺毛为多细胞或单细胞，基部细胞类长方形，先端细胞较细或扭曲，长40～300μm。花粉粒球形，直径45～68μm，外壁有刺状突起，具3孔沟。气孔不定式。冠毛为多列分枝状毛。花柱碎片具刺状或绒毛状突起。（图13-3）

（三）理化鉴别

薄层色谱　取本品粉末0.5g，加甲醇20ml超声处理10分钟，滤过，滤液蒸干，残渣加甲醇1ml使溶解，作为供试品溶液。另取雪莲花对照药材，同法制成对照药材溶液。取芦丁对照品，加甲醇

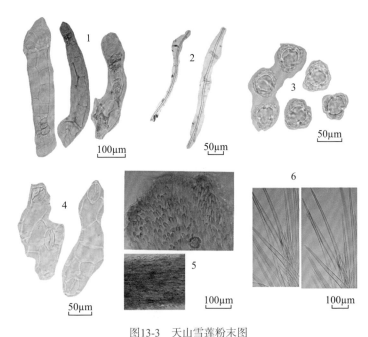

图13-3　天山雪莲粉末图

1.腺毛　2.非腺毛　3.花粉粒　4.气孔　5.花柱碎片　6.冠毛

制成每1ml含5mg的溶液，作为对照品溶液；再取绿原酸对照品，加甲醇制成每1ml含2mg的溶液，作为对照品溶液。照薄层色谱法试验，分别吸取上述供试品溶液和对照品溶液各5μl，分别点于同一硅胶G板上，以乙酸乙酯-丁酮-甲酸-水

（10∶6∶1∶2）作为展开剂，1%亚硝酸钠的1%甲醇溶液为显色剂，展开，取出，晾干，加热至斑点显示清晰，置日光下检视。供试品色谱中，在与对照药材色谱和对照品色谱相应的位置上，显示相同颜色的斑点。（图13-4）

【质量评价】 以花形大者为佳。采用高效液相色谱法测定，本品按干燥品计算，含无水芦丁（$C_{27}H_{30}O_{16}$）不得少于0.15%，绿原酸（$C_{16}H_{18}O_9$）不得少于0.15%。

【化学成分】 主要化学成分为黄酮类、黄酮苷类、萜类、木脂素类等。

1. 黄酮类　粗毛豚草素、高车前素、槲皮素、芦丁、泽兰黄素、山柰酚、金合欢素、槲皮素-3-*O*-*β*-D-葡萄糖苷、槲皮素-3-*O*-*α*-L-鼠李糖苷等。

2. 萜类　雪莲内酯、去氢广木香内酯、大苞雪莲内酯等。

3. 木脂素类　紫丁香苷、蛇床子内酯、佛手内酯、异茴芹内酯、叶鞘二醇二乙酸酯、噢洛内酯、花椒香豆素等[4]。

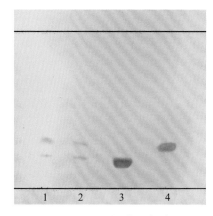

图13-4　天山雪莲薄层色谱图

1. 样品（购自新疆新特药店）
2. 雪莲花对照药材
3. 芦丁对照品　4. 绿原酸对照品

【性味归经】 维吾尔医：性质，二级湿热。中医：微苦，温。归肝、肾经。

【功能主治】 维吾尔医：补肾活血，强筋骨，营养神经，调节异常体液。用于风湿性关节炎，关节疼痛，肺寒咳嗽，肾与小腹冷痛，白带过多等。中医：温肾助阳，祛风胜湿，通经活血。用于风寒湿痹痛、类风湿关节炎，小腹冷痛，月经不调。

【药理作用】

1. 抗风湿镇痛及免疫调节作用　天山雪莲培养物对非特异性免疫功能有一定抑制作用，对小鼠迟发超敏反应有抑制作用，对绵羊红细胞所致小鼠特灵性抗体生成有增强作用。雪莲注射液在一定浓度范围内可促进细胞免疫和抑制体液免疫；对关节炎原发性和继发性损害均有抑制作用[4]。

2. 抗炎抑菌作用　雪莲总黄酮对巨噬细胞分泌TNF-α影响的研究表明，降低TNF-α含量是雪莲总黄酮发挥抗炎作用的一个重要机制。雪莲主要成分黄酮总苷具有抗炎、镇痛、消肿的作用，直接对抗炎性介质，改善关节的内环境，改善微血管状态，降低毛细血管通透性，减少渗出，消除滑膜及周围组织炎症[4]。

3. 抗辐射损伤作用　天山雪莲水提取物对电离辐射产生的羟自由基有显著的清除作用，清除率达到60%，它还能明显抑制电离辐射所引起的人外周血淋巴细胞染色体畸变的发生率。

4. 终止妊娠作用　雪莲水煎服与腹腔注射，对小鼠各个时期的妊娠及兔的早期妊娠都有终止作用[4]。

5. 抗衰老作用　天山雪莲多糖兼有清除自由基、抗氧化、降低耗氧量和抗疲劳等作用，也能解除疲劳。雪莲对大鼠创伤性脑水肿有一定的治疗作用，作用机制可能与其抗脂质过氧化作用有关[4]。

【用药警戒或禁忌】 孕妇忌用。

【分子生药】 现已克隆天山雪莲类黄酮合成功能基因Myb转录因子SikP基因、WD40转录因子SmTTG1基因。花青素生物合成关键酶基因3GT及总黄酮合成功能基因DFR基因[5-8]。

主要参考文献

[1] 么厉，程慧珍，杨智.中药材规范化种植（养殖）技术指南[M].北京：中国农业出版社，2006：1355.

[2] 新疆雪莲维药生物工程有限公司.人工栽培雪莲的方法[P].中国专利：201310274257.1，2015-01-28.

[3] 刘梦君，游芳，陶若娟.天山雪莲高山栽培技术[J].林业实用技术，2009，7：44.

[4] 王瑛，张本印，陶燕铎，等.雪莲的化学成分与药理作用研究进展[J].光谱实验室，2013，30(2)：530-535.

[5] 张丽，黎玉顺，管岩岩，等.天山雪莲SikP基因提高类黄酮质量分数的研究[J].西北农业学报，2015，24(5)：119-127.

[6] 张丽.天山雪莲类黄酮相关基因的克隆及功能分析[D].石河子：石河子大学，2015.

[7] 荆甜蕊，徐思雅，倪亦飞，等.天山雪莲生物技术研究进展[J].基因组学与应用生物学，2016，35(8)：2201-2210.

[8] 谭亚萍，原慧，覃建兵. 天山雪莲UDP 葡萄糖- 类黄酮-3-O-葡萄糖基转移酶基因的克隆及功能分析[J]. 生物工程学报，2012，28(6)：705-714.

（新疆维吾尔自治区中药民族药研究所　徐建国　李晓瑾　张际昭
新疆维吾尔自治区药检所　沙拉麦提·艾力　沈晓丽　佟瑞敏）

14. 天南星

Tiannanxing

ARISAEMATIS RHIZOMA

【别名】南星、山苞米、蛇包谷。

【来源】为天南星科植物天南星*Arisaema erubescens*（Wall.）Schott、异叶天南星*Arisaema heterophyllum* Bl.或东北天南星*Arisaema amurense* Maxim.的干燥块茎。

【本草考证】药材天南星在本草记载上有虎掌、天南星等名，唐代以前本草著作中主要是虎掌。本品始载于《神农本草经》，列为下品。天南星之名首次正式在本草著作中列出是在《开宝本草》。由于历史的原因，本草中天南星的基原比较混乱。《图经本草》中虎掌条目记载："天南星即本经虎掌也，古方多用虎掌，不言天南星……今冀州人菜园中种之，亦呼为天南星。"由此可见在当时已认识到混用的情况。《本草纲目》又将天南星与虎掌合二为一，说明此时植物虎掌为天南星的原植物之一。根据本草的考证，古代药用天南星主要是天南星属植物和半夏属虎掌等。

【原植物】

1. 天南星　多年生草本。块茎近圆球形，直径达2～6cm。鳞叶下部管状，有紫褐色斑块。叶1片，稀2片；柄长达70cm，叶片放射状分裂，裂片7～20，披针形或长圆形，长渐尖或延长为线尾状。花单性，雌雄异株；肉穗花序由叶柄鞘部抽出，花序柄短于叶柄；佛焰苞颜色多样；有棒状附属器；雄花序上部有少数中性花，雄花淡绿色至暗褐色，雄蕊2～4；雌花序上具多数中性花，雌花子房卵圆形，无花柱。浆果红色。种子1～2，球形，淡褐色。花期4～6月，果期8～9月。（图14-1）

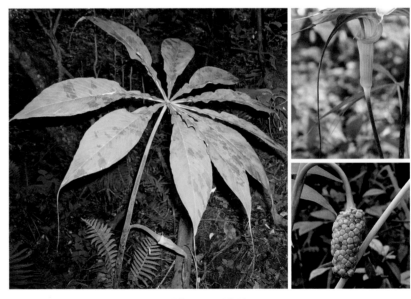

图14-1　天南星

生于海拔3200m以下的林下、灌丛阴湿地或荒地、草坡中。除东北、内蒙古、新疆外，全国各地均有分布。

2. 异叶天南星　多年生草本。块茎近圆球形，直径2～5cm。叶常1片；叶片鸟足状分裂，裂片11～19，线状长圆形或倒披针形，中裂片比两侧短小。佛焰苞管部长3~6cm，绿白色；肉穗花序轴与佛焰苞分离；附属器细长，鼠尾状，伸出佛焰苞外；雄花具2~4花药；雌花子房球形，花柱明显。果序近圆锥形，浆果熟时红色。种子黄红色。花期4~5月，果期6~9月。（图14-2）

生于海拔2700m以下林下、灌丛或草地。除西北、西藏外，全国大部分省区均有分布。

3.东北天南星　多年生草本。块茎近球形，1~4cm。叶1片，叶柄下部1/3具鞘，紫色；叶片鸟足状分裂，幼时3裂，老时5裂，倒卵形、倒卵状披针形或椭圆形，先端短渐尖，基部楔形。花序柄短于叶柄；佛焰苞圆筒状，长8~10cm，绿色或紫色具白色条纹；花雌雄异株；雄花序上部渐狭，花疏，雄花具2~6花药；雌花序短圆锥形，雌花子房倒卵形；附属器具短柄，棒状，基部截形，向上略细，先端钝圆。浆果红色。种子4，红色。花期5~6月，果期9月。（图14-3）

生于海拔1200m以下林下和沟旁。主要分布于黑龙江、吉林、辽宁、内蒙古、北京、河北、宁夏、陕西、山西、山东、安徽等省区。

【主产地】

1.天南星　主产于陕西、甘肃、四川、贵州、云南等地；此外，安徽、浙江、湖北、湖南、广西、河北等地也产。

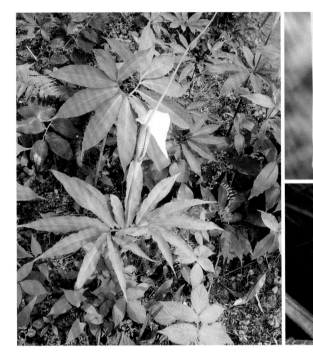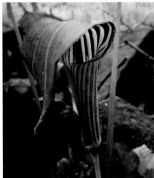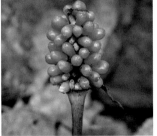

图14-2　异叶天南星

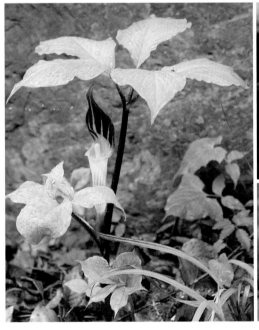

图14-3　东北天南星

2.异叶天南星　主产于湖北、湖南、四川、贵州、河南、安徽、江苏、浙江、江西等地。

3.东北天南星　主产于黑龙江、吉林、辽宁、山东、河北等地。

【采收与加工】秋、冬二季茎叶枯萎时采挖，除去须根及外皮，干燥。

【商品规格】根据直径大小，将天南星的选货规格分为两个等级。一等：直径≥4.5cm，无虫蛀，霉变。二等：直径<4.5cm，无虫蛀，霉变。其他为统货。

【药材鉴别】

（一）性状特征

1. 天南星　块茎为扁圆球形，直径2～5.5cm，表面淡黄色至淡棕色，顶端较平，中心茎痕浅凹有叶痕环纹，周围有大的麻点状须根痕，但不明显。质坚硬，不易破碎，断面白色粉性。气微辛，味麻舌刺喉。（图14-4）

2. 异叶天南星　块茎为稍扁的圆球形，直径1.5～5cm，中心茎痕深陷，呈凹状，周围有一圈1～2列显著的须根痕。周边偶有少数微凸起的小侧芽，但不呈虎掌形。质坚硬，不易破碎，断面平坦色白。气微辛，味麻辣。（图14-5）

3. 东北天南星　块茎为扁圆球形，直径1.5～4cm，中心茎痕大而较平坦，环纹少呈浅皿状，麻点根痕细而不整齐，周围偶有微突出的小侧芽。质坚硬，不易破碎，断面平坦色白。气微辛，味麻辣。（图14-6）

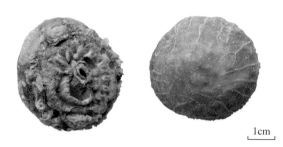

图14-4　天南星块茎药材图

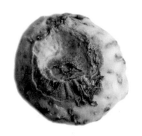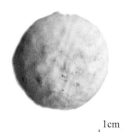

图14-5　异叶天南星块茎药材图

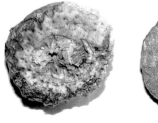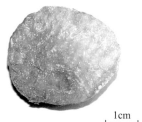

图14-6　东北天南星块茎药材图

（二）显微鉴别

1. 天南星

块茎横切面　木栓层细胞约15～20列。近木栓层的薄壁组织中有大型分泌腔；散布叶迹维管束及分泌细胞。草酸钙针晶黏液细胞散布于薄壁组织中，类圆形或椭圆形；薄壁细胞中充满淀粉粒。（图14-7）。

粉末特征　粉末类白色。淀粉粒以单粒为主，圆球形或椭圆形，直径2～15.5μm，脐点点状、裂缝状；复粒少数，由2～10分粒组成。导管环纹、螺纹，直径6～33.5μm。草酸钙针晶多，多成束存在于黏液细胞中，长30～59μm。（图14-8）

2. 异叶天南星

块茎横切面　木栓层细胞十数列。近木栓层的薄壁组织中有大型分泌腔。薄壁组织中维管束纵横分布。薄壁组织中草酸钙针晶黏液细胞分布较多；薄壁细胞中充满淀粉粒。（图14-9）

粉末特征　粉末类白色。淀粉粒单粒呈圆球形、半球形或不规则形，直径2～18μm，脐点点状、星状、裂缝状；复粒甚多，由2～10分粒组成，脐点多不明

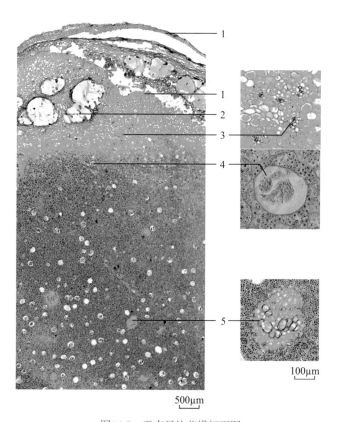

图14-7　天南星块茎横切面图

1. 木栓层　2. 分泌腔　3. 叶迹维管束　4. 草酸钙针晶束　5. 维管束

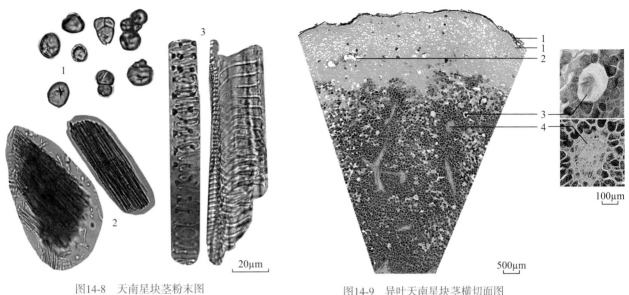

图14-8 天南星块茎粉末图

1. 淀粉粒 2. 草酸钙针晶 3. 导管

图14-9 异叶天南星块茎横切面图

1. 木栓层 2. 分泌腔 3. 草酸钙针晶束 4. 维管束

显。导管环纹、螺纹，直径6～39μm。草酸钙针晶多，成束堆存黏液细胞中，长21～61μm。草酸钙方晶类方形或长方形，直径3.5～10μm。（图14-10）

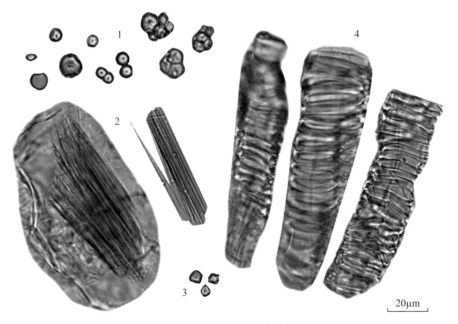

图14-10 异叶天南星块茎粉末图

1. 淀粉粒 2. 草酸钙针晶 3. 草酸钙方晶 4. 导管

3. 东北天南星

块茎横切面 木栓层细胞10～15列。近木栓层的薄壁组织中有大型分泌腔。薄壁组织中维管束纵横分布。草酸钙针晶黏液细胞散布于薄壁组织中；薄壁细胞中充满淀粉粒。（图14-11）

粉末特征 粉末类白色。淀粉粒以单粒为主，单粒圆球形、椭圆形，直径2～20μm，脐点点状、裂缝状、星状；复粒少数，由2～10分粒组成。草酸钙针晶散在或成束存在于黏液细胞中，长12～70μm。草酸钙方晶可见，直径3～14μm。（图14-12）

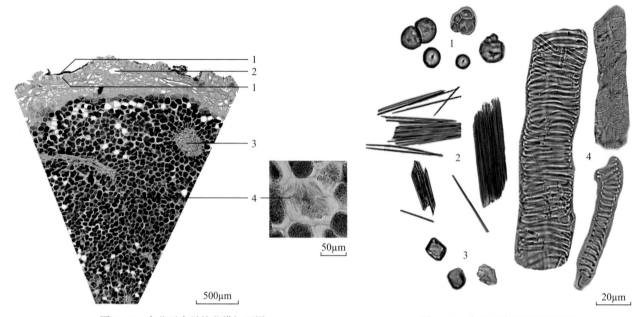

图14-11　东北天南星块茎横切面图

1. 木栓层　2. 分泌腔　3. 维管束　4. 草酸钙针晶束

图14-12　东北天南星块茎粉末图

1. 淀粉粒　2. 草酸钙针晶　3. 草酸钙方晶　4. 导管

（三）理化鉴别

薄层色谱　取本品粉末5g，加60%乙醇50ml，超声处理45分钟，滤过，滤液置水浴上挥尽乙醇，加于AB-8型大孔吸附树脂柱（内径为1cm，柱高为10cm）上，以水50ml洗脱，弃去水液，再用30%乙醇50ml洗脱，收集洗脱液，蒸干，残渣加乙醇1ml使溶解，离心，取上清液作为供试品溶液。另取天南星对照药材5g，同法制成对照药材溶液。照薄层色谱法试验，吸取上述两种溶液各6μl，分别点于同一硅胶G薄层板上，以乙酸-吡啶-浓氨试液-水（8：3：3：2）为展开剂，展开，取出，晾干，喷以5%氢氧化钾甲醇溶液，分别置日光和紫外光灯（365nm）下检视。供试品色谱中，在与对照药材色谱相应的位置上，显相同颜色的斑点。

【质量评价】以个大、色白、坚实、粉性足者为佳。采用高效液相色谱法测定，本品按干燥品计算，含总黄酮以芹菜素（$C_{15}H_{10}O_5$）计，不得少于0.050%。

【化学成分】主要成分为黄酮类、苷类、甾醇类、生物碱类、凝集素类等。其中，黄酮苷类是其主要特征性成分和有效成分。

1. 甾醇类　天南星中甾醇含量比较高，含有的甾醇类化合物有β-谷甾醇、甘露醇、豆甾醇、谷甾醇、菜油甾醇、胆甾醇、n-链醇等[1-4]。

2. 黄酮苷类　黄酮苷类主要有夏佛托苷、异夏佛托苷、芹菜素-6-C-阿拉伯糖-8-C半乳糖苷、芹菜素-6-C-半乳糖-8-C阿拉伯糖苷、芹菜素-6,8-二-C-吡喃葡萄糖苷、芹菜素-6,8-二-C-半乳糖苷、芹菜素碳苷、6,8-五碳糖芹菜素碳苷等[2-4]。

3. 生物碱类　秋水仙碱、胆碱和水苏碱、葫芦碱、氯化胆碱等[1-2]。

4. 凝集素类　血液凝集素、淋巴凝集素和精液凝集素、象鼻南星凝集素（AEL）、单核外源凝集素、PPA凝集素、ATL凝集素、AJL凝集素等[1-3]。

5. 其他　胡萝卜苷、二酰基甘油基半乳糖苷类、脑苷脂类和新脑苷脂类、氨基酸类、脂肪酸类、挥发油类、草酸钙针晶、多糖及微量元素等[1,3,5]。

【性味归经】苦、辛，温；有毒。归肺、肝、脾经。

【功能主治】生天南星散结消肿。外用治痈肿，蛇虫咬伤。制南星燥湿化痰，祛风止痉，散结消肿。用于顽痰咳嗽，风痰眩晕，中风痰壅，口眼㖞斜，半身不遂，癫痫，惊风，破伤风；外用治痈肿，蛇虫咬伤。临床多用制南星。

【药理作用】

1. 抗肿瘤作用　天南星提取物具有多种抗肿瘤活性。天南星醇提取液能抑制体外培养人K562细胞的增殖，诱导K562细胞凋亡；能抑制体外培养人胃癌BGC823细胞的增殖；能抑制人肺癌A549细胞的体外增殖，且呈现出一定的时间-剂量依赖性，且醇提液比水提液抑制作用更明显[3]。

2. 抗凝血作用　各天南星炮制品的水煎液均有促凝血作用，而水浸液则具有抗凝血作用[6]。

3. 抗菌作用　天南星醇提物对革兰阴性菌、大肠埃希菌、鸡大肠埃希菌、猪大肠埃希菌和革兰阳性菌、金黄色葡萄球菌、藤黄微球菌、蜡状芽孢杆菌、短小芽孢杆菌都有明显抑制作用，对鸡大肠埃希菌和猪大肠埃希菌抑制作用更强[3]。

4. 抑制黑素生成　天南星提取液中夏佛托苷通过激活黑素细胞的自噬抑制黑素生成[7]。

5. 其他作用　镇静、镇痛、抗惊厥作用、抗心律失常作用[1-2]、祛痰[3]、祛风、止痛、消肿等作用[8]。

【用药警戒或禁忌】阴虚燥咳，热极、血虚动风者禁服，孕妇慎服。

生天南星使用不当易致中毒，症状有口腔黏膜糜烂，甚至坏死脱落，唇舌咽喉麻木肿胀，运动失灵，味觉消失，大量流涎；声音嘶哑，言语不清，发热，头昏，心慌，四肢麻木，严重者可出现昏迷，惊厥，窒息，呼吸停止。

天南星主要刺激性毒性物质是其毒针晶，毒针晶呈现针状，两头尖利，表面具有明显的倒刺和凹槽，这种晶体结构使其可刺入机体组织，从而引起一系列的炎症反应。毒针晶主要由草酸钙和蛋白组成，草酸钙并不具有刺激性作用，针晶中的凝集素蛋白是能进一步诱发炎症反应的主要毒性物质。天南星块茎中也含有同一类凝集素蛋白[9]。

【分子生药】ITS2、trn L-F、atpF-atpH 和psbK-psbI 等DNA条形码技术均能对天南星3种基原及其常见混伪品进行区分[10]。

【附注】除上述3种植物外，半夏属虎掌Pinellia pedatisecta Schott和天南星属花南星Arisaema lobatum Engl.、灯台莲A. sikokianum Franch. et Sav. var. serratum（Mak.）Hand.-Mazt.、齿叶东北南星A. amurense Maxim. var. serratum Nakai、云台南星A. du-bois-reymondiae Engl.等植物的块茎在部分地区也作药材天南星使用。其中虎掌在安徽、江苏、河南、河北、陕西、山东等省有一定规模的栽培，产销全国[11]。

虎掌Pinellia pedatisecta Schott，别名：掌叶半夏（通称），狗爪半夏（四川、云南），天南星（河北、河南、山东、江苏），虎掌南星（四川）。多年生草本。叶片鸟足状分裂，裂片5～13，中裂片比侧裂片长大，长12～18cm。花序梗2～4，自芽眼抽出；佛焰苞为匙状披针形，色质如叶；雌花序轴部分与佛焰苞贴生；雄花序轴部分游离；附属器形如鼠尾，长达15cm。浆果卵形，熟时绿白色，易脱落。花期5～7月，果期6～11月。生于林下、山谷、河岸或荒地草丛中。分布于河北、河南、山西、山东、江苏、安徽、浙江、江西、福建、湖北、湖南、广东、广西、陕西、甘肃、四川、贵州、云南等地。（图14-13）

虎掌块茎呈扁平而不规则，由主块茎及多数附着的小块茎组成，

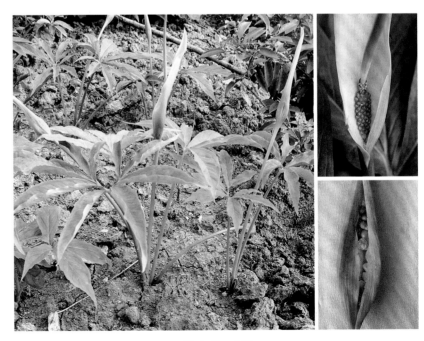

图14-13　虎掌

形似虎掌；直径1.5～5cm，每一块茎中心都有一茎痕，周围有麻点状须根痕。质坚实而重，断面乳白色，粉性。气微，味麻舌刺喉。（图14-14）

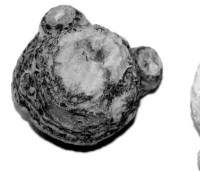
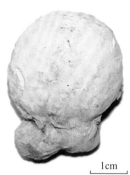

图14-14　虎掌块茎药材图

主要参考文献

[1] 张帅. 药用植物天南星中有效成分的筛选和药理学研究[D]. 郑州：郑州大学，2013.

[2] 杜树山，雷宁，徐艳春，等. 天南星黄酮成分的研究[J]. 中国药学杂志，2005(19)：21-23.

[3] 徐皓. 天南星的化学成分与药理作用研究进展[J]. 中国药房，2011，22(11)：1046-1048.

[4] Du Shu Shan, Zhang Hai Ming, Bai Chun Qi, et al. Nematocidal flavone-C-glycosides against the root-knot nematode (Meloidogyne incognita) from *Arisaema erubescens* tubers[J]. Molecules, 2011, 16(6): 5079-5086.

[5] 王星，池玉梅，康安. 超高效液相色谱-串联质谱法定性和高效液相色谱法定量分析天南星中氨基酸成分[J]. 色谱，2014，32(12)：1326-1332.

[6] 刘立萍，李然，梁茂新. 天南星潜在功能的考察与分析[J]. 中华中医药学刊，2017，35(1)：23-25.

[7] Kim Pan Soo, Shin Ji Hyun, Jo Doo Sin, et al. Anti-melanogenic activity of schaftoside in Rhizoma Arisaematis by increasing autophagy in B16F1 cells[J]. Biochemical and Biophysical Research Communications, 2018, 503(1): 309-315.

[8] Liu Xian Qiong, Wu Hao, Yu Hong Li, et al. Purification of a lectin from *Arisaema erubescens* (Wall.) Schott and its pro-inflammatory effects[J] . Molecules, 2011, 16(11): 9480-9494.

[9] 潘耀宗. 天南星科有毒中药毒性作用机制[D]. 南京：南京中医药大学，2016.

[10] 刘利平，廖华锋，严福林，等. 天南星及其易混品DNA条形码鉴别[J]. 中药材，2018，41(10)：2323-2328.

[11] 汪荣斌，刘晓龙，王存琴，等. 天南星的本草考证与药用品种调查[J]. 中药材，2010，33(7)：1182-1185.

（安徽中医药高等专科学校　汪荣斌　　皖南医学院　王存琴）

15. 天麻

Tianma

GASTRODIAE RHIZOMA

【别名】赤箭、定风草、独摇芝。

【来源】为兰科植物天麻*Gastrodia elata* Bl.的干燥块茎。

【本草考证】本品始载于《神农本草经》，原名赤箭，列为上品。《雷公炮炙论》首载"天麻"之名，详述炮制方法。《开宝本草》重出一条"天麻"载："叶如芍药而小，当中抽一茎直上如箭杆，茎端结实，状若续随子，至叶枯时子黄熟，其根连一二十枚，犹如天门冬之类，形如黄瓜，亦如芦菔，大小不定。"《图经本草》载："春生苗，初出若芍药，独抽一茎直上，高三二尺，如箭杆状，青赤色，故名赤箭脂……其皮黄白色，名白龙皮，肉名天麻。"《本草衍义》载："赤箭，天麻苗也，然与天麻治疗不同，故后人分之为二。"《本草纲目》将《神农本草经》所载赤箭与《开宝本草》

重出天麻并为一条。据以上本草考证，赤箭与天麻为同一药用植物，与现今所用天麻基本一致。

【原植物】多年生寄生草本，植株高30～150cm。块茎椭圆形或卵圆形，横生，肉质，长8～12cm，直径3～5（～7）cm，有较密的均匀环节，节上被许多三角状宽卵形的鞘。茎直立，圆柱形，黄褐色。叶退化成膜质鳞片状，长1～2cm，下部短鞘状抱茎。总状花序长5～30（～50）cm，花苞片长圆状披针形，长1～1.5cm，膜质；花梗和子房长7～12mm，

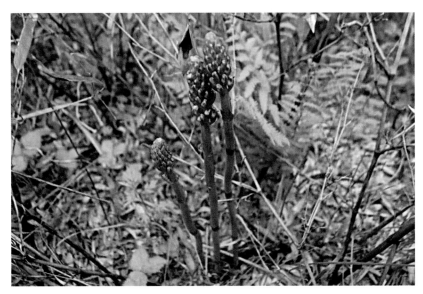

略短于花苞片；花淡黄绿色或黄色，萼片与花瓣合生成斜歪筒，长约1cm，直径5～7mm，口偏斜，顶端5裂，裂片卵状三角形，先端钝；唇瓣白色，长圆状卵圆形，长6～7mm，宽3～4mm，3裂，基部贴生于蕊柱足末端与花被筒内壁上并有一对肉质胼胝体，上部离生，上面具乳突，边缘有不规则短流苏；合蕊柱长5～7mm，顶端具2个小的附属物；子房下位，倒卵形，子房柄扭转。蒴果长圆形，淡褐色，长12～18mm。种子多数而细小，呈粉末状。花期6～7月，果期7～8月。（图15-1）

图15-1　天麻

多为栽培，亦野生于海拔400～3200m的阴湿、腐殖质较厚的疏林下、林缘、灌丛边缘。主要分布于吉林、辽宁、内蒙古、河北、山西、陕西、甘肃、江苏、安徽、浙江、江西、台湾、河南、湖北、湖南、四川、贵州、云南和西藏。

【主产地】

1. 野生天麻　主产于云南、四川，湖北、陕西等省亦有部分出产。道地产区为云南彝良县。

2. 栽培天麻　主产于陕西、云南、湖北、湖南、安徽、河南、贵州、四川、吉林等地[1]。

【栽培要点】

1. 生物学特性　喜凉爽湿润气候，忌冻、旱、高温、积水。天麻无根无绿叶，不能自养生活，必须与蜜环菌Armillaria mellea（Vahl）P. Kumm.、紫萁小菇Myeena osmundieola Lange等真菌共生，才能正常生长、发育和繁衍后代。宜选腐殖质丰富、疏松肥沃、土壤pH 5.5～6.0，排水良好的重砂质壤土或砂砾土栽培。

2. 栽培技术　以无性繁殖和有性繁殖交替进行。无性繁殖：首先要培养好蜜环菌菌材或菌床。一般阔叶树都可用作培养蜜环菌的材料，但以槲、栎、板栗、栓皮栎等树种最好。天麻用块茎进行繁殖，主要用无明显顶芽、个体较小的白麻和米麻作种麻，11月至翌年3月为栽种适期，但以11月冬种为好。采用菌材伴栽法或菌床栽培法。可选用室内培育、室外培育。有性繁殖：包括人工授粉和种子萌发。天麻的人工授粉需在开花前完成，人工授粉后，一般20天左右种子成熟，采收种子的时机非常关键，一般以种壳的纵沟变凹陷，手捏发软为最佳时机。天麻种子极小，由胚及种皮组成，无胚乳及其他营养贮备，发芽非常困难。种子萌发阶段必须与紫萁小菇一类共生萌发菌建立共生营养关系，种子才能萌发。可采用树叶菌床法或伴菌播种法播种。利用杂交育种的优势，已经有红天麻和乌天麻杂交，成功培育出天麻素含量高、形态质量上乘的乌红杂交天麻，已在生产上大面积推广应用。

3. 病虫害　块茎腐烂是由多种病因引起的，要严格选择排水良好的砂壤土栽培；培养菌枝、菌种时，菌种一定要纯；加大接菌量，抑制杂菌生长。

【采收与加工】冬、春两季采挖，宜在休眠期进行。冬季采挖的为冬麻，体重饱满质佳；春季采挖的为春麻，体松皮多皱缩质次。冬栽的第2年冬季或第3年春季采挖，春栽的当年冬季或第2年春季采挖。收获后要及时加工，

将挖出的箭麻（块茎）洗净，擦去粗皮，及时浸入清水或白矾水，然后捞起，入沸水中煮或蒸至无白心为度，如煮后出现天麻膨胀，需趁热用竹针穿刺放气后压扁，摊晾于通风处至半干，再晒干或微火烘干。

【商品规格】天麻商品分春天麻和冬天麻等规格。二者按个头大小及肥瘦又分四等。

一等　长椭圆形，扁缩弯曲，去净粗栓皮，表面黄白色，有横环纹，顶端有残留茎基或顶芽，末端有圆盘状的凹脐形疤痕。质坚实，半透明。每1kg 26支以内，无空心。

二等　每1kg 46支以内，余同一等。

三等　每1kg 90支以内，稍有空心，余同一等。

四等　每1kg 90支以外，凡不合一、二、三等的碎块，空心及未去皮者均属此等。

出口商品只分一、二、三等。

【药材鉴别】

（一）性状特征

1. 野生天麻　块茎长椭圆形，略扁，皱缩而弯曲。长3~15cm，宽1.5~6cm，厚0.5~2cm。表面黄白色，略透明，有纵皱纹和点状的潜伏芽排列而成的环纹数圈。顶端有红棕色至深棕色鹦嘴状的芽或残留茎基（春麻），或有红棕色或深棕色的干枯芽孢（冬麻），俗称"鹦哥嘴"或"红小瓣"。末端自母麻脱落后的圆形疤痕，俗称"肚脐眼"。质坚实，不易折断，断面平坦，角质样。气微，味微苦、略甜，久嚼有黏性。

2. 栽培天麻　块茎扁长块形，多弯曲，长6~15cm，宽2.5~5cm，厚1cm或更厚。表面黄白色，皮质较细，可见红棕色芽孢。质坚实，少有空心。其余与野生基本相同[1]。（图15-2）

（二）显微鉴别

1. 横切面　表皮有残留，下皮由2~3列切向延长的栓化细胞组成。皮层为10数列多角形细胞，有的含草酸钙针晶束。较老块茎皮层与下皮相接处有2~3列椭圆形厚壁细胞，木化，纹孔明显。中柱占绝大部分，有小型周韧维管束散在；薄壁细胞亦含草酸钙针晶束。（图15-3）

2. 粉末特征　粉末黄白色至黄棕色。厚壁细胞椭圆形或类多角形，直径70~180μm，壁厚3~8μm，木化，纹孔明显。草酸钙针晶成束或散在，长25~75（93）μm。用醋酸甘油水装片观察含糊化多糖类物的

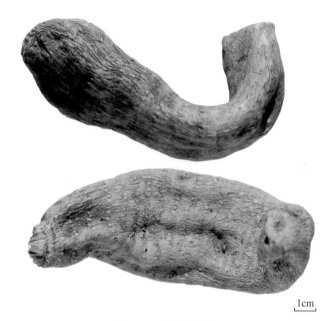

图15-2　天麻药材图

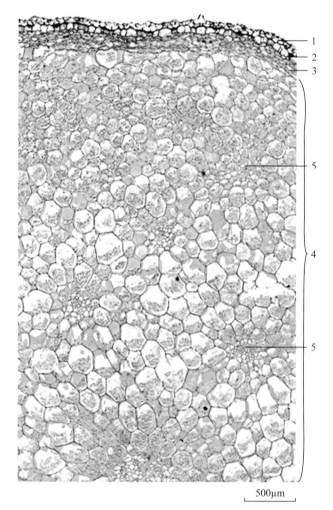

图15-3　天麻横切面图

1. 下皮　2. 草酸钙针晶束　3. 皮层　4. 中柱　5. 维管束

薄壁细胞无色，有的细胞可见长卵形、长椭圆形或类圆形颗粒，遇碘液显棕色或淡棕紫色。螺纹导管、网纹导管及环纹导管直径8～30μm。（图15-4）

（三）理化鉴别

1. 薄层色谱　取本品粉末1g，加甲醇10ml，超声处理30分钟，放冷，离心3分钟，取上清液转移置蒸发皿中，于60℃水浴蒸干，残渣加1ml甲醇溶解，作为供试品溶液。另取天麻对照药材1g，同法制成对照药材溶液。再取对羟基苯甲醇对照品、天麻素对照品、巴利森苷对照品，加甲醇制成每1ml各含0.5mg的混合溶液，作为对照品溶液。照薄层色谱法试验，吸取供试品溶液5μl、对照品溶液5μl，分别点于同一硅胶G薄层板上，以二氯甲烷-乙酸乙酯-甲醇-水（1.5∶4∶2.5∶1）为展开剂，展开，取出，晾干，喷2%对羟基苯甲醛硫酸乙醇溶液（1→10），在105℃加热至斑点显色清晰。供试品色谱中，在与对照药材色谱和对照品色谱相应的位置上，显相同颜色的斑点。（图15-5）

2. 特征图谱　照高效液相色谱法测定：粉末用50%甲醇超声处理制备供试品溶液，采用以十八烷基硅烷键合硅胶为填充剂的色谱柱，以乙腈-0.02%磷酸溶液为流动相，梯度洗脱，检测波长220nm。所得供试品色谱图中应呈现6个特征峰。（图15-6）

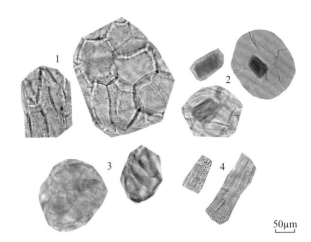

图15-4　天麻粉末图

1. 厚壁细胞　2. 草酸钙针晶束　3. 含糊化多糖的薄壁细胞　4. 导管

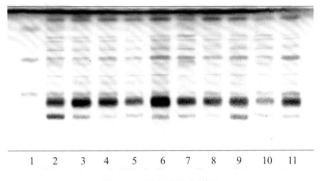

图15-5　天麻薄层色谱图

1. 对照品（自上至下依次为对羟基苯甲醇、天麻素、巴利森苷）
2. 对照药材　3～11.天麻药材样品

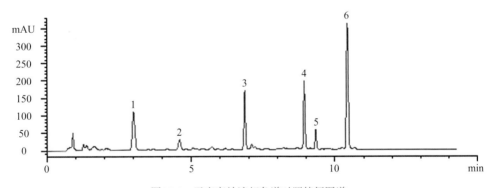

图15-6　天麻高效液相色谱对照特征图谱

1. 天麻素　2. 对羟基苯甲醇　3. 巴利森苷E　4. 巴利森苷B　5. 巴利森苷C　6. 巴利森苷

【质量评价】以色黄白、半透明、肥大坚实者为佳。采用高效液相色谱法测定，本品按干燥品计算，含天麻素（$C_{13}H_{18}O_7$）和对羟基苯甲醇（$C_7H_8O_2$）的总量不得少于0.25%。

【化学成分】天麻中的主要成分有酚及其苷类、有机酸及其酯类、甾体及其苷类、多糖类等[2]。其中，酚及其苷类为其特征性成分和有效成分。

1. 酚及其苷类　对羟基苯甲醇（p-hydroxybenzyl alcohol）、天麻苷（天麻素，gastrodin）、天麻醚苷（gastrodeoside）、

对羟基苯甲醛（p-hydroxybenz aldehyde）等。

2. 有机酸及其酯类　棕榈酸（palmitic acid）、柠檬酸（citric acid）、琥珀酸（succinic acid）、巴利森苷｛tri-［4-（β-D-glucopy-ranosyloxy）benzyl］citrate｝等。

3. 甾体及其苷类　胡萝卜苷（β-daucosterol）、豆甾醇（stigmasterol）、4-羟苄基-β-谷甾醇（4-hydroxybenzyl-β-sitosterol）、3β,5α,6β-三羟基豆甾烷（stigmastane-3β,5α,6β-triol）、β-谷甾醇（β-sitosterol）等。

【性味归经】甘，平。归肝经。

【功能主治】息风止痉，平抑肝阳，祛风通络。用于小儿惊风，癫痫抽搐，破伤风，头痛眩晕，手足不遂，肢体麻木，风湿痹痛。

【药理作用】

1. 对中枢神经系统的作用

（1）镇静催眠作用　天麻水提物及天麻素均对小鼠的自主活动有明显抑制作用，有一定的剂量依赖性，可与巴比妥钠协同，具有较强的镇静催眠功能。

（2）抗癫痫作用　天麻是治疗癫痫的常用药物，其所含天麻素具有减轻戊四氮致癫痫大鼠发作程度、改善临床症状的功能，通过干预幼鼠颞叶和海马区Cx43表达，影响海马氨基酸递质表达，保护脑内血管及神经元等多个环节起到抗癫痫作用[3]。

（3）抗晕眩作用　天麻素能有效扩张机体血管、增加心肌血流量、改善心肌微循环，同时对机体神经细胞有保护作用，提高脑细胞抗缺氧能力，从而改善患者临床晕眩等症状[4]。

（4）镇痛作用　天麻素、天麻素注射液均可有效缓解偏头痛，抑制其他神经性疼痛。

2. 对心血管系统的作用

（1）心肌细胞保护作用　天麻可抑制病毒性心肌细胞的凋亡，对心肌细胞起到保护作用。天麻素可改善心肌缺血再灌注损伤从而保护心肌细胞，当其达到一定浓度时，具有降低心率和增加心脏收缩幅度的药理作用[5]。

（2）降压降血脂作用　天麻素和天麻苷元均能作用于中枢神经系统，减小血管阻力，扩张小动脉和微血管，实现降压功能。天麻素或可改善内皮素和血管紧张素Ⅱ，从而达到降低血压的目的[3]。

（3）抗血小板聚集、抗血栓作用　天麻可以降低血液的黏稠度，加速红细胞流速，改善血小板的聚集功能，从而改善心脑血管系统的血液供应。天麻糖蛋白具有显著的抗凝、抗栓作用[6]。

3. 其他作用　天麻还具有保肝、抗氧化、抗炎、增强免疫力、神经细胞保护、改善记忆、延缓衰老等作用，临床应用效果显著[4]。

【分子生药】

1. 分子鉴定　ITS序列可用于鉴别不同变异类型的天麻[7]。

2. 遗传育种　采用SSR标记技术及相关序列扩增多态性（SRAP）分子标记技术，可进行天麻遗传多样性分析[8]。现已成功克隆天麻种子丝氨酸羧肽酶及其类蛋白（serine carboaypeptidase/carboaypeptidase-like proteins，SCP/SCLP）cDNA全长序列[9]，为天麻种子共生萌发及分子育种提供候选基因。

3. 与蜜环菌共生关系研究　天麻是一种完全异养的兰科植物，需要与蜜环菌共生才能生长。对天麻的基因组进行测序分析，发现天麻通过广泛的基因收缩甚至丢失、扩张以及基因的新功能化完成其独特的生活史，可作为植物与菌根共生研究的模式[10]。

【附注】

1. 随着蜜环菌培养和杂交技术的发展，天麻的栽培品种基本为乌天麻 *G. elata* Bl. f. *glauca* S. Chow、红天麻 *Gastrodia elata* Bl. f. *elata* ex S. Chou et S. C. Chen和乌红杂交天麻，且以乌红杂交天麻为主流，其他品种基本不栽培。

2. 天麻中巴利森苷类成分含量较高，且表出现与天麻传统药效相关的药理活性，因此在质量评价方面，应将巴利森苷类作为指标成分之一进行控制[11]。

3. 目前较常见的天麻混伪品有大丽花（*Dahlia pinnata* Cav.）的干燥块根、紫茉莉（*Mirabilis jalapa* L.）的干燥根及马铃薯（*Solanum tuberosum* L.）、红薯［*Ipomoea batatas* (L.)Lam.］的加工品等。伪品一般不透明，无麻点、皱纹和轮节，也无"鹦哥嘴"和"肚脐眼"特征，断面纤维明显，质较轻或易折断。

主要参考文献

[1] 金世元. 金世元中药材传统鉴别经验[M]. 北京：中国中医药出版社，2010：125.

[2] 王亚威，李志峰，何明珍，等. 天麻化学成分研究[J]. 中草药，2013，44(21)：2974-2976.

[3] 李燕，谢淼，邵明莎，等. 近10年来天麻的药理作用及化学成分研究进展[J]. 中华中医药学刊，2017，35(12)：2987-2993.

[4] 曹晓萍. 天麻素注射液治疗眩晕症的临床研究[J]. 中医临床研究，2012，4(20)：86-87.

[5] 周慧君. 天麻有效成分的药理作用与临床应用研究进展[J]. 中医临床研究，2016，8(22)：56-58.

[6] 丁诚实，沈业寿，李赓，等. 天麻糖蛋白的抗凝与抗栓作用[J]. 中国中药杂志，2007(11)：1060-1064.

[7] 王德信. 天麻ITS序列分析及变异类型鉴定[J]. 生物技术，2010，20(6)：33-35.

[8] 柴锟，刘红昌，李金玲，等. 基于SRAP分子标记的天麻遗传多样性研究[J]. 中草药，2014，45(20)：2974-2981.

[9] 曾旭，郭顺星. 天麻种子共生萌发中SCPL基因的克隆与分析[J]. 分子植物育种，2018，16(13)：4211-4218.

[10] Yuan Yuan, Jin Xiaohua, Liu Juan , et al. The *Gastrodia elata* genome provides insights into plant adaptation to heterotrophy[J]. Nature Communications, 2018, 9(1): 1-11.

[11] 刘智慧，马浩，王伟平，等. 天麻素及派立辛改善东莨菪碱致学习记忆障碍的构效关系[J]. 药学学报，2016，51(5)：743-748.

（中国药科大学　张彩　李会军　李萍）

16. 木贼

Muzei

EQUISETI HIEMALIS HERBA

【别名】千峰草、锉草、笔头草。

【来源】为木贼科植物木贼 *Equisetum hyemale* L.的干燥地上部分。

【本草考证】本品始载于《嘉祐本草》："木贼出秦、陇、华、成诸郡近水地，苗长尺许，丛生，每根一千，无花、叶，寸寸有节，色青，凌冬不凋。四月采用之。"《图经本草》载："独茎，苗如箭笋，无叶，长一二尺，青色，经冬不枯，寸寸有节。"《本草纲目》载："丛丛直上，长者二三尺，状似凫茈苗及棕心草而中空有节，又似麻黄茎而稍粗，无枝叶。"本草记载与现今药用木贼相符。其中《图经本草》所说的木贼为茎单一的植株，《嘉祐本草》所说的木贼为茎丛生的植株。

【原植物】大型蕨类。根茎横走或直立，黑棕色，节和根有黄棕色长毛。地上枝多年生。枝一型，高达1m或更多，中部直径（3）5～9mm，节间长5～8cm，绿色，不分枝或基部有少数直立侧枝。地上枝有脊16～22条，脊背部弧形或近方形，无明显小瘤或有小瘤2行；鞘筒长0.7～1cm，黑棕色或顶部及基部各有一圈或顶部有一圈黑棕色，鞘齿16～22枚，披针形，长3～4mm，先端淡棕色，膜质，芒状，早落，下部黑棕色，薄革质，基部背面有3～4纵棱，宿存或同鞘筒早落。孢子囊穗卵状，长1～1.5cm，直径5～7mm，顶端有小尖突，无柄。（图16-1）

生于山林坡下阴湿地、杂草区、河岸湿地及沟旁。主要分布于东北及河北、陕西、四川、甘肃、湖北、新疆。

【主产地】主产于东北及陕西、湖北等地。陕西产量大，辽宁质量佳。

【采收与加工】夏、秋二季采割，除去杂质，晒干或阴干。切段，生用。

【药材鉴别】

（一）性状特征

本品呈长管状，不分枝，长40～60cm，直径0.2～0.7cm。表面灰绿色或黄绿色，有18～30条纵棱，棱上有多数细小光亮的疣状突起；节明显，节间长2.5～9cm，节上着生筒状鳞叶，叶鞘基部和鞘齿黑棕色，中部淡棕黄色。体轻，质脆，易折断，断面中空，周边有多数圆形的小空腔。气微，味甘淡、微涩，嚼之有沙粒感。（图16-2）

（二）显微鉴别

1. 茎横切面　表皮细胞1列，外被角质层，表面有凹陷的沟槽和凸起的棱脊。棱脊上有透明的硅质疣状突起2个，沟槽内有凹陷的气孔2个。皮层为薄壁组织，细胞呈长柱状或类圆形，位于棱脊内方的厚壁组织成楔形伸入皮层薄壁组织中。沟槽内厚壁组织仅1～2层细胞，沟槽下方有一空腔。内皮层有内外两列，外列呈波状环形，内列呈圆环形，均可见明显凯氏点。维管束外韧型，排列在两列内皮层之间与纵棱相对，维管束内侧均有一束内腔。髓薄壁细胞扁缩，中央为髓腔。（图16-3）

2. 粉末特征　粉末灰绿色。茎表皮细胞表面观长方形或长条形，垂周壁甚厚，深波状弯曲，整齐，胞腔内含黄棕

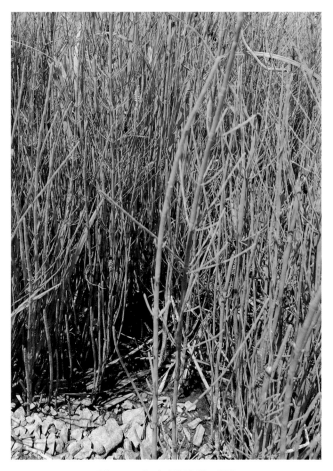

图16-1　木贼（徐沫洋　摄）

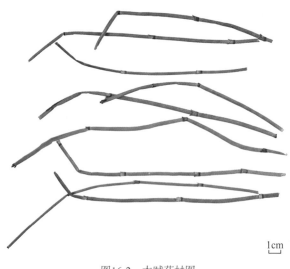

图16-2　木贼药材图

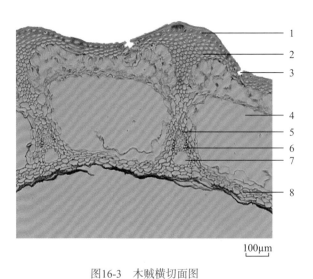

图16-3　木贼横切面图

1. 表皮　2. 厚壁组织　3. 气孔　4. 皮层空隙
5. 内皮层　6. 维管束　7. 束中腔　8. 内皮层

色色素颗粒；纵断面观扁长方形，壁厚，有孔沟，有的（棱脊处）外壁凸出，并有类圆形硅质突起；深陷气孔纵行排列，类圆形或长椭圆形，保卫细胞内壁具有多数横向平行的条状增厚；叶鞘表皮细胞表面观长方形或长棱形，垂周壁薄或稍厚，较平直（槽处）或深波状弯曲（脊处），气孔类圆形；纤维长棱形，直径12～28（～37）μm，壁厚2～9μm，纹孔细小，人字形或斜裂缝状，孔沟较明显；梯纹管胞直径8～17μm；此外，可见内皮层细胞。（图16-4）

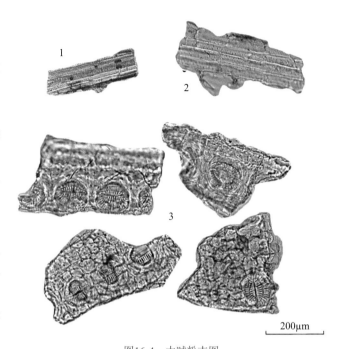

图16-4　木贼粉末图

1. 管胞　2. 内皮层细胞　3. 气孔

（三）理化鉴别

薄层色谱　取本品粉末1g，加75%甲醇25ml、盐酸1ml，加热水解1小时，滤过，滤液蒸干，残渣加水10ml溶解，用乙酸乙酯提取2次，每次10ml，合并乙酸乙酯液蒸干，残渣加甲醇1ml溶解，作为供试品溶液。另取木贼对照药材1g，用同法制成对照药材溶液。照薄层色谱法试验，取供试品溶液和对照药材溶液各5μl，分别点于同一硅胶G薄层板上，以环己烷–乙酸乙酯–甲酸（8：4：0.4）为展开剂，展开，取出，晾干，喷以5%三氯化铝乙醇溶液，立即置紫外灯（365nm）下检视。供试品色谱中，在与对照药材色谱相应位置上，显相同颜色荧光斑点。（图16-5）

【**质量评价**】以粗长、色绿、质厚、不脱节、无杂质者为佳。采用高效液相色谱法测定，本品按干燥品计算，含山奈酚（$C_{15}H_{10}O_6$）不得少于0.20%。

【**化学成分**】主要成分有黄酮及其苷类、挥发油类及酚酸类等。

1. **黄酮及其苷类**　芹菜素、槲皮素、山奈酚、木犀草素、山奈酚-3-β-D-（2-O-β-D-双葡萄糖）-7-β-D-葡萄糖苷、山奈素-3-葡萄糖苷-7-葡萄糖苷、山奈酚-3-芸香糖-7-葡萄糖苷、槲皮素-3-O-β-D-葡萄糖苷、山奈酚-7-O-β-D-葡萄糖苷、山奈酚-3,7-双葡萄糖苷[1]。

2. **挥发油类**　2-甲氧基-3-（1-甲基乙基）-吡嗪、十五烷、9-辛基-十七烷、3-己烯-1-醇、十七烷、四十三烷、2,6-二甲基-十七烷、二十二烷等[2]。

3. **酚酸类**　阿魏酸、咖啡酸、香草酸、对羟基苯甲酸、对甲氧基肉桂酸、延胡索酸、戊二酸甲酯、间甲氧基肉桂酸等[1]。

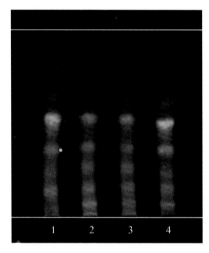

图16-5　木贼薄层色谱图

1. 对照药材　2～4. 木贼药材样品

【**性味归经**】甘、苦，平。归肺、肝经。

【**功能主治**】散风热，退目翳。用于风热目赤，迎风流泪，目生云翳。

【**药理作用**】

1. **镇静作用**　木贼醇提物有镇静作用，能够加大戊巴比妥钠对中枢神经抑制[3]。

2. **镇痛作用**　木贼中脂肪酸及其酯有镇痛作用。实验显示木贼乙醚提取物的镇痛作用比水提物和乙醇提取物强。从木贼乙醚提取物中已分离出3种荧光物质，经薄层层析确定，其中两种物质分别为阿魏酸和咖啡酸[4]。

3. **对心血管的作用**　木贼正丁醇提取液可影响实验鼠Fas、FasL表达及动脉粥样硬化早期主动脉平滑肌细胞的凋亡，促使平滑肌细胞的凋亡，进而阻断动脉粥样硬化[5]。

4. **其他作用**　木贼的氯仿提取物有利尿作用，木贼还具有抗衰老、抗凝、抗菌、抗毒等作用[6]。

主要参考文献

[1] 李淑惠，靳丹虹，李德坤，等.木贼科植物研究概况Ⅰ.化学成分研究[J].中草药，2000，31(7)：附12-14.

[2] 李德坤，李静.木贼挥发油成分的研究[J].中草药，2001，32(6)：499-500.

[3] 张世芳，何功倍，张循范，等.木贼的药理研究[J].湖北中医杂志，1980(5)：52-56.

[4] 李淑惠，李德坤，李静，等.木贼科植物研究概况Ⅱ.药理活性[J].中草药，2000，31(8)：附7.

[5] 甄艳君，牛丽颖，赵兰英，等.木贼提取物对早期AS大鼠血管平滑肌凋亡及Fas、FasL表达的干预[J].北京中医药学大学学报，2007，30(1)：45-47.

[6] 朴惠顺，金光洙.木贼的化学成分和药理作用研究进展[J].时珍国医国药，2006，17(6)：1077-1078.

（内蒙古自治区中医药研究所　李旻辉　郭文芳　蒋林林）

17. 瓦松

Wasong

OROSTACHYIS FIMBRIATAE HERBA

【**别名**】瓦花、酸溜溜、酸窝窝。

【**来源**】为景天科植物瓦松*Orostachys fimbriata*（Turcz.）Berg.的干燥地上部分[1]。

【**本草考证**】本品始载于《新修本草》，名昨叶何草，释名瓦松。《本草纲目》载："苏恭谓：'昨叶何草生上党屋上，如蓬，初生高尺余，远望如松栽。'苏颂谓：'瓦松如松子作层，故名。'别称瓦花、向天草：生年久瓦屋上，如蓬，高尺许，远望如松栽。"本草记载形态与现今所用瓦松基本一致。

【**原植物**】二年生草本；第一年生莲座叶，叶宽条形。基部叶早落，条形至倒披针形，莲座叶的顶端都有一个半圆形软骨质的附属物，其边缘流苏状，中央有一长刺，叶长可达3cm，宽可达5mm，干后有暗赤色圆点。花序穗状，有时下部分枝，基部宽达20cm，呈塔形。花梗长可达1cm，萼片5，狭卵形，长1～3mm。花瓣5，紫红色，披针形至矩圆形，长5～6mm。雄蕊10，与花瓣同长或稍短，花药紫色，心皮5。蓇葖矩圆形，长约5mm。（图17-1）

生于山坡石上或屋瓦上。主要分布于东北、华北、西北、华东地区及湖北等地。

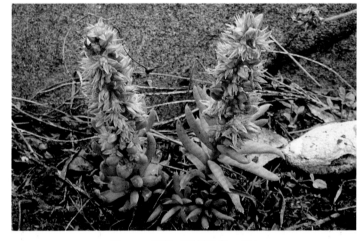

图17-1　瓦松（陈苏依勒　摄）

【**主产地**】主产于长江中下游及北方地区。

【**栽培要点**】

1. **生物学特性**　瓦松多生长在土层薄和空旷的环境中。喜强光和干燥、通风良好的环境，耐贫瘠和干旱，多成片生长于土层较薄的岩石周围、稀疏小灌木的基部，以及比较平缓的山脚荒坡地，基质主要为砂质土壤，对土壤要求不严。能忍受–20～40℃的极端温度。开花后全株枯死，花期夏秋[1-2]。

2. **栽培技术**　瓦松的繁殖有分株和种子繁殖两种。分株法较为简便。生长季节特别是夏季，瓦松母株会在周围产生子株，可用于繁殖。将植株上长出的幼苗剥离下来，有根的直接上盆，无根的待伤口晾干，扦插在沙土中，生根后就可栽种。播种法适合大量繁殖和屋顶绿化施工采用。瓦松种子无休眠特性，适宜秋季成熟后采收播种。一般条件下在温暖湿润的春季进行，如果在温室播种一年四季均可。播种时将种子撒在用河砂5份、黄土1份混合均匀、浇透水后的播种土上，覆以塑料薄膜保湿，具有较高的出苗率。但小苗生长慢，需经二年培育，才能开花。

3. **病害** 白粉病。

【采收与加工】瓦松多在6～8月采收，拔起全草，除去泥土，晒干。

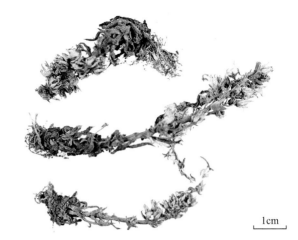

图17-2 瓦松药材图

【药材鉴别】

（一）性状特征

本品茎呈细长圆柱形，长5～27cm，直径2～6mm。表面灰棕色，具多数突起的残留叶基，有明显的纵棱线。叶多脱落，破碎或卷曲，灰绿色。圆锥花序穗状，小花白色或粉红色，花梗长约5mm。体轻，质脆，易碎。气微，味酸。（图17-2）

（二）显微鉴别

1. **茎横切面** 最外层为1列表皮细胞，长方形或近方形，外被角质层。皮层由数列薄壁细胞组成，细胞多类圆形，有分泌细胞散在。维管束外韧型，形成层成环，木质部导管排列整齐。中央髓部较大，薄壁细胞常含红棕色物。（图17-3）

2. **粉末特征** 粉末灰棕色。叶表皮细胞类长方形，垂周壁略增厚，略弯曲，有的可见角质纹理，气孔不等式。分泌细胞广泛分布于叶肉细胞中，成类圆形或长圆形。茎皮层细胞中可见分泌道，呈长条形，含红棕色物。花冠表皮细胞类长方形，垂周壁深波状弯曲。花粉粒类球形，直径15～22μm，具3个萌发孔。

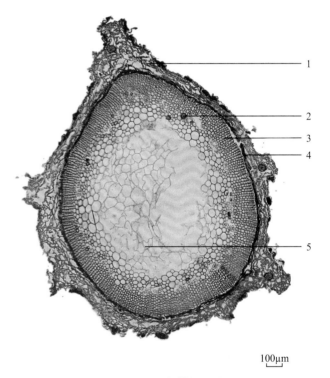

图17-3 瓦松横切面图

1. 皮层 2. 油室 3. 木质部 4. 韧皮部 5. 髓

纤维多成束，壁稍厚，孔沟明显。棕色物团块散在，较多，形状、大小不规则。

（三）理化鉴别

薄层色谱 取本品粉末5g，加甲醇–25%盐酸溶液（4：1）混合溶液50ml，加热回流1小时，滤过，滤液蒸至近干，残渣加水20ml使溶解，用乙酸乙酯振摇提取2次，每次20ml，合并乙酸乙酯液，用水10ml洗涤，弃去水液，滤液挥干，残渣加甲醇2ml使溶解，作为供试品溶液。另取瓦松对照药材2g，同法制成对照药材溶液。再取山柰酚对照品，加甲醇制成每1ml含0.5mg的溶液，作为对照品溶液。照薄层色谱法试验，吸取供试品溶液和对照药材溶液各5μl、对照品溶液2μl，分别点于同一用1%氢氧化钠溶液制备的硅胶G薄层板上，以甲苯–乙酸乙酯–甲酸（25：20：1）为展开剂，展开，取出，晾干，喷以10%三氯化铝乙醇溶液，置紫外光灯（365nm）下检视。供试品色谱中，在与对照药材色谱和对照品色谱相应的位置上，显相同颜色的荧光斑点。

【质量评价】以花穗完整、带红色者为佳。采用高效液相色谱法测定，本品按干燥品计算，含槲皮素（$C_{15}H_{10}O_7$）

和山奈酚（$C_{15}H_{10}O_6$）的总量不得少于0.020%。

【化学成分】 主要成分为黄酮类、有机酸类等[3]。

1. 黄酮类　山奈酚（kaempferol）、槲皮素（quercetin）、山奈酚-7-鼠李糖苷（kaempferol-7-rhamnoside）、山奈酚-3-葡萄糖苷-7-鼠李糖苷（kaempferol-3-β-D-glucopyranoside-7-α-L-rhamnopyra-noside）、槲皮素-3-葡萄糖苷（quercetin-3-glucoside）等。

2. 有机酸类　草酸（oxalic acid）、对羟基苯甲酸（p-hydroxybenzcic acid）、没食子酸（gallic acid）等。

3. 其他　异丙叉基景天庚酮糖酐（isopropylidene sedoheptulosan）、景天庚酮糖酐（sedoheptulosan）。

【性味归经】 酸、苦，凉。归肝、肺、脾经。

【功能主治】 凉血止血，解毒，敛疮。用于血痢，便血，痔血，疮口久不愈合。

【药理作用】

1. 抗溶血作用　瓦松的甲醇提取物和己烷溶解部分显示重要的抗补体作用，能够阻止人的溶血作用。

2. 抗菌作用　瓦松粗提物对革兰阳性菌、革兰阴性菌、镰刀菌、大白菜软腐病菌、魔芋软腐病菌具有明显的抑制作用。

3. 抗癌作用　瓦松粗提物对动物移植性肿瘤抑制率为35%～52%，临床观察38例经病理学诊断为宫颈癌，总有效率达55.3%[4]。

4. 强心作用　甲醇粗提物中，经萃取，得到乙酸乙酯萃取部分，经TLC、PCL定性检验为混合物Keller-killiani反应为阳性，初步判断内有强心苷类物质，对离体蛙心有加强收缩作用[5]。

5. 抗炎作用　瓦松栓是由单味中药瓦松经化学提取制成的中药栓剂，通过瓦松栓的抗炎效应试验，表明瓦松对大鼠体内有抗炎作用[6]。

主要参考文献

[1] 孟昭伟. 常见瓦松属植物的栽培与园林应用技术[J]. 中国野生植物资源，2013，32(4)：66-69.

[2] 温学森，王子伟，任正伟，等. 瓦松的生物学特性研究[J]. 中药材，2008，31(11)：1611-1612.

[3] 孙立立，仲英. 瓦松属植物的化学及药理研究进展[C]. 中华中医药学会药用植物化学与中药有效成分分析研讨会，2008.

[4] 左春旭，李凤琴. 几种天然药物的研究与开发[J]. 中草药，1996(9)：202-205.

[5] 赵艳杰，刘晓娟. 瓦松中强心成分的提取和药理作用的初步研究[J]. 锦州医科大学学报，1992，13(4)：13-14.

[6] 蔡玉英，张伟，韦兴光，等. 瓦松栓抗炎作用研究[J]. 时珍国医国药，1999，10(11)：802.

（内蒙古自治区中医药研究所　李旻辉　曹瑞）

18. 瓦草

Wacao

SILENES ASCLEPIADEA RADIX

【别名】 白前、滇白前、大牛膝。

【来源】 为石竹科植物掌脉蝇子草 *Silene asclepiadea* Franch. 的根。

【本草考证】 本品始载于《滇南本草》："味苦辛，性寒，开通关窍，清肺热，利小便，治热淋。"《植物名实图考》称滇白前，载："根如沙参辈，初生直立，渐长，茎柔如蔓。对叶，亦微似柳。茎、叶俱绿，叶亦软。秋开花，作长蒂。蒂端开五瓣银褐花，细碎如剪，又有一层小瓣；内吐长须数缕，枝繁花浓，铺地如绮。"本草记载与现今所用瓦草基本一致。

【原植物】多年生草本，斜卧，长达100cm。根常数个簇生，圆锥形，肉质，外皮浅褐色，内面黄白色。茎有短柔毛或腺毛，节稍膨大。叶对生，卵圆形，长4～7cm，宽2.5～3.5cm，先端渐尖，基部楔形至圆形，两面有毛，具3或5条基出脉。二歧聚伞花序顶生，花直立，有腺毛，花萼多少成囊状，有肋棱；花瓣5，淡紫色或变白色，长约15mm，爪楔形，无毛，上部齿蚀状，瓣片4裂，喉部有鳞片；雄蕊10，子房1室，花柱3。蒴果卵形，顶端6裂。种子肾形。花期7～8月，果期8～10月。（图18-1）

生于海拔1300～3900m的灌丛草地或林缘。主要分布于西南地区。

【主产地】主产于云南等地。

【采收与加工】秋季挖根，除去须根，鲜用或晒干。

【药材鉴别】

（一）性状特征

根条长圆锥形，有时分枝，直径3～12mm，长可达30cm，芦头明显。表面黄白色或棕黄色，具横向皮孔及纵纹。质脆坚，易折断；断面不平整，显蜡质，皮部黄白色，木部淡黄色。气微，味苦、微麻。（图18-2）

（二）显微鉴别

1. 根横切面　木栓细胞数列。皮层窄。韧皮部较窄，韧皮射线明显。形成层成环。导管呈放射状排列，外侧导管较多并成群分布，向内渐小、渐少，略呈径向排列，韧皮部及木质部薄壁细胞中含有较多草酸钙簇晶[1]。

2. 粉末特征　粉末类白色。草酸钙簇晶较多，棱角明显，大多较钝，直径15～65μm，偏光下呈多彩状。木栓细胞黄棕色，类多角形或不规则形，壁厚。导管多为具缘纹孔，少数为网纹，直径10～60μm[1]。（图18-3）

【质量评价】以粗壮、色黄白者为佳。

【化学成分】主要成分为环肽类及三萜类。

1. 环肽类　silenin A、silenin B、silenin C等。

2. 三萜类　sinocrassuloside Ⅵ、sinocrassuloside Ⅶ、齐墩果酸等。

3. 其他　香草酸、对羟基桂皮酸、油酸-α-单甘油酯、β-谷甾醇、胡萝卜苷等[2-3]。

【性味归经】苦、辛，凉；归肺、肾经。

【功能主治】镇痛，止血，清热，利尿，化痰。用于跌打损伤，风湿疼痛，胃脘痛，热淋，肺热咳嗽，外伤出血，

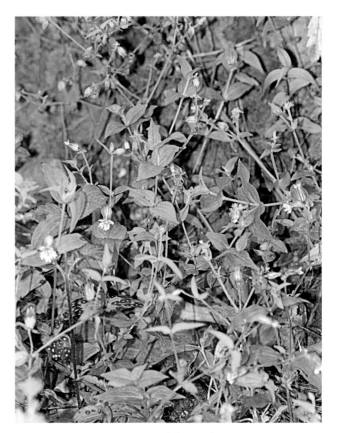

图18-1　掌脉蝇子草

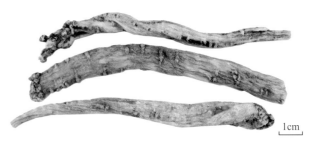

图18-2　瓦草药材图

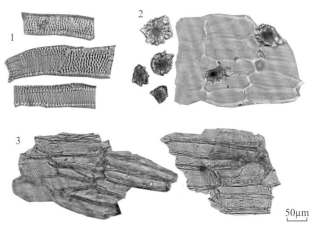

图18-3　瓦草粉末图

1. 具缘纹孔导管、网纹导管　2. 草酸钙簇晶　3. 木栓细胞

疮疖肿毒。

【用药警戒或禁忌】本品有小毒，使用时需注意。

【分子生药】基于 ITS 测序技术，采用 GeneBank 数据库的 BLAST 分析、系统聚类分析等方法，能精确进行瓦草真伪鉴别[4]。

主要参考文献

[1] 云南省中药材标准（2005版）（第二册·彝族药）：瓦草质量标准起草说明[S]，2005.

[2] 张荣平，邹澄，何以能，等.瓦草中三个新环肽[J].云南植物研究，1997，19(3)：304-310.

[3] 王童，徐伟，祝峥，等.瓦草化学成分研究(Ⅰ)[J].中国现代中药，2009，11(1)：9-15.

[4] 廖彩丽，刘春生，张园园，等.基于中药系统鉴别法的金铁锁及其混淆品的精确鉴别[J].中国中药杂志，2013，38(8)：1134-1137.

（中国医学科学院药用植物研究所　姚霞　澳门大学中华医药研究院　余华

北京中医药大学　魏胜利　曾祥妮　阿依达娜·沃坦）

19. 毛茛

Maogen

RANUNCULI JAPONICI HERBA

【别名】水茛、毛堇、辣子草。

【来源】为毛茛科植物毛茛 *Ranunculus japonicus* Thunb.的新鲜或干燥全草。

【本草考证】本品始载于《本草拾遗》。《本草纲目》载："毛茛即今毛堇也，下湿处即多。春生苗，高者尺余，一枝三叶，叶有三尖及细缺。与石龙芮茎叶一样，但有细毛为别，四五月开小黄花，五出，甚光艳，结实如欲绽青桑葚。"本草记载与现今所用毛茛基本一致。

【原植物】多年生草本，高30～70cm，全株有白色长毛。须根发达，黄白色，基生叶和茎下部叶有长柄，叶片掌状或近五角形，长达6cm，宽达7cm，基部心形，3深裂；中央裂片长圆状菱形或斜卵形，3浅裂，疏生锯齿，侧裂片不等2裂，上部叶几无柄，3深裂。花序有花数朵；萼片5，黄绿色，外面有毛；花瓣5，黄绿色，光亮，长6.5～11mm，基部有蜜槽；雄蕊多数；心皮多数，离生，柱头短。聚合果近球形，直径4～5mm。花期4～8月，果期6～8月。（图19-1）

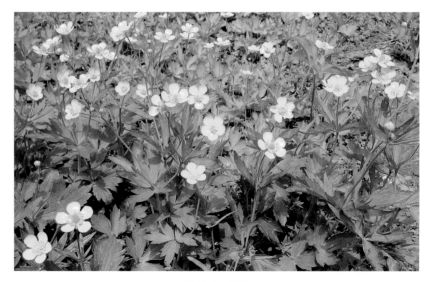

图19-1　毛茛

生于田野、路边、水沟边草丛或山坡湿草地。分布全国（西藏除外）。

【主产地】全国大部分地区均产，民间用药。

【栽培要点】

1. 生物学特性　喜温暖湿润气候，日温在25℃生长最好。喜生于田野、湿地、河岸、沟边及阴湿草丛中。生长期间需要适当光照，忌土壤干旱，不宜在重黏性土中栽培。

2. 栽培技术　种子繁殖或分株繁殖。7～10月果实成熟，用育苗移栽或直播法。9月上旬进行育苗，待苗高6～8cm时，进行移植[1]。

3. 病虫害　病害：立枯病、病毒病等。虫害：红蜘蛛、地老虎等。

【采收与加工】一般栽培10个月左右，在夏末秋初采收全草及根，洗净，阴干。鲜用可随采随用。

【药材鉴别】

（一）性状特征

茎与叶柄均有伸展的柔毛。叶片五角形，长达6cm，宽达7cm，基部心形。萼片5，船状椭圆形，长4～6mm，有白柔毛；花瓣5，倒卵形，长6～11mm。聚合果近球形，直径4～5mm。味辛；有毒。（图19-2）

（二）显微鉴别

根横切面　表皮细胞1列，切向延长；皮层细胞8～11列，占整个横切面的2/3～3/4；外皮层细胞1～2列，细胞较小，近方形，排列整齐紧密；中皮层细胞大，类圆形，排列疏松，薄壁细胞含大量淀粉粒，在近内皮层处细胞中淀粉粒最多；内皮层细胞1列，细胞较小，近方形，切向延长，排列整齐，含众多淀粉粒，可见凯氏点；中柱鞘细胞1列，细胞小，切向延长，排列整齐；辐射型维管束，多四原型，偶见三原型，木质部、韧皮部相间排列，形成层隐约可见[2]。（图19-3）

【化学成分】主要成分为内酯类、黄酮及其苷类、香豆素类等[3]。

1. 内酯类　原白头翁素（protoanemonin）、白头翁素（anemonin）、小毛茛内酯（ternatolide）、毛茛苷（ranunculin）、异毛茛苷元（isoranunculin）、二氢毛茛苷元（dihydroranunculinin）、猫爪草素等（teralide）。

2. 黄酮及其苷类　木犀草素（luteolin）、小麦黄素（tricin）、小麦黄素-7-O-β-D-葡萄糖苷（tricin-7-O-β-D-glucoside）、5-羟基-6,7-二甲氧基黄酮（5-hydroxy-6,7-di-

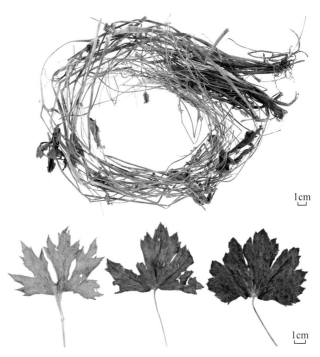

图19-2　毛茛药材图

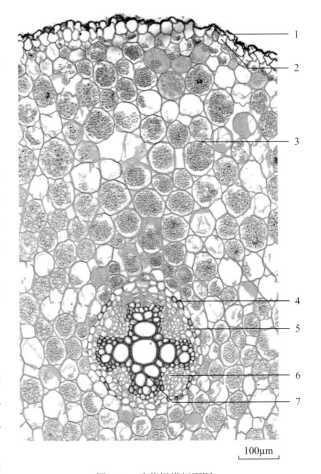

图19-3　毛茛根横切面图

1. 表皮细胞　2. 外皮层　3. 中皮层　4. 内皮层
5. 中柱鞘细胞　6. 韧皮部　7. 木质部

methoxyflavone）、5-羟基-7,8-二甲氧基黄酮（5-hydroxy-7,8-dimethoxyflavone）、adonivernite、orientin等。

3. 香豆素类 滨蒿内酯（scoparone）、东莨菪内酯（scopoletin）等。

4. 其他 毛茛中还含有原儿茶酸（protocatechuic acid）、β-谷甾醇、豆甾醇、β-胡萝卜苷等。

【性味归经】辛，温；有毒。归肝、胆、心、胃经。

【功能主治】退黄，定喘，截疟，镇痛，消翳。用于黄疸，哮喘，疟疾，偏头痛，牙痛，鹤膝风，风湿关节痛，目生翳膜、瘰疬、痈疮肿毒。

【药理作用】

1. 抗肿瘤作用 毛茛中的毛茛苷对各种肿瘤细胞均有一定杀伤作用，且与100倍左右高三尖杉酯碱作用相当。毛茛总苷能显著抑制人胃癌细胞及胰腺癌细胞的增殖。

2. 抗炎镇痛作用 毛茛总苷200、400mg/kg能明显减轻二甲苯诱导的小鼠耳廓肿胀、抑制角叉菜胶诱导的大鼠足肿胀，表明毛茛总苷具有抗炎镇痛作用。

3. 抗菌作用 毛茛全草含有大量原白头翁素，原白头翁素对革兰阳性及阴性菌和霉菌都具有良好的抑制作用。

4. 对心血管系统的作用 毛茛总苷可抑制AngⅡ诱导的心肌肥大、抑制异丙肾上腺素诱导的蛙心收缩，具有舒张血管平滑肌的作用；可保护缺血-再灌注导致的心肌损伤[2]。

【用药警戒或禁忌】本品有毒，一般外用，不作内服。皮肤有破损及过敏者禁用，孕妇慎用。《本草拾遗》载："不得入疮，令人肉烂。"

【附注】

1. 同属植物扬子毛茛 R. sieboldii Miq.、禺毛茛 R. cantoniensis DC.及回回蒜 R. chinensis Bge.的全草，民间也作"毛茛"入药，功效类同。

2. 毛茛果实入药，称毛茛实。味辛，性温；有毒。具有祛寒、止血、截疟功能，用于肚腹冷痛、外伤出血、疟疾。

主要参考文献

[1] 滕孝花，苏玉彤，张娟. 毛茛的栽培与应用[J]. 特种经济动植物，2015(7)：42-43.

[2] 王旭红，秦民坚，邓霞. 南京地区五种毛茛属植物的根横切面显微比较鉴定[J]. 中药材，2004(10)：728-730.

[3] 娜拉. 毛茛化学成分及药理活性研究进展[J]. 亚太传统医药，2015，11(10)：59-61.

（香港浸会大学中医药学院 陈虎彪 中国医学科学院药用植物研究所 姚霞

安徽中医药大学 彭华胜）

20. 火麻仁

Huomaren

CANNABIS FRUCTUS

【别名】大麻、火麻、线麻、麻子。

【来源】为桑科植物大麻 Cannabis sativa L.的干燥成熟果实。

【本草考证】本品始载于《神农本草经》。《本草拾遗》载："早春种为春麻子，小而有毒，晚春种为秋麻子，入药佳。"《图经本草》载："今处处有，皆田圃所莳，绩其皮以为布者。麻蕡，一名麻勃，麻上花勃勃者，七月七日采。

麻子九月采，入土者不用。"《本草纲目》载："叶狭而长，状如益母草叶，一枝七叶或九叶。五、六月开细黄花成穗。"本草记载与现今所用火麻仁基本一致。

【原植物】一年生直立草本，高1～3m，枝具纵沟槽，密生灰白色伏毛。叶掌状全裂，裂片披针形至线状披针形，长7～10cm，中裂片最长，先端渐尖，基部楔形，表面深绿，少量被糙毛，植物幼时背面被灰白色贴状毛后变无毛，边缘具向内弯的粗锯齿，从表面看中脉及侧脉微下陷，背面隆起；叶柄较长为3～15cm，密被灰白色贴伏毛；托叶线形。雄花序长达25cm；花黄绿色，膜质，花被5，外面被细伏贴毛，花丝极短，花药长圆形；雄蕊5，小花柄长约2～4mm；雌花绿色；花被1，子房近球形，外面包于苞片。瘦果为宿存黄褐色苞片所包，果皮坚脆，表面具细网纹。花期5～6月，果期为7月。（图20-1）

生于海拔50～2500m的山坡、田埂及荒地。全国各地均有栽培或野生，新疆常见野生。

【主产地】主产于黑龙江、辽宁、吉林、四川、甘肃、云南、江苏、浙江等地。道地产区为山东泰安、烟台。

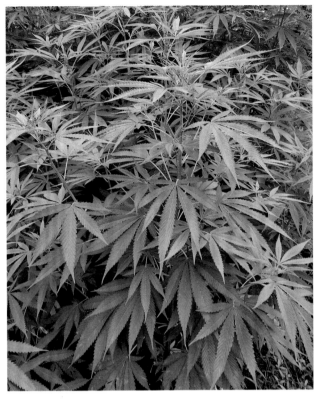

图20-1　大麻（马晓辉　摄）

【栽培要点】

1. 生物学特性　喜好温暖湿润的气候，幼苗能够耐受–5～–3℃的霜冻，植物生长期以19～23℃为宜。生长期喜水，成熟期宜干。

2. 栽培技术　生长发育需要有效积温24～32℃。多于早春地表下5cm处土温在8℃以上时播种。麻苗出土后30天内，多不灌溉，以控苗促根。生长的适宜气温为19～23℃。麻株日平均生长3～5cm，生长高峰时可达10cm左右。此时能耐大气干旱而不耐土壤干旱，故多从出苗1个月后开始连续灌溉，以保持土壤最大持水量在80%左右。结合灌溉早施、重施速效性肥料可促进长茎。

3. 病虫害　病害：菌核病、霜霉病、立枯病和斑点病等。虫害：麻叶甲、大麻小象鼻虫、大麻天牛[1]。

【采收与加工】秋季果实成熟时采收，除去杂质，晒干。除去果皮。

【商品规格】根据市场流通情况，将火麻仁分为三个等级。

大粒火麻仁　长度在5～5.5mm，直径3～4mm，大小均匀。

小粒火麻仁　长度为4～5mm，直径为2.5～3mm，大小均匀。

统货　长度为4～5.5mm，直径为2.5～4mm，大小不均。

【药材鉴别】

（一）性状特征

果实卵圆形，长4～5.5mm，直径2.5～4mm。表面灰绿色或灰黄色，有细微的白色或棕色网纹，两边有棱，顶端略尖，基部有1圆形果梗痕。果皮薄而脆，易破碎。种皮绿色，子叶2，乳白色，富油性。气微，味淡。（图20-2）

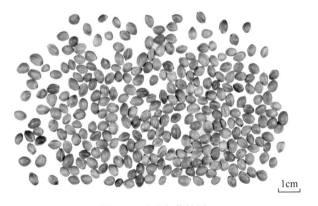

1cm

图20-2　火麻仁药材图

（二）显微鉴别

1. **果实纵切面** 种皮表皮细胞由1列径向延伸长方形细胞组成，具有明显的凯氏带；相邻细胞间有间隙；胚乳细胞多层，内含较多的糊粉粒及脂肪油滴；胚位于右侧，外层细胞呈近长方形或不规则方形环状排列，细胞较小，排列紧密。（图20-3）

2. **粉末特征** 粉末灰白色。外果皮石细胞成片，淡黄色或几无色。表面观呈不规则多角形，垂周壁深波状弯曲，有的分枝呈星状，相互嵌合，大小不一，层纹清晰，纹孔细密，外平周壁稍有纹理，胞腔较大，有的含黄棕色物；断面观呈类长方形，切向延长，细胞界限不分明，径向6～40μm。内果皮石细胞成片，淡黄色或黄棕色。断面观呈栅状，细胞界限不甚明显，径向壁甚厚；顶面观呈类圆形或类多角形，胞间层细波状弯曲，垂周壁甚厚，孔纹较细密，与胞间层相接，胞腔明显；底面观垂周壁厚，深波状弯曲，胞腔较大。石细胞壁碎片有多数珠状突起。种皮表皮细胞延长，黄色或黄棕色，细胞界限不甚明显，壁薄有多数类圆形间隙，少数细胞多角形，间隙较小[2]。（图20-4）

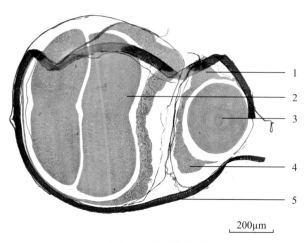

图20-3 火麻仁纵切图

1. 胚根 2. 胚乳 3. 胚芽 4. 胚轴 5. 种皮

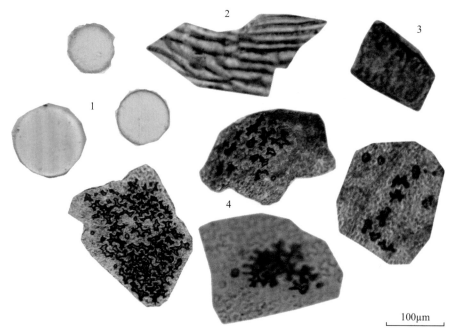

图20-4 火麻仁粉末图

1. 油滴 2. 子叶细胞 3. 导管 4. 外果皮石细胞

（三）理化鉴别

薄层色谱 取本品粉末2g，加乙醚50ml，加热回流1小时，滤过，药渣再加乙醚20ml洗涤，弃去乙醚液，药渣加甲醇30ml，加热回流1小时，滤过，滤液蒸干，残渣加甲醇2ml使溶解，作为供试品溶液。另取火麻仁对照药材2g，同法制成对照药材溶液。照薄层色谱法试验，吸取上述两种溶液各2μl，分别点于同一硅胶G薄层板上，以甲苯-乙酸乙酯-甲醇（15：1：0.3）为展开剂，展开，取出，晾干，喷以1%香草醛乙醇溶液-硫酸（1：1）混合液，在

105℃加热至斑点显色清晰。供试品色谱中，在与对照药材色谱相应的位置上，显相同颜色的斑点。（图20-5）

【质量评价】以颗粒饱满，种仁色乳白者为佳。

【化学成分】主要成分为脂肪酸及其酯类、苯丙酰胺类（含木质素酰胺类）、大麻素类、黄酮类、生物碱类等[3-5]。

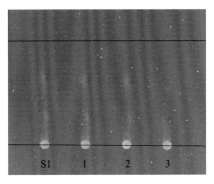

图20-5　火麻仁薄层色谱图

S1. 对照药材　1. 山东火麻仁
2. 陕西火麻仁　3. 山西火麻仁

1. 脂肪酸及其脂类　棕榈酸单甘油酯（monopalmitin）、反式对羟基肉桂酸乙酯（2-propenoic acid）、亚麻油酸（linoleicacid）、α-亚麻酸（α-linolenicacid）、油酸（oleicacid）、亚麻酸甲酯（9,12,15-octadecatrienoic acid）、硬脂酸甲酯（methyl octadecanoate）、棕榈酸甲酯（methylhexadecanoate）、亚麻酸乙酯（ethyl lino-lenate）等。

2. 苯丙酰胺类　N-反式-咖啡酰酪胺（N-trans-caffeoyltyramine）、N-反式-阿魏酰酪胺（N-trans-feryroyltyramine）及N-反式-香豆酰酪胺（N-trans-coumaroyltyramine）、Cannabisin M、O、N等。

3. 大麻素类　大麻酚（cannabinol）、大麻二酚［（−）-cannabidiol］、大麻萜酚（cannabigerol）、大麻色元烯（cannabichromen）、四氢大麻酚（tetrahydrocannabinol）、大麻环酚（cannabicyclol）、脱氢大麻二酚（cannabinodiol）、大麻艾尔松（cannabieLsoin）等。

4. 生物碱类　胆碱（choline）、神经碱（N, N, N-trimethyl-ethenaminium）、大麦芽碱（anhaline）、葫芦巴碱（trigonelline）等。

【性味归经】甘，平。归脾、胃、大肠经。

【功能主治】润肠通便。用于血虚津亏，肠燥便秘。

【药理作用】

1. 对消化系统作用　火麻仁乙醇提取物能明显抑制盐酸性胃溃疡的形成；火麻仁脂肪油能够刺激肠黏膜，使分泌增多，蠕动加快，减少大肠吸收水分，故有泻下作用。火麻仁对便秘和腹泻有双向治疗作用。

2. 对心血管系统作用　火麻仁对缺血再灌注心肌损伤良好的保护作用；火麻仁中不饱和脂肪酸能明显抑制胆固醇诱导的家兔血小板聚集过程；火麻仁乳剂对大鼠和狗能降低其血压，临床中对年轻患者也有效[6]。

3. 抗氧化作用　火麻仁木脂素酰胺粗提物、精提物进行不同系统抗自由基活性实验，结果表明三者均有显著的清除自由基作用，且与剂量呈明显量效关系。火麻仁油能明显改善模型衰老小鼠大脑皮层退化程度，通过抗氧化和免疫调节而产生抗衰老作用。

4. 中枢神经系统作用　火麻仁提取物腹腔注射可增强和延长镇痛作用时间，延长环己巴比妥钠的催眠作用和入睡时间，火麻仁提取物大麻酚和四氢大麻酚分别脑室内给予可显著改善由于嗜睡或多梦所导致的睡眠紊乱；大麻素能提高大脑的乙酰胆碱水平并降低其的更新率，进而抑制老年痴呆的进程[7-8]。

5. 其他作用　麻仁蛋白具有增强抗疲劳能力和免疫调节作用；火麻仁油能够改变异位性皮炎，显著改善皮肤干燥、瘙痒等一系列临床症状。

【分子生药】

1. 遗传标记　大麻基因库已经破译，根据THCAS和CBDAS基因多态性，设计了一个共显性复合PCR分子标记，可准确鉴定出大麻3种化学型；STR基因可以作为大麻的品种特征标记；利用DNA片段可快速鉴别雌雄植株。

2. 功能基因　从大麻中成功克隆THCA合成酶基因CsTHCA、大麻纤维素合成酶基因（CsCesA1）、大麻二酚酸合成酶基因（CBDA1）、GA20ox基因并发现控制CMK、MDS、HDS、HDR和gPP（lsu）基因表达量与大麻素的含量成正相关关系，为后期的大麻人工培育提供基础[9-13]。

【附注】大麻叶也可药用，可平喘截疟，解毒杀虫，用于疟疾、气喘、蛔虫病；但大麻叶中含有大麻酚等毒品主要成分，用量需谨慎。大麻茎秆中的大麻纤维是环保的纺织原料。

主要参考文献

[1] 吕文龙. 中药火麻仁的常见知识和种植技术[J]. 现代养生月刊，2016(6)：199-200.

[2] 郝红，李伟广，李书渊. 火麻仁的生药学研究[J]. 中国医药指南，2012，27(10)：83-84.

[3] Montserrat-de la PS, Marín-Aguilar F, García-Giménez MD, et al. Hemp (*Cannabis sativa* L.) seed oil: analytical and phytochemical characterization of the unsaponifiable fraction [J]. Journal of Agricultural & Food Chemistry, 2014, 62(5): 1105-1110.

[4] Sakakibara I, Katsuhara T, Ikeya Y, et al. CannabisinA, an arylnaphthalene lignanamide from fruits of *Cannabis sativa*[J]. Phytochemistry, 1991, 30(9): 3013-3016.

[5] SakakibaraI, Ikeya Y, Hayashi K, et al. Three acyclic bis-phenylpropane lignanamides from fruits of *Cannabis sativa*[J]. Phytochemistry, 1995, 38(4): 1003-1007.

[6] Prociuk M, Edel A, Gavel N, et al. The effects of dietary hempseed on cardiac ischemia/reperfusion injury in hypercholesterolemic rabbits [J]. Experimental &Clinical Cardiology, 2006, 11(3): 198-205.

[7] 任汉阳，张瑜，刘红雨，等. 火麻仁油对便秘模型小鼠抗氧化作用的实验研究[J]. 中华中医药杂志，2004，19(2)：123-124.

[8] 曹俊岭，陈刚正，任汉阳，等. 火麻仁油对D-半乳糖致亚急性衰老模型小鼠脑组织NO、SOD、GSH-PX、MDA的影响[J]. 四川中医，2004，22(5)：17-18.

[9] 姜颖，孙宇峰，韩喜财，等. 大麻THCA合成酶基因（CsTHCA）RNA干扰载体的构建及遗传转化[J]. 植物遗传资源学报，2019，20(1)：211-218.

[10] 常丽. 大麻CBDA1基因的生物信息学分析[J]. 安徽农业科学，2017，45(29)：144-148.

[11] 陈璇，许艳萍，张庆滢，等. 大麻种质资源中大麻素化学型及基因型鉴定与评价[J]. 植物遗传资源学报，2016，17(5)：920-928.

[12] 马原. 大麻三个STR基因座的遗传多态性调查[J]. 法医学杂志，2008，24(6)：444-445.

[13] 陈璇，张庆滢，郭蓉，等. 不同发育时期大麻素合成相关酶基因表达特征与大麻素含量的相关分析[J]. 分子植物育种，2018，16(2)：583-590.

（甘肃中医药大学　晋玲　马毅　马晓辉　吕蓉）

21. 水龙骨

Shuilonggu

POLYPODIODIS NIPPONICAE RHIZOMA

【别名】草石蚕、石蚕、青龙骨。

【来源】为水龙骨科植物水龙骨*Polypodiodes nipponica*（Mett.）Ching的新鲜或干燥根茎。

【本草考证】本品始载于《本草纲目拾遗》："叶似大叶金星，根黑色，如蚕。"《植物名实图考》载："生山石间，圆根横出分叉，蓝白色，多斑，破之有丝，疏须数茎，抽茎红紫，一茎一叶，叶长厚如石韦，分破如猴姜而圆，有紫纹，主治腰痛，酒煎服。"本草记载与现今所用水龙骨基本一致。

【原植物】多年生草本，高10～40cm，根茎长而横走，肉质，常光亮有白粉，鲜时青绿色，干后变黑色，顶部有鳞片。叶远生，直立，薄纸质，两面密被白色柔毛，叶柄长5～20cm，以关节着生于根茎；叶片矩圆状披针形，长10～20cm，宽4～8cm；羽状深裂几达叶轴，裂片长2～3.5cm，全缘；叶脉网状，沿中脉两侧各有1行网眼。孢子

囊群圆形，生于内藏小脉顶端，在中脉两侧各成1行，无囊群盖。孢子期4～12月。（图21-1）

附生海拔150～2300m的疏林中湿石或岩壁上。分布于长江以南各地。

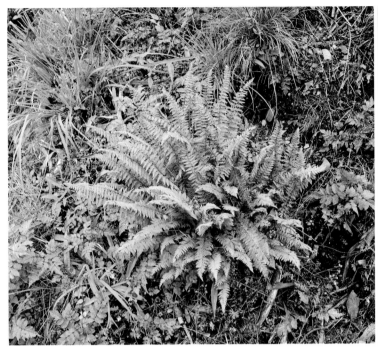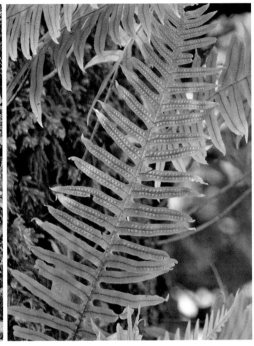

图21-1　水龙骨（刘圆　摄）

【主产地】主产于江苏、浙江、江西、湖南、广西、陕西、贵州等地。

【采收与加工】全年可采，洗净，鲜用或晒干。

【药材鉴别】

（一）性状特征

根茎呈细棒状，稍弯曲，有分歧，肉质。长6～10cm，直径3～4mm。表面黑褐色，光滑，有纵皱纹，并被白粉，一侧有须根痕或残留的须根。质硬而脆，易折断，断面较光滑。气无，味微苦。鲜品见图21-2。

（二）显微鉴别

根茎横切面　表皮单列，栓质化，皮层宽广，薄壁细胞类圆形或多角形，其中散在5～8个双韧维管束，外包有纤维束[1]。

【化学成分】主要成分为三萜类、甾醇类化合物。

1.三萜类

（1）何帕烷型　22（29）-何帕烯［hop-22（29）-ene］、21-何帕烯（hop-21-ene）、17β,21β-环氧何帕烷（17β,21β-epoxyhopane）、东北贯众醇（dryocrassol）、东北贯众醇乙酸酯（dryocrassyl acetate）、13（18）-新何帕烯［neohop-13（18）-ene］、8-羊齿烯（fern-8-ene）、7,9

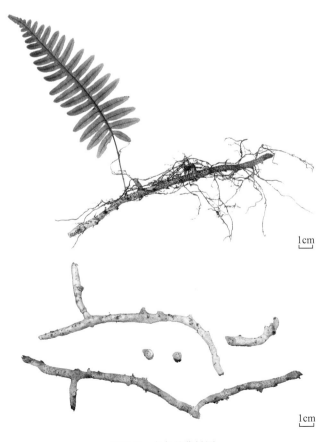

图21-2　水龙骨药材图

（11）-羊齿二烯［ferna-7,9（11）-diene］、17αH-三去甲何帕-21-酮（17αH-trisnorhopan-21-one）等。

（2）齐墩果烷型 18-齐墩果烯（olean-18-ene）、12-齐墩果烯（olean-12-ene）、11,13（18）-齐墩果二烯［olea-na-11,13（18）-diene］、11,13（18）-齐墩果二烯-3β-醇-乙酸酯［oleana-11,13（18）-dien-3β-yl acetate］、计曼尼醇乙酸酯（germanicyl acetate）、14-蒲公英赛烯（taraxer-14-ene）、16-氧代-14-蒲公英赛烯（16-oxo-taraxer-14-ene）、9（11）-多花独尾草烯［multiflor-9（11）-ene］、7-多花独尾草-3β-醇-乙酸酯（multiflor-7-en-3β-ylacetate）、3-无羁萜烯（friedel-3-ene）等。

（3）蒲公英甾烷型 4-蒲公英甾烯（4-taraxastene）等。

（4）环菠萝烷型 （24R）-环鸦片甾烯醇乙酸酯［（24R）-cyclolaudenyl acetate］、（24R）-环水龙膏甾烯醇乙酸酯［（24R）-cyclomargenyl acetate］、（24R）24-乙基-9,19-环羊毛甾-25-烯-3-醇-乙酸酯［（24R）24-ethyl-9,19-cyclola-nost-25-en-3-ol acetate］、环木菠萝烷醇乙酸酯（cycloartanyl acetate）、24-亚甲基环木菠萝烷醇乙酸酯（24-methylene-cycloartanyl acetate）、24,24-二甲基-25-环木菠萝烯醇乙酸酯（24,24-dimethylcycloart-25-enyl-acetate）、31-去甲基环鸦片甾烯醇乙酸酯（31-norcyclolaudenly acetate）、31-去甲基环木菠萝烷醇乙酸酯（31-norcycloartanyl acetate）、环桉烯醇乙酸酯（cycloeucalenyl acetate）等。

（5）达玛烷型 奥内那-3，21-二烯（aonena-3，21-diene）等。

（6）岭南臭椿烷型 （malabaricane）水龙骨-7,17,21-三烯（podioda-7,17,21-triene），水龙骨-8,17,21-三烯（podio-da-8,17,21-triene）等。

2.甾醇类 （24R）-4α,24-二甲基-7,25-胆甾二烯-3β-醇-乙酸酯［（24R）-4α,24-dimethylcholesta-7,25-dien-3β-yl acetate］、（24R）-4α-甲基-24-乙基-7,25-胆甾二烯-3β-醇-乙酸酯［（24R）-4α-methyl-24-ethylcholesta-7,25-dien-3β-yl acetate］等。

【性味归经】苦，凉。归心、肝、肺经。

【功能主治】清热利湿，活血通络。用于小便淋浊，泄泻，痢疾，风湿痹痛，跌打损伤。

【药理作用】

抗肿瘤作用 水龙骨对肝癌细胞（人肝癌细胞株HepG2、SMMC-7721）的体外增殖有明显的抑制作用；水龙骨乙醇提取物可抑制人宫颈癌Hela细胞增殖，并呈时间依赖性，抑瘤率为54.7%[2-3]。

【附注】同属植物在少数地区也作水龙骨入药：欧亚水龙骨*Polypodium vulgare* L.使用于新疆，中华水龙骨*P. pseudoamoenum* Ching使用于陕西。

主要参考文献

[1] 李春艳，米长忠，何伟.土家族药物青根的显微鉴别[J].中国民族民间医药，2004(5)：300-301.

[2] 王玉亮，吕晶，张磊，等.水龙骨体外抗肝癌作用研究[J].时珍国医国药，2009，20(2)：415.

[3] 刘洋.水龙骨乙醇提取物对人宫颈癌Hela细胞增殖及凋亡的影响[D].辽宁：中国医科大学，2015.

（中国医学科学院药用植物研究所 姚霞 安徽中医药大学 彭华胜
西南民族大学青藏高原研究院 刘圆）

22. 水红花子

Shuihonghuazi

POLYGONI ORIENTALIS FRUCTUS

【别名】水荭子、荭草实、河蓼子、川蓼子、水红子。

【来源】为蓼科植物红蓼*Polygonum orientale* L. 的干燥成熟果实。

【本草考证】本品始载于《名医别录》，原名荭草、荭草实。《本草拾遗》称之为大蓼。《图经本草》载："红草，即水红也。"《外科集验方》称"水红花"。《普济方》记载为"红蓼"。《本草衍义》另有别名水荭子。至《滇南本草》始命名为水红花子。《本草纲目》载："此蓼甚大而花亦繁红，故曰荭……其茎粗如拇指，有毛，其叶大如商陆叶，其花色浅红成穗，深秋子成，扁如酸枣仁而小，其色赤黑而肉白，不甚辛。"本草记载与现今所用红蓼基本一致。

【原植物】一年生草本，高1～2m，茎直立，多分枝，密被长柔毛。叶有长柄；叶片卵形或宽卵形，长10～20cm，宽6～12cm，顶端渐尖，基部圆形，全缘，两面疏生长毛；托叶鞘筒状，下部膜质，褐色，上部草质，绿色。花序圆锥状；苞片宽卵形；花淡红色；花被5深裂，裂片椭圆形；雄蕊7，比花被长；花盘明显；花柱2。瘦果近圆形，扁平，黑褐色，有光泽。花期6～9月，果期8～10月。（图22-1）

野生或栽培。生于沟边湿地、村边路旁，海拔30～2700m。除西藏外，广布于全国各地。

【主产地】主产于江苏、辽宁。四川、山东、吉林等地亦产。

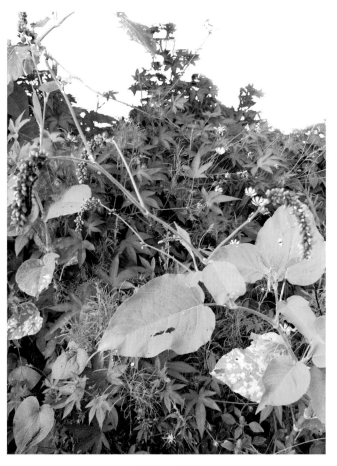

图22-1 红蓼

【栽培要点】

1. 生物学特性　喜温暖湿润环境，要求光照充足。其适应性很强，对土壤要求不严，能适应各种类型的土壤、喜肥沃、湿润、疏松的土壤，但也能耐瘠薄。喜水又耐干旱，常生于山谷、路旁、田埂、河川两岸的草地及河滩湿地，往往成片生长，目前多实行粗放管理。

2. 栽培技术　用种子进行繁殖。采种每年于秋季9～10月间。将种子去皮，阴干，然后贮存于密闭干燥处。春季3月开始播种育苗。

3. 病虫害　病害：褐斑病。虫害：极少发生。

【采收与加工】秋季果实成熟时割取果穗，晒干，打下果实，除去杂质。

【药材鉴别】

（一）性状特征

果实扁圆形，直径2～3.5mm，厚1～1.5mm。表面棕黑色，有的红棕色，有光泽，两面微凹陷，中部略有纵向隆起。

顶端有突起的柱基，基部有浅棕色略突起的果梗痕，有的有膜质花被残留。质硬。气微，味淡。（图22-2）

（二）显微鉴别

粉末特征 粉末灰棕色或灰褐色。果皮栅状细胞多成片，黄棕色或红棕色，侧面观细胞1列，长100～190μm，宽15～30μm，壁厚约9μm；表面观细胞多角形或类圆形，细胞间隙不明显，胞腔小，稍下胞腔星状；底面观类圆形，内含黄棕色或红棕色物。角质层与种皮细胞碎片易见，与角质层连结的表皮细胞甚扁平；表面观角质层边缘常卷曲，表皮细胞长形，垂周壁深波状弯曲，凸出部分末端较平截，有的与相邻细胞嵌合不全形成类圆或圆锥形间隙；种皮细胞长条形或不规则形，排列疏松，细胞间隙大。（图22-3）

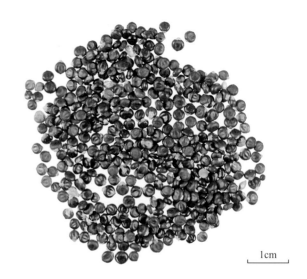

图22-2 水红花子药材图

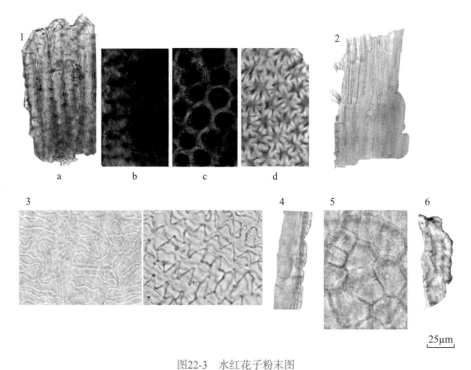

图22-3 水红花子粉末图

1.果皮栅状细胞（a.侧面观 b.顶面观 c.底面观 d.截面观）
2.内果皮细胞 3.角质层与种皮细胞 4.角质层 5.胚乳细胞 6.星状细胞

（三）理化鉴别

薄层色谱 取本品粉末1g，加甲醇20ml，超声处理40分钟，滤过，滤液蒸干，残渣加甲醇1ml使溶解，作为供试品溶液。另取花旗松素对照品，加甲醇制成每1ml含1mg的溶液，作为对照品溶液。照薄层色谱法试验，吸取供试品溶液10μl、对照品溶液5μl分别点于同一硅胶G薄层板上，以石油醚（60～90℃）–乙酸乙酯–甲酸（10∶11∶0.5）为展开剂，展开，取出，晾干，喷以10%硫酸乙醇溶液，在105℃加热至斑点显色清晰。供试品色谱中，在与对照品色谱相应的位置上，显相同颜色的斑点。

【质量评价】以饱满充实、色红黑者为佳。采用高效液相色谱法测定，本品按干燥品计算，含花旗松素（$C_{15}H_{12}O_7$）不得少于0.15%。

【化学成分】主要成分为黄酮类、木脂素类、酚酸类等[1-4]。

1. 黄酮类　花旗松素（tanifolin）、牡荆素（vitexin）、异牡荆素（isovitexin）、荭草素（orientin）、异荭草素（isoorientin）、山奈素-3-*O*-*β*-D-葡萄糖苷（kaempferol-3-*O*-*β*-D- glucoside）、3,5,7-三羟基色原酮、5,7-二羟基色原酮、柚皮素、槲皮素、花旗松素-3-*O*-*β*-D-葡萄吡喃糖苷、山奈素-3-*O*-*α*-L-鼠李吡喃糖苷等。

2. 木脂素类　牛蒡子苷（arctiin）、拉帕酚B（lappaol B）和红蓼脂素（orientalin）。

3. 酚酸类　对香豆酸-对羟基苯乙醇酯、阿魏酸-对羟基苯乙醇酯、3,3'-二甲氧基鞣花酸、没食子酸、原儿茶酸、对-羟基桂皮酸等。

4. 其他类　*N*-顺式-对羟基苯乙基阿魏酰胺（*N-cis*-feruloyhyramine）、*N*-反式-对羟基苯乙基阿魏酰胺（*N-trans*-femloyhyramine）、28-*O*-*β*-D-glucopyrnosyl-3*β*,7*β*-dihydroxy-lup-20（29）-en-28-oate、3,4-二羟基苯甲酸甲酯、罗布麻宁（apocynin）、5,4'-二羟基-2-*O*-*β*-D-葡萄糖基-3-*O*-*α*-L-鼠李糖基二苯乙烯等。

【性味归经】咸，微寒。归肝、胃经。

【功能主治】散血消癥，消积止痛，利水消肿。用于癥瘕痞块，瘿瘤，食积不消，胃脘胀痛，水肿腹水。

【药理作用】

1. 抗氧化作用　水红花子水提物和醇提物均有显著清除氧自由基、活性氧及抗脂质过氧化作用。水红花子醇提物能不同程度抑制Fe^{2+}抗坏血酸诱导的大鼠心、肝、肾脂质过氧化产物MDA生成，能不同程度抑制酵母多糖A刺激中性粒细胞生成O^{2-}，能不同程度抑制H_2O_2诱发的红细胞氧化溶血[5-7]。

2. 抗肿瘤作用　水红花子乙醇总提取物及各化学部位对人肺高转移细胞株95D有明显的抑制作用，以乙酸乙酯部位和丙酮部位的活性最强[8]。水红花子黄酮类成分对人肝癌细胞株SMMC-7721具有明显的抑制作用，且抑制作用和时间剂量呈线性关系，其作用机制为抑制肿瘤细胞的增殖和诱导该细胞的凋亡[9]。花旗松素与3,3'-二甲氧基鞣花酸-4-*O*-*β*-D-吡喃葡萄糖苷均有体外抗肿瘤活性，能抑制MGC细胞、HepG-2细胞和Hce-8693细胞的增殖[10]。

3. 其他作用　水红花子抑制肝切除小鼠骨髓细胞的增殖[11]；可有效降低肝纤维化血清学指标，作用优于秋水仙碱。人用口服剂量40倍的水红花子可提高免疫性肝损伤小鼠的肝脏损伤程度，具有肝毒性，临床不可长期过量服用[12]。水红花子可对抗细菌脂多糖（LPS）所致流产效应，机制可能是通过调节子宫巨噬细胞的表型、活性和TNF-α的分泌[13]。

【用药警戒或禁忌】凡血分无瘀滞及脾胃虚寒者忌服水红花子。

【分子生药】利用ITS2条形码可以对中药材水红花子及其混伪品进行鉴定研究[14]。

【附注】本品自1977年版《中国药典》开始收载。但在内蒙古、山东有将同科植物酸模叶蓼（旱苗蓼）*P. lapathifolium* L.作为水红花子药用，江苏扬州、苏州有收购柳叶蓼*P. lapathifolium* L. var. *salicifolium* Sibth的果实作为水红花子药用。

主要参考文献

[1] 张继振，林成极.红蓼果实黄酮化合物的研究[J].中草药，1990，21(8)：7-8.

[2] 杨志云，钱士辉，秦民坚.红蓼果实中的一个新三萜皂苷[J].药学学报，2008，43(4)：388-391.

[3] 吕俊海，张海丰，滕坤，等.水红花子化学成分及活性研究[J].中国药物警戒，2011，8(12)：744-745.

[4] 翟延君，张淑荣，郝宁，等.水红花子研究概况[J].辽宁中医药大学学报，2005，7(3)：226-228.

[5] 雷晓燕，许爱霞，高湘，等.水红花子水提物的抗氧化活性[J].南方医科大学学报，2005，25(7)：820-822.

[6] 张振明，雷晓燕，许爱霞，等.水红花子醇提物的抗脂质过氧化作用[J].中国药学杂志，2005，39(13)：991-992.

[7] 葛斌，张振明，许爱霞，等.水红花子醇提物抑制大鼠组织脂质过氧化反应的体外作用研究[J].第三军医大学学报，2007，29(6)：516-518.

[8] 谢周涛，田连起.水红花子总提取物及各化学部位体外抗肿瘤活性研究[J].中医学报，2012，27(12)：1550-1551.

[9] 包永睿，王帅，孟宪生，等.水红花子黄酮类成分对人肝癌细胞株SMMC-7721的影响[J].中药材，2013，36(2)：255-259.

[10] 翟延君，佟苗苗，程飞，等. 花旗松素和3,3′-二甲氧基鞣花酸-4-O-β-D-吡喃葡萄糖苷对肿瘤细胞的增殖抑制作用[J]. 中成药，2012，34(2)：217-220.

[11] 杨军英，刘锋瑞. 水红花子对2/3肝切除PH小鼠肝再生和骨髓细胞增殖的影响[J]. 中药药理与临床，2010，26(5)：89-91.

[12] 杜宇琼，赵晖，付修文，等. 水红花子对小鼠免疫性肝损伤的影响[J]. 中西医结合肝病杂志，2007，17(3)：154-155.

[13] 杜宇琼，钱志英，刘亚洁，等. 水红花子对LPS诱导流产小鼠子宫巨噬细胞的抑制效应及其保胎作用[J]. 中国免疫学杂志，2014，(6)：763-767.

[14] 任莉，辛天怡，郭梦月，等. 基于ITS2条形码鉴定水红花子及其混伪品[J]. 世界中医药，2016，11(5)：781-785.

（内蒙古医科大学　王晓琴　杨来秀　王素巍）

23. 水杨梅

Shuiyangmei

ADINAE FLOS ET FRUCTUS

【别名】水杨柳、水团花、水石榴。

【来源】为茜草科植物细叶水团花*Adina rubella* Hance或水团花*Adina pilulifera*（Lam.）Franch. ex Drake的花果序。

【本草考证】本品始载于《本草纲目》："生水边，条叶甚多，生子如杨梅状。"《植物名实图考》载："江西池泽边甚多，花为老絮，土人呼为水杨柳。"本草记载与现今所用水杨梅基本一致。

【原植物】

1. 细叶水团花　落叶小灌木，高1～3m。枝细长，初时有褐色短毛，后无毛。叶对生，卵状披针形或椭圆形，长2.5～4cm，宽8～12mm，先端渐尖，全缘，背面侧脉稍有毛；近无柄，薄革质；侧脉5～7对；托叶小，早落。头状花序不计花冠直径4～5mm，单生，顶生或兼有腋生，花序梗细长，有微毛，中部着生数枚苞片；萼筒有棱，5裂；花冠裂片三角状，紫红色，5裂，外被微毛；雄蕊5枚，花丝短，着生于花冠喉部；花盘杯状；子房2室。果序直径8～12mm；小蒴果长卵状楔形，长3mm，成熟时带紫红色，集生成球状。花、果期5～12月。（图23-1）

生于溪边、河边、沙滩等湿地。主要分布于广东、广西、福建、江苏、浙江、安微、湖南、江西、陕西等地。

2. 水团花　常绿灌木或小乔木，高达5m。叶对生，椭圆形至椭圆状披针形，厚纸质，长4～12cm，宽1.5～3cm，顶端短尖至渐尖而钝头，基部钝或楔形，侧脉6～12对，叶柄长2～6mm，托叶2裂，早落。头状花序明显腋生，极稀顶生，直径不计花冠4～6mm，花序轴单

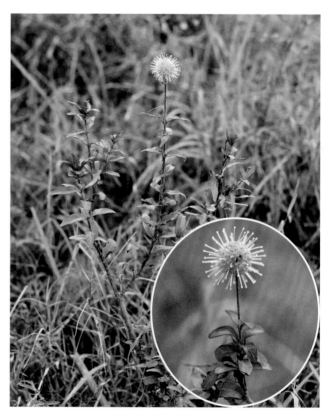

图23-1　细叶水团花（滕红丽　摄）

生，不分枝；总花梗长3～4.5cm，中部以下有轮生小苞片5枚；花冠白色，窄漏斗状，花冠管被微柔毛，花冠裂片卵状长圆形；雄蕊5枚，花丝短，着生于花冠喉部；子房2室，每室有胚珠多数，花柱伸出，柱头小，球形或卵圆球形。果序直径8～10mm；小蒴果楔形，长2～5mm；种子长圆形，两端有狭翅。花期6～8月。果期8～9月。（图23-2）

生于海拔200～350m山谷疏林下或旷野路旁、溪边水畔。主要分布于长江以南各地。

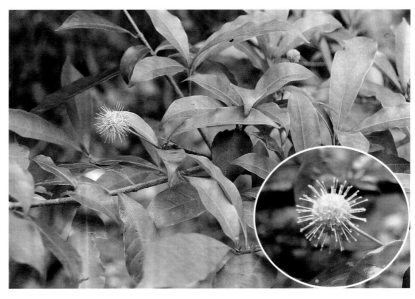

图23-2　水团花（潘超美　摄）

【主产地】主产于浙江、江西、福建、湖北、湖南、广东、广西等地。

【采收与加工】秋季果实未完全成熟时采收花果序，除去枝叶及杂质，晒干。

【药材鉴别】

（一）性状特征

果序由众多小蒴果密集成头状，呈圆球形，直径3～10mm，棕黄色，粗糙触手，搓揉后小蒴果很易脱落露出果序轴。小蒴果倒圆锥形，长3～4mm，淡黄色，先端有5裂的宿萼，内有4～8枚种子。种子棕色，外被毛，长椭圆形，两端并有狭窄的薄翅。气微，味略苦涩。（图23-3）

（二）显微鉴别

1.果实横切面　外表皮细胞长圆形，大小不一，外被非腺毛，非腺毛1～5细胞，角质层具纵皱纹理。表皮内方为薄壁组织，可见数个小型维管束分布其中，少数薄壁细胞含草酸钙簇晶；最内为2～4列石细胞，壁厚。种子横切面呈三角形或半圆形，外被单细胞非腺毛，先端2叉或偶有3叉，并向外反卷，种皮细胞壁略增厚，微木化；胚乳及子叶薄壁细胞含众多糊粉粒。

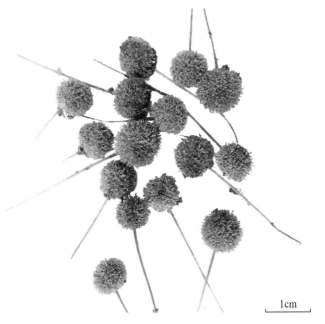

图23-3　水团花花序药材图

2.果实粉末特征　果实粉末棕黄色。非腺毛有两种，果皮及果梗的非腺毛，由单个或数个细胞排成单列构成，顶端尖，长35～210μm，直径15～25μm；种皮非腺毛，单细胞长240～340μm，直径约10μm，顶端多分为2叉，向外反卷似锚形，常有黏液附着；石细胞单个或相连成片，长30～130μm，宽25～60μm，壁厚，腔狭小者为果皮石细胞，壁较薄、腔较大者为中轴胎座中的石细胞；中轴胎座的纤维，长170～260μm，直径14～22μm，壁木化，胞腔较大；种皮细胞呈长圆形，排列紧密，细胞壁稍厚，微木化；萼片边缘细胞向外呈乳头状突起；果皮薄壁细胞，偶见细胞腔内含簇晶，直径13～30μm；糊粉粒呈卵形，长6～13μm[1]。

【质量评价】以个大、完整、色棕黄者为佳。

【化学成分】主要成分为三萜类、色酮类、生物碱类等[2]。

1. 三萜类　3-oxo-ura-12-ene-27,28-dioic acid、quinonvic acid；3β,23,24-trihydroxyolean-12-en-28-oic acid、3β,6β,24-trihydroxyolean-12-en-28-oic acid、quinovic acid-3β-O-α-L-rhamnopyranside、qinovic acid-3-O-β-D-glucopyranosy（1-4）-α-L-rhamno-pyranside、qinovic acid-3-O-β-D-glucopyranosy（1-3）-β-D-fucopyranoside、熊果酸（ursolic acid）、齐墩果酸（oleanolic acid）等。

2. 色酮类　noreugenin、7-O-β-D-glucosyl-noreugenin、5-hydroxy-2-methylchromone-7-O-β-D-xylopyranosyl-（1-6）-β-D-glucopyranoside、5-hydroxy-2-methylchromone-7-O-β-D-apiofuranosyl-（1-6）-β-D-glucopyranoside等。

3. 生物碱类　strictosidinic acid、harman-3-carboxylic acid等。

4. 其他　东莨菪内酯（scoppoletin）、东莨菪苷（scopolin）、2,4,6-trimethoxyphenol-1-O-β-D-apiofuranosyl-（1-6）-β-D-glucopyranoside、马钱素（loganin）、2-O-α-D-glucopyranosyl-D-glucose、七叶内酯（aesculetin）、异香草酸（isovanillic acid）、咖啡酸（caffeic acid）、β-谷甾醇（β-sitosterol）、胡萝卜苷（daucosterol）、儿茶素类等。

【性味归经】苦、涩，凉。归肺、大肠经。

【功能主治】清热解毒，利湿。用于湿热痢疾，肠炎，肝炎，阴道滴虫病，皮肤湿疹。

【药理作用】

1. 抗菌作用　水杨梅的石油醚萃取部位、乙酸乙酯萃取部位、正丁醇萃取部位以及余下水提液均在实验质量浓度范围内分别对金黄色葡萄球菌、藤黄微球菌、铜绿假单胞杆菌有抑制作用，其中乙酸乙酯萃取部位的作用较明显，对金黄色葡萄球菌和藤黄微球菌的最低抑菌浓度（MIC）为1.25mg/ml。水杨梅对革兰阳性菌的抑菌效果优于革兰阴性菌，在革兰阳性菌中对球菌效果最佳。

2. 抗肿瘤作用　水杨梅根的乙酸乙酯提取部位可有抑制人直肠癌LS174T细胞增殖作用，且呈剂量依赖性。水杨梅根的水提浸膏对小鼠L_{651}白血病细胞和子宫颈癌细胞有抑制作用。

3. 抗病毒作用　水杨梅正丁醇萃取部位有弱的体外抗柯萨奇病毒B组3（CoxB3）活性。水杨梅醇粗提物的各溶剂萃取部位有弱的体外抗单纯疱疹病毒1型（HSV-1）活性，2-甲基-5,7-二羟基色原酮和东莨菪素均有较好的体外抗HSV-1活性，IC_{50}均为31.2μg/ml。异香草酸有较好的抗IISV-1活性，其IC_{50}为6.25μg/ml。水杨梅粗提物、石油醚萃取部位、正丁醇萃取部位、乙酸乙酯萃取部位均有抗呼吸道合胞病毒（RSV）活性，其中乙酸乙酯萃取部位抗RSV的活性较好，IC_{50}为15.63μg/ml[2]。

【附注】

1. 细叶水团花或水团花根也可药用，称水杨梅根。味苦、辛，性凉。清热解表，活血解毒。可用于感冒发热、腮腺炎、咽喉肿痛、肝炎、风湿性关节痛、创伤出血。（图23-4）

2. 同属植物鸡仔木（水冬瓜）A. racemosa（Seib. et Zucc.）Miq. 产长江流域至广东，功效类同。

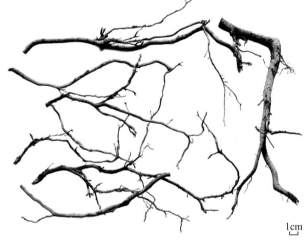

1cm

图23-4　水团花根药材图

主要参考文献

[1] 廖梅. 水杨梅的生药学研究[J]. 现代医药卫生，2012, 28(20): 3143-3144.

[2] 杨丽莹，蔡宇忆，叶永浩，等. 水杨梅的研究进展[J]. 中国现代中药，2015, 17(5): 517-520.

（中国医学科学院药用植物研究所　姚霞　　北京中医药大学　魏胜利　张媛）

24. 甘松

Gansong

NARDOSTACHYOS RADIX ET RHIZOMA

【别名】香松、甘松香。

【来源】为败酱科植物甘松*Nardostachys jatamansi* DC.的干燥根及根茎。

【本草考证】本品始载于《本草拾遗》："甘松香，丛生，叶细，出凉州。"《图经本草》载："甘松香出姑藏，今黔、蜀州郡及辽州亦有之，丛生山野、叶细如茅草，根极繁密，八月采，作汤浴，令体香。"《证类本草》载："甘松香味甘，温，无毒。主恶气，卒心腹痛满，兼用合诸香，丛生，叶细。"《本草纲目》载："甘松，芳香能开脾郁，少加入脾胃药中，甚醒脾气……产于川西松洲。其味甘，故名。"本草记载与现今所用甘松基本一致。

【原植物】多年生草本，高20～35cm，全株有强烈松节油样香气。主根长圆柱形，微肉质，单一或分枝，棕黑色。根茎较短，有少数棕色叶基纤维。叶基生，每簇有叶6～9片，线状倒披针形或披针形，长7～18cm，宽0.4～1cm，全缘，主脉平行三出。花茎有苞叶3～4对，长2～6cm，愈上愈肖。聚伞花序成紧密圆头状，总苞片2，长卵形；花萼5裂，齿极小；花冠淡紫红色，筒状，基部一侧突缩，先端稍不等5裂；雄蕊4；子房下位。瘦果倒卵形。花期6～8月，果期8～9月。（图24-1）

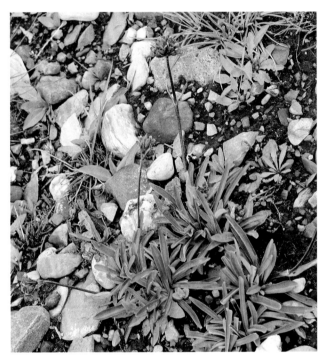

图24-1 甘松（刘翔 摄）

分布于甘肃、青海及四川等地。生于海拔3500～4500m高山地的草原河边。

【主产地】主产于四川，青海、甘肃、西藏亦产。

【采收与加工】春、秋二季采挖，除去泥沙和杂质，晒干或阴干。

【商品规格】分为统货和选货。选货分一等和二等。一等：主根肥壮，直径≥0.7cm，条长≥9.5cm；特异气味浓郁。二等：主根瘦弱，直径0.3～0.7cm，条长5～9.5cm；气特异。统货：长5～18cm，根茎短小，直径0.3～1cm；气特异。

【药材鉴别】

（一）性状特征

本品略呈圆锥形，多弯曲，长5～18cm。根茎短小，上端有茎、叶残基，呈狭长的膜质片状或纤维状。外层黑棕色，内层棕色或黄色。根单一或数条交结、分枝或并列，直径0.3～1cm。表面棕褐色，皱缩，有细根和须根。质松脆，易折断，断面粗糙，皮部深棕色，常成裂片状，木部黄白色。气特异，味苦而辛，有清凉感。（图24-2）

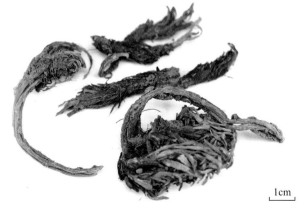

1cm

图24-2 甘松药材图

（二）显微鉴别

1. 根横切面　外周为数个同心性的木栓组织环，常脱落，仅剩下最内一圈。中柱维管束系统常有数个木栓组织环分割成2～6束，每束由数个同心性的木栓组织环包围部分韧皮部与木质部。根的较老部分，由于束间组织死亡裂开而互相脱离，形成若干个独立的束。木栓细胞含黄色或棕黄色油滴[1]。（图24-3）

2. 粉末特征　粉末暗棕色。石细胞类圆形或不规则多角形，偶见长条形，单个或成群，直径33～64μm，长可至200μm或更长，壁甚厚，无色，胞腔狭小。梯纹导管或网纹导管，直径7～40μm，小型梯纹导管成束，其旁有时可见细长的木纤维。木栓细胞多为不规则多角形，壁暗棕色，较薄，内含黄色至棕黄色挥发油。基生叶残基碎片较多，细胞呈长方形或长多角形，淡黄色至棕色，直径20～31μm，长50～90μm，壁呈念珠状增厚。另一种碎片细胞呈长条形，长可达200μm，壁有时呈念珠状增厚。

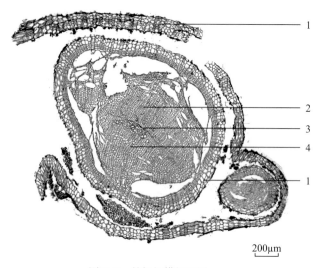

图24-3　甘松根横切面图

1. 木栓组织环　2. 韧皮部　3. 形成层　4. 木质部

【质量评价】以条长、根粗、香气浓者为佳。采用挥发油测定法测定，本品含挥发油不得少于2.0%（ml/g）；采用高效液相色谱法测定，本品按干燥品计算，含甘松新酮（$C_{15}H_{22}O_3$）不得少于0.10%。

【化学成分】主要成分为萜类、黄酮类、香豆素、酚类、木脂素类、挥发油等。其中，萜类化合物是甘松的活性成分。

1. 萜类

（1）倍半萜类　马兜铃烷型倍半萜：马兜铃烯（aristolen）、白菖烯醇（calarenol）、广藿香醇（patchouli alcohol）、白菖烯（calamene）、甘松香酮（kanshone）C、H、F、G，甘松酮等。愈创木烷型倍半萜：去氢木香内酯（dehydrocostus lactone）、表蓝桉醇（epiglobulol）、（−）-桉油烯醇〔（−）-spathulenol〕、甘松愈创木酮（nardoguaianone）A～K、甘松醇（nardol）、甘松酸（jatamansic acid）等。纳多西烷型倍半萜类：甘松新酮（nardosinone）、三羟基甘松新酮（nardosinonetriol）、7-氧基甘松新酮（7-oxonardosinone）、环氧甘松新酮（epoxynardosinone）、环氧甘松新酮H（epoxynardosinanoneh）、甘松香酮（kanshone）A～N、异甘松新酮（isonardosinone）等。

（2）其他萜类　环烯醚萜类：甘松二酯。单萜类：6-hydroxy-7-（hydroxymethyl）-4-methylenehexa-hyddrocyclopenta〔c〕pyran-1（3H）-one。二萜类：10-isoprosyl-2,2,6-trimethy-2,3,4,5-tetrahydronaphtha〔1,8-bc〕oxocine-5,11-diol。三萜类：熊果酸（ursolic acid）、齐墩果酸（oleanolic acid）等。

2. 黄酮类　柚皮素（naringenin）、刺槐素（hedgehog）、蒙花苷（buddleoside）等。

3. 香豆素类　甘松素（jatamansin）、山芹醇（oroselol）、当归素（angelieine）等。

4. 酚类　白藜芦醇低聚体8-羟基松脂醇-4-O-（β-D-吡喃葡萄糖基）-4'-O-β-D-吡喃葡萄糖苷、8-羟基松脂醇-4-O-β-D-吡喃葡萄糖苷、8-羟基松脂醇-4'-O-β-D-吡喃葡萄糖苷、环橄榄脂素-6-O-β-D-吡喃葡萄糖苷、阿魏酸、绿原酸甲酯、原儿茶酸、咖啡酸、没食子酸、香草酸等。

5. 其他　丹参酮ⅡA、β-谷甾醇、二十八烷醇、杂多糖等[1]。

【性味归经】辛、甘，温。归脾、胃经。

【功能主治】理气止痛，开郁醒脾；外用祛湿消肿。用于脘腹胀满，食欲不振，呕吐；外用治牙痛，脚气肿毒。

【药理作用】

1. 中枢镇静作用　甘松对中枢神经系统有舒缓、镇静作用，甘松提取物给大鼠静脉注射剂量为100mg/kg时，益智作用增强，剂量增加为200mg/kg时，益智作用减弱，抗焦虑及益智治疗时，合适剂量很关键。甘松95%乙醇提取物具有抗抑郁作用，甘松新酮、甘松根酮、甘松二酮醇为抗抑郁活性化合物。

2. 抑菌作用　甘松挥发油对白色念珠菌、金黄色葡萄球菌生长有抑制作用，稳定性良好。

3. 抗炎作用　甘松甲醇提取物能够抑制脂多糖诱导的巨噬细胞凋亡，抑制炎性细胞因子，从而发挥抗炎作用。去氧甘松醇A有抗炎作用，其机制是抑制MAPKs的活性，减少炎症细胞因子的产生。

4. 抗肿瘤作用　甘松甲醇提取部位通过抑制细胞G_2/M期，抑制癌细胞增殖；同时有促雌激素受体阴性乳腺癌细胞凋亡作用。

5. 其他作用　甘松不同极性部位，例如总黄酮、总多酚、多糖有较好的体外抗氧化活性。甘松新酮可影响cAMP-PKA传导通路，明显抑制大鼠心肌细胞的搏动紊乱，对抗心律失常。

【附注】甘松含有以萜类化合物为主的大量挥发性成分，既可药用也可做香料。

主要参考文献

[1] 南笑珂，张鲁，罗琳，等. 中药甘松化学成分与药理作用的研究进展[J]. 中国现代中药，2018，20(10)：1312-1318.

（中国医学科学院药用植物研究所　姚霞　　北京中医药大学　魏胜利　曾祥妮　张媛）

25. 甘草

Gancao

GLYCYRRHIZAE RADIX ET RHIZOMA

【别名】国老、甜草、蜜草。

【来源】为豆科植物甘草*Glycyrrhiza uralensis* Fisch.、胀果甘草*Glycyrrhiza inflata* Bat.或光果甘草*Glycyrrhiza glabra* L.的干燥根和根茎。

【本草考证】本品始载于《神农本草经》，列为上品。《名医别录》载："生河西、川谷、积沙山及上郡。"《图经本草》载："春生青苗，高一二尺，叶如槐叶，七月开紫花似奈冬，结实做角子如毕豆。根长者三四尺，粗细不定，皮赤色，上有横梁，梁下皆细根也。"《本草经集注》载："诸药中甘草为君，治七十二种乳石毒，解一千二百余种草木毒，调和众药有功，故有国老之号……赤皮断理，看之坚实者，是枹罕草，最佳。"本草记载与现今所用甘草基本一致[1]。

【原植物】

1. 甘草　多年生草本，高30～120cm，茎直立，多分枝，密被鳞片状腺点、刺毛状腺体及白色或褐色的绒毛。奇数羽状复叶，叶长5～20cm，小叶三至八对，卵圆形、倒卵形或近圆形，长1.5～5cm，宽0.8～3cm，顶端急尖或近于钝形，基部圆，边缘全缘或微呈波状，多少反卷，托叶三角状披针形，长约5mm，宽约2mm，两面密被白色短柔毛；叶柄密被褐色腺点和短柔毛。总状花序腋生，长4～10cm，花长14～24mm，密被纤毛；花萼钟状，萼齿5，披针形，外面被白色纤毛及褐色脉状鳞片，内面仅萼齿上有褐色腺状鳞片，上面二萼齿多少合生；花冠蝶形，紫红色或蓝紫色，无毛，较花萼长，旗瓣大，卵圆形，顶端微凹，基部具短瓣柄，翼瓣短于旗瓣，龙骨瓣短于翼瓣；雄蕊10枚，两体，雌蕊1枚，花柱较长，柱头弯曲。荚果弯曲呈镰刀状或呈环状，密集成球，密生瘤状突起和刺毛状腺体；种子6～8颗。花期7月，果期8～9月。（图25-1）

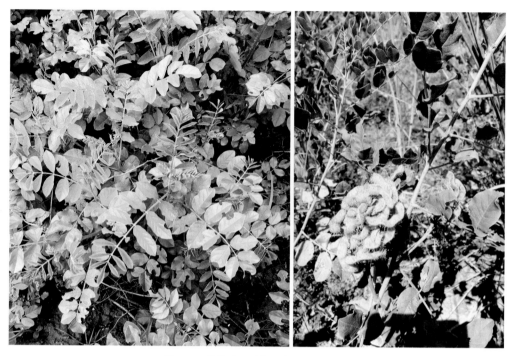

图25-1 甘草（王子龙、刘根德 摄）

2. **胀果甘草** 荚果膨胀，直，种子间不下凹，被褐色腺点。或荚果两侧压扁，在种子间下凹或之字形曲折；在背腹面直、微弯或弯曲呈镰刀状至环状。（图25-2）

3. **光果甘草** 小叶披针形、长圆状披针形、椭圆或长圆形；荚果直或微弯，光滑或具刺毛状腺体。（图25-3）

甘草多生长在干旱、半干旱的荒漠草原、沙漠边缘和黄土丘陵地带。野生甘草主要分布于新疆、内蒙古、宁夏、甘肃、山西朔州等地。在新疆、内蒙古、宁夏部分地区以及甘肃的河西走廊、陇西周边有人工种植。

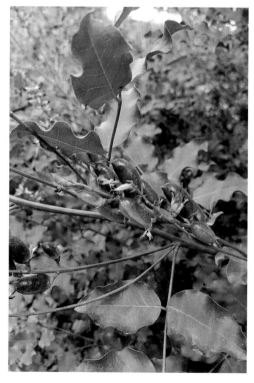

图25-2 胀果甘草（刘根德 摄）

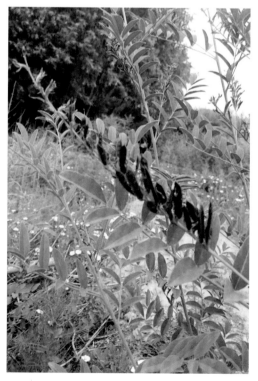

图25-3 光果甘草（刘根德 摄）

【主产地】主产于内蒙古、宁夏东南部、陕西北部、山西北部、甘肃东北部及河西走廊、新疆等地[1]。道地产区为内蒙古杭锦旗、额托克前旗北部与西南，宁夏盐池县，陕西靖边县境内及以西（包括定边县）等。

【栽培要点】

1. 生物学特性　喜光照充足、降雨量少、夏季酷热、冬季严寒、昼夜温差大的生态环境，适应性强，耐旱、耐热、耐寒、耐盐碱、耐贫瘠，根系发达，生命力旺盛。适宜在土层深厚、土质疏松、排水良好的砂质土壤中生长。不宜选洼地、排水不良的背阴坡或有高秆作物遮光的地块。地表淹水和土壤过湿，容易诱发病害，甚至植株死亡。

2. 栽培技术　种子繁殖为主，种植方式有大田直播和育苗移栽两种。根茎繁殖在野生变家栽初期种植时曾应用。

3. 病虫害　病害：锈病、褐斑病、白粉病、根腐病等。虫害：胭脂蚧、红蜘蛛、蚜虫、叶蝉等。

【采收与加工】直播种植，播种3～4年后采收；育苗移栽或根茎繁殖栽种2～3年后采收。春季于土壤解冻之后、发芽之前采挖；秋季于地上茎叶枯黄后采挖。

采挖后除去泥土，去掉芦头、须根、侧根，捋直后自然干燥，根据直径、长度分级。加工时做到皮净身干、单条顺直，两头见刀，口径整新。

【商品规格】乌拉尔甘草（即甘草）划分为条草一等、条草二等、条草三等、毛草统货、草节统货和疙瘩头统货4个规格6个等级，胀果甘草和光果甘草划分为条草统货和毛草统货2个规格2个等级；栽培甘草划分为条草一等、条草二等、条草三等、条草统货、毛草统货和草节统货3个规格6个等级。

乌拉尔甘草（野生及栽培）条草均分为三个等级。一等：长25～100cm，顶端直径1.7cm以上，尾端直径1.1cm以上；二等：长25～100cm，顶端直径1.1cm以上，尾端直径0.6cm以上；三等：长25～100cm，顶端直径0.6cm以上，尾端直径0.3cm以上。胀果甘草、光果甘草条草统货：长25～100cm，顶端直径0.6cm以上，尾端直径0.3cm以上。三种甘草毛草统货：均为顶端直径0.6cm以下[2]。

【药材鉴别】

（一）性状特征

1. 甘草　根呈圆柱形，长25～100cm，直径0.6～3.5cm。外皮松紧不一。表面红棕色或灰棕色，具显著的纵皱纹、沟纹、皮孔及稀疏的细根痕。质坚实，断面略显纤维性，黄白色，粉性，形成层环明显，射线放射状，有的具裂隙。根茎呈圆柱形，表面有芽痕，断面中部有髓。气微，味甜而特殊。（图25-4）

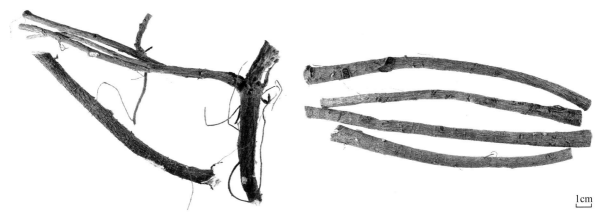

1cm

图25-4　甘草药材图（左为野生品　右为栽培品）（徐露露　摄）

2. 胀果甘草　根和根茎木质粗壮，有的分枝，外皮粗糙，多灰棕色或灰褐色。质坚硬，木质纤维多，粉性小。根茎不定芽多且粗大。（图25-5）

3. 光果甘草　根和根茎质地较坚实，有的分枝，外皮不粗糙，多灰棕色，皮孔细而不明显。（图25-6）

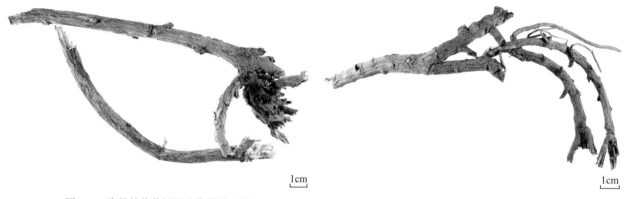

| 图25-5　胀果甘草药材图（徐露露　摄） | 图25-6　光果甘草药材图（徐露露　摄） |

（二）显微鉴别

1. 根或根茎横切面　木栓层为数列棕色细胞。栓内层较窄。韧皮部射线宽广，多弯曲，常现裂隙；纤维多成束，非木化或微木化，周围薄壁细胞常含草酸钙方晶；筛管群常因压缩而变形。束内形成层明显。木质部射线宽3～5列细胞；导管较多，直径约至160μm；木纤维成束，周围薄壁细胞亦含草酸钙方晶。根中心无髓；根茎中心有髓。

2. 粉末特征　粉末淡棕黄色。纤维成束，直径8～14μm，壁厚，微木化，周围薄壁细胞含草酸钙方晶，形成晶纤维。草酸钙方晶多见。具缘纹孔导管较大，稀有网纹导管。木栓细胞红棕色，多角形，微木化。（图25-7）

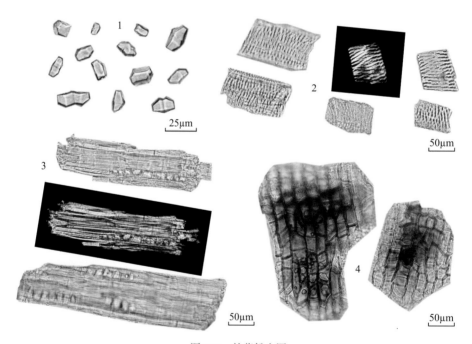

图25-7　甘草粉末图

1. 草酸钙方晶　2. 导管　3. 晶纤维　4. 木栓细胞

【质量评价】以表面红棕色、粗大、横纹、质地坚实、断面黄白、粉性足者为佳。采用高效液相色谱法测定，本品按干燥品计算，含甘草苷（$C_{21}H_{22}O_9$）不得少于0.50%，甘草酸（$C_{42}H_{62}O_{16}$）不得少于2.0%。

【化学成分】主要成分为黄酮类、三萜皂苷类、香豆素类、多糖等[3-4]。

1. 黄酮类　黄酮类是甘草的主要成分，分为黄酮、黄酮醇、异黄酮、查耳酮、黄烷酮、紫檀烷等不同亚型，其中甘草素（liquiritigenin）、异甘草素（isoliquiritigenin）、甘草苷（liquiritin）、异甘草苷（isoliquiritin）、芹糖甘草苷

（liquiritin apioside）、芹糖异甘草苷（isoliquiritin apioside）含量最高。

2. 三萜皂苷类　甘草的皂苷类成分主要为齐墩果烷型三萜皂苷，目前已分离得到40余个此类成分，主要包括甘草酸（glycyrrhizic acid）、甘草次酸（glycyrrhetinic acid）、甘草皂苷A3（licorice-saponin A3）等。

3. 香豆素类　乌拉尔甘草含有较丰富的香豆素类成分，主要有甘草香豆素（glycycoumarin）、异甘草香豆素（isoglycycoumarin）、甘草酚（glycyrol）、格里西轮（glycyrin）等。

4. 多糖　甘草含有由阿拉伯糖、鼠李糖、半乳糖、葡萄糖等以不同摩尔比组成的杂多糖，具有免疫增强活性。

三种药用甘草的酚类化学成分存在明显差异，且具有一定的品种特异性。例如，乌拉尔甘草含有香豆素类成分，其中甘草香豆素（glycycoumarin）和甘草酚（glycyrol）的含量可达0.4mg/g；胀果甘草中查耳酮类成分丰富，如甘草查耳酮A（licochalcone A）含量可达3mg/g；光果甘草中光甘草定（glabridin）的含量较高，可达1mg/g。可依据上述化学成分区分不同基原的甘草[5]。

【性味归经】甘，平。归心、肺、脾、胃经。

【功能主治】补脾益气，清热解毒，祛痰止咳，缓急止痛，调和诸药。用于脾胃虚弱，倦怠乏力，心悸气短，咳嗽痰多，脘腹、四肢挛急疼痛，痈肿疮毒，缓解药物毒性、烈性。

【药理作用】

1. 保肝作用　三种甘草的乙醇提取物（25μg/ml）对四氯化碳或对乙酰氨基酚诱导的HepG2细胞损伤模型均表现出保护活性。刺甘草查耳酮（echinatin）、甘草查耳酮A、甘草查耳酮B（licochalcone B）等查耳酮类成分可激活Nrf2，通过腹腔注射给药（10或50mg/kg），显著降低四氯化碳诱导的肝损伤模型小鼠血清中ALT、AST、LDH浓度，发挥保肝作用[6]。甘草香豆素显著降低50%乙醇诱导的酒精性脂肪肝模型小鼠血清中ALT浓度，亦可减轻蛋氨酸-胆碱缺乏饮食（MCD）诱导的小鼠肝脂肪变性，从而发挥保肝作用[7]。

2. 止咳化痰作用　三种甘草水提物（50mg/kg，灌胃给药）均可减轻氨水诱导咳嗽模型小鼠的咳嗽潜伏期、咳嗽次数及酚红排出量，且芹糖甘草苷、甘草苷、甘草素为主要活性成分。甘草止咳化痰的机制可能是通过调节5-羟色胺能系统和ATP-敏感性钾离子通道[8]。

3. 抗肿瘤作用　多种甘草黄酮类成分对荷瘤小鼠及不同癌症细胞表现出明显活性。例如，甘草西定（licoricidin）抑制SW480肿瘤细胞增殖的IC_{50}值为7.2μM；通过腹腔注射给药（20mg/kg），甘草西定可显著抑制裸鼠SW480移植瘤的生长（抑制率为43.5%）[9]。

4. 抗炎作用　光果甘草及其活性成分光甘草定主要通过抑制前列腺素E_2和白三烯B的产生发挥抗炎活性。当甘草酸浓度达到100μg/ml时，可抑制RAW 264.7细胞中前列腺素E_2的产生[10]。

5. 其他作用　甘草皂苷类成分对疱疹病毒、人类免疫缺陷病毒（HIV）、肝炎病毒、严重急性呼吸综合征（SARS）冠状病毒、流感病毒等病毒有明显的抑制活性[11]。甘草黄酮类成分具有一定的降血糖作用。甘草的多种游离酚类化合物对人细胞色素P450酶有显著的调节作用，可能与甘草的药物相互作用有关[12]。

【用药警戒或禁忌】长期或大剂量服用甘草甜素制剂可引起假性醛固酮增多症、血压升高、心律失常，严重者可致心力衰竭、头痛、头晕、记忆力减退、肌无力、意识障碍、昏迷等。

【分子生药】

1. 遗传标记　基于DNA条形码序列的分子鉴定：ITS、*trnV-ndhC*和*trnH-psbA*序列中的单核苷酸多态性位点（SNP）可用于三种药用甘草及其杂交品的品种鉴定[5]。

2. 功能基因　国内外已有多个研究组对甘草属植物进行了转录组测序，乌拉尔甘草的全基因组测序也已完成[13]，这对于代谢产物的生物合成研究具有重要意义。目前甘草酸的生物合成途径已经基本解析清楚，涉及三萜合成酶、P450酶、糖基转移酶等。最近，从乌拉尔甘草发现了一系列异戊烯基转移酶、糖基转移酶等，可能分别参与异戊烯基酚类及糖苷类成分的生物合成[14-15]。

主要参考文献

[1] 高晓娟，赵丹，赵建军，等.甘草的本草考证[J].中国实验方剂学杂志，2017，23(2)：193-198.

[2] 中华中医药学会.中药材商品规格等级-甘草[S].T/CACM 1021. 6—2018.

[3] Zhang QY, Ye M. Chemical analysis of the Chinese herbal medicine Gan-Cao (licorice) [J]. Journal of Chromatography A, 2009, 1216: 1954-1969.

[4] Ji S, Li ZW, Song W, et al. Bioactive constituents of *Glycyrrhiza uralensis* (licorice): discovery of the effective components of a traditional herbal medicine [J]. Journal of Natural Products, 2016, 79(2): 281-292.

[5] Song W, Qiao X, Chen K, et al. Biosynthesis-based quantitative analysis of 151 secondary metabolites of licorice to differentiate medicinal *Glycyrrhiza* species and their hybrids [J]. Analytical Chemistry, 2017, 89: 3146-3153.

[6] Lin Y, Kuang Y, Li K, et al. Nrf2 activators from *Glycyrrhiza inflata* and their hepatoprotective activities against CCl₄-induced liver injury in mice [J]. Bioorganic & Medicinal Chemistry, 2017, 25: 5522-5530.

[7] Zhang EX, Song XG, Yin ST, et al. Glycycoumarin prevents hepatic steatosis through activation of adenosine 5, -monophosphate (AMP)-activated protein kinase signaling pathway and up-regulation of BTG1/Tob-1 [J]. Journal of Functional Foods, 2017, 34: 277-286.

[8] Kuang Y, Li B, Fan JR, et al. Antitussive and expectorant activities of licorice and its major compounds [J]. Bioorganic & Medicinal Chemistry, 2018, 26: 278-284.

[9] Ji S, Tang SN, Li K, et al. Licoricidin inhibits the growth of SW480 human colorectal adenocarcinoma cells *in vitro* and *in vivo* by inducing cycle arrest, apoptosis and autophagy [J]. Toxicology and Applied Pharmacology, 2017, 326: 25-33.

[10] Hosseinzadeh H, Nassiri-Asl M. Pharmacological effects of *Glycyrrhiza* spp. and its bioactive constituents: update and review [J]. Phytotherapy Research, 2015, 29: 1868-1886.

[11] Fiore C, Eisenhut M, Krausse R, et al. Antiviral effects of *Glycyrrhiza* species [J]. Phytotherapy Research, 2008, 22: 141-148.

[12] Qiao X, Ji S, Yu SW, et al. Identification of key licorice constituents which interact with cytochrome P450: evaluation by LC/MS/MS cocktail assay and metabolic profiling [J]. The AAPS Journal, 2014, 16(1): 101-113.

[13] Mochida K, Sakurai T, Seki H, et al. Draft genome assembly and annotation of *Glycyrrhiza uralensis*, a medicinal legume [J]. The Plant Journal, 2017, 89: 181-194.

[14] Li JH, Chen RD, Wang RS, et al. GuA6DT, a regiospecific prenyltransferase from *Glycyrrhiza uralensis*, catalyzes the 6-prenylation of flavones [J]. Chembiochem, 2014, 15(11): 1673-1681.

[15] Chen K, Hu ZM, Song W, et al. Diversity of *O*-glycosyltransferases contributes to the biosynthesis of flavonoid and triterpenoid glycosides in *Glycyrrhiza uralensis* [J]. ACS Synthetic Biology, 2019, 8: 1858-1866.

（北京大学药学院　叶敏　乔雪　尚展鹏　　中国医学科学院药用植物研究所　王文全　陈彩霞）

26. 甘遂

Gansui

KANSUI RADIX

【别名】主田、九头狮子草、头痛花、猫儿眼。

【来源】为大戟科植物甘遂*Euphorbia kansui* T.N.Liou ex T.P.Wang的干燥块根。

【本草考证】本品始载于《神农本草经》，列为下品。《名医别录》载："一名甘藁，一名陵藁，一名陵泽，一名重泽。生中山，二月采根，阴干。"《本草经集注》载："中山在代郡……赤皮者胜，白皮者都下。"代郡，即今山西大同县东。《新修本草》载："真甘遂苗似泽漆……且真甘遂皆以皮赤肉白，作连珠实重者良。"《本草纲目》归入草部毒草类，载："甘遂苗似泽漆，其根皮赤肉白、作连珠、大如指头、实重者良……茎短小而叶有汁。"本草记载与现今所用甘遂基本一致。

【原植物】多年生草本，高25～40cm，有乳汁；根长，稍弯曲，部分呈链球状，有时呈长椭圆形，外皮棕褐色。茎无毛。叶互生，近无柄，条状披针形或披针形，长2～5cm，宽4～10mm，全缘，无毛。顶生总花序有5～9伞梗，每伞梗再二叉状分枝；苞片三角状宽卵形，全缘；杯状花序总苞钟状，先端4裂，腺体4，生于裂片之间的外缘，呈新月形，黄色；花单性，无花被；雄花只有1雄蕊；子房3室，花柱3，柱头2裂。蒴果近球形。（图26-1）

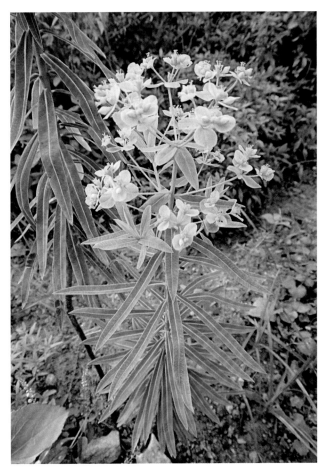

图26-1 甘遂

目前已有人工引种栽培，亦野生于荒坡、沙地、田边、低山坡、路旁等。主要分布于河南、山西、陕西、甘肃和宁夏等地。

【主产地】主产于河南、山西、陕西、甘肃和宁夏。道地产区为陕西渭南、三原、长安、凤翔等市县[1]。

【栽培要点】

1. 生物学特性　喜凉爽气候，耐寒，对土壤要求不严，以土层深厚、疏松肥沃、排水良好、富含腐殖质的砂质壤土或黏质壤土栽培为宜。

2. 栽培技术　用种子、分根繁殖。种子繁殖：7月中、下旬播种，播前种子用冷水浸泡2～3天，拌以草木灰，穴播，按行株距25cm×15cm开穴，播种。条播，按行距20cm开沟，将种子均匀播入沟内，覆土、浇水。分根繁殖：3月前或秋季枯苗后结合收获，将大者入药，细小者作种用（根部一定要带有根茎的才能成活）。按行距25cm×15cm开穴栽种。栽种时要将茎露出土面，覆土后浇水。

3. 田间管理　每年松土除草2～3次，松土时要注意切勿损伤根部；遇雨季要排出积水，干旱时浇水保持土壤湿润。追肥2～3次，前期施人粪尿，后期施过磷酸钙。待苗枯萎后施厩肥或堆肥。开花时摘除花蕾。

【采收与加工】

1. 采收年限　根据甘遂家种试验和其块根生长规律，有性繁殖，以3年开始采收商品质量优，产量高，经济效益好；无性繁殖以4年采收为好。生长年限过短，产量低，年限过长产量增加减慢。采挖时节通常在春季于出苗到开花前采收，秋季则在地上部分枯萎后采收，以秋季采收为佳。

2. 采刨　甘遂系深根植物，一般块根多在20～50cm之内，3年生甘遂最深块根可达80cm，采挖时应根据种植地块实际情况，采取灵活采刨方式。若是平地，与甘遂平行挖50cm左右深壕采挖；若是坡地，依地势由低处挖50cm左右壕采挖，挖深壕采刨省工省力，不易遗漏，采挖后除去泥土、芦头及根。

3. 加工方式　采回的野生甘遂，有多种方法撞去外皮，用清水冲洗干净，晒干。加工时慎防甘遂水浸蚀皮肤。大面积种植、集中采收，可用5%氢氧化钠溶液浸泡加机械搅拌的理化方法加工[2]。

【商品规格】由于加工方法的不同，甘遂商品分为生甘遂和醋甘遂两种规格。以块根及粉性的大小，生甘遂常分3等，其他为统货。一等：块根肥大，表面洁白，断面粉性足；二等：块根较大，质坚，粉性小；三等：块根较小，折断面筋大，无粉者。

【药材鉴别】

（一）性状特征

块根椭圆形、长圆柱形或连珠形，长1～5cm，直径0.5～2.5cm。表面类白色或黄白色，凹陷处有棕色外皮残留。质脆，易折断，断面粉性，白色，木部微显放射状纹理；长圆柱状者纤维性较强。气微，味微甘而辣。（图26-2）

（二）显微鉴别

1. 根横切面 残存木栓层为数列木栓细胞。狭窄，散有类圆形、类三角形、类方形、长方形或多角形的厚壁细胞，并有乳汁管。韧皮部宽阔，近形成层处筛管群较明显；有乳汁管。形成层成环。木质部导管单个散在或数个至10余个相聚，放射状排列；射线宽2～10余列细胞，亦有少数乳汁管分布。薄壁细胞含淀粉粒。（图26-3～图26-5）

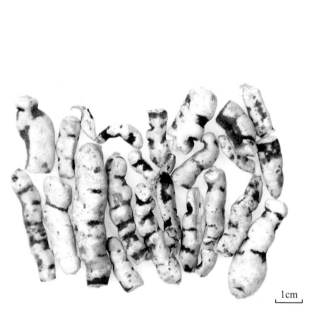

图26-2　甘遂药材图

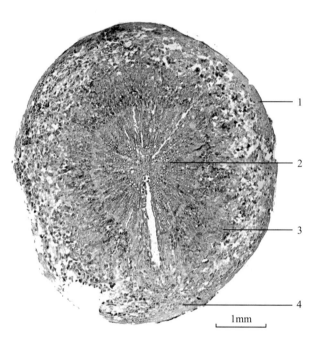

图26-3　甘遂横切面图

1. 切向延长细胞　2. 维管束　3. 淀粉粒　4. 薄壁细胞

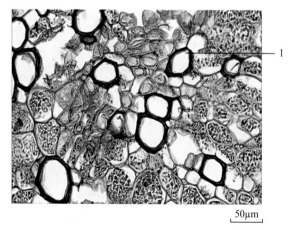

图26-4　甘遂维管束局部放大图

1. 维管束

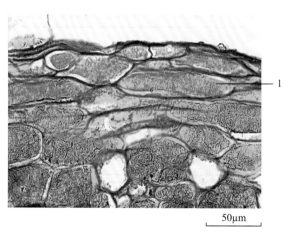

图26-5　甘遂切向延长细胞放大图

1. 切向延长细胞

2.粉末特征 粉末类白色。淀粉粒甚多，单粒球形或半球形，直径5～34μm，脐点点状、裂缝状或星状；复粒由2～8分粒组成。无节乳管含淡黄色微细颗粒状物。厚壁细胞长方形、梭形、类三角形或多角形，壁微木化或非木化。具缘纹孔导管多见，常伴有纤维束。（图26-6）

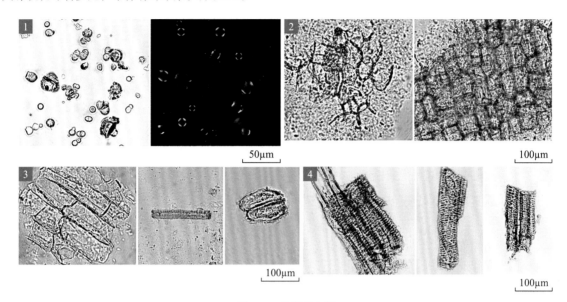

图26-6 甘遂粉末图

1.淀粉粒 2.木栓细胞 3.厚壁细胞 4.导管

（三）理化鉴别

薄层色谱 取本品粉末1g，加乙醇10ml，超声处理30分钟，滤过，滤液蒸干，残渣加乙醇1ml使溶解，作为供试品溶液。另取甘遂对照药材1g，同法制成对照药材溶液。再取大戟二烯醇对照品，加甲醇制成每1ml含1mg的溶液，作为对照品溶液。照薄层色谱法试验，吸取上述三种溶液各2μl，分别点于同一硅胶G薄层板上，以石油醚（30～60℃）–丙酮（5：1）为展开剂，展开，取出，晾干，喷以10%硫酸乙醇溶液，在105℃加热至斑点显色清晰，分别置日光和紫外光灯（365nm）下检视。供试品色谱中，在与对照药材

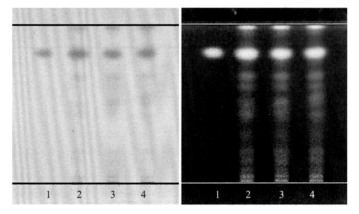

图26-7 甘遂薄层色谱图（左：可见光 右：紫外光365nm）

1.大戟二烯醇 2.对照药材 3、4.甘遂样品

色谱和对照品色谱相应的位置上，显相同颜色的斑点或荧光斑点。（图26-7）

【质量评价】以块根肥大，表面色洁白，断面粉性足者为佳。采用高效液相色谱法测定，本品按干燥品计算，含大戟二烯醇（$C_{30}H_{50}O$）不得少于0.12%。

【化学成分】主要化学成分为二萜类、三萜类及甾体类等；其他成分包括香豆素、脂肪酸、蔗糖、鞣质、树脂等。其中，二萜类成分是其主要有效成分。

1.二萜类化合物 分巨大戟二萜醇型、假白榄酮型。其中，巨大戟二萜醇型酯类有显著的抗癌、抗病毒活性。有甘遂大戟萜酯C（kansuiphorin C）、甘遂萜酯B（kansuinin B）、kansuinine J等。

2.三萜类化合物 有大戟二烯醇（euphol）、甘遂甾醇（tirucallol）、kansenonol、kansenone、epikansenone、kansenol、kansui-none等[3]。

3.甾体类化合物 β-谷甾醇（β-sitosterol）、audatin、kidjolani、penupogenin、caudatin 3-O-β-cymaropyranoside等。

4.其他　异东莨菪亭素（isoscopletin）、棕榈酸（palmitic acid）、草酸、鞣质、树脂、葡萄糖、蔗糖、淀粉和维生素B$_1$等[4]。

【性味归经】苦，寒；有毒。归肺、肾、大肠经。

【功能主治】泻水逐饮，消肿散结。用于水肿胀满，胸腹积水，痰饮积聚，气逆咳喘，二便不利，风痰癫痫，痈肿疮毒。

【药理作用】

1.抗肿瘤作用　甘遂中的二萜类化合物和三萜类化合物都具有抗肿瘤作用，甘遂根提取物在民间被广泛用于治疗肿瘤。甘遂的乙醇提取物可以抑制人类HepG2细胞株的生长[5]。将甘遂提取物作用于小鼠移植的肿瘤瘤株Hep和S$_{180}$，发现提取物可明显抑制小鼠瘤细胞的生长[6]。

2.抗病毒作用　甘遂醇提取物中的4种二萜类化合物甘遂大戟萜酯A、13-十一酰基-3-（2,4-二甲基丁酰基）巨大戟萜酯、3-（癸-2,4-二烯酰基）巨大戟萜酯及甘遂大戟萜酯A均对鸡新城疫病毒有明显的抑制作用；并给感染流感病毒亚甲型小鼠肺炎适应株FM1的小鼠灌胃这4种化合物，均表现出有效的体内抗病毒活性[7]。

3.对肠道的影响　甘遂能刺激肠管，促进肠蠕动，产生泻下作用。60%的甘遂醇提取物对家兔的离体回肠平滑肌张力有兴奋作用，表现为肠道的蠕动大幅度增加，强度增强[8]。甘遂提取物会促进小鼠腹泻，抑制小肠平滑肌收缩，引起肠黏膜炎症反应[9]。

4.抗生育作用　甘遂注射液具有抗生育、引产的作用[10]，并且甘遂药材和含甘遂复方制剂对小鼠均有终止中期妊娠的作用。对甘遂注射液中起引产作用的有效成分进行研究，发现其为四环三萜类化合物，并进一步确定为大戟二烯醇（euphol）。

5.其他作用　除去上述几种药理作用之外，甘遂还具有抑制细胞分裂、抗氧化、杀虫等作用。

【用药警戒或禁忌】本品苦寒有毒，不宜与甘草同用；气虚阴亏、脾胃虚弱患者及孕妇忌服；中病即止，不可过剂。

【分子生药】

1.甘遂乳汁蛋白质鉴定　基于甘遂转录组数据库和大戟科蛋白数据库，利用iTRAQ标记和质谱技术在甘遂乳汁中共鉴定出584个蛋白质。蛋白质定量分析发现，异戊烯焦磷酸异构酶及法呢基焦磷酸合酶在营养生长时期乳汁管的乳汁中含量较高。随着乳汁管细胞的生长发育，这些酶的含量下调。

2.甘遂萜类化合物合成相关基因　萜类化合物是甘遂主要的生物活性成分。基于KEGG数据库分析，在甘遂转录组中鉴定出了萜类骨架合成相关酶的unigenes，包括3-羟基-3-甲基戊二酰辅酶A合酶、甲羟戊酸焦磷酸脱羧酶的unigenes。此外，还发现了催化其活性成分二萜类化合物合成的重要酶，蓖麻烯合酶的unigenes[11]。

【附注】古代医学认为甘遂不能与甘草同用，属于十八反之列，但二者历来都有同用的案例，导致学者对于其是否存在相反的配伍关系表示质疑。近代的实验研究也有着不相同的结果，笔者认为甘遂与甘草是有条件的配伍禁忌，但二者可在何种情况下同用，需要进一步研究。

主要参考文献

[1] 卢有媛，郭盛，严辉，等.甘遂生态适宜性区划研究[J].中国现代中药，2018，20(12)：19-23.

[2] 任江海，马朝峰，李绒仙，等.甘遂野生变家种的研究[J].中草药，1996(11)：679-683.

[3] 邵霞，林家红，张丽.甘遂的化学成分及其活性研究[J].中草药，2014，45(23)：3383-3386.

[4] 赵雪艳，蔡霞，胡正海.甘遂生物学、化学成分和药理作用研究进展[J].中草药，2014，45(20)：3029-3033.

[5] Whelan L C, Ryan M F. Ethanolic extracts of Euphorbia and other ethnobotanical species as inhibitors of human tumour cell growth[J]. Phytomedicine, 2003, 10: 53-58.

[6] 陈亮，于志敏.甘遂提取物对肿瘤瘤株Hep、S$_{180}$的抑制作用观察[J].中国现代医药杂志，2008，10(7)：6-8.

[7] Zheng W F, Cui Z, Zhu Q. Cytotoxicity and activity of the compounds from *Euphorbia kansui* Liou[J]. Planta Med, 1998, 64(8): 754-756.

[8] 宗倩倩，唐于平，沈祥春，等.甘遂醇提物对家兔离体回肠平滑肌张力的影响[J].中药新药与临床药理，2008，9(6)：438-440.

[9] Chai Y S, Hu J, Wang X K, et al. *Euphorbia kansui* roots induced-diarrhea in mice correlates with inflammatory response[J]. Chin J Nat Med, 2013, 11:231-239.

[10] 韩向阳.中药甘遂抗生育作用研究及其临床应用[J].医学研究通报，1980，9(5)：8-11.

[11] 赵雪艳.基于转录组测序对UV-B辐射下甘遂乳汁的比较蛋白质组学研究[D].西安：西北大学，2016.

（南京中医药大学　陶伟伟　钱大玮　段金廒）

27. 石龙芮

Shilongrui

RANUNCULI SCELERATI HERB

【别名】野芹菜、水堇、水毛茛。

【来源】为毛茛科植物石龙芮*Ranunculus sceleratus* L.的全草。

【本草考证】本品始载于《神农本草经》。《图经本草》载："生泰山川泽石边……近道处处有之，今惟出兖州。一丛数茎，茎青紫色；每茎三叶，其叶短小多刻缺，子如葶苈而色黄。五月采子；二月、八月采皮，阴干用。能逐诸风，除心热燥。"《本草纲目》载："处处有之，多生于近水下湿地，高者尺许，其根如荠，二月生苗，丛生，圆茎分枝，一枝三叶，叶青而光滑，有三尖，多稀缺……四五月开细黄花，结小实，大如豆，状如初生桑葚，青绿色，搓散则子甚细，如葶苈子。"本草记载与现今所用石龙芮基本一致。

【原植物】一年生草本，高30～60cm，全株无毛，有光泽。须根白色或浅褐色。基生叶和下部叶有长柄，叶片肾形、圆形或心形，长3～4cm，宽1～4cm，3深裂，中央裂片菱状倒卵形，3浅裂，全缘或有疏圆齿，侧裂片不等2～3裂；茎上叶常3裂，邻近花的叶近线形，无柄。花序有较多花，花径6～8mm；萼片5，外面带微毛；花瓣5，黄色光亮，基部蜜槽不具鳞片；雄蕊多数；心皮多数，离生。聚合果长圆球形，长约1cm。花期1～7月。(图27-1)

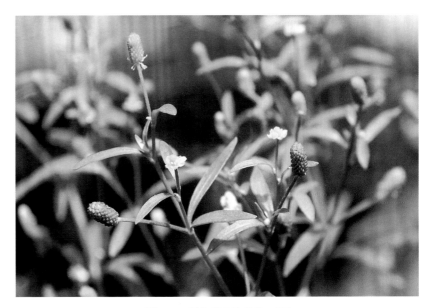

图27-1　石龙芮（陈虎彪　摄）

生于溪沟边或平原湿地。分布全国各地。

【主产地】全国各地均产。民间用药。

【栽培要点】

1.生物学特性　喜热带、亚热带温暖潮湿气候。野生于水田边、溪边、潮湿地区。忌土壤干旱，在肥沃的腐殖质土中生长良好。

2. 栽培技术　种子繁殖：育苗移栽。6～8月果实成熟时，采集种子后，晾干，育苗移栽。9月上旬撒播于苗床。一般播种10～15日左右出苗。

3. 病虫害　病害：干叶病。虫害：主要是地下害虫。

【采收与加工】在开花末期采收全草，洗净鲜用或阴干。

【药材鉴别】

（一）性状特征

全草长10～45cm，疏生短柔毛或无毛，基生叶及下部叶具长柄；叶片肾状圆形，棕绿色，长0.7～3cm，3深裂，中央裂片3浅裂；茎上部叶变小。聚伞花序，有多数小花，花托被毛；萼片5，船形，外面被短柔毛；花瓣5，狭倒卵形。聚合果矩圆形；瘦果小、极多，倒卵形，稍扁，长约1.2mm。气微，味苦、辛；有毒。（图27-2）

（二）显微鉴别

1. 叶横切面　叶背面突出，维管束多处，叶片平展。栅栏组织为一层，排列较为稀疏，海绵组织无规则，形成许多孔腔[1]。

2. 茎横切面　维管束18～25个环状排列，维管束鞘包围整个维管束，且韧皮部上方的纤维较厚，木质部与韧皮部大小接近，木质部下有小气腔[2]。

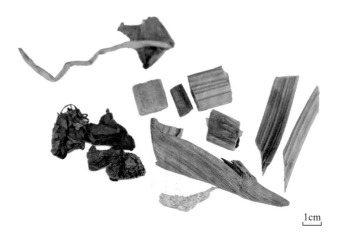

1cm

图27-2　石龙芮药材图

【化学成分】主要成分为内酯及其苷类、儿茶素类、甾类等[3-4]。

1. 内酯类　原白头翁素（protoanemonin）、白头翁素（anemonin）、毛茛苷（ranunculin）、七叶内酯二甲醚（scoparone）等。

2. 儿茶素类　原儿茶醛（protocatechuic aldehyde）、原儿茶酸（protocatechuic acid）等。

3. 甾类　豆甾-4-烯-3,6-二酮（stigmasta-4-ene-3,6-dione）、（3β,24S）-豆甾-5-烯-3-醇［（3β,24S）-stigmast-5-en-3-ol］、豆甾醇（stigmasterol）、β-谷甾醇（β-stiosterol）等。

4. 其他　大黄素（emodin）、5-羟色胺（serotonin）、胆碱（choline）、6-羟基-7-甲氧基香豆素（isoscopoletin）、1-二十二烯（1-docosene）、正十六烷酸（hexadecanoic acid）及没食子酚型鞣质、黄酮类化合物等。

【性味归经】苦、辛，平；有毒。归心、肺经。

【功能主治】清热解毒，消肿散结，止痛、截疟。用于痈疖肿毒，毒蛇咬伤，痰咳瘰疬，风湿关节痛，牙痛，疟疾。

【药理作用】关于石龙芮药材药理研究较少，现代药理研究主要是针对其中所含原白头翁素。原白头翁素具有抗菌（铜绿假单胞菌、金黄色葡萄球菌、大肠埃希菌、普通变形杆菌等）作用；还具有扩张支气管平滑肌作用。

【用药警戒或禁忌】

1. 本品有毒，一般外用，不作内服。

2. 皮肤有破损及过敏者禁用，孕妇慎用。《本草拾遗》载："不得入疮，令人肉烂。"

3. 石龙芮中所含原白头翁素对眼、鼻、喉黏膜具有强烈刺激作用，高浓度接触过久，可使皮肤发红、发泡。

【附注】石龙芮果实也可药用，称石龙芮子。苦，平。功能主治：和胃、益肾、明目、祛风湿；用于心腹烦满、肾虚遗精、阳痿阴冷、不育无子、风寒湿痹。

主要参考文献

[1] 向国红，龙芳，彭友林. 芹菜与石龙芮营养器官组织解剖学研究[J]. 长江蔬菜，2010(12)：55-58.

[2] 过冰锋，许静芳，陈燕，等.5种毛茛属植物茎横切面显微比较[J].海峡药学，2013，25(12)：53-54.

[3] 高晓忠，周长新，张水利，等.毛茛科植物石龙芮的化学成分研究[J].中国中药杂志，2005，30(2)：124-126.

[4] 彭涛，邢煜君，张前军，等.石龙芮化学成分研究[J].中国实验方剂学杂志，2011，17(6)：66-67.

（中国医学科学院药用植物研究所　姚霞　　北京中医药大学　魏胜利　吴浩忠　曾祥妮）

28. 石榴皮

Shiliupi

GRANATI PERICARPIUM

【别名】安石榴、山力叶、丹若、若榴木。

【来源】为石榴科植物石榴 *Punica granatum* L.的干燥果皮。

【本草考证】本品始载于《雷公炮炙论》："若使石榴叶，用浆水浸一宿，方可用。"《图经本草》载："今处处有之……木不甚高大，枝柯附干，自地便生作丛，种极易息，折其条盘土中便生。花有黄、赤二色，实亦有甘、酢二种，甘者可食，酢者入药。"《本草衍义》载："安石榴有酸、淡二种。旋开单叶花，旋结实，实中子红。"《本草纲目》载："榴五月开花，有红、黄、白三色……榴者，瘤也，丹实垂垂如赘瘤也。"本草记载植物形态与现今所用石榴基本一致。

【原植物】落叶灌木或乔木，枝顶常成尖锐长刺，幼枝具棱角，无毛，老枝近圆柱形。叶对生或簇生，叶柄短，叶片长圆状披针形，顶端短尖、钝尖或微凹，基部短尖至稍钝形，上面光亮，侧脉稍细密；叶柄短。花大，1～5朵生枝顶；萼筒通常红色或淡黄色，裂片略外展，卵状三角形，外面近顶端有1黄绿色腺体，边缘有小乳突；花瓣多大，红、黄或白色，顶端圆形；花丝无毛，长；花柱长超过雄蕊。浆果近球形，多为淡黄褐、淡黄绿色或白色，稀暗紫色。外种皮肉质，红色至乳白色，种子多数，钝角形，多白色。花期3～7月。（图28-1）

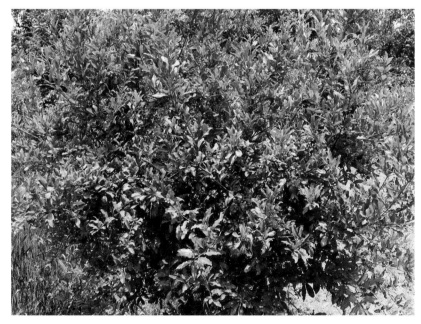

图28-1　石榴

全世界的温带和热带都有种植。我国南北都有栽培，以江苏、河南等地种植面积较大，并培育出一些较优质的品种，如江苏的水晶石榴和小果石榴等。

【主产地】全国各地皆有栽培，种植规模较大的地区有新疆、江苏、河南、陕西、甘肃等。

【栽培要点】

1.生物学特性　喜阳，耐旱、耐寒，也耐贫瘠，不耐涝。对土壤要求不严，以排水良好的砂壤地栽培为宜。

2.栽培技术　石榴树秋季落叶后、春季萌芽前均可栽植，以春栽为宜。选光照充足，地形坡降<3%，土层>1m，土壤有机质含量>1%，pH 7～8.2，地下水位低于2m的土地开沟，行距3～5m，沟中挖直径及深度不小于80cm×60cm的穴，穴距40～60cm[1]。

3.病虫害　虫害：介壳虫、蚜虫、叶螨、桃蛀螟等。病害：白粉病、干腐病等[1]。

【采收与加工】 秋季果实成熟后收集果皮，晒干。

【药材鉴别】

（一）性状特征

果皮为不规则的片状或瓢状，大小不一，厚1.5～3mm。外表面红棕色、棕黄色或暗棕色，略有光泽，粗糙，有多数疣状突起，有的有突起的筒状宿萼和粗短果梗或果梗痕。内表面黄色或红棕色，有隆起呈网状的果蒂残痕。质硬而脆，断面黄色，略显颗粒状。气微，味苦、涩。（图28-2）

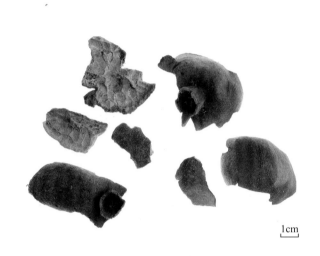

图28-2　石榴皮药材图

（二）显微鉴别

1.果皮横切面　外果皮为1列表皮细胞，排列较紧密，外被角质层。中果皮较厚，薄壁细胞内含淀粉粒和草酸钙簇晶或方晶；石细胞单个散在，类圆形、长方形或不规则形，少数呈分枝状，壁较厚；维管束散在。内果皮薄壁细胞较小，亦含淀粉粒和草酸钙晶体，石细胞较小。

2.粉末特征　粉末红棕色。石细胞类圆形、长方形或不规则形，少数分枝状，直径27～102μm，壁较厚，孔沟细密，胞腔大，有的含棕色物。表皮细胞类方形或类长方形，壁略厚。草酸钙簇晶直径10～25μm，稀有方晶。螺纹导管和网纹导管直径12～18μm。淀粉粒类圆形，直径2～10μm。（图28-3）

（三）理化鉴别

薄层色谱　取样品粉末3g，加无水乙醇30ml，加热回流提取1小时，滤过，滤液蒸干，残渣加20ml水使溶解，滤过，滤液用石油醚（60～90℃）振摇提取2次，每次20ml，弃石油醚液，再用乙酸乙酯振摇提取2次，每次20ml，合并乙酸乙酯液，蒸干，残渣加甲醇1ml使溶解，作为供试品溶

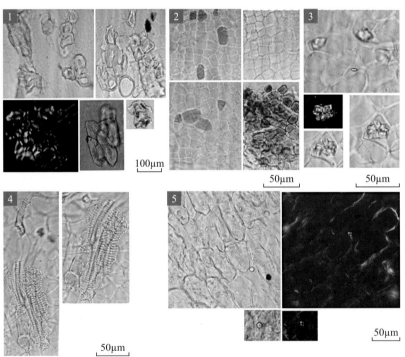

图28-3　石榴皮粉末图

1.石细胞　2.表皮细胞　3.草酸钙簇晶　4.导管　5.淀粉粒

液。另取没食子酸对照品，加甲醇制成每1ml含1mg的溶液，作为对照品溶液。照薄层色谱法试验，分别吸取上述供试品溶液和对照品溶液各5μl，分别点于同一聚酰胺薄层板上，以乙酸乙酯-丁酮-甲酸-水（10∶1∶1∶1）为展开剂，1%三氯化铁乙醇溶液为显色剂，展开，取出，晾干，105℃加热至斑点显示清晰，置日光下检视。供试品色谱中，在

与对照品色谱相应的位置上，显相同颜色的斑点。（图28-4）

【质量评价】以皮厚、色棕红者为佳。按干燥品计算，含鞣花酸（$C_{14}H_6O_8$）不得少于0.30%，含鞣质不得少于10.0%。

【化学成分】主要成分为鞣质类、黄酮类、生物碱类、氨基酸类以及糖类等。

1. 鞣质类 安石榴林、安石榴苷、逆没食子、石榴皮亭B、鞣云实精、鞣花酸、木麻黄宁、没食子酸、鞣花单宁、没食子单宁等。

2. 黄酮类 芹菜素、槲皮素、异槲皮苷、木犀草素、芦丁、儿茶素、山奈酚、天竺葵素、表儿茶素等。

3. 生物碱类 石榴皮碱、伪石榴皮碱、异石榴皮碱、N-甲基异石榴皮碱等。

4. 氨基酸类 天门冬氨酸、苏氨酸、丝氨酸、谷氨酸等[2]。

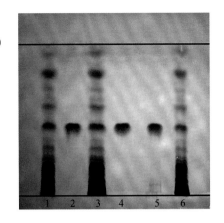

图28-4 石榴皮薄层色谱图

1、3. 石榴皮样品（购于新疆喀什市场）
2、4、5. 没食子酸对照品
6. 石榴皮样品（购于新疆新特药店）

【性味归经】酸、涩，温。归大肠经。

【功能主治】涩肠止泻，止血，驱虫。用于久泻，久痢，便血，脱肛，崩漏，带下，虫积腹痛。

【药理作用】

1. 抗菌作用 石榴皮煎剂对四种痢疾杆菌有抗菌作用。对伤寒杆菌的作用最强。对铜绿假单胞菌有抑菌作用。

2. 抗病毒作用 石榴皮提取物对多环节的抗病毒，二型生殖器疱疹病毒（HSV-2）有活性。石榴皮水提液可以抑制病毒DNA聚合酶活性。

3. 驱虫作用 石榴皮煎剂有驱肠虫作用，石榴茎皮对绦虫有杀灭作用，石榴根皮具有较强的杀人芽囊原虫的作用。

4. 抗癌作用 石榴皮醇提物对胃癌SCG-7901细胞增殖的影响实验表明其醇提物对人胃癌细胞克隆形成具有明显的抑制能力。石榴皮多酚对人前列腺癌PC-3细胞的抑制作用呈时间依赖性和浓度依赖性，质量浓度越高，作用时间越长，对PC-3的增殖抑制作用也越强。同时石榴多酚、富含鞣质的萃取物能有效地阻断雄激素激活雌激素基因表达，阻断癌细胞在雄、雌激素之间的转导[2]。

5. 抗氧化作用 石榴皮甲醇提取物对溶液体系中产生的羟自由基、超氧阴离子自由基都具有清除作用，并表现出半抑制浓度（LC_{50}）越小，清除自由基的能力越强[2]。

6. 抗消化性溃疡的作用 石榴皮多酚有效部位对无水乙醇致大鼠胃溃疡模型具有胃黏膜保护作用，其机制可能与促进胃溃疡上皮细胞合成，增加胃黏膜防御功能，减少攻击因素，进而减少自由基生成、降低抗脂质过氧化反应酶的消耗和调控NO水平有关[2]。

【用药警戒或禁忌】本品有一定毒性，用量不宜过大。石榴皮碱中毒时，能引起发热、头晕、视物模糊、蚁走感、恶心、呕吐，甚至可招致弱视、腓肠肌痉挛，全身搐搦而虚脱。解毒方法：给服通用解毒散或碘酊1ml，加水至100ml，洗胃，给予泻盐。抽搐可用巴比妥类。

【分子生药】从石榴的果皮、籽粒中提取了石榴果皮和籽粒的总RNA，并获得转录组数据，通过克隆得到石榴中赤霉素合成关键基因PgKO、石榴木脂素生物合成关键基因PgCOMT。在一定浓度范围的盐胁迫下，石榴PgGPX基因在石榴叶片表达量升高；通过对石榴ARF基因家族成员的鉴定及序列分析，获得19个PgARF基因，编码区长度为1671bp（PgARF3）～3381bp（PgARF19b），且通过获取石榴组织RNA-seq数据，验证了石榴ARF家族基因的组织表达模式[3-6]。

【附注】新疆南疆地区栽培石榴，果实有酸、甜之分，新疆维吾尔医用石榴花、酸甜石榴汁按一定配比治疗心血管疾病和补血。

主要参考文献

[1] 石榴栽培技术规程[S]. DB65/T 2130—2004. 新疆：新疆维吾尔自治区地方标准.

[2] 买合木提·买买提，热比耶姆·毛拉托合提，吐逊古丽·撒塔尔，等.传统维药石榴皮的化学成分及药理作用研究进展[J].中国民族医药杂志，2017(1)：54-57.

[3] 黄蓉，刘娜，王琦，等.石榴赤霉素合成相关基因PgKO的克隆及表达分析[J].西北植物学报，2018，38(4)：631-636.

[4] 张水明，龚凌燕，曹丹琴，等.石榴种皮总木质素含量及PgCOMT基因的克隆与表达[J].热带亚热带植物学报，2015，23(1)：65-73.

[5] 肖巍.石榴果皮和籽粒转录组分析及MYB基因克隆[D].南京：南京林业大学，2017.

[6] 黄贤斌，张太奎，刘翠玉，等.石榴ARF基因家族鉴定及表达分析[J].果树学报，2019，36(1)：43-55.

（新疆维吾尔自治区中药民族药研究所　徐建国　李晓瑾　张际昭

新疆维吾尔自治区药检所　沙拉麦提·艾力　白宇　佟瑞敏）

29. 打破碗花花

Dapowanhuahua

HUPEH ANEMONE HERB

【别名】野棉花、秋芍药、猫爪草。

【来源】为毛茛科植物打破碗花花Anemone hupehensis Lem.的干燥全草。

【本草考证】历代本草文献未见记载，始见于《四川常用中草药》（1971）。

【原植物】多年生草本，植株高30～120cm。根状茎斜或垂直。基生叶3～5，有长柄，通常为三出复叶，有时1～2个或全部为单叶；中央小叶有长柄，小叶片卵形或宽卵形，顶端急尖或渐尖，基部圆形或心形，不分裂或3～5浅裂，边缘有锯齿，两面有疏糙毛；侧生小叶较小；叶柄基部有短鞘。花葶直立，疏被柔毛；聚伞花序2～3回分枝，有较多花，偶尔不分枝，只有3花；苞片3，有柄，稍不等大，为三出复叶，似基生叶；花梗有密或疏柔毛；萼片5，紫红色或粉红色，倒卵形，外面有短绒毛；雄蕊长约为萼片长度的1/4，花药黄色，椭圆形，花丝丝形；心皮约400，生于球形的花托上，子房有长柄，有短绒毛，柱头长方形。聚合果球形；瘦果有细柄，密被绵毛。7～10月开花。（图29-1）

生于丘陵、低山草坡或沟边。主要分布于陕西、湖北、湖南、广西、四川、贵州、云南等地。

【主产地】主产于四川、陕西、甘肃等地。

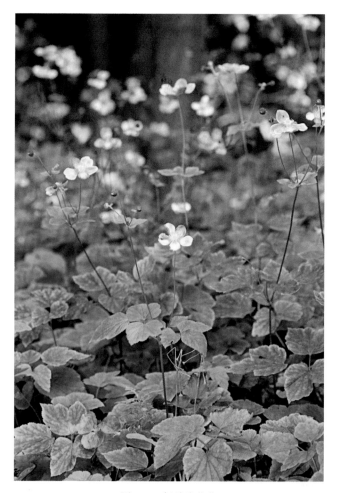

图29-1　打破碗花花

【栽培要点】

1. 生物学特性　喜凉爽温暖气候。耐寒，喜潮湿。以含腐殖质丰富的砂质壤土最好，其次是石灰质壤土和黏壤土，而贫瘠和过于干旱的地区，则不宜于栽种。

2. 栽培技术　用种子或分根繁殖。种子繁殖：早春3月进行苗床育苗。条播，行距9cm，开浅沟播入，覆薄土一层，以盖没种子为度。当温度在18～20℃时，约15天可以出苗，当苗出齐后，可间苗1次，至5月上旬，即可移植于大田。分根繁殖，早春植株未萌芽以前，挖掘母根旁所生之幼株，作种用，按行株距30cm×24cm穴栽，栽后浇水。

【采收与加工】栽培2～3年，6～8月花未开放前采收，除去须根及泥土，晒干。

【药材鉴别】

（一）性状特征

根呈长圆柱形，平直或弯曲，直径0.5～2cm，长5～15cm；表面灰棕色；质坚硬不易折断。根头部有1至数个茎基，基生叶为三出复叶或单叶，长10～40cm；小叶卵形或狭卵形，长4～12cm，宽2.5～12cm。茎纤细，长40～80cm，下部较粗，直径约4mm；表面密生短柔毛。茎生叶多为单叶，上表面深绿色，下表面灰绿色，均被细毛茸，边缘有锯齿。聚伞花序顶生，二至三回分枝或成单花。（图29-2）

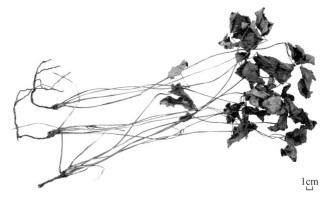

1cm

图29-2　打破碗花花药材图

（二）显微鉴别

叶表面观　上表皮细胞壁较平直，气孔少见；下表皮细胞壁稍弯曲，气孔密集，不定式；上下表皮细胞均有多数单细胞非腺毛，刚直，先端尖，长200～280μm，基部宽约20μm，并有单细胞腺毛，先端钝圆，基部稍狭，长约80μm，宽约20μm，在下表面的叶脉上，丛生多数单细胞长毛茸，壁薄而柔，长至400μm以上，宽约20μm。

【质量评价】以根、叶、花齐全者为佳。

【化学成分】根茎中含有三萜皂苷类成分，主要是虎掌草皂苷，海南冬青苷等[1]；此外，打破碗花花还含有多糖类[2]、有机酸类成分[3]。

【性味归经】苦、辛，平；小毒。归脾、胃、大肠经。

【功能主治】清热利湿，解毒杀虫，消肿散瘀。可用于治疗痢疾，泄泻，疟疾，蛔虫病，疮疖痈肿，瘰疬，跌打损伤[1]。

【药理作用】

1. 抑菌作用　对金黄色葡萄球菌、大肠埃希菌、伤寒杆菌、铜绿假单胞菌抑制作用强；本品浆汁的抗致病性真菌作用强，在0.2%～0.5%的浓度时即对各种浅部真菌及部分深部真菌有抑菌作用。

2. 抗氧化作用　打破碗花花多糖可有效清除DPPH自由基，具有抗氧化活性，并呈量效关系[2]。

【用药警戒或禁忌】孕妇慎服，肾炎及肾功能不全者禁服[1]。

主要参考文献

[1] 王夏茵，汤海峰，涂宏海，等.打破碗花花根茎化学成分研究[J]. 中南药学，2015，13(02)：128-132.

[2] 李萍，秦国正，付双，等.打破碗花花多糖微波提取工艺的优化及其抗氧化活性[J]. 中成药，2018，40(04)：954-957.

[3] Wang M K, Wu F E. Triterpenoid saponins from *Anemone hupehensis*[J]. Phytochemistry, 1993, 34(6): 1395-1397.

（北京中医药大学　刘春生　杨瑶珺　贺元）

30. 叶底珠

Yedizhu

AECURINEGAE SUFFRUTICOSAE CACUMEN

【别名】一叶萩、狗杏条、白帚条。

【来源】为大戟科植物叶底珠*Securinega suffruticosa*（Pall.）Rehb.的带叶嫩枝。

【本草考证】历代本草无记载，始见于《中国药用植物志》（1951）。

【原植物】落叶灌木，高1～3m。茎有棱角，当年生枝淡黄绿色，老枝灰褐色。叶互生，椭圆形或卵状椭圆形，长2.5～5cm，宽1～2.5cm，近全缘或有微波状齿；有短柄，具托叶。花单性异株；雄花3～12朵，簇生于叶腋，萼片5，黄绿色，雄蕊5，花丝间有1小球形腺体，具退化雄蕊；雌花单生或2～3朵簇生于叶腋，萼片5，有花盘，子房上位，球形，3室，花柱3。蒴果三棱状扁球形。花期5～7月，果期8～10月。（图30-1）

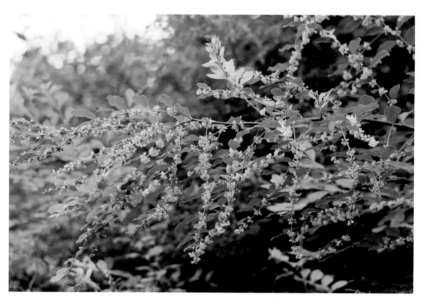

图30-1　叶底珠（陈虎彪　摄）

生于阳光充足的山坡灌丛中或山区路旁；有栽培。主要分布于东北、华北、华东及陕西、湖北、四川。

【主产地】主产于黑龙江、吉林、辽宁、河北、陕西、山东、江西、台湾、河南、湖北、广西、四川等地。

【栽培要点】

1. 生物学特性　宜选择向阳平地或山坡种植。对土壤要求不严，但以肥沃疏松者为好。

2. 栽培技术　主要以种子繁殖。浙江地区于4月上旬或8月下旬开穴，每穴播种子8～10粒。当温度在18～22℃时保持足够温度，约10～15天出苗。

3. 病虫害　病害：白粉病。虫害：象鼻虫、卷叶虫、潜叶虫、金龟子等。

【采收与加工】春、夏、秋季均可采收，割取带叶嫩枝，扎成把，阴干。

【药材鉴别】

（一）性状特征

嫩枝条为圆柱形，略具棱角，长约25～40cm，粗端径约2mm。表面暗绿黄色，具纵向细纹理。叶多皱缩破碎，有时尚有黄色花朵或灰黑色果实。质脆，断面中央白色，四周纤维状。气微，味微辛而苦。（图30-2）

（二）显微鉴别

1. 嫩枝横切面　表皮细胞1层，排列紧密，近方形或稍呈切向延长，径向5～15μm，切向5～20μm，外壁具有较薄的角质层，表面观细胞呈长方形或多角形、气

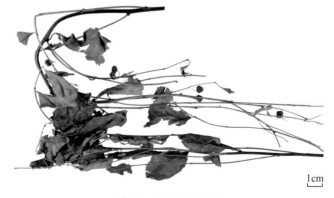

1cm

图30-2　叶底珠药材图

孔属无规则型；皮层最外为1～3层厚角组织细胞，棱线处多为3层，淀粉鞘为1层，由排列紧密的椭圆形细胞组成，径向7～17μm，切向8～25μm，内含淀粉粒；厚角组织与淀粉鞘之间有3～4层较小的圆形细胞，富胞间隙，直径7～12μm，内含叶绿体；韧皮纤维束排列成不连续的环轮；枝条较老部分，其韧皮纤维大多壁厚，微木化；木纤维壁较薄、木化；枝条柔嫩部分，纤维一般壁较薄，非木化；韧皮部可见含草酸钙晶簇细胞，常纵向连接，排列成行；筛管多角形，直径5～7μm，伴细胞小；形成层由2～4层切向宽而径向窄的扁平细胞组成；木质部导管管孔类圆形或钝多角形，直径7～50μm，排列较紧密；纵剖面观有螺纹、孔纹和网纹导管，端壁具圆形单穿孔，木纤维多角形，直径10～12μm；髓部细胞钝多角形，直径15～100μm，偶见有草酸钙晶簇，髓的外面有含淀粉粒的细胞层。射线宽1～2细胞。

2. 叶横切面　上表皮为一层细胞，切向7～25μm，外壁具角质层，表面观细胞呈多角形；下表皮细胞切向7～20μm，垂周壁微波状，气孔为无规则型。主脉基本组织由薄壁组织细胞与厚角组织构成，薄壁组织细胞类圆形、壁薄，靠近表皮处细胞厚角化称为厚角组织，外韧维管束略呈肾形，韧皮薄壁组织细胞常含草酸钙晶簇；叶肉中栅栏组织为1层细胞，偶尔有2层的，长25～42μm，直径5～6μm，可见含草酸钙晶簇细胞，海绵组织数层，排列疏松，细胞形状不规则，小叶脉的维管束鞘明显，仅由几个筛管分子和导管分子构成。

3. 粉末特征　粉末黄绿色，味微苦。草酸钙簇晶较多，直径7～35μm，含晶细胞较小、众多、常连接成行；可见叶肉组织碎片，表面观，叶上表皮细胞呈多角形，下表皮细胞壁呈微波状，气孔仅见于下表皮，为无规则型，此外还可见长方形或多角形的茎表皮细胞；导管多为螺纹，亦有孔纹或网纹，直径5～50（12～35）μm；纤维众多，成束或散在，韧皮纤维狭长，直径7～10μm，大多壁厚，微木化，纹孔不明显。木纤维直径10～12μm，壁较薄，木化，壁上有单斜纹孔；淀粉粒呈卵形或类球形，直径1～4μm[1]。

【化学成分】主要成分为生物碱类、酚类等。

1. 生物碱类　一叶萩碱（securinine）、别一叶萩碱（allosecurinine）、一叶萩醇A（securinol A）、一叶萩醇B（securinol B）、一叶萩醇C（securinol C）、二氢一叶萩碱（dihydrosecurinine）、右旋一叶萩碱等。

2. 酚类　没食子酸（gllic acid）、岩白菜素（bergenin）、coril、helioscopini B、geraniin、norbergenin、棓儿茶酸（gallocatchin）等。

3. 其他　鞣质、芦丁、β-谷甾醇、胡萝卜苷、岩白菜内酯、邻苯二甲酸二丁酯等[2]。

【性味归经】辛、苦，微温；有小毒。

【功能主治】祛风活血，益肾强筋。用于风湿腰痛，面部神经麻痹，手足麻木，偏瘫，风湿腰痛，小儿疳积，神经衰弱。

【药理作用】

中枢兴奋作用　叶底珠叶的煎剂具有中枢兴奋作用，其活性成分为一叶萩碱。研究表明一叶萩碱是一种γ-氨基丁酸（GABA）受体拮抗剂。

【用药警戒或禁忌】

1. 本品有毒，应慎服。

2. 叶底珠中所含一叶萩碱对小鼠的LD_{50}，静脉注射为（6.23±0.16）mg/kg，腹腔注射为（31.8±1.58）mg/kg；肌内注射为（19.32±1.66）mg/kg，皮下注射为（20.42±1.9）mg/kg，灌胃为（270±20.2）mg/kg。

【附注】叶底珠的根也可药用，主要含别一叶萩碱（allosecurinine），可用于治疗阳痿，浙江民间用于治小儿疳积。

主要参考文献

[1] 王继彦, 于殿森. 一叶萩的生药组织研究[J]. 吉林农业大学学报, 1988, 10(2)：23-26.

[2] 孙亮. 叶底珠化学成分及抗氧化活性的研究[D]. 延吉：延边大学, 2012.

（中国医学科学院药用植物研究所　姚霞　　北京中医药大学　魏胜利　张媛）

31. 白及

Baiji

BLETILLAE RHIZOMA

【别名】白鸡儿头、刀口药、鱼眼兰。

【来源】为兰科植物白及 *Bletilla striata*（Thunb.）Reichb. f.的干燥块茎。

【本草考证】本品始载于《神农本草经》，列为下品。《蜀本草》载："叶似初生棕苗叶及藜芦，三、四月抽出一苔，开紫花，七月成熟，黄黑色，冬凋，根似菱，有三角，白色，角头生芽，八月采根用。"《图经本草》载："今江淮、河、陕、汉、黔诸有之，生石山上。春生苗，长一尺许。叶似拼桐，两指大，青色。夏开紫花。二月七月采根。"《本草经疏》载："白及，苦能泄热，辛能散结，痈疽皆由荣气不从，逆于肉里所生；败疽伤阴死肌，皆热壅血瘀所致，故悉主之也。"本草记载与现今所用白及基本一致[1]。

【原植物】多年生草本，高20～50cm。假鳞茎扁平，卵形或不规则菱形，黄白色，富黏性，有须根。叶4～5片，狭矩圆形或披针形，长8～25cm，宽1.5～4cm，基部下延成鞘，抱茎。总状花序顶生，有花3～8朵；苞片1，早落；花大，紫色或淡红色；狭矩圆形，与花瓣近等长，长28～30mm；花瓣较阔；唇瓣较萼片、花瓣稍短，白色带淡红色，具紫脉，中裂片边缘有皱纹，先端凹陷，中央具5条褶片，侧裂片直立，合抱蕊柱，顶端钝，具细齿；雄蕊1，与花柱合成一蕊柱，与唇瓣对生；子房下位，扭曲。蒴果圆柱形，有6纵棱。花期4～6月，果期7～9月。（图31-1）

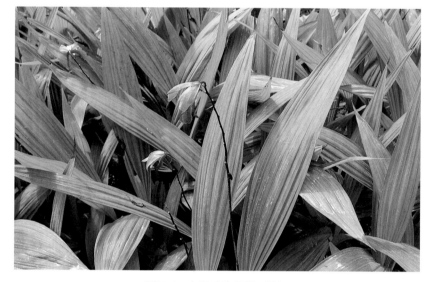

图31-1 白及（陈虎彪 摄）

生于山坡草丛中及疏林下。主要分布于我国南方及甘肃、贵州、陕西。

【主产地】主产于贵州、四川、湖南、湖北、安徽、河南、浙江、陕西、云南、江西、甘肃、江苏、广西等地亦产。以贵州产量最多、质量最佳。

【栽培要点】

1. 生物学特性　喜阴凉潮湿环境，不耐严寒；土壤以排水良好而肥沃的砂质壤土为宜。

2. 栽培技术　用假鳞茎繁殖，于9～10月或3～4月采挖时，将假鳞茎分成若干小块，每块具芽1～2个，按行株距各33cm开穴，深10～13cm，每穴3块，排放成三角形。生长期须结合中耕除草，施追肥2～3次，冬季盖堆肥，培土防寒。

【采收与加工】夏、秋二季采挖假鳞茎，除去残茎及须根，洗净，置沸水中煮或蒸至无白心，撞去粗皮，晒干。栽培的于种植第四年后采挖。

【商品规格】分选货和统货两个规格。选货分一等和二等。一等：每1kg≤200个；二等：每1kg>200个。

【药材鉴别】

（一）性状特征

块茎呈不规则扁圆形，多有2～3个爪状分枝，少数具4～5个爪状分枝，长1.5～6cm，厚0.5～3cm；表面灰白色至灰棕色，或黄白色，有数圈同心环节和棕色点状须根痕，上面有突起的茎痕，下面有连接另一块茎的痕迹。质坚

硬，不易折断，断面类白色，角质样。气微，味苦，嚼之有黏性。（图31-2）

（二）显微鉴别

粉末特征　粉末淡黄白色。表皮细胞表面观垂周壁波状弯曲，略增厚，木化，孔沟明显。草酸钙针晶束存在于大的类圆形黏液细胞中，或随处散在，针晶长18～88μm。纤维成束，直径11～30μm，壁木化，具人字形或椭圆形纹孔；含硅质块细胞小，位于纤维周围，排列纵行。梯纹导管、具缘纹孔导管及螺纹导管直径10～32μm。糊化淀粉粒团块无色。（图31-3）

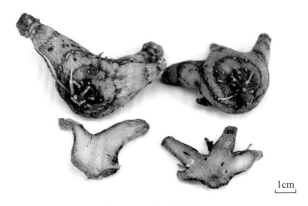

图31-2　白及药材图

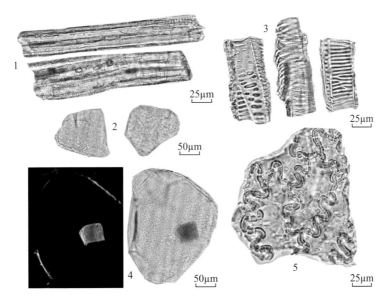

图31-3　白及粉末图

1.纤维及含硅质块细胞　2.糊化淀粉粒团块　3.导管　4.草酸钙针晶束　5.表皮细胞

【质量评价】以个大、饱满、色白、质坚者为佳。采用高效液相色谱法测定，本品按干燥品计算，含1,4-二［4-（葡萄糖氧）苄基］-2-异丁基苹果酸酯（$C_{34}H_{46}O_{17}$）不得少于2.0%。照二氧化硫残留量测定法测定，本品二氧化硫残留量不得过400mg/kg。

【化学成分】主要成分为联苄类、菲类、花色素类等。其中，联苄类是其主要活性成分。

1.联苄类　3,3'-二羟基-5-甲氧基联苄、3',5-二羟基-（对-羟苄基）-3-甲氧联苄、5-羟基-4-（刈-羟基苄基）-3',3-二甲氧基联苄、5-羟基-2-（对-羟基苄基）-3-甲氧基联苄、shancigusin B、shanciguol、arundinan等。

2.菲类　二氢菲类、联菲类及其他含菲衍生物，4,7-二羟基-1-（对-羟苄基）-2-甲氧基-9,10-二氢菲、4,7-二羟基-2-甲氧基-9,10-二氢菲、白及联菲A、B、C，白及联菲醇A、B、C，白及醇A、B、C，2,7-二羟基-4-甲氧基菲、白及菲螺醇、2,7-二羟基-4-甲氧基菲-2-O-葡萄糖苷等。

3.花色素类　bletilla anthocy-anin 1、2、3、4，3-O-（β-glucopyranoside）-7-O-［6-O-（4-O-（6-O-（4-O-（β-glucopyranosyl）-trans-caffeoyl）β-glucopyranosyl）-trans-caffeoyl）-β-glucopyranoside］等。

4.其他　对羟基苯甲酸、山药素Ⅲ、原儿茶酸、桂皮酸、咖啡酸、β-谷甾醇、大黄素甲醚、白及多糖、白及胶等[2]。

【性味归经】苦、甘、涩，微寒。归肺、肝、胃经。

【功能主治】收敛止血，消肿生肌。用于咯血，吐血，外伤出血，疮疡肿毒，皮肤皲裂。

【药理作用】

1. 止血作用　白及正丁醇提取部位及水提取部位可显著升高腺苷二磷酸（ADP）诱导的血小板最大聚集率，具有止血作用，乙酸乙酯提取部位可显著抑制ADP诱导的血小板聚集，具有延长凝血、出血时间作用。

2. 抗菌作用　白及醇提物具有抗菌活性；白及须根中分离得到的2,7-二羟基-4-甲氧基-9,10-二氢菲、4,5-二羟基-2-甲氧基-9,10-二氢菲、2-羟基-4,7-二甲氧基菲对金黄色葡萄球菌、表皮葡萄球菌、粪肠球菌及枯草芽孢杆菌等革兰阳性菌具有中等强度的抗菌作用。

白及凝胶剂经气道介入治疗肉芽增殖型支气管结核作用迅速、疗效显著。

3. 抗胃溃疡　白及煎剂对盐酸灌胃引起的大鼠胃黏膜损伤有保护作用。白及多糖能降低乙酸所致溃疡大鼠血清中丙二醛（MDA）含量，提高超氧化物歧化酶（SOD）含量，具有明显的抗应激性胃溃疡作用，效果优于雷尼替丁。

4. 抗肿瘤作用　白及水提取液对小鼠S180肉瘤有显著抑制作用，可延长H22腹水型肝癌小鼠的生存时间。

5. 其他作用　白及粉外用可促进肛瘘手术后创面愈合；白及还有扩张血容量、升高血压、抗矽肺等作用[2]。

【用药警戒或禁忌】不宜与川乌、制川乌、草乌、制草乌、附子同用。

【分子生药】利用ITS2序列作为DNA条形码，结合ITS2序列二级结构可有效鉴别白及及其混为品[3]。不同产地的白及具有较丰富的遗传多样性，利用内部简单序列重复（ISSR）及序列相关多态性扩增（SARP）分子标记可进行白及遗传多样性分析，为白及资源保护、品种选育提供理论依据[4]。

主要参考文献

[1] 孙乐乐，杨永红，刘军凯，等.白及的本草考证[J].中药材，2010，33(2)：1965-1968.

[2] 颜智，刘刚，刘育辰，等.白及化学成分、药理活性及质量评价研究进展[J].广州化工，2018，46(16)：42-44，48.

[3] 陈美君，李峰庆，吕蒙，等.白及与其混伪品ITS2序列二级结构比较与鉴别[J].中国实验方剂学杂志，2017，23(15)：46-52.

[4] 洪建聪，郭艳，翟利娜，等.野生白及资源遗传多样性的SRAP分析[J].中草药，2019，50(8)：1966-1971.

（中国医学科学院药用植物研究所　姚霞　　北京中医药大学　魏胜利　吴浩忠　阿依达娜·沃坦）

32. 白花菜子

Baihuacaizi

SEMEN CLEOMIS

【别名】臭花菜籽、臭豆角、羊角菜子。

【来源】为白花菜科植物白花菜Cleome gynandra L.的种子。

【本草考证】本品始载于《食物本草》，释名羊角菜。《本草纲目》载："白花菜三月种之，柔茎延蔓，一枝五叶，叶大如拇指，秋间开小白花，长蕊，结小角，长二三寸。其子黑色而细，状如初眠蚕沙，不光泽。菜气膻臭，惟宜盐菹食之。"本草记载与现今所用白花菜基本一致。

【原植物】一年生草本，高1m，常被腺毛，有时茎上变无毛。无刺。叶为3~7小叶的掌状复叶，小叶倒卵状椭圆形、倒披针形或菱形，顶端渐尖、急尖、钝形或圆形，基部楔形至渐狭延成小叶柄，两面近无毛，边缘有细锯齿或有腺纤毛，中央小叶最大，侧生小叶依次变小；叶柄长2~7cm；小叶柄长2~4mm，在汇合处彼此连生成蹼状；无托叶。总状花序；苞片由3枚小叶组成，有短柄或几无柄；苞片中央小叶长达1.5cm，侧生小叶有时近消失；花梗长约1.5cm；萼片分离，披针形、椭圆形或卵形，被腺毛；花瓣白色，少有淡黄色或淡紫色，在花蕾时期不覆盖雄蕊和雌蕊，有爪，瓣片近圆形或阔倒卵形；花盘稍肉质，微扩展，圆锥状，果时不明显。果实圆柱形。种子近扁球形，黑褐色。花期与果期约在7~10月。（图32-1）

生于低海拔地区的田野、荒地。在我国自海南到北京，从云南到台湾均有分布。

【主产地】主产于河北安国，山东及京津地区也有栽培。

【栽培要点】

1. 生物学特性　喜温暖湿润气候，喜肥水，幼苗期缺水影响生长发育。一般土壤都能栽种，以疏松、肥沃或微碱性、微酸性土壤生长较好。种子不耐贮藏，隔年种子发芽率显著降低。

2. 栽培技术　种子繁殖。4月上旬至6月上旬播种，施足底肥，翻耕耙平，按行距30~60cm，顺畦开3~4cm浅沟，将与沙混合的种子均匀撒于沟内，覆土，镇压，播后浇水。播后2星期出苗。

【采收与加工】7~9月当角果黄白色略干，种子呈黑褐色时，分批采收，以防脱落。也可待角果全部成熟后，割取全株，晒干脱粒。

【药材鉴别】

（一）性状特征

种子扁圆形，直径1~1.5mm，厚约1mm，边缘有一深沟。表面棕色或棕黑色，粗糙不平。于放大镜下观察，表面有突起的细密网纹，网孔方形或多角形，排列较规则或呈同心环状。纵切面可见"U"字形弯曲的胚，胚根深棕色，子叶与胚根等长，淡棕色，胚乳包于胚外，淡黄色，油质。气微，味苦。（图32-2）

（二）显微鉴别

粉末特征　粉末棕褐色。种皮外表皮细胞类方形或类长方形，长81~150μm，直径53~69μm，外壁略增厚，内含黄色或棕色物。厚壁细胞淡黄色，常呈栅状排列，类方形、多角形、长梭形或长条形，长38~103μm，直径10~26μm，壁厚7~12μm，非木化，有的孔沟明显。种皮内表皮石细胞梭形或长梭形，长87~163μm，宽16~48μm，壁厚4~8μm，纹孔及孔沟明显，胚乳细胞类多角形，黄色。（图32-3）

【质量评价】以颗粒饱满、色黑者为佳。

【化学成分】主要成分为挥发油类、脂肪酸类、芥

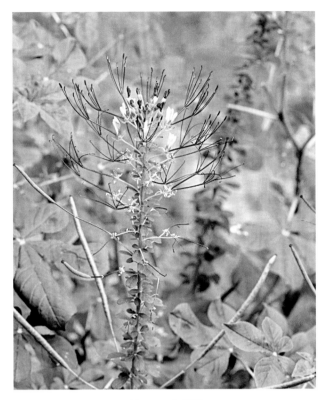

图32-1　白花菜

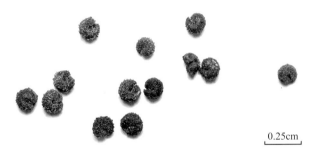

0.25cm

图32-2　白花菜子药材图

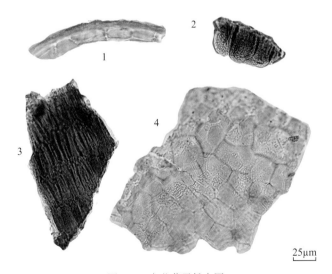

25μm

图32-3　白花菜子粉末图

1.种皮外表皮细胞　2.厚壁细胞　3.种皮内表皮石细胞　4.胚乳细胞

子苷类、葡萄糖异硫氰酸盐类等[1-2]。

1. 挥发油类　香芹酚（carvacrol）、反式-植醇（trans-phytol）、芳樟醇（linalool）等。

2. 脂肪酸类　亚麻酸（linolenic acid）、棕榈酸（palmitic acid）、油酸（oleic acid）、硬脂酸（stearic acid）、花生酸（arachidic acid）等。

3. 芥子苷类　葡萄糖芸薹素（glucobrassicin）、新葡萄糖芸薹素（neoglucobrassicin）等。

4. 葡萄糖异硫氰酸盐类　白花菜苷（glucocapparine）等。

【性味归经】苦、辛，温；小毒。归心、脾经。

【功能主治】祛风除湿，活血止痛。用于风湿关节肿痛，筋骨麻木酸痛，外伤瘀肿疼痛，骨结核，痔漏[1]。

【药理作用】

1. 抗炎镇痛作用　白花菜子挥发油具有一定的抗炎镇痛作用[3]。

2. 抗氧化作用　白花菜子挥发油、总多酚均具有抗氧化活性，其中总多酚抗氧化活性较强[1,4]。

3. 抑菌作用　白花菜子挥发油具有一定的抑菌作用[1]。

主要参考文献

[1] 耿红梅，张彦，苗庆峰，等，白花菜子挥发油化学成分、抗氧化活性和抑菌活性的研究[J]. 现代食品科技，2014，30(11)：194-199，234.

[2] Lwande W, Ndakala A J, Nyandat E, et al. *Gynandropsis gynandra* essential oil and its constituents as tick (Rhipicephalus appendiculatus) repellents[J]. Phytochemistry, 1999, 50(3): 401.

[3] 耿红梅，苗庆峰，吕海燕，等. 白花菜子挥发油抗炎镇痛作用的实验研究[J]. 时珍国医国药，2012，23(1)：58-59.

[4] 李国金，耿红梅，藏威. 白花菜子总多酚的提取及抗氧化活性考察[J]. 中国实验方剂学杂志，2014，20(21)：28-30.

（北京中医药大学　刘春生　杨瑶珺　陈秀芬）

33. 地肤子

Difuzi

KOCHIAE FRUCTUS

【别名】扫帚子、地葵。

【来源】为藜科植物地肤 *Kochia scoparia*（L.）Schrad.的干燥成熟果实。

【本草考证】本品始载于《神农本草经》，列为上品。《本草经集注》载："今田野亦多，皆取茎苗为扫帚。子细微，入补丸散用。"《图经本草》载："地肤子，生荆州平泽及田野，今蜀川、关中近地皆有之。出生薄地五、六寸，根如蒿，茎赤也青，大似荆芥。三月开黄白花，八月、九月采实，阴干用。"《本草纲目》载："地肤、地麦，因其子形似也。地葵，因其苗味似也。鸭舌，因其形似也。益明，因其子功能明目也。子落则老，茎可为帚，故有帚、䓣诸名。"本草记载与现今所用地肤子基本一致。

【原植物】一年生草本，高50～100cm。根略呈纺锤形。茎直立，圆柱状，淡绿色或带紫红色，有多数条棱，稍有短柔毛或下部几无毛；分枝稀疏，斜上。叶为平面叶，披针形或条状披针形，无毛或稍有毛，先端短渐尖，基部渐狭入短柄。叶较小，无柄。花两性或雌性，花下有时有锈色长柔毛，花药淡黄色。胞果扁球形，果皮膜质，与种子离生。种子卵形，黑褐色。花期6～9月，果期7～10月。（图33-1）

生于田边、路旁、荒地等处。全国各地均有分布。

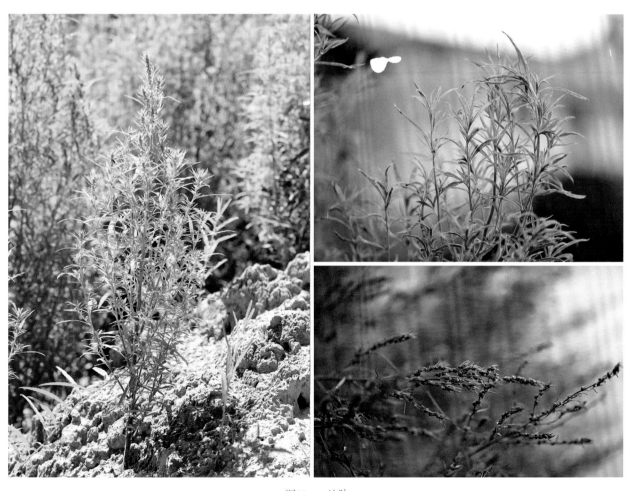

图33-1　地肤

【**主产地**】主产于江苏、山东、河南、河北等地。

【**栽培要点**】

1. **生物学特性**　喜温暖湿润气候，耐旱，喜向阳。以选富含腐殖质、排水良好的土壤栽培为宜。

2. **栽培技术**　种子繁殖：春季播种，直播或育苗移栽。以后经常松土、除草，植株生长期间，天旱需浇水。肥料以施粪肥为主，每年可施粪肥2～3次。

3. **病虫害**　虫害：蚜虫、青虫、地老虎等。病害：土壤过湿易发生根腐病。

【**采收与加工**】秋季果实成熟时采收植株，晒干，打下果实，除去杂质。

【**商品规格**】按药材直径不同，地肤子商品分为选货、统货两种规格。

地肤子选货直径≥0.2cm，统货直径0.1～0.2cm。

【**药材鉴别**】

（一）性状特征

果实扁球状五角星形，直径1～3mm。外被宿存花被，表面灰绿色或浅棕色，周围具膜质小翅5枚，背面中心有微突起的点状果梗痕及放射状脉纹5～10条；剥离花被，可见膜质果皮，半透明。种子扁卵形，长1mm，黑色。气微，味微苦。（图33-2）

（二）显微鉴别

1. **果实纵切面**　花被表皮由1列细胞组成，薄壁组织散有外韧型维管束，偶见石细胞。果皮细胞1列，含众多草酸钙小方晶。种皮细胞1列。子叶2枚（图33-3、图33-4）。

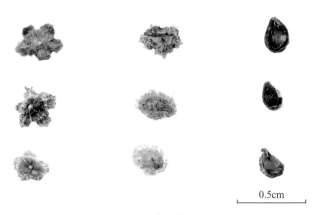

图33-2　地肤子药材图

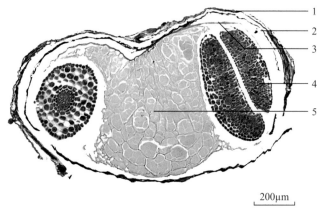

图33-3　果实纵切面图

1. 花被　2. 果皮　3. 种皮　4. 子叶　5. 胚乳

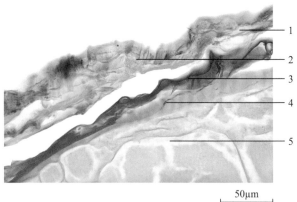

图33-4　花被局部放大图

1. 花被　2. 草酸钙簇晶　3. 果皮　4. 种皮　5. 胚乳

2. **粉末特征**　粉末棕褐色。花被表皮细胞多角形，气孔不定式，薄壁细胞中含草酸钙簇晶。果皮细胞呈类长方形或多边形，壁薄，波状弯曲，含众多草酸钙小方晶。种皮细胞棕褐色，呈多角形或类方形，多皱缩。石细胞少见，淡黄色，壁稍厚，纹孔稀少，呈短纤维状；非腺毛由2～3个细胞组成；花粉粒黄绿色，球形。（图33-5）

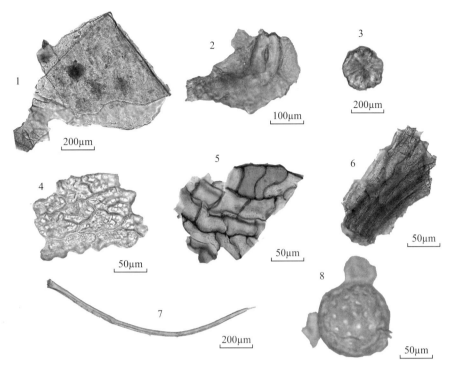

图33-5　地肤子粉末图

1. 花被表皮细胞　2. 气孔　3. 草酸钙簇晶　4. 果皮细胞　5. 种皮细胞　6. 石细胞　7. 非腺毛　8. 花粉粒

（三）理化鉴别

薄层色谱　取本品粉末1g，加甲醇10ml，超声处理30分钟，滤过，滤液作为供试品溶液。另取地肤子皂苷Ⅰc对照品，加甲醇制成每1ml含0.5mg的溶液，作为对照品溶液。吸取上述两种溶液各5μl，分别点于同一硅胶G薄层板上，以三氯甲烷–甲醇–水（14∶9∶2）为展开剂，展开，取出，晾干，喷以10%硫酸乙醇溶液，热风吹至斑点显色清晰。供试品色谱中，在与对照品色谱相应的位置上，显相同的紫红色斑点。（图33-6）

【质量评价】以籽粒饱满，色灰绿者为佳。采用高效液相色谱法测定，本品按干燥品计算，含地肤子皂苷Ⅰc（$C_{41}H_{64}O_{13}$）不得少于1.8%。

【化学成分】地肤子果实主要成分为三萜及三萜皂苷类、黄酮类、有机酸类等。其中，三萜皂苷类为地肤子主要活性化合物[1-2]。

1. 三萜及三萜皂苷类　齐墩果酸、齐墩果酸3-O-β-D-吡喃葡萄糖醛酸苷、3-O-［β-D-吡喃木糖-（1→3）-β-D-吡喃葡萄糖醛酸］-齐墩果酸（地肤子皂苷Ⅰc）、3-O-{［β-D-吡喃葡萄糖-（1→2）］-β-D-吡喃木糖-（1→3）-β-D-吡喃葡萄糖醛酸}-齐墩果酸、齐墩果酸3-O-β-D-吡喃核糖-（1→2）-β-D-吡喃葡萄糖醛酸苷等。

2. 黄酮类　5,7,4'-三羟基-6,3'-二甲氧基黄酮、5,7,4'-三羟基-6-甲氧基黄酮、异鼠李素、槲皮素、异鼠李素3-O-β-D-吡喃葡萄糖苷等。

3. 有机酸类　9,12-十八碳二烯酸、9-十八碳烯酸、9,12,15-十八碳三烯酸、十八碳酸等。

4. 其他类　胡萝卜苷、正三十烷醇、饱和脂肪酸混合物等。

【性味归经】辛、苦，寒。归肾、膀胱经。

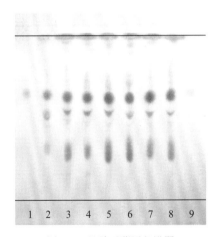

图33-6　地肤子薄层色谱图

1.地肤子皂苷Ⅰc　2~7.地肤子（采自宁陕县）
8.地肤子（购自陕西中医药大学校医院）
9.地肤子皂苷Ⅰc

【功能主治】清热利湿，祛风止痒。用于小便涩痛，阴痒带下，风疹，湿疹，皮肤瘙痒。

【药理作用】

1. 止痒作用　地肤子醇提物对瘙痒模型均有显著止痒作用[3]。

2. 降血糖作用　地肤子总苷可降低四氧嘧啶所致高血糖小鼠的血糖水平，对灌胃葡萄糖引起的小鼠血糖升高有明显抑制作用[4-6]。

3. 抑菌作用　地肤子水提物对病菌具有良好的抑制作用。地肤子油对金黄色葡萄球菌、表皮葡萄球菌、链球菌、痢疾杆菌、大肠埃希菌、白色念珠菌、石膏样毛癣菌、红色毛癣菌、羊毛小孢子菌等均有一定的抑菌作用。地肤子乙醚提取物对导致真菌性角膜炎的常见菌株串珠镰孢菌、茄病镰孢菌、黄曲霉菌具有抗菌作用[7]。

4. 抗变态反应作用　地肤子总苷可抑制速发型变态反应[8]。

5. 其他作用　地肤子黄酮类化合物具有抗氧化活性。此外，有利尿作用和抗阴道滴虫作用[9]。

【分子生药】基于RAPD技术的分子鉴定：ndhF序列可以准确鉴别地肤与同属两种近缘种[10]。

主要参考文献

[1] 邵荣杰，邵世宏. 地肤的各药用部位药用价值研究进展[J]. 中草药，2015，46(23)：3605-3610.

[2] 蒋剑平，沈小青，范海珠. 地肤子化学成分及药理活性研究进展[J]. 中华中医药学刊，2011，29(12)：2704-2706.

[3] 吴春香，申万坤. 地肤子醇提物止痒作用的实验研究[J]. 中医药临床杂志，2009，21(5)：449.

[4] 郭笑冬，张艳，林红伍，等. 地肤叶水提物对四氧嘧啶致糖尿病小鼠降糖作用的观察[J]. 世界中医药，2011，6(3)：258-259.

[5] 彭小梅，龚智峰，张文欣，等. 地肤根降血糖及预防糖尿病肾病作用的实验研究[J]. 广西医科大学学报，2002，19(6)：830-832.

[6] 戴岳，夏玉凤，林巳茏. 地肤子正丁醇部分降糖机制的研究[J]. 中药药理与临床，2003，19(5)：21-24.

[7] 张艳华，汪荣斌，王存琴，等. 中药地肤的研究进展[J]. 现代中药研究与实践，2016，30(1)：84-86.

[8] 由宝昌，刘建萍，张晓晖，等. 地肤子皂苷抗过敏作用的量效及构效关系[J]. 浙江农业科学，2010(3)：669-671.

[9] 林秀仙，李菁，张淑华，等. 地肤子超临界CO_2萃取物抗阴道滴虫药效学研究[J]. 中药材，2005(1)：44-45.

[10] Lee BS, Kim MY, Wang RR, et al. Relationships among 3 *Kochia* species based on PCR-generated molecular sequences and molecular cytogenetics [J]. Genome, 2005, 48(6): 1104-1115.

（陕西中医药大学　白吉庆　王小平　高速）

34. 地骨皮

Digupi

LYCII CORTEX

【别名】红耳坠根、狗奶子根皮、狗地芽皮。

【来源】为茄科植物枸杞*Lycium chinense* Mill.或宁夏枸杞*Lycium barbarum* L.的干燥根皮。

【本草考证】本品始载于《神农本草经》，名地骨，列为上品。《名医别录》载："生常山平泽及丘陵阪岸。冬采根，春、夏采叶，秋采茎、实，阴干。"《图经本草》载："今处处有之。春生苗，叶如石榴叶而软薄，堪食，俗呼为甜菜，其茎干高三五尺，作丛，六月、七月生小红紫花，随便结红实，形微长如枣核。"《本草衍义》载："凡杞，未有无棘者，虽大至有成架，然亦有棘。但此物小则多刺，大则少刺，还如酸枣及棘，其实皆一也。"《本草品汇精要》

载："陕西枸杞长一二丈，其围数寸，无刺。根皮如厚朴，甘美异于诸处；子如樱桃，全少核。"《救荒本草》载："俗呼为甜菜子，根名地骨。其茎干高三五尺，上有小刺。春生苗，叶如石榴叶而软薄；茎叶间开小红紫花。随便结实，形如枣核，熟则红色。"本草记载与现今所用枸杞和宁夏枸杞基本一致。

【原植物】

1. 枸杞　多分枝灌木，高0.5～1m，栽培可达2m左右。叶纸质或栽培者稍厚，单叶互生或2～4枚簇生，卵形、卵状菱形、长椭圆形、卵状披针形，长1.5～5cm，宽0.5～2.5cm，栽培可长达10cm以上，宽达4cm，顶端急尖，基部楔形。花在长枝上单生或双生于叶腋，在短枝上则同叶簇生。花萼通常3中裂或4～5齿裂；花冠漏斗状，淡紫色，5深裂。浆果红色，卵状，栽培者可呈长矩圆状或长椭圆状，顶端尖或钝。种子扁肾形，黄色。花期6～11月。（图34-1）

主要为野生，分布于我国东北、河北、山西、陕西、甘肃南部及西南、华中、华南和华东各省区。

2. 宁夏枸杞　灌木，或栽培因人工整枝而成大灌木，高0.8～2m，栽培者茎粗直径达10～20cm，有不生叶的短棘刺和生叶、花的长棘刺。叶互生或簇生，披针形或长椭圆状披针形，长2～3cm，宽0.4～0.6cm，栽培时长达12cm，宽1.5～2cm，略带肉质，顶端短渐尖或急尖，基部楔形。花在长枝上1～2朵生于叶腋，在短枝上2～6朵簇生。花萼钟状，通常2中裂；花冠漏斗状，紫堇色。浆果红色或橙色，广椭圆状、矩圆状、卵状或近球形，顶端有短尖头或平截，有时稍凹陷，果皮肉质、多汁。种子略呈扁肾形，棕黄色。花、果期5～10月。（图34-2）

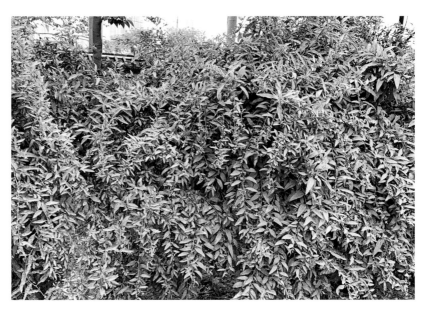

图34-1　枸杞

主要为栽培，河北北部、内蒙古、山西北部、陕西北部、甘肃、宁夏、青海、新疆有野生。主要分布于宁夏、甘肃、青海、新疆、内蒙古、河北等地。

【主产地】 主产于甘肃、宁夏、河北、湖北、山西、河南等地。

【栽培要点】

1. 生物学特性　喜光照，耐旱，耐盐碱，较耐寒，怕水涝，以土层深厚、肥沃的砂壤土、轻壤土、中壤土栽培为宜。

2. 栽培技术　繁育技术包括有性繁殖和无性繁殖，有性繁殖多用于选育种苗，枸杞生产育苗以无性繁殖为主。栽培方法以育苗移栽为主。

3. 病虫害　病害：根腐病、根茎心腐病、黑果病、白粉病、流胶病、霜霉病、灰霉病、叶片斑点落

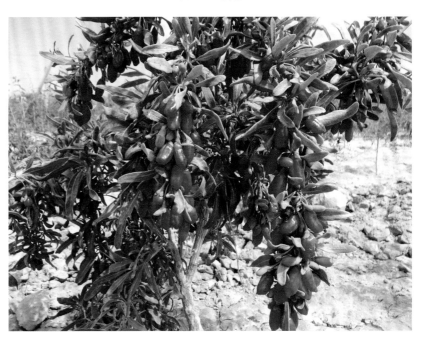

图34-2　宁夏枸杞

叶病等。虫害：蚜虫、木虱、瘿螨、锈螨、蛀果蛾、蛀梢蛾、红瘿蚊、蓟马、负泥虫、实蝇等。

【采收与加工】 春初或秋后采挖根部，洗净，剥取根皮，晒干。

【商品规格】 根据基原不同，地骨皮商品分为甜地骨皮（枸杞根皮）和咸地骨皮（宁夏枸杞根皮）两种规格。

根据长度、未抽芯率，地骨皮各规格分为三等。一等：长度≥8cm，未抽芯率≤3%，0.5cm以下的碎块灰渣重量占比≤3%；二等：长度≥6cm，未抽芯率≤5%，0.5cm以下的碎块灰渣重量占比≤10%；三等：长度≥3cm，未抽芯率≤10%，0.5cm以下的碎块灰渣重量占比≤15%[1]。

【药材鉴别】

（一）性状特征

根皮筒状或槽状，长3～10cm，宽0.5～1.5cm，厚0.1～0.3cm。外表面灰黄色至棕黄色，粗糙，有不规则纵裂纹，易成鳞片状剥落。内表面黄白色至灰黄色，较平坦，有细纵纹。体轻，质脆，易折断，断面不平坦，外层黄棕色，内层灰白色。气微，味微甘而后苦。（图34-3）

（二）显微鉴别

1. 根皮横切面　木栓层为4～10余列细胞，其外有较厚的落皮层。韧皮射线大多宽1列细胞；纤维单个散在或2至数个成束。薄壁细胞含草酸钙砂晶，并含多数淀粉粒。（图34-4）

2. 粉末特征　粉末米黄色。草酸钙砂晶散在，有的薄壁细胞充满砂晶，形成砂晶囊。纤维常与射线细胞连接；纤维梭形或纺锤形，长110～230μm，直径17～48μm，壁厚3～11μm，木化或微木化，具稀疏斜纹孔，有的胞腔含黄棕色物。淀粉粒单粒类圆形或椭圆形；复粒由2～8分粒组成。此外，可见石细胞、木栓细胞及落皮层薄壁细胞。（图34-5）

（三）理化鉴别

薄层色谱　取本品粉末1.5g，加甲醇15ml，超声处理30分钟，滤过，滤液蒸干，残渣加甲醇1ml使溶解，作为供试品溶液。另取地骨皮对照药材1.5g，同法制成对照药材溶液。吸取上述两种溶液各5μl，分别点于同一硅胶G薄层板上，

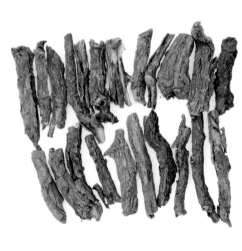

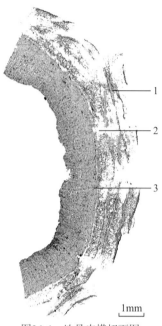

图34-3　地骨皮药材图　　　　图34-4　地骨皮横切面图

1. 落皮层　2. 木栓层　3. 韧皮部

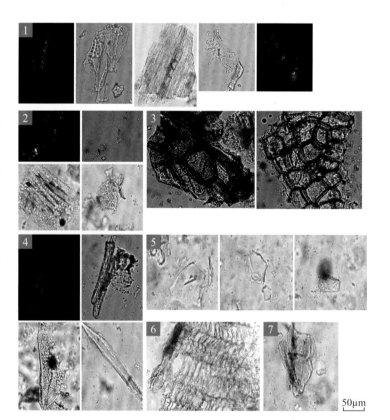

图34-5　地骨皮粉末图

1. 砂晶　2. 淀粉粒　3. 木栓细胞　4. 韧皮纤维
5. 表皮碎片细胞　6. 落皮层及木栓层　7. 薄壁细胞

以甲苯–丙酮–甲酸（10∶1∶0.1）为展开剂，展开，取出，晾干，置紫外光灯（365nm）下检视；喷以0.8%磷钼酸溶液，在105℃加热至斑点显色清晰，置日光下检视。供试品色谱中，在与对照药材色谱相应的位置上，显相同颜色的斑点。（图34-6）

【质量评价】以筒粗、肉厚、整齐、无木心及碎片者为佳。

【化学成分】主要成分为生物碱类（alkoloids）、黄酮类（flavonoids）、蒽醌类（anthraquinones）、有机酸类（orgainic acids）等。

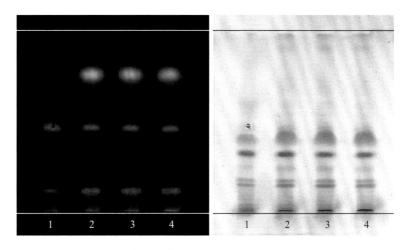

图34-6　地骨皮薄层色谱图（左：紫外光365nm　右：可见光）

1. 地骨皮对照药材　2～4. 地骨皮药材样品

1. 生物碱类　甜菜碱（betaine）、胆碱（choline）、kukoamines A、kukoamines B、1,2,3,4,7-五羟基-6单杂双环［3.3.0］辛烷、1,4,7,8-四羟基-6单杂双环［3.3.0］辛烷、地骨皮甲素（kukoamine A）、地骨皮乙素（kukoamine B）等咖啡酰酪胺及二氢咖啡酰酪胺[2-3]。

2. 黄酮类　芹菜素（apigenin）、蒙花苷（linarin）、金合欢素（acacetin）、木樨草素（luteolin）、山柰酚（kaempferol）、槲皮素（quercetin）等[2-3]。

3. 蒽醌类　大黄素甲醚（rheochrysidin）、大黄素（emodin）、2-甲基1，3，6-三羟基-9，10-蒽醌等[2-3]。

4. 有机酸类　肉桂酸（cinnamic acid）、对香豆酸（p-coumaric）、香草酸（vanillic acid）等[2-3]。

5. 其他　环肽（cyclic peptides）、萜类（terpenoids）、色氨酸吲哚苷（tryptophan indole glycoside）等[3]。

【性味归经】甘，寒。归肺、肝、肾经。

【功能主治】凉血除蒸，清肺降火。用于阴虚潮热，骨蒸盗汗，肺热咳嗽，咯血，衄血，内热消渴。

【药理作用】

1. 降血糖作用　地骨皮乙醇提取液可促进高糖环境下大鼠胰岛素瘤细胞的增殖，抑制其凋亡[4]。同时，地骨皮乙醇提取液能够增强糖尿病大鼠超氧化物歧化酶活性，增加一氧化氮水平，减少丙二醛含量，对糖尿病模型大鼠有一定保护作用[5]。

2. 降血脂作用　地骨皮中分离的糖苷类及木脂素酰胺类成分能够降低总胆固醇含量，发挥调节高血脂作用[6-7]。

3. 抗骨质疏松作用　地骨皮水提取液通过抑制破骨细胞相关标记物抑制NF-κB配体细胞诱导的破骨细胞分化，并通过减少骨密度和骨小梁面积抑制切除卵巢大鼠骨质疏松[8]。

4. 其他作用　地骨皮乙酸乙酯提取部位具有抗氧化、抗分泌、抗凋亡作用[9]。

【用药警戒或禁忌】脾胃虚寒者慎服。

【分子生药】

1. 遗传标记　ITS2序列能够作为地骨皮药材及其混伪品鉴定的DNA条形码，其中宁夏枸杞序列长度为230bp，枸杞序列长度为229bp[10]。限制性片段相关DNA序列（RAD-seq）研究表明枸杞属不同种间亲缘关系存在差异，栽培品与宁夏枸杞具有共同祖先[11]。基于引物结合位点扩增（iPBS）分子标记技术的枸杞遗传多样性分析显示栽培品种与野生种质遗传差异大，栽培品种间遗传差异小，并可能存在野生种质与栽培品种之间发生基因交流现象[12]。SSR标记构建枸杞分子身份证表明引物组合使用可以区分16个枸杞品种，表明SSR标记技术可以作为枸杞品种鉴定和分子身份证构建的有效技术手段[13]。此外，研究表明SSR标记技术可用于枸杞等位基因挖掘、基因克隆、种质保存等[14]。

2. 功能基因　枸杞转录组分析研究表明与苯丙素类合成相关的基因为LcPAL、LcC4H、Lc4CL、LcCHS、LcCHI、LcF3H、LcFLS、LcF3'H、Lc3GT、LcC3H和LcCOMT[15]。枸杞RNA测序分析表明，与胡萝卜素类合成相关的基因为

LcGGPS2、LcPSY、LcPDS、LcZDS、LcCRTISO，LcLYC-E、LcLYC-B、LcCHYB、LcVDE和LcNCED[16]。 枸杞果实和茎尖microRNA及靶基因鉴定研究表明，鉴定出的62个差异表达的miRNA中15个为茎特异性，12个为果实特异性，且果实中28个差异表达的miRNA上调。GO富集分析及KEGG数据库分析显示，注释了30个过表达GO类别，其中975个基因参与了分子功能、细胞成分和生物过程。此外，5种miRNA与果实成熟、番茄红素合成及信号通路有关[17]。

主要参考文献

[1] T/CACM 1021. 174—2018，中药材商品规格等级 地骨皮[S]. 2018-12-3.

[2] 张秀云，周凤琴. 地骨皮药效成分及临床应用研究进展[J]. 山东中医药大学学报，2012，36(3)：243-244.

[3] Potterat O. Goji (*Lycium barbarum* and *L. chinense*): phytochemistry, pharmacology and safety in the perspective of traditional uses and recent popularity [J]. Planta Medica, 2009, 76(1): 7-19.

[4] 王东，叶真，黄琦. 地骨皮醇提液对胰岛β细胞增殖和凋亡的影响[J]. 浙江中医药大学学报，2015，39(6)：478-481.

[5] 彭红兵. 地骨皮醇提物对糖尿病模型大鼠的保护作用[J]. 中国药房，2014，25(27)：2513-2515.

[6] Chen H, Li YJ, Sun YJ, et al. Lignanamides with potent antihyperlipidemic activities from the root bark of *Lycium chinense* [J]. Fitoterapia, 2017, 122: 119-125.

[7] Chen H, Li YJ, Sun YJ, et al. Antihyperlipidemic glycosides from the root bark of *Lycium chinense* [J]. Natural Product Research, 2019, 33(18): 2655-2661.

[8] Kim JH, Kim EY, Lee B, et al. The effects of Lycii Radicis Cortex on RANKL-induced osteoclast differentiation and activation in RAW 264. 7 cells [J]. International Journal of Molecular Medicine, 2016, 37: 649-658.

[9] Chen H, Olatunji OJ, Zhou Y. Anti-oxidative, anti-secretory and anti-inflammatory activities of the extract from the root bark of *Lycium chinense* (Cortex Lycii) against gastric ulcer in mice[J]. Journal of Natural Medicines, 2016, 70(3): 610-619.

[10] 辛天怡，赵莎，宋经元. 基于ITS2序列鉴定市售地骨皮药材及其混伪品[J]. 中国药学杂志，2015，50(15)：1286-1291.

[11] Zhang D, Tao X, Dang S, et al. Investigation of Chinese Wolfberry (*Lycium* spp.) germplasm by restriction site-associated DNA sequencing (RAD-seq) [J]. Biochemical Genetics, 2018, 56(6): 575-585.

[12] 尹跃，安巍，赵建华，等.枸杞种质资源遗传多样性的iPBS分析[J]. 福建农林大学学报（自然科学版），2017,46(6)：612-617.

[13] 尹跃，赵建华，安巍，等. 利用SSR标记构建枸杞品种分子身份证[J]. 生物技术通报，2018，34(9)：195-201.

[14] Zhao W, Chung J, Cho Y, et al. Molecular genetic diversity and population structure in *Lycium* accessions using SSR markers [J]. Comptes Rendus Biologies, 2010, 333: 793-800.

[15] Zhao S, Tuan P A, Li X, et al. Identification of phenylpropanoid biosynthetic genes and phenylpropanoid accumulation by transcriptome analysis of *Lycium chinense* [J]. BMC Genomics, 2013, 14(1): 802.

[16] Wang G, Du X, Ji J, et al. De novo characterization of the *Lycium chinense* Mill. leaf transcriptome and analysis of candidate genes involved in carotenoid biosynthesis[J]. Gene, 2015, 555(2): 458-463.

[17] Khaldun A B M, Huang W, Liao S, et al. Identification of MicroRNAs and target genes in the fruit and shoot tip of *Lycium chinense*: a traditional Chinese medicinal plant [J]. PLOS ONE, 2015, 10(1): e0116334.

（南京中医药大学　郭盛　钱大玮　段金廒）

35. 亚麻子

Yamazi

LINI SEMEN

【别名】亚麻仁、胡麻子、红胡麻子。

【来源】为亚麻科植物亚麻 *Linum usitatissimum* L.的干燥成熟种子。

【本草考证】本品始载于《图经本草》："亚麻子，出兖州、威胜军。苗、叶俱青，花白色，八月上旬采食用。"《本草纲目》载："今陕西人亦种之，即壁虱胡麻也。其实亦可榨油点灯。气恶不堪食。其茎穗颇似芫蔚，子不同。"《植物名实图考长编》名山西胡麻。《滇南本草》载："山西、云南种之。丛生细茎，叶如初生独帚，不甚圆，有直纹，黑紫花一簇。结实如豆蔻，子似脂麻，滇人研末入面中食之。"本草记载与现今所用亚麻基本一致。

【原植物】一年生草本。高30～120cm，茎直立，多在上部分枝，有时自茎基部亦有分枝，但密植则不分枝，基部木质化，无毛，韧皮部纤维强韧弹性，构造如棉。叶互生；叶片线形、线状披针形或披针形，先端锐尖，基部渐狭，无柄，内卷，有出脉。花单生于枝顶或枝的上部叶腋，组成疏散的聚伞花序；花梗直立；萼片5片，卵形或卵状披针形，先端凸尖或长尖，有脉；中央一脉明显凸起，边缘膜质，无腺点，全缘，有时上部有锯齿，宿存；花瓣5，倒卵形，蓝色或紫蓝色，稀白色或红色，先端啮蚀状；雄蕊5枚，花丝基部合生；退化雄蕊5枚，钻状；子房5室，花柱5枚，分离，柱头比花柱微粗，细线状或棒状，长于或几等于雄蕊。蒴果球形，干后棕黄色，顶端微尖，室间开裂成5瓣；种子10粒，长圆形，扁平，棕褐色。花期6～8月，果期7～10月。（图35-1）

主要为栽培，全国各地皆有栽培，但以北方和西南地区较为普遍，有时逸为野生。

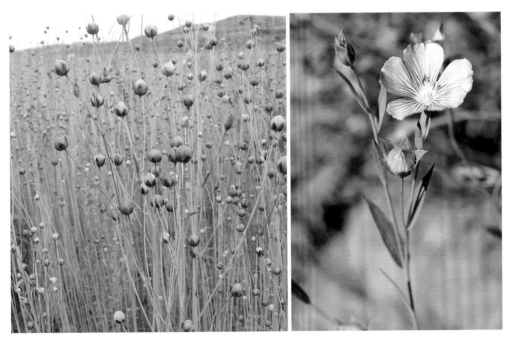

图35-1　亚麻（右：马晓辉　摄）

【主产地】主产于内蒙古、黑龙江、山西、甘肃、宁夏、河北、新疆等地。

【栽培要点】

1.生物学特性　喜凉爽湿润气候。耐寒，怕高温。前作以玉米、小麦或大豆为好。以土层深厚、疏松肥沃、排水良好的微酸性或中性土壤栽培为宜，含盐量在0.2%以下的碱性土壤皆能栽培。

2. 栽培技术　播前对种子进行清选和处理。油用亚麻播期要早于纤维型亚麻，适宜期到时即开播，春季当地气温在7～8℃时即可播种，播后7～8日出苗。及时灌溉并防涝。

3. 病虫害　病害：锈病、炭疽病、立枯病、叶斑病等。虫害：草地螟、亚麻野蛾、黏虫、白边地老虎、甘蓝夜蛾、金龟子等。

【采收与加工】8～10月间果实成熟时割取全草，捆成小把，晒干，打取种子，除净杂质，晒干。

【药材鉴别】

（一）性状特征

种子扁平卵圆形，一端钝圆，另端尖而略偏斜。表面红棕色或灰褐色，平滑有光泽，种脐位于尖端的凹入处；种脊浅棕色，位于一侧边缘。种皮薄，胚乳棕色，薄膜状；子叶2，黄白色，富油性。气微，嚼之有豆腥味。（图35-2）

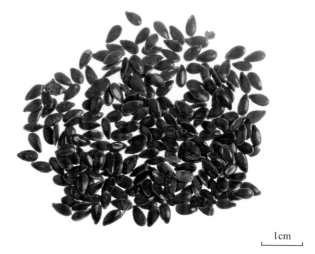

1cm

图35-2　亚麻子药材图

（二）显微鉴别

1. 种子横切面　表皮细胞较大，类长方形，壁含黏液质，遇水膨胀显层纹，外面有角质层。下皮为1～5列薄壁细胞，壁稍厚。纤维层为1列排列紧密的纤维细胞，略径向延长，壁厚，木化，胞腔较窄，层纹隐约可见。颓废层细胞不明显。色素层为一层扁平薄壁细胞，内含棕红色物质。胚乳及子叶细胞多角形，内含脂肪油及糊粉粒，含拟晶体及拟球体1～2个。

2. 粉末特征　粉末黄棕色。种皮表皮细胞无色或微黄色，细胞表面观呈多角形或类多角形。子叶细胞内含脂肪油滴。内种皮厚壁细胞黄棕色至棕红色，类方形、长方形或类多角形。胚乳细胞表面观类长方形，内含糊粉粒及油滴。（图35-3）

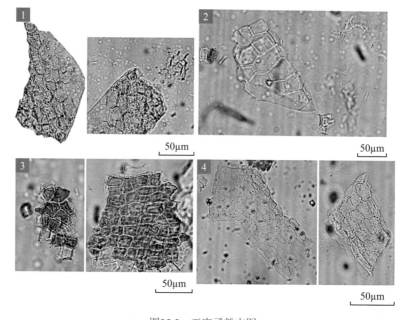

图35-3　亚麻子粉末图

1. 表皮细胞　2. 子叶细胞　3. 内种皮厚壁细胞　4. 胚乳细胞

（三）理化鉴别

薄层色谱　取样品粉末2g，加乙醚20ml，浸泡1小时，振摇提取30分钟，滤过，滤液挥干（或低温蒸干），残渣加乙酸乙酯1ml使溶解，作为供试品溶液。另取亚麻子对照药材，同法制成对照药材溶液。照薄层色谱法试验，分别吸取上述供试品溶液和对照药材溶液各5μl，分别点于同一硅胶G薄层板上，以石油醚（30～60℃）–乙醚（5：2）作为展开剂，以5%香草醛硫酸溶液作为显色剂，展开，取出，晾干，置105℃加热至斑点显色清晰，在日光下检视。供试品色谱中，在与对照药材色谱相应的位置上，显相同颜色的斑点。（图35-4）

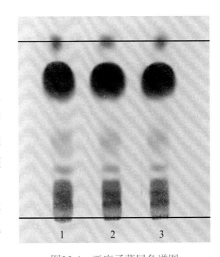

图35-4　亚麻子薄层色谱图

1. 样品（采自新疆新源县）　2. 样品（采自新疆乌鲁木齐县）3. 亚麻子对照药材

【质量评价】以饱满、光亮、色红棕者为佳。采用气相色谱法测定，本品按干燥品计算，含亚油酸（$C_{18}H_{32}O_2$）和α-亚麻酸（$C_{18}H_{32}O_2$）的总量不得少于13.0%。

【化学成分】主要成分为木脂素类、黄酮类、苯丙素葡糖苷类、脂肪酸类、生氰葡糖苷类、环肽类等。

1. 木脂素类　裂环异落叶松脂素（seeoisolariciresinol）、马台树脂醇（matairesinol）、松脂酚（pinoresinol）、异落叶松脂素（isolariciresinol）、去甲氧基裂环异落叶松脂素（demethoxysecoilariciresinol）、落叶松脂素（lariciresinol）、裂环异落叶松脂素双糖苷（secoisolariciresinol diglucoside）和松脂酚双葡萄糖苷［（–）-pinoresinol diglucoside］。

2. 黄酮类　草棉黄素（herbacetin）、3,7-二甲氧基草棉黄素（3,7-herbacetin）、黄棉黄素-3,8-O-双葡萄糖苷（herbacetin-3,8-O-diglucopynanoside）、山柰酚-3,7-O-双葡萄糖苷（kaempferol-3,7-O-diglucopyranoside）等。

3. 生氰葡糖苷类　亚麻氰苷（linustatin）、新亚麻氰苷（neolinustatin）等。

4. 苯丙素葡糖苷类　3-O-葡糖基-5-甲氧基反式桂皮酸甲酯（linusitamarin，$C_{17}H_{22}O_9$）、对-O-葡糖基反式桂皮酸甲脂（linocinnamarin）等。

5. 脂肪酸类　软脂酸（palmitic acid）、硬脂酸（tearic acid）、亚油酸（linoleic acid）、α-亚麻酸（α-linolenic acid）、二十二烷酸（behenic acid）。

6. 其他　β-谷甾醇（β-sitosterol）、烟碱（nicotine）、蔗糖（sucrose）、胡萝卜苷（daucosterol）、色氨酸（tryptophan）、完全去酯化的果胶酸钠盐、镉络合物、N-谷酰胺脯氨酸（1inatine）、芥子酸（sinapic acid）、对羟基苯甲酸、对香豆酸、阿魏酸（ferulic acid）、阿魏酸酯（oryzanol）、β-羟基-β-甲基戊二酸，还含有K、Na、Fe、Mn、Ca、Zn、Mg和Cu等矿物质；亚麻子中的维生素E以4种光学异构体α、β、γ、δ形式存在[1]。

【性味归经】甘，平。归肺、肝、大肠经。

【功能主治】润燥通便，养血祛风。用于肠燥便秘，皮肤干燥，瘙痒，脱发。

【药理作用】

1. 抗肿瘤作用

（1）乳腺肿瘤　亚麻子提取物能抑制裸鼠乳腺癌的生长和转移，其作用机制可能是降低细胞外的血管内皮细胞生长因子水平[2]。

（2）结肠癌　SDG有抗结肠癌的作用，随着β-葡糖苷酸酶活性的增强，抗肿瘤活性亦增强。提示SDG的苷元或其代谢产物可能是活性物质[3]。

（3）黑色素瘤　亚麻子可抑制肿瘤向肺部转移，随着SDG含量的增高，黑色素瘤向肺部转移的几率减少，对于已经转移并已形成的肺部肿瘤则有抑制作用[4]。

（4）骨髓瘤　α-亚麻酸（ALA）和甘碳五烯酸（EPA）能抑制肿瘤细胞的抗氧化酶类，通过自由基反应使大鼠骨髓瘤细胞DNA损伤，从而引起肿瘤细胞死亡[5]。

2. 免疫抑制作用　亚麻子中的环肽类化合物有较强的免疫抑制作用[6]。

【用药警戒或禁忌】大便滑泻者禁用。

【分子生药】

1. 遗传标记　基于DNA条形码序列的分子标记：应用ITS序列，亚麻共28条序列，长度为216bp，暂未发现变异位点[7]。

2. 功能基因　现已表明亚麻子中与脂肪酸含量相关的功能基因中，17个R2R3mYB与木脂素生物合成相关；LusHSF基因与高温应激相关；LuTFL1等位基因与高纬度相关；NPQTL基因与抗Pasmo病相关；DEU和EST-SSR基因与耐盐相关，为亚麻子相关功能研究提供了理论依据。

【附注】亚麻吸收土壤肥力的能力强，对生态有一定影响，不宜规模化种植，必须轮作。

主要参考文献

[1] 张才煜，张本刚，杨秀伟. 亚麻子化学成分及其药理作用研究进展[J]. 中国新药杂志，2005，14(5)：525-530.

[2] Dabrosin C, Chen J, Wang L. Flaxseed inhibits m etastasis and decreases extracellular vascular endothelial growth factor in human breast cancer xenografts[J]. Cancer Lett, 2002, 185(1): 31-37.

[3] Jenab M, Rickard SE, Orcheson LJ. Flaxseed and lignans increase cecal betaglucuronidase activity in rats[J]. Nutr Cancer, 1999, 33(2): 154-158.

[4] Li D, Yee JA, Thompson LU. Dietary supplementation with secoisolariciresinol diglycoside (SDG) reduces experimental metastasis of melanoma cells in mice[J]. Cancer Lett, 1999, 142(1): 91-96.

[5] Sravana KG, D as UN. Free radica1-dependent suppression of growth of mouse myeloma cells by α-1inolenic and eicosapentaenoic acids in vitro[J]. Cancer Lett, 1995, 92(1): 27-38.

[6] Matsumoto T, Shishido A, Morita H. C yclolinopeptides F-I, cyclic peptides from linseed[J]. Phytochemistry, 2001, 57(2): 251- 260.

[7] 陈士林，姚辉，宋经元，等. 中国药典中药材DNA条形码标准序列[M]. 北京：科学出版社，2015.

（新疆维吾尔自治区中药民族药研究所　邱远金　李晓瑾　王果平

新疆维吾尔自治区药检所　沙拉麦提·艾力　白宇　佟瑞敏）

36. 西瓜皮

Xiguapi

EXOCARPIUM CITRULLI

【别名】西瓜青、西瓜翠衣、西瓜翠。

【来源】为葫芦科植物西瓜 *Citrullus lanatus*（Thunb.）Matsum. et Nakai 的干燥果皮。

【本草考证】本品始载于《日月本草》："契丹破回纥，始得此种。"《本草纲目》引《日月本草》载："契丹破回纥，始得此种，以牛粪覆而种之。结实如斗大，而圆如匏，色如青玉，子如金色，或黑麻色。北地多有之。"陶弘景注瓜蒂言："永嘉有寒瓜其大，可藏至春者，即此也。盖五代之先，瓜种已入浙东，但无西瓜之名，未遍中国尔。"陶弘景提到的寒瓜是否西瓜，另当别论，但《饮膳正要》记载的西瓜，即是葫芦科西瓜。金陵本《本草纲目》所绘，

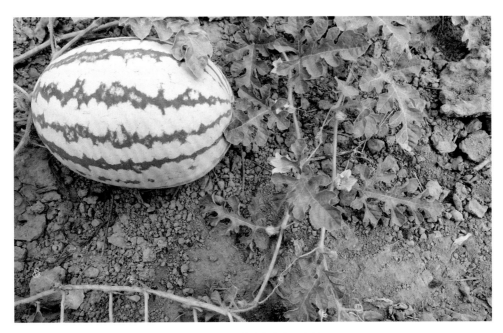

图36-1　西瓜（张春红　摄）

构图与甜瓜瓜蒂相同，藤蔓上结瓜二枚，较甜瓜稍圆；江西本据金陵本翻绘；钱本另绘，瓜蔓上大瓜一枚，瓜形扁圆；张本据钱本翻绘。《本草备要》西瓜参考钱本绘制，但瓜形失真。本草记载与现今所用西瓜基本一致。

【原植物】一年生草本，雌雄同株。茎匍匐。卷须较粗壮，2歧。叶白绿色，三角状卵形，3深裂。花单生叶腋；花冠浅黄色。果大型，球形或长圆形，光滑。种子多数，颜色多变，卵形。花、果期4～10月。（图36-1）

全国各地均有栽培。

【主产地】全国大部分地区均产，自产自销。

【栽培要点】

1. 生物学特性　喜温暖气候。耐热。不耐低温、耐旱、喜光。对土壤适应性较广，宜选河岸冲积土和耕作层深厚的砂质壤土栽培。

2. 栽培技术　用种子繁殖，直播或育苗移栽法。直播法：春播于3～4月，将经浸种、消毒、催芽的种子，开穴播种，播前施基肥，播后用松土覆盖，定苗。育苗移栽法：春播于2～3月，将按上法处理的种子，播种，出苗后去除弱苗。当瓜苗长出3～4片真叶时，即可移栽。

3. 病虫害　病害：枯萎病、白粉病、叶枯病、疫病、猝倒病、蔓枯病、根腐病等。虫害：斜纹夜蛾、棉铃虫、小地老虎、瓜蚜、烟粉虱、瓜斑潜蝇等[1]。

【采收与加工】7～8月采收，用刀削取西瓜皮外面一薄层青色果皮，洗净晒干。

【药材鉴别】

（一）性状特征

外层果皮常卷成管状、纺锤状或不规则形的片块，大小不一，厚0.5～1.0cm。外表面深绿色、黄绿色或淡黄白色，光滑或具深浅不等的皱纹。内表面色稍淡，黄白色至黄棕色，有网状筋脉（维管束），常带有果柄。质脆，易碎，无臭，味淡。（图36-2）

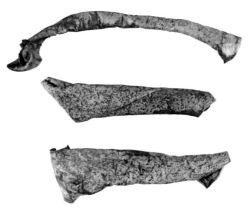

1cm

图36-2　西瓜皮药材图

（二）显微鉴别

粉末特征　粉末淡黄褐色。导管稀少，环纹或螺纹，主为螺纹导管。木化细胞常和石细胞连结，具细小的纹孔，有的数个纹孔聚集成圆形纹孔域。果皮薄壁细胞呈类多角形，大小不一，薄壁，多皱缩，有的细胞界限不清楚[2-3]。（图36-3）

（三）理化鉴别

薄层色谱　取本品2g，加6mol/L盐酸溶液15ml，置沸水浴中加热回流2小时，放冷，滤过，滤液蒸干，用70%乙醇20ml分次洗涤残渣与析出的结晶，搅拌，滤过。合并滤液，蒸干，残渣用水20ml使溶解，加在732

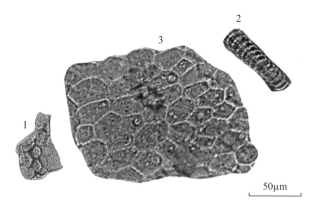

图36-3　西瓜皮粉末图

1.果皮薄壁细胞　2.导管　3.木化薄壁细胞

型强酸性阳离子交换树脂柱（内径为1.5～2cm，柱长为8cm）上，用水200ml洗脱，弃去水液，再用氨溶液（浓氨溶液10～100ml）100ml洗脱，收集洗脱液，蒸干，残渣加70%乙醇1ml使溶解，作为供试品溶液。另取谷氨酸对照品，加70%乙醇制成每1ml各含0.5mg的溶液，作为对照品溶液。照薄层色谱法试验，吸取供试品溶液5μl、对照品溶液1μl分别点于同一硅胶G薄层板上，以正丁醇-冰醋酸-水（3∶1∶1）为展开剂，展开，取出，晾干，喷以5%茚三酮乙醇溶液，在105℃加热至斑点显色清晰。供试品色谱中，在与对照品色谱相应的位置上，显相同颜色的斑点。

【质量评价】以皮薄、外皮青绿色、内面近白色者为佳。

【化学成分】主要成分为氨基酸、常量及微量元素、糖类、蛋白质等。

1.氨基酸　天冬氨酸、苏氨酸、丝氨酸、谷氨酸、甘氨酸、丙氨酸、半胱氨酸、缬氨酸、蛋氨酸、异亮氨酸、赖氨酸、组氨酸、精氨酸、脯氨酸，以谷氨酸和赖氨酸含量较高。

2.常量及微量元素　氮、锂、钠、钙、铁、磷、锌和硼。

3.其他　鞣质、总糖、可滴定酸及蛋白质等。

【性味归经】甘、淡，寒。归心、胃经。

【功能主治】清热解暑，利尿除湿。用于中暑发热、烦闷口渴、小便短少，及急性热病发热、口渴、汗多、烦躁等症。

【药理作用】药理作用的研究主要针对西瓜皮多糖。

1.抗衰老作用　西瓜皮多糖可抑制衰老，具有抗衰老作用[4]。

2.降血糖作用　西瓜皮多糖对高血糖模型小鼠具有一定降血糖作用[4]。

3.抗氧化作用　西瓜皮多糖成分具有抗氧化作用[5]。

【分子生药】

1.遗传标记　基于RAPD和SSR技术进行分子鉴定研究：OPPol/s7obp和OpM16/39obp，前者可用于杂种的纯度分析，后者可用于杂种的纯度分析和真实性检测[6]。

2.功能基因　现已克隆出全新ClIMP cDNA全长序列，为西瓜分子育种提供候选基因和理论基础[7]。

主要参考文献

[1] 许田芬.西瓜病虫害的种类及生物学特性研究[D].苏州：苏州大学，2008.

[2] 张贵君.现代中药材商品通鉴[M].北京：中国中医药出版社，2001：1684.

[3] 徐国钧.中药材粉末显微鉴定[M].北京：人民卫生出版社，1986：436-437.

[4] 郎杰，郑玉光.西瓜皮多糖对衰老小鼠抗衰老及降血糖作用[J].中国老年学杂志，2015，35(08)：2196-2198.

[5] 郎杰.西瓜皮多糖的提取工艺及抗氧化研究[J].安徽农业科学，2012，40(36)：17745-17746.

[6] 郭军.西瓜种质资源的遗传亲缘关系与品种的分析鉴定研究[D].浙江大学，2001.

[7] 徐宝晨.西瓜ClIMP基因的功能鉴定[D].浙江大学，2013.

（内蒙古自治区中医药研究所　李旻辉　　内蒙古医科大学　张磊）

37. 百合

Baihe

LILII BULBUS

【别名】番韭、重迈、中庭、百合蒜、蒜脑薯。

【来源】为百合科植物卷丹*Lilium lancifolium* Thunb.、百合 *Lilium brownii* F. E. Brown var. *viridulum* Baker 或细叶百合*Lilium pumilum* DC. 的干燥肉质鳞叶。

【本草考证】本品始载于《神农本草经》，列为中品。《本草经集注》载："根如胡蒜，数十片相累。"《新修本草》载："此药有二种，一种细叶，花红白色；一种叶大，茎长，根粗，花白，宜入药用。"前者为山丹，后者为百合。《图经本草》记载百合有两个品种："百合……叶近茎微紫，茎端碧白，四、五月开红白花……根如胡蒜重叠，生二、三十瓣……又有一种，花黄有黑斑，细小，叶间有黑子（指珠芽），不堪入药。"前者指百合，后者为卷丹。《本草纲目》明确指出中药百合原植物应该为三种，即卷丹、百合、山丹，并区分各自的特点："叶短而阔，微似竹叶，白花四垂者，百合也。叶长而狭，尖如柳叶，红花，不四垂者，山丹也。茎叶似山丹而高，红花带黄而四垂，上有黑斑点，其子先结在枝叶间者，卷丹也。"综上所述，古代药用的百合来源于百合属多种植物，包含了现今的商品来源。

《图经本草》记载的"卷丹不堪入药"，与今药用情况不符，现江苏、浙江、广东连州市等地栽培供药用和食用的百合即为卷丹，其在江苏宜兴已有数百年的栽培历史。明代农书《花蔬》中有"百合宜兴最多，人取其根馈客"的记述。明《沈氏农书》中有吴兴栽种卷丹的记载，说明明末在太湖流域已有大面积卷丹栽培。

【原植物】

1. 卷丹　鳞茎近宽球形，直径4～8cm；鳞片宽卵形，长2.5～3cm，宽1.4～2.5cm，白色。茎高0.8～1.5m，具白色绵毛。叶散生，矩圆状披针形或披针形，长6.5～9cm，宽1～1.8cm，两面近无毛，无柄。花3～6朵或更多；花梗长6.5～9cm，紫色，有白色绵毛；花下垂，花被片披针形，反卷，橙红色；外轮花被片长6～10cm，宽1～2cm；内轮花被片稍宽，蜜腺两边有乳头状突起；雄蕊四面张开；花丝钻形，长5～7cm；花药矩圆形，长1.5～2cm。（图37-1）

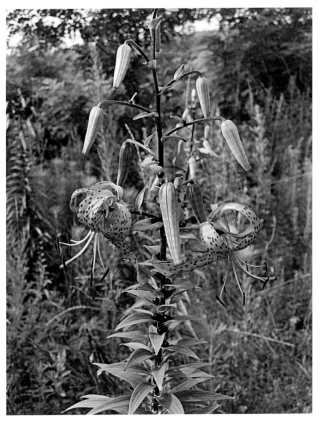

图37-1　卷丹

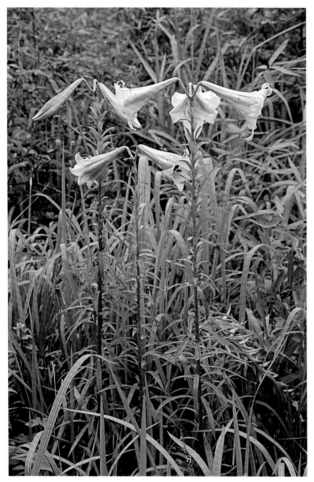

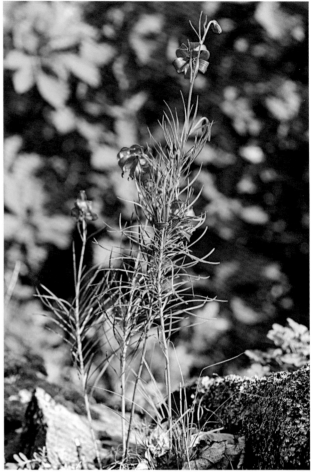

图37-2　百合　　　　　　　　　　　　　　图37-3　细叶百合

生于山坡灌木林下、草地，路边或水旁，主要分布于江苏、浙江、安徽、江西、湖南、湖北、广西、四川、青海、西藏、甘肃、陕西、山西、河南、河北、山东和吉林等地。

2. 百合　鳞茎球形，直径2～4.5cm；鳞片披针形，长1.8～4cm，宽0.8～1.4cm，无节，白色。茎高0.7～2m。叶散生，叶倒披针形至倒卵形，长7～15cm，宽1～2cm，两面无毛。花单生或几朵排成近伞形；花梗长3～10cm，稍弯；花喇叭形，有香气，乳白色，长13～18cm。（图37-2）

生于土壤深肥的林边或草丛中。主要分布于河北、山西、河南、陕西、湖北、湖南、江西、安徽和浙江。

3. 细叶百合　鳞茎卵形或圆锥形，直径2～3cm；鳞片矩圆形或长卵形，长2～3.5cm，宽1～1.5cm，白色。茎高15～60cm，有小乳头状突起。叶散生于茎中部，条形，长3.5～9cm，宽1.5～3mm，无毛，中脉下面突出。（图37-3）

生于山坡林下及山地岩石间，主要分布于河北、河南、山西、陕西、宁夏、山东、青海、甘肃、内蒙古、黑龙江、辽宁和吉林。

【主产地】主产于安徽霍山及周边地区、湖南龙山等地。道地产区为江苏宜兴太湖沿岸。

【栽培要点】

1. 生物学特性　性喜湿润、光照，要求土层深厚疏松、排水良好的微酸性壤土或砂壤土，pH值以5.7～6.3、有机质含量>1.5%为佳。前茬可与瓜类、豆类和水稻等作物轮作，忌与百合科的植物重茬，忌水淹，栽培应整地作畦。

2. 栽培技术　繁殖有分球繁殖、鳞片扦插、播种繁殖和组织培养等方法。精选侧生4个鳞茎左右，体态匀称者留种；清沟排水，预防病害；及时打顶去除花蕾、敲去珠芽，促进鳞茎膨大及成分积累。

3. 病虫害　病害：立枯病、灰霉病、炭疽病等；虫害：蛴螬。

【采收与加工】根据百合的不同用途，分期采收。在立秋后、处暑前后采收的百合用作加工和鲜品销售；而在9月上旬左右采收的百合作留种用，采挖同时留种，播种期9月下旬至11月中旬。采收后的百合应及时去掉茎秆，除净泥土和根系，放入保鲜库或堆放于干燥、通风、避光的地方，用于保鲜或烫片加工。

剥片　选用鳞茎肥大、新鲜、无虫蛀、品质优良的百合，将鳞茎剪去须根，用手从外向内剥下鳞片，或在鳞茎基部横切一刀使鳞片分开，按外片、中片和心片分开盛装，分别用清水洗净、捞起沥干，待用。

烫片　烫片过程可采用煮制法或蒸制法。采用煮制法时，将上述分装的鳞片分开投入沸水，当鳞片边缘柔软、由白色变为米黄色、再变为白色略呈透明状，或背面有微裂时迅速捞出，放入清水中冷却并漂洗去除黏液，再捞起沥干待晒。采用蒸制法时，应注意加热均匀，且蒸制过程中不宜揭锅观察，故需安置观察孔进行取样鉴别。

干燥　传统采用晾晒。晾晒时将漂洗后的鳞片轻轻薄摊在晒垫上，轻轻扒开使其分布均匀。刚开始不可翻动鳞片，当干至5～6成时经常翻动，使上下干燥均匀直至晒干。现也采用热风烘干设备进行烘烤（约80℃）。烘干后，将干片放于室内2～3天回软，使干品内外含水量均匀。

【商品规格】百合商品规格按照品种进行划分，分为卷丹百合和龙牙百合两种规格。卷丹百合根据大小和外观性状分为选货（心材）、统货和边皮三个等级，心材片颜色和片形均匀，边皮片颜色和片形较差，一般作为等外品，故无卷丹百合边皮的规格等级。卷丹心材特级：长度不低于3.5cm，宽不低于1.8cm，厚度不低于2.5mm；心材大片：长度3.0～3.5cm，宽1.5～1.8cm，厚2.2～2.5mm；心材中片：长度2.5～3.0cm，宽1.3～1.5cm，厚1.8～2.2mm；心材小片：长度小于2.5cm，宽度小于1.3cm，厚度小于1.8mm。此外，卷丹大统货长度不低于2.5cm，宽不低于1.4cm，厚度不低于2.0mm；小统货长度小于2.5cm，宽度小于1.4cm，厚度小于2.0mm。

龙牙百合因价格高，一般先筛选出边皮等外品，不分选货、统货，直接进行等级划分，故无龙牙百合统货和边皮的规格等级。龙牙百合一等品：表面乳白色，色泽、片形均匀，长度不低于4.5cm，宽度不低于1.7cm，厚度不低于3.2mm；二等品：长度3.5～4.5cm，宽度1.4～1.7cm，厚度2.6～3.2mm；三等品：长度小于3.5cm，宽度小于1.4cm，厚度小于2.6mm。

【药材鉴定】

（一）性状特征

1. 卷丹　干货，鳞片呈长椭圆形，顶端较尖，基部较宽，长2～3.5cm，宽1～1.5cm，厚1～3mm。有纵直脉纹3～8条，隐约现灰白色裂纹，内面偶见纵裂。味微苦，鳞叶长宽比值平均1.45左右。质硬脆、易折断，断面平坦，粉性足，角质样。（图37-4）

2. 百合　鳞叶较卷丹稍细而均匀，瓣片略薄。鳞片呈长椭圆形，顶端尖，基部较宽，长1.5～3cm，宽0.5～1.5cm，厚约4mm；有纵直的麦纹3～5条，有的不明显；边缘薄，微波状，常向内弯曲；表面乳白色或淡黄棕色，光滑，半透明。质硬脆、易折断，断面较平坦，角质样。味微苦带酸，鳞叶长宽比值平均2.0左右。（图37-5）

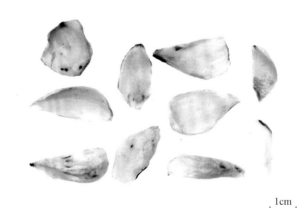

图37-4　卷丹药材图

3. 细叶百合　呈不规则椭圆形，鳞叶较大而薄，鳞片长至5.5cm，宽至2.5cm，厚至3.5cm，瓣片常扭曲翻卷。表面粗糙而色较黯，黄棕色至棕褐色，脉纹大多不明显，质坚而不脆。味微甘苦，鳞叶长宽比值平均1.65左右。（图37-6）

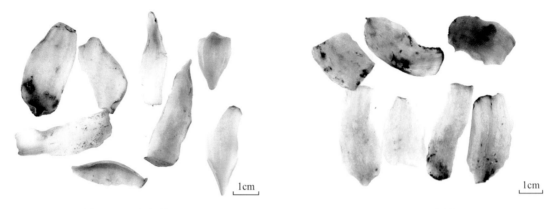

| 图37-5　百合药材图 | 图37-6　细叶百合药材图 |

（二）显微鉴别

1. 卷丹

（1）鳞茎横切面　表皮细胞垂周壁稍增厚，有的呈连珠状；表皮下由2～4层厚角细胞组成，厚角细胞以内均为类圆形薄壁细胞组成的基本组织，薄壁细胞内含有淀粉粒；其维管束为有限外韧型，散在维管束5～6个，多数散在茎中部，其中中央维管束形状大，周边其余几个维管束较小。（图37-7，图37-8）

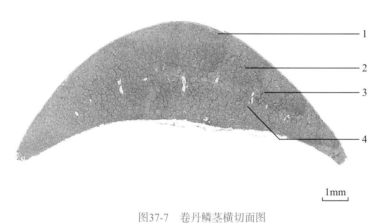

图37-7　卷丹鳞茎横切面图

1. 表皮细胞　2. 薄壁细胞　3. 淀粉粒　4. 维管束

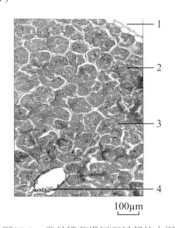

图37-8　卷丹鳞茎横切面局部放大图

1. 表皮细胞　2. 薄壁细胞　3. 淀粉粒　4. 维管束

（2）粉末特征　粉末黄白色至淡棕黄色。未糊化淀粉粒长卵形、类圆形或不规则形，直径2～29μm，长至46μm，脐点不甚明显，人字状或短缝状，大多位于较小端，大粒层纹隐约可见。表皮细胞垂周壁稍增厚，有的呈连珠状。气孔类圆形，直径61～78μm，保卫细胞有纹理，副卫细胞3～5个。螺纹及网螺纹导管直径8～30μm。（图37-9）

2. 百合

（1）鳞茎横切面　外表皮具3层细胞，表皮细胞壁薄，微波状；内表皮细胞为1层，表皮下由2～4层厚角细胞组成，厚角细胞以内均

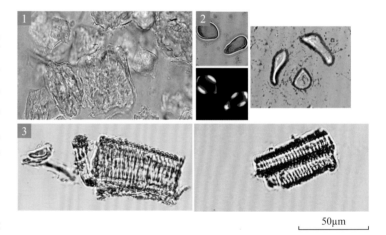

图37-9　卷丹粉末图

1. 薄壁细胞　2. 淀粉粒　3. 导管

为类圆形薄壁细胞组成的基本组织，薄壁细胞内含有淀粉粒；其维管束为有限外韧型，散在维管束5~6个，多数散在茎中部，其中中央维管束形状大，周边其余几个维管束较小。（图37-10，图37-11）

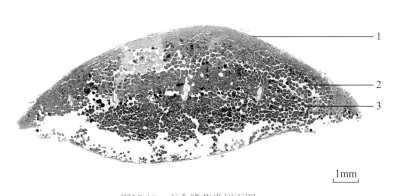

图37-10　百合鳞茎横切面图

1. 表皮细胞　2. 薄壁细胞　3. 淀粉粒

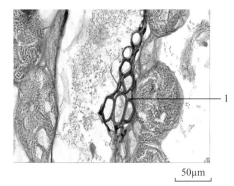

图37-11　百合鳞茎横切面局部放大图

1. 维管束

（2）粉末特征　粉末黄白色至淡棕黄色。未糊化的淀粉粒长卵形或卵圆形，两端钝圆或稍平截，直径5~51μm，长至91μm，脐点明显，人字状、马蹄状或三叉状，层纹较明显，稀疏。表皮细胞垂周壁薄，波状弯曲。气孔类圆形者直径53~63μm，扁圆形者直径53~70μm，长圆形者直径42~60μm，长45~61μm，副卫细胞3~4（~5）个。此外，螺纹导管直径至25μm。（图37-12）

3. 细叶百合

（1）鳞茎横切面　表皮细胞壁波状弯曲，表皮下由2~4层厚角细胞组成，厚角细胞以内均为类圆形薄壁细胞组成的基本组织，薄壁细胞内含有淀粉粒；其维管束为有限外韧型，散在维管束5~6个，多数散在茎中部，其中中央维管束形状大，周边其余几个维管束较小。（图37-13~图37-15）

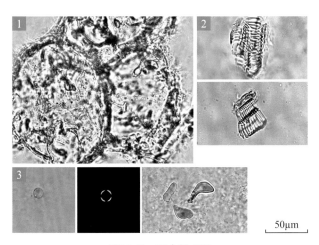

图37-12　百合粉末图

1. 表皮细胞　2. 导管　3. 淀粉粒

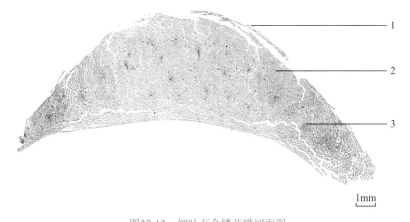

图37-13　细叶百合鳞茎横切面图

1. 表皮细胞　2. 薄壁细胞　3. 淀粉粒

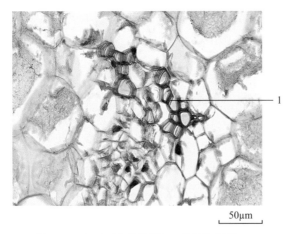

图37-14　细叶百合鳞茎横切面局部放大图A

1. 维管束

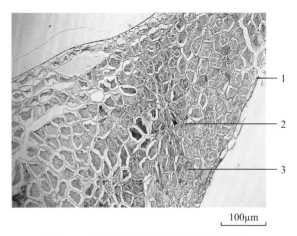

图37-15　细叶百合鳞茎横切面局部放大图B

1. 表皮细胞　2. 薄壁细胞　3. 淀粉粒

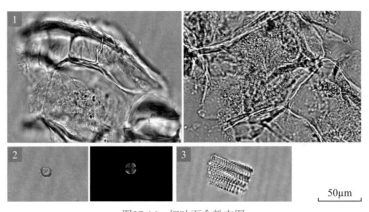

图37-16　细叶百合粉末图

1. 横向表皮细胞　2. 淀粉粒　3. 螺纹导管

（2）粉末特征　粉末黄白色至淡棕黄色。未糊化淀粉粒呈卵形、长椭圆形或贝壳形，较小端尖而突，直径2~50μm，长至70μm，贝壳形者宽至77μm，脐点明显，人字状、点状或短缝状，大多位于较小端，层纹隐约可见，较稀疏；复粒稀少，由2~4分粒组成。表皮细胞垂周壁薄，波状弯曲。气孔类圆形，直径42~51μm，保卫细胞有纹理，副卫细胞4~5个。此外螺纹导管直径至21μm。（图37-16）

（三）理化鉴别

1. 薄层色谱　取本品粉末1g，加甲醇10ml，超声处理20分钟，滤过，滤液浓缩至1ml，作为供试品溶液。另取百合对照药材1g，同法制成对照药材溶液。照薄层色谱法试验，吸取上述两种溶液各10μl，分别点于同一硅胶G薄层板上，以石油醚（60~90℃）-乙酸乙酯-甲酸（15：2：1）的上层溶液为展开剂，展开，取出，晾干，喷以10%磷钼酸乙醇溶液，加热至斑点显色清晰。供试品色谱中，在与对照药材色谱相应的位置上，显相同颜色的斑点。（图37-17）

2. 指纹图谱　取各批次百合药材约1.5g，精密称定，置于锥形瓶

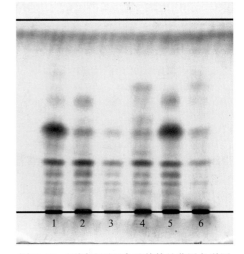

图37-17　不同基原百合及其伪品薄层色谱图

1. 百合对照药材　2. 卷丹样品　3. 百合样品
4. 细叶百合样品　5. 卷丹硫熏品　6. 兰州百合

中，加50ml 40%甲醇静置8小时，超声提取1小时。滤过，用少量提取液洗涤残渣，合并滤液，减压回收溶剂至近干，残渣加40%甲醇溶解并定容至10ml，0.45μm微孔滤膜滤过，取续滤液作为供试品溶液，取20μl注入液相色谱仪。应用中药色谱指纹图谱相似度评价系统（A版，国家药典委员会）对10批百合药材的指纹图谱进行比较，参照图谱为沧浦百合（S1），建立百合HPLC色谱指纹图谱。（图37-18）

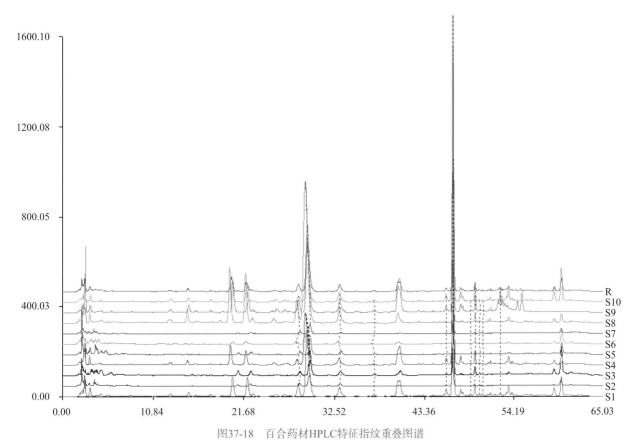

图37-18 百合药材HPLC特征指纹重叠图谱

S1.宜兴沧浦　S2.宜兴龙山　S3.宜兴新庄　S4.宜兴洋溪　S5.安徽合肥　S6.安徽亳州
S7.湖北阳新　S8.湖南龙山　S9.湖南隆回　S10.南京市购

【质量评价】以鳞叶均匀、肥厚，色白带微黄（牙色）、质细腻者为佳。采用紫外-分光光度法测定，本品按干燥品计算，含百合多糖以无水葡萄糖（$C_6H_{12}O_6$）计，不得少于21.0%。

【化学成分】百合鳞茎含有皂苷、酚性甘油苷、生物碱、多糖以及氨基酸等多种成分。近年研究结果显示，百合中的皂苷、酚性甘油苷以及多糖是百合活性的重要物质基础，酚性甘油苷是百合苦味的来源。

1. 皂苷类　螺甾烷醇型（spirostanols）、异螺甾烷醇型（isospirostanols）、变形螺甾烷醇型（pseudospirostanols）和呋甾烷醇型（furostanols）皂苷。百合中甾体皂苷主要以异螺甾烷醇型皂苷为主[1-2]。

2. 生物碱类　秋水仙碱、β₁-澳洲茄边碱、小檗碱等生物碱。秋水仙碱百合中较早发现的一种卓酚酮类生物碱，具有较好的抗痛风、抗肝炎、抗肿瘤作用。

3. 糖苷类　以阿魏酰基（feruloyl）、香豆酰基（coumaroyl）、咖啡酰基（caffeoyl）及肉桂酰基（cinnamoyl）为特征基团的酚性糖苷类化合物是百合中的一种富有成分。其中，由以上基团形成的一系列酚性甘油苷，regaloside A～L，以及它们的乙酰化衍生物，酚性甘油脂类被认为是百合中苦味成分的来源。此外，还发现一系列的简单葡萄糖甘油苷，他们分别为lilioside A～E。

4. 多糖类　多糖和杂多糖，以杂多糖为主。一些百合多糖还与蛋白质结合形成糖蛋白，此外百合中也含有果胶多糖等[3]。

5. 氨基酸类　从百合 *L.brownii* F.E.Brown var.*viridulum.* Baker的普通干燥细粉测得天冬氨酸、苏氨酸、丝氨酸和谷氨酸等十多种氨基酸[4]。

【性味归经】甘，寒。归心、肺经。

【功能主治】养阴润肺，清心安神。用于阴虚燥咳，劳嗽咯血，虚烦惊悸，失眠多梦，精神恍惚。

【药理作用】

1. 止咳平喘作用　采用小鼠氨水引咳法、豚鼠枸橼酸引咳法、小鼠酚红祛痰法、豚鼠磷酸组胺引喘法研究浓百合剂的止咳祛痰作用，结果表明浓百合剂可显著延长小鼠因氨水所致及豚鼠因枸橼酸所致的咳嗽潜伏期，减少咳嗽次数；增加小鼠呼吸道酚红排痰量；抑制豚鼠由磷酸组胺所致的哮喘[5]。

2. 抗氧化作用　采用体外抗氧化活性检测方法，以清除DPPH自由基和ABTS$^+$能力、还原Fe^{3+}能力及抑制脂质过氧化能力为指标，证明卷丹具有较强的抗氧化活性，并且乙酸乙酯提取部位和正丁醇提取部位的活性较好[6]。

3. 抗抑郁作用　百合有效部位能够明显提高抑郁症模型大鼠脑内单胺类神经递质，如多巴胺（DA）、5-羟色胺（5-HT）等。进而研究百合皂苷对抑郁模型大鼠下丘脑-垂体-肾上腺轴（HPA轴）的作用，结果显示大鼠口服百合皂苷后（COR）、促肾上腺皮质激素（ACTH）、CRFmRNA水平下降，表明百合皂苷能够抑制HPA轴功能亢进，具有抗抑郁作用[7]。

4. 免疫调节作用　百合中提取出水溶性多糖（LP），应用MTT法测定小鼠脾细胞的增殖，结果显示LP在一定剂量范围内可以促进小鼠脾细胞的增殖，进而证实LP是一种免疫促进剂[8]。

5. 其他作用　细叶百合的水提物和甲醇提取物显示出一定的利胆作用；卷丹的甲醇提取物对受脂多糖（LPS）刺激的大鼠264.7细胞有一定的抗炎作用。

【分子生药】SSR分子标记系统聚类表明野百合、大百合、细叶百合、川百合和卷丹遗传关系较近，且SSR标记可以从分子水平上区分不同产地的细叶百合[9]。RAPD标记技术可以从分子水平检测商品药材百合的种内差异，区分其混淆品轮叶百合[10]。

主要参考文献

[1] 杨秀伟，吴云山，崔育新，等.卷丹中新甾体皂苷的分离和鉴定 [J].药学学报，2002，37(11)：863-866.

[2] 周中流，石任兵，刘斌，等.卷丹甾体皂苷和酚类成分及其抗氧化活性研究[J].中草药，2011，42(01)：21-24.

[3] 高现朝，马宏伟.HPCE法分析百合多糖的单糖组成[J].中国实验方剂学杂志，2009，15(8)：27-28.

[4] 胡文彦，段金廒，钱大玮，等.卷丹化学成分研究[J].中国中药杂志，2007，32(16)：1656-1659.

[5] 姜清华，王慧娟，徐英宏，等.止咳平喘药浓百合剂的药效学研究 [J].华西药学杂志，2009，24(3)：270-271.

[6] 滕利荣，孟庆繁，刘培源.酶法提取百合多糖及其体外抗氧化活性[J].吉林大学学报（理学版），2003，41(4)：538-542.

[7] 郭秋平，高英，李卫民.百合有效部位对抑郁症模型大鼠脑内单胺类神经递质的影响 [J].中成药，2009，31(11)：1669-1672.

[8] 李新华，弥曼，李汾，等.百合多糖免疫调节作用的实验研究 [J].现代预防医学，2010，37(14)：2708-2709.

[9] Du F, Jiang J, Jia H, et al. Selection of generally applicable SSR markers for evaluation of genetic diversity and identity in *Lilium* [J]. Biochemical Systematics and Ecology, 2015, 61: 278-285.

[10] 林美丽，刘塔斯，肖冰梅，等.RAPD技术鉴定商品药材百合[J].湖南中医药大学学报，2006，26(5)：30-32.

（南京中医药大学　钱大玮　严辉　段金廒）

38. 当归

Danggui

ANGELICAE SINENSIS RADIX

【别名】岷归、秦归、云归、马尾当归、岷当归。

【来源】为伞形科植物当归*Angelica sinensis*（Oliv.）Diels的干燥根。

【本草考证】本品始载于《神农本草经》。《本草经集注》载："今陇西叨阳（今甘肃渭源县北），黑水（甘肃省武山县），多肉少枝气香，名马尾当归，稍难得。西川北部当归，多根枝而细。叨阳所出，色白而气味薄，不相似，呼为草当归，阙少时乃用之。"《本草纲目》记载："今陕蜀、秦州（甘肃天水）、汉州（四川茂县）诸处，人多栽莳为货，以秦归头圆、尾多、色紫、气香、肥润者名马尾归，最胜他处。"《本草蒙筌》载："生秦蜀两邦（秦属陕西，蜀属四川）有大小二种。大叶者名马尾当归，黄白气香肥润（此为上品）；小叶者名蚕头当归，质黑气薄坚枯（此为下品，不堪入药）。"本草记载与现今所用当归基本一致。

【原植物】多年生草本，高0.4～1m。根圆柱状，分枝，有多数肉质须根，黄棕色，有浓郁香气。茎直立，绿白色或带紫色，有纵深沟纹，光滑无毛。叶三出式二至三回羽状分裂，叶柄长3～11cm，基部膨大成管状的薄膜质鞘，紫色或绿色，基生叶及茎下部叶轮廓为卵形，长8～18cm，宽15～20cm，小叶片3对，下部的1对小叶柄长0.5～1.5cm，近顶端的1对无柄，末回裂片卵形或卵状披针形，长1～2cm，宽5～15cm，2～3浅裂，边缘有缺刻状锯齿，齿端有尖头；叶下表面及边缘被稀疏的乳头状白色细毛；茎上部叶简化成囊状的鞘和羽状分裂的叶片。复伞形花序，花序梗长4～7cm，密被细柔毛；伞辐9～30；总苞片2，线形，或无；小伞形花序有花13～36；小总苞片2～4，线形；花白色，花柄密被细柔毛；萼齿5，卵形；花瓣长卵形，顶端狭尖，内折；花柱短，花柱基圆锥形。果实椭圆至卵形，长4～6mm，宽3～4mm，背棱线形，隆起，侧棱成宽而薄的翅，与果体等宽或略宽，翅边缘淡紫色，棱槽内有油管1，合生面油管2。花期6～7月，果期7～9月。（图38-1）

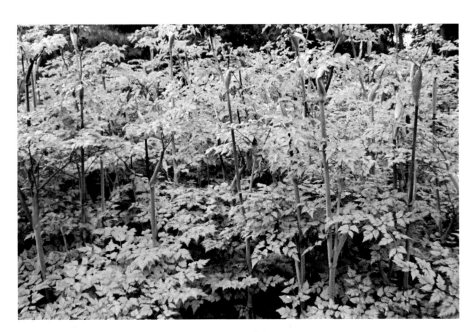

图38-1 当归

【主产地】主产于甘肃定西、陇南地区，云南丽江、大理、迪庆地区及青海海东地区。当归药材现全部依靠栽培生产提供，道地产区为甘肃岷县及其周边地区，所产当归称"岷当归"，占全国总产量80%以上。

【栽培要点】

1. 生物学特性　当归产于高寒山区，为低温长日照植物，温度、光照和湿度为影响其生长的主要气候因子。当归性喜阴湿冷凉气候，怕干旱、高温及梅雨天积水，抗旱性和抗涝性均弱，适宜生长在海拔1700~3000m的潮湿坡地。当归栽培对土壤要求不严，土质疏松、土层深厚、富含有机质和排水良好的中性、微酸性或微碱性土壤均可，以中性或弱碱性富含腐殖质的砂质土壤较好。

2. 栽培技术　有性繁殖，以种子繁殖为主，主要采用育苗移栽的方式进行生产。当归传统的3年栽培模式中，第2年植株抽薹结籽收获的种子常称之为火药籽，第3年植株抽薹结籽收获的种子称正常籽，以中等成熟的乳熟种子为最优。两年生植株种子育苗移栽后早期抽薹现象严重，一般选择三年生当归种子进行育苗。当归育苗有生地育苗、熟地育苗和温室育苗技术。甘肃当归育苗一直沿用山地开荒，以生地育苗和轮歇地育苗为主。但开荒生地育苗对植被破坏严重，造成水土流失。为避免荒地育苗对生态环境的破坏，近年来产地大力推广当归熟地育苗及温室育苗技术。

3. 病虫害　病害：麻口病、根腐病、褐斑病、白粉病等；虫害：小地老虎、金针虫、蛴螬等。

【采收与加工】当归在栽种后当年10月下旬至11月上旬均可采收。采挖前数日割去茎叶，采挖后在田间翻晒半日，待水分稍蒸发后抖去泥土，运回加工。传统采用烟熏干燥的产地加工方式，分为晾晒、扎把、上架、熏坑四个环节[1]。除传统干燥方式外，目前产地也有采用太阳能干燥、热风干燥等方式进行产地加工以提高生产效率。

【商品规格】当归药材分为全归、归头、归尾三类规格[2]。

全归按每千克支数分为六等。一等：每1kg 15支以内，单支重60g以上；二等：每1kg 40支以内，单支重25g以上；三等：每1kg 70支以内，单支重15g以上；四等：每1kg 110支以内，单支重10g以上；五等：每1kg 110支以外，且单根重在10g以内；统货：每1kg 120支以外，单支重5g以上。

当归头按每1kg支数分为五等。一等：每1kg 20支以内，单支重50g以上；二等：每1kg 40支以内，单支重25g以上；三等：每1kg 80支以内，单支重15g以上；四等：每1kg 80支以外，单支重15g以内；统货：每1kg 90支以外，单支重10g以上。

当归尾按直径大小分为三等。一等：直径大于0.7cm；二等：直径大于0.3cm，小于0.7cm；统货：直径小于0.3cm。

【药材鉴别】

（一）性状特征

1. 全当归　上部主根圆柱形，或具数个明显突出的根茎痕，下部有多条支根，根梢直径0.3~1cm。表面棕黄色或黄褐色，具纵皱纹，皮孔样突起，不明显或无；质地柔韧，断面黄白色或淡黄色，木部色较淡，具油性，皮部有多数棕色点状分泌腔，形成层环黄棕色。有浓郁的香气，味甘、辛、微苦。（图38-2）

2. 当归头　纯主根，长圆形或拳状。表面棕黄色或黄褐色，或撞去粗皮，微露白色至全白色。皮孔样突起，不明显或无；根头上端圆钝或有明显突出的根茎痕；质地稍硬，断面黄白色或淡黄色，木部色较淡，具油性，皮部有多数棕色点状分泌腔，形成层环黄棕色。有浓郁的香气，味甘、辛、微苦。（图38-3）

3. 当归尾　纯支根，长圆形，上粗下窄。表面棕黄色或黄褐色。皮孔样突起，不明显或无；质地稍硬脆，断面黄白色或淡黄色，木部色较淡，具油性，皮部有多数棕色点状分泌腔，形成层环黄棕色。有浓郁

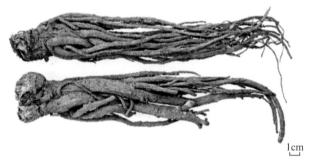

1cm

图38-2　全当归药材图

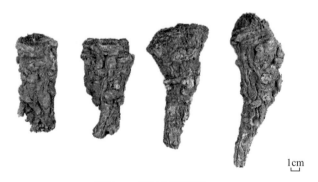

1cm

图38-3　当归头药材图

的香气，味甘、辛、微苦。(图38-4)

（二）显微鉴别

1. 横切面　木栓层为数列细胞。栓内层窄，有少数油室。韧皮部宽广，多裂隙，油室和油管类圆形，直径25～160μm，外侧较大，向内渐小，周围分泌细胞6～9个。形成层成环。木质部射线宽3～5列细胞；导管单个散在或2～3个相聚，虽放射状排列；薄壁细胞含淀粉粒。(图38-5、图38-6)

2. 粉末特征　粉末淡黄棕色。韧皮薄壁细胞纺锤形，壁略厚，表面有极微细的斜向交错纹理，有时可见菲薄的横隔。梯纹导管和网纹导管多见。有时可见油室碎片。(图38-7)

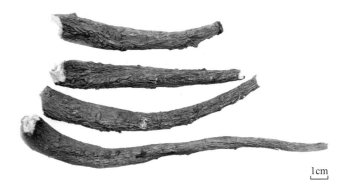

1cm

图38-4　当归尾药材图

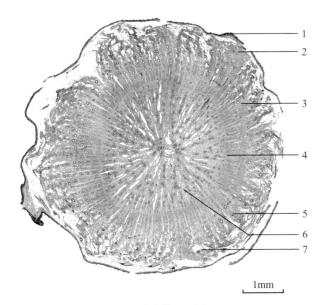

1mm

图38-5　当归横切面图

1. 木栓层　2. 皮层　3. 韧皮部　4. 形成层
5. 油室　6. 木质部　7. 裂隙

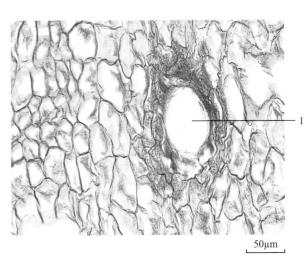

50μm

图38-6　当归横切面局部放大图

1. 油室

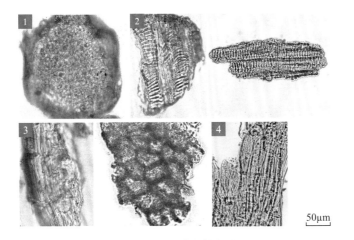

50μm

图38-7　当归粉末图

1. 油室　2. 导管　3. 木栓细胞　4. 韧皮薄壁细胞

（三）理化鉴别

薄层色谱　取本品粉末1g，加乙酸乙酯20ml，室温浸润20分钟，超声处理40分钟，滤过，取滤液挥干，残渣加2ml乙酸乙酯使溶解，作为供试品溶液。取阿魏酸对照品、阿魏酸松柏酯对照品、洋川芎内酯A对照品和藁本内酯对照各适量，分别加乙酸乙酯制成每1ml含1mg的对照品溶液。照薄层色谱法试验，吸取上述供试品溶液、对照品溶液各10μl，分别点于同一硅胶薄层板上，以甲苯–乙酸乙酯–冰醋酸（15∶1∶0.2）为展开剂，展开，取出，晾干，置紫外光灯（365nm）下检视。

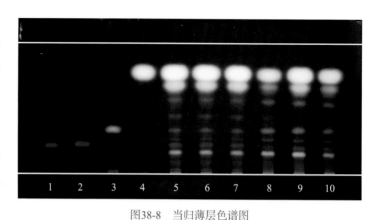

图38-8　当归薄层色谱图
1. 阿魏酸　2. 阿魏酸松柏酯　3. 洋川芎内酯A　4. 藁本内酯
5～10. 当归样品

供试品色谱中，在与对照品色谱相应的位置上，显相同颜色的荧光斑点。（图38-8）

【质量评价】以主根粗长，油润，外皮色黄棕，肉质饱满，断面色黄白，气浓香者为佳。采用挥发油测定法测定，本品含挥发油不得少于0.4%（ml/g）；采用高效液相色谱法测定，本品按干燥品计算，含阿魏酸（$C_{10}H_{10}O_4$）不得少于0.050%。

【化学成分】主要成分为苯酞类、有机酸类、多糖类等。其中，多糖是其特征性成分和有效成分。

1. 苯酞类　藁本内酯［ligustulide（E and Z）］、正丁烯基酞内酯［butylidenephthalide（E and Z）］、正丁基苯酞（butylphthalide）、洋川芎内酯A～I（senkyunolide A～I）、洋川芎内酯P（senkyunolide P）、洋川芎内酯K（senkyunolide K）等苯酞类单体成分[3]；新当归内酯（angelicide）、欧当归内酯A（levistolide A）等苯酞二聚体[4]。当归挥发油中以Z-藁本内酯（Z-ligustilide）的含量最高。

2. 有机酸类　阿魏酸（ferulic acid）、阿魏酸松柏酯（coniferyl ferulate）、丁二酸（succinic acid）、烟酸（nicotinic acid）、绿原酸（chlorogenic acid）、香草酸（vanillic acid）等[5]。

3. 多糖　当归多糖多为杂多糖，主要单糖组成有岩藻糖、半乳糖、葡萄糖、阿拉伯糖、鼠李糖、阿拉伯糖、甘露糖和木糖[6]。多糖是当归的水溶性主要有效成分，其含量最高可达到26%[7]。

4. 其他　当归中还有多种核苷、核碱基及氨基酸[8]。

【性味归经】甘、辛，温。归肝、心、脾经。

【功能主治】补血活血，调经止痛，润肠通便。用于血虚萎黄，眩晕心悸，月经不调，经闭痛经，虚寒腹痛，风湿痹痛，跌扑损伤，痈疽疮疡，肠燥便秘。

【药理作用】

1. 对造血系统的影响　当归多糖是其造血功能的主要有效成分[9]，能动员外周血和骨髓中的单个核细胞促进造血，通过降低造血干细胞表面的黏附分子的表达，促使骨髓单个核细胞（BMNC）更早进入外周血循环，促进造血功能的修复[10]。

2. 对循环系统的作用　阿魏酸具有抗血小板凝聚、抗动脉粥样硬化等作用[11]，可有效促进血管内皮细胞的增殖及活力，对血管壁起到保护作用。还可以促进血管内皮细胞的增殖和活力，有利于保持管壁的完整性等。

3. 镇痛及抗炎作用　当归具有较好的镇痛抗炎作用[12]，挥发油可抑制小鼠离体正常子宫平滑肌的收缩幅度、频率和活动力，对催产素所致离体子宫平滑肌的剧烈收缩亦可抑制，并能使其恢复至正常水平。

4. 免疫调节及抗肿瘤作用　当归多糖是当归发挥免疫调节作用的主要活性成分[13]，对特异性免疫和非特异性免疫均有较强的促进作用，同时也是当归抗肿瘤的主要活性成分。

【分子生药】

1. 遗传标记　ITS是对当归及其同属药用植物分子鉴别最适合的片段[14]。改进的随机扩增多态DNA（RAPD）和简单序列间重复（ISSR）分析是研究当归遗传多样性和鉴定的有效工具[15]，研究发现当归不同栽培种间的相似性系数较高，不同种间的相似性系数较低，为当归新品种的选育提供了理论依据。

2. 功能基因　采用cDNA-AFLP技术分析了早薹当归基因表达的特异性，通过对早薹当归特异表达的转录衍生片段（transcrip-derived fragments, TDF）进行克隆、测序和功能分析，结果表明差异表达基因片段包括功能基因、调节因子和转座因子，sqRT-PCR成功验证其中14个TDF在早薹当归中的特异表达[16]。

【附注】

1. 当归早薹问题　在当归药材栽培过程中，早期抽薹现象较为常见，通常发生率在20%～40%，甚至更高。当归抽薹会导致植株肉质根迅速木质化，有效成分降低，造成大幅减产，对药材产量和质量均有较大影响。

2. 当归连作问题　当归是典型忌连作植物，连作种植易造成根际环境恶劣、麻口病和根腐病等病害的发生与流行。

3. 当归废弃物资源综合利用　当归在收获其药用部位根的同时，产生的地上茎叶废弃物达数万吨，其中含有丰富的金丝桃苷、绿原酸、咖啡酸、阿魏酸、对二羟乙基苯酚和三甲基苯甲酸等黄酮及酚酸类成分，具有抗凝血、抑制大肠埃希菌、枯草杆菌、马铃薯腐烂线虫等活性。可进一步开发为防治牛乳腺炎、鸡鸭等菌痢的畜禽兽药或用于生物农药等产品的开发[17]。

主要参考文献

[1] 郭兰萍，黄璐琦，谢晓亮.道地药材特色栽培及产地加工技术规范[M].上海：上海科学技术出版社，2016：226-231.

[2] 中华中医药学会.TCACM 1021.5—2018.中药材商品规格等级 当归[S].

[3] Chen xiao-peng, Li wei, Xiao xue-feng, et al. Phytochemical and pharmacological studies on Radix *Angelica sinensis*[J]. Chinese Journal of Natural Medicines, 2013, 11(6): 577-587.

[4] 张来宾，吕洁丽，陈红丽，等.当归中苯酞类成分及其药理作用研究进展[J].中国中药杂志，2016，41(02)：167-176.

[5] Wen-Long Wei, RuiZeng, Cai-Mei Gu, et al. *Angelica sinensis* in China-A review of botanical profile, ethnopharmacology, phytochemistry and chemical analysis[J]. Journal of Ethnopharmacology, 2016, 190: 116-141.

[6] Mingliang Jin, Ke Zhao, Qingsheng Huang, et al. Isolation, structure and bioactivities of the polysaccharides from *Angelica sinensis*(Oliv.) Diels: A review[J]. Carbohydrate Polymers, 2012, 89(3): 713-722.

[7] 吕洁丽，陈红丽，段金廒，等.不同加工方法对当归多糖的影响[J].中国中药杂志，2011，36(7)：846-849.

[8] Cheng Qu, Hui Yan, Shao-Qing Zhu, et al. Comparative analysis of nucleosides, nucleobases, and amino acids in different parts of Angelicae Sinensis Radix by ultrahigh performance liquid chromatography coupled to triple quadrupole tandem mass spectrometry[J]. J Sep Sci, 2019, 42: 1122–1132.

[9] Pei-Jou Liu, Wen-Ting Hsieh, Shih-Hao Huang, et al. Hematopoietic effect of water-solublepolysaccharides from *Angelica sinensis* on mice with acute blood loss[J]. Experimental Hematology, 2010, 38: 437–445.

[10] 张雁，芮永军，糜菁熠，等.当归多糖对放射损伤小鼠骨髓单个核细胞细胞周期及细胞凋亡的影响[J].重庆医科大学学报，2011，36(8)：913-916.

[11] 王立霞，王枫，陈欣，等.阿魏酸钠的心脑血管药理作用研究进展[J].中草药，2019，50(3)：772-777.

[12] Yi Jin, Cheng Qu, Yuping Tang, et al. Herb pairs containing Angelicae Sinensis Radix (Danggui): A review ofbio-active constituents and compatibility effects[J]. Journal of Ethnopharmacology, 2016(181): 158-171.

[13] Gao M, Zhang JH, Zhou FX, et al. *Angelica sinensis* sup-presses human lung adenocarcinoma A549cell metastasis by regulating MMPs/TIMPs and TGF-β1[J]. Oncology Reports, 2011, 7(2): 585-593.

[14] 张彬.当归属药用植物及药材的DNA条形码鉴别研究[D].北京：中国中医科学院，2012.

[15] Zhiqiang Mei, Chun Zhang, Md. Asaduzzaman Khan, et al. Efficiency of improved RAPD and ISSR markers in assessing geneticdiversity and relationships in *Angelica sinensis* (Oliv.) Diels varietiesof China[J]. Electronic Journal of Biotechnology, 2015, 18(2): 96-102.

[16] Guang Yu, Jinao Duan, Hui Yan, et al. cDNA-AFLP analysis of gene expression differences between the flower bud and sprout-shoot apical meristem of *Angelica sinensis*(Oliv.)Diels[J]. Genetics and Molecular Biology, 2011, 34(2): 274-279.

[17] 段金廒. 中药资源化学——理论基础与资源循环利用[M]. 北京：科学出版社，2015：416.

（南京中医药大学　段金廒　严辉　钱大玮）

39. 当药

Dangyao

SWERTIAE HERBA

【别名】紫花当药、地格达、铁木尔迪格达。

【来源】为龙胆科植物瘤毛獐牙菜 *Swertia pseudochinensis* Hara的干燥全草。

【本草考证】本品始载于《蒙药图鉴》："生于水边，河滩，草坡，茎如铁筷，叶青绿色，基部微卷，叶柄黑而细，花淡蓝色，蓝色或有红晕，果实如胡麻，种子细小，状如铁舍利，味苦；解疮热，时疫热。"本草记载与现今所用瘤毛獐牙菜基本一致。

【原植物】一年生草本。主根明显。茎直立，四棱形，棱上有窄翅，从下部起多分枝。叶无柄，线状披针形至线形，两端渐狭，下面中脉明显突起。圆锥状复聚伞花序多花，展开；花梗直立，四棱形；花5数；花萼绿色，与花冠近等长，裂片线形，先端渐尖，下面中脉明显突起；花冠蓝紫色，具深色脉纹，裂片披针形，先端锐尖，基部具2个腺窝，腺窝矩圆形，沟状，基部浅囊状，边缘具长柔毛状流苏，流苏表面有瘤状突起；花丝线形，花药窄椭圆形；子房无柄，狭椭圆形，花柱短，不明显，柱头2裂，裂片半圆形。花期8～9月。（图39-1）

生于海拔500～1600m的山坡、林下、河滩、灌丛中。主要分布于吉林、辽宁、黑龙江、内蒙古等地。

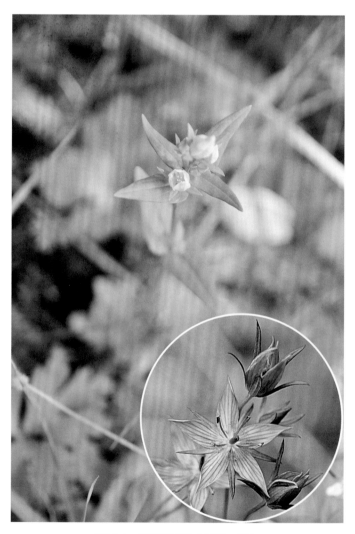

图39-1　瘤毛獐牙菜（刘圆　摄）

【**主产地**】主产于吉林、辽宁、黑龙江、内蒙古、山西。

【**采收与加工**】夏、秋二季采挖，除去杂质，晒干。

【**药材鉴别**】

（一）性状特征

全草长10～40cm。根呈长圆锥形，长2～7cm，表面黄色或黄褐色，断面类白色。茎方柱形，常具狭翅，多分枝，直径1～2.5mm；表面黄绿色或黄棕色带紫色，节处略膨大；质脆，易折断，断面中空。叶对生，无柄；叶片多皱缩或破碎，完整者展平后呈条状披针形，长2～4cm，宽0.3～0.9cm，先端渐尖，基部狭，全缘。圆锥状聚伞花序顶生或腋生。花萼5深裂，裂片线形，花冠淡蓝紫色或暗黄色，5深裂，裂片内侧基部有2腺体，腺体周围有长毛。蒴果椭圆形。气微，味苦。（图39-2）

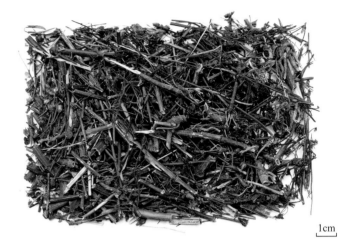

图39-2　当药药材图

（二）显微鉴别

取本品花冠内侧基部腺体周围的细毛，置显微镜下观察，表面可见瘤状突起。（图39-3）

【**质量评价**】以根、叶、花、果实齐全者为佳。采用高效液相色谱法测定，本品按干燥品计算，含当药苷（$C_{16}H_{22}O_9$）不得少于0.070%；含獐牙菜苦苷（$C_{16}H_{22}O_{10}$）不得少于3.5%。

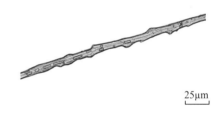

图39-3　当药花冠内侧细毛图

【**化学成分**】主要成分为环烯醚萜类、黄酮类、呫吨酮类、生物碱类及三萜类。其中，环烯醚萜类是其特征性的成分。

1. 环烯醚萜及其苷类　当药苷（sweroside）、獐牙菜苦苷（swertiamarin）等。

2. 黄酮类　当药素（swertisin）、异荭草素（homoorientin）、异牡荆素（isovitexin）等。

3. 呫吨酮类　甲基当药呫吨酮（methylswertianin）、当药呫吨酮（swertianin）、去甲基当药呫吨酮（norswertianin）、对叶当药呫吨酮（decussatin）、雏菊叶龙胆酮（bellidifolin）等。

4. 三萜类　齐墩果酸类、獐牙菜皂苷等。

5. 生物碱类　龙胆碱（gentianine）等。

【**性味归经**】苦，寒。归肝、胃、大肠经。

【**功能主治**】清湿热，健胃。用于湿热黄疸，胁痛，痢疾腹痛，食欲不振。

【**药理作用**】

1. 扩张毛细血管作用　獐牙菜苦苷经皮肤表面吸收后分解生成赤矢车菊素，后者可扩张毛细血管，激活和促进皮肤细胞的酶系统，提高皮肤组织的生化功能[1]。

2. 抗炎和中枢抑制作用　当药中的环烯醚萜类成分具有一定的抗炎和中枢抑制作用。

3. 保肝作用　当药中的黄酮类成分均具有保肝作用。

主要参考文献

[1] 马丽娜，田成旺，张铁军，等.獐牙菜属植物中环烯醚萜类成分及其药理作用研究进展[J]. 中草药，2008(5)：790-795.

（北京中医药大学　刘春生　杨瑶珺　贺元）

40. 肉苁蓉

Roucongrong

CISTANCHES HERBA

【别名】大芸、寸芸、疆芸、查干告亚大芸、沙漠人参。

【来源】为列当科植物荒漠肉苁蓉Cistanche deserticola Y. C. Ma或管花肉苁蓉 Cistanche tubulosa（Schenk）Wight的干燥带鳞叶的肉质茎。

【本草考证】本品始载于《神农本草经》，列为上品，并有"生山谷"的记载。《名医别录》载："生河西及代郡雁门，五月五日采，阴干。"《吴普本草》载："肉苁蓉，一名肉松蓉……生河西山阴地。长三、四寸，丛生。或代郡、雁门，二月至八月采，阴干用之。"《本草经集注》载："代郡、雁门属并州，多马处便有，言是野马精落地所生，生时似肉……今第一出陇西，形扁广，柔润，多花而味甘……次出北国者，形短而少花。"《图经本草》载："今陕西州郡多有之，然不及西羌界中来者肉厚而力紧。旧说是野马遗沥落地所生，今西人云：大木间及土堑垣中多生此，非游牝之所而乃有者，则知自有种类耳……皮如松子，有鳞甲。苗下有一细扁根，长尺余，三月采根，采时掘取中央好者，以绳穿，阴干。至八月乃堪用。"根据本草所记载的肉苁蓉的产地、植物形态和花期，其原植物包括荒漠肉苁蓉Cistanche deserticola Y.C. Ma、盐生肉苁蓉Cistanche salsa（C. A. Mey.）G. Beck和管花肉苁蓉Cistanche tubulosa（Schenk）Wight[1]。

【原植物】

1. 荒漠肉苁蓉　高大多年生肉质草本，高20～200cm，少数高达300cm，肉质茎地下生。茎鲜时白色，干后褐色，断面常白色，稀红紫色，红紫色者俗称"油肉苁蓉"，维管束常排列成深波状圆环，不分枝或自基部分2～5枝，下部直径可达5～25cm，少数直径达50cm，向上渐变细，直径2～10cm。叶退化成鳞片状，白色，无叶绿素，宽卵形或三角状卵形，长0.5～1.5cm，宽1～2cm，生于茎下部的较密，上部的较稀疏并变窄，披针形或狭披针形，长2～4cm，宽0.5～1cm，两面无毛。花序穗状，长10～50cm，直径4～15cm；花序下半部或全部苞片较长，与花冠等长或稍长，卵状披针形、披针形或线状披针形，连同小苞片和花冠裂片外面及边缘疏被柔毛或近无毛；小苞片2枚，卵状披针形或披针形，与花萼等长或稍长。花萼钟状，长1～1.5cm，顶端5浅裂，裂片近圆形，长2.5～4mm，宽3～5mm。花冠筒状钟形，长3～4cm，顶端5裂，裂片近半圆形，长4～6mm，宽0.6～1cm，边缘常稍外卷，颜色有变异，紫色、淡紫色、粉红色或淡黄白色，干后常变棕褐色。雄蕊4枚，花丝着生于距筒基部5～6mm处，长1.5～2.5cm，基部被皱曲长柔毛，花药长卵形，长3.5～4.5mm，密被长柔毛，基部有骤尖头。子房椭圆形，长约1cm，基部有蜜腺，花柱比雄蕊稍长，无毛，柱头近球形。蒴果卵球形，长1.5～2.7cm，直径1.3～1.4cm，顶端常具宿存的花柱，2瓣开裂。种子椭圆形或近卵形，长约0.6～1mm，外面网状，有光泽。花期4～6月，果期5～8月。（图40-1）

生于有梭梭分布的荒漠地区，海拔225～1250m，寄生于梭梭Haloxylon ammodendron（C. A. Mey.）Bunge的根部。自然分布于内蒙古西部（阿拉善盟、巴彦淖尔市）、甘肃（民勤、金昌、昌马、酒泉、金塔）及新疆北部，目

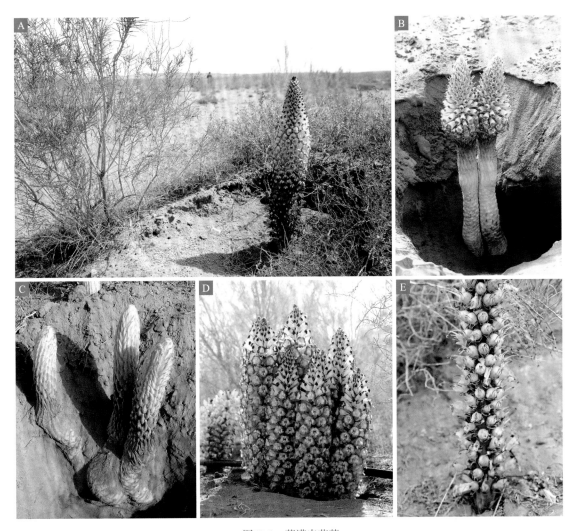

图40-1　荒漠肉苁蓉

A. 荒漠肉苁蓉及其寄主梭梭　B. 植株　C. 寄生状况　D. 花序　E. 果序

前已在内蒙古（阿拉善盟和巴彦淖尔市）、新疆（且末、和田、吐鲁番）、甘肃（民勤）、宁夏（永宁）等地大规模种植。

2. 管花肉苁蓉　株高20～150cm，部分植株可达2m以上，地上部分高30～70cm，部分植株可高达120cm。茎肉质，不分枝，基部常呈纺锤形，中上部呈圆柱形，直径5～15cm，鲜时白色，干后亮棕褐色，断面白色，维管束散生。鳞叶乳白色，干后变褐色，三角形，长0.5～4cm，宽约0.5～2cm，生于茎上部的渐狭为三角状披针形或披针形。穗状花序，长10～70cm，部分植株长达110cm，直径5～20cm；苞片长圆状披针形或卵状披针形，长2～2.7cm，宽5～11mm，边缘被柔毛，两面无毛；小苞片2枚，线状披针形或匙形，长1.5～1.7cm，宽1～5mm，近无毛。花萼筒状，长1.5～1.8cm，顶端5裂至近中部，有的裂片再分裂成2～3个小裂片，乳白色，干后变黄白色，近等大，长卵状三角形或披针形，长6～10mm，宽2.5～3mm。花冠管状漏斗形，中部向下弯曲，长3.5～4.2cm，顶端5裂，裂片在花蕾时多数为紫色至粉红色，少数白色或鲜黄色，干后变棕褐色，近等大，近圆形，长8～10mm，宽1～1.2cm，两面无毛。雄蕊4枚，花丝着生于距筒基部7～8mm处，长1.5～1.7cm，基部膨大并密被黄白色长柔毛，花药卵形，长4～6mm，密被黄白色长柔毛，基部钝圆，不具小尖头。子房长卵形，花柱长2.2～2.5cm，柱头扁圆球形，2浅裂。蒴果长圆形，长1～2cm，直径0.7～1.5cm。种子多数，近圆形，干后变黑褐色，外面网状；种胚为球形原胚；珠柄突起处有种孔，直径100～200μm。花期4～6月，果期6～8月。（图40-2）

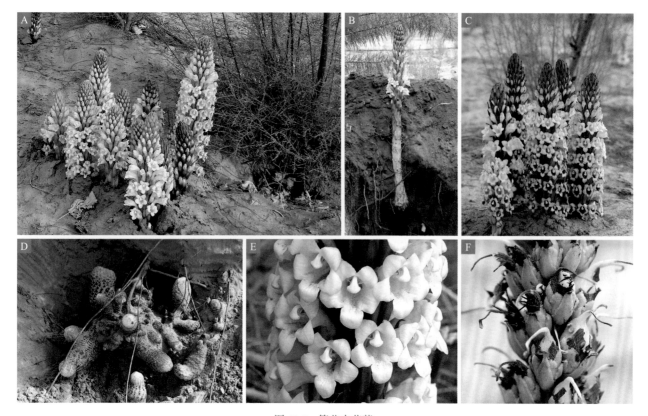

图40-2　管花肉苁蓉

A.管花肉苁蓉及其寄主多花柽柳　B.植株　C.花序　D.寄生状况　E.花　F.果实

　　生于有柽柳属（*Tamarix*）植物分布的荒漠地区，海拔800～1400m，寄生于柽柳属植物的根部。自然分布于新疆南疆地区的塔克拉玛干沙漠及其周边地区，目前已在新疆和田地区和阿克苏地区大规模种植。

　　【主产地】荒漠肉苁蓉主产于内蒙古、甘肃及新疆等地，以内蒙古、甘肃产者质量为优，为道地产区；新疆产量最大。管花肉苁蓉产于新疆南疆的塔克拉玛干沙漠及其周围地区，以和田地区产量最大，质量最优，为道地产区。

　　【栽培要点】

　　1. 生物学特性　喜干旱通气的砂质土壤，怕涝。水分过多，易发生腐烂；黏性土壤或土壤过硬，影响生长，并导致肉质茎变形、弯曲。荒漠肉苁蓉*C. deserticola* Y. C. Ma寄生于藜科植物梭梭*Haloxylon ammodendron*（C. A. Mey.）Bunge的根部，管花肉苁蓉*C. tubulos*a（Schenk）R. Wight寄生于柽柳属*Tamarix*植物的根部。

　　2. 栽培技术　种子繁殖，一年四季均可播种，春季和秋季接种效果较佳。种子具有休眠特性，自然条件下，需要经过数月的低温过程才能萌发。低温层积、热水处理、高锰酸钾溶液处理、赤霉素处理等，均可打破休眠，提高接种率。一般在寄主移栽后第二年，在离寄主30～50cm带状或穴状播种，播种深度50～60cm；在播种带（穴）浇水，水量充沛地区一年浇水4～5次，干旱地区一年浇水1～2次[2-3]。

　　3. 病虫害　病害：肉苁蓉茎腐病、梭梭白粉病、梭梭锈病、梭梭根腐病等。虫害：黄褐丽金龟、草地螟、肉苁蓉蛀蝇、棉铃虫、红柳条叶甲等[4-5]。

　　【采收与加工】野生肉苁蓉根据其寄生深度，营养生长一般需要3年以上。栽培肉苁蓉根据其接种深度和栽培地区的气温，其营养生长时间有明显的差别。新疆南疆等气温较高地区，12个月的生长周期即可采收；新疆北疆、内蒙古西部、甘肃等气温较低地区，接种2～3年后才可采收。春秋均可采收，以秋季采收质量为佳。荒漠肉苁蓉采收时间：在新疆南疆地区，春季为2月下旬至3月下旬，其他地区3月下旬至4月上旬；秋季为10月下旬至11月上旬。管花肉苁蓉采收时间：春季为3月下旬至4月上旬；秋季为10月下旬至11月上旬。采挖时，在肉苁蓉基部距寄生盘约

3cm处掰断，采大留小，保留寄生盘，保留部分仍可继续生长，寄生盘也可分化出新的肉苁蓉，可一次种植多年收获，或再适量撒播种子，提高肉苁蓉产量。采挖后，除去茎尖，干燥；或切段、切片后干燥[6-7]。

【商品规格】根据不同的基原，肉苁蓉药材分为"荒漠肉苁蓉"和"管花肉苁蓉"两个规格。根据肉质茎长度、直径，肉苁蓉选货规格分为"一等"和"二等"两个等级，其他为统货。

1.荒漠肉苁蓉（软苁蓉）　一等：色泽均匀，质地柔韧，肉质肥厚，肉质茎长度在25cm以上，中部直径3.5cm以上，每1kg 5根以内，无枯心，无干梢、杂质、虫蛀、霉变；二等：质地坚硬，略有柔性，肉质茎长度为15～25cm，中部直径2.5cm以上，每1kg 5～10根，去净芦头，枯心不超过10%，无干梢、杂质、虫蛀、霉变[8]。

2.管花肉苁蓉（硬苁蓉）　一等：肉质茎长度为15～25cm，中部直径6～9cm，每1kg 5根以内，无枯心，干梢、杂质、虫蛀、霉变；二等：肉质茎长度为10～15cm，中部直径2.5～5cm，每1kg 5～10根，枯心不超过10%，无干梢、杂质、虫蛀、霉变[8]。

【药材鉴别】

（一）性状特征

1.荒漠肉苁蓉　肉质茎呈扁圆柱形，稍弯曲，长3～15cm，直径2～8cm。表面棕褐色或灰棕色，密被覆瓦状排列的肉质鳞叶，通常鳞叶先端已断。体重，质硬，微有柔性，不易折断，断面棕褐色，有淡棕色点状维管束，排列成波状环纹。气微，味甜、微苦。（图40-3）

2.管花肉苁蓉　肉质茎呈类纺锤形、扁纺锤形或扁柱形，稍弯曲，长5～25cm，直径2.5～9cm。表面棕褐色至黑褐色。断面颗粒状，灰棕色至灰褐色，散生点状维管束。（图40-4）

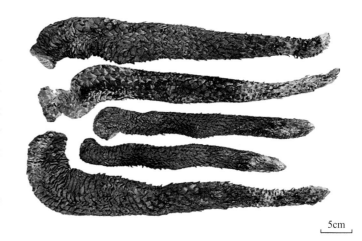

5cm

图40-3　荒漠肉苁蓉药材图

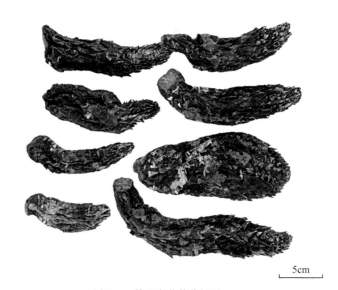

5cm

图40-4　管花肉苁蓉药材图

（二）显微鉴别

1.荒漠肉苁蓉茎横切面　横切面表皮为一列方形、类长方形、类椭圆形细胞组成，外被角质层，茎上部表皮均为类方形细胞。皮层由数十层类圆形、类椭圆形、类多边形薄壁细胞组成，外侧10多层细胞内含浅黄棕色色素，其中茎中部皮层外侧1～10层细胞为大型长椭圆形母子细胞，母细胞常常分裂出2～4个子细胞，母子细胞长150～293μm，宽30～70μm，子细胞长90～100μm；有叶迹维管束散在。中柱维管束外韧型，排列成深波状的环，横切面每一个维管束呈菱形或倒卵形。初生韧皮部外侧由纤维和厚壁细胞组成维管束鞘，向外侧束鞘逐渐变窄，而成尾状延伸。韧皮部由薄壁细胞和少数韧皮纤维组成。形成层不明显。木质部由导管、木薄壁细胞和少数木纤维组成；导管主为网纹、孔纹和螺纹导管，少具缘纹孔和梯纹导管，均木化，网纹导管分子短粗，末端平截或略斜，长50～150μm，直径20～50μm，壁厚5～10μm；孔纹导管分子长50～120μm，直径20～50μm，壁厚5～10μm；螺纹导管分子长125～700μm，直径13～25μm，壁厚1～5μm。从基部向上部螺纹导管分子长度增加；木薄壁细胞壁微增厚，纹孔单斜或交叉排列。髓射线明显，由3～5列径向延长的薄壁细胞和孔纹薄壁细胞组成，由上部向基部孔纹薄壁细胞比例增加。髓较大，随维管束的排列而呈星状。维管束鞘纤维、韧皮纤维和木纤维区别不明显，纤维呈长梭形，有些一端钝圆，另一端尾尖，长200～790μm，直径20～40μm，壁厚2～5μm；纹孔、孔沟明显，单斜狭缝状，由茎上部向下部，纤维数量减少，茎基部纤维极少见。维管束和束鞘周围的薄壁细胞壁略增厚，孔纹细胞易见。皮层和髓部薄壁细胞中含有大量的淀粉粒，椭圆形、卵圆形、类圆形，长10～48μm，宽7～25μm，脐点星状、点状、一字形和裂隙状，层纹明显，多单粒，极少复粒，复粒由2分粒组成，由基部向上淀粉粒逐渐减少。鳞叶表面观气孔易见。（图40-5）

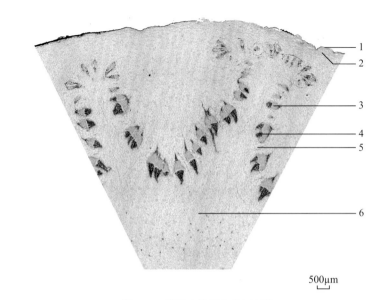

图40-5　荒漠肉苁蓉茎横切面图

1. 表皮　2. 皮层　3. 韧皮部　4. 木质部　5. 射线　6. 髓

2. 管花肉苁蓉茎横切面　表皮为一列扁平类长方形、类椭圆形薄壁细胞组成，外被角质层，有些部位表皮细胞和角质层脱落。后生皮层由十多列类圆形、类长圆形细胞组成，壁木栓化，外侧挤压破裂，有些部位与表皮细胞一起脱落。皮层狭窄。中柱维管束散生，外韧型，最外侧维管束单个散生，内侧常3～6个维管束成群，韧皮部向心，木质部向外，排列成梅花形，横切面每一个维管束呈卵圆形；韧皮部由薄壁细胞组成，茎上部有少量纤维，中下部无纤维，韧皮纤维呈长条形，长至600μm，宽11～43μm，壁厚1～5μm。无纹孔和孔沟；

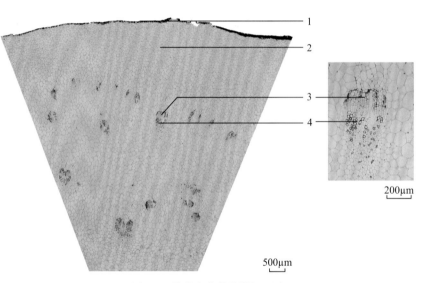

图40-6　管花肉苁蓉茎横切面图

1. 表皮　2. 皮层　3. 韧皮部　4. 木质部

木质部由导管和木薄壁细胞组成；导管主为网纹和具缘纹孔导管，少螺纹和孔纹导管，网纹、具缘纹孔、孔纹导管分子长80～270μm，直径25～55μm，壁厚2～5μm，具缘纹孔导管纹孔呈网状或梯状排列，螺纹导管分子长270～500～800μm，直径13～20μm，壁厚2μm。茎上部韧皮部外侧和木质部内侧孔纹细胞易见，有些部位连接成环，木质部内侧孔纹细胞长方形至长条形，纹孔、孔沟明显，纹孔狭椭圆形，排列成网状或交叉；茎中下部木质部内侧孔纹细胞类圆形，壁略增厚，纹孔、孔沟明显。皮层和中柱基本组织中含有大量淀粉粒，单粒，类球形、卵形、椭圆形，直径10～70μm，脐点星状、人字形、一字形、裂隙状，层纹不明显。（图40-6）

（三）理化鉴别

薄层色谱　取本品粉末约1.0g，加甲醇20ml，超声处理15分钟，滤过，作为供试品溶液。另取松果菊苷对照品和毛蕊花糖苷对照品，分别加50%甲醇制成每1ml含0.2mg的溶液，作为对照品溶液。照薄层色谱法试验，分别精密吸取松果菊苷对照品溶液和毛蕊花糖苷对照品溶液和供试品溶液各2μl，分别点于同一硅胶薄层板上，以二氯甲烷-乙酸-甲醇-水（15∶6.5∶2∶2）为展开剂，室温（20±3）℃，相对湿度RH%为（30±10）%展开，取出，晾干，喷以10%硫酸乙醇试液，在105℃加热至斑点显色清晰，置紫外光灯（365nm）下检视。供试品色谱中，在与两个对照品色谱相应的位置上，显蓝色荧光斑点。（图40-7）

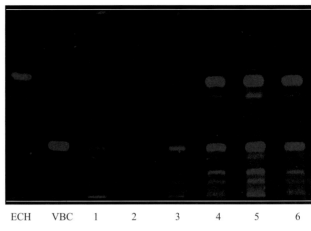

图40-7　肉苁蓉药材薄层色谱图

ECH. 松果菊苷　VBC. 毛蕊花糖苷　1. 荒漠肉苁蓉（内蒙古噔口县哈腾套海）　2. 荒漠肉苁蓉（内蒙古阿拉善右旗塔木素）　3. 荒漠肉苁蓉（内蒙古阿拉善左旗乌力吉）　4. 管花肉苁蓉（新疆民丰县）　5. 管花肉苁蓉（新疆于田县英巴格乡）　6. 管花肉苁蓉（新疆于田县奥依托格拉克乡）

【质量评价】荒漠肉苁蓉以条粗壮、密被鳞片、色棕褐、质柔润者为佳；管花肉苁蓉以条粗壮、色棕褐、表面有光泽、质重者为佳。采用高效液相色谱法测定，本品按干燥品计算，荒漠肉苁蓉含松果菊苷（$C_{35}H_{46}O_{20}$）和毛蕊花糖苷（$C_{29}H_{36}O_{15}$）的总量不得少于0.30%；管花肉苁蓉含松果菊苷（$C_{35}H_{46}O_{20}$）和毛蕊花糖苷（$C_{29}H_{36}O_{15}$）的总量不得少于1.5%。

【化学成分】主要成分为苯乙醇苷、苯甲醇苷、环烯醚萜及其苷、单萜及其苷、糖类及其衍生物等。其中，苯乙醇苷是其特征性成分和有效成分。

1. 苯乙醇苷类　松果菊苷（echinacoside）、毛蕊花糖苷（verbascoside）、2-乙酰基毛蕊花糖苷（2'-acetylverbascoside）、管花苷（tubuloside）A～E、cistansinenside A，B、salsaside D～F、肉苁蓉苷（cistanoside）A～E，G，H，K～N、kankanosideh₁，H₂，J₁/J₂等。松果菊苷和毛蕊花糖苷是其抗衰老、提高学习记忆能力、抗老年痴呆症主要活性成分[6-7]。

2. 苯甲醇苷类　salsaside A，B，Ca/Cb、3,4-dimethoxybenzyl-β-D-glucoside、4-hydroxybenzyl-β-D-glucoside、benzyl-glucopyranoside等[7]。

3. 环烯醚萜及其苷类　肉苁蓉素（cistanin）、肉苁蓉氯素（cistachlorin）、kankanol、argyol、kankanoside B-D，L-N、phelypaeside、bartsioside、6-去氧梓醇（6-deoxycatalpol）、8-表马钱子酸（8-epiloganic acid）、8-表去氧马钱子酸（8-epideoxyloganic acid）、京尼平酸（geniposidic acid））等[7]。

4. 单萜及其苷类化合物　8-hydroxygeraniol 1-β-D-glucopyranoside、kankanoside E、（2E，6Z）-8-β-D-glucopyranosyloxy-2,6-dimehty-2,6-octadienoic acid、8-hydroxygeraniol 8-O-β-D-glucopyranoside、betulalbuside A、（2E，6R）-8-hydroxy-2,6-dimehty-2-octenoic acid、8-hydroxygeraniol等[7]。

5. 糖类及其衍生物　pectic polysaccharides P1，P2，P3、cistan A、mannoglucan、arabinoglactan（ACDP-2）、linear glucan（CDP-4）、glucans 1，2，3等。肉苁蓉属植物中多糖类成分具有抗氧化、免疫调节及通便等多种功效[6-7]。

【性味归经】甘、咸，温。归肾、大肠经。

【功能主治】补肾阳、益精血、润肠通便。用于肾阳不足、精血亏虚、阳痿不孕、腰膝酸软、筋骨无力、肠燥便秘。

【药理作用】

1. 神经保护作用　苁蓉总苷通过抗氧化提高喹啉酸、β-淀粉样蛋白（β-AP）及三氧化铝所致阿尔兹海默症（AD）小鼠的学习记忆水平，起到防治老年痴呆症的作用；松果菊苷对D-半乳糖及Aβ25-35所致AD大鼠也具有治疗作用；苁蓉总苷可以改善D-半乳糖所致脑老化模型小鼠海马超微结构，延缓衰老；盐生肉苁蓉苯乙醇苷类提取物、松果菊苷及毛蕊花糖苷等均可以改善1-甲基-4苯基-1,2,3,6-四氢吡啶（MPTP）诱导的帕金森（PD）小鼠的行为学缺陷[7, 9-10]。

2. 脑缺血及脑缺血再灌注损伤保护作用　苁蓉总苷、松果菊苷对脑缺血及脑缺血再灌注损伤均具有保护作用[7, 11]。

3. 提高学习记忆能力　苁蓉总苷可以提高正常小鼠和东莨菪碱、亚硝酸钠、乙醇、缺血再灌注损伤及氢化可的松导致的学习记忆功能障碍模型小鼠的学习记忆能力；松果菊苷可以改善Aβ25-35所致AD大鼠的学习记忆能力[7, 12]。

4. 免疫调节作用　苁蓉总苷对辐射损伤小鼠的免疫功能具有防护作用；荒漠肉苁蓉多糖及毛蕊花糖苷具有增强机体免疫功能的作用[7]。

5. 通便作用　荒漠肉苁蓉、管花肉苁蓉和盐生肉苁蓉润肠通便药效相似[13-14]。

6. 其他作用　肉苁蓉提取液还具有保肝、抗疲劳、增强体力、促进骨质增生、抗炎等作用[7]。

【分子生药】ITS2和 *psb A-trn* H 序列可以准确鉴别肉苁蓉药材的真伪[15]。利用ISSR及RAPD分子标记技术评价肉苁蓉质量[16]。

【附注】荒漠肉苁蓉与管花肉苁蓉所含成分基本相同，但荒漠肉苁蓉甘露醇、寡糖类和甜菜碱等成分含量较高，管花肉苁蓉苯乙醇苷类成分含量较高，因此，荒漠肉苁蓉通便效果较好，管花肉苁蓉补肾、抗衰老、抗老年痴呆症和帕金森病作用较好，二者各有特点。临床作为通便，宜用荒漠肉苁蓉；作为补肾和抗衰老，宜用管花肉苁蓉。

主要参考文献

[1] 屠鹏飞，何燕萍，楼之岑. 中药肉苁蓉的本草考证[J]. 中国中药杂志，1994，19(1)：1-5.

[2] 屠鹏飞，陈庆亮，姜勇，等. 管花肉苁蓉及其寄主柽柳栽培技术[J]. 中国现代中药，2015，17(4)：349-358.

[3] 陈庆亮，武志博，郭玉海，等. 荒漠肉苁蓉及其寄主梭梭栽培技术[J]. 中国现代中药，2015，17(4)：359-368.

[4] 徐荣，陈君，王夏，等. 肉苁蓉及其寄主梭梭主要病虫害发生与防治[J]. 中国现代中药，2015，17(4)：369-374.

[5] 陈君，刘同宁，朱兴华，等. 肉苁蓉属及其寄主植物病虫害种类调查及防治研究[J]. 中国中药杂志，2004(8)：17-20.

[6] 屠鹏飞，郭玉海. 荒漠肉苁蓉及其寄主梭梭栽培技术[M]. 北京：科学出版社，2015.

[7] 屠鹏飞，郭玉海. 管花肉苁蓉及其寄主梭梭栽培技术[M]. 北京：科学出版社，2015.

[8] T/CACM 1021. 39—2018，中药材商品规格等级[S].

[9] 刘玉静，刘小莉，刘晓敏，等. 松果菊苷对阿尔茨海默病大鼠脑内兴奋性氨基酸的影响[J]. 时珍国医国药，2015，26(8)：1830-1832.

[10] 张万鑫，马婧怡，陈虹，等. 松果菊苷对帕金森病大鼠纹状体及海马细胞外液中单胺类神经递质的影响[J]. 中国药理学通报，2014，30(08)：1131-1136.

[11] 刘春丽，陈虹，姜勇，等. 松果菊苷对脑缺血大鼠海马、纹状体胆碱、乙酰胆碱水平的影响[J]. 药学学报，2013，48(5)：790-793.

[12] 丁慧，陈虹，姜勇，等. 松果菊苷对阿尔采末病模型大鼠学习、记忆功能及氧自由基水平的影响[J]. 中国药理学通报，2014，30(09)：1302-1305.

[13] 高云佳，姜勇，戴昉，等. 肉苁蓉润肠通便的药效物质研究[J]. 中国现代中药，2015，17(4)：307-310+314.

[14] 屠鹏飞，李顺成，李志新，等. 肉苁蓉类润滑通便比较[J]. 天然产物研究与开发，1999，11(1)：48-51.

[15] 过立农，刘杰，赵春艳，等. 基于DNA条形码和高分辨率熔解曲线技术快速鉴别肉苁蓉[J]. 药物分析杂志，2018，38(04)：665-671.

[16] Wu Yan, Shi Haiming, Bao Zhong, et al. Application of molecular markers in predicting production quality of cultivated *Cistanche deserticola* [J]. Biol Pharm Bull, 2010, 33(2): 334-339.

（北京大学药学院　万彦军　屠鹏飞）

41. 竹节参

Zhujieshen

PANACIS JAPONICI RHIZOMA

【别名】竹根七、白三七、明七、七叶子、竹节三七。

【来源】为五加科植物竹节参*Panax japonicus* C. A. Mey.的干燥根茎。

【本草考证】本品始载于《本草原始》，其中三七图示为竹鞭状，结节膨大，每节有一圆形而微凹的茎痕，侧面有根痕，并图注"三七类竹节参，味甘而苦，亦似参味，但色不同，参色黄白，而三七黄黑"。可知此三七非今药用三七类，而是竹节参类，是记载竹节参入药的最早本草文献。竹节参以其根茎状如竹节而得名。竹节参其名，仅在《本草纲目拾遗》的昭参项下记载："浙产台温山中，出一种竹节三七，色白如僵蚕，每条上有凹痕如白，云此种血症良药……一种广西山峒来者形如白发，长者如老干姜，黄有节，味甘如人参三七，又名竹节三七。"本草记载与现今所用竹节参基本一致。

【原植物】多年生草本。根茎横卧，呈竹鞭状，肉质肥厚，白色，结节间具凹陷茎痕，栽培品根茎可重达1kg，叶为掌状复叶，3～5枚轮生于茎顶；小叶通常5，叶片膜质，倒卵状椭圆形至长圆状椭圆形，先端渐尖，稀长尖，基部楔形至近圆形，边缘具细锯齿或重锯齿，上面叶脉无毛或疏生刚毛，下面无毛或疏生密毛。伞形花序单生于茎顶，通常有花50～80朵，栽培品可达2500朵，总花梗无毛或有疏短柔毛；花小，淡绿色；花萼绿色，先端5齿，齿三角状卵形；花瓣5，长卵形，覆瓦状排列；雄蕊5，花丝较花瓣短；子房下位，2～5室，花柱2～5，中部以下连合，上部分离。核果状浆果，球形，初熟时红色，全熟时顶部紫黑色。种子2～5，白色，三角状长卵形。花期5～6月，果期7～9月。（图41-1）

生于高山灌丛阴湿地或岩石沟涧旁。主要分布于西南地区。

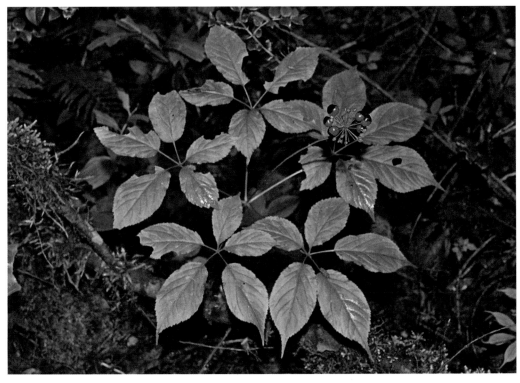

图41-1 竹节参

【**主产地**】主产于云南、四川、贵州等地。

【**采收与加工**】野生品花前挖采，根状茎与肉质茎分别晒干。栽培品9月下旬到10月上旬地上部茎叶枯萎时采收晒干。

【**药材鉴别**】

（一）性状特征

根茎略呈圆柱形，稍弯曲，有的具肉质侧根。长5～22cm，直径0.8～2.5cm。表面黄色或黄褐色，粗糙，有致密的纵皱纹及根痕。节明显，节间长0.8～2cm，每节有1凹陷的茎痕。质硬，断面黄白色至淡黄棕色，黄色点状维管束排列成环。气微，味苦、后微甜。（图41-2）

（二）显微鉴别

1. 根茎横切面　木栓层为2～10列细胞。皮层稍宽，有少数分泌道。维管束外韧型，环状排列，形成层成环。韧皮部偶见分泌道。木质部束略作2～4列放射状排列，也有呈单行排列；木纤维常1～4束，有的纤维束旁有较大的木化厚壁细胞。中央有髓。薄壁细胞中含众多草酸钙簇晶，直径17～70μm，并含淀粉粒。（图41-3）

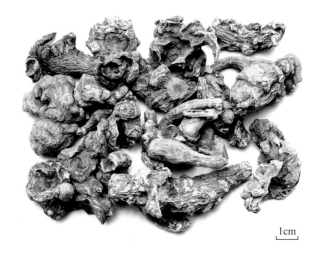

图41-2　竹节参药材图

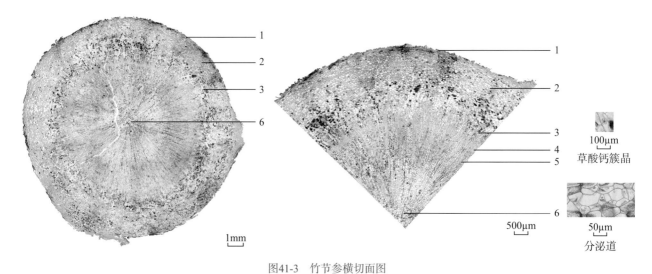

图41-3　竹节参横切面图

1. 木栓层　2. 皮层　3. 韧皮部　4. 形成层　5. 木质部　6. 髓

2. 粉末特征　粉末黄白色至黄棕色。木纤维成束，直径约25μm，壁稍厚，纹孔斜裂缝状，有的交叉呈人字形；草酸钙簇晶多见，直径15～70μm；梯纹导管、网纹导管或具缘纹孔导管直径20～70μm；树脂道碎片偶见，内含黄色块状物；木栓组织碎片细胞呈多角形、长方形或不规则形，壁厚；淀粉粒众多，多单粒，呈类圆形，直径约10μm，或已糊化。（图41-4）

【**质量评价**】以个大、质重、色黄、断面黄白色者为佳。采用高效液相色谱法测定，本品按干燥品计算，含人参皂苷R_0（$C_{48}H_{76}O_{19}$）和竹节参皂苷IV_a（$C_{42}H_6O_{14}$）分别不得少于1.5%。

【**化学成分**】主要成分为皂苷类、糖类和挥发性成分。其中，皂苷类成分是其特征性成分和有效成分。

1. 皂苷类　竹节参皂苷（chikusetsu-saponin）Ⅲ、IV_a、V，人参皂苷（ginsenoside）Rd、Re、Rg_1、Rg_2、R_0、

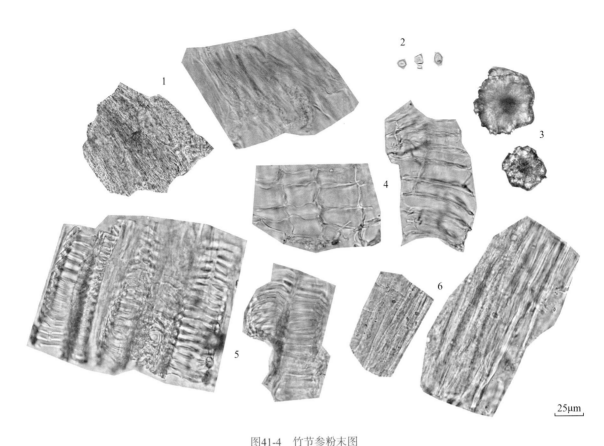

图41-4 竹节参粉末图

1. 树脂道 2. 淀粉粒 3. 草酸钙簇晶 4. 木栓细胞 5. 导管 6. 纤维

三七皂苷R_2（notoginsenoside R_2）、伪人参皂苷F_{11}（pseudo-ginsenoside F_{11}）、竹节参皂苷V的甲酯（methyl ester of chikusetsu-saponin V）等。

2. 糖类 竹节参多糖（tochhibanan）、β-1,4-半乳聚糖（β-1,4-gelose）、L-阿拉伯糖（L-arabinose）、D-半乳糖（D-galactose）、D-葡萄糖（D-glucose）、半乳糖醛酸（galacturonic acid）等。

3. 挥发性成分 β-檀香烯（β-santalene）、β-金合欢烯（β-farnesene）、亚油酸乙酯（ethyl linoleate）、（Z, Z）-3,13-十八碳二烯-1-醇［（Z, Z）-3,13-octadecadiene-1-alcohol］、二十九烷（nonacosane）等。

【性味归经】甘、微苦，温。归肝、脾、肺经。

【功能主治】散瘀止血，消肿止痛，祛痰止咳，补虚强壮。用于痨嗽咯血，跌扑损伤，咳嗽痰多，病后虚弱。

【药理作用】

1. 对神经系统作用 竹节参总皂苷具有明显的镇痛、镇静作用，以及一定的抗惊厥作用。

2. 对心脑缺血的保护作用 竹节参提取物对垂体后叶素所致的实验性心肌缺血损伤具有保护作用；竹节参总皂苷能改善局灶性脑缺血大鼠的神经症状，提高动物的存活率，降低动物血清LDH的含量，对局灶性脑缺血有保护作用。

3. 抗肿瘤作用 竹节参总皂苷能明显抑制小鼠移植性肉瘤S_{180}的生长，延长H_{22}腹水小鼠的生存时间。

4. 其他作用 竹节参总皂苷可有效抑制体外培养的胶原诱导性关节炎大鼠滑膜细胞的增殖，这可能是其治疗类风湿关节炎的机制。

【分子生药】

1. 遗传标记 SSR分子标记可进行竹节参及其近缘种的分子鉴定和遗传多样性研究[1]。

2. 功能基因 现已克隆竹节参中SS、SE、DS、β-AS四种调控三萜类物质合成代谢的功能基因[2]。

主要参考文献

[1] 程扬，邹飘，张超凡，等.基于竹节参转录组的SSR分子标记开发和鉴定[J].中药材，2017，40(12)：2805-2809.

[2] 吴亚运.基于转录组的竹节参皂苷合成相关基因的克隆与生物信息学分析[D].武汉：武汉轻工大学，2017.

（北京中医药大学　刘春生　杨瑶珺　常晓茜）

42. 华山参

Huashanshen

PHYSOCHLAINAE RADIX

【别名】热参、秦参、二月旺、大红参、白毛参。

【来源】为茄科植物漏斗泡囊草*Physochlaina infundibularis* Kuang的干燥根。

【本草考证】本品始载于《本草纲目拾遗》："煤参，出陕西西安等处，形如参，皮心俱黑，故名。施柳南太守云：此参出陕西华山，食之多吐人，其性亦劣，味微苦甘，同人参，功力则薄耳。"1959年版《中药志》第一册记载："陕西华阴县所产华山参为茄科植物华山参的根。"本草记载虽然不多，但与现今所用华山参基本一致。

【原植物】多年生草本，高20～60cm。根圆锥状，肉质。茎分枝或稀不分枝，枝条细瘦。叶互生，叶片草质，三角形或卵状三角形，长4～9cm，宽4～8cm，顶端常急尖，基部心形或截形，边缘有少数三角形大牙齿，侧脉4～5对。顶生伞房或聚伞花序；花萼漏斗状钟形，长约6mm，直径约4mm，5中裂。花冠漏斗状钟形，长约1cm，除筒部略带浅紫色外其他部分绿黄色，5浅裂；雄蕊5；花柱同花冠近等长。蒴果直径约5mm。种子肾形，浅橘黄色。花期3～4月，果期4～6月。（图42-1）生于山谷或林下。分布于陕西秦岭中部至东部、河南西部和南部、山西南部。

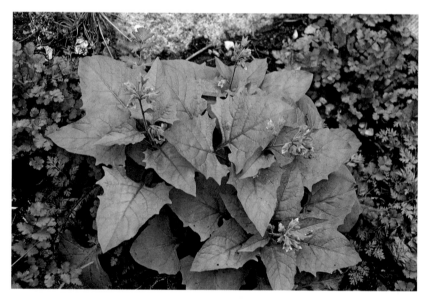

图42-1　漏斗泡囊草

【主产地】主产于陕西秦岭、华山，山西南部、河南西部地区。道地产区为陕西华阴县。

【采收与加工】早春出芽或初夏枯萎时采挖根部，除去芦头及细根，洗净泥土，晒干。

【药材鉴别】

（一）性状特征

根长圆锥形或圆柱形，略弯曲，有的有分枝，长10～20cm，直径1～2.5cm。表面棕褐色，有黄白色横长皮孔样突起、须根痕及纵皱纹，上部有环纹。顶端常有1至数个根茎，其上有茎痕和疣状突起。质硬，断面类白色或黄白色，

皮部狭窄，木部宽广，可见细密的放射状纹理。具烟草气，味微苦，稍麻舌。（图42-2）

（二）显微鉴别

1. 根横切面　木栓层为数列至10余列木栓细胞，最外层细胞黄棕色。韧皮射线宽5～15列细胞，形成层环明显。木质部占根的大部分，导管数个相聚，有的导管旁有细小筛管群，为木间韧皮部。木薄壁组织和射线细胞中含草酸钙砂晶。近中心的导管或导管群四周有时围有数层至10余层棕色扁平形木栓化细胞，内含黄棕色分泌物。薄壁细胞充满淀粉粒，有的含草酸钙砂晶。

2. 粉末特征　粉末灰白色。淀粉粒甚多，单粒类圆形，直径3～15μm，脐点点状、裂缝状或叉状；复粒由2～4分粒组成。草酸钙砂晶多存在于薄壁细胞中。网纹导管直径17～85μm。（图42-3）

（三）理化鉴别

薄层色谱　取本品中粉1g，加浓氨试液–乙醇（1：1）混合溶液2ml湿润，再加三氯甲烷20ml，加热回流1小时，滤过，滤液蒸干，加三氯甲烷1ml使溶解，作为供试品溶液。另取硫酸阿托品对照品、氢溴酸东莨菪碱对照品、氢溴酸山莨菪碱对照品和东莨菪内酯对照品，加乙醇制成每1ml各含1mg的混合溶液，作为对照品溶液。照薄层色谱法试验，吸取上述两种溶液各5μl，分别点于同一硅胶G薄层板上，以乙酸乙酯–甲醇–浓氨试液（17：2：1）为展开剂，展开，取出，晾干，置紫外光灯（365nm）下检视。供试品色谱中，在与对照品色谱相应的位置上，显相同的蓝白色荧光主斑点（东莨菪内酯）。再依次喷以碘化铋钾试液和亚硝酸钠乙醇试液。供试品色谱中，在与对照品色谱相应的位置上，显相同的四个棕色斑点。

【质量评价】以体充实、断面色白者为佳。采用紫外–可见分光光度法测定，本品含生物碱以莨菪碱（$C_{17}H_{23}NO_3$）计算，不得少于0.20%。采用高效液相色谱法测定，本品按干燥品计算，含东莨菪内酯（$C_{10}H_8O_4$）不得少于0.080%。

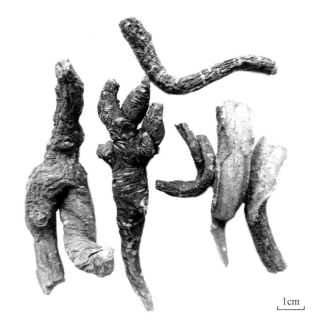

图42-2　华山参药材图

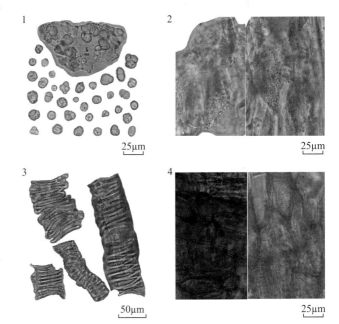

图42-3　华山参粉末图

1. 淀粉粒　2. 砂晶　3. 网纹导管　4. 木栓细胞

【化学成分】主要成分为托品烷类生物碱、香豆素类、黄酮类、甾醇类、氨基酸、多糖类、还原糖等化学成分。其中，托品烷类生物碱是其重要特征性成分和有效成分[1-2]。

1. 托品烷类生物碱　阿托品（atropine）、莨菪碱（hyoscyamine）、东莨菪碱（scopolamine）、山莨菪碱（anisodamine）、异东莨菪醇（scopoline）、阿扑东莨菪碱（aposcopolamine）等。

2. 香豆素类　东莨菪内酯（scopoletin）、东莨菪苷（scopolin）、伞形花内酯（umbelliferone）、6,7-二甲氧基香豆素（6,7-dimethoxycoumarin）等。

3. 黄酮及酚酸类　3-甲氧基槲皮素（3-methoxyquercetin）、异槲皮苷（isoquercitin）、山奈酚-7-O-β-D-葡萄糖苷

（kaempferol-7-*O*-*β*-D-glucoside）、丁香脂素（syringarenol）、原儿茶酸（protocatechuic acid）、对羟基苯甲酸甲酯（methyl 4-hydroxybenzoate）、邻羟基苯甲酸（2-hydroxybenzoic acid）、托品酸（tropic acid）、对羟基苯甲酸（4-hydroxybenzoicacid）等。

【性味归经】甘、微苦，温；有毒。归肺、心经。

【功能主治】温肺祛痰，平喘止咳，安神镇惊。用于寒痰喘咳，惊悸失眠。

【药理作用】

1. 对中枢神经系统的作用　煎剂灌胃，大鼠防御条件反射潜伏期延长；腹腔注射，除上述作用外，大部分动物的阳性条件反射破坏，并有部分动物抑制剂解除。腹腔注射能显著降低大、小鼠和家兔的自由活动，但不降低小鼠被动活动；狗口服亦有明显镇静作用，但对于外界刺激如声音、触觉等还有反应。腹腔注射能协同硫喷妥钠及水合氯醛对小鼠产生催眠、麻醉作用，对抗苯丙胺、咖啡因对小鼠的兴奋活动[3]。

2. 镇咳、祛痰、平喘作用　小鼠浓氨致咳法证明华山参有一定的镇咳作用；小鼠酚红实验证明，本品提取的东莨菪内酯能增加酚红的排出，降低痰液黏性和痰内嗜中性白细胞数，提示有祛痰作用。水煎剂口服对豚鼠有明显的平喘作用。

3. 对心血管系统的作用　华山参有降血压的作用，服药初期可见血压微降，以后又微升，然后再持续下降。因含阿托品类生物碱，又有扩瞳和升高眼压作用。本品有助于因肺气肿引起的心脏病患者心肌的恢复，但对冠状动脉供血不足造成的心肌劳损，服用本品似有恶化趋势[2]。

4. 其他作用　华山参能抑制犬胃肠蠕动。水或乙醇提取液均能解除毛果芸香碱所致离体兔肠的痉挛，能使已孕在体兔子宫的自律性收缩减少和减弱，并有对抗家兔流涎的作用。

【用药警戒或禁忌】本品含托品类生物碱，多服易导致中毒，其中毒症状及解救方法与阿托品中毒相同。青光眼患者禁用。孕妇及前列腺重度肥大者慎用。

【附注】漏斗泡囊草也是提取托品烷类生物碱的资源植物，其地上部分含莨菪碱，根含莨菪碱、东莨菪碱和山莨菪碱。

主要参考文献

[1] 赵森森，俞桂新，王峥涛. 华山参化学成分研究[J]. 中草药，2013，44（8）：938-941.

[2] 李丹. 华山参毒理及质量标准的实验研究[D]. 西安：陕西中医药大学，2008.

[3] 卓锡平，徐元秀，庄斐尔. 华山参对中枢神经系统的药理作用[J]. 药学学报，1965，12（6）：368.

（内蒙古医科大学　王晓琴　杨来秀　王素巍）

43. 伊贝母

Yibeimu

FRITILLARIAE PALLIDIFLORAE BULBUS

【别名】贝母、伊贝、生贝、新贝。

【来源】为百合科植物新疆贝母*Fritillaria walujewii* Regel或伊犁贝母*Fritillaria pallidiflora* Schrenk的干燥鳞茎。

【本草考证】本品始载于《神农本草经》，载："气味辛、平、无毒，主治伤寒烦热，淋沥邪气，疝症、痹、乳难，列为中品。"《名医别录》载："味辛，平、微寒，无毒。今出近道，形似聚贝子，故名贝母。"《本草汇言》载："贝母，开郁、下气、化痰之药也。润肺消痰，止咳定喘，则虚劳久结之症，贝母专司首剂。"《本草原始》中"色白、体轻，双瓣、质尤良"的西贝母泛指产于我国西南和西北部分地区的川贝母*Fritillaria cirrhosa*及伊贝母（主要为新疆贝母*Fritillaria walujewii* Regel或伊犁贝母*Fritillaria pallidiflora* Schrenk）。本草记载与现今所用伊贝母基本一致。

【原植物】

1. 伊犁贝母　多年生本草，植株长30～60cm。鳞茎由2枚鳞片组成，直径1.5～3.5cm，鳞片上端延伸为长的膜质物，鳞茎皮较厚。叶通常散生，有时近对生或近轮生，但最下面的叶不对生或轮生，从下向上由狭卵形至披针形，长5～12cm，宽1～3cm，先端不卷曲。花1～4朵，淡黄色，内有暗红色斑点，每花有1～2（～3）枚叶状苞片，苞片先端不卷曲；花被片匙状矩圆形，长3.7～4.5cm，宽1.2～1.6cm，外三片明显宽于内三片，蜜腺窝在背面明显凸出；雄蕊长约为花被片的2/3，花药近基着生，花丝无乳突；柱头3裂，裂片长约2mm。蒴果棱上有宽翅。花期5月。（图43-1）

生于海拔1300～1780m的林下或草坡上。主要分布于新疆西北部。

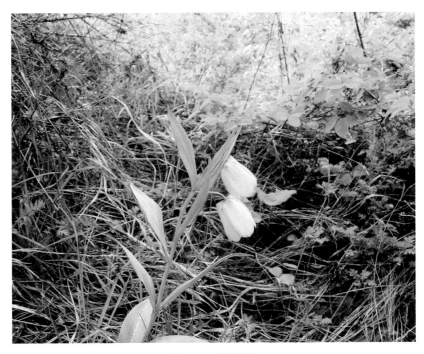

图43-1　伊犁贝母

2. 新疆贝母　植株长20～40cm。鳞茎由2枚鳞片组成，直径1～1.5cm。叶通常最下面的为对生，先端不卷曲，中部至上部对生或3～5枚轮生，先端稍卷曲，下面的条形，向上逐渐变为披针形，长5.5～10cm，宽2～9mm。花单朵，深紫色而有黄色小方格，具3枚先端强烈卷曲的叶状苞片；外花被片长3.5～4.5cm，宽1.2～1.4cm，比内花被片稍狭而长；蜜腺窝在背面明显凸出，几乎成直角；雄蕊长约为花被片的一半至2/3，花药近基着，花丝无乳突；柱头裂片长约2～3mm。蒴果长1.8～3cm，宽和长相近或稍狭，棱上的翅宽4～5mm。花期5～6月，果期7～8月。（图43-2）

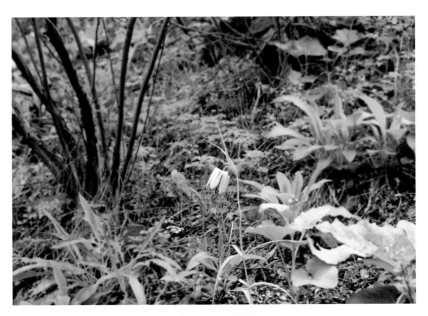

图43-2　新疆贝母

野生于海拔1300～2000m的林下、草地或沙滩石缝中；人工栽培适宜于海拔780～1800m冷凉区域。主要分布于新疆天山地区（乌鲁木齐、巩留、昭苏）。

【主产地】野生伊贝母主产于天山、巴尔鲁克山；栽培品主产于新疆伊犁地区、塔城地区和昌吉回族自治州。

【栽培要点】

1.生物学特性　喜湿润凉爽气候，耐寒，怕高湿，鳞茎在-10℃不受冻害，适宜生长温度为5～20℃，对土壤要求不严，但以排水良好、土层深厚、疏松、富含腐殖质的沙漠壤土种植为最佳。

2.栽培技术　用鳞茎和种子繁殖。鳞茎繁殖：把鳞片分开，每个鳞片作为1个繁殖实体种植，在畦内按行距开沟，沟深依种茎大小而定。种子繁殖：秋播在8～9月，种子不需处理，翌年春出苗，春播种子需拌湿沙层积处理，于翌年3月播种，条播，按行距开沟，将种子均匀撒入沟内，覆盖薄层细土，稍压，浇水，保持土壤湿润。

3.病害　灰霉病。

【采收与加工】5～7月间采挖，除去泥沙，晒干，再去须根和外皮。

【药材鉴别】

（一）性状特征

1.伊犁贝母　鳞茎呈圆锥形，较大。表面稍粗糙，淡黄白色。外层鳞叶两瓣，心脏形，肥大，一片较大或近等大，抱合。顶端稍尖，少有开裂。基部微凹陷。（图43-3）

2.新疆贝母　鳞茎呈扁球形，高0.5～1.5cm，直径0.6～1.2cm。表面类白色，光滑。外层鳞叶2瓣，月牙形，肥厚，大小相近而紧靠。顶端平展而开裂，基部圆钝，内有较大的鳞片和残茎、心芽各1枚。质硬而脆，断面白色，富粉性。气微，味微苦。

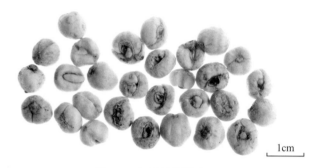

图43-3　伊贝母药材图

（二）显微鉴别

粉末特征　粉末类白色，以淀粉粒为主体。

（1）伊犁贝母　淀粉粒单粒广卵形、三角状卵形、贝壳形或不规则圆形，直径约至60μm，脐点点状、人字状或十字状；导管直径约50μm。（图43-4）

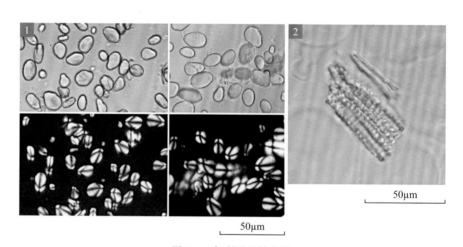

图43-4　伊犁贝母粉末图

1.淀粉粒　2.导管

（2）新疆贝母　淀粉粒单粒广卵形、卵形或贝壳形，直径5～54μm，脐点点状、人字状或短缝状，层纹明显；复粒少，由2分粒组成；表皮细胞类长方形，垂周壁微波状弯曲，细胞内含细小草酸钙方晶；螺纹及环纹导管直径9～56μm。（图43-5）

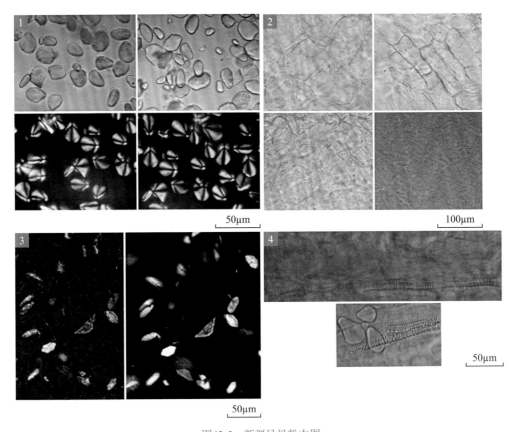

图43-5 新疆贝母粉末图

1. 淀粉粒 2. 表皮细胞 3. 草酸钙方晶 4. 导管

（三）理化鉴别

薄层色谱 取伊贝母粉末5g，加浓氨溶液2ml与三氯甲烷20ml，振摇，放置过夜，滤过，滤液蒸干，残渣加三氯甲烷0.5ml使溶解，作为供试品溶液。另取伊贝母对照药材，同法制成对照药材溶液。精密称取西贝母碱对照品，加三氯甲烷制成0.5mg/ml的溶液，作为对照品溶液。照薄层色谱法试验，分别吸取上述供试品溶液和对照药材、对照品溶液各5μl，分别点于同一硅胶G薄层板上，以三氯甲烷-乙酸乙酯-甲醇-水（8:8:3:2）10℃以下放置的下层溶液作为展开剂，以稀碘化铋钾和亚硝酸钠试液作为显色剂，展开，取出，晾干，置日光下检视。供试品色谱中，在与对照药材色谱和对照品色谱相应的位置上，显相同颜色的斑点.。（图43-6）

【质量评价】以黑脐、碎贝、油贝、焦粒较少，无全黑枯贝、杂质、虫蛀、霉变者为佳。采用高效液相色谱法测定，本品以干燥品计算，含西贝母碱苷（$C_{33}H_{53}NO_8$）和西贝母碱（$C_{27}H_{43}NO_3$）的总量不得少于0.070%。

【化学成分】

1. 伊犁贝母 主要成分为生物碱、淀粉、多糖等。

生物碱类 西贝素（imperialine），西贝素3β-D-葡萄糖苷（imperialine 3β-D-glucoside），贝母辛碱（peimisine），西贝素N-氧化物（imperialine N-oxide），环贝母碱（cyclopamine），3-葡萄糖基-11-脱氧芥芬胺（cycloposine），西贝母碱（sipeimine），伊贝辛（yibeissine），11-脱氧-6氧代-5α，6-二氢芥芬胺（11-deoxo-6-oxo-5α，6-dihydrojervine）、

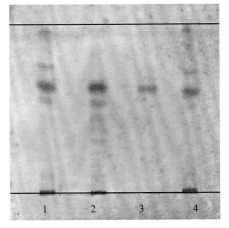

图43-6 伊贝母薄层色谱图

1. 样品（采自新疆温泉县） 2. 伊贝母对照药材 3. 西贝母碱对照品 4. 样品（采自新疆吉木萨尔县）

伊贝碱苷（yibeinoside）A、B[1]。

2. 新疆贝母　主要成分为生物碱、淀粉等。

生物碱类　西贝素（imperialine）、新贝素甲（sin-pemine A），17-羟基布加贝母啶（valivine）[2]。

【性味归经】苦、甘、微寒。归肺、心经。

【功能主治】清热润肺，化痰止咳。用于肺热燥咳，干咳少痰，阴虚劳嗽，咳痰带血[3]。

【药理作用】

1. 降压作用　伊贝母含的西贝素对麻醉犬能扩张外周血管而呈现明显降压作用[4]。

2. 解痉作用　对豚鼠离体十二指肠、大鼠子宫及整体犬小肠均有明显松弛作用。其解痉作用类似罂粟碱，能对抗氯乙酰胆碱、二磷酸组胺和氯化钡引起的痉挛[5]。

【用药警戒或禁忌】不宜与川乌、制川乌、草乌、制草乌、附子同用。

【分子生药】基于DNA条形码序列的分子鉴定：ITS2序列可以鉴别伊贝母与同属近缘种，其特征如下。

1. 伊犁贝母　共15条序列，包括药材、基原植物、复核样本和GenBank序列（HQ010405、AY616735），比对后长度为240bp，有6个变异位点，分别为93位点C-T变异，126位点G-T变异，167、230位点G-C变异，170位点C-G变异，172位点C-A变异。有1处插入/缺失，为158位点。

2. 新疆贝母　序列来自药材和基原植物，比对后长度为239bp，有2个变异位点，分别为166位点G-C变异，171位点C-A变异[6]。

【附注】新疆贝母属资源较为丰富，以准噶尔盆地以南、塔城、伊犁一带居多[6]，除新疆贝母*Fritillaria walujewii* Regel、伊犁贝母*Fritillaria pallidiflora* Schrenk以外，还有托里贝母*Fritillaria tortifolia* X.Z.Duan & X.J.Zheng、黄花贝母*Fritillaria verticillata* Willd.、轮叶贝母*Fritillaria maximowiczii* Freyn、裕民贝母*Fritillaria yuminensis* X.Z.Duan、沙湾贝母*Fritillaria shawanensis* X.Z.Duan et X.J.Zheng.、砂贝母*Fritillaria karelinii*（Fisch. ex D.Don）Baker、阿尔泰贝母*Fritillaria meleagris* L.等贝母属资源均可入药[7-8]。

主要参考文献

[1] Zheng X Y, Zhang Z J, Chou G X , et al. Acetylcholinesterase inhibitive activity-guided isolation of two new alkaloids from seeds of Peganum nigellastrum Bunge by an in vitro TLC- bioautographic assay[J] . Archives of Pharmacal Research, 2009, 32(9): 1245-1251.

[2] 游燕. 贝母类药材的分类及其功效、化学成分、药理作用之比较[J]. 江苏中医药，2010, 42(2)：57-58.

[3] 朱瑄. 贝母的药理研究及临床应用[J]. 中国现代药物应用，2010, 4(17)：98.

[4] 赵婉，姜海，王知斌，等. 贝母属植物的药理作用概述[J]. 上海中医药杂志，2018, 52(11)：97-100.

[5] 于晓琳，季晖，王长礼，等. 贝母的药理作用研究概况[J]. 中草药，2000(4)：75-77.

[6] 陈士林. 中国药典中药材DNA条形码标准序列[M]. 北京：科学出版社，2015：214-215.

[7] 罗丽，李会娟，魏雪苹，等. 新疆地区贝母属物种亲缘关系研究[J]. 中国现代中药，2018, 20(5)：502-509.

[8] 王果平，樊丛照，李晓瑾，等. 新疆贝母属植物鉴定技术研究进展[J]. 中国现代中药，2012, 14(9)：51-54.

（新疆维吾尔自治区中药民族药研究所　赵亚琴　徐建国　李晓瑾

新疆维吾尔自治区药检所　沙拉麦提·艾力　白宇　佟瑞敏）

44. 向日葵

Xiangrikui

HELIANTHI CLINATHIUM

【别名】葵花、向阳花。

【来源】为菊科植物向日葵*Helianthus annuus* L.的花盘。

【本草考证】本品始载于明末《长物志》："葵花种类莫定，初夏花繁叶茂，最为可观。一曰向日，别名西番莲。"主要用作观赏植物和药用作物。清代向日葵的栽培普及，陈淏子描述："向日葵，一名西番葵。高一、二丈，叶大于蜀葵，尖狭多刻缺。六月开花，每杆顶上只一花，黄办大心，其形如盘。随太阳回转，如日东升则花朝东，日中天则花直朝上，日西沉则花朝西。结子最繁，状如蓖麻子而扁。只堪备员，无大意味，但取其随日之异耳，覆之以土。待叶大如钱时，留佳者一株，余悉拔起。"本草记载与现今所用向日葵基本一致。

【原植物】一年生草本，高1~3m。茎直立，粗壮，中心髓部发达，被粗硬刚毛。叶互生；有长柄；叶片宽卵形或心状卵形，长10~30cm或更长，宽8~25cm，先端渐尖或急尖，基部心形或截形，边缘具粗锯齿，两面被糙毛，具3脉。头状花序单生于茎顶或枝端，直径可达35cm；总苞片卵圆形或卵状披针形，先端尾状渐尖，

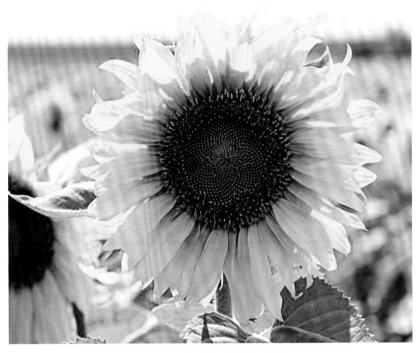

图44-1　向日葵（张春红　摄）

被长硬刚毛；雌花舌状，金黄色，不结实；两性花筒状，花冠棕色或紫色，结实；花托平；托片膜质。瘦果倒卵形或卵状长圆形，稍扁，浅灰色或黑色；冠毛具2鳞片，呈芒状。脱落。花期6~7月。（图44-1）

全国各地均有栽培。

【主产地】全国各地均产。

【栽培要点】

1. 生物学特性　向日葵从出苗到成熟为80~130天，种子在4~5℃发芽。幼苗能耐短时间-6℃低温，在热带又能耐40℃以上高温。耐旱，喜阳光。对土壤要求不严，除了低洼易涝或积水地块外，一般土壤均可栽培。较耐盐碱，在全盐含量0.4%以下的土壤能生长结实。

2. 栽培技术　种子繁殖，播种期一般以6cm地温稳定在8~10℃时播种较宜。北方一般于3月下旬到4月中旬前后播种，用机械点播、条播或人工穴播。

3. 病虫害　病害：菌核病、黑斑病、锈病、褐斑病、霜霉病等。虫害：金针虫、小地老虎、黄地老虎、草地螟、甘蓝夜蛾、古毒蛾等。

【采收与加工】秋季采收，去净果实，鲜用或晒干。

【药材鉴别】

（一）性状特征

本品为头状花序，生长在茎的顶端，俗称花盘。其形状有凸起、平展和凹下三种类型。花盘上有两种花，即舌状花和管状花。颜色和大小因品种而异，有橙黄、淡黄和紫红色。（图44-2）

（二）显微鉴别

花盘粉末特征　粉末黄色。呈类圆形，表面具刺。表皮细胞较多，呈多角形，具气孔。非腺毛呈梭形，木质化细胞壁厚，表面有细密的辐射状角质纹理。（图44-3）

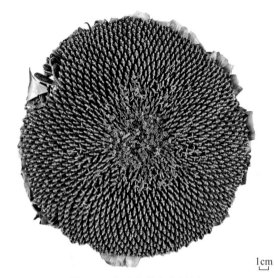

1cm

图44-2　向日葵花盘药材图

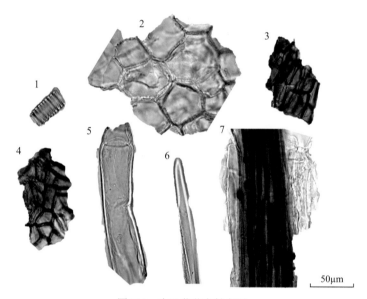

50μm

图44-3　向日葵花盘粉末图

1. 导管　2. 皮层细胞　3. 木质化细胞　4. 木栓细胞　5. 木纤维　6. 非腺毛　7. 韧皮纤维

【化学成分】主要成分为多糖、果胶、挥发油类、黄酮类、有机酸等[1]。

1. 多糖、果胶类　向日葵花盘中含有活性多糖，粗多糖得率为9.73%。脱籽后的向日葵花盘，果胶含量高达15%～25%，向日葵花盘中果胶的酯化度为（31.8±0.2）%，半乳糖醛酸是其中最主要的单糖，含量约为66.5%～86.0%。葵花盘中提取的果胶中低甲氧基果胶的含量为21%～33%。

2. 挥发油类　向日葵花盘挥发油中醇类占7.6%，醛类占1.9%，酮类占1.6%，酯类占1.6%，含量较高的组分有R-α-松萜、β-水芹烯、白菖油萜、4-松油醇、大根香叶烯、β-松萜等[2]。

3. 其他类　向日葵花盘中还含有黄酮类、有机酸类如绿原酸等化合物[2]。

【性味归经】甘，平。归肝经。

【功能主治】止痛，止血。用于头痛眩晕，功能性子宫出血，高血压，胃痛，腹痛，牙痛，疮肿。

【药理作用】

1. 对心血管系统作用　向日葵盘能治疗心绞痛，其浸膏透析液能对抗垂体后叶素引起的心收缩力减弱，还能增加冠脉流量，对心脏具有双重影响，既含有对心脏抑制的成分，也有强心的成分。强心部分可能与β-受体有关。

2. 降压作用　向日葵花盘的降压作用主要是外周性的，可通过缓慢持久的扩张血管，使外围阻力下降，同时减慢心率使心输出量降低，最终达到降压目的[3]。

3. 抗痛风及高尿酸血症　向日葵花盘提取物能降低高尿酸血症小鼠尿酸含量，降低丙二醇（MDA）和一氧化氮（NO）含量，减轻氧化应激造成的损伤；可缓解急性痛风性关节炎模型大鼠右膝肿胀度，增加大鼠血清中白介素-10（IL-10）以及单核细胞趋化蛋白-1（MIP-1）含量，发挥对炎症的抑制作用。具有良好的抗痛风及高尿酸血症活性[4]。

4. 抗肿瘤作用　向日葵花盘的二氯甲烷萃取物能够通过线粒体凋亡途径诱导癌细胞凋亡，抑制肿瘤细胞增殖[4]，经过高温修饰后的向日葵花盘果胶能够抑制肿瘤生长、增强机体的免疫功能[5]。

5. 抗氧化作用　向日葵花盘的乙酸乙酯萃取物能清除过氧化氢和羟自由基，具有强抗氧化性[5]；向日葵花盘中所含多糖及果胶类化合物具有抗氧化活性[1]。

【分子生药】利用双引物协同鉴定（RAPD）技术对向日葵种质资源遗传多态性进行分析以及对向日葵杂交种种子纯度进行鉴定。采用该技术从现有品种中筛选培育出优良品种，鉴定品种真伪，分析种子纯度，从而提高生产效益。

【附注】

1. 向日葵多部位（花盘、根、茎髓、叶及种子）均可入药。向日葵根味甘、淡，性微寒，归胃、膀胱经；具有清热利湿，行气止痛的功效。向日葵花味微甘，性平；有祛风，平肝，利湿的功效。向日葵茎髓味甘，性平，归膀胱经；具有清热，利尿，止咳的功效。向日葵叶味苦，性凉；具有降压，解毒的功效。向日葵子味甘，性平；具有透疹，止痢，透痈脓的功效。

2. 向日葵子粉末特征：灰褐色。内果皮石细胞略扁平，表面观呈尖梭形、长椭圆形或尖卵圆形，相嵌紧密；侧面观类长方形或长条形，稍偏弯，长70～224μm，宽13～70μm，壁厚约至20μm，木化，纹孔横长。（图44-4）

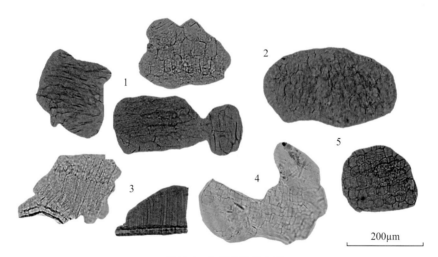

图44-4　向日葵子粉末图

1. 薄壁细胞　2. 胚根薄壁细胞　3. 栅状细胞　4. 种皮表皮　5. 子叶薄壁细胞

主要参考文献

[1] 赵萍，Saeed Hamid Saeed Omer，杨恒，等.向日葵花盘功能成分及研究现状[J].生物资源，2018，40(3)：203-207.

[2] 索金玲.向日葵花盘中有效化学成分分析及抗氧化性测定[D].乌鲁木齐：新疆大学，2010.

[3] 梁雪钰，陈其秀，陈其和，等.向日葵化学成分和药理活性研究概况[J].内蒙古医学院学报，2006，S1：139-141.

[4] 滕美玉.葵花盘提取物抗痛风及抗高尿酸血症活性研究[D].长春：吉林大学，2017.

[5] 关媛.高温修饰向日葵盘果胶的抗肿瘤及免疫活性研究[D].长春：东北师范大学，2018.

（内蒙古自治区中医药研究所　李旻辉　李雪）

45. 全缘叶青兰

Quanyuanyeqinglan

DRACOCEPHALI INTEGRIFOLII HERBA

【别名】天山青兰、青兰、马尔赞居西、祖帕尔。

【来源】为唇形科青兰属植物全缘叶青兰 Dracocephalum integrifolium Bunge.的地上部分。

【本草考证】历代本草无记载，始见于《陕甘宁青中草药选》（1971），具有平喘，镇咳，消炎功效，可用于治疗老年慢性气管炎。

【原植物】多年生草本。根茎近直，粗约5mm。茎多数，不分枝，直立或基部伏地，高17～37cm，紫褐色，钝四棱形，被倒向的小毛。叶几无柄，多少肉质，披针形或卵状披针形，先端钝或微尖，基部宽楔形或圆形，两面无毛，边缘被睫毛，全缘。轮伞花序生茎顶部3～6对叶腋中，疏松或密集成头状；花具短梗；苞片倒卵形或倒卵状披针形，被睫毛，两侧具4～5小齿，齿具细刺。花萼红紫色，筒部密被小毛，上部变疏，被睫毛，2裂约至1/3处，5齿近相等，均具短刺尖，上唇中齿卵形，较侧齿稍长，宽为其2倍，侧齿披针形，下唇2齿也为披针形，较上唇侧齿稍窄。花冠蓝紫色，外面密被白色柔毛。花丝疏被短柔毛。小坚果长圆形，褐色，光滑。花期6～7月。果期8～9月。（图45-1）

生于海拔1400～1700m云杉冷杉混交林下或森林草原中。主要分布于新疆天山、阿尔泰及甘肃等地。

【主产地】主产于新疆、甘肃等地。

【采收与加工】夏季采收，切段，晒干。

【药材鉴别】

（一）性状特征

茎方柱形，少分枝，长20～60cm，直径2～3mm，表面黄棕色或红棕色。叶对生，多皱缩破碎，完整叶片展平后呈狭披针形，边缘反卷。上面绿色，下面淡绿色，有棕色腺点；叶腋具短缩的小枝。轮伞花序顶生，花较小；苞片长卵形，每侧具2～3刺齿，齿尖呈长芒状；花萼筒状，上部紫红色，下部黄绿色；花冠唇形，暗紫红色。气微香，味苦。（图45-2）

（二）显微鉴别

1. 叶横切面　上下表皮均为1列细胞，外被角质层，有腺毛、腺鳞与非腺毛。栅栏组织细胞2～3列，海绵组织细胞3～5列，排列疏松。主脉向下突出，表皮内有数列厚角细胞，维管束外韧型。（图45-3）

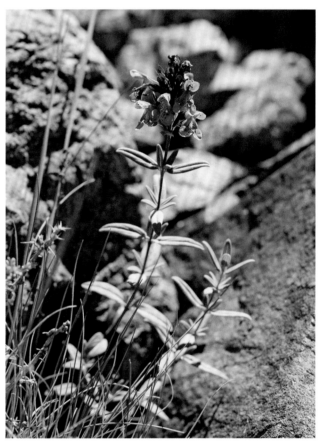

图45-1　全缘叶青兰

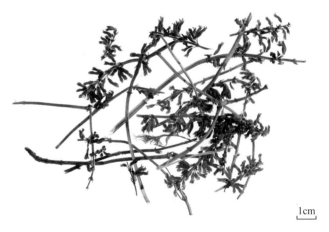

1cm

图45-2　全缘叶青兰药材图

2. 茎横切面　表皮细胞1列，外被角质层，有腺毛、非腺毛；腺毛头部2细胞，柄单细胞，非腺毛1～3细胞。皮层2～6列细胞，位于四角处有厚角组织。韧皮部窄。形成层明显。木质部由导管、木纤维、木薄壁细胞组成。髓部薄壁细胞具壁孔，微木化。（图45-4）

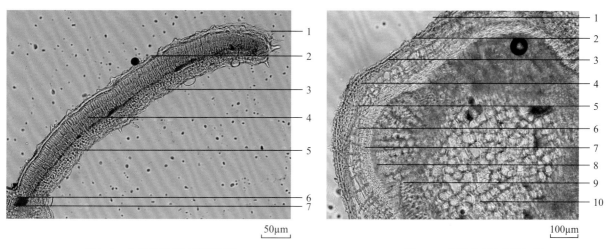

50μm

100μm

图45-3　全缘叶青兰叶横切面图

1. 非腺毛　2. 上表皮细胞　3. 下表皮细胞　4. 栅栏组织
5. 海绵组织　6. 主脉维管束韧皮部　7. 主脉维管束木质部

图45-4　全缘叶青兰茎横切图

1. 非腺毛　2. 表皮　3. 木栓层　4. 皮层　5. 内皮层　6. 韧皮射线
7. 韧皮部　8. 形成层　9. 木质部　10. 髓部

3. 粉末特征　表皮细胞棕红色，类长方形。具缘纹孔及螺纹导管，直径6～56μm。非腺毛单细胞壁厚，可见非腺毛聚合体。气孔平轴式或垂轴式。（图45-5）

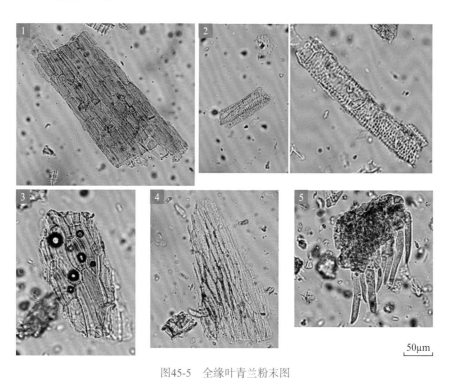

50μm

图45-5　全缘叶青兰粉末图

1. 皮层细胞　2. 导管　3. 气孔　4. 薄壁细胞　5. 非腺毛聚合体

（三）理化鉴别

薄层色谱　取样品粉末0.5g，加80%甲醇，超声处理20分钟，滤过，滤液蒸干，残渣加甲醇2ml使溶解，作为供试品溶液。另取熊果酸对照品，加甲醇制成每1ml含1mg的溶液，作为对照品溶液。照薄层色谱法试验，分别吸取上述供试品溶液和对照品溶液5μl，分别点于同一硅胶G薄层板上，以甲苯–乙酸乙酯–甲酸（20∶3∶0.2）作为展开剂，以10%硫酸乙醇溶液为显色剂，展开，取出，晾干，加热至斑点显色清晰，置日光下检视。供试品色谱中，在与对照品色谱相应的位置上，显相同颜色的斑点。（图45-6）

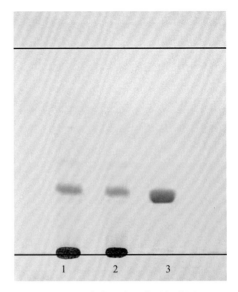

图45-6　全缘叶青兰薄层色谱图

1. 样品（采自新疆温泉县）　2. 样品（采自新疆托里县）　3. 熊果酸对照品

【质量评价】以色绿、叶多、有花、气香者为佳。

【化学成分】主要成分为黄酮类、挥发油类等。

1. 黄酮类　木犀草素-7-O-葡萄糖醛酸苷、木犀草素-5-O-α-D-半乳糖苷、木犀草素-7-O-β-D-葡萄糖苷、3-羟基黄酮、5-羟基黄酮、黄酮醇及二氢黄酮等。

2. 挥发油类　1,8-桉树脑、伞花烃等萜烯类化合物；L-芳樟醇、τ-杜松醇等醇类化合物；芳樟醇氧化物等[1-2]。

【性味归经】苦、辛，微温。归肺经。

【功能主治】祛痰，止咳，平喘。用于急慢性支气管炎，支气管哮喘。

【药理作用】

1. 止咳平喘作用　全缘叶青兰的黄酮提取物和醇提物在小鼠的氨水喷雾引咳试验中均有明显的止咳作用；在组胺喷雾法中，豚鼠口服全缘叶青兰的黄酮类提取物和醇提物均有明显的平喘作用；酚红法证明小鼠口服全缘叶青兰的黄酮类提取物和醇提物有明显祛痰作用[3]。

2. 抗菌作用　全缘叶青兰对流感杆菌、肺炎双球菌、甲型链球菌、乙型链球菌及奈瑟球菌等多种细菌均有明显的抑菌作用，对肠道细菌如伤寒杆菌、痢疾杆菌等也有不同程度的抑制作用[3]。

【附注】全缘叶青兰为新疆地方用药，20世纪研发出产品"青兰草片""青兰胶囊"，其中"青兰草片"录入新疆《医院制剂》（1981年），具有镇咳、祛痰、消炎功能，主要用于防治慢性气管炎；"青兰胶囊"录入《新疆维吾尔自治区药品标准》（1987年），具有清肺化痰、止咳、定喘功能，用于治疗急、慢性气管炎、肺气肿、呼吸道感染。

主要参考文献

[1] 刘建英. 全叶青兰挥发性成分及黄酮类化合物的研究[D]. 新疆：新疆大学，2013.

[2] 刘建英，王利平，刘玉梅. 全叶青兰挥发性成分[J]. 精细化工，2012，29(5)：447-453.

[3] 刘建英，刘玉梅. 青兰属植物的化学成分及药理作用研究进展[J]. 食品科学，2012，33(13)：314-319.

（新疆维吾尔自治区中药民族药研究所　徐建国　李晓瑾　张际昭

新疆维吾尔自治区药检所　沙拉麦提·艾力　沈晓丽　佟瑞敏）

46. 问荆

Wenjing

EQUISETUM ARVENSE HERBA

【别名】接续草、公母草、笔筒草、笔头菜、上木贼。

【来源】为木贼科植物问荆 *Equisetum arvense* L.的干燥全草。

【本草考证】本品始载于《本草拾遗》："生伊洛间洲渚，苗似木贼，节节相接，亦名接续草。"本草记载与现今所用问荆基本一致。

【原植物】多年生草本。根茎横走，匍匐生根，黑棕色，节和根密生黄棕色长毛。地上茎直立，二型；营养茎在孢子茎枯萎后生出，高达15～40cm。有棱脊6～15条。叶退化，下部联合成鞘，鞘齿三角形，棕黑色，边缘灰白色，膜质，宿存。孢子茎早春自根茎生出，常为紫褐色，肉质，不分枝；先端生有长圆

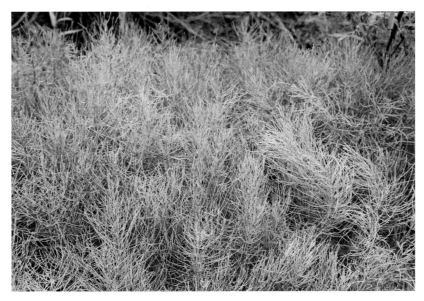

图46-1　问荆

形的孢子囊穗，长1.8～4cm；孢子叶六角形，盾状着生，螺旋排列，边缘着生6～7个长圆形孢子囊。孢子囊成熟时孢子茎即枯萎；孢子圆球形，附生弹丝四条。（图46-1）

生于潮湿的草地、沟渠旁、沙土地、耕地、山坡及草甸等处。主要分布于东北、华北及陕西、新疆、山东、江苏、安徽、江西、湖北、湖南、四川、贵州和西藏等地。

【主产地】主产于黑龙江、吉林、辽宁、陕西、四川、贵州、江西、安徽等地。

【栽培要点】

1.生物学特性　对气候、土壤有较强的适应性。喜湿润而光线充足的环境。生长适温：白天为18～24℃，夜间7～13℃。要求中性土壤。

2.栽培技术　用孢子繁殖或根茎繁殖。孢子繁殖：从孢子囊穗上采下成熟的孢子囊，将孢子播种于土壤表面，稍覆土，浇水保持湿润，即可萌发。根茎繁殖：早春或秋季将根茎分成6cm长小段，栽于土壤中，覆土5～6cm，浇水易成活。

【采收与加工】夏、秋季采收，割取全草，置通风处阴干；或鲜用。

【药材鉴别】

（一）性状特征

全草长约30cm，多干缩，或枝节脱落。茎略扁圆形或圆形，浅绿色，有细纵沟，节间长，每节有退化的鳞片叶，鞘状，先端齿裂，硬膜质。小枝轮生，梢部渐细。基部有时带有部分的根，呈黑褐色。气微，味稍苦涩。（图46-2）

（二）显微鉴别

1.茎横切面　断面呈深凹凸波状。表皮细胞1列，壁增厚，外壁有突起的硅质块，棱槽处有气孔。皮

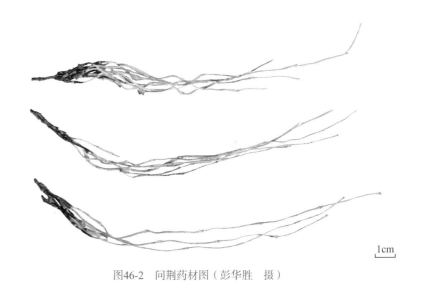

图46-2　问荆药材图（彭华胜　摄）

1cm

层细胞多列，厚壁细胞断续成环，棱脊处最外侧有纤维束，内侧为栅状细胞，长69～166μm；在棱槽处厚壁细胞为类圆形，相对棱槽处有大型空腔（槽腔或皮腔），径向长117～183μm，切向长159～197μm。内皮层1列，微显波状。维管束与棱脊相对，断续排列成环。木质部位于两侧，分别有管胞2～5个；中间为韧皮部，较宽广，内侧有一明显空腔。髓小，细胞破碎，不整齐。（图46-3）

2. 粉末特征　粉末黄绿色。茎表皮细胞及气孔较多，几无色或淡黄色。表面观细胞呈长方形或长条形，垂周壁甚厚，深波状弯曲，胞腔内含黄棕色色素颗粒；断面观呈扁长方形或类方形，壁厚，有孔沟，有的（棱脊处）外壁凸出，并有类圆形硅质突起。气孔不内陷，纵行排列，类圆形或长椭圆形，直径70～87μm，长70～110μm，保卫细胞内壁具多数横向平行的条状增厚。纤维大多成束，与表皮相连。呈长梭形，末端斜尖或较平截，直径14～29μm，纹孔细小而稀疏，人字状或斜裂缝状，孔沟较明显。管胞主为梯纹管胞，细长，直径12～25μm。亦有螺纹管胞。内皮层细胞表面观呈长方形，壁稍厚，微波状弯曲。（图46-4）

【质量评价】以干燥、色绿、不带根及杂质者为佳。

【化学成分】主要成分为黄酮类、酚酸类、糖苷类、生物碱类、蛋白质及氨基酸等[1-3]。

1. 黄酮类　紫云英苷（astragalin）、杨属苷（populnin）、山奈酚、槲皮素、异槲皮素（isoquercetin）、6-氯芹菜素（6-chloroapigenin）、柚皮素（naringenin）、二氢山奈酚（dihydrokaempferol）、二氢槲皮素（dihydroquercetin）、山奈酚-3,7-双葡萄糖苷（kaempferol-3,7-diglucoside）、山奈酚-3-槐糖苷（kaempferol-3-sophoroside）、山奈酚-7-O-β-D-葡萄糖苷、 槲皮素-3-O-β-D-吡喃葡萄糖苷、山奈酚-3-芸香糖-7-葡萄糖苷、芫花素-5-葡萄糖苷（genkwanin-5-glucoside）、原芫花素4'-葡萄糖苷（protogenkwanin-4'-glucoside）、 芹菜素-5-葡萄糖苷（apigenin-5-glucoside）、木犀草素-5-葡萄糖苷（luteolin-5-glucoside）、问荆苷（equisetrin）等。

2. 酚酸类　对羟基苯甲酸（p-hydroxybenzoic acid）、香草酸（vanillic acid）、原儿茶酸（protocatechric acid）、没食子酸（gallic acid）、对香豆酸（p-coumaric acid）、阿魏酸（ferulic acid）、咖啡酸（caffeic acid）、阿魏酸葡萄糖酯、乌头酸（aconitic acid）及问荆酸（equisetic

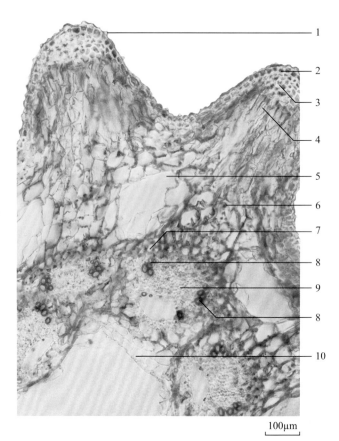

100μm

图46-3　问荆茎横切面图

1. 硅质块　2. 表皮　3. 纤维束　4. 栅状细胞　5. 槽腔　6. 皮层　7. 内皮层　8. 木质部　9. 韧皮部　10. 髓

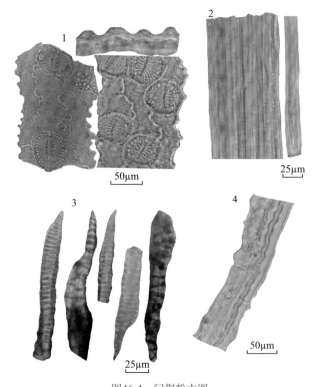

50μm　　25μm

25μm　　50μm

图46-4　问荆粉末图

1. 表皮及气孔　2. 纤维　3. 管胞　4. 内皮层细胞

acid）、阿拉伯酸（arabinonic acid）、枸橼酸（citric acid）、延胡索酸（fumaric acid）、葡萄糖糖酸（gluconic acid）、茉莉酮酸（jasmonic acid）、5-O-咖啡莽草酸（5-O-caffeoyl shikimic acid）、木贼二酸（equisetolic acid）等。

3. 糖苷类 3,4-二羟基-6-4'-羟基-D-苯乙烯基-2-吡喃酮-3-O-β-D-葡萄糖苷、3,4-二羟基-6-（3'-羟基-4-甲氧基-E-苯乙烯基）-2-吡喃酮-3-O-β-D-葡萄糖苷、equisetumoside A～C、尿苷（uridine）、次黄苷（inosine）、2'-脱氧次黄苷、2'-脱氧胞苷、胸苷（thymidine）、5-羧基-2'-脱氧尿苷等。

4. 其他 问荆碱（palustrine）、2,2,5,7-四甲基-4-羟基-6（2-羟乙基）-茚满酮〔2,2,5,7-tetramethyl-4-hydroxy-6-（α-hydroxyethyl）indanone〕等。

【性味归经】苦，凉。归肺、胃、肝经。

【功能主治】止血，利尿，明目。用于吐血，咯血，便血，崩漏，鼻衄，外伤出血，目赤翳膜，淋病。

【药理作用】

1. 保肝作用 问荆硅化物能降低正常大鼠及四氯化碳（CCl₄）中毒大鼠的血清丙氨酸转氨酶（ALT）；对CCl₄中毒小鼠升高的血清磺溴酚酞（ESP）滞留量也有明显降低作用；能显著降低硫代乙酰胺（TAA）及泼尼松龙所致小鼠升高的ALT；问荆硅化物还可使CCl₄中毒大鼠肝线粒体肿胀减轻，粗面内质网基本恢复正常，肝糖原颗粒增多，脂滴明显减少[4]。

2. 对心血管作用 问荆水煎剂对实验性大鼠高甘油三酯症有预防和治疗作用；对正常大鼠的血脂无明显影响。问荆及由问荆提取的硅酸对实验动物的动脉粥样硬化症有预防和治疗作用；对已经失去一定程度弹性的动脉硬化血管，应用问荆及其制剂治疗，还能使其恢复弹性[5]。

3. 利尿作用 问荆新鲜全草的醇溶性成分、流浸膏有利尿作用。利尿的主要成分是硅酸、问荆皂苷、问荆酸及氯化钾等。问荆和硅化合物还能清除体内代谢产物、异物和毒物。

主要参考文献

[1] 昌军，宣利江，徐亚明. 问荆中三个新的酚甙化合物[J]. 植物学报（英文版），2001，43(2)：193-197.

[2] 赵磊，张承忠，李冲，等. 问荆化学成分研究[J]. 中草药，2003，34(1)：15-16.

[3] 李德坤，李静，李平亚. 木贼科植物研究概况Ⅰ. 化学成分研究[J]. 中草药，2000，31(7)：附12-14.

[4] 李德坤，李静，李平亚，等. 木贼科植物研究概况Ⅱ. 药理活性[J]. 中草药，2000，31(8)：附7-9.

[5] 李熙灿，杨小东. 问荆化学成分及其药理作用的研究进展[J]. 辽宁中医学院学报，2005，7(6)：633-634.

（内蒙古医科大学 王晓琴 杨来秀 王素巍）

47. 决明子

JueMingzi

CASSIAE SEMEN

【别名】决明、草决明、马蹄决明、假绿豆。

【来源】为豆科植物钝叶决明*Cassia obtusifolia* L.或决明（小决明）*Cassia tora* L.的干燥成熟种子。

【本草考证】本品始载于《神农本草经》："决明，叶如茳芒，子形似马蹄，呼为马蹄决明。用之当捣碎。又别有草决明，是姜蒿子，在下品中也。"《本草纲目》载："决明有二种，一种马蹄决明，茎高三、四尺，叶大于苜蓿而本小末奓，昼开夜合，两两相帖。秋开淡黄花，五出。结角如初生细豇豆，长五、六寸，角中子数十粒，参差相连，状如马蹄，青绿色，入眼目药最良。一种茳芒决明。二种皆可作酒曲，俗呼为独占缸。但茳芒嫩苗及花与角子皆可瀹茹及点茶食，而马蹄决明苗角皆韧苦，不可食也。"本草记载与现今所用决明和小决明基本一致。

【原植物】

1. 钝叶决明　一年生半灌木状草本，高0.5～2m。上部分枝多。叶互生，羽状复叶；叶柄长2～5cm；小叶3对，叶片倒卵形或倒卵状长圆形，长2～6cm，宽1.5～3.5cm，先端圆形，基部楔形，稍偏斜，下面及边缘有柔毛，最下1对小叶间有1条形腺体，或下面2对小叶间各有一腺体。花成对腋生，最上部的聚生；总花梗极短；小花梗长约1～2cm；萼片5，倒卵形；花冠黄色，花瓣5，倒卵形，长12～15mm，基部有爪；雄蕊10，发有雄蕊7，3个较大的花药先端急狭成瓶颈状；子房细长，花柱弯曲。荚果细长，近四棱形，长15～20cm，宽3～4mm，果柄长2～4cm。种子多数，棱柱形或菱形略扁，淡褐色，光亮，两侧各有1条线形斜凹纹。花期6～8月，果期8～10月。（图47-1）

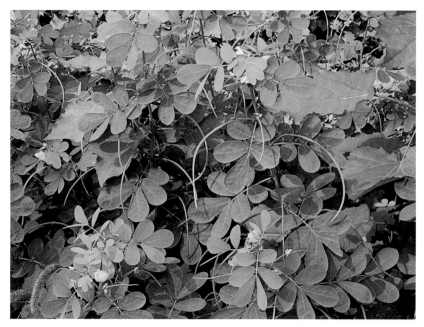

图47-1　钝叶决明

生于山坡、旷野及河滩沙地上。分布于长江以南各省区，主要分布在安徽、广西、四川、浙江、广东等地。

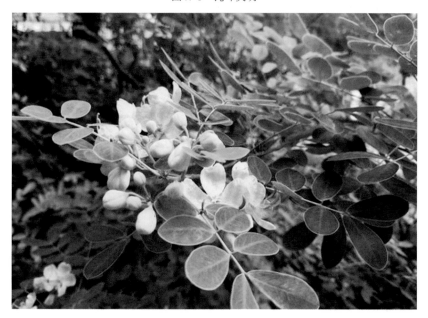

图47-2　小决明

2. 小决明　与决明形态相似，不同点为：植株较小，臭味较浓。下面两对小叶间各有一个腺体；小花梗，果实均较短；种子较小，两侧各有一条宽广的浅黄绿色带。（图47-2）

生于村边、路旁、荒地等土壤肥沃处。主要分布在安徽、广西、四川、浙江、广东等地。

【主产地】主产于安徽、四川、广东等地。安徽、广西、四川、浙江、广东质量优胜。南北各地均有栽培，道地产区为河南新野。

【栽培要点】

1. 生物学特性　喜高温、湿润气候。适宜于砂质壤土、腐殖质土或肥分中等的土中生长。

2. 栽培技术　用种子繁殖。于4月中、下旬，选籽粒饱满、无虫蛀的种子，用50℃温水加入新高脂膜浸泡24小时，捞出稍晾干后，播种。

3.病虫害 病害：根腐病。虫害：地老虎、蝼蛄、蛴螬、蚜虫。

【采收与加工】秋分至寒露节，果实呈浅黄色时为成熟期，应及时收割，防止落粒。脱粒后，去掉杂质，晒干贮藏。

【商品规格】

1.钝叶决明 干货。呈菱方形或短圆柱形，两端平行倾斜，表面绿棕色或暗棕色，棱线两侧各有1条斜向对称而色较浅的线形凹纹。质坚硬，不易破碎。

2.小决明 干货。呈短圆柱形，较小，表面绿棕色或暗棕色，表面棱线两侧各有1片宽广的浅黄棕色带。质坚硬，不易破碎。

注意：市场另有进口决明子，由于其来源不明确，需注意区分。

【药材鉴别】

（一）性状特征

1.钝叶决明 种子略呈菱方形或短圆柱形，两端平行倾斜，长3～7mm，宽2～4mm。表面绿棕色或暗棕色，平滑有光泽。一端较平坦，另端斜尖，背腹面各有1条突起的棱线，棱线两侧各有1条斜向对称而色较浅的线形凹纹。质坚硬，不易破碎。种皮薄，子叶2，黄色，呈"S"形折曲并重叠。气微，味微苦。

2.小决明 种子呈短圆柱形，较小，长3～5mm，宽2～3mm。表面棱线两侧各有1片宽广的浅黄棕色带。（图47-3）

（二）显微鉴别

1.钝叶决明

（1）种子横切面 最外为厚的角质层，表皮为一列栅状细胞，壁不均匀加厚，在细胞1/2和下1/3处各有一条光辉带；其下为一列支持细胞，略扁状厚，相邻两细胞间有大的细胞间隙；胚乳细胞壁不均匀加厚，含糊粉粒。子叶为单面叶，上下表皮均为一列排列较整齐的细胞，且上表皮细胞较下表皮细胞大；栅栏组织为两层圆柱状细胞，靠近上表皮的一层细胞较下层细胞长。（图47-4）

（2）粉末特征 粉末黄棕色。角质层碎片透明，表面可见波状弯曲的网状花纹。栅状细胞侧壁不均匀加厚，表面观细胞多角形，壁厚。支持细胞侧面观呈哑铃状表面观多角形，并可见上下两层同心圆。草酸钙簇晶散在，或存在于子叶、种皮薄壁细胞中，直径7～14μm。（图47-5）

2.小决明

（1）种子横切面 草酸钙簇晶较多，直径为15～

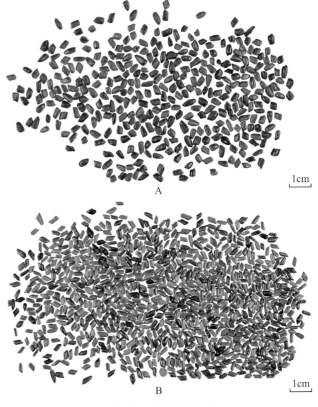

图47-3 决明子药材图
A.钝叶决明 B.小决明

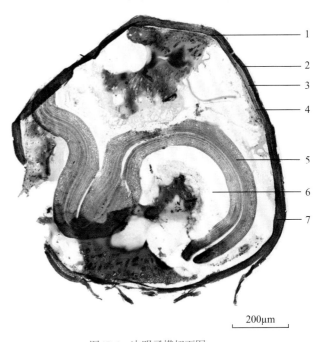

图47-4 决明子横切面图
1.内种皮 2.角质层 3.支持细胞 4.营养层
5.子叶 6.胚乳 7.栅栏组织

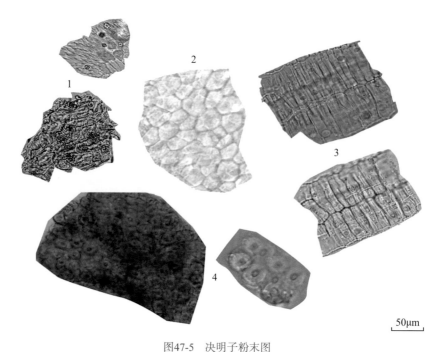

50μm

图47-5　决明子粉末图

1.薄壁细胞（内含簇晶）　2.角质层　3.栅状细胞　4.支持细胞

23μm，部分支持细胞呈葫芦形，营养层细胞5～6列。

（2）粉末特征　粉末绿棕色。角质层碎片较少，表面观可见多角形网状花纹。部分支持细胞表面观不见两层同心圆，内为一不规则类圆形胞腔。草酸钙簇晶较多且大，直径15～23μm。

（三）理化鉴别

薄层色谱　取本品粉末1g，加甲醇10ml，浸渍1小时，滤过，滤液蒸干，残渣加水10ml使溶解，再加盐酸1ml，置水浴上加热30分钟，立即冷却，用乙醚提取2次，每次20ml，合并乙醚液，蒸干，残渣加三氯甲烷1ml使溶解，作为供试品溶液。另取橙黄决明素对照品、大黄酚对照品，加无水乙醇-乙酸乙酯（2∶1）制成每1ml各含1mg的混合溶液，作为对照品溶液。照薄层色谱法试验，吸取上述两种溶液各2μl，分别点于同一硅胶H薄层板上，以石油醚（30～60℃）-丙酮（2∶1）为展开剂，展开，取出，晾干。供试品色谱中，在与对照品色谱相应的位置上，显相同颜色的斑点；置氨蒸气中熏后，斑点变为亮黄色（橙黄决明素）和粉红色（大黄酚）。（图47-6）

【质量评价】以粒饱满、色绿棕者为佳。照高效液相色谱法测定，本品按干燥品计算，含大黄酚（$C_{15}H_{10}O_4$）不得少于0.20%，含橙黄决明素（$C_{17}H_{14}O_7$）不得少于0.080%。

【化学成分】主要成分为蒽醌类、萘并吡喃酮类等。其中，蒽醌类是其活性成分。

1.蒽醌类　大黄素（emodin）、大黄酚（chrysophanol）、大黄素甲醚（physcione）、芦荟大黄素（aloe emodin）、橙黄决明素（aurantio-obtusin）、

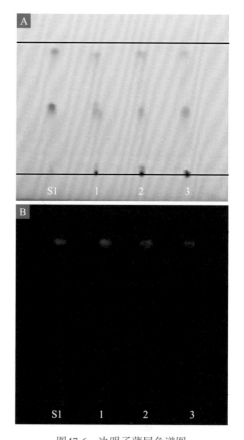

图47-6　决明子薄层色谱图

（A.可见光　B.紫外光365nm）

S1.橙黄决明素与大黄酚混合对照品

1～3.分别为来自安徽、广东、四川的决明子样品

大黄素甲醚-8-*O*-*β*-D-葡萄糖苷（physcion 8-*O*-*β*-D-monoglucoside）、大黄酚-1-*O*-*β*-龙胆二糖苷（rhubarpho-1-*O*-*β*-D-gentiobioside）、大黄酚（chrysophanol）、意大利鼠李蒽醌（alaternin）、决明素（obtusin）、大黄素甲醚-8-*O*-*β*-D-龙胆二糖苷（physcion 8-*O*-*β*-D gentiobioside）等化合物[1-3]。

2. 萘并吡喃酮类　红镰玫素、去甲红镰玫素、决明子内酯（chitin lactone）、异决明子内酯（isomorphic lactone）、决明蒽酮（decimine）、大黄酸-9-蒽酮（rhein-9-anthrone）、决明子苷B（cassiaside B）、决明子苷C（cassiaside C）等[4]。

3. 其他　脂肪酸（fatty acid）、如亚麻酸（linolenic acid）、油酸（oleic acid）、棕榈酸（palmitic acid）、亚油酸（linolic acid）、十八碳二烯酸（eighteen carbon dienoic acid）、十六烷酸甲酯（methylenehexadecanoate）、亚油酸甲酯（methyl linoleate）、多糖和氨基酸等[5]。

【性味归经】甘、苦、咸，微寒。归肝、大肠经。

【功能主治】清热明目，润肠通便。用于目赤涩痛，羞明多泪，头痛眩晕，目暗不明，大便秘结。

【药理作用】

1. 降血脂作用　决明子能抑制血清胆固醇升高和主动脉粥样硬化斑点形成，改善体内胆固醇的分布状况[6]。蒽醌糖苷是决明子降血脂的主要成分之一，能减少肠道对胆固醇的吸收，增加排泄，通过反馈调节LDL代谢，降低血清胆固醇水平，延缓和抑制动脉粥样硬化斑块的形成。

2. 明目作用　决明子水提物中的萘并吡喃酮类成分为其抗肝毒的主要有效成分，其中决明子苷、红镰霉素-6-α芹菜糖基具有显著的对抗半乳糖胺肝损伤的作用。决明子可通过影响牛磺酸代谢、嘌呤代谢、氨基酸代谢、能量代谢等通路发挥其保肝作用。

3. 抗氧化、清除自由基活性作用　决明子水溶性多糖具有较明显的体外抗氧化能力。研究发现决明子水提物对超氧阴离子自由基、羟基自由基和过氧化氢自由基均有较好的清除作用，且清除能力高于维生素C；对DPPH自由基也有较好的清除作用，清除能力和维生素C相当。

4. 泻下作用　决明子具有一定的泻下作用，其泻下作用的有效成分主要集中于石油醚提取物及正丁醇提取物中，可能是油脂类及苷类成分[7]。

5. 其他作用　决明子还具有降压、抑菌、免疫等药理作用。

【用药警戒或禁忌】黄曲霉毒素为决明子中的有毒成分，长期服用决明子可引起肾、结肠、直肠、肠系膜淋巴结、睾丸等靶器官病理改变，不宜长期大量服用。

【分子生药】决明胰蛋白酶抑制剂1（Co TI1）属于Kunitz胰蛋白酶抑制剂家族成员，对胰蛋白酶及棉铃虫等鳞翅目害虫消化酶具有抑制作用，通过序列比对发现Arg86、Leu84和Thr88等3个氨基酸残基可能是Co TI1发挥抑制作用的关键残基，这为Co TI1的抑制分子机制及抗虫研究提供了重要的理论依据[8]。

主要参考文献

[1] 郝延军，桑育黎. 决明子蒽醌类化学成分研究[J]. 中草药，2003，34(1)：18-19.

[2] Chu H L, Wei X Y, Xu E, et al. A new anthranquinone glycoside from the seeds of *Cassia obtusifolia*[J]. Lett Chin Chem, 2004. 15(12): 1448-1450.

[3] 骆宜，张乐，王卫华，等. 高效液相色谱-离子阱-飞行时间质谱鉴定决明子化学成分[J]. 药物分析杂志，2015，35(8)：1408-1416.

[4] Lee G Y, Jang D S, Lee Y M, et al. Naphthopyrone glucosides from the seeds of *Cassia tora* with inhibitory activity on advanced glycation end products (AGEs)formation[J]. Arch Pharm Res, 2006, 29(7): 587.

[5] 孟哲，王曼泽，刘万毅. 决明子中不饱和脂肪酸高效液相色谱重叠峰的解析[J]. 药学世界，2012，53(3)：146-150.

[6] 陈卫星，刁国俊，蒋文娟，等. 决明子对高胆固醇血症小鼠模型的影响[J]. 中草药，1991，22(2)：72-73.

[7] 张加雄，万丽，胡轶娟，等. 决明子提取物泻下作用研究[J]. 时珍国医国药，2005，16(6)：467-468.

[8] 向缅，朱建全，俞继华. 等. 决明胰蛋白酶抑制剂1活性相关残基的定点突变与抑制活性分析[J]. 中国生物工程杂志，2016，36(10)：15-20.

（甘肃中医药大学　晋玲　吕蓉　韦翡翡）

48. 红芪

Hongqi

HEDYSARI RADIX

【别名】岩黄芪、黑芪、真盘子。

【来源】为豆科植物多序岩黄芪*Hedysarum polybotrys* Hand.-Mazz.的干燥根。

【本草考证】红芪之名历代本草未见收载，多列入黄芪项下，作为黄芪使用。以黄芪之名始载于《神农本草经》，列为上品；其药用历史悠久，早在南北朝就作为黄芪品种之一使用。《图经本草》在产地、形态等方面记载较为详实："今河东、陕西州郡多有之，根长二三尺已来，独茎，做丛生，枝杆去地三四寸。其叶扶疏作羊齿状，又如蒺藜苗。七八月开黄紫花……然有数种，有白水芪，有赤水芪、有木芪，功用并同而力不及白水者。"《名医别录》中黄芪项下提到："又有赤色者，可作贴膏，俗方多用，道家不须。"《本草纲目》载："黄芪叶似槐叶而微尖小，又似蒺藜叶而微阔大，青白色。开黄紫花，大如槐花。结小尖角，长寸许。根长二三尺，以紧实如箭竿者为良。"历代本草中提到的"赤色者""赤水芪"系指西北地区应用的红芪，曾称为西芪、晋芪[1-3]。红芪一直作为黄芪的商品来源之一，没有分化。《中国药典》1985年版才将红芪单列，现今所用红芪为本草记载黄芪的品种来源之一。

【原植物】多年生草本，高100～150cm。主根粗壮，长10～50cm，外皮红棕色。茎直立，丛生，多分枝。羽状复叶，互生，长10～15cm，小叶7～25枚，小叶片卵状矩圆形至矩圆状披针形，长1～3cm，宽5～8mm，先端圆或微缺，具小尖头，基部圆钝。总状花序腋生，长达15cm，有多数花；花梗丝状，长2～3mm；花萼斜钟形，最下边的一枚萼齿较其余萼齿长约1倍；花冠淡黄色，长约10mm。荚果3～5个荚节，荚节椭圆形，被短柔毛，两侧微凹，具明显网纹或狭翅。花期6～8月，果期7～9月。（图48-1）

生于海拔2600m以下的石质向阳山坡、灌丛及林

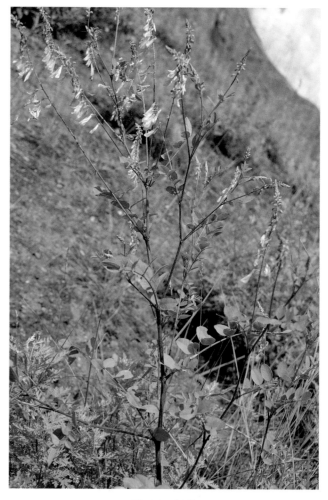

图48-1　红芪

缘草地。主要分布于内蒙古、甘肃、宁夏及四川西部等地。

【主产地】主产于甘肃。此外，四川、宁夏、内蒙古、青海亦产。道地产区为甘肃岷县、宕昌县、武都县、临潭县等地[4]。

【栽培要点】

1.生物学特性　喜凉爽气候，耐旱，富含腐殖质的褐色或棕色砂质壤土。适宜栽培于光照充足、土层深厚、疏松的坡地。育苗地土壤以海拔2500m以上的黑土、高山草甸土为宜。前茬作物以禾本科作物为主，豆类茬不宜。

2.栽培技术　种植方法有种子直播和育苗移栽。播种方法采用条播法。春、秋两季均可播种或移栽，但以秋季播种或移栽为佳。

3.病虫害　病害：锈病、白粉病、根腐病、紫纹羽病等。虫害：豆荚螟、蚜虫、蛴螬、地老虎等。

【采收与加工】秋季挖取根部，除去泥土，切去根头及支根，晒干后打捆，或晒至六七成干，捆成小把，晒干。

【商品规格】

一等：圆柱形，单条，斩去疙瘩头，表面红褐色，断面外层白色，中间黄白色，质坚，粉足，味甜。上中部直径1.3cm以上，长33cm以上。无须根及霉蛀；

二等：上中部直径1cm以上，长23cm以上，余同一等；

三等：上中部直径0.7cm以上，长短不分，间有破短节子，余同一等[5-6]。

【药材鉴别】

（一）性状特征

根圆柱形，少有分枝，上端略粗，长10～50cm，直径0.6～20cm。表面灰红棕色，具纵皱纹、横长皮孔样突起及少数支根痕，外皮易脱落，剥落处淡黄色。质硬而韧，不易折断，断面纤维性，并显粉性，皮部黄白色，木部淡黄棕色，射线放射状，形成层环淡棕色。气微，味微甜，嚼之有豆腥味。（图48-2）

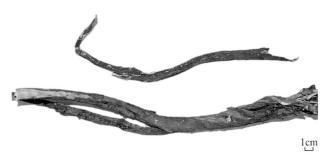

1cm

图48-2　红芪药材图

（二）显微鉴别

1.根横切面　木栓层为6～8列细胞。栓内层狭窄，外侧有2～4列厚角细胞。韧皮部较宽，外侧有裂隙，纤维成束散在，纤维壁厚，微木化；韧皮射线外侧常弯曲。形成层成环。木质部导管单个散在或2～3个相聚，其周围有木纤维。纤维束周围的薄壁细胞含草酸钙方晶。（图48-3）

2.粉末特征　粉末黄棕色。纤维成束，直径5～22μm，壁厚，微木化；周围细胞含草酸钙方晶，形成晶纤维，含晶细胞壁不均匀增厚；草酸钙方晶直径7～14μm，长约至22μm；具缘纹孔导管直径至145μm；淀粉粒单粒类圆形或卵圆形，直径2～19μm；复粒有2～8个分粒组成。（图48-4）

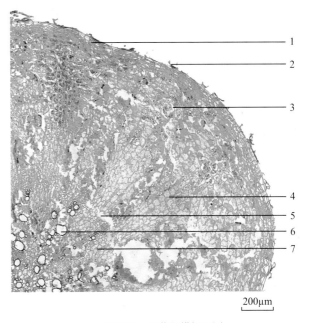

200μm

图48-3　红芪根横切面图

1.栓内层　2.木栓层　3.韧皮部　4.韧皮射线　5.形成层
6.木质部导管　7.木纤维

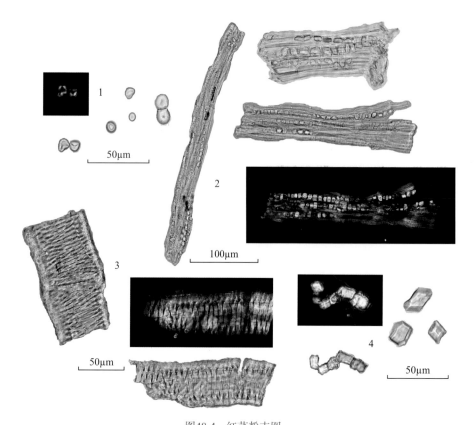

图48-4　红芪粉末图

1.淀粉粒　2.晶纤维　3.导管　4.方晶

（三）理化鉴别

薄层色谱　取本品粉末1g，加甲醇10ml，超声处理30分钟，滤过，滤液浓缩至1ml，作为供试品溶液。另取红芪对照药材1g，同法制成对照药材溶液。照薄层色谱法试验，吸取上述两种溶液各5μl，分别点于同一硅胶GF$_{254}$薄层板上，以二氯甲烷–丙酮（15∶1）为展开剂，展开，取出，晾干，置日光及紫外光灯（254nm）下检视。供试品色谱中，在与对照药材色谱相应的位置上，显相同颜色的斑点。（图48-5）

【质量评价】以条粗均匀、表面红棕色、质坚柔韧、断面黄白色、粉性足、味甜、有豆腥味者为佳。

【化学成分】主要成分为黄酮类、皂苷类、甾醇类脂物、氨基酸、多糖、生物碱等。此外，尚有微量元素及木脂素等[7]。

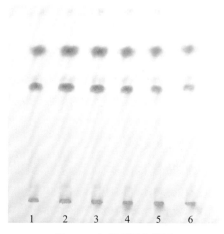

图48-5　红芪薄层色谱图

1.红芪对照药材（中国药品生物制品检定研究院提供）

2～6.红芪药材样品（产于甘肃）

1.黄酮类　有芒柄花苷（ononin）、芒柄花素（ofmrononetin）和毛蕊异黄酮、毛蕊异黄酮-7-O-葡萄糖苷、7-羟基-4',6-二甲氧基异黄酮（afromosin）、3',7-二羟基-4'-甲氧基异黄酮、L-3-羟基-9-甲氧基紫檀烷（L-3-hydroxy-9-methoxyp-terocarpane）、甘草素（liquiritigenin）、异甘草素（isoliquiritigenin）、（－）-vestitol，1,7-二羟基-3,8-二甲氧基酮、槲皮素、3-羟基-9-甲氧基香豆苯醚、3,9-二羟基香豆苯醚、7,4'-二羟基黄酮、7,4'-二羟基二氢黄酮等多种黄酮类化合物。

2.皂苷类　红芪皂苷研究相对较少，有学者用紫外–可见分光光度计从红芪根中测得总皂苷含量为22.49mg/g（以黄芪甲苷计）。此外，从红芪中分离得到皂苷Ⅱ甲酯和大豆皂苷Ⅰ。

3. 多糖　红芪中含有丰富的多糖，含量高达23%～34%。红芪多糖组成比多由葡萄糖、鼠李糖、半乳糖、木糖、阿拉伯糖等单糖按不同比例构成。

4. 微量元素　红芪中Se元素含量为0.08μg/g。此外含有Pb、As、Se、Mg、Fe、Cr、Ca、Zn、Hg、Cu、Sn、P、Mn、Cd、Ti、Co、Mo、V、Ni等多种无机元素。

5. 氨基酸　含有17种氨基酸，其中5种为人体必需氨基酸。其中，r-氨基丁酸（GABA）具降压功效。

【性味归经】甘，微温。归肺、脾经。

【功能主治】补气升阳，固表止汗，利水消肿，生津养血，行滞通痹，托毒排脓，敛疮生肌。用于气虚乏力，食少便溏，中气下陷，久泻脱肛，便血崩漏，表虚自汗，气虚水肿，内热消渴，血虚萎黄，半身不遂，痹痛麻木，痈疽难溃，久溃不敛。

【药理作用】

1. 免疫调节作用　红芪水煎液的浓缩液以10g/kg灌胃，能明显增强小鼠的腹腔巨噬细胞吞噬能力（$P<0.01$），且呈剂量依赖关系。红芪多糖（HPS）对环磷酰胺所致的免疫功能低下的小鼠有改善免疫功能作用，能够提高脾虚大鼠血中CD3⁺T细胞、CD4⁺T细胞含量，可以减轻脾、胸腺指数，有助于改善脾虚证大鼠的特异性免疫功能。

2. 延缓衰老作用　红芪多糖（HPS）可明显增加小鼠脾、肾、肝及心脏中RNA含量（$P<0.05$），促进脏器中细胞蛋白质合成，增强细胞各项功能，从而改善细胞功能低下，达到抗衰老的作用。此外，HPS具有抵抗高温、低温的作用，同时对小鼠进行耐低温、耐高温、抗缺氧、抗疲劳等非特异性抵抗力实验中，服用HPS小鼠耐受能力增强。

3. 镇痛、抗炎和降血糖作用　红芪水提物能明显提高小鼠痛阈（$P<0.05$），同时能明显抑制多种急性渗出性炎症、炎症后期的肉芽组织增生（$P<0.01$），并能抑制由5-羟色胺引起的足肿胀（$P<0.01$）。HPS能调节糖脂代谢紊乱，促进T2DM大鼠肝糖原的合成，修复受损的胰岛β细胞，减轻T2DM大鼠胰岛素抵抗，从而达到降低血糖的作用。

4. 抗肿瘤作用　红芪中分离得到3-羟基-9-甲氧基紫檀烷具有一定的细胞毒活性。多糖对体外培养的肿瘤细胞具有一定程度的选择性杀伤作用，可使癌细胞发生皱缩、变形。

5. 其他作用　灌胃红芪水提物（HQ）具有明显降低家兔窦性心律的作用。同时具有一定的清除O_2^-自由基作用，对家兔心肌具有一定的保护作用。红芪能够提高消化腺中酶的活力而达到红芪补益脾胃的作用。红芪中含有红芪多糖、β-谷甾醇、多种必需氨基酸等营养成分，具有促生长作用[8-9]。

【分子生药】以多序岩黄芪和蒙古黄芪为研究对象，通过聚合酶链式反应（polymerase chain reaction, PCR）扩增内部转录间隔区（internal transcribed spacer, ITS）序列再进行双向测序，从分子和化学角度证明黄芪和红芪既具有相似性，又具有一定差异性，为阐明其具有相似功效的物质基础和资源利用奠定了基础[10]。

主要参考文献

[1] 李俊岳，强正泽，李成义.红芪的本草考证[J].中国药房，2015，26(34)：4860-4861.

[2] 李越峰，牛江涛，曹瑞，等.甘肃米仓红芪道地性分析[J].中国药房，2016，27(34)：4882-4884.

[3] 程超寰.本草释名考订[M].北京：中国医药科技出版社，2013：185.

[4] 李成义，张雅聪.红芪研究进展[J].中草药，1991，22(12)：559-561.

[5] 金世元.金世元中药材传统鉴别经验[M].北京：中国医药科技出版社，2010：66-67.

[6] 冯耀南，刘明，刘剑，等.中药材商品规格质量鉴别[M].广州：暨南大学出版社，1995：161-166.

[7] 田宏印.红芪化学成分的研究现状[J].西北民族学院学报，1996，17(1)：89-91.

[8] 邓六勤，吴宝仪，陈洁，等.中药红芪化学成分及药理作用研究进展[J].中国药物经济学，2013，(S3)：36-39.

[9] 权菊香.红芪药理研究进展[J].时珍国药研究，1997，8(2)：178-180.

[10] 焦美丽，李震宇，张福生，等.基于分子标记和代谢组学技术的黄芪与红芪比较研究[J].药学学报，2015，50(12)：1625-1631.

（宁夏药品检验研究院　王庆　王英华　宁夏医科大学　王汉卿）

49. 红景天

Hongjingtian

RHODIOLAE CRENULATAE RADIX ET RHIZOMA

【别名】宽叶景天、圆景天。

【来源】为景天科植物大花红景天*Rhodiola crenulata*（Hook. f. et Thoms.）H. Ohba的干燥根和根茎。

【本草考证】本品始载于《四部医典》，名索罗玛布。《晶珠本草》载："索罗玛布生长在高山、石山、草地、水边等。无论生长于何处，茎均为红色，根色如人肺；皮厚，气味大，茎多数，红色，较硬，全茎被叶。叶厚，簇生，有银色露状物。秋天叶、花、果实及种子皆红色，粗糙，尖端截形。"根据各地藏医用药，索罗玛布均为景天科植物，其中红景天属有大花红景天*Rhodiola crenulata*（Hook. f. et Thoms.）H. Ohba、小丛红景天*Rhodiola dumulosa*（Franch.）S.H.Fu、菱叶红景天*Rhodiola henryi*（Diels）S.H.Fu、狭叶红景天*Rhodiola kirilowii*（Regel）Maxim.、库页红景天*Rhodiola sachalinensis* A.Bor、圣地红景天*Rhodiola sacra*（Prain ex Hamet）S.H.Fu、唐古特红景天*Rhodiola algida*（Ledeb.）Fisch. et Mey. var. *tangutica*（Maxim.）S.H.Fu、粗糙红景天*Rhodiola scabrida*（Franch.）S.H.Fu、云南红景天*Rhodiola yunnanensis*（Franch.）S.H.Fu共9种，它们形态与本草记载相近，尤其是前3种，与"秋天叶、花、种子皆红色，根色如人肺"更为相符。可见古代红景天基原丰富，包含今之红景天来源植物。

【原植物】多年生草本。地上的根颈短，残存花枝茎少数，黑色。花茎多，直立或扇状排列。叶全缘或波状或有圆齿。花序伞房状；花雌雄异株；雄花萼片5，狭三角形至披针形，钝；花瓣5，红色，有长爪，先端钝；雄蕊10，与花瓣同长；鳞片5，近正方形至长方形，先端有微缺；心皮5，不育；雌花蓇葖5，直立，花枝短，干后红色；种子倒卵形，两端有翅。花期6~7月，果期7~8月。（图49-1）

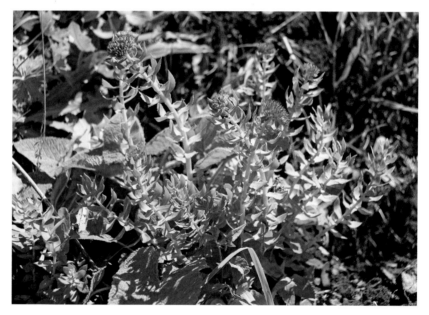

图49-1　大花红景天

生于海拔2800~5600m的山坡草地、灌丛中、石缝中。主要分布于西藏南部、云南北部、四川西北部。

【主产地】主产于青藏高原一带。

【栽培要点】

1. 生物学特性　喜海拔高、冷凉的高山环境，适宜石质土壤[1]。

2. 栽培技术　种子、根茎繁殖。大花红景天生命力很强，分开根茎移栽即可成活。因此，在2~3月对野生或人工栽培红景天进行根茎采集。种子育苗生长1年后才可移栽至大田和山地[2]。

3. 病虫害　病害：根腐病。虫害：蚜虫、蛀心虫、斜纹夜蛾、蛴螬[3]。

【采收与加工】秋季花茎凋枯后采挖，除去粗皮，洗净，晒干。

【商品规格】

选货　根茎长5~20cm，直径≥3.5cm。

统货 根茎长5～20cm，直径2.9～4.5cm。

【药材鉴别】

（一）性状特征

根茎呈圆柱形，粗短，略弯曲，少数有分枝，长5～20cm，直径2.9～4.5cm。表面棕色或褐色，粗糙有褶皱，剥开外表皮有一层膜质黄色表皮且具粉红色花纹；宿存部分老花茎，花茎基部被三角形或卵形膜质鳞片；节间不规则，断面粉红色至紫红色，有一环纹，质轻，疏松。主根呈圆柱形，粗短，长约20cm，上部直径约1.5cm，侧根长10～30cm；断面橙红色或紫红色，有时具裂隙。气芳香，味微苦涩、后甜。（图49-2）

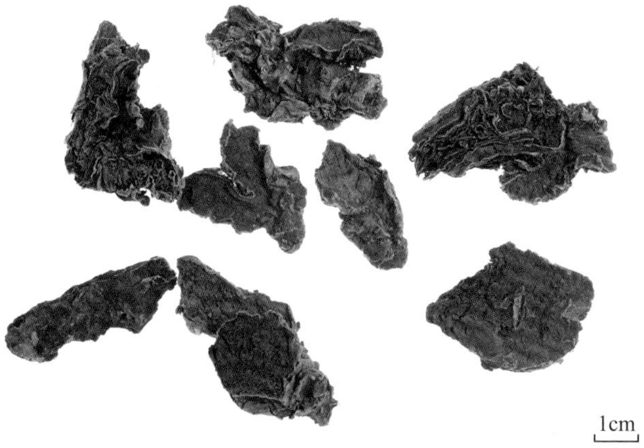

（二）显微鉴别

1.根横切面 木栓层5～8列细胞，栓内层细胞椭圆形、类圆形。中柱占极大部分，有多数维管束排列成2～4轮环，外轮维管束较大，为外韧型；内侧2～3轮维管束渐小，为周木型。

2.根茎横切面 老根茎有2～3条木栓层带，嫩根茎无木栓层带。木栓层为数列细胞，栓内层不明显。皮层窄。中柱维管束为大型的周韧型维管束，放射状环列；维管束中内侧和外侧的维管组织发达呈对列状，中间为薄壁组织，韧皮部和木质部近等长，被次生射线分隔成细长条形，形成层明显。髓部宽广，由薄壁细胞组成，散生周韧型的髓维管束。薄壁细胞含有棕色分泌物。

3.粉末特征 粉末红棕色。木栓层细胞侧面观为5～8列扁平长方形细胞，红棕色，略波状弯曲，表面观呈长方形或五边形，长径100～150μm，宽30～90μm，壁较厚8～12μm。薄壁细胞含众多细小方形结晶，有的排列成行，直径2～6μm。螺纹及梯纹导管多见，直径15～30μm。淀粉粒较少，单粒，直径8～12μm。（图49-3）

图49-2 红景天药材图

1cm

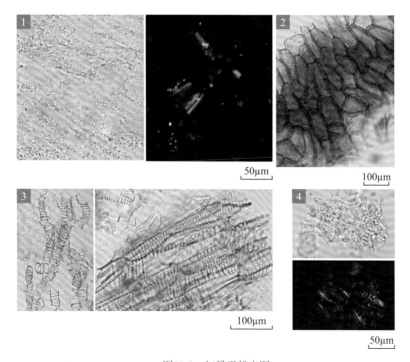

50μm

100μm

100μm

50μm

图49-3 红景天粉末图

1.草酸钙方晶 2.木栓细胞 3.导管 4.淀粉粒

（三）理化鉴别

薄层色谱　取样品粉末0.5g，加甲醇10ml，超声处理30分钟，滤过，取续滤液作为供试品溶液。另取红景天苷对照品，同法制成对照品溶液。照薄层色谱法试验，分别吸取上述供试品溶液和对照品溶液各5μl，分别点于同一硅胶G薄层板上。以三氯甲烷–甲醇–丁酮–水（6∶3∶1∶1）作为展开剂，展开，取出，晾干，置碘蒸气中熏，日光下检视。供试品色谱中，在与对照品色谱相应的位置上，显相同颜色的斑点。（图49-4）

【质量评价】以个大、圆柱形、质轻、断面橙红色、气芳香、味微苦涩后甜、无杂质者为佳。以根茎分枝多、粗细长短均匀、色正味浓、无其他杂质、干燥、单株重40g以上者为最好。采用高效液相色谱法测定，本品按干燥品计算，含红景天苷（$C_{14}H_{20}O_7$）不得少于0.50%。

【化学成分】主要成分为黄酮类及挥发油类等。其中，苯乙醇类化合物酪醇及红景天苷是红景天主要活性成分[4]。

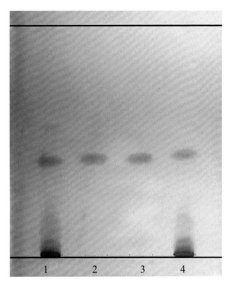

图49-4　红景天薄层色谱图

1. 样品（购于新疆新特药店）
2、3.红景天苷对照品　4.样品
（购于新疆中医医院）

1. 黄酮类　主要有3,5-二羟基-3',4',7-三甲氧基黄酮（3,5-dihydroxy3',4',7-trimethoxyflavone）、3,5,7,3'-四羟基黄酮（3,5,7,3'-tetrahydroxyflavone）、5,4'-二羟基-7,3'-二甲氧基黄酮（5,4'-dihydroxy-7,3'-dimethoxyflavone）、山奈酚（kaemnpferol）、山奈酚-3-O-β-D-吡喃葡萄糖苷（kaemnpferol-3-O-β-D-glucopyranoside）、山奈酚-3-O-α-L-吡喃鼠李糖苷（kaemnpferol-3-O-α-L-rhamnopyranoside）、小麦黄素（tricin）、小麦黄素-7-O-β-D-吡喃葡萄糖苷（tricin-7-O-β-D-glucopyranoside）、槲皮素（quercetin）、槲皮素-3-O-β-D-吡喃葡萄糖苷（quercetin-3-O-β-D-glucopyranoside）、槲皮素-3-O-α-L-吡喃鼠李糖苷（quercetin-3-O-α-L-rhamnopyranoside）、草质素-3-O-β-D-吡喃葡萄糖苷（herbacetin-3-O-β-D-glucopyranoside）、草质素-7-O-β-D-吡喃葡萄糖苷（herbacetin-7-O-β-D-glucopyranoside）、草质素-7-O-α-L-吡喃鼠李糖苷（herbacetin-7-O-α-L-rhamnoside）、黄酮醇苷和苯烷基苷等。

2. 挥发油类　2-甲基-2-丁烯醇（2-methyl-2-buten-1-ol）、3,7-二甲基-1,6-辛二烯-3-醇（3,7-dimethyl-1,6-octadien-3-ol）、4-甲基苯酚（4-methyl-phenol）、2,6-二甲氧基苯酚（2,6-dimethoxy-phenol）、二丁基邻苯二甲酸盐（dibutyl phthalate）、2,6,10,14-四甲基–十六烷（2,6,10,14-tetramethyl-hexadecane）等。

【性味归经】甘、苦，平。归心、肺经。

【功能主治】益气活血，通脉平喘。用于气虚血瘀，胸痹心痛，中风偏瘫，倦怠气喘。

【药理作用】

1. 对神经细胞的保护作用　红景天可以抑制脑缺血及再灌注过程中自由基的产生和NO代谢紊乱，从而对神经细胞起到保护作用[5]。

2. 抗衰老作用　红景天苷可显著提高细胞内SOD活性，降低LPO含量，延长二倍体细胞的老化，从而起到抗衰老作用[6]。

3. 抗肿瘤作用　红景天提取液在1250～5000mg/（kg·bw）剂量范围内，能明显抑制S-180在小鼠体内的生长，抑瘤率高达63.71%[7]。

4. 抗辐射作用　红景天提取物对小鼠受60Coγ照射后的存活时间有延长作用，对外周血白细胞有显著保护作用，表明红景天对动物具有一定的抗辐射作用[8]。

5. 其他作用　红景天能够增加细胞的葡萄糖消耗，降低胰岛素抵抗程度。红景天具有保护心脏[9]、脑血管和抗糖尿病[10]作用等。

【分子生药】RAPD和ISSR分子标记法可用于红景天属植物种间亲缘关系与种内的遗传多样性研究[11]。

【附注】

1. 红景天属的其他植物如狭叶红景天*Rhodiola kirilowii*（Regel）Maxim.、高山红景天*Rhodiola sachalinensis*、圣地红景天*Rhodiola. sacra*（Prain ex Hamet）S.H.Fu等在民间也作红景天入药。

2. 红景天商品来源较为复杂，市场流通不止大花红景天一种，还有高山红景天、红景天等。

主要参考文献

[1] 文检，吕秀梅，洪道鑫，等. 基于Maxent模型的青藏高原大花红景天生态适宜性分析[J]. 中国中药杂志. 2016，21(41)：3931-3936.

[2] 谭淑琼，白玛玉珍，欧珠，等. 西藏大花红景天栽培技术[J]. 现代农业科技. 2016，23：87-89.

[3] 贾国夫，何正军，晏军. 大花红景天人工栽培地根腐病防治研究[J]. 草业与畜牧，2008(5)：8-9.

[4] 杨桠楠，冯子明，姜建双，等. 大花红景天中化学成分的研究[J]. 中国药学杂志，2013，48(6)：410-413.

[5] 李莉，孔乐凯，陈敲，等. 红景天苷对脑缺血再灌注脑组织NO代谢的影响[J]. 山东医药，2001，41(19)：1817-1826.

[6] 孙立群，王宗贵，朱洪权，等. 红景天苷抗二倍体细胞衰老的实验研究[J]. 中国老年学杂志，2001，21(5)：225-226.

[7] 赵文. 藏产红景天对两种肿瘤生长的抑制作用及其免疫学机制[J]. 癌变·突变·畸变，1999，11(6)：28-29.

[8] 郑志清，叶于薇，董妙珠，等. 红景天抗辐射功能的初步实验研究[J]. 上海预防医学杂志，2000，12(2)：69-70.

[9] 钟晗. 红景天有效成分抗缺血性心脏疾病的作用及机制研究[D]. 上海：复旦大学，2010.

[10] Kwon YI, Jang HD, Shetty K. Evaluation of *Rhodiola crenulata* and *Rhodiola rosea* for management of type Ⅱ diabetes and hypertension [J]. Asia Pac J Clin Nutr, 2006, 15(3): 425- 432.

[11] 任晓琳. 红景天及其肉生真菌的ISSR、RAPD遗传多样性分析[D]. 太原：山西大学，2016.

（新疆维吾尔自治区中药民族药研究所　李晓瑾　王果平

新疆维吾尔自治区药检所　沙拉麦提·艾力　沈晓丽　佟瑞敏）

50. 麦芽

Maiya

HORDEI FRUCTUS GERMINATUS

【别名】大麦芽、大麦蘖、麦蘖。

【来源】为禾本科植物大麦*Hordeurn vulgare* L.的成熟果实经发芽干燥的炮制加工品。

【本草考证】本品始载于《名医别录》。《新修本草》载："大麦出关中，即青稞麦，形似小麦而大，皮厚，故谓大麦，殊不似穬麦也。"又在穬麦条下载："以作蘖。"《证类本草》载："大、穬二麦，前后两出。改穬麦是连皮者，大麦是麦米，但分有壳无壳也。苏以青稞为大麦，非矣。青稞似大麦，天生皮肉相离，秦陇巴西种之。今人将其当大麦米种之，不能分也。"《植物名实图考》大麦条下引："陶隐居谓为稞麦，《唐本草》逐出关中，即青稞麦，《本草拾遗》已斥之。今青稞出西北塞外，性黏尤寒，与大麦异种。"又于稞麦条下引《山西通志》："稞麦皮肉相连似稻，土人谓之草麦，造曲用之。"本草记载与现今所用大麦基本一致。

【原植物】一年生草本。秆粗壮，光滑无毛，直立，高50～100mm。叶鞘松弛抱茎，多无毛或基部具柔毛；两侧有两披针形叶耳；叶舌膜质，长1～2mm；叶片长9～20cm，宽6～20mm，扁平。穗状花序长3～8cm（芒除外），径约1.5cm，小穗稠密，每节着生三枚发育的小穗；小穗均无柄，长1～1.5cm（芒除外）；颖线状披针形，外被短柔毛，先端常延伸为8～14mm的芒；外

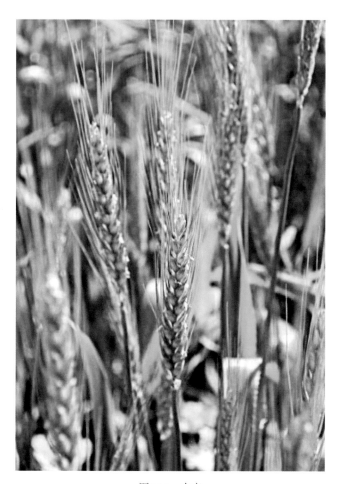

图50-1　大麦

稃具5脉，先端延伸成芒，芒长8～15cm，边棱具细刺；内稃与外稃几等长。颖果熟时黏着于稃内，不脱出。花期3～4月，果期4～5月。全国各地均有栽培。（图50-1）

【主产地】全国大部分地区均产，以西部和北部各省区较多。

【栽培要点】

1. 生物学特性　大麦适应性广，在高海拔、干旱、盐碱地等恶劣环境下均能生长。大麦晚播早熟，后茬应尽量选择玉米、烤烟、大豆等作物，有利于后茬增产增效。根据生态因素中的光、温条件以及地理位置、播种期等特点，将中国栽培大麦划分为三大生态区：一是北方春大麦区，属一年一熟。二是青藏高原裸大麦区，3月下旬至4月中旬播种，7月下旬至9月上旬成熟，一年一熟，以多棱裸大麦为主，是藏族人民的主要食粮。三是黄、淮以南秋播大麦区，均秋季播种，根据越冬期的低温程度不同，品种有冬性、半冬性和春性。

2. 栽培技术　大麦到了黄熟期，光合作用停止，麦粒中的养分不再增加，是收获的最佳时期。到了完熟期，茎秆干枯变脆，很容易落粒，如遇多雨，易在穗上发芽。由于淋雨和麦粒的呼吸作用，故必须适时抢收。对于酿造大麦，干燥温度不应超过40℃，因为过高的温度往往会对酿造品质造成一定的破坏。

3. 虫害　蚜虫、金针虫。

【采收与加工】将麦粒用水浸泡后，保持适宜温、湿度，待幼芽长至约5mm时，晒干或低温干燥。

【商品规格】麦芽分为三个等级。三个等级的麦芽性状共同点为：干货，呈梭形，长8～12mm，直径3～4mm。含杂率不高于1%。无虫蛀、无霉变。区别在于一等麦芽出芽率不少于90%，胚芽露出稃外比例小于10%；二等麦芽出芽率不少于85%，胚芽露出稃外比例小于20%；三等麦芽出芽率不少于85%。

【药材鉴别】

（一）性状特征

本品呈梭形，长8～12mm，直径3～4mm。表面淡黄色，背面为外稃包围，具5脉。除去内外稃后，腹面有1条纵沟，基部胚根处生出幼芽及须根，幼芽长披针状条形，长约0.5cm。须根数条，纤细而弯曲。质硬，断面白色，粉性。气微，味微甘。（图50-2）

（二）显微鉴别

1. 麦芽横切面　最外层为麦芽背稃片，内可见胚芽，明显可看出背纵沟与腹纵沟，紧贴种皮内侧可见一排排列有序的胚乳蛋白质。（图50-3）

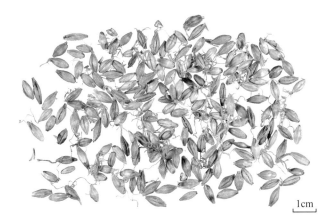

图50-2　麦芽药材图

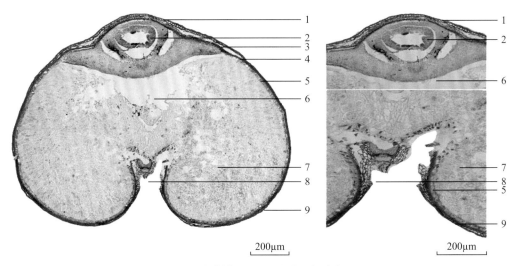

图50-3　麦芽横切面图（右为局部放大图）

1. 背稃片　2. 胚芽　3. 果皮　4. 种皮　5. 胚乳蛋白质　6. 背纵沟　7. 胚乳淀粉层　8. 腹纵沟　9. 腹稃皮

2. 麦芽纵切面　显微纵切面可明显看到其胚芽、胚轴、胚根。淀粉层较厚，与横切面一样可在紧贴种皮一侧看到有序排列的胚乳蛋白质。（图50-4）

3. 粉末特征　粉末灰白色。淀粉粒单粒类圆形，直径3～60μm，脐点人字形或裂隙状。稃片外表皮表面观长细胞与2个短细胞（栓化细胞、硅质细胞）交互排列；长细胞壁厚，紧密深波状弯曲，短细胞类圆形，有稀疏壁孔。麦芒非腺毛细长，多碎断；稃片表皮非腺毛壁较薄，长80～230μm；鳞片非腺毛锥形，壁稍厚，长30～110μm。（图50-5）

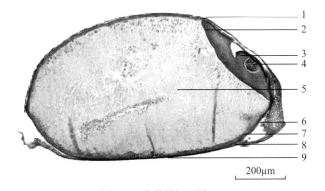

图50-4　麦芽纵切面图

1. 背稃片　2. 胚根　3. 胚轴　4. 胚芽　5. 胚乳淀粉层　6. 果皮　7. 胚乳蛋白质　8. 种皮　9. 腹稃皮

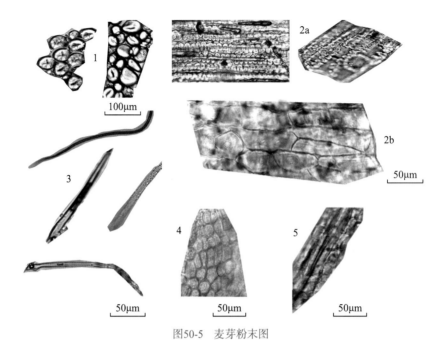

图50-5 麦芽粉末图

1. 淀粉粒 2. 稃片（a. 外表皮 b. 内表皮） 3. 非腺毛 4. 胚乳细胞 5. 下皮纤维

（三）理化鉴别

薄层色谱 取本品粉末5g，加无水乙醇30ml，超声处理40分钟，滤过，滤液加50%氢氧化钾溶液1.5ml，加热回流15分钟，置冰浴中冷却5分钟，用石油醚（30～60℃）振摇提取3次，每次10ml，合并石油醚液，挥干，残渣加乙酸乙酯1ml使溶解，作为供试品溶液。另取麦芽对照药材5g，同法制成对照药材溶液。照薄层色谱法试验，吸取上述两种溶液各2μl，分别点于同一硅胶G薄层板上，使成条状，以甲苯–三氯甲烷–乙酸乙酯（10：10：2）为展开剂，展开，取出，晾干，再以甲苯–三氯甲烷–乙酸乙酯（10：10：1）为展开剂，展开，取出，晾干，喷以15%硝酸乙醇溶液，在100℃加热至斑点显色清晰，置紫外光灯（365nm）下检视。供试品色谱中，在与对照药材色谱相应的位置上，显相同颜色的荧光斑点。（图50-6）

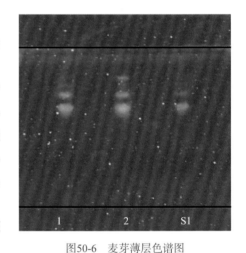

图50-6 麦芽薄层色谱图

S1. 麦芽对照药材 1. 麦芽（乌克兰）
2. 麦芽（澳大利亚）

【质量评价】以个大，无霉变，出芽率高者为佳。取本品10g，照药材和饮片取样法，取对角两份供试品，检查出芽粒数与总粒数，计算出芽率（%）。本品出芽率不得少于85%。

【化学成分】主要成分为多糖类、酶类、生物碱类等。

1. 多糖类 多糖类成分主要是麦芽糖。

2. 酶类 麦芽中含成分较多的是酶类，麦芽中含α及β淀粉酶、蛋白水解酶等。麦芽中所含淀粉酶为消食的主要成分之一[2]。

3. 生物碱类 大麦芽碱（barley malt）、胆碱（choline）、白栝楼碱（candicine）、甜菜碱（betaine）等[3]。

4. 其他 蛋白质、氨基酸、细胞色素C等[3]。

【性味归经】甘，平。归脾、胃经。

【功能主治】行气消食，健脾开胃，回乳消胀。用于食积不消，脘腹胀痛，脾虚食少，乳汁郁积，乳房胀痛，妇女断乳，肝郁胁痛，肝胃气痛。生麦芽健脾和胃，疏肝行气。用于脾虚食少，乳汁郁积。炒麦芽行气消食回乳。

用于食积不消，妇女断乳。焦麦芽消食化滞。用于食积不消，脘腹胀痛。

【药理作用】

1. 助消化作用　麦芽内主要含有α淀粉酶与β淀粉酶。β淀粉酶能将糖淀粉完全水解成麦芽糖，α淀粉酶则使之分解成短直链缩合葡萄糖即糊精，后者可再被β淀粉酶水解成麦芽糖。麦芽煎剂对胃酸与胃蛋白酶的分泌似有轻度促进作用[4]。

2. 促性激素分泌作用　麦芽可提高切除卵巢、结扎输卵管去势雌小鼠卵泡激素，雌二醇升高，黄体酮水平下降，表明麦芽可刺激生殖腺轴而提高性激素水平，且单味药优于复方[5]。麦芽煎剂可降低小鼠血中睾酮、升高雌二醇水平，表明麦芽可干预雄性小鼠的性轴从而影响其性激素水平[6]。

3. 肠道菌群调节作用　麦芽中的麦芽纤维可增加溃疡性结肠炎小鼠肠道内的杆菌、肠球菌及产气荚膜梭菌数量，减少双歧杆菌和乳酸杆菌数量，对溃疡性结肠炎小鼠肠道菌群具有良好的调控作用[7]。麦芽中的异麦芽低聚糖在体内和体外均能起到调节双歧杆菌生长的作用[8]。

4. 其他作用　含有曲酸或曲酸酯及麦芽根提取物的组合物可协同、高效地预防和治疗与色素有关的疾病，如黄褐斑。大麦含尿囊素，局部应用能促进化脓性创伤及顽固性溃疡愈合，亦可用于慢性骨髓炎及胃溃疡。此外还有抗真菌、抗结肠炎、抗氧化及去极化肌肉松弛等作用[9]。

【附注】

1. 市场中有的麦芽以硫黄熏蒸的方式加速麦芽干燥，硫熏不仅影响麦芽的质量，还对临床应用的安全性带来较大的隐患。建议加强麦芽硫熏现象的监管，杜绝麦芽硫熏，以保障其临床使用的安全有效。

2. 2020年版《中国药典》规定，照真菌毒素测定法测定。本品每1000g含黄曲霉毒素B_1不得过5μg，黄曲霉毒素、黄曲霉毒素G_1、黄曲霉毒素B_2和黄曲霉毒素B_1总量不得过10μg。

主要参考文献

[1] 徐丽霞，扶雄，黄强，等.酶法高纯度麦芽糖的生产[J].食品工业科技，2007，11(28)：234.

[2] 方向梅，吕红叶.麦芽的研究进展[J].中国伤残医学，2010，18(5)：168.

[3] 王雄，吴金虎.大麦芽的研究概述[J].中药材，2010，33(9)：1504-1507.

[4] 杨延超.大麦芽活性多糖的分离及结构解析[D].无锡：江南大学，2012.

[5] 陈容，张建华，欧荣.麦芽对去势小鼠激素水平的影响[J].中国中医药信息杂志，2006，13(3)：35-36.

[6] 陈荣.麦芽对雄性小鼠性激素水平的影响[J].中国药房，2008，19(27)：2087-2088.

[7] 刘永涛，胡正芬.麦芽纤维对UC小鼠肠道菌群的影响[J].浙江中西医结合杂志，2008，18(8)：471-472.

[8] 王春敏，李丽秋，马淑霞，等.异麦芽低聚糖在体内和体外对肠道菌群的调节作用[J].中国老年杂志，2008，28(2)：174-175.

[9] 郑虎占，董泽宏，佘靖.中药现代化研究与应用[M].北京：学苑出版社，1998：2087-2091.

（甘肃中医药大学　晋玲　马晓辉　吕蓉）

51. 麦角

Maijiao

ERGOTA

【别名】麦角菌、黑麦乌米。

【来源】为麦角菌科真菌麦角菌*Claviceps purpurea*（Fr.）Tul.寄生在禾本科植物黑麦*Secale cereale* L.等子房上形成的菌核。

【本草考证】历代本草无记载，始见于《国药的药理学》（1952）。

【原形态】菌核长圆柱形，两端角状，坚硬，平滑，有纵沟，外部紫黑色，内部淡紫色或灰白色，每个菌核产生20～30个子座，有弯曲的细柄，暗褐色。子座近球形，红褐色。子囊壳全部埋生于子座内，其孔口稍突出于子座表面。子囊长圆柱形。内含8个子囊孢子。子囊孢子丝状，无色[1]。

黑麦栽培于较寒冷地区。主要分布于我国北方山区。（图51-1）

【主产地】麦角寄主已知有35属70种，主要为禾本科植物黑麦、小麦、大麦、冰草等。黑麦麦角主产于河北、内蒙古及东北各地；野麦麦角主产于河北、山西、内蒙古；小麦和大麦麦角主产于安徽；冰草麦角主产于江苏、浙江、湖北；燕麦麦角主产于青海。

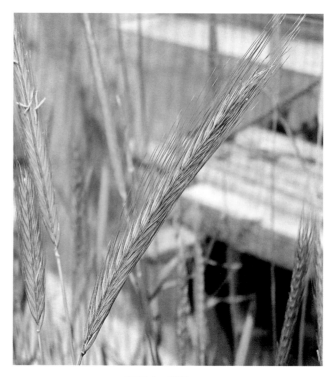

图51-1 黑麦

【栽培要点】

1.生物学特性 麦角菌为寄生性真菌，寄生植物有禾本科、莎草科、石竹科及灯心草科植物。菌核在温暖潮湿的夏季生长，菌丝适宜生长的温度为24～26℃。

2.培育技术 麦角菌生长主要采用在寄主植物上接种栽培，获得麦角（菌核），也可以采用发酵培养菌丝体，得到类似菌核物及其有效成分。用接种栽培方法获得麦角，费工、产量低，故目前多采用工厂化深层培养发酵生产的技术。

【采收与加工】夏秋麦穗黄熟时采收。阴干或烘干备用。

【药材鉴别】

（一）性状特征

菌核呈纺锤形，平直或略弯曲呈角状，具3条钝棱，两端渐尖。长0.3～4cm，直径1～7mm。表面紫黑色或紫棕色，有显著纵沟及细小横裂纹。质脆，易折断，断面钝三角形，边缘暗紫色，中心灰白色或浅粉红色。气微弱而特殊；味油腻性，先甜后辛。

（二）显微鉴别

菌核横切面 略呈三角形，外层为数列排列紧密的深紫色菌丝细胞，细胞壁及内含物遇酸呈血红色，遇碱呈青紫色（麦红色素反应），内部由粗细不等的无色菌丝细胞组成，直径3～12μm，壁厚，具强折光性，中央部分细胞疏松而有间隙，细胞壁由甲壳质构成。不含淀粉粒及草酸钙结晶。

【质量评价】以身干、个大匀整、色紫褐、断面色白、未走油变色、无碎无杂质者为佳。

【化学成分】主要成分为生物碱类、甾类等。

1.生物碱类

（1）麦角毒系生物碱 是麦角酸的酰胺类衍生物：麦角新碱（ergometrine）、麦角生碱（ergosine）、麦角布亭碱（ergobutine）、麦角布尔碱（ergobutyrine）、麦角宁碱（ergonine）等。

（2）麦角异毒系生物碱 是异麦角酸的酰胺类衍生物：麦角异新碱（ergometrinine）、麦角异生碱（ergosinine）、麦角异布亭碱（ergobutinine）、麦角异宁碱（ergoninine）、麦角异坡亭碱（ergoptinine）等。

（3）棒麦角系生物碱 田麦角碱（agroclavine）、6,7-断–田麦角碱（6,7-secoagroclavine）、野麦碱（elymoclavine）、瑟妥棒麦角碱（setoclavine）、异瑟妥棒麦角碱（isosetoclavine）等。

2. 甾类 麦角甾-5,7,22-三烯-3β-醇（ergoster-5,7,22-triene-3 beta-alcohol）、麦角甾-7-烯-3β-醇（ergoster-7-ene-3 beta-alcohol）、麦角甾-7-烯-3-酮（ergosteride-7-ene-3-ketone）、麦角甾-7,22-二烯-3-酮（ergoster-7,22-diene，3-ketone）、麦角甾-7,22-二烯-3β-醇–十五烷酸脂（ergoster-7,22-diene-3beta-alcohol-pentadecanoate）、麦角甾-7,22-二烯-3β-醇–棕榈酸酯（ergoster-7,22-diene-3 beta-alcohol-palmitate）[1]。

3. 其他 麦角硫因（ergothioneine），黑麦酮酸（secalonic acid）A、B、C、D，金黄麦角酸（chrysergonic acid），4,5-二甲基辛酸（4,5-dimethyloctanoic acid），麦角色素（ergochrome）AD、BD、CD、DD、AC、BC、CC，棒麦角玉红碱（clavorubin），麦角黄质（ergoxanthin）及糖类、脂肪油等。

【性味归经】苦、甘、辛，平；有毒。归肝、肾经。

【功能主治】收缩子宫，止血。用于产后子宫出血（促子宫复位），偏头痛。

【药理作用】

1. 兴奋子宫的作用 麦角有兴奋子宫肌的作用，其作用与垂体后叶制剂相似，是直接作用于子宫肌，但作用强大而持久，对怀孕子宫更敏感；临产和新产后应用小量即有明显作用，甚至产生强直收缩。

2. 对心血管的作用 在离体血管实验中，麦角胺可使周围血管平滑肌收缩。在整体动物因血管收缩而升压，并产生代偿性心跳徐缓。麦角毒对心脏的作用不及对血管的作用强，但在心律慢到某种程度时，则有增强心收缩力的作用。大量麦角胺可损伤血管内皮细胞，导致坏疽形成。麦角胺对血管作用最强，麦角毒次之，而麦角新碱几乎不影响血压及损伤血管内皮细胞。麦角胺可使血管收缩，动脉搏动幅度减小，这可能与治疗偏头痛的作用有关。

3. 对神经系统的作用 大量麦角胺或麦角毒能阻断α-肾上腺素能受体，使肾上腺素的升压作用翻转。麦角小量兴奋延脑（迷走性心率减慢、呼吸增加、惊厥等），大量因延脑麻痹而死亡。麦角胺能增强巴比妥类、吗啡、美沙酮的镇静和催眠作用。

4. 利尿作用 麦角甾酮有较好的利尿效果[2]。

【用药警戒或禁忌】麦角急性中毒症状是呕吐、腹泻、脉微弱、昏迷。慢性中毒见于服药过量，肝脏病和周围血管有病变的都较敏感，症状有坏死型和惊厥型二类。

【分子生药】目前可提取麦角核酸，利用PCR检测，来确定是否为麦角菌，为病原菌的检验鉴定提供了一种新的思路[3]。

【附注】同属菌类拂子茅麦角菌*Claviceps microcephala*（Wallr.）Tul.与麦角极为近似。主要区别为菌核产生的子座具有较小的头部，其直径不到0.8mm。

主要参考文献

[1] 宋明杰，包海鹰. 菌物中麦角甾类化合物的研究进展[J].菌物研究，2013，11(4)：266-274.

[2] 陈晗，陈丹倩，李全福，等. 麦角甾酮的药理活性、药代动力学及含量测定研究进展[J]. 中国中药杂志，2014，39(20)：3905-3909.

[3] 李林杰，李新洲，肖忠玉，等.进口大豆中麦角鉴定方法新研究[J].大豆科技，2017(5)：29-33.

（北京中医药大学 刘春生 杨瑶珺 常晓茜）

52. 芫荽子

Yansuizi

CORIANDRI FRUCTUS

【别名】香菜子、胡荽子。

【来源】为伞形科植物芫荽*Coriandrum sativumm* L.的干燥成熟果实。

【本草考证】本品始载于《食疗本草》。《本草拾遗》收载香荽，《嘉祐补注本草》称胡荽。《本草纲目》载："胡荽，处处种之，八月下种，晦日尤良。初生柔茎，圆叶，叶有花歧，根软而白，冬春采之，香美可食……立夏后开细花成簇，如芹菜花，淡紫色。五月收子，子如大麻子，亦辛香。"本草记载植物形态与现今所用芫荽基本一致。

【原植物】一年生或二年生草本，高30～100cm，全株无毛，有强烈气味。根细长纺锤形，多须根。茎圆柱形，直立，多分枝，有条纹。基生叶一至二回羽状全裂，裂片广卵形或楔形，边缘深裂或具缺刻；有长柄3～15cm；茎生叶互生，二至三回羽状深裂，最终裂片狭线形，全缘。复伞形花序顶生；总花梗长2～8cm；无总苞；伞幅2～8；小总苞片线形；花梗4～10；小伞形花序，花瓣白色或淡红色。双悬果近球形，直径1.5mm，光滑，果棱稍凸起，熟时不易分开。花期4～7月，果期7～9月。（图52-1）

原产欧洲地中海，现我国各地有栽培。

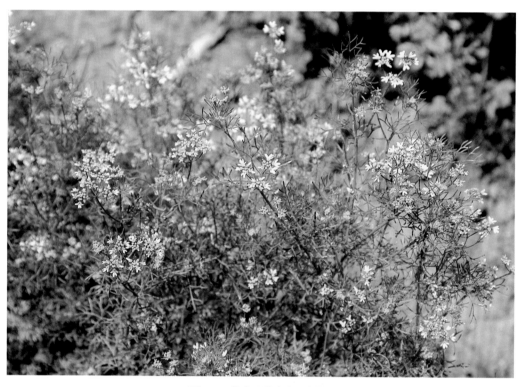

图52-1　芫荽（陈虎彪　摄）

【主产地】主产于江苏、安徽、湖北。

【栽培要点】

1.生物学特性　具有抗寒性强、生长期短、栽培容易等特性。从播种到收获，生育期60～90天。一般要求阳光充足、雨水充沛，土壤肥沃、疏松的石灰性砂质壤土栽培为宜。对磷肥的反应最为敏感，可提高种子精油的含量。在结实期间切忌天气干旱，要求土壤湿润，方能使种子饱满。

2. 栽培技术　种子繁殖。华北地区在7～8月播种，10月前收获，南方温暖地区于10～11月播种，翌年春季收获。播种时不宜灌水，经4～5天后再灌水，约5～9天即可发芽。

【采收与加工】秋季果实成熟时，采收果枝，晒干，打下果实，再晒干。

【药材鉴别】

（一）性状特征

双悬果圆球形，直径2.5～5mm；表面淡黄棕色或黄棕色，较粗糙，有明显纵棱及不甚明显的波状弯曲纵脊线各10条，两者相间排列，顶端残存短小花柱基及萼齿5，基部有时连接小果柄。分果半球形，接合面凹陷。气香，味微苦、辛。（图52-2）

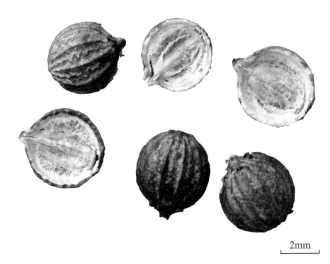

2mm

图52-2　芫荽子药材图（周良云　摄）

（二）显微鉴别

1. 双悬果瓣横切面　外果皮为1列厚壁细胞，内含少量草酸钙方晶。中果皮的外层为数列薄壁细胞；中层为厚壁木化纤维层，纤维纵横交错排列；内层为2列具壁孔的木化细胞；中果皮的初生肋线处有细小维管束，合生面有油管2个。内果皮为1列略透明的镶嵌细胞。种皮为1列扁平薄壁细胞，内含暗棕色物质；合生面的内果皮与种皮之间有种脊维管束。胚乳半月形，细胞壁较厚，内含糊粉粒及细小草酸钙簇晶。（图52-3）

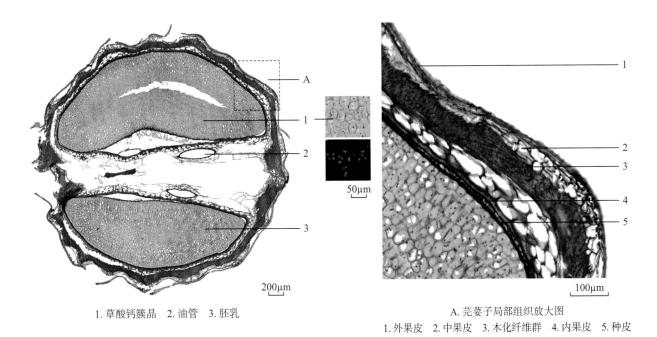

50μm

200μm

1. 草酸钙簇晶　2. 油管　3. 胚乳

100μm

A. 芫荽子局部组织放大图

1. 外果皮　2. 中果皮　3. 木化纤维群　4. 内果皮　5. 种皮

图52-3　芫荽子横切面图

2. 粉末特征　粉末黄棕色。中果皮纤维极多，直径9～12μm，壁厚，常纵横交错排列成束或块状。内果皮细胞狭长，壁菲薄，常数个细胞为一组，以其长轴作不规则方向嵌列。油管碎片黄棕色或红棕色、分泌细胞表面呈多角形，含棕色分泌物。木化细胞多角形、壁厚、壁孔明显。内胚乳细胞类多角形，含众多草酸钙簇晶，直径3～9μm；油滴极多。

【质量评价】以籽粒饱满、无杂质者为佳。

【化学成分】主要成分为挥发油类、脂肪油、酚类、黄酮及其苷类等。

1.挥发油类　α、β-蒎烯（α、β-pinene）、樟烯（camphene）、柠檬烯（limonene）、水芹烯（phellandrene）、芳樟醇（linalool）、樟脑（camphor）、松油醇（terpineol）、樟脑（camphor）、龙脑（boeneol）等。芳樟醇是芫荽子主要活性成分。

2.脂肪酸类　棕榈酸（palmitic acid）、棕榈油酸（palmitoleic acid）、硬脂酸（stearic acid）、亚油酸（linoleic acid）等。

【性味归经】辛、酸，平。归肺、胃、大肠经。

【功能主治】健胃消积，理气止痛，透疹解毒。用于食滞胃痛、痞闷，泻痢、肠风便血，痔疮脱肛，疝气，麻疹，豆疹不透，头痛、牙痛、耳痛。

【药理作用】芫荽子具有驱虫、降糖、免疫调节、保护心脏及神经等药理作用[1-4]。

【附注】芫荽的全草入药，称胡荽或芫荽，味辛，性温，具有发表透疹、消食开胃、止痛解毒的功能。芫荽的茎、梗入药，称芫荽梗，味辛，性温，具有宽中健胃、透疹的功能。

主要参考文献

[1] Hosseinzadeh S, Ghalesefidi M J, Azami M, et al. In vitro and in vivo anthelmintic activity of seed extract of *Coriandrum sativum* compared to Niclosamid against Hymenolepis nana infection[J]. J Parasit Dis, 2016, 40(4): 1307-1310.

[2] Caputo L, Souza L F, Alloisio S, et al. *Coriandrum sativum* and *Lavandula angustifolia* Essential Oils: Chemical Composition and Activity on Central Nervous System[J]. Int J Mol Sci, 2016, 17(12): E1999.

[3] Ishida M, Nishi K, Kunihiro N, et al. Immunostimulatory effect of aqueous extract of *Coriandrum sativum* L. seed on macrophages[J]. J Sci Food Agric, 2017, 97(14): 4727-4736.

[4] Dhyani N, Parveen A, Siddiqi A, et al. Cardioprotective Efficacy of *Coriandrum sativum* (L.) Seed Extract in Heart Failure Rats Through Modulation of Endothelin Receptors and Antioxidant Potential[J]. J Diet Suppl, 2018, doi: 10.1080/19390211. 2018. 1481483.

（中国医学科学院药用植物研究所　姚霞　　香港浸会大学　陈虎彪

中国中医科学院　高峰）

53. 羌活

Qianghuo

NOTOPTERYGII RHIZOMA ET RADIX

【别名】羌青、羌滑、护羌使者、胡王使者、退风使者等。

【来源】为伞形科植物羌活*Notopterygium incisum* Ting ex H. T. Chang或宽叶羌活*Notopterygium franchetii* H. de Boiss.的干燥根茎和根。

【本草考证】本品始载于《神农本草经》，作为"独活"的异名而出现，曰："独活一名羌活，一名羌青，一名护羌使者，生川谷。"南朝梁时期，独活和羌活药材开始被区分，陶弘景于《本草经集注》"独活"条下注解："此州郡县并是羌地，羌活形细而多节，软润，气息极猛烈；出益州北部、西川为独活，色微白，形虚大，为用亦相似，而小不如。"由此可见两者产地不同，而且形态也差异较大。到了宋朝，羌活和独活被进一步区分。苏颂在《图经本草》中记载："羌活今蜀汉出者佳。春生苗，叶如青麻。六月开花作丛，或黄或紫……今人以紫色而节密者为羌活，黄色而作块者为独活……今蜀中乃有大独活，类桔梗而大，气味不与羌活相类，用之微寒而少效。今又有独活亦自蜀中来，形类羌活，微黄而极大，收时寸解干之，气味亦芳烈，小类羌活……而市人或择羌活之大者为独活，殊为亦当。"此处描述的羌活与陶弘景所述的一致，而"形类羌活，微黄而极大"的独活则与如今的"大头羌"相似，同时苏颂也指出此种乃羌活之大者，不宜作为独活使用。直到明朝，《本草品汇精要》才明确把羌活从独活中分离出来而单列一条，载："原附独活下，今分条并图"，对羌活的描述为"类川大黄苗而有节"，与宽叶羌活相似。然而，李时珍在《本草纲目》中认为"独活、羌活乃一类二种，以中国者为独活，西羌者为羌活"，并引王硕《易简方》曰："羌活须用紫色有蚕头鞭节者，独活是极大羌活有白如鬼眼者。"所指的"羌活"明显与陶弘景和苏颂所述的一致，即如今的"蚕羌"或"竹节羌"，而"独活"则与苏颂所载的"大头羌"相似，都具有粗大的根茎，所谓的"鬼眼"便是多个凹陷的茎基[1]。由此可见，本草记载植物形态与现今所用羌活基本一致。

【原植物】

1. 羌活　多年生草本，高60～120cm。根茎粗壮，伸长呈竹节状。根颈部有枯萎叶鞘。茎直立，圆柱形，中空，有纵直细条纹，带紫色。基生叶及茎下部叶有柄，柄长1～22cm，下部有长2～7cm的膜质叶鞘；叶为三出式三回羽状复叶，末回裂片长圆状卵形至披针形，长2～5cm，宽0.5～2cm，边缘缺刻状浅裂至羽状深裂；茎上部叶常简化，无柄，叶鞘膜质，长而抱茎。复伞形花序直径3～13cm，侧生者常不育；总苞片3～6，线形，长4～7mm，早落；伞辐7～18（39），长2～10cm；小伞形花序直径1～2cm；小总苞片6～10，线形，长3～5mm；花多数，花柄长0.5～1cm；萼齿卵状三角形，长约0.5mm；花瓣白色，卵形至长圆状卵形，长1～2.5mm，顶端钝，内折；雄蕊的花丝内弯，花药黄色，椭圆形，长约1mm；花柱2，很短，花柱基平压稍隆起。分生果长圆状，长5mm，宽3mm，背腹稍压扁，主棱扩展成宽约1mm的翅，但发展不均匀；油管明显，每棱槽3，合生面6；胚乳腹面内凹成沟槽。花期7月，果期8～9月。（图53-1）

生长于海拔2000～4000m的林缘及灌丛内。主要分布于陕西、四川、甘肃、青海、西藏。

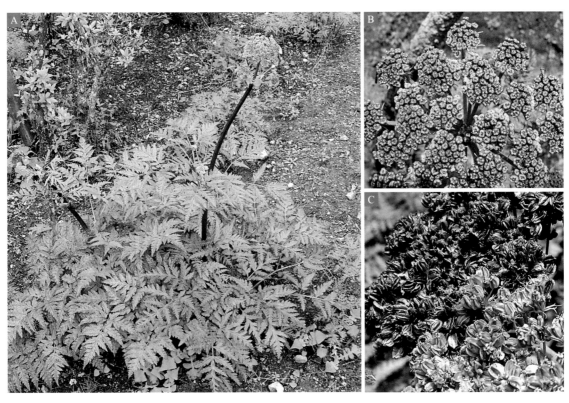

图53-1　羌活（蒋舜媛　摄）

A. 全株　B. 花序　C. 果序

2. 宽叶羌活　多年生草本，高80～180cm。有发达的根茎，基部多残留叶鞘。茎直立，少分枝，圆柱形，中空，有纵直细条纹，带紫色。基生叶及茎下部叶有柄，柄长1～22cm，下部有抱茎的叶鞘；叶大，三出式2～3回羽状复叶，一回羽片2～3对，有短柄或近无柄，末回裂片无柄或有短柄，长圆状卵形至卵状披针形，长3～8cm，宽1～3cm，顶端钝或渐尖，基部略带楔形，边缘有粗锯齿，脉上及叶缘有微毛；茎上部叶少数，叶片简化，仅有3小叶，叶鞘发达，膜质。复伞形花序顶生和腋生，直径5～14cm，花序梗长5～25cm；总苞片1～3，线状披针形，长约5mm，早落；伞辐10～17（23），长3～12cm；小伞形花序直径1～3cm，有多数花；小总苞片4～5，线形，长3～4mm；花柄长0.5～1cm；萼齿卵状三角形；花瓣淡黄色，倒卵形，长1～1.5mm，顶端渐尖或钝，内折；雄蕊的花丝内弯，花药椭圆形，黄色，长约1mm；花柱2，短，花柱基隆起，略呈平压状。分生果近圆形，长5mm，宽4mm，背腹稍压扁，背棱、中棱及侧棱均扩展成翅，但发展不均匀，翅宽约1mm；油管明显，每棱槽3～4，合生面4；胚乳内凹。花期7月，果期8～9月。（图53-2）

生于海拔1700～4500m的林缘及灌丛内。主要分布于山西、陕西、湖北、四川、内蒙古、甘肃、青海。

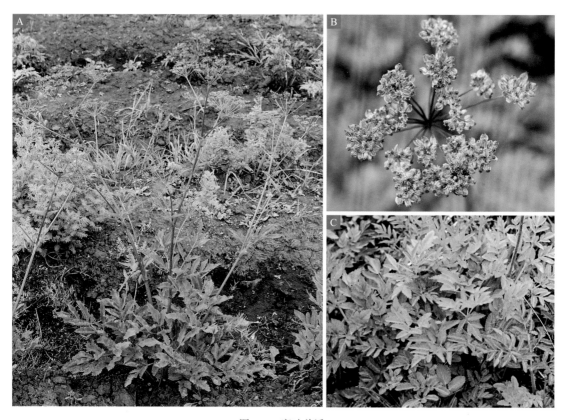

图53-2　宽叶羌活

A. 全株　B. 花序　C. 叶

【主产地】主产于四川、甘肃和青海等高海拔地区；道地产区为四川的阿坝州和甘孜州、甘肃的甘南和岷县、青海的互助和门源等地[2]。

【栽培要点】

1. 生物学特性　喜高寒、喜肥、较耐荫、怕强光，适宜生长在疏松、腐殖质丰富、阴湿的中性或微酸性土壤，不宜在低温地区栽培。

2. 栽培技术　主要包括种子繁殖和根茎繁殖，其中以种子繁殖为主，根茎繁殖需要消耗大量的药用部位，繁殖系数低，已逐渐被淘汰。由于羌活种子休眠期长达8～10个月，需要分别经过3个月暖温（15～25℃）和低温（2～5℃）

的层积前处理才能提高其发芽率。种子繁殖一般采用育苗移栽的方式[3-4]。

3. 病虫害　病害：根腐病。虫害：蚜虫、食心虫、地老虎和金针虫。

【采收与加工】栽培2～3年后采收，最佳采收期为霜冻后，其次是地上部分枯萎时。收获时割去地上茎秆，挖取根部，注意不要损坏药体，保持药材完整。采挖后用清水把泥土冲洗干净，晾干即可。

【商品规格】根据产地，羌活分为川羌与西羌两种规格。川羌是指四川的阿坝、甘孜等地所产的羌活，西羌是指甘肃、青海所产的羌活。

1. 川羌规格标准

一等　（蚕羌）干货。呈圆柱形。全体环节紧密，似蚕状。表面棕黑色。体轻质松脆。断面有紧密的分层，呈棕、紫、黄白色相间的纹理。气清香纯正，味微苦辛。长3.5厘米以上，顶端直径1厘米以上。无须根、杂质、虫蛀、霉变。

二等　（条羌）干货。呈长方形。表面棕黑色，多纵纹。体轻质脆。断面有紧密的分层，呈棕紫、黄、白相间的纹理。气清香纯正，味微苦辛。长短大小不分，间有破碎。无芦头、杂质、虫蛀、霉变。

2. 西羌规格标准

一等　（蚕羌）干货。呈圆柱形，全体环节紧密，似蚕状。表面棕黑色，体轻质松脆。断面紧密分层，呈棕紫白色相同的纹理，气微，味微苦辛。无须根、杂质、虫蛀、霉变。

二等　（大头羌）干货。呈瘤状突起，不规则的块状。表面棕黑色。体轻质脆。断面具棕黄色相间的纹理。气浊，味微苦辛。无细须根、杂质、虫蛀、霉变。

三等　（条羌）干货。呈长条形。表面暗棕色，多纵纹，香气较淡，味微辛苦。间有破碎，无细须根、杂质、虫蛀、霉变。

其他各地所产的羌活，可根据以上两种羌活的品质和形态来分等级。

【药材鉴别】

（一）性状特征

1. 羌活　为圆柱状略弯曲的根茎，长4～13cm，直径0.6～2.5cm，顶端具茎痕。表面棕褐色至黑褐色，外皮脱落处呈黄色。节间缩短，呈紧密隆起的环状，形似蚕，习称"蚕羌"；节间延长，形如竹节状，习称"竹节羌"。节上有多数点状或瘤状突起的根痕及棕色破碎鳞片。体轻，质脆，易折断，断面不平整，有多数裂隙，皮部黄棕色至暗棕色，油润，有棕色油点，木部黄白色，射线明显，髓部黄色至黄棕色。气香，味微苦而辛。（图53-3）

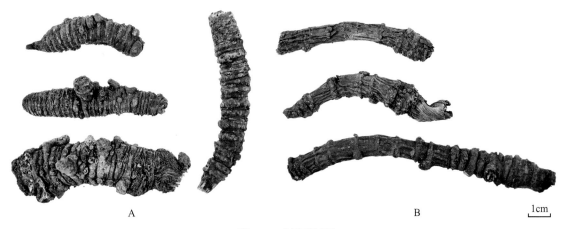

图53-3　羌活药材图

A. 蚕羌　B. 竹节羌

2. 宽叶羌活　为根茎和根。根茎类圆柱形，顶端具茎和叶鞘残基，根类圆锥形，有纵皱纹和皮孔；表面棕褐色，近根茎处有较密的环纹，长8～15cm，直径1～3cm，习称"条羌"。有的根茎粗大，不规则结节状，顶部具数个茎基，根较细，习称"大头羌"。质松脆，易折断，断面略平坦，皮部浅棕色，木部黄白色。气味较淡。（图53-4）

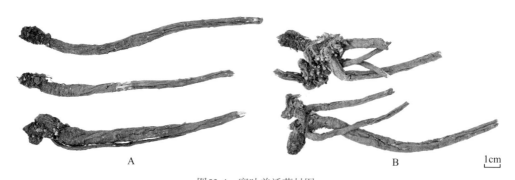

图53-4 宽叶羌活药材图

A. 条羌 B. 大头羌

（二）显微鉴别

根茎横切面 （1）羌活 木栓层为10余列细胞。皮层菲薄、韧皮部多裂隙。形成层成环。木质部导管较多。韧皮部、髓和射线中均有多数分泌道，圆形或不规则长圆形，直径至200μm，内含黄棕色油状物。（图53-5）

（2）宽叶羌活 与羌活类同，但导管少，导管束中有成片的木纤维群。髓部宽大。分泌道直径至180μm。

（三）理化鉴别

薄层色谱 取本品粉末0.5g，加甲醇5ml，超声处理30分钟，静置，取上清液作为供试品溶液。另取对照药材粉末，同法制成对照药材溶液。另取异欧前胡素对照品、羌活醇对照品和镰叶芹二醇对照品，加甲醇制成每1ml含0.5mg的溶液，作为对照品溶液。照薄层色谱法试验，吸取上述五种溶液各5μl，分别点于同一硅胶G薄层板上，以石油醚（60～90℃）-乙酸乙酯（6∶4）为展开剂，展开，取出，晾干，置紫外光灯（365nm）下检视。供试品色谱中，在与对照药材色谱、异欧前胡素对照品色谱和羌活醇对照品色谱相应的位置上，显相同颜色的荧光斑点。然后，对薄层板喷以10%硫酸乙醇试液，在105℃加热至

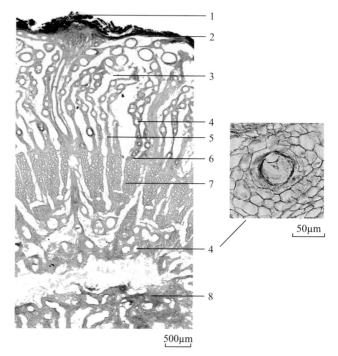

500μm

图53-5 羌活根茎横切面图

1. 木栓层 2. 皮层 3. 裂隙 4. 分泌道 5. 韧皮部 6. 形成层 7. 木质部 8. 髓

斑点显色清晰，供试品色谱中，在与镰叶芹二醇对照品色谱相应的位置上，显相同颜色的斑点（图53-6）。

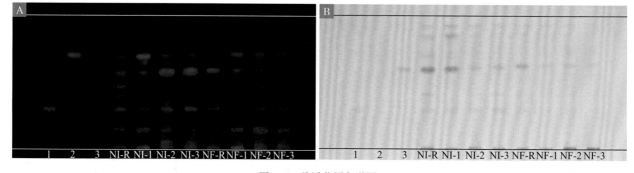

图53-6 羌活薄层色谱图

A. 365nm下检视 B. 10%硫酸乙醇试液显色

1. 羌活醇对照品 2. 异欧前胡素对照品 3. 镰叶芹二醇对照品 NI-R. 羌活对照药材

NI-1～3. 不同批次羌活药材 NF-R. 宽叶羌活对照药材 NF-1～3. 不同批次宽叶羌活药材

【质量评价】 以蚕形有螺旋纹、条粗长、色棕黄或紫棕、断面呈菊花纹、气味清香而浓烈者为佳。采用挥发油测定法测定，本品含挥发油不得少于1.4%（ml/g）。采用高效液相色谱法测定，本品按干燥品计算，含羌活醇（$C_{21}H_{22}O_5$）和异欧前胡素（$C_{16}H_{14}O_4$）的总量不得少于0.40%。

【化学成分】 主要成分为香豆素类（coumarins）、聚炔类（polyacetylenes）、萜类（terpenoids）和酚类（phenolics）成分。其中香豆素类、聚炔类和酚类是其特征性成分和有效成分[5]。

1. 香豆素类　羌活醇（notopterol）、羌活酚（notoptol）、脱水羌活酚（anhydronotoptol）、异欧前胡素（isoimperatorin）、佛手酚（bergaptol）、佛手柑素（bergamottin）、佛手苷内酯（bergapten）、珊瑚菜素（phellopterin）、异珊瑚菜素（cnidilin）、去甲呋喃羽叶云香素（demethylfuropinnarin）、二氢山芹醇（columbianetin）、异茴芹内酯（isopimpinellin）、紫花前胡苷元（nodakenetin）、紫花前胡苷（nodakenin）和6'-O-反式阿魏酰紫花前胡苷（6'-O-trans-feruloylnodakenin）等。

2. 聚炔类　镰叶芹二醇（falcarindiol）、镰叶芹醇（falcarinol）、notoethers A～H和notoincisols A～C等[6]。

3. 萜类　incisumdiols A和B、teucladiol、teuclatriol、chrysothol、hanamyol、grilactone和hedytriol等[7]。

4. 酚类　酚类成分主要是苯乙烯类（styrenes）和二苯乙烯类（stilbenes）化合物，如茴香酸对羟基苯乙酯（p-hydroxyphenethyl anisate）阿魏酸苯乙醇酯（phenethyl ferulate）、阿魏酸龙脑酯（bornyl ferulate）、对羟基肉桂酸（p-hydroxycinnamic acid）、反式阿魏酸（trans-ferulic acid）和紫檀芪（pterostilbene）等。

【性味归经】 辛，苦，温。归膀胱、肾经。

【功能主治】 解表散寒，祛风除湿，止痛。用于风寒感冒，头痛项强，风湿麻痹，肩背酸痛。

【药理作用】

1. 抗炎止痛作用　羌活的甲醇提取物可以抑制醋酸诱导的小鼠扭体反应，表明其具有止痛作用，进一步研究从中分离出止痛的活性成分羌活醇[8]。羌活所含有的镰叶芹二醇、阿魏酸龙脑酯和阿魏酸苯乙醇酯对5-脂氧合酶和环氧化酶均有显著的抑制作用，说明它们具有抗炎活性[9]。

2. 免疫抑制作用　羌活水提取物对三硝基氯苯诱导的小鼠耳肿胀在诱导期和效应期均具有显著的抑制作用，提示其对T细胞的活化与功能有一定的干扰作用[10]。羌活的乙醇提取物可以抑制树突细胞XS106主要组织相容性复合体Ⅱ的表达，进一步的研究显示所含的镰叶芹二醇为主要的活性成分，可以阻止抑制树突细胞被诱导成熟而发挥免疫抑制作用[11]。

3. 抗氧化作用　羌活的甲醇提取物对谷胱甘肽巯基转移酶和还原型辅酶/醌氧化还原酶的活性具有诱导作用，并从中分离得到活性化合物镰叶芹二醇[12]。

4. 细胞毒作用　羌活所含的香豆素类和聚炔类成分对HepG2、MCF-7、PANC-1和PSN-1等多个肿瘤细胞系具有细胞毒活性[13-14]。

【分子生药】 ITS/ITS2条形码序列可以准确鉴别羌活药材及其混伪品[15]。

主要参考文献

[1] 单峰，袁媛，郝近大，等. 独活、羌活的本草源流考[J]. 中国中药杂志，2014，39(17)：3399-3403.

[2] 刘琴. 濒危资源植物羌活（Notopterygium spp）生长规律及环境影响因素[D]. 成都：四川大学，2006：6-7.

[3] 肖启银，高明文，张祯勇，等. 羌活栽培技术[J]. 科学种养，2016，(1)：20-21.

[4] 谢放，李建宏，张阿强. 宽叶羌活人工栽培技术[J]. 甘肃农业科技，2013，(12)：50-51.

[5] J. T. Azietaku, H. Ma, X. a. Yu, et al. A review of the ethnopharmacology, phytochemistry and pharmacology of Notopterygium incisum[J]. Journal of Ethnopharmacology, 2017, (202): 241-255.

[6] X. Liu, O. Kunert, M. Blunder, et al. Polyyne hybrid compounds from Notopterygium incisum with peroxisome proliferator-activated receptor gamma agonistic effects[J]. Journal of Natural Products, 2014, 77(11): 2513-2521.

[7] S. Wu, Y. Zhao, H. Fan, et al. New guaiane sesquiterpenes and furanocoumarins from Notopterygium incisum[J]. Planta Medica, 2008, 74(15): 1812-1817.

[8] E. Okuyama, S. Nishimura, S. Ohmori, et al. Analgesic component of *Notopterygium incisum* Ting[J]. Chemical & Pharmaceutical Bulletin, 1993, 41(5): 926-929.

[9] S. Zschoke, M. Lehner, R. Bauer. 5-lipoxygenase and cyclooxygenase inhibitory active constituents from Qianghuo (*Notopterygium incisum*)[J]. Planta Medica, 1997, 63 (3): 203-206.

[10] Y. Sun, Q. Xu. Aqueous extract from Rhizoma notopterygii reduces contact sensitivity by inhibiting lymphocyte migration via down-regulating metalloproteinase activity[J]. Pharmacological Research, 2002, 46(4): 333-337.

[11] S. Mitsui, K. Torii, H. Fukui, et al. The herbal medicine compound falcarindiol from notopterygii rhizoma suppresses dendritic cell maturation[J]. Journal of pharmacology and experimental therapeutics, 2010, 333(3): 954-960.

[12] T. Ohnuma, T. Komatsu, S. Nakayama, et al. Induction of antioxidant and phase 2 drug-metabolizing enzymes by falcarindiol isolated from *Notopterygium incisum* extract, which activates the Nrf2/ARE pathway, leads to cytoprotection against oxidative and electrophilic stress[J]. Archives of Biochemistry and Biophysics, 2009, 488(1): 34-41.

[13] S. Wu, F. Pang, Y. Wen, et al. Antiproliferative and apoptotic activities of linear furocoumarins from *Notopterygium incisum* on cancer cell lines[J]. Planta Medica, 2010, 76(1): 82-85.

[14] F. Li, Y. Okamura, D. F. Dibwe, et al. Anti-austerity agents from Rhizoma et Radix notopterygii (Qianghuo)[J]. Planta Medica, 2012, 78 (8): 796-799.

[15] 辛天怡.《中国药典》中药材DNA条形码分子鉴定研究——以羌活、枸杞子、红景天为例[D]. 北京：中国医学科学院药用植物研究所，2014：28-36.

（北京大学药学院　屠鹏飞　郑锡康）

54. 沙苑子

Shayuanzi

ASTRAGALI COMPLANATI SEMEN

【别名】背扁黄耆、沙苑、潼蒺藜。

【来源】为豆科植物扁茎黄芪*Astragalus complanatus* R. Br.的干燥成熟种子。

【本草考证】本品始载于《神农本草经》，原名蒺藜，列为上品。药用有刺蒺藜和白蒺藜。《本草经集注》载："多生道上，而叶布地，子有刺，状如菱而小，长安最饶。"《药性本草》载："白蒺藜形如羊肾，圆而细，色如绿豆，嚼之作绿豆腥气，为末煎之，则香同新茶者真。"《图经本草》载："蒺藜子，生冯翊平泽，或道旁，七月、八月采实曝干，又冬采。黄白色，类军家铁蒺藜……《尔雅》云：布地蔓生，细叶，子有三角，刺人，是也。又一种白蒺藜，今生同州沙苑，牧马草地最多，而近道亦有之，绿叶细蔓，绵布沙上。七月开花，黄紫色，如豌豆花而小；九月结实，作荚，子便可采。其实味甘而微腥，褐绿色，与蚕种子相类而差大。又与马瓟子酷相似，但马瓟子微大，不堪入药，须细辨之。"《本草纲目》载："其白蒺藜结荚长寸许，内子大如脂麻，状如羊肾而带绿色，今人谓之沙苑蒺藜。"本草记载与现今所用扁茎黄芪基本一致。

【原植物】多年生高大草本，茎平卧，长20～100cm。多由基部分枝，具棱，疏被粗短硬毛；主根圆柱状，长达1m。奇数羽状复叶互生，小叶9～25片，椭圆形或倒卵状长圆形，长5～18mm，宽3～7mm，先端钝或微缺，基部圆形。总状花序腋生，具3～7花，花萼钟形，绿色，顶端5裂，萼筒基部有2枚卵形小苞片；花冠乳白色或带紫红色，蝶形，旗瓣近圆形，先端微缺，基部收狭。荚果略膨胀，纺锤形，长达35mm，宽5～7mm，两端尖，背腹压扁，微被褐色短粗伏毛，有网纹，里面有假隔膜。种子20～30粒，淡棕色，肾形，长1.5～2mm，宽约1.5mm，平滑；两面微凹，凹入一面有明显种脐。花期7～9月，果期8～10月。（图54-1）

生于海拔1000～1700m的路边、沟岸、草坡及干草场。主要分布于华北、西北等地。

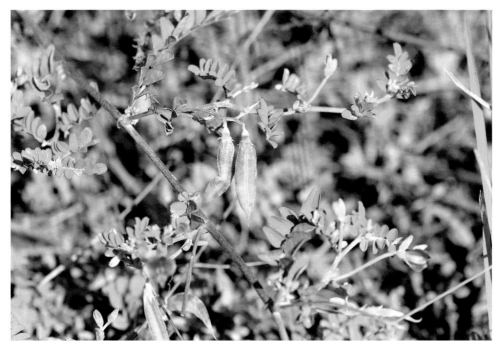

图54-1　扁茎黄芪

【主产地】主产于陕西，河北、内蒙古等地亦产。以陕西潼关者为佳，谓之"潼蒺藜"。

【栽培要点】

1. 生物学特性　沙苑子耐寒、耐旱，忌积水，喜通风透光，宜栽种于排水良好的山坡地。对土壤的要求不严，以砂质壤土为最好。

2. 栽培技术　春季或秋季播种，开浅沟，及时除草、松土[1]。

3. 病虫害　病害：白粉病、根腐病。虫害：金针虫、红蜘蛛。

【采收与加工】秋末冬初果实成熟尚未开裂时采割植株，打下种子，除去杂质，晒干。

【商品规格】分为选货和统货。均为干货。

选货　颗粒饱满、大小均匀，含杂率≤1.5%。

统货　颗粒大小不均匀，含杂率<3.0%[3]。

【药材鉴别】

（一）性状特征

种子略呈肾形而稍扁，长2～2.5mm，宽1.5～2mm，厚约1mm。表面光滑，褐绿色或灰褐色，边缘一侧微凹处具圆形种脐。质坚硬，不易破碎。子叶2，淡黄色，胚根弯曲，长约1mm。气微，味淡，嚼之有豆腥味。（图54-2）

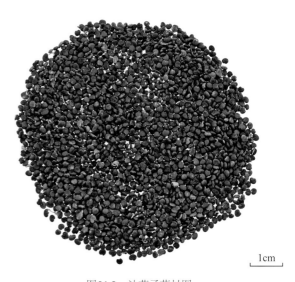

1cm

图54-2　沙苑子药材图

（二）显微鉴别

1. 横切面　具有1层种皮表皮细胞，侧壁自内向外渐厚，外壁厚，有细纵沟纹，光辉带位于外侧1/8～1/5处，外被角质层；一层支持细胞呈短哑铃型；营养层为数层薄壁细胞，多褶皱，细胞褶皱不清。（图54-3）

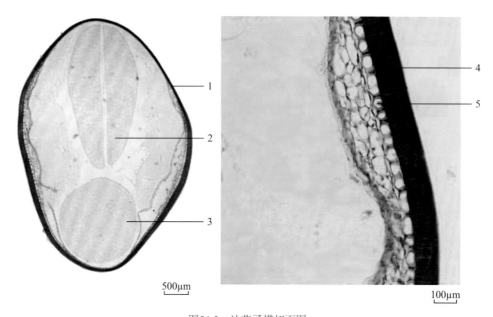

图54-3　沙苑子横切面图

1. 种皮　2. 子叶　3. 胚根　4. 种皮栅状细胞　5. 支持细胞

2. 粉末特征　粉末灰白色。种皮栅状细胞断面观1列，外被角质层；近外侧1/8～1/5处有一光辉带；表面观呈多角形，壁极厚，胞腔小，孔沟细密。种皮支持细胞侧面观呈短哑铃形；表面观呈3个类圆形或椭圆形的同心环。子叶细胞含脂肪油。（图54-4）

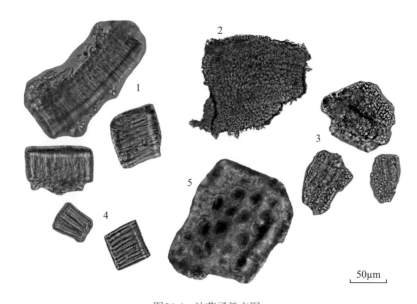

图54-4　沙苑子粉末图

1. 种皮栅状细胞侧面观　2. 种皮栅状细胞顶面观　3. 种皮支持细胞侧面观
4. 种皮支持细胞顶面观　5. 子叶细胞（富含油滴）

（三）理化鉴别

薄层色谱　取本品粉末0.2g，加甲醇10ml，超声处理30分钟，放冷，滤过，滤液蒸干，残渣加甲醇2ml使溶解，作为供试品溶液。另取沙苑子对照药材0.2g，同法制成对照药材溶液。再取沙苑子苷对照品，加60%乙醇制成每1ml含0.05mg的溶液，作为对照品溶液。吸取上述三种溶液各2μl，分别点于同一聚酰胺薄膜上，以乙醇–丁酮–乙酰丙酮–水（3∶3∶1∶13）为展开剂，展开，取出，晾干，喷以三氯化铝试液，热风吹干，置紫外光灯（365nm）下检视。供试品色谱中，在与对照药材色谱和对照品色谱相应的位置上，显相同颜色的荧光斑点。（图54-5）

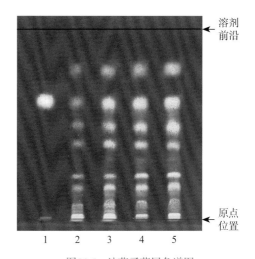

溶剂前沿

原点位置

图54-5　沙苑子薄层色谱图

1. 沙苑子苷对照品　2. 沙苑子对照药材
3. 沙苑子（产于陕西大荔）　4. 沙苑子
（产于河北保定）　5. 沙苑子（产于内蒙古）

【质量评价】以表面光洁，呈褐绿色者为佳。采用高效液相色谱法测定，本品按干燥品计算，含沙苑子苷（$C_{28}H_{32}O_{16}$）不得少于0.060%。

【化学成分】主要成分为黄酮苷类、齐墩果酸型三萜苷类、多糖类等[3]。

1. 黄酮苷类　沙苑子苷（complanatuside）、沙苑子新苷（neocomp-lanoside）、沙苑子杨梅苷（myricomplanoside）、鼠李柠檬素-3-*O*-β-D-葡萄糖苷（rhamnocitrin3-*O*-β-glucoside）、紫云英苷（astragalin）、山奈素-3-*O*-α-L阿拉伯吡喃糖苷（kaempferol-3-*O*-α-L-arabinoside）及毛蕊异黄酮-7-*O*-β-D-葡萄糖苷（calycosin7-*O*-β-D-glucopyranoside）等。

2. 齐墩果酸型三萜苷类　黄芪苷Ⅷ甲酯（astragaloside Ⅷ methyl ester）、大豆皂苷Ⅰ甲酯（soyasaponin I methyl ester）、3-*O*-α-L-吡喃鼠李糖基（1→2）-β-D-吡喃木糖基（1→2）-6-*O*-甲基-β-D-吡喃葡萄糖醛酸基大豆皂醇B-22-*O*-β-D-吡喃葡萄糖苷［3-*O*-α-L-rhamnopyranosyl（1→2）-β-D-xylopyranosyl（1→2）-6-*O*-methy-β-D-glucuronopyranosyl-soyasapogenol B-22-*O*-β-D-glucopyranoside］等。

3. 多糖类　沙苑子多糖主要由葡萄糖（glucose）、核糖（ribose）、鼠李糖（rhamnose）、阿拉伯糖（arabinose）、半乳糖（galactose）和甘露糖（mannose）等单糖组成，分子量在63～75kDa之间。

【性味归经】甘，温。归肝、肾经。

【功能主治】补肾助阳，固精缩尿，养肝明目。用于肾虚腰痛，遗精早泄，遗尿尿频，白浊带下，眩晕，目暗昏花。

【药理作用】

1. 补肾固精作用　在生精障碍大鼠、小鼠模型及肾虚小鼠模型中，沙苑子提取物有显著的促生精作用，显著提高精子质量，改善血清性激素水平[4]。

2. 保肝作用　沙苑子黄酮灌服能显著降低CCl_4急性肝损伤模型小鼠血清中的丙氨酸氨基转移酶、天门冬氨酸氨基转移酶水平，减轻肝组织损伤程度，提高肝细胞活性[5]。

3. 抗肿瘤作用　沙苑子黄酮对肝癌H22小鼠移植瘤、S180肉瘤小鼠移植瘤及人肝癌细胞SMM7721裸鼠移植瘤均具有显著的抑制作用。沙苑子总黄酮能显著抑制人乳腺癌细胞MCF-7细胞增殖，诱导细胞凋亡。

4. 降压、降脂作用　沙苑子总黄酮通过减小外周阻力降低自发性高血压大鼠收缩压、舒张压，其中舒张压的下降更为明显。沙苑子总黄酮显著降低肝脏中甘油三酯、总胆固醇和低密度脂蛋白–胆固醇水平，升高高密度脂蛋白–胆固醇水平，改善肾阳虚高脂模型大鼠肝脏质量，降低肝脏指数[6]。

5. 其他作用　沙苑子水煎液具有抗疲劳及抗衰老的作用，沙苑子总黄酮具有抗肺纤维化和抗DNA损伤作用；沙苑子乙醇提取物具有抗氧化作用。

【分子生药】ITS序列能够成功鉴定沙苑子及其混伪品，可以作为沙苑子与其混伪品的分子鉴别方法[7]。

主要参考文献

[1] 侯晓苹，张重洲. 道地药材沙苑子的推广栽培技术[J]. 现代园艺，2013(10)：31.

[2] 中华中医药学会. 中药材商品规格等级 沙苑子[S].T/CACM 1021. 163—2018.

[3] Ng Y, Tang P C, Sham T, et al. Semen *Astragali complanati*: an ethnopharmacological, phytochemical and pharmacological review[J]. J Ethnopharmacol, 2014, 155(1): 39.

[4] 郭胜男，卢金清，梁欢，等.沙苑子的研究进展[J].湖北中医杂志，2014，36(6)：75-77.

[5] 刘丽君，佟海宁.沙苑子药理作用研究进展[J].亚太传统医药，2012，8(1)：181-183.

[6] 唐潇然，王景霞，付璐，等.沙苑子总黄酮对肾阳虚高脂血症模型大鼠ERα介导的调脂作用机制研究[J].中国中药杂志，2018，43(11)：2365-2371.

[7] 张乐，朱虹，韦坤华，等.沙苑子与其混伪品的ITS序列分子鉴别研究[J].中国现代中药，2015，17(7)：668-672.

（陕西中医药大学　唐志书　李铂　周瑞　雷莉妍　张东博）

55. 沙棘

Shaji

HIPPOPHAE FRUCTUS

【别名】醋柳、黄酸刺、酸刺。

【来源】为胡颓子科植物沙棘*Hippophae rhamnoides* L.的干燥成熟果实。

【本草考证】历代本草记载较少。《晶珠木草》载："沙棘树皮黑，粗糙，生刺；果实如刚生下的鼠崽，味酸刺舌。功效治肺病。"符合现今所用沙棘特征[1]。

【原植物】落叶乔木或灌木，通常高1～5m，棘刺粗壮，嫩枝褐绿色，密被褐锈色鳞片，老枝灰黑色，粗糙；单叶通常近对生，纸质，条形至条状披针形，长30～80mm，宽4～10（～13）mm，两端钝尖，背面被淡白色鳞片；叶柄极短。花先叶开放，雌雄异株；短总状花序腋生于头年枝上，花小，淡黄色，花被二裂；雄花花序轴常脱落，雄蕊4；雌花比雄花后开放，具短梗，花被筒囊状，顶端二裂。果实圆球形，直径4～6mm，橙黄色或橘红色；果梗长1～2.5mm；种子阔椭圆形至卵形，有时稍扁，长3～4.2mm，黑色或紫黑色，具光泽。花期4～5月，果期9～10月。（图55-1）

生于海拔800～3600m温带地区向阳的山脊、谷地、干涸河床地或

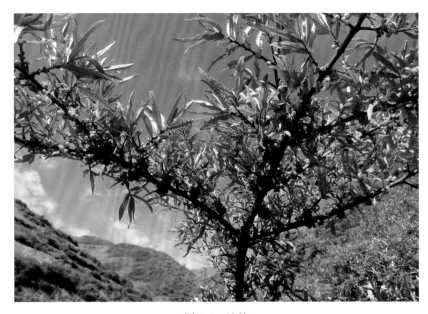

图55-1　沙棘

山坡。主要分布于河北、内蒙古、山西、陕西、甘肃、青海、四川西部等地，在黄土高原分布极为普遍。

【主产地】主产于华北、西北地区及四川省，自产自销。

【栽培要点】

1.生物学特性　沙棘喜光照，抗寒、抗旱、耐盐碱，适应性很强。

2.栽培技术　播种育苗为主，也可无性繁殖，采用硬枝扦插和嫩枝扦插。春、秋二季均可种植，喜磷肥和少量氮肥。

3.病虫害　病害：沙棘干枯病和沙棘叶斑病。虫害：苗期有地下害虫华北蝼蛄、红缘天牛、芳香木蠹蛾、黄褐天幕毛虫、舞毒蛾、蒙古土象等。

【采收与加工】秋、冬二季果实成熟或冻硬时采收，除去杂质，干燥或蒸后干燥[2]。

【商品规格】为统货。

【药材鉴别】

（一）性状特征

果实类球形或扁球形，有的数个粘连，单个直径5～8mm。表面橙黄色或棕红色，皱缩，顶端有残存花柱，基部具短小果梗或果梗痕。果肉油润，质柔软。种子斜卵形，长约4mm，宽约2mm；表面褐色，有光泽，中间有一纵沟；种皮较硬，种仁乳白色，有油性。气微，味酸、涩。（图55-2）

（二）显微鉴别

1.果皮表面观　果皮表皮细胞表面观多角形，垂周壁稍厚。表皮上盾状毛较多，由100多个单细胞毛毗连而成，末端分离，单个细胞长80～220μm，直径约5μm，毛脱落后的疤痕由7～8个圆形细胞聚集而成，细胞壁稍厚。果肉薄壁细胞含多数橙红色或橙黄色颗粒状物。鲜黄色油滴甚多。

2.果实横切面　中果皮薄壁细胞多列；内果皮细胞呈小方形，栅状细胞明显，种皮内表皮为1列小细胞，壁稍厚。（图55-3）

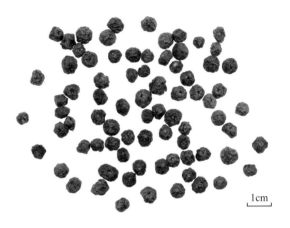

图55-2　沙棘药材图

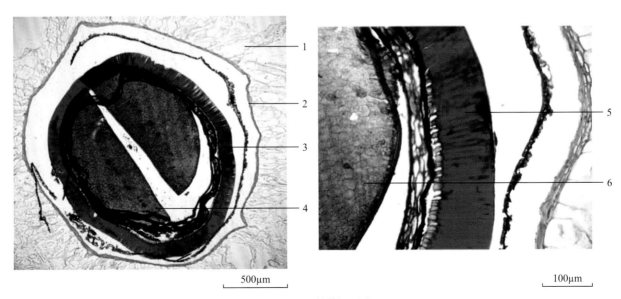

图55-3　沙棘横切面图

1.中表皮　2.内果皮　3.栅状细胞层　4.子叶　5.栅状细胞　6.子叶细胞

3.**粉末特征** 粉末棕色。果皮表皮细胞表面观呈多角形，垂周壁稍厚。表皮上盾状毛较多，由100多个单细胞毛毗连而成，末端分离；毛脱落后的疤痕由7~8个圆形细胞聚集而成，细胞壁稍厚；果肉薄壁细胞含多数橙红色或橙黄色颗粒状物；导管多为网纹导管；石细胞呈类圆形或不规则形，孔沟细密，胞腔内多含深棕色物。鲜黄色油滴甚多。（图55-4）

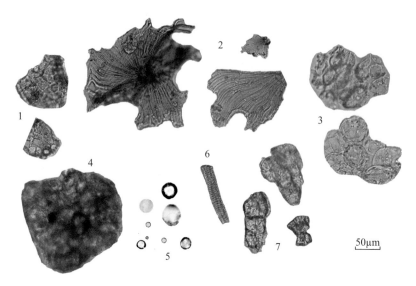

图55-4 沙棘粉末图

1.果皮表皮细胞表面观 2.盾状毛 3.毛脱落后的疤痕 4.果肉薄壁细胞（含多数橙黄色颗粒物） 5.鲜黄色油滴 6.导管 7.石细胞

（三）理化鉴别

薄层色谱 取本品粉末（过三号筛）0.5g，精密称定，置具塞锥形瓶中，精密加入乙醇50ml，称定重量，加热回流1小时，放冷，再称定重量，用乙醇补足减失的重量，摇匀，滤过。精密量取续滤液25ml，置具塞锥形瓶中，加盐酸3.5ml，在75℃水浴中加热水解1小时，立即冷却，转移至50ml量瓶中，用适量乙醇洗涤容器，洗液并入同一量瓶中，加乙醇至刻度，摇匀，滤过，取续滤液30ml，浓缩至约5ml，加水25ml，用乙酸乙酯提取2次，每次20ml，合并乙酸乙酯液，蒸干，残渣加甲醇1ml使溶解，作为供试品溶液。另取沙棘对照药材粉末（过三号筛）0.5g，同法制成对照药材溶液。再取异鼠李素对照品、槲皮素对照品，加甲醇制成每1ml各含1mg的混合溶液，作为对照品溶液。照薄层色谱法试验，吸取上述三种溶液各2μl，分别点于同一含3%醋酸钠溶液制备的硅胶G薄层板上，以甲苯-乙酸乙酯-甲酸（5:2:1）为展开剂，展开，取出，晾干，喷以三氯化铝试液，置紫外光灯（365nm）下检视。供试品色谱中，在与对照药材色谱和对照品色谱相应的位置上，显相同颜色的荧光斑点。（图55-5）

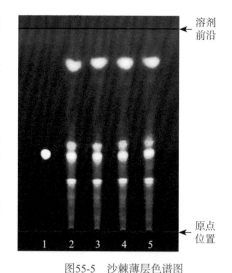

图55-5 沙棘薄层色谱图

1.异鼠李素 2.沙棘对照药材
3.沙棘（产于四川） 4.沙棘（产于新疆）
5.沙棘（产于陕西）

【质量评价】 以表面光洁，呈橙黄色或棕红色者为佳。采用紫外-可见分光光度法测定，本品按干燥品计算，含总黄酮以芦丁（$C_{27}H_{30}O_{16}$）计，不得少于1.5%；采用高效液相色谱法测定，本品按干燥品计算，含异鼠李素（$C_{16}H_{12}O_7$）不得少于0.10%。

【化学成分】 主要成分为维生素类、黄酮类、三萜及甾体类、蛋白质和氨基酸类[3]。

1.**维生素类** 含有维生素A（vitamin A）、C（vitamin C）、B_1（vitamin B_1）、B_2（vitamin B_2）、B_6（vitamin B_6）、

B_{12}（vitamin B_{12}）、E（vitamin E）、F（vitamin F）、K_1（vitamin K_1）、P（vitamin P）、α-胡萝卜素（α-carotene）、γ-胡萝卜素（γ-carotene）及δ-胡萝卜素（δ-carotene）等多种维生素，其中维生素C、A和E含量较高。维生素C和E是沙棘油作为抗氧化剂的主要成分。

2. 黄酮类　主要有槲皮素（quercetin）、异鼠李素（isorhamnetin）、山柰酚（kaempferol）及其为配体的苷类，如：异鼠李素-3-O-β-D-葡萄糖苷（isorhamnetin-3-O-β-D-glucoside）、异鼠李素-3-O-β-D-芸香糖甙（水仙苷，naricssin）、山柰酚-3-O-β-D-葡萄糖苷（kaempferol-3-O-β-D-glucoside）、槲皮素-3-葡萄糖苷（异槲皮苷，isoquercitrin）、槲皮素-3-鼠李糖苷（槲皮苷，quercitrin）等。沙棘黄酮能有效改善心脏的收缩和舒张功能，具有明显的抗心肌缺血缺氧及抗心律失常作用。

3. 三萜及甾体类　β-谷甾醇（β-sitosterol）、豆甾醇（stigmasterol）、胆固醇（cholesterol）、熊果酸（ursolic acid）、α-香树精（α-amyrin）、β-香树精（β-amyrin）、洋地黄皂苷（digitonin）等。此类化合物为人体营养调节剂，可增强血管韧性。

4. 蛋白质和氨基酸　沙棘果中富含蛋白质及多种氨基酸，可营养人体神经系统，改善睡眠。

【性味归经】酸、涩，温。归脾、胃、肺、心经。

【功能主治】健脾消食，止咳祛痰，活血散瘀。用于脾虚食少，食积腹痛，咳嗽痰多，胸痹心痛，瘀血闭经，跌打瘀肿。

【药理作用】

1. 对呼吸系统的作用　沙棘叶乙酸乙酯提取物能显著增加小鼠呼吸道酚红的排泌量，显著降低由氨水刺激致咳小鼠的咳嗽次数，舒张小鼠离体肺支气管平滑肌，增加灌注量，具有祛痰、镇咳、平喘的作用[4]。

2. 保护心血管作用　沙棘总黄酮通过调节血管内皮生长因子、血小板聚集、脂质代谢、炎症反应等过程，发挥增强心脏功能、抗动脉粥样硬化、保护血管内皮细胞和抗心肌缺血的作用[5]；通过抑制血管紧张素转换酶活力降低自发性高血压大鼠血压。

3. 肝脏保护作用　沙棘籽油和沙棘多糖对CCl_4所致实验性小鼠肝损伤具有保护作用，沙棘籽油对急性酒精性肝损伤也具有保护作用，沙棘果汁可改善高脂饲养造成的大鼠肝细胞超微结构损伤。

4. 抗肿瘤作用　沙棘提取物和沙棘果汁可阻止模型鼠体内肿瘤的生长。沙棘提取物和沙棘油通过下调中期因子、肿瘤坏死因子-α和上调半胱氨酸蛋白酶-3，抑制人结肠癌、肝癌、乳腺癌、前列腺癌等癌细胞的体外增殖。

5. 其他作用　沙棘具有抗菌、抗炎、抗疲劳、抗缺氧的作用。沙棘黄酮具有增强体液免疫功能的作用。

【分子生药】

1. 遗传标记　ITS2和psbA-trnH序列可以鉴别不同品种沙棘[6]。依据叶绿体DNA trnL-F序列可对沙棘进行谱系地理学研究[7]。采用SSR和ISSR标记对沙棘进行种质遗传多样性分析，可为种质资源保存和分子标记辅助育种提供理论依据[8]。

2. 功能基因　现已成功克隆沙棘磷酸烯醇式丙酮酸羧激酶基因（phosphoenol-pyruvate carboxykina，$PEPCK$）[9]、水通道蛋白基因（aquaportin，AQP）[10]和吡咯啉–羧酸合成酶基因（pyrroline-5-carboxylate synthetase，$P5CS$）[11]，为沙棘分子育种提供候选基因，为阐明沙棘抗逆的分子机理奠定基础。

主要参考文献

[1] 帝玛尔·丹增彭措. 晶珠本草[M]. 上海：上海科学技术出版社，1986：65.

[2] 胡景文，乔璐，李云飞. 沙棘产品收获与加工技术现状与展望[J]. 农产品加工（学刊），2012(12)：101-104.

[3] 张祚，冉丽霞，万方琼，等. 沙棘叶总黄酮的提取法与药理作用研究进展 [J]. 中国临床药理学杂志，2018，34(9)：1122-1124.

[4] 王秉文，孙海燕，吴英，等. 沙棘叶醋酸乙酯提取物的祛痰、镇咳和平喘作用[J]. 西北药学杂志，1996(S1)：39-40.

[5] Suryakumar G, Gupta A. Medicinal and therapeutic potential of Sea buckthorn (*Hippophae rhamnoides* L.)[J]. Journal of Ethnopharmacology, 2011, 138(2): 268-278.

[6] 刘悦，刘川，谭尔，等. 基于DNA条形码和1H-NMR代谢组学二维方法的多基原藏药沙棘鉴定[J]. 中国中药杂志，2016，41(4)：578-585.

[7] 孟丽华，杨慧玲，吴桂丽，等.基于叶绿体DNA tmL-F序列研究肋果沙棘的谱系地理学[J].植物分类学报，2008，46(1)：32-40.

[8] 刘瑞香，杨劼，高丽.中国沙棘和俄罗斯沙棘的ISSR分析[J].西北植物学报，2007，27(4)：671-677.

[9] 宋彬，胡安鸿，田永芝，等.沙棘PEPCK基因的克隆及表达研究[J].西北植物学报，2017，37(10)：1934-1940.

[10] 马玉花，冶贵生，张亚波，等.青海野生中国沙棘AQP基因的扩增及序列分析[J].西北林学院学报，2014，29(6)：90-93.

[11] 马玉花，冶贵生，刘宝尧，等.青海野生中国沙棘P5CS基因的扩增及序列分析[J].西北林学院学报，2014，30(5)：88-91.

（陕西中医药大学　唐志书　潘亚磊　孙晓春　何懿菡　王娟娟）

56. 补骨脂

Buguzhi

PSORALEAE FRUCTUS

【别名】破故纸、补骨鸱、胡韭子。

【来源】为豆科植物补骨脂Psoralea corylifolia L. 的干燥成熟果实。

【本草考证】本品始载于《开宝本草》："补骨脂生岭南诸州及波斯国。"苏颂《图经本草》载："今岭外山坂间多有之，不及番舶者佳。茎高三四尺，叶小似薄荷，花微紫色，实如麻子，圆扁而黑，九月采。"《本草纲目》载："补骨脂言其功也，胡人呼为婆固脂，而俗讹为破故纸也。"本草记载与现今所用补骨脂基本一致。

【原植物】一年生直立草本，高50～150cm。通体疏被白色绒毛和黑褐色腺点。枝坚硬，具纵棱。单叶互生，枝端偶有1片侧生小叶；叶宽卵形，长4.5～9cm，宽3～6cm，先端稍尖，基部圆形或心形，边缘具粗锯齿，两面均具黑色腺点。叶柄长2～4.5cm，侧生小叶柄甚短；花多数，组成密集的总状或头状花序，腋生。苞片膜质，披针形。花萼钟状，先端5裂，萼齿披针形；花冠蝶形，黄色或蓝色，雄蕊10，上部分离，雌蕊1，子房上位。荚果椭圆状卵形，长5mm，不开裂；果皮黑色，表面具不规则网纹，与种子粘连。花、果期7～10月。（图56-1）

常生于山坡、溪边、田边。主要分布于四川、河南、安徽、陕西、山西、甘肃、江西、云南等地区。

【主产地】主产于河南、四川、安徽、陕西等地。以河南商丘、新乡、博爱、怀庆、信阳产者为道地药

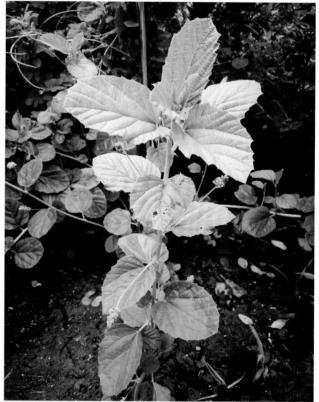

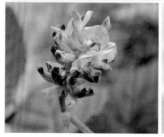
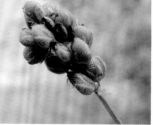

图56-1　补骨脂

材，名"怀故子"。

【栽培要点】

1. 生物学特性　喜暖，宜向阳平坦、日光充足的环境，忌水淹，喜肥。一般土地都可种植，以富含腐殖质的砂质壤土为最佳，黏土较差。

2. 栽培技术　选向阳、地势高、排水好的二荒地或缓坡地种植[1]。分为种子直播和育苗移栽两种方式，清明至谷雨前开沟播种，沟深5～7cm，覆土5cm，7～10天即可出苗，30～40天即可移栽，株行距（40～45）cm×（15～20）cm。

3. 病害　菌核病、灰霉病、轮纹病等。

【采收与加工】秋季果实成熟时采收果序，晒干，搓出果实，除去杂质。

【商品规格】分为选货和统货。

选货　颗粒饱满、大小均匀，含杂率≤2.5%。瘪粒率≤3.0%。

统货　颗粒不饱满、大小不均匀，含杂率＜3.0%。瘪粒率≤5.0%[2]。

【药材鉴别】

（一）性状特征

果实肾形，略扁，长3～5mm，宽2～4mm，厚约1.5mm。表面黑色、黑褐色或灰褐色，具细微网状皱纹。顶端圆钝，有一小突起，凹侧有果梗痕。质硬。果皮薄，与种子不易分离；种子1枚，子叶2，黄白色，有油性。气香，味辛、微苦。（图56-2）

（二）显微鉴别

1. 横切面　果皮呈波状弯曲，外果皮由1层细胞组成，凹陷处表皮下有众多扁圆形内生腺体；中果皮由薄壁组织和小型外韧型维管束组成；种皮表皮为1列栅状细胞，其内为1层哑铃状支持细胞；薄壁组织为数层薄壁细胞，多褶皱，有小型外韧型维管束；色素细胞1层，与种皮内表皮细胞相邻；子叶细胞类方形，充满淀粉粒。（图56-3）

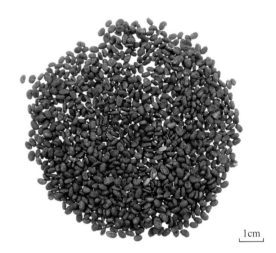

图56-2　补骨脂药材图

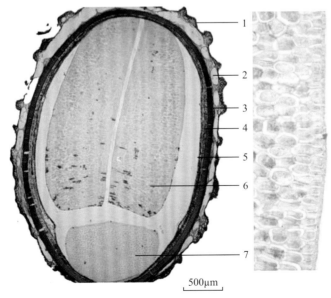
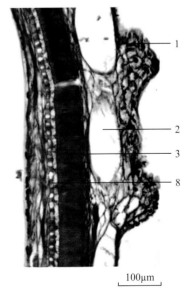

图56-3　补骨脂横切面图

1. 果皮　2. 壁内腺　3. 种皮外表皮　4. 种皮下皮　5. 种皮内表皮　6. 子叶　7. 胚根　8. 支持细胞

2. 粉末特征　粉末灰黄色。种皮栅状细胞侧面观有纵沟纹，光辉带1条，位于上侧近边缘处，顶面观多角形，胞腔极小，孔沟细；种皮支持细胞侧面观哑铃形，表面观类圆形，壁环状增厚；壁内腺类圆形，细胞可达百个，中心细胞较小，多角形，周围细胞辐射状排列；非腺毛顶端细胞长，胞壁多有疣点；可见草酸钙柱晶。（图56-4）

（三）理化鉴别

薄层色谱　取本品粉末0.5g，加乙酸乙酯20ml，超声处理15分钟，滤过，滤液蒸干，残渣加乙酸乙酯1ml使溶解，作为供试品溶液。另取补骨脂素对照品、异补骨脂素对照品，加乙酸乙酯制成每1ml各含2mg的混合溶液，作为对照品溶液。吸取上述两种溶液各2～4μl，分别点于同一硅胶G薄层板上，以正己烷-乙酸乙酯（4∶1）为展开剂，展开，取出，晾干，再以同一展开剂展开，取出，晾干，喷以10%氢氧化钾甲醇溶液，置紫外光灯（365nm）下检视。供试品色谱中，在与对照品色谱相应的位置上，显相同颜色的斑点。（图56-5）

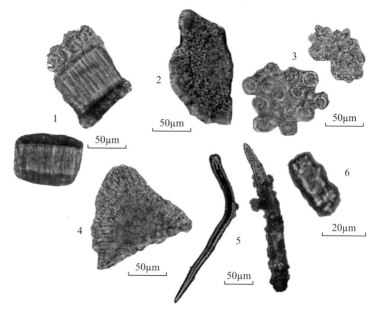

图56-4　补骨脂粉末图

1. 种皮栅状细胞和支持细胞侧面观　2. 种皮栅状细胞顶面观　3. 种皮支持细胞表面观　4. 壁内腺　5. 非腺毛　6. 柱晶

【质量评价】以采收前期的指标成分含量较高，以表面黑色、有油性、气香者为佳。采用高效液相色谱法测定，本品按干燥品计算，含补骨脂素（$C_{11}H_6O_3$）和异补骨脂素（$C_{11}H_6O_3$）的总量不得少于0.70%。

【化学成分】主要化学成分为香豆素类、单萜酚类和黄酮类等。其中，香豆素类是其主要有效成分，单萜酚类是其主要挥发性成分。补骨脂素、异补骨脂素和补骨脂酚是其主要毒性成分[3]。

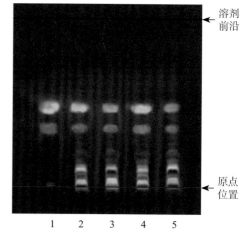

图56-5　补骨脂薄层色谱图

1. 由上至下分别为异补骨脂素、补骨脂素　2. 补骨脂对照药材　3. 补骨脂（产于广东电白）　4. 补骨脂（产于广西）　5. 补骨脂（产于越南）

1. 香豆素类　补骨脂素（psoralen）、异补骨脂素（isopsoralen）、补骨脂呋喃香豆素（bakuchicin）、5-甲氧基补骨脂素（5-methoxypsoralen）、8-甲氧基补骨脂素（8-methoxypsoralen）、补骨脂苷（psoralenoside）、异补骨脂苷（isopsoralenoside）、新补骨脂素（neoprsoralen）、补骨脂定（psoralidin）、补骨脂定香豆雌烷A和B（bavacumestan A，B）、吡喃骈香豆素（pyranocoumarin）。

2. 单萜酚类　环补骨脂酚C（cyclobakuchiol C）、12,13-二氢-13-羟基补骨脂酚（12,13-dihydro-13-hydroxybakuchiol）、13-甲氧基异补骨脂酚（13-methoxyisobakuchiol）、psoracorylifols A～C、12,13-二羟基补骨脂酚（12,13-dihydroxybakuchiol）、13-乙氧基异补骨脂酚（13-ethoxyisobakuchiol）、双补骨脂酚A，B（bisbakuchiol A，B）。

3. 黄酮类　4'-甲氧基黄酮（4'-methoxy flavone）、5,7,4'-三羟基黄酮（apigenin）、补骨脂色烯黄酮（coryfolia D）、黄芩苷、补骨脂二氢黄酮（bavachin）、异补骨脂二氢黄酮（isobavachin）、补骨脂二氢黄酮甲醚（bavachinin）、6-异戊烯柚皮素（6-prenylnaringenin）、新补骨脂查耳酮（neobavachalcone）、异新补骨脂查耳酮（isoneobavachalcone）、

异补骨脂查尔酮（isobavachalcone）。

【性味归经】 辛、苦，温。归肾、脾经。

【功能主治】 温肾助阳，纳气平喘，温脾止泻；外用消风祛斑。用于肾阳不足，阳痿遗精，遗尿尿频，腰膝冷痛，肾虚作喘，五更泄泻；外用治白癜风，斑秃。

【药理作用】

1. 雌激素样作用　补骨脂水煎液对去卵巢大鼠有雌激素样作用，能增强阴道角化，增强子宫重量。补骨脂的乙醇提取物的雌激素相对效力与17β-雌二醇的雌激素效力相当。雌激素样作用的物质基础主要为香豆素类成分、黄酮类成分以及萜酚类成分。补骨脂素、异补骨脂素的雌激素样作用是通过影响雌激素受体实现的[4]。

2. 促进骨生长作用　补骨脂水煎剂、补骨脂乙醇提取物和补骨脂乙酸乙酯萃取物通过提高去卵巢大鼠的血清碱性磷酸酶、雌二醇、钙浓度、1,25-二羟基维生素D_3和骨钙素水平，进而抑制骨吸收和促进骨形成，提高大鼠的骨密度，改善去卵巢大鼠的骨质疏松[5]。

3. 抗氧化作用　补骨脂提取物具有清除DPPH自由基、羟自由基、一氧化氮和超氧离子的抗氧化活性。补骨脂可以治疗丙二醛含量增加的病症，补骨脂种子提取液能够抑制Hep g2细胞和肝实质细胞ROS的产生，提高超氧化物歧化酶活性。补骨脂酚、异补骨脂二氢黄酮和异补骨脂查耳酮通过抑制线粒体脂质过氧化来保护线粒体功能，防止氧化应激产生抗氧化作用[6]。

4. 其他作用　补骨脂中香豆素类成分对心血管系统具有保护作用。补骨脂黄酮类、香豆素类和单萜酚类等成分对肿瘤细胞具有抑制作用。补骨脂还具有抗菌作用、抗炎作用、抗抑郁作用、神经保护作用等[4]。

【用药警戒或禁忌】 补骨脂长时间大剂量服用时有毒性。目前已发现的补骨脂毒性主要有肝毒性、光毒性、肾毒性和生殖毒性，还具有致染色体突变和致染色体断裂的潜在危险，补骨脂二氢黄酮甲醚作用于HepaRG细胞后通过损伤线粒体诱导细胞凋亡和坏死[3]。

主要参考文献

[1] 丁德蓉，卢进，陈兴福，等.补骨脂育苗技术研究[J].中药材，1991(7)：7-8.

[2] T/CACM 1021. 161−2018.中药材商品规格等级 补骨脂[S].

[3] 魏蒙蒙，王树耀，杨维，等.补骨脂的化学成分及主要毒性研究进展[J].中国实验方剂学，2019，25(7)：207-219.

[4] 鲁亚奇，张晓，王金金，等.补骨脂化学成分及药理活性研究进展[J].中国实验方剂学，2018，24(20)：132-141.

[5] 李凯明，郝延科.补骨脂抗骨质疏松症的研究进展[J].中医药临床杂志，2016，28(6)：886-889.

[6] 谭伟.补骨脂化学成分和药理作用研究[D].上海：东华大学，2017.

（陕西中医药大学　唐志书　许洪波　王楠　陈琳　梁艳妮）

57. 阿魏

Awei

FERULAE RESINA

【别名】 熏渠、魏去疾、哈昔泥、五彩魏、臭阿魏。

【来源】 为伞形科植物新疆阿魏*Ferula sinkiangensis* K.M. Shen或阜康阿魏*Ferula fukanensis* K.M.Shen的树脂。

【本草考证】 本品始载于《新修本草》："阿魏生西番及昆仑，苗叶根茎酷似白芷，根捣汁，日煎作饼者为上、截根穿暴干者为次，体性极臭而能止臭，亦为奇物也。"《本草纲目》载："阿魏有草木二种。草者出西域，可晒可煎，苏恭所说是也……按《一统志》所载有此二种。云出火州及沙鹿、海牙国者，草高尺许，根株独立，披叶如盖，臭气逼人，生取其汁熬作膏，名阿魏。"本草记载与现今所用阿魏基本一致。

【原植物】

1. 新疆阿魏 多年生一次结果的草本，全株有强烈的葱蒜样臭味。植株高0.5～1m，茎通常单一，被短柔毛，从近基部向上分枝成圆锥状，下部枝互生，上部枝轮生。叶灰绿色，表面有疏毛，背面有密集的短柔毛；基生叶多数，莲座状；叶片三角状卵形或广卵形，三出式3回羽状全裂；茎生叶向上逐渐变小，叶鞘三角状卵形或卵状披针形，最上部仅有叶鞘。复伞形花序生于茎枝顶端，伞幅5～25，近等长，被短柔毛，无总苞片，中央花序近无梗，侧生花序1～4，较小，枝上对生或轮生，稀单生；小伞形花序有花10～20；花黄

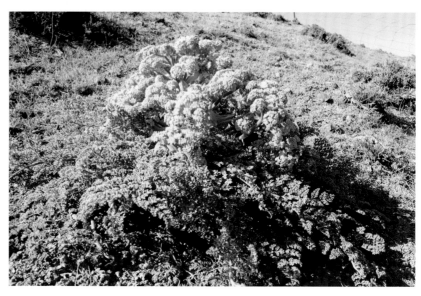

图57-1 新疆阿魏

色，萼齿小，花瓣椭圆形，背面有毛，花柱基扁平圆锥状，花柱延长，明显长于花柱基，柱头头状。果实椭圆形，有稀疏的毛；每个棱槽内油管3～4，大小不一，合生面油管12～14。花期4～5月，果期5～6月。（图57-1）

生于海拔700～850m的黏质黄土或带砾石的黏土坡上；主要分布于新疆伊宁县、尼勒克县等地。

2. 阜康阿魏 多年生一次结果的草本，全株有强烈的葱蒜样臭味。植株高0.5～1m，根颈上残存有枯萎叶鞘的分解纤维。茎单一，被短柔毛或近无毛，下部枝互生，上部枝轮生。叶淡绿色或灰绿色，背面有短柔毛，早枯萎；基生叶柄的基部扩展成披针形的鞘，叶片广卵形，三出式2回羽状全裂；茎生叶向上渐小，草质，半抱茎。复伞形花序，伞幅5～18（31），不等长，中央花序有梗，1～4在枝上互生或轮生，长超出中央花序；小伞形花序有花7～21，脱落；花黄色，萼齿小，花瓣长圆状披针形，外面有疏毛，花柱基扁平圆锥状，果熟时向上直立，花柱延长，柱头头状。果实椭圆形，果棱突起；每个棱槽内油管4～5，大小不一，合生面油管10～12。花期4～5月，果期5～6月。（图57-2）

生于海拔约700m的准噶尔沙漠南缘有黏质土壤的冲沟边；主要分布于新疆的阜康市、玛纳斯县、沙湾县等地。

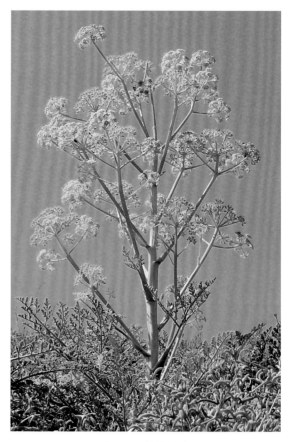

图57-2 阜康阿魏

【主产地】阿魏主产于新疆。新疆阿魏道地产区为新疆伊宁县、尼勒克县；阜康阿魏道地产区为新疆昌吉州阜康市、玛纳斯县等地。

【栽培要点】

1.生物学特性　两种阿魏皆喜凉爽、耐干旱。新疆阿魏适宜黏质黄土或带砾石的黏土，阜康阿魏适宜黏质土壤。

2.栽培技术　宜黏质壤土栽培。种子繁殖，种子后熟，宜用当年采收的种子繁殖，秋季条播或穴播，如当年来不及播种，亦可在第二年春季播种，种子需沙藏冷处理至萌动后播种，浅播，覆土不超过1cm。苗期适当浇水，注意防涝。

3.病虫害　病害极少。虫害：天牛、地胆等。

【采收与加工】春末夏初盛花期至初果期，分次由花茎上部开始往下斜割，收取渗出的树脂状胶，阴干。

【商品规格】本品历史规格依其色彩和形状分为五彩阿魏、含沙阿魏和块状阿魏。目前国产阿魏为统货。

【药材鉴别】

（一）性状特征

本品呈不规则的块状或脂膏状。颜色深浅不一，表面蜡黄色至棕黄色。块状者体轻，质地似蜡，断面稍有孔隙；新鲜切面颜色较浅，放置后色渐深。腊膏状者黏稠，灰白色。具强烈而持久的蒜样特异臭气，味辛辣，嚼之有灼烧感。（图57-3）

（二）理化鉴别

薄层色谱　取样品0.5g，加稀盐酸20ml，超声处理10分钟，取上清液用乙醚（40ml，20ml）振摇提取2次，合并乙醚液，挥干，残渣加无水乙醇1ml使溶解，作为供试品溶液。另取阿魏酸对照品，加乙醇-5%冰醋酸（1∶4）溶液，制成1ml含1mg的溶液，作为对照品溶液。照薄层色谱法试验，分别吸取上述供试品溶液和对照品溶液各5μl，分别点于同一硅胶G薄层板上。以环己烷-二氯甲烷-冰醋酸（8∶8∶1）作为展开剂，以1%三氯化铁乙醇溶液-1%铁氰化钾溶液（1∶1）混合溶液作为显色剂，展开，取出，晾干，105℃加热至斑点显示清晰，置日光下检视。供试品色谱中，在与对照品色谱相应的位置上，显相同颜色的斑点。（图57-4）

【质量评价】以凝膏状、表面具彩色、断面乳白色或稍带微红色、气味浓而持久、纯净无杂质者佳。采用挥发油测定法测定，本品含挥发油不得少于10.0%（ml/g）。

【化学成分】主要成分为挥发油、香豆素类、有机酸类等[1]。

1.挥发油类　（R）-仲丁基1-丙烯基二硫醚［（R）-2-butyl1-propenyldisulfide］、1（1-甲硫基丙基）1-丙烯基二硫醚［1（1-methylthiopropyl）1-propenyl disulfide］、仲丁基3-甲硫基烯丙基二硫醚（2-butyl 3-methylthioa llyldisulfide）、二甲基三硫醚（dimethyl trisulfide）、仲丁基甲基二硫醚（2-butylmethyl disulfide）、仲丁基甲基三硫醚（2-butylmethyl trisulfide）、二-仲丁基二硫醚（di-2butyl disulfide）、二-仲丁基三硫醚（di-2butyltrisulfide）、二-仲丁基四硫醚（di-2-butyltetrasul-fide）等多种硫醚化合物，前三种硫醚化合物为本品具特殊臭味的来源。

2.香豆素类　法尼斯泚醇（farnesiferol）A、B、C，巴箅拉克明（badrakemin）、柯拉多宁（coladoni，koladonin）、莪玛坎亭乙酸酯（samarcandin acetate）、左旋-波利安替宁（polyanthinin）、卡矛洛醇（kamdonol）、多胶阿魏素

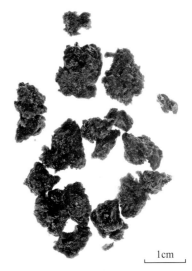

1cm

图57-3　阿魏药材图

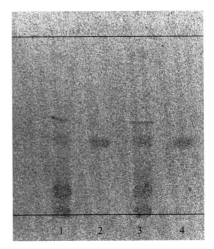

图57-4　阿魏薄层色谱图

1、3.样品（采自新疆伊宁）

2、4.阿魏酸对照品

（gummosin），阿魏种素（assafoetidin）等。

3. 有机酸类　阿魏酸（ferulic acid）、阿魏酸酯（ferulic acid ester）、2,4-二羟基-α-氧代–苯乙酸（2,4-dihydroxy-α-oxo-phenylacetic acid）等。

【性味归经】苦、辛，温。归脾、胃经。

【功能主治】消积，化癥，散痞，杀虫。用于肉食积滞，瘀血癥瘕，腹中痞块，虫积腹痛。

【药理作用】

1. 抗肿瘤作用　新疆阿魏树脂的不同极性部位对人体的肺癌细胞具有体外抑制作用，并发现新疆阿魏树脂的低极性部位是体外抑制人体肺癌细胞生长作用的活性部位，而其所含有的高含量倍半萜香豆素化合物farnesiferol C为主要活性成分[2]。倍半萜香豆素和倍半萜苯丙素可能是新疆阿魏树脂抑制肿瘤细胞增殖的药效物质基础之一[3]。

2. 抗氧化作用　新疆阿魏不同极性提取物对DPPH自由基清除的IC_{50}值差异很大，乙酸乙酯部和甲醇部为新疆阿魏清除DPPH自由基的有效抗氧化活性部位[4]。

3. 对胃肠道作用　对乙酰水杨酸等药物引起的小鼠胃溃疡和应激性胃溃疡都具有非常明显的防治作用，还能抑制离体兔肠肌的自发蠕动[5]；挥发油是抗溃疡作用的有效组分，树胶起到协同作用[6]。

4. 抑菌、杀虫作用　阿魏中的倍半萜香豆素类化合物，杀钉螺和血吸虫毛蚴的效果极强，说明倍半萜香豆素类化合物是杀虫的主要成分[7]。不同的制剂具有一定的抑菌作用，其机制有待进一步研究[8]。

【用药警戒或禁忌】孕妇忌用。

【分子生药】应用DNA条形码ITS2序列可明显区分新疆阿魏、阜康阿魏、多伞阿魏、全裂叶阿魏、橄榄阿魏等[9]。

【附注】阿魏属其他植物托里阿魏*Ferula krylovii* Korov.、圆锥茎阿魏*F. conocaula* Korov.及大果阿魏*F. lehmunnii* Boiss.等，在新疆当地民间也药用，但多用其根入药，外用治疗关节疼痛，内服治疗胃病、感冒等证。民间春季有采集阿魏叶食用的习俗。

主要参考文献

[1] 黄雅婷，岳丽君，申翔宇，等.新疆阿魏化学成分及药理活性研究进展[J].国际药学研究杂志，2017，44(6)：495-499.

[2] 高源，邢亚超，郭俐含，等.新疆阿魏树脂不同极性部位对人肺癌细胞的体外抑制作用研究[J].现代药物与临床，2015，30(4)：366-369.

[3] Junchi Wang, Yuan Gao, Huijuan Wang, et al. Apoptosis induction and cell cycle arrest induced by Sinkiangenone B, a novel phenylpropanoid derivative from the resin of *Ferula sinkiangensis* K. M. Shen[J]. RSC Adv. , 2018, 8: 4093.

[4] 张海英，周龙龙，姜林，等.新疆阿魏抗氧化活性部位研究[J]. Chin J Inform TCM，2015，22(3)：80-82.

[5] 熊元君，刘发，叶尔波，等.新疆三种阿魏对胃肠道作用的比较[J].新疆医科大学学报，1993，16(4)：500.

[6] 李晓瑾，姜林，帕丽达.新疆阿魏抗溃疡作用组分筛选研究[J].中国现代中药，2007，9(10)：8.

[7] 李继雯，赵红梅.新疆阿魏杀灭钉螺及血吸虫毛蚴的研究[J].中兽医医药杂志，2007，4：17-19.

[8] 罗洋，赵红琼，姚刚，等.新疆阿魏对五种细菌的抑菌作用初探[J].中兽医医药杂志，2007，5：33-34.

[9] 刘冲，杨伟俊，何江，等.基于DNA条形码ITS2序列对阿魏属药用植物的鉴别研究[J].中国药房，2017，28(7)：878-880.

（新疆维吾尔自治区中药民族药研究所　李晓瑾　王果平

新疆维吾尔自治区药检所　沙拉麦提·艾力　白宇　佟瑞敏）

58. 鸡冠花

Jiguanhua

CELOSIAE CRISTATAE FLOS

【别名】鸡髻、鸡公花、鸡角枪。

【来源】为苋科植物鸡冠花*Celosia cristata* L.的干燥花序。

【本草考证】本品始载于《嘉祐本草》。《本草拾遗》中仅有鸡冠子入药的记载，并没有鸡冠花植物形态的记载。《本草纲目》载："青葙生田野间，嫩草似苋可食，长者高三四尺。苗叶花实与鸡冠花一样无别。但鸡冠花穗或有大而扁或团者。此者梢间出花穗，尖长四五寸，状如兔尾，水红色，亦有黄白色者。子在穗中，与鸡冠子及苋子一样难辨。苏恭言其结角，误矣。"本草记载与现今所用鸡冠花基本一致。

【原植物】一年生草本植物。高60～90cm，全体无毛。茎直立，粗壮。单叶互生；长椭圆形至卵状披针形，长5～12cm，宽3.5～6.5cm，先端渐尖，全缘，基部渐狭而成叶柄。穗状花序多变异，生于茎的先端或分枝的末端，常呈鸡冠状，色有紫、红、淡红、黄或杂色；花密生，每花有3苞片；花被5，广披针形，长5～8mm，干膜质，透明；雄蕊5，花丝下部合生成环状，雌蕊1，柱头2浅裂。胞果成熟时横裂，内有黑色细小种子2至数粒。花期7～9月，果期9～10月。（图58-1）

生于海拔50～2500m的田埂、路边；广为栽培，主要分布于安徽、北京、福建、甘肃、广东、广西、贵州、海南、河北等地。

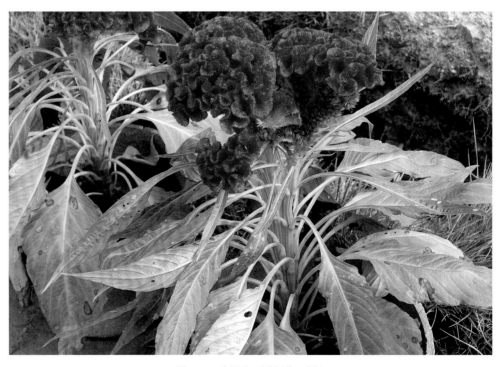

图58-1 鸡冠花（潘超美 摄）

【主产地】主产于安徽亳州与贵州、广西等地。

【栽培要点】

1.生物学特性 鸡冠花喜欢阳光充足、温暖湿润的气候环境，不耐霜冻，适宜生长温度为15～30℃；对土壤要求不严，一般土壤均可种植，但以深厚壤土种植为好。pH为6左右最适宜[1]。

2. 栽培技术 种子繁殖法，清明时选好地块，施足基肥，耕细耙匀，整平作畦，将沙子均匀地撒于畦面，略盖严种子，踏实浇透水，一般在气温15～20℃时，10～15天可出苗[1]。

3. 病虫害 病害：叶斑病、立枯病、炭疽病、病毒病、疫病、轮纹病和根腐病[1-2]。虫害：斜纹夜蛾、蚜虫、红蜘蛛等[3-4]。

【采收与加工】一般在白露前后，种子逐渐发黑成熟，可及时割掉花薹，放通风处晾晒脱粒，花与籽分开管理，分别入药，花在晒时要早出晚归，勿使夜露打湿药材，以免变质降低药效，子要扬净，袋装储存，防霉变生虫。

【药材鉴别】

（一）性状特征

穗状花序多扁平而肥厚，呈鸡冠状，长8～25cm，宽5～20cm，上缘宽，具深褶皱，密生线状鳞片，下端渐窄，常残留扁平的茎，表面红色、紫红色或者黄白色，中部以下密生多数小花，每花宿存的苞片和花被片均呈膜质。果实盖裂，种子扁圆肾形，黑色，有光泽。体轻，质柔韧，气微，味淡。（图58-2）

（二）显微鉴别

1. 茎横切面 薄壁细胞排列整齐，壁薄，波状弯曲。花被下表皮细胞波状突起，细胞形状模糊，几不可辨，有时在花被的基部，可见散在气孔。非腺毛由数个细胞组成，壁薄，顶端细胞微有皱缩。花粉粒极少，圆球形，外壁微有纵直纹理。茎部最外层为表皮，排列紧密的木质化细胞，向内依次为皮层（含有厚角组织）、导管、韧皮部和髓部，分布最广的为髓部。（图58-3）

2. 粉末特征 粉末粉色。可见薄壁细胞长圆形或多角形，且含有砂晶和针晶；有大量梯形导管和螺纹导管，含有较多花粉粒，圆形。含有少量非腺毛。（图58-4）

（三）理化鉴别

薄层色谱 取本品2g，剪碎，加乙醇30ml，加热回流30分钟，滤过，滤液蒸干，残渣加乙醇2ml使溶解，作为供试品溶液。另取鸡冠花对照药材2g，同法制成对照药材溶液。照薄层色谱法试验，吸取上述两种溶液各2μl，分别点于同一硅胶G薄层板上，以环己烷-丙酮（5：3）为展开剂，展开，取出，晾干，喷以5%香草醛硫酸溶液，加热至斑点显示清晰。供试品色谱中，在与

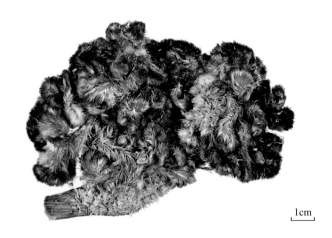

图58-2 鸡冠花药材图

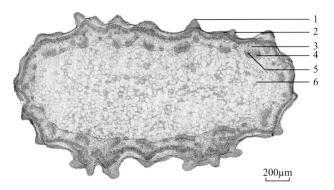

图58-3 鸡冠花茎横切面图

1. 表皮 2. 厚角组织 3. 皮层 4. 导管 5. 韧皮部 6. 髓部

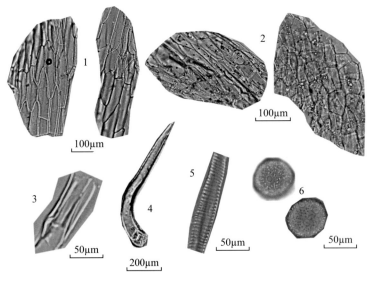

图58-4 鸡冠花粉末图

1. 薄壁细胞 2. 砂晶 3. 针晶 4. 非腺毛 5. 导管 6. 花粉粒

对照药材色谱相应的位置上，显相同颜色的斑点。（图58-5）

【质量评价】以朵大而扁，色泽鲜艳的白鸡冠花较佳，色红者次之。照醇溶性浸出物测定法项下的热浸法测定，用稀乙醇作溶剂，本品浸出物的量不得少于6.0%。

【化学成分】主要成分为黄酮类、皂苷类和甾类、有机酸等[5-7]。

1. 黄酮类　槲皮素（quercetin）、山柰酚（kaempferol）、异鼠李素（isorhamnetin）、木犀草素（luteolin）、芹菜素（apigenin）等。

2. 皂苷类和甾类　鸡冠花苷、青葙苷A、B、C、D、青葙苷Ⅰ、Ⅱ、β-谷甾醇（β-sitosterol）、豆甾醇（stigmasterol）、stigmast-5-en-3-ol和胡萝卜苷（daucosterol）等。

3. 有机酸　棕榈酸（palmitic acid）、4-羟基-3-甲氧基苯甲酸（4-hydroxy-3-methoxy acid）、正二十六烷酸（eicosanoid）等。

【性味归经】甘、涩，凉。归肝、大肠经。

【功能主治】收敛止血，止带，止痢。用于吐血，崩漏，便血，痔血，赤白带下，久痢不止。

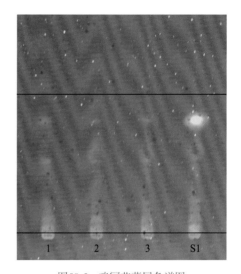

图58-5　鸡冠花薄层色谱图

S1.鸡冠花对照药材
1.鸡冠花（产自湖北）　2.鸡冠花（产自甘肃）
3.鸡冠花（产自山东）

【药理作用】

1. 止血作用　鸡冠花生品、炭品均具有止血作用，鸡冠花"收涩止血"的作用与其促进凝血和抑制纤溶活性有关[8]。

2. 抗衰老作用　鸡冠花可通过清除自由基、增强抗肌体氧化能力、减少脂质过氧化物对机体的损伤从而达到抗氧化、延缓衰老的作用[9]。

3. 降血脂及抗动脉粥样硬化作用　鸡冠花乙醇提取物可以调节高脂大鼠体内锌、铁、铜、钙代谢，影响血脂水平，同时可以增强高脂大鼠的血清锌，提高锌/铜比值，有利于预防动脉粥样硬化[10]。

4. 杀灭阴道毛滴虫作用　试管法证明本品煎剂对人阴道毛滴虫有良好杀灭作用，10%煎剂加等量阴道滴虫培养液，30分钟时虫体变圆，活动力减弱，60分钟时大部分虫体消失，20%煎剂可使虫体5～10分钟内消失[11]。

【用药警戒或禁忌】湿滞未尽者不宜早用。孕妇慎用。儿童不宜用。服药期间忌食鱼腥、猪肉。

主要参考文献

[1] 王艳芳，邢耀国，于占国.药用鸡冠花栽培管理[J].特种经济动植物，2018，21(11)：37-38.

[2] 陈金法.鸡冠花的栽培与利用[J].特种经济动植物，2011，12：28-30.

[3] 谷杰超.鸡冠花的栽培与病虫害防治[J].特种经济动植物，2011，14(4)：31-33.

[4] 李克喜.鸡冠花培育中的主要病虫害[J].农业工程技术：温室园艺，2004(10)：56-59.

[5] 叶定红，原思通.中药材光谱鉴别[M].上海：上海中医药大学出版社，2001：272-273.

[6] 王锦军，张秀梅，黄兆文.RP-HPLC法同时测定鸡冠花中槲皮素、木犀草素和山柰酚的含量[J].西北药学杂志，2008，23(6)：354-355.

[7] 赵润琴，张允菲，冯程，等.鸡冠花的化学成分和药理作用研究进展[J].中医药信息，2017(3)：129-131.

[8] 陈静，姜秀梅，李坦，等.鸡冠花止血作用机制研究[J].北华大学学报（自然科学版），2001，2(1)：39-40.

[9] 陈静，刘巨森，吴风兰，等.鸡冠花对D-半乳糖致小鼠衰老作用的研究[J].中国老年学杂志，2003，10(23)：687-688.

[10] 张炯炯，徐领，城施卉.鸡冠花药用价值实验研究概述[J].中国药业，2006，15(9)：25-26.

[11] 陈建芳，闫艳.鸡冠花体外抗阴道毛滴虫作用研究[J].中国病原生物学志，2010，5(9)：720-722.

（甘肃中医药大学　晋玲　马晓辉　韦翡翡　吕蓉）

59. 青叶胆

Qingyedan

SWERTIAE MILEENSIS HERBA

【别名】青鱼胆、苦胆、肝炎草。

【来源】为龙胆科植物青叶胆*Swertia mileensis* T. N. Ho et W. L. Shih的干燥全草。

【本草考证】历代本草无记载，始见于《云南药用植物名录》（1975）。

【原植物】一年生草本，高15～45cm，全株无毛，光滑。根黄色或黄棕色。茎直立，多分枝，四棱，有窄翅，下部常带紫色。叶对生，无柄，狭矩圆形、披针形或线形，长0.4～4cm，宽1.5～10mm，先端钝尖，基部渐狭，全缘，三出脉。聚伞花序顶生或腋生；花萼绿色，叶状，深裂至基部，裂片线状披针形，先端急尖，全缘，背面中脉明显；花冠淡蓝色，深裂至基部，裂片长圆形或卵状披针形，先端急尖，具小尖头，下部具2个半椭圆形腺窝，仅上缘具短流苏；雄蕊5，着生于花冠裂片基部；子房上位，柱头2裂。蒴果长椭圆状卵形或长椭圆形，成熟时自顶端向基部开裂，内有种子多数。种子小。花期9～10月，果期10～11月。（图59-1）

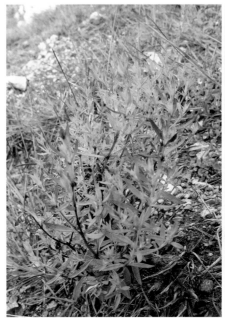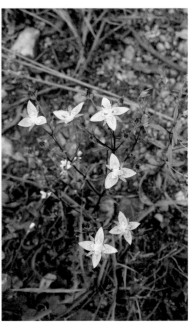

图59-1 青叶胆（李国栋 摄）

生于海拔1300～1600m的山坡草丛中。主要分布于云南。

【主产地】主产于云南。

【采收与加工】将原药除去杂质，稍润，切成长约1.5cm的短节片，晒干。

【药材鉴别】

（一）性状特征

全草长15～45cm。根长圆锥形，长2～7cm，直径约0.2cm，有的有分枝；表面黄色或黄棕色。茎四棱形，棱角具极狭的翅，直径0.1～0.2cm；表面黄绿色或黄棕色，下部常显红紫色，断面中空。叶对生，无柄；叶片多皱缩或破碎，完整者展平后呈条形或狭披针形，长1～4cm，宽0.2～0.7cm。圆锥状聚伞花序，萼片4，条形，黄绿色；花冠4，深裂，黄色，裂片卵状披针形，内侧基部具2腺窝；雄蕊4。蒴果狭卵形，种子多数，细小，棕褐色。气微，味苦。（图59-2）

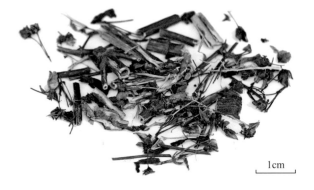

图59-2 青叶胆药材图

（二）显微鉴别

1. 茎横切面　类方形，角隅处具棱翅。表皮细胞1列，外被角质层。皮层及韧皮部均狭窄。形成层不明显。木质部由导管、木纤维、木薄壁细胞组成，均木化，髓部中空，边缘有厚壁细胞，木化。

2. 粉末特征　粉末绿色或黄绿色。叶的上表皮细胞壁波状；下表皮细胞角质纹理不甚明显，气孔多数，不等式或不定式。纤维长梭形，长180～220μm，直径8～10μm，木化，壁厚约2.5μm，孔沟明显。草酸钙结晶呈杆状、针状或片状，多存在于叶肉细胞中。石细胞类圆形、类长方形、长条形或长梭形，有的有突起或一端延长，长100～120μm，直径40～50μm，木化，壁厚5～10μm，孔沟明显。花粉粒圆形，直径30～37μm，具3孔沟，表面有细网状纹理。（图59-3）

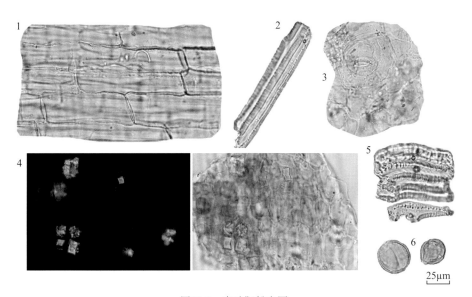

图59-3　青叶胆粉末图

1. 叶上表皮细胞　2. 纤维　3. 叶下表皮细胞　4. 草酸钙结晶　5. 石细胞　6. 花粉粒

【质量评价】以色绿、花多、味苦者为佳。采用高效液相色谱法测定，本品按干燥品计算，含獐牙菜苦苷（$C_{16}H_{22}O_{10}$）不得少于8.0%。

【化学成分】主要化学成分为三萜类、环烯醚萜苷类、黄酮类等[1-2]。

1. 三萜类　齐墩果酸（olcanolic acid）、山楂酸（maslinic acid）、苏门树脂酸（sumaresinolic acid）等。

2. 环烯醚萜苷类　獐牙菜苦苷（swertiamarin）、獐牙菜苷（sweroside）、龙胆苦苷（gentiopicroside）、马钱苷酸（loganic acid）等。

3. 黄酮类　主要是𠮿酮类化合物：1-hydroxy-2,3,4,5-tetramethoxyxanthone、1,5-drhydroxy-2,3-dimethoxyxanthone、1,5,8-trihydroxy-3-methoxyxanthone、1,3,5,8-tetradihydroxy-methoxyxanthone、8-O-β-D-glueopyranosyl-1,7-dihydroxy-3-ethoxyxanthone等。

4. 其他　青叶胆中还含有swerilactoneA～D、马钱子半缩醛内酯等内酯类、龙胆碱等生物碱类成分。

【性味归经】苦、甘，寒。归肝、胆、膀胱经。

【功能主治】清肝利胆，清热利湿。用于肝胆湿热、黄疸尿赤、胆胀肋痛、热淋涩痛。

【药理作用】

1. 保肝作用　青叶胆能明显降低四氯化碳（CCl_4）引起的丙氨酸转氨酶（ALT）升高，其保肝有效成分是齐墩果酸、獐牙菜苷、獐牙菜苦苷及𠮿酮类[1]。

2. 其他作用　青叶胆还具有降糖、抗菌、利尿、抗前列腺增生等药理作用[1,3]。

【分子生药】采用ISSR标记技术可进行青叶胆遗传多样性分析[4]。

【附注】同属植物紫红獐牙菜*Swertia punicea* Hemsl.、滇獐牙菜*Swertia yunnanensis* Burk.、西南獐牙菜*Swertia cincta* Burkill.、美丽獐牙菜*Swertia angustifolia* Burk. Ham. Ex D. Don var. *pulchella*（D. Don）Burk.的全草在部分地区也作青叶胆用。

主要参考文献

[1] 施宝盛，陈亚萍，陈丽君，等.青叶胆化学成分和药理作用研究进展[J].昆明医科大学学报，2017，38(11)：122-126.

[2] 李旭山，江志勇，王福生，等.青叶胆化学成分研究[J].中国中药杂志，2008，33(23)：2790-2793.

[3] Wu X,Gu Y,Li L.The anti-hyperplasia, anti-oxidative and anti-inflammatory properties of Qing Ye Dan and swertiamarin in testosterone-induced benign prostatic hyperplasia in rats[J]. Toxicol Lett, 2017(265): 9-16.

[4] 李水仙，陈丽元，夏从龙.正品青叶胆遗传多样性的ISSR分析[J].时珍国医国药，2015，26(7)：1748-1749.

（中国医学科学院药用植物研究所　姚霞　　北京中医药大学　魏胜利　曾祥妮　张媛）

60. 青葙子

Qingxiangzi

CELOSIAE SEMEN

【别名】野鸡冠花、狼尾花、牛尾巴花子。

【来源】为苋科植物青葙*Celosia argentea* L.的干燥成熟种子。

【本草考证】本品始载于《神农本草经》，列为下品。《本草经集注》载："处处有之，似麦栅花，其子甚细。"《图经本草》载："二月内生青苗……六、七月内生花，上红下白，子黑光而扁，有似莨菪，根似蒿根而白，直下独茎生根……六月、八月采子。"《本草纲目》载："青葙生田野间，嫩苗似苋可食，长则高三四尺，苗叶花实与鸡冠花一样无别，但鸡冠花穗或有大而扁或团者，此则梢间出花穗，尖长四五寸，状如兔尾，水红色，亦有黄白色者，子在穗中，与鸡冠子及苋子一样难辨。"本草记载植物形态与现今所用青葙基本一致。

【原植物】一年生草本，高可达1m。茎直立，绿色或带红紫色，有纵条纹。叶互生，披针形或椭圆状披针形，长5～9cm，宽1～3cm。穗状花序顶生或腋生。苞片、小苞片和花被片干膜质，淡红色，后变白色；苞片3，花被片5，雄蕊5，花丝下部合生成杯状；子房上位，柱头2裂，胞果卵形，盖裂。种子扁圆形，黑色，有光泽。花期5～7月，果期8～9月。（图60-1）

生于平原或山坡。全国各地均有，野生或栽培。

【主产地】全国各地均产。

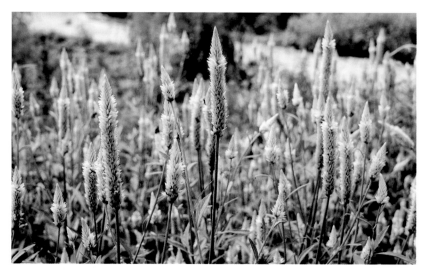

图60-1　青葙

【栽培要点】

1. 生物学特性　喜温暖湿润气候，对土壤要求不严，以肥沃、排水良好的砂质壤土栽培为宜。忌积水，低洼地不宜种植。

2. 栽培技术　种子繁殖，应选穗长、分枝多、产量高的植株采种子作种用。留种应注意与鸡冠花隔离种植，以保证纯种。

3. 虫害　蚜虫等。

【采收与加工】秋季果实成熟时采割植株或摘取果穗，晒干，收集种子，除去杂质。

【药材鉴别】

（一）性状特征

种子扁圆形，少数圆肾形，直径1～1.5mm。表面黑色或红黑色，光亮，中间微隆起，侧边微凹处有种脐。种皮薄而脆。气微，味淡。（图60-2）

（二）显微鉴别

粉末特征　粉末灰黑色。种皮外表皮细胞暗红棕色，表面观多角形至长多角形，有多角形网格状增厚纹理。种皮内层细胞淡黄色或无色，表面观多角形，密布细直纹理。胚乳细胞充满淀粉粒和糊粉粒，并含脂肪油滴和草酸钙方晶。（图60-3）

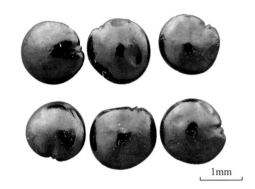

图60-2　青葙子药材图（周良云　摄）

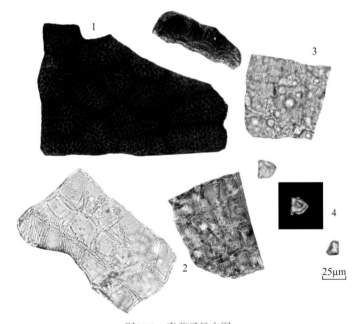

图60-3　青葙子粉末图

1. 种皮外表皮细胞　2. 种皮内层细胞　3. 胚乳细胞　4. 草酸钙方晶

【质量评价】以颗粒饱满、色黑、光亮者为佳。照醇溶性浸出物测定法项下的冷浸法测定，用无水乙醇作溶剂，本品浸出物的量不得少于1.9%。

【化学成分】主要化学成分为五环三萜皂苷类。

1. 五环三萜皂苷类　青葙苷A-D（celosin A-D）、齐墩果酸（oleanolic acid）等[1-2]。青葙苷类成分是青葙子保肝活性成分。

2. 其他　脂肪油、棕榈酸、β-谷甾醇（β-sitosterol）、豆甾醇（stigmasterol）、胡萝卜苷（daucosterol）、多糖等。

【性味归经】苦，微寒。归肝经。

【功能主治】清肝泻火，明目退翳。用于肝热目赤，目生翳膜，视物昏花，肝火眩晕。

【药理作用】

1. 保肝作用　青葙子水提液中分离的一种多糖可保护肝细胞。青葙子总皂苷（青葙苷C、青葙苷D含量大于70%）对四氯化碳（CCl₄）引起的肝损伤具有预防保护作用[1]。

2. 对眼睛的作用　青葙子油脂具有扩瞳作用。青葙子水提液可增强晶状体的抗氧化能力，防护晶状体的氧化损伤，对晶状体上皮细胞凋亡具有抑制作用，且作用强于传统白内障药物吡诺克辛钠滴眼液[3]。

3. 降糖作用　青葙子醇提物的正丁醇部分及水提物的粗多糖部分具有显著降血糖活性，粗多糖部分具有明显促进胰岛素分泌作用，且作用强于西药格列本脲[4]。

【用药警戒或禁忌】青葙子具有扩散瞳孔作用，青光眼患者禁用。

【附注】

1. 鸡冠花Celosia cristata L.种子亦可作青葙子用。西北地区有以同科植物反枝苋Amaranthus retroflexus L.的种子作青葙子用。

2. 青葙的茎叶或根入药，称青葙；味苦，性寒；具有燥湿清热、杀虫止痒、凉血止血的功能。青葙的花序入药，称青葙花；味苦，性凉；具有凉血止血、清肝除湿、明目的功能。

主要参考文献

[1] 孙振亮.青葙子化学成分及保肝活性的研究[D].上海：第二军医大学，2009.

[2] 薛芊，郭美丽，张戈.青葙子化学成分研究[J].药学服务与研究，2006，6(5)：345-347.

[3] 姜杰，郭美丽，王小燕，等.青葙子药理作用及鉴别研究概况[J].药学实践杂志，2008，26(5)：337-339.

[4] 单俊杰，任晋玮，杨静，等.青葙子提取物降血糖活性的研究[J].中国药学杂志，2005，40(16)：1230-1233.

（中国医学科学院药用植物研究所　姚霞　　香港浸会大学　陈虎彪

中国中医科学院　高峰　　北京中医药大学　魏胜利）

61. 玫瑰花

Meiguihua

ROSAE RUGOSAE FLOS

【别名】徘徊花、笔头花、湖花。

【来源】为蔷薇科植物玫瑰Rosa rugosa Thunb.的干燥花蕾。

【本草考证】本品始载于《食物本草》："处处有之，江南尤多。茎高二三尺，极利秽污灌溉。宿根自生，春时抽条，枝干多刺。叶小似蔷薇叶，边多锯齿。四月开花，大者如盘，小者如杯，色若胭脂，香同兰麝。"《群芳谱》载："玫瑰一名徘徊草，灌生，细叶，多刺，类蔷薇，茎短；花也类蔷薇。"本草记载与现今所用玫瑰花基本一致。

【原植物】直立灌木；植株高可达2m，枝干粗壮，有皮刺和刺毛，小枝密生绒毛。羽状复叶；叶柄及叶轴上有绒毛及疏生小皮刺和刺毛；托叶大部附着于叶柄上；小叶5～9片，椭圆形或椭圆状倒卵形，边缘有钝锯齿，质厚，上面光亮，多皱，无毛，下面苍白色，被柔毛及腺体，网脉显著。花单生或3～6朵聚生；花梗有绒毛和刺毛；花瓣5或多数；

紫红色或白色，芳香；花柱离生，被柔毛，柱头稍突出。果扁球形，红色，平滑，萼片宿存。花期5～6月，果期8～9月。（图61-1）

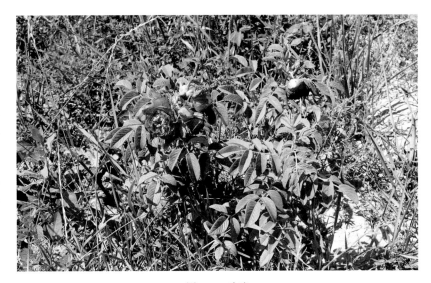

图61-1　玫瑰

原产于我国北部，现全国各地有栽培，山东平阴和烟台、甘肃苦水、新疆和田、北京延庆及妙峰山、河南延岭及商水、河北张家口、黑龙江大兴安岭、吉林长白山等地有规模化栽培[1]。

【主产地】主产于浙江、江苏、福建、山东、四川、河北等地。

【栽培要点】

1. 生物学特性　喜阳植物，对气候、土壤适应性强，耐寒、耐旱，怕涝。常选阳光充足、通风良好、地势较高、平整的地块栽种，低洼积水地不宜种植。

2. 栽培技术　用分株、压条或扦插繁殖法。分株法：在3月中下旬未发芽前，取母株周围萌蘖芽长成的新株挖出，连根带土移植。压条法：7～9月间，选当年生健壮的新枝，将枝条弯曲牵引压入土穴内，覆土压紧，让枝梢露出地面。待长出新根后，至10月中旬或次年春季与母株分离移植。扦插法：在早春发芽前，剪取一年生枝条，插入苗床中，待生根发芽后移植。

3. 病虫害　病害：锈病。虫害：黄多带天牛、蔷薇三节叶蜂。

【采收与加工】5～6月盛花期前，采摘已充分膨大但未开放的花蕾。文火烘干或阴干；或采后装入纸袋，贮石灰缸内，封盖，每年梅雨期更换新石灰。

【商品规格】根据花朵大小及完整度分为一等、二等及统货。

选货一等　花瓣紫色，大小均匀，直径0.7～1.0cm，有残留花梗的≤3%，完整的花蕾≥80%，杂质≤1.5%，气芳香浓郁。

选货二等　花瓣紫红色，大小较均匀，直径1.0～1.5cm，有残留花梗的≤5%，完整的花蕾≥70%，杂质≤2%，气芳香略淡。

统货　颜色、完整花蕾比例、花开放程度、残留花梗和杂质率未分等级。

【药材鉴别】

（一）性状特征

花蕾半球形或不规则团状。残留花梗上被细柔毛，花托半球形，与花萼基部合生；萼片5，披针形，黄绿色或棕绿色，被有细柔毛；花瓣多皱缩，展平后宽卵形，呈覆瓦状排列，紫红色，有的黄棕色；雄蕊多数，黄褐色；花柱多数，柱头在花托口集成头状，略突出，短于雄蕊。体轻，质脆。气芳香浓郁，味微苦涩。（图61-2）

（二）显微鉴别

1. 萼片表面观　非腺毛较密，单细胞，多弯曲，长136～680μm，壁厚，木化。腺毛头部多细胞，扁球

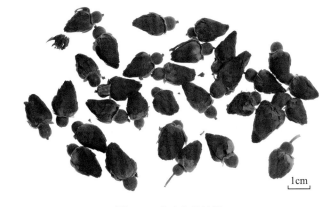

图61-2　玫瑰花药材图

形，直径64～180μm，柄部多细胞，多列性，长50～340μm，基部有时可见单细胞分枝。

2. 粉末特征　粉末淡棕色。非腺毛单细胞，多弯曲，长136～680μm，壁厚，木化。腺毛头部多细胞，扁球形，直径64～180μm；柄部多列性，长50～340μm。草酸钙簇晶直径9～25μm，棱角较短尖或钝，偏光显微镜下呈亮橙黄色。花粉粒呈三角形或椭圆形，表面具条状雕纹。（图61-3）

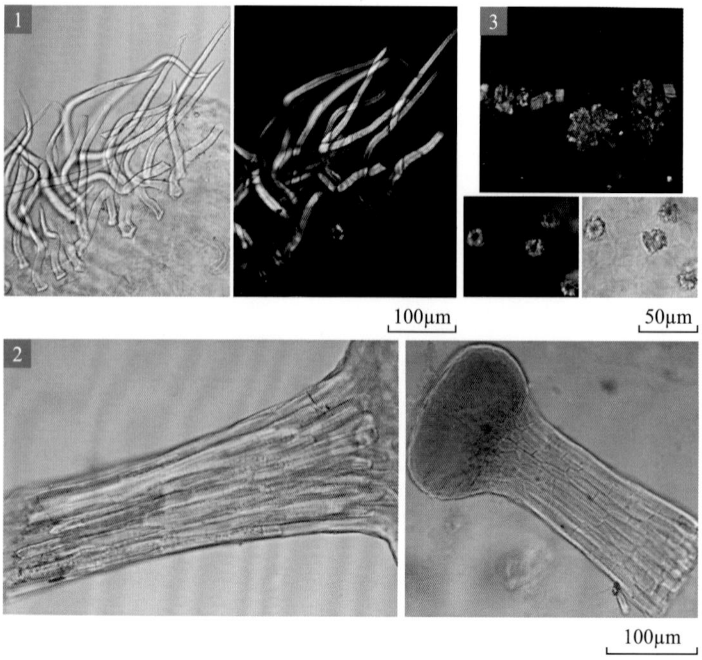

（三）理化鉴别

薄层色谱　取样品粉末2g，加乙醚20ml，超声处理10分钟，滤过，滤液浓缩至2ml，作为供试品溶液。另取玫瑰花对照药材粉末，同法制成对照药材溶液。照薄层色谱法试验，分别吸取上述供试品溶液和对照品溶液各5μl，分别点于同一硅胶G薄层板上，以石油醚（60-90℃）－乙酸乙酯（9：1）为展开剂，展开，取出，晾干，喷以5%香草醛浓硫酸溶液，在105℃加热至斑点显色清晰，置日光下检视。供试品色谱中，在与对照药材色谱相应的位置上，显相同颜色的斑点。（图61-4）

【质量评价】以花朵大、完整、色紫红、不露蕊、香气浓者为佳。采用醇溶性浸出物测定法的热浸法测定，本品干品的乙醇浸出物的量不得少于28.0%。

【化学成分】主要成分为挥发油类、黄酮类、鞣质类、多酚类、色素类、多糖、有机酸类、生物碱类等。

1. 挥发油类　芳樟醇（linbool），芳樟醇甲酸酯（linalyl formate），β-香茅醇（β-citronellol），香茅醇甲酸酯（citronellyl formate），香茅醇乙酸酯（citronellyl acetate）等。对玫瑰香气起重要作用成分：β-突厥酮（β-damascone），玫瑰醚（roaeoxide），α-白苏烯（α-naginatene）。

2. 黄酮类　槲皮素（quercetin）、矢车菊双苷（cyanin）、葡萄糖苷（pinocembrin-7-O-β-D-glucopyranoside）、槲皮素-4'-O-β-D-葡萄糖苷（quercetin-4'-O-β-D-glucoside）、刺槐苷（acacetin-7-O-rutinoside）等。

3. 鞣质类　玫瑰鞣质（rugosin）A、B、C、D、E、F、G，小木麻黄素（strictinin），异小木麻黄素（isostrictinin），长梗马兜铃素（pedunculagin），木麻黄鞣亭（casuarictin），新喏呐素（tellimagrandin）Ⅰ及Ⅱ，1,2,3-三-O-没食子酰葡萄糖（1,2,3-tri-O-galloyl-β-D-glucose）等。

【性味归经】甘、微苦，温。归肝、脾经。

【功能主治】行气解郁，和血，止痛。用于肝胃气痛，食少呕恶，月经不调，跌扑伤痛。

【药理作用】

1. 抗氧化作用　玫瑰花多糖可显著提高衰老小鼠血清和肝组织中超氧化物歧化酶和谷胱甘肽过氧化物酶，显著降低丙二醛含量[2]。

2. 抑菌、抗病毒作用　玫瑰精油在一定浓度时，可以完全杀死细菌，尤其对金黄色葡萄球菌、变形杆菌、枯草

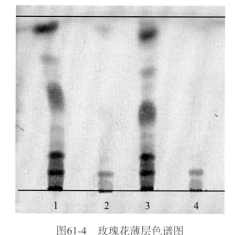

图61-3　玫瑰花粉末图

1. 非腺毛　2. 腺毛　3. 草酸钙簇晶

图61-4　玫瑰花薄层色谱图

1. 样品（购自新疆和田药材市场）　3. 样品（购自新疆新特药店）　2、4. 玫瑰花对照药材

芽孢杆菌、大肠埃希菌作用较强[3]。玫瑰花提取物对人类免疫缺陷病病毒、白血病病毒和T细胞白血病病毒均有抗病毒作用[4]，长梗马兜铃素和新哚呐素Ⅰ具抗病毒作用。鲜玫瑰花中多酚类成分具有抗肠道病毒71型活性[5]。

3. 对中枢神经作用　玫瑰花乙醇提取物具有对小白鼠中枢抑制活性[6]。

4. 对心脑血管系统作用　玫瑰花具有营养心肌、增加心肌血流量、降低血黏度和血小板聚集率等作用[7]。玫瑰精油对小鼠局灶性脑缺血（大脑中动脉栓塞模型）损伤有保护作用。玫瑰花水煎剂可使去甲肾上腺素预收缩主动脉条产生明显的舒张作用[8]。

5. 调节血脂、降血糖作用　玫瑰花黄酮，可降低大鼠的血清总胆固醇、三酰甘油水平，提升高密度脂蛋白胆固醇水平[9-10]。

【用药警戒或禁忌】口渴、舌红少苔、脉细弦劲之阴虚火旺证者不宜长期、大量饮服，孕妇不宜多次饮用。

【分子生药】基于ITS序列分析技术可鉴别玫瑰花不同品种和种质资源[11]。

【附注】新疆维吾尔医使用盛开的玫瑰花瓣入药，认为具有补益、养胃、活血之功效。这与中医用法不同。

主要参考文献

[1] 姜楠南，张玉，房义福，等.玫瑰种质资源与综合利用研究进展[J].山东林业科技，2016，46(6)：105-108.

[2] 梁启超，邹玉龙，张秀萍，等.玫瑰花多糖提取工艺优化及其抗氧化活性研究[J].食品研究与开发，2018，39(22)：41-46.

[3] 李玉杰，刘晓蕾，刘霞，等.玫瑰精油的化学成分及其抗菌活性[J].植物研究，2009，29(4)：488-491.

[4] Towers GHN, Jovd EM, Zhou XL, et al. Bioactivity-guided isolation of the active compounds from *Rosa nutkana* and quantitative analysis of ascorbic add by HPLC[J]. Physiol Pharmacol, 2007, 9: 865-871.

[5] 杨稳，杨佳，周长征.玫瑰花初步筛选、分离及其体外抗病毒活性研究[J].中成药，2018，40(11)：2481-2485.

[6] NyeemmAB, AlammA, AwalmA, et al. CNS Depressant Effect of the Crude Ethanolic Extract of the Flowering Tops of *Rosa damascena*[J]. Ir J Pharmacol Ther, 2006, 5(2): 171-174.

[7] 仲婕.玫瑰花的新药用价值[J].中国医药科学，2011，1(16)：9-11.

[8] 李红芳，庞锦江，丁永辉，等.玫瑰花水煎剂对兔离体主动脉平滑肌张力的影响[J].中药药理与临床，2002(2)：20-21.

[9] 何熹，韩宁.CO_2超临界萃取法提取玫瑰类黄酮及其保健功能研究[J].安徽农业科学，2009，37(26)：12699-12700.

[10] 周达，鲁晓翔，罗成.玫瑰花黄酮对糖尿病小鼠的降血糖作用[J].食品工业科技，2011，32(2)：319-321.

[11] 李洪芹，马昌豪，彭艳丽.山东玫瑰花核糖体rDNA ITS序列分析初步探究[J].天津中医药大学学报，2015，34(2)：104-107.

（新疆维吾尔自治区中药民族药研究所　邱远金　祁志勇

新疆维吾尔自治区药检所　沙拉麦提·艾力　白宇　佟瑞敏）

62. 苦杏仁

Kuxingren

ARMENIACAE SEMEN AMARUM

【别名】杏核仁、杏子、木落子、杏仁、杏梅仁。

【来源】为蔷薇科植物山杏*Prunus armeniaca* L. var. *ansu* Maxim.、西伯利亚杏*Prunus sibirica* L.、东北杏*Prunus mandshurica*（Maxim.）Koehne或杏*Prunus armeniaca* L.的干燥成熟种子。

【**本草考证**】本品始载于《神农本草经》，列为下品。《名医别录》载："生晋山川谷，五月采之。"《图经本草》载："今处处有之。其实亦数种，黄而圆者名金杏。相传云：种出济南郡之分流山，彼人谓之汉帝杏，今近都多种之，熟最早。其扁而青黄者名木杏，味酸，不及金杏。杏子入药今以东来者为胜，仍用家园种者，山杏不堪入药。"《本草纲目》载："诸杏，叶皆圆而有尖，二月开红花，亦有千叶者，不结实。"综上所述，参考《图经本草》附图，可知古代药用杏来源于杏属多种植物，以家种杏为主，与现今苦杏仁药用情况基本一致。

【**原植物**】

1. 山杏（野杏） 落叶小乔木，高达10m。叶互生，宽椭圆形或宽卵形，先端短尖或渐尖，边缘具细锯齿或不明显的重锯齿；叶柄多带红色，有2腺体。花多2朵并生，先叶开放，白色或粉红色；核果近圆形，直径约3cm，橙黄色，红色果肉薄不可食；核坚硬，具网状纹理，边缘薄而锐。种子1枚，扁心形，红棕色，有纵向不规则皱纹。花期3～4月，果期6～7月。（图62-1）

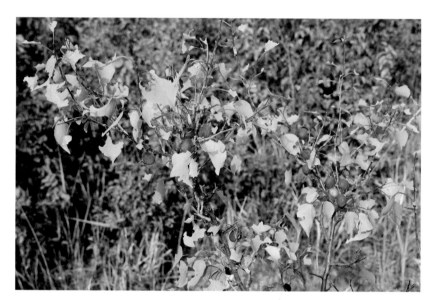

图62-1　山杏

主要分布于我国北部地区，栽培或野生，尤其在河北、山西等地普遍野生，山东、江苏等地也有分布。

2. 西伯利亚杏 落叶灌木或小乔木，高2～5m。叶卵圆形或近圆形。花单生或2朵并生，萼片长圆状椭圆形，先端尖；花瓣近圆形或倒卵形，白色或粉红色；核果近球形，两侧扁，果肉薄而干燥，熟时开裂，成熟时黄色带红晕，味酸涩，不能吃。核易与果肉分离，基部一侧不对称，平滑。花期3～4月，果期6～7月。（图62-2）

生于海拔700～2000m的干燥向阳山坡、丘陵草原。分布于东北、华北和甘肃等地。

3. 东北杏 大乔木，高15m；叶缘有较深的重锯齿；花1朵，少有2朵，

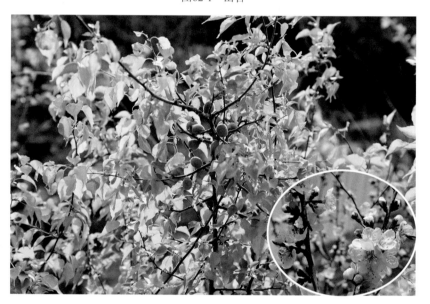

图62-2　西伯利亚杏

白色；雄蕊多数；子房密被柔毛；核果扁圆形，黄色，果核粗糙，两侧扁平。花期4～5月，果期7～8月。（图62-3）

生于海拔400～1000m的开阔向阳山坡灌木林或杂木林下。分布于吉林、辽宁等地。

4. 杏 落叶乔木，高4～9m；树皮暗红棕色，纵裂。叶互生；卵圆形，先端长渐尖。花单生于枝端，着生较密，稍似总状。花瓣5，白色或浅粉红色，圆形至宽倒卵形；雄蕊多数，着生萼筒边缘；雌蕊单心皮，着生萼筒基部。核果黄红色，心脏卵圆形，略扁，侧面具一浅凹槽，微被绒毛；核近于光滑，沿腹缝线二侧各有一条棱线，若棱线平钝则味苦。花期3～4月，果期6～7月。（图62-4）

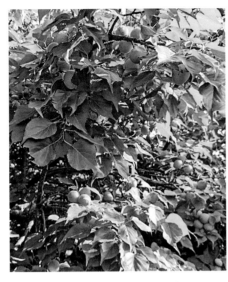 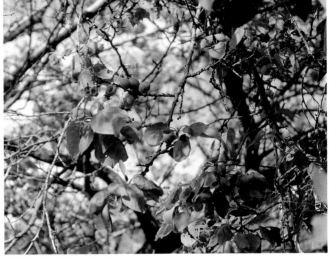

图62-3 东北杏（孟祥才 摄）　　　　　　　　图62-4 杏

分布于全国各地，多为栽培。在新疆伊犁一带有野生。

【主产地】山杏（野杏）主产于河北、山西、陕西；西伯利亚杏主产于东北、河北；东北杏主产于东北、河北、山西等地；杏主产于我国北方各地，以内蒙古的东部、吉林、辽宁、河北、陕西等地产量最大。

【栽培要点】

1.生物学特性　适应性强，耐旱，耐寒，耐瘠薄，抗盐碱。夏季在43.9℃高温下，生长正常；在-40℃低温可安全越冬。可栽种于平地或坡地，对土壤要求不严。

2.栽培技术　用种子或嫁接繁殖。种子繁殖：种子以1：3湿沙混合进行冬季沙藏。春播于3月下旬，秋播于11月下旬（秋播种子可不经过沙藏，放于通风处阴干后即可播种），常采用大垄播种，每垄播种1行。嫁接繁殖：砧木用杏播种的实生苗或山杏苗，枝接于3月下旬，芽接于7月上旬至8月下旬进行。

3.病虫害　病害：杏疗叶斑。虫害：杏象鼻虫、袋蛾、天牛等。

【采收与加工】夏季采收成熟果实，除去果肉和核壳，取出种子，晒干。

【商品规格】苦杏仁商品分为"选货"和"统货"两个规格。选货：长宽平均较大且饱满，破碎度≤1%；统货：不按直径大小分等，破碎度≤3%。

【药材鉴别】

（一）性状特征

种子扁心形，长1～1.9cm，宽0.8～1.5cm，厚0.5～0.8cm。表面黄棕色至深棕色，一端尖，另端钝圆，肥厚，左右不对称，尖端一侧有短线形种脐，圆端合点处向上具多数深棕色的脉纹。种皮薄，子叶2，乳白色，富油性。气微，味苦。（图62-5）

（二）显微鉴别

1.种皮表面观　种皮石细胞单个散在或数个相连，黄棕色至棕色，表面观类多角形、类长圆形或贝壳形，直径25～150μm。种皮外表皮细胞浅橙黄色至棕黄色，常与种皮石细胞相连，类圆形或多边形，壁常皱缩。

2.横切面　种皮表皮层为薄壁细胞1列，其间有近

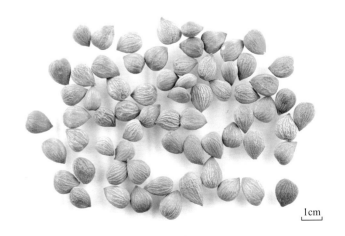

图62-5 苦杏仁药材图

1cm

圆形橙黄色石细胞，单个散在或3~5个成群。石细胞上半部突出于表皮外，壁较厚，纹孔少或无；下半部埋在表皮细胞中，壁较薄，纹孔较多。表皮下层为数列薄壁细胞，细胞皱缩，有小型维管束散在。外胚乳为1列颓废的细胞。内胚乳为1列方形细胞，内含糊粉粒及脂肪油。子叶为数列多角形薄壁细胞，亦含糊粉粒及脂肪油。（图62-6）

3. 粉末特征　粉末黄白色。种皮石细胞单个散在或数个相连，淡黄色、鲜黄色或黄棕色，表面观石细胞呈类圆形、类多角形或梭形，纹孔大而密；侧面观大多呈贝壳形、类圆形、卵圆形、类方形、类多角形或梭形，径向27~76μm，底部宽18~60μm，壁无层纹，孔沟甚密，上部壁层纹明显，孔沟少。种皮外表皮细胞浅橙黄色至棕黄色，常与种皮石细胞相连，类多角形、类圆形，壁常皱缩。胚乳细胞呈多角形、类多角形，含糊粉粒及脂肪油滴。子叶细胞较大，含糊粉粒及脂肪油滴。（图62-7）

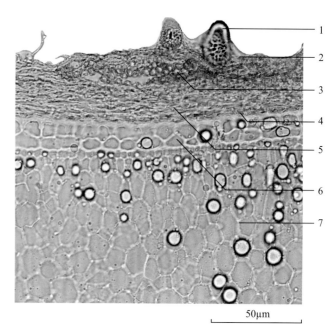

图62-6　苦杏仁横切面图

1.石细胞　2.表皮　3.维管束　4.薄壁细胞　5.外胚乳
6.内胚乳　7.子叶细胞

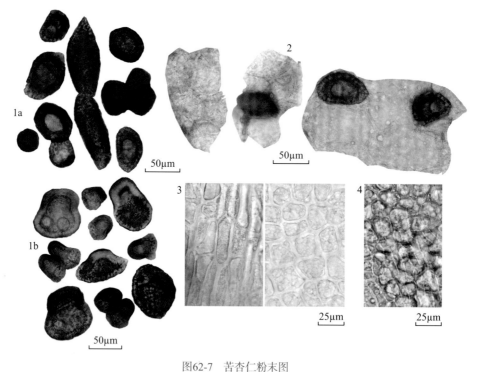

图62-7　苦杏仁粉末图

1.种皮石细胞　（a.表面观　b.侧面观）　2.种皮表皮细胞　3.内胚乳细胞　4.子叶细胞

（三）理化鉴别

薄层色谱　取本品粉末2g，置索氏提取器中，加二氯甲烷适量，加热回流2小时，弃去二氯甲烷液，药渣挥干，加甲醇30ml，加热回流30分钟，放冷，滤过，滤液作为供试品溶液。另取苦杏仁苷对照品，加甲醇制成每1ml含2mg的溶液，作为对照品溶液。照薄层色谱法试验，吸取上述两种溶液各3μl，分别点于同一硅胶G薄层板上，以三氯甲烷–乙酸乙酯–甲醇–水（15：40：22：10）5～10℃放置12小时的下层溶液为展开剂，展开，取出，立即用0.8%磷钼酸的15%硫酸乙醇溶液浸板，在105℃加热至斑点显色清晰。供试品色谱中，在与对照品色谱相应的位置上，显相同颜色的斑点。

【质量评价】 以粒大饱满，仁白，不破碎者为佳。采用高效液相色谱法测定，本品按干燥品计算，含苦杏仁苷（$C_{20}H_{27}NO_{11}$）不得少于3.0 %。

【化学成分】 主要成分为氰苷、脂肪油、酚酸类、甾醇等。其中，氰苷是其特征性成分和有效成分[1]。

1. 氰苷　苦杏仁苷（amygdalin）、野樱苷（prunasin）。

2. 脂肪油　亚油酸（linoleic acid）、油酸（oleic acid）、棕榈酸（palmitic acid）等。

3. 酚酸类　绿原酸（chlorogenic acid）、新绿原酸（neochlorogenic acid）、3′-阿魏酰奎宁酸（3′-feruloylquinic acid）、5′-阿魏酰奎宁酸（5′-feruloylquinic acid）等。

【性味归经】 苦，微温；有小毒。归肺、大肠经。

【功能主治】 降气止咳平喘，润肠通便。用于咳嗽气喘，胸满痰多，肠燥便秘。

【药理作用】

1. 止咳平喘作用　苦杏仁苷在体内能被肠道微生物酶或苦杏仁本身所含的苦杏仁酶水解，产生微量的氢氰酸与苯甲醛，对呼吸中枢有抑制作用，达到镇咳、平喘作用。

2. 对消化系统的作用　脂肪油能提高肠内容物对黏膜的润滑作用。

3. 抗肿瘤作用　苦杏仁苷能够选择性杀死癌细胞，而对正常细胞几乎无害；苦杏仁苷能帮助体内胰蛋白酶消化癌细胞的透明样黏蛋白膜，使体内白细胞更易接近癌细胞，并吞噬癌细胞；此外，苦杏仁苷有类似NaSCN和NaOCN的作用，能够影响胸腺嘧啶核苷进入肝瘤细胞DNA和肿瘤细胞对磷酸盐及氨基酸的吸收。

4. 降血脂作用　杏仁中的单不饱和脂肪酸有助于降低患者轻度升高的血脂。

5. 其他作用　苦杏仁苷具有抗突变作用，能减少由安乃近、灭滴灵、丝裂霉素C等引起的微核多染性红细胞的数量。苦杏仁油还有驱虫、杀菌作用，体外试验对人蛔虫、蚯蚓有杀死作用，并对伤寒、副伤寒杆菌有抗菌作用[2-3]。

【用药警戒或禁忌】 阴虚咳嗽及大便溏泻者禁服，婴儿慎服。杏仁有小毒，不宜过量服用。剂量大时，轻者可出现头晕乏力，吐泻，腹痛，上腹部灼烧感，血压升高，呼吸加快；严重者，呼吸明显减慢而表浅，昏迷，并可有强直性、阵发性痉挛，瞳孔散大，血压下降，最后因呼吸或循环衰竭而死亡。

【分子生药】 基于ITS序列设计的特异性鉴别引物G4-7可以用于桃仁和苦杏仁的鉴别研究。该研究设计的位点特异性引物在一定条件下的PCR反应中，桃仁能够扩增出333 bp清晰条带，而苦杏仁没有该条带[4]。

【附注】 甜杏仁为蔷薇科植物杏*Prunus armeniaca* L.的栽培品种。种子稍大而扁，长1.2～2.1cm，宽0.9～1.6cm，厚5～6mm，基部略对称，子叶接合面不现空隙。含苦杏仁苷约0.17%，脂肪油40%～60%。滋润养肺；用于肺虚咳嗽，大便燥结。

主要参考文献

[1] 李科友，史清华，朱海兰，等.苦杏仁化学成分的研究[J].西北林学院学报，2004，19(2)：124-126.

[2] 吕建珍，邓家刚.苦杏仁苷的药理作用研究进展[J].现代药物与临床，2012，27(5)：530-535.

[3] 朱友平，苏中武.苦杏仁苷的镇痛作用和无身体依赖性[J].中国中药杂志，1994，19(2)：105-107.

[4] 高琳惠，尹艳，李佳.基于ITS序列位点特异性PCR鉴别桃仁与苦杏仁[J].世界中医药，2017，12(9)：2190-2194.

（内蒙古医科大学　王晓琴　杨来秀　王素巍）

63. 苦豆根

Kudougen

SOPHORAE ALOPECUROIDIS RHIZOMA

【别名】西豆根、粉豆根、苦甘草。

【来源】为豆科植物苦豆子*Sophora alopecuroides* L.的干燥根茎。

【本草考证】历代本草无记载，始见于《中国沙漠地区药用植物》（1973）。

【原植物】多年生草本植物。枝多成帚状，密被灰色平伏的绢毛。奇数羽状复叶，互生，长6～15cm；小叶14～25，灰绿色，长圆形，长1.5～2.5cm，宽7～10mm，叶两面及叶轴均被绢毛，顶端小叶较小，带革质，先端钝，基部近圆，托叶小，钻形，宿存。总状花序顶生，长12～15cm；花密生，萼钟状，长约8mm，萼齿短三角状，密生平贴绢毛；花冠蝶形，黄色，较萼长2～3倍，旗瓣先端微凹，基部渐窄或具爪，翼瓣具耳；雄蕊10，1/4～1/3合生。荚果串珠状，长3～7cm，密生短细而伏的绢毛。种子多数，淡黄色，卵形。花期6月，果期7～8月。（图63-1）

主要为野生，适合生长于荒漠、半荒漠区内较潮湿的地段。分布于宁夏、新疆、内蒙古、甘肃、青海、西藏等地。

【主产地】主产于宁夏、新疆、内蒙古、甘肃、青海、西藏等西北省区。苦豆根道地产区为宁夏盐池、灵武，零星分布于红寺堡、同心、中宁、中卫县，以及内蒙古自治区（乌拉特中旗、伊金霍洛旗）、新疆维吾尔自治区（吉木乃县、伊宁县）、青海省（乐都县）和甘肃省（白银区、皋兰区）。

【采收与加工】夏、秋季采挖，洗净，切片，晒干。

【药材鉴别】

（一）性状特征

根茎长圆柱形，稍弯曲，一般切成长15～20cm的小段，直径0.5～2cm。表面棕黄色至褐色，具膨大的节与明显的节间，节处可见点状突起的细根痕；粗糙，有明显的纵皱纹及裂纹，部分栓皮脱落。质坚硬，不易折断，断面纤维性，淡黄色，平整的切面木质部作放射状排列，有裂隙。微有豆腥气，味苦。（图63-2）

（二）显微鉴别

1. 根茎横切面　木栓层细胞数列，含棕色或黑棕色物质。皮层及韧皮部纤维成束，散有草酸钙方晶。木射线宽2～4列细胞，木质部导管散列或成群，木纤维成束，木薄壁细胞稀少。髓部细胞类圆形。（图63-3）

2. 粉末特征　粉末淡黄白色。导管多为具缘纹孔及网孔导管，少有螺纹导管；纤维成束，壁厚，周围可见草酸钙

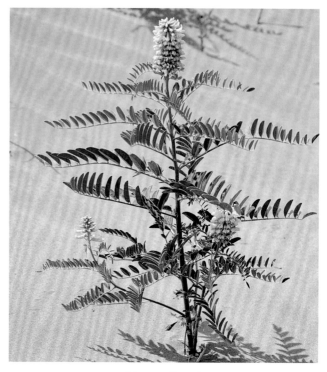

图63-1　苦豆子

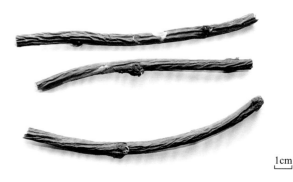

图63-2　苦豆根药材

1cm

方晶，形成晶纤维；淀粉粒单粒，类圆形、类椭圆形，脐点点状，复粒由2~4分粒组成。（图63-4）

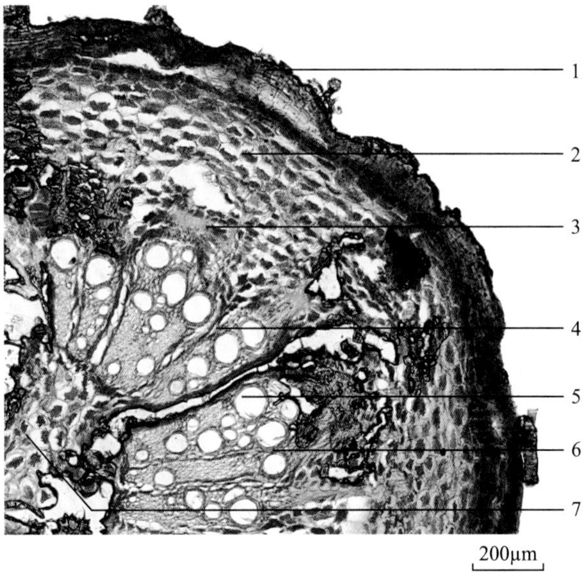

【化学成分】主要成分为生物碱类、黄酮类、有机酸类、多糖等。其中，生物碱类和黄酮类是其特征性成分和有效成分，喹喏里西啶类是其生物碱类的主要结构类型，异戊烯基黄酮是其黄酮类的主要结构类型。

1. 生物碱类　槐定碱（sophoridine）、野靛碱（cytisine）、氧化槐果碱（oxysophocarpine）、苦参碱（matrine）、氧化苦参碱（oxymatrine）、槐果碱（sophocarpine）、莱曼碱（lehmannine）、griffithine等。

2. 黄酮类　红豆酮纤体素A（alopecurone A）、红豆酮纤体素B（alopecurone B）、ε-viniferin、α-viniferin、pallidol、勒奇黄烷醇A（leachianol A）、槐属二氢黄酮G（sophoraflavanoneg）、槐属二氢黄酮I（sophoraflavanone I）、exiguachromone A、三叶豆紫檀苷（trifolirhizin）等[1]。

【性味归经】苦，寒；有毒。归心、肺、大肠经。

【功能主治】清肠燥湿，镇痛。主治湿热痢疾，肠炎泄泻，黄疸，湿疹，咽痛，牙痛，顽癣，烫伤。

图63-3　苦豆根横切面图

1. 木栓层　2. 皮层　3. 韧皮部　4. 射线　5. 导管　6. 木质部　7. 髓

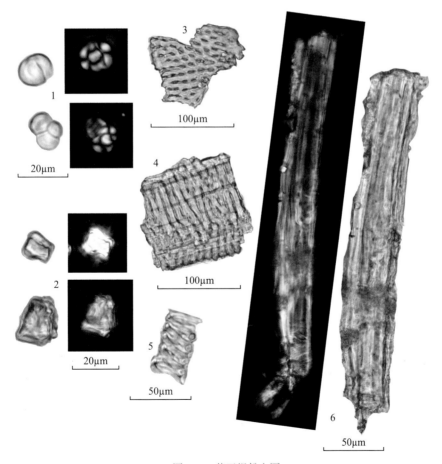

图63-4　苦豆根粉末图

1. 淀粉粒　2. 草酸钙方晶　3. 具缘纹孔导管　4. 网纹导管
5. 螺纹导管　6. 晶纤维

【药理作用】

1. 抗肿瘤作用　苦参碱通过抑制迁移或促发细胞凋亡对Hela 细胞、K562细胞[2]、胃癌细胞MKN45、人胆管癌细胞发挥明显的抑制作用。给予1.0mg/L氧化苦参碱48小时治疗后，人肝细胞瘤细胞SMMC-7721凋亡率高达60%，且通过影响细胞周期G_2/M和S相抑制癌细胞增值。苦参素、槐属二氢黄酮G可显著诱导肝细胞凋亡[3]。

2. 抑菌、抗病毒作用　治疗量下的氧化苦参碱治疗8个月抑制了乙肝病毒的感染和耐药性[4]。槐属二氢黄酮G具有对抗变异链球菌的功能。

3. 镇痛、抗炎作用　苦参碱具有对抗哮喘、结肠炎的效用，且对LPS诱导的急性肺损伤发挥抗炎效用，并对中枢胆碱系统也能发挥镇痛作用。氧化苦参碱有对抗神经性疼痛的镇痛效用，有望应用于坐骨神经痛系列疾病的治疗中。槐果碱具有外周和中央镇痛、抗炎作用[5]。槐属二氢黄酮G通过抑制炎症细胞因子发挥抗炎效用。

4. 保护心血管系统　苦参碱和氧化苦参碱通常用于治疗心血管系统疾病，并且常见于心脏疾病。苦参碱通过调节细胞内钙水平治疗心律失常和心力衰竭[6]。氧化苦参碱通过调节DDAH/ADMA 代谢通路治疗心力衰竭并具有保护肺高压的作用。槐果碱和槐定碱通常能阻断hERG K^+通路影响心脏动作电位的复极化。苦参素通过抑制THP-1细胞迁移与MCP-1细胞的结合、p42/44mARK的磷酸化治疗动脉粥样硬化。

5. 对中枢神经系统的保护作用　野靛碱具有保护皮质神经元、抗癫痫的作用，且通过影响多巴胺耗竭达到治疗帕金森的效用。氧化苦参碱、槐果碱对局灶性大脑缺血具有改善、保护作用[7]。槐定碱通过改善脑梗死和水肿发挥神经保护作用。苦豆根提取物槐属二氢黄酮G在抑郁治疗方面成效显著。

6. 其他作用　苦参碱具有对抗急性肺损伤，保护呼吸系统的作用。三叶豆紫檀苷对过敏性哮喘有一定的治疗作用[8]。苦参碱、氧化苦参碱和槐果碱均能减轻非酒精性脂肪肝引起的肝损伤，此外苦参碱具有阻止肝脏纤维化进程的作用[9]。氧化苦参碱能通过改善胰岛素分泌和胰岛敏感度缓解高血糖和高脂血症。苦豆根总黄酮能降低血糖和胰岛素水平，且其中槐属二氢黄酮G对抗糖尿病效果显著。野靛碱、苦豆碱、苦参碱等作为生物杀虫剂常被用来控制病虫害[10]。

【用药警戒或禁忌】苦豆根的最大安全用量与中毒剂量接近。临床使用时需注意毒性。

【附注】生物碱成分，特别是苦参碱和槐果碱均有神经毒性，临床使用时需特别留意并提前准备好预防措施。

主要参考文献

[1] Iinumam, Ohyamam, Tanaka T. Six flavonostilbenes and a flavanone in roots of *Sophora alopecuroides*[J]. Phytochemistry, 1995, 38(2): 519-525.

[2] Jiang H, Hou C, Zhang S, et al. Matrine upregulates the cell cycle protein E2F-1 and triggers apoptosis via themitochondrial pathway in K562 cells[J]. European Journal of Pharmacology, 2007, 559(2): 98-108.

[3] Kim B H, Won C, Lee Y H, et al. Sophoraflavanoneg induces apoptosis of human cancer cells by targeting upstream signals of STATs[J]. Biochemical Pharmacology, 2013, 86(7): 950-959.

[4] Wang Y P, Zhao W, Xue R, et al. Oxymatrine inhibits hepatitis B infection with an advantage of overcoming drug-resistance[J]. Antiviral Research, 2011, 89(3): 227-231.

[5] Gao Y, Li G, Li C, et al. Anti-nociceptive and anti-inflammatory activity of sophocarpine.[J]. Journal of Ethnopharmacology, 2009, 125(2): 324-329.

[6] Zhou Y, Wu Y, Deng L, et al. The alkaloidmatrine of the root of Sophora flavescens prevents arrhythmogenic effect of ouabain[J]. Phytomedicine, 2014, 21(7): 931-935.

[7] Yifeng M, Bin W, Weiqiao Z, et al. Neuroprotective effect of sophocarpine against transient focal cerebral ischemia via down-regulation of the acid-sensing ion channel 1 in rats[J]. Brain Research, 2011, 1382(9): 245-251.

[8] Yang N, Liang B, Srivastava K, et al. The Sophora flavescens flavonoid compound trifolirhizin inhibits acetylcholine induced airway smoothmuscle contraction[J]. Phytochemistry, 2013, 95(6): 259-267.

[9] Song CY, Shi J, Zeng X, et al. Sophocarpine alleviates hepatocyte steatosis through activating AMPK signaling pathway[J]. Toxicology in Vitro, 2013, 27(3): 1065-1071.

[10] Zanardi O Z, Ribeiro L D P, Ansante T F, et al. Bioactivity of amatrine-based biopesticide against four pest species of agricultural importance[J]. Crop Protection, 2015, 67: 160-167.

（宁夏医科大学　王汉卿　雍婧姣　宁夏药品检验研究院　王英华）

64. 苘麻子

Qingmazi

ABUTILI SEMEN

【别名】苘实、檾实、青麻子、野棉花子、白麻子。

【来源】为锦葵科植物苘麻Abutilon theophrasti Medic.的干燥成熟种子。

【本草考证】本品始载于《新修本草》："苘实，味苦，平，无毒。主赤白冷热痢，散服饮之，吞一枚破痈肿。"《图经本草》载："苘实，旧不载所出州土，处处有之。苗高四五尺或六七尺，叶似苎而薄，花黄，实壳如蜀葵，其中子黑色。九月、十月采实，阴干用。古方亦用根。"《本草纲目》载："苘麻，今之白麻也，多生卑湿处，人亦种之。叶大如桐叶，团而有尖，六、七月开黄花，结实如半磨形，有齿，嫩青，老黑，中子扁黑，状如黄葵子，其茎轻虚洁白，北人取皮作麻。其嫩子，小儿亦食之。"本草记载与现今所用苘麻基本一致[1]。

【原植物】一年生亚灌木状草本，高达1～2m。茎枝被柔毛。叶互生；叶

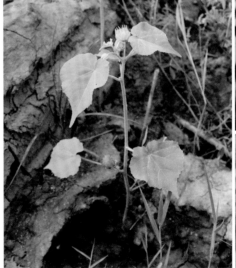
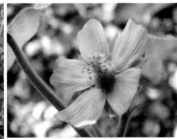
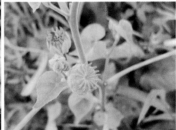

图64-1　苘麻

柄长3～12cm，被星状细柔毛；托叶早落；叶片圆心形，长5～10cm。花单生于叶腋，花梗长1～3cm，被柔毛，近顶端具节；花萼杯状，裂片5，卵形，长约6mm；花黄色，花瓣倒卵形，长约1cm；雄蕊柱平滑无毛；心皮15～20，排列成轮状。蒴果半球形，直径约2cm，长约1.2cm，被粗毛，顶端具长芒2。种子肾形，褐色，被星状柔毛。花期7～8月。（图64-1）

常见于路旁、荒地和田野间。我国除青藏高原不产外，其他各地均产，东北各地也有栽培。

【主产地】主产于四川、河南、江苏、湖北。

【栽培要点】

1. 生物学特性　幼苗较耐寒，一般5cm深度地温达10℃以上即可播种。

2. 栽培技术　以种子繁殖，苘麻地秋季深耕，种苘麻的地多为涝洼地，秋季不能耕翻，可在早春解冻时春耕，然后精细整平播种。适期早播，合理密植。

3. **病虫害** 病害：斑点病、露菌病、胴枯病、立枯病等。虫害：小地老虎、切根虫、玉米螟、小造桥虫、麻天牛等。

【采收与加工】 秋季采收成熟果实，晒干，打下种子，除去杂质。

【药材鉴别】

（一）性状特征

种子三角状扁肾形，长3.5～6mm，宽2.5～4.5mm，厚1～2mm。表面灰黑色或暗褐色，有白色稀疏绒毛，凹陷处有类椭圆状种脐，淡棕色，四周有放射状细纹。种皮坚硬，子叶2，重叠折曲，富油性。气微，味淡。（图64-2）

（二）显微鉴别

1. 种子横切面 表皮细胞1列，扁长方形，有的分化成单细胞非腺毛。下皮细胞1列，略径向延长。栅状细胞1列，长柱形，长约至88μm，壁极厚，上部可见线形胞腔，其末端膨大，内含细小球状结晶。色素层4～5列细胞，含黄棕色或红棕色物。胚乳和子叶细胞含脂肪油和糊粉粒，子叶细胞还含少数细水草酸钙簇晶。（图64-3）

2. 粉末特征 粉末黄褐色。栅状细胞多成片，表面观细胞多角形或类圆形，垂周壁增厚，细胞间隙不明显，胞腔小，呈星状；侧面观细胞1列，长柱形，长约至115μm，壁极厚，下部壁木化，上部壁非木化，上部可见线形胞腔，其末端膨大。表皮细胞表面观呈多角形，壁稍厚，其上常有单细胞非腺毛或基细胞。色素细胞多成片，扁长圆形，内含黄棕色或红棕色物。下皮细胞表面观呈类圆形、类长圆形或类多角形，壁不均匀点状增厚；下皮细胞断面观1列，类方形。另可见胚乳、子叶及种脐细胞。（图64-4）

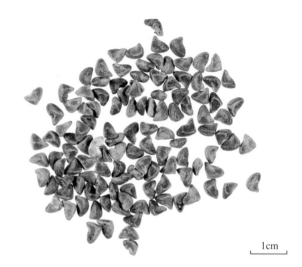

图64-2 苘麻子药材图

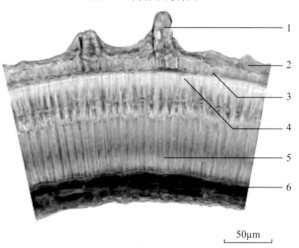

图64-3 苘麻子横切面图

1. 非腺毛 2. 表皮细胞 3. 下皮细胞 4. 光辉带
5. 栅状细胞 6. 色素细胞

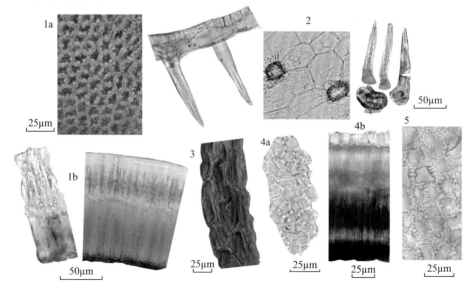

图64-4 苘麻子粉末图

1. 栅状细胞（a. 表面观 b. 侧面观） 2. 表皮细胞、非腺毛及基细胞 3. 色素细胞 4. 下皮细胞（a. 表面观 b. 侧面观） 5. 种脐细胞

（三）理化鉴别

薄层色谱　取本品粉末2g，置索氏提取器中，加石油醚（60～90℃）适量，加热回流至提取液无色，放冷，弃去石油醚液，药渣挥干，加乙醇30ml，超声处理30分钟，放冷，滤过，滤液浓缩至2ml，作为供试品溶液。另取苘麻子对照药材2g，同法制成对照药材溶液。照薄层色谱法试验，吸取上述两种溶液各5μl，分别点于同一硅胶G薄层板上，以三氯甲烷-丙酮-甲醇-甲酸（3∶1∶0.5∶0.1）为展开剂，展开，取出，晾干，喷以10%硫酸乙醇溶液，在110℃加热至斑点显色清晰，置紫外光灯（365nm）下检视。供试品色谱中，在与对照药材色谱相应的位置上，显相同颜色的荧光斑点。

【质量评价】以籽粒饱满、无杂质者为佳。照醇溶性浸出物测定法的热浸法测定，用乙醇作溶剂，浸出物不得少于17.0%。

【化学成分】主要成分为黄酮类、脂肪酸类和多糖等。以脂肪酸类为主[2-4]。

1. 黄酮类　飞燕草色素（delphinidin）、花青色素（cyanidin）、槲皮素（quercetin）、杨梅酮（myricetin）、儿茶素（catechin）、表儿茶素（epicatechin）等。

2. 脂肪酸类　棕榈酸（palmitic acid）、硬脂酸（stearic acid）、油酸（9-octadecenoic acid）、亚油酸（linoleic acid）等。

【性味归经】苦，平。归大肠、小肠、膀胱经。

【功能主治】清热解毒，利湿，退翳。用于赤白痢疾，淋证涩痛，痈肿疮毒，目生翳膜。

【药理作用】苘麻子水提物有明显利尿作用，其脂溶性成分有抗利尿作用；正己烷提取物有抗利尿作用；水、醇提取物有抑菌作用。

【分子生药】基于ITS2序列构建系统发育树可将冬葵子、苘麻子及其3个混伪品各自单独聚成一支，ITS2序列能够明显将其区分；此外，使用二维码技术与DNA条形码技术的结合可准确验证5个物种。鉴定结果显示，冬葵子和苘麻子与其他3个混伪品的K2P遗传距离为0.224～0.868，平均距离为0.630，种间遗传距离远大于种内遗传距离[5]。

主要参考文献

[1] 白宇明，郝近大.冠以"麻"字之称的6种常见药材的本草考证及混用辨析[J].中药材，2013，36(5)：835-838.

[2] 施昆明，李春英，李朝，等.苘麻化学成分研究进展[J].黑龙江医药，2015，28(2)：223-227.

[3] 马爱华，张俊慧，赵仲坤.冬葵子与苘麻子中脂肪酸的对比分析[J].时珍国医国药，1996，7(3)：153-154.

[4] 申长慧，高锦，王淼，等.苘麻子中脂肪酸成分的GC-MS分析[J].中国实验方剂学杂志，2013，19(19)：136-139.

[5] 高婷，辛天怡，宋洁洁，等.市售中药材冬葵子和苘麻子ITS2条形码鉴定[J].中草药，2017，48(13)：2740-2745.

（内蒙古医科大学　王晓琴　杨来秀　王素巍）

65. 虎掌草

Huzhangcao

ANEMONES RIVULARIS RADIX

【别名】溪畔银莲花、白花虎掌草、见风青、见风黄、蜜马常。

【来源】为毛茛科植物草玉梅 *Anemone rivularis* Buch.-Ham. ex DC. 的干燥根。

【本草考证】 本品始载于《滇南本草》："虎掌草，形似天南星……性寒，味微苦辣，有小毒……行经络，攻热毒，除胃痰。消红肿疖疔疮疽，血风疥癞，痰病结核，流痰横痃，外乳蛾、痄腮，内乳蛾、咽喉疼痛，牙根热毒。"《植物名实图考》以草玉梅一名收载："草玉梅生云南，铺地生叶，抽葶尖瓣白花积粉。"本草记载与现今所用虎掌草基本一致。

【原植物】 多年生草本。根状茎木质。基生叶3~5，有长柄；叶片肾状五角形，三全裂，中全裂片宽菱形或菱状卵形，有时宽卵形，三深裂，深裂片上部有少数小裂片和牙齿，侧全裂片不等二深裂，两面都有糙伏毛；叶柄有白色柔毛，基部有短鞘。花葶1（~3），直立；聚伞花序（1~）2~3回分枝；苞片3（~4），有柄，近等大，似基生叶，宽菱形，三裂近基部，一回裂片多少细裂，柄扁平，膜质；花萼片（6~）7~8（~10），白色，倒卵形或椭圆状倒卵形，外面有疏柔毛，顶端密被短柔毛；雄蕊长约为萼片之半，花药椭圆形，花丝丝形；心皮30~60，无毛，子房狭长圆形，有蜷卷的花柱。瘦果狭卵球形。5~8月开花。（图65-1）

生山地草坡、小溪边或湖边。主要分布于甘肃、广西西部、四川、贵州、云南、西藏等地。

【主产地】 主产于西藏、云南、四川、贵州等地。

【采收与加工】 全年均可采收，鲜用或晒干。

【药材鉴别】

（一）性状特征

根长圆柱形或类长圆锥形，稍弯曲，有的扭曲或分枝，长5~12cm，直径2~3cm。表面黑褐色或棕褐色，粗糙，具不规则的裂纹及皱纹。根头部略膨大，有残留的叶基、茎痕及灰白色绒毛，并有许多呈纤维状的叶迹维管束及纤维束。质硬而脆，易折断，断面不整齐，黄绿色。气微，味微苦。（图65-2）

（二）显微鉴别

1. 横切面　后生皮层为数列细胞，黄绿色，

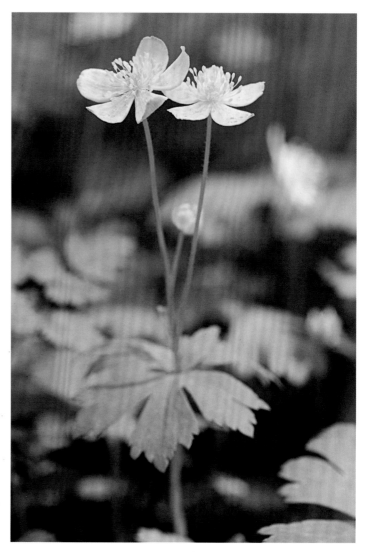

图65-1　草玉梅

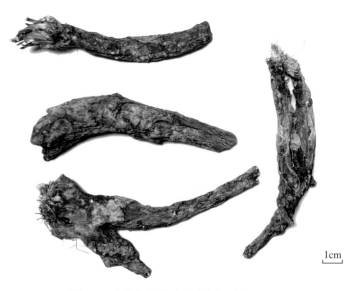

图65-2　虎掌草药材图（刘洋清　摄）

皮层较窄，细胞含黄棕色物；韧皮部宽广，筛管群径向排列；形成层成环；木质部导管散列，射线宽广，含黄棕色物。薄壁细胞含淀粉粒。

2. 粉末特征　粉末黄棕色。薄壁细胞多角形；网纹导管多见；纤维常单个存在；韧皮薄壁细胞纺锤形，表面有极微细的斜向交错纹理；可见黄棕色块状物，形状不一。(图65-3)

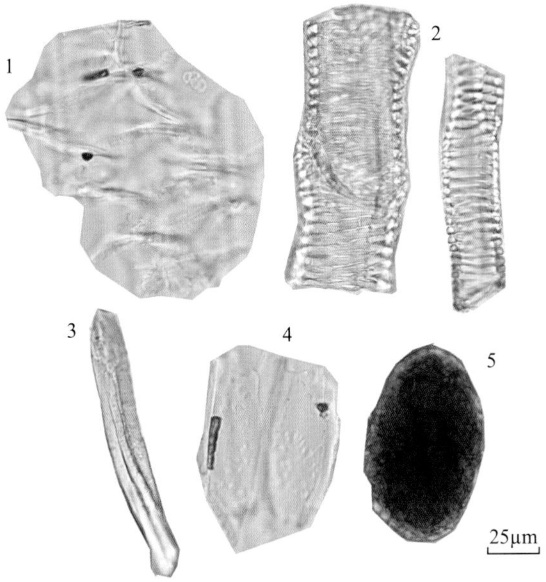

【化学成分】主要成分为白桦脂酸（betulinic acid）、草玉梅皂苷（rivu-larinin）、虎掌草皂苷（huzhangoside）A、B、C、D及皂苷（saponins）AR-1、AR-3等。

【性味归经】苦、辛，温；小毒。归肺、胃、肝经。

【功能主治】清热利湿，消肿止痛。用于咽喉肿痛，扁桃体炎，牙痛，胃痛，急、慢性肝炎，风湿疼痛，跌打损伤。

【药理作用】

1. 止咳作用　小鼠服虎掌草内酯有明显止咳作用（吸入二氧化硫引咳法）。

2. 祛痰作用　小鼠灌服虎掌草苷，祛痰作用非常显著（酚红法）。对离体豚鼠气管均无松弛作用。

3. 抗肿瘤作用　虎掌草醇提物具有明显的体内、外抗肿瘤活性，其活性可能与增强动物免疫力、提升小鼠血清IL-2、TNF-α水平有关[1]。

图65-3　虎掌草粉末图

1. 薄壁细胞　2. 导管　3. 纤维　4. 韧皮薄壁细胞　5. 黄棕色块状物

主要参考文献

[1] 吴德松，刘佳，韦迪，等.虎掌草醇提物抗肿瘤活性及免疫调节作用研究[J].云南中医中药杂志，2015，36(7)：58-60.

（北京中医药大学　刘春生　杨瑶珺　常晓茜）

66. 罗布麻叶

Luobumaye

APOCYNI VENETI FOLIUM

【别名】吉吉麻、羊肚拉角、泽漆麻。

【来源】为夹竹桃科植物罗布麻*Apocynum venetum* L.的干燥叶。

【本草考证】本品始载于《神农本草经》，称"漆叶"，《后汉书》称其为漆叶，又名泽漆麻。陶弘景在《名医别录》中提及"泽漆"，一名漆茎，大戟苗也。《新修本草》称"泽漆"。《崔氏纂要方》载："漆叶疗水月中盛满，气急喘咳，小便涩如血者。"《图经本草》载："泽漆以叶入药，可疗水肿盛满，气急喘咳，小便如血者……今冀州、鼎州、明州及近道亦有之。"并附有冀州泽漆图，根较粗大，叶为卵状披针形，中脉明显，花序既有顶枝发出，又在侧枝上发出，上述特征与罗布麻特征相同。本草记载与现今所用罗布麻基本一致[1]。

【原植物】直立半灌木，具乳汁；植株高1.5～3m。枝条通常对生，无毛，紫红色或淡红色。叶对生，在分枝处为近对生；叶片椭圆状披针形至卵圆状矩圆形，两面无毛，叶缘具细齿。花萼5深裂；花冠紫红色或粉红色，圆筒形钟状，两面具颗粒突起；雄蕊5枚；子房由2离生心皮组成。蓇葖果叉生，下垂，箸状圆筒形；种子细小，顶端具一簇白色种毛。花期4～9月（盛开期6～7月），果期7～12月（成熟期9～10月）。（图66-1）

多生长于河滩、草滩、多石的山沟、山坡的砂质土、盐碱地及林缘湿地。罗布麻在我国分布广泛，规模化种植主要在新疆阿勒泰地区。

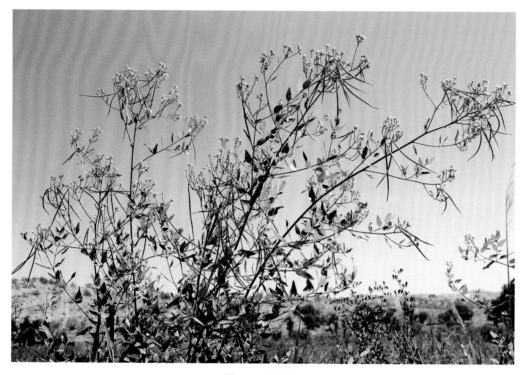

图66-1 罗布麻

【主产地】主产于新疆、甘肃、青海、陕西。

【栽培要点】

1. 生物学特性　罗布麻对环境要求不严。大量成片地分布于盐碱、沙荒地区，耐寒耐旱，耐碱耐风，适于多种气候和土质，即使在夏季干旱、温度50℃以上的吐鲁番盆地也能生长良好。

2. 栽培技术　可用种子、根茎切段繁殖或分株繁殖。种子繁殖：宜在含盐碱较少的砂壤土上直播。根茎切段繁殖：以早春或冬季栽植为好。分株繁殖：春、秋两季连须根分离移栽。

3. 病害　颈斑病、叶锈病。

【采收与加工】仲夏前采摘，除去杂质，干燥。

【药材鉴别】

（一）性状特征

叶多皱缩卷曲，有的破碎，完整叶片展平后呈椭圆状披针形或卵圆状披针形，淡绿色或灰绿色，先端钝，有小芒尖，基部钝圆或楔形，边缘具细齿，常反卷，两面无毛，叶脉于下表面突起；叶柄细，质脆。气微，味淡。（图66-2）

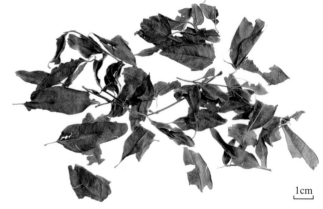

1cm

图66-2 罗布麻叶药材图

（二）显微鉴别

1.叶表面观　上、下表皮细胞多角形，垂周壁平直，表面有颗粒状角质纹理；气孔平轴式。

2.叶横切面　表皮细胞扁平，外壁突起。叶两面均具栅栏组织，上表皮内栅栏细胞多为2列，下表皮内多为1列，细胞极短，海绵组织细胞2～4列，含棕色物。（图66-3）

3.粉末特征　粉末淡绿色。表皮细胞长方形或方形，外被角质层及乳突状凸起，可见单细胞非腺毛；叶两面均具栅栏组织，上表皮内栅栏细胞多为2列，下表皮内多为1列细胞，细胞极短，气孔多见，平轴式。海绵组织细胞2～4列，含棕色物，其中有大量导管及乳汁管；主脉维管束双韧型。螺纹或环纹导管。（图66-4）

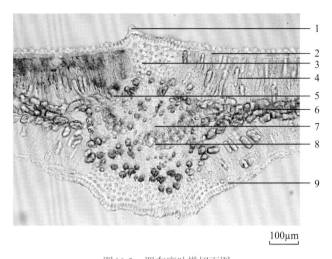

100μm

图66-3　罗布麻叶横切面图

1.非腺毛　2.上表皮细胞　3.厚角组织　4.栅栏细胞　5.乳汁管
6.海绵组织　7.韧皮部　8.木质部　9.下表皮细胞

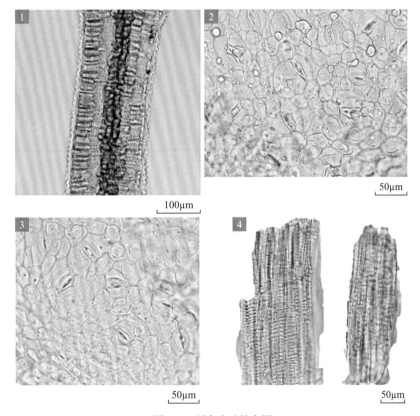

图66-4　罗布麻叶粉末图

1.栅栏细胞　2.上表皮细胞气孔　3.下表皮细胞气孔　4.导管

（三）理化鉴别

薄层色谱　取样品粉末1g，加乙醚50ml，加热回流提取1小时，放冷，滤过，弃去乙醚液，残渣加水25ml，加热回流提取1小时，放冷，滤过，滤液用乙酸乙酯振摇提取2次，每次20ml，合并乙酸乙酯液，蒸干，残渣加甲醇1ml使溶解，作为供试品溶液。另取罗布麻叶对照药材，同法制成对照药材溶液。照薄层色谱法试验，分别吸取上述供试品溶液和对照药材溶液各5μl，分别点于同一硅胶G薄层板上。以三氯甲烷–甲醇–水（13：7：2）作为展开剂，以5%三氯化铝乙醇溶液作为显色剂，展开，取出，晾干，105℃加热至斑点显色清晰，置紫外光灯（365nm）下检视。供试品色谱中，在与对照药材色谱相应的位置上，显相同颜色的斑点。（图66-5）

【质量评价】以完整、色绿者为佳。采用高效液相色谱法测定，本品按干燥品计算，含金丝桃苷（$C_{21}H_{20}O_{12}$）不得少于0.30%。

【化学成分】主要成分为黄酮及黄酮醇苷类、黄烷类、苷类、有机酸及甾醇等。

1. 黄酮及黄酮醇苷类　芦丁、金丝桃苷、槲皮素-3-O-sophoroside、异槲皮苷、黄芪甲苷、槲皮素、山奈酚、黄芪甲苷、三叶草苷等。黄烷类包括表儿茶素、儿茶素、没食子儿茶素、夹竹桃麻素A～D、金鸡纳碱等。

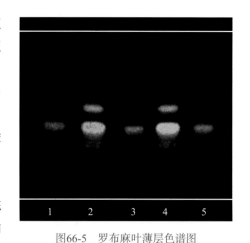

图66-5　罗布麻叶薄层色谱图
1. 样品（采自新疆温泉县）3. 样品（采自新疆博乐市）5. 样品（采自新疆精河县）2、4. 罗布麻叶对照药材

2. 苷类　罗布麻苷Ⅰ～Ⅱ、苯乙醇木吡喃糖基、葡吡喃糖苷、葡吡喃糖苷、苯甲醇木吡喃糖基、葡吡喃糖苷等。

3. 有机酸类　绿原酸（chlorogenic acid）、香草酸（4-hydroxy-3-methoxy benzoic acid）等。

4. 其他　羽扇豆醇、植物甾醇、胡萝卜苷等[2-3]。

【性味归经】甘、苦，凉。归肝经。

【功能主治】平肝安神，清热利水。用于肝阳眩晕，心悸失眠，浮肿尿少。

【药理作用】

1. 降压作用　在不同高血压大鼠模型中，罗布麻水提物长期治疗后观察到血压降低[4]。

2. 强心作用　体外研究显示罗布麻乙醇提取物有增加离体豚鼠心房的收缩力和脉冲趋势，及抗血小板凝集、清除自由基等活性[5]。

3. 保肝作用　在动物模型中，罗布麻水提取物可以保护化学性损伤的肝脏[6]。

4. 情志调节作用　采用经典的小鼠强迫游泳和悬尾抑郁模型，观察罗布麻叶总黄酮的抗抑郁作用。小鼠在高架十字迷宫试验表明罗布麻叶乙醇提取物具有假定的抗焦虑样活性[7-8]。

【分子生药】psbA-trnH、matK序列可以准确鉴别罗布麻与白麻Poacynum pictum、大叶白麻Poacynum hendersonii[9]。

【附注】目前药材市场销售的罗布麻叶中，还包括白麻Poacynum pictum及大叶白麻Poacynum hendersonii。其中：大叶白麻收载于《新疆维吾尔自治区维吾尔药材标准》。

《中国植物志》中罗布麻Apocynum enetum 为罗布麻属，白麻Poacynum pictum及大叶白麻Poacynum hendersonii则为白麻属；而《Flora of China》则取消了白麻属，将白麻Poacynum pictum 并入罗布麻属，大叶白麻Poacynum hendersonii未予收载。

主要参考文献

[1] 肖正春，张卫明. 我国古代对罗布麻的称谓及研究考[J]. 中国野生植物资源，2016，35(3)：55-57.

[2] Song R J, Zhou J. Microemulsion liquid chromatographicmethod for simultaneous separation and determination of six flavonoids of Apocynum venetum leaf extract[J]. Journal of Chromatography B, 2015, 995: 8-14.

[3] Wenyan Xie, Xiaoying Zhang, Tian Wang, et al. Botany, traditional uses, phytochemistry and pharmacology of Apocynum venetum L.（Luobuma）: A review[J]. Journal of Ethnopharmacology, 2012, 141(1): 1-8.

[4] 郑梅竹，吴山力，时东方，等. 罗布麻叶总黄酮抗抑郁作用及其机制研究[J]. 中草药，2012，43(12)：2468- 2470.

[5] Xiangting Li, Ting Wu, Zhonghai Yu, et al. Apocynum venetum leaf extract reverses depressive-like behaviors in chronically

stressed rats by inhibiting oxidative stress and apoptosis[J]. Biomedicine & Pharmacotherapy, 2018, 100: 394-406.

[6] Meizhu Zheng, Yajun Fan, Dongfang Shi, et al. Antidepressant-like effect of flavonoids extracted from *Apocynum venetum* leaves on brainmonoamine levels and dopaminergic system[J]. Journal of Ethnopharmacology, 2013, 147(1): 108- 113.

[7]Grundmann O, Nakajima J I, Seo S, et al. Anti-anxiety effects of *Apocynum venetum* L. in the elevated plusmaze test[J]. Journal of Ethnopharmacology, 2007, 110(3): 406-411.

[8] Rena Kasimu, Zhenzhen Fan, Xinling Wang, et al. Anti-platelet aggregation activities of different fractions in leaves of *Apocynum venetum* L.[J]. Journal of Ethnopharmacology, 2015, 168: 116-121.

[9] 谭秀芳，樊丛照，李晓瑾，等. 基于ITS、*psbA-trnH*及*matK*序列的罗布麻资源分子系统学研究[J]. 中国现代中药，2015，17(10)：997-1003.

（新疆维吾尔自治区中药民族药研究所　樊丛照　祁志勇　艾比拜罕·麦提如则
新疆维吾尔自治区药检所　沙拉麦提·艾力　白宇　佟瑞敏）

67. 金沸草

Jinfeicao
INULAE HERBA

【别名】金佛草、旋覆梗、毛柴胡。

【来源】为菊科植物旋覆花*Inula japonica* Thunb.或条叶旋覆花*Inula linariifolia* Turcz.的干燥地上部分。

【本草考证】本品始载于《神农本草经》，列为下品。《名医别录》载："生平泽川谷，五月采花。"《图经本草》载："二月以后生苗，多近水旁，大似红蓝而无刺，长一二尺已来，叶如柳，茎细，六月开花如菊花，小铜钱大，深黄色。"《证类本草》所载随州旋覆花与《本草纲目》所载旋覆花图均为现今所用旋覆花。本草记载植物形态与现今所用旋覆花基本一致。

【原植物】

1. 旋覆花　多年生草本，高30～60cm，全株密被白绵毛。茎直立，少分枝。基部叶花后凋落；中部叶互生，长椭圆状披针形或披针形，长5～10cm，宽1～3cm，先端尖，基部渐狭稍有耳，半抱茎，边缘有微齿，或全缘，下面有疏伏毛和腺点，上部叶渐小。头状花序直径3～4cm，单生或3～5个于枝端排成伞房状；总苞半球形，苞片5层，外面密被白色毛；花黄色，边缘舌状花，雌性，先端3齿裂；中央筒状花，长约5mm，先端5裂，雄蕊5，花药基部箭形，有纤细的长尾。子房下位，柱头2裂。瘦果长椭圆形，有纵棱10条并有疏毛；冠毛长约5mm，灰白色。花期7～10月，果期8～11月。（图67-1）

生于海拔150～2400m的山路旁、湿润草地、河岸、田埂上。主要分布于东北、华北、西北及华东。

2. 条叶旋覆花　与旋覆花的区别为：叶线状披针形，边缘反卷，基部渐狭，无小耳。头状花序，直径1.5～2.5cm；总苞片外面有腺，被柔毛。（图67-2）

生于海拔150～500m的山坡、荒地、路旁、河岸等处。主要分布于吉林、辽宁、黑龙江等地。

【主产地】主产于河南、江苏、河北、浙江、安徽等地。

【栽培要点】

1. 生物学特性　喜温暖湿润气候。以土层深厚、疏松肥沃、富含腐殖质的砂质壤土栽培为宜。重黏土及过干燥

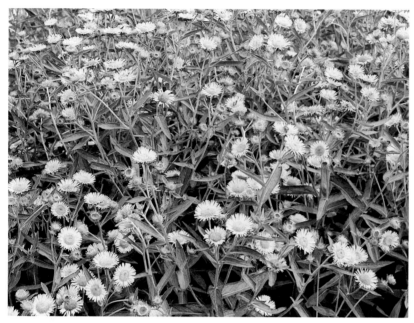

图67-1　旋覆花（陈虎彪　摄）

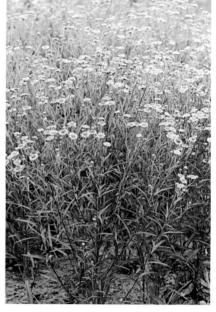

图67-2　条叶旋覆花

地不宜栽培，忌连作。

2.栽培技术　种子繁殖：可条播，穴播。分株繁殖：3～4月挖掘植株分蘖苗及根芽，穴栽。

3.病害　根腐病等。

【采收与加工】夏、秋二季采割，晒干（不能暴晒）。

【药材鉴别】

（一）性状特征

1.条叶旋覆花　茎呈圆柱形，上部分枝，长30～70cm，直径0.2～0.5cm；表面绿褐色或棕褐色，疏被短柔毛，有多数细纵纹；质脆，断面黄白色，髓部中空。叶互生，叶片条形或条状披针形，长5～10cm，宽0.5～1cm；先端尖，基部抱茎，全缘，边缘反卷，上表面近无毛，下表面被短柔毛。头状花序顶生，直径0.5～1cm，冠毛白色，长约0.2cm。气微，味微苦。

2.旋覆花　叶片椭圆状披针形，宽1～2.5cm，边缘不反卷，头状花序较大，直径1～2cm，冠毛长约0.5cm。（图67-3）

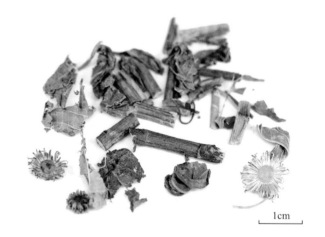

1cm

图67-3　金沸草药材图

（二）显微鉴别

1.叶表面观

（1）条叶旋覆花　叶上表皮细胞多角形，垂周壁近平直；下表皮细胞垂周壁波状弯曲，气孔多见。腺毛略呈棒槌形，头部5～18细胞，单列或双列，外被角质层。腺毛只存于叶下表皮。非腺毛4～7细胞，多碎断，完整者长500～1300μm，顶部细胞较长。（图67-4）

（2）旋覆花　叶上、下表皮细胞多角形，垂周壁波状弯曲。

2.茎横切面　表皮细胞1列，切向长15～26μm，外被角质层。皮层细胞5～10列，切向长30～78μm，胞间隙大而明显；内皮层细胞1列，扁平长方形，径向壁有时可见凯氏点。维管束外韧型，13～19个排列成环，韧皮部狭。

初生韧皮纤维新月形，位于韧皮部外侧；木质部由导管、木薄壁细胞、木纤维组成，细胞均木化，木射线细胞2～4～10列，常木化，韧皮射线非木化。髓周常有数列细胞木化，中心细胞破碎成空洞。

【质量评价】 以色绿褐、叶多、带花者为佳。照醇溶性浸出物测定法项下的热浸法测定，用乙醇作溶剂，本品浸出物不得少于5.0%。

【化学成分】

1.旋覆花　旋覆花地上部分主要化学成分为倍半萜内酯类、黄酮类等。其中，倍半萜内酯类是其特征性成分及活性成分。

（1）倍半萜内酯类　旋覆花次内酯（inulicin）、旋覆花内酯（inuchinenolide）A、B、C，欧亚旋覆花内酯（britanin）、异土木香内酯（isoalantolactone）、4-表异黏性旋覆花内酯（4-epiisoinuviscolide）、豚草素（ivalin）、天人菊内酯（garllardin）等。

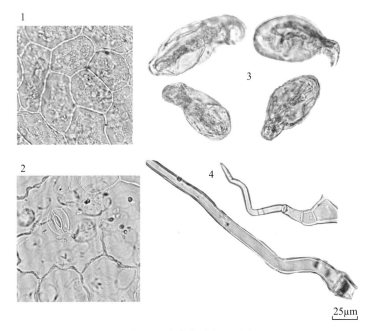

图67-4　金沸草叶表面观图
1.叶上表皮细胞　2.叶下表皮细胞　3.腺毛　4.非腺毛

（2）黄酮类　quercetin、5,7-dihydroxy-3,3′,4′-trimethoxyflavone、spinacetin、axillarin、eupatin、casticine、apigenin、luteolin、6-hydroxyapigenin[1]。

（3）其他　蒲公英甾醇（taraxasterol）、银胶菊素（tomentosin）等。

2.条叶旋覆花　条叶旋覆花地上部分主要化学成分为倍半萜类、黄酮类等[2]。

（1）倍半萜类及其二倍体　线叶旋覆花素、5α,6α-eposy-2α-acetoxy-4α-hydroxyl-1β,7α-guaia-11（13）-en-12,8α-olide、8β-propionyl-inusoniolide、6α-hydroxy-tomentosin、2α-acetoxy-4α-hydroxyl-1β-guaia-11（13）,10（14）-dien-12,8α-olide、lineariifolianoid、线叶旋覆花双素A等。

（2）黄酮类　泽兰黄醇素（eupatin）、菠叶素（spinacetin）、刚毛黄酮（hispidulin）等。

（3）其他　α-菠甾醇、β-谷甾醇、蒲公英甾醇乙酰酯、焦袂康酸、安息香醛等。

【性味归经】 苦、辛、咸，温。归肺、大肠经。

【功能主治】 降气、消痰、行水。用于外感风寒、痰饮蓄结、咳喘痰多、胸膈痞满。

【药理作用】

1.抗肿瘤作用　旋覆花地上部分得到的倍半萜内酯类化合物异土木香内酯体外实验显示可抑制Hela、HOC-21及HAC-2肿瘤细胞生长，半数抑制浓度分别为32.74、19.65、11.49μmol/L[3]。

2.抗菌作用　金沸草煎剂对金黄色葡萄球菌、肺炎双球菌、铜绿假单胞菌、大肠埃希菌均有抑制作用。

3.抗炎、抗哮喘作用　旋覆花的乙醇提取物具有较强的抗炎、抗哮喘作用。活性化合物是6α-isovaleryloxy-1-hydroxy-4αH-1,10-secoeudesma-5(10),1(13)-dien-12,8β-olide和1,6-二乙酰基大花旋覆花内酯（1,6-O,O-diacetylbritannilactone）[4]。

4.神经系统保护作用　旋覆花总黄酮对谷氨酸诱导的神经元氧化应激具有显著保护作用，可促进神经干细胞向神经元分化，在神经损伤修复中可发挥积极作用[5]。

【附注】

1.欧亚旋覆花*Inula britannica* L.、湖北旋覆花*I. hupehensis*（Ling）Ling的地上部分也可作金沸草入药，功效相似。

2. 旋覆花或欧亚旋覆花的花序入药，称旋覆花；味苦、辛、咸，性微温；具有降气、消痰、行水、止呕的功能。旋覆花的根入药，称旋覆花根；味咸、性温；具有祛风湿、平喘咳、解毒生肌的功能。

主要参考文献

[1] QIN Jiang-Jiang, ZHU Jia-Xian, ZHU Yan, et al. Flavonoids from the Aerial Parts of *Inula japonica*[J]. Chin J Natmed, 2010, 8(4): 257-258.

[2] 聂利月. 线叶旋覆花的活性成分研究[D]. 上海：上海交通大学，2010.

[3] 范丽丽，程江南，张涛，等. 旋覆花属植物化学成分及药理活性的研究进展[J]. 中医药导报，2017，23(13)：40-43.

[4] 陈曦. 旋覆花中倍半萜内酯类成分的抗炎作用及其机制研究[D]. 天津：天津医科大学，2016.

[5] 李鹏涛，杨晓楠，张辉，等. 旋覆花提取物对神经损伤后再生与修复作用研究进展[J]. 河北北方学院学报，2017，33(4)：57-60.

（中国医学科学院药用植物研究所　姚霞　北京中医药大学　张媛　曾祥妮）

68. 泡囊草

Paonangcao

PHYSOCHLAINAE RADIX ET HERBA

【别名】大头狼毒、汤乌普。

【来源】为茄科植物泡囊草*Physochlaina physaloides*（L.）G. Don的干燥根或全草。

【本草考证】本品始载于《无误蒙药鉴》："根粗壮，叶厚具皱，花似白布袋，花灰黄色，种子肾形黑色，根老化呈油性者为佳。"《认药白晶鉴》载："唐普日木有两种，白色的生于山岩草坪上，根、茎粗壮，叶厚，花似白色布袋，种子似决明子，味苦。"本草记载与现今所用泡囊草基本一致。

【原植物】多年生草本。高30～50cm。根茎肉质肥大。茎直立，自基部丛生，被毛。叶互生；叶柄长2～6cm，被长柔毛，茎下部叶鳞片状，中部及上部叶卵形、阔卵形或三角状阔卵形，先端渐尖，基部通常阔楔形，而沿叶柄下延，全缘或微波状。伞房花序顶生，有鳞片状苞片，花萼钟形，裂片5，短，紫色；花冠钟形，筒长1～2cm，5裂，裂片长圆形，长约1cm，雄蕊5，着生于花冠管中部；雌蕊花柱丝状，蒴果中部以上环裂，包藏在膨大的宿存萼内。种子多数，扁肾状。花期4～5月，果期6～7月。（图68-1）

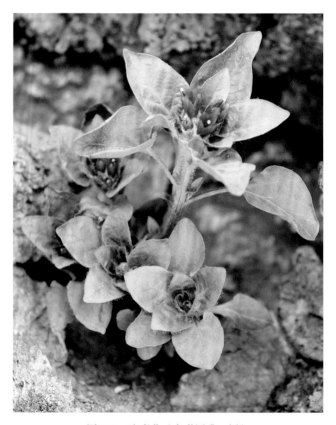

图68-1　泡囊草（席琳图雅　摄）

生于500～2000m山坡草地、林边。主要分布于新疆（准噶尔盆地和阿尔泰山）、内蒙古、黑龙江和河北。

【主产地】主产于内蒙古自治区锡林郭勒阿巴嘎旗、呼伦贝尔鄂温克旗和乌兰察布市。

【栽培要点】

1. 生物学特性　喜生长在中等湿度的山坡、山沟和草地，生长区土壤以钙质土为主。

2. 栽培技术　沙藏法能保存种子；冬季直播，种子于翌年4月初出苗，第5～8天为苗盛期，以11月初播种，出苗期早出苗率高。种子成熟期25～30天，每果有2～33粒种子，侧枝花期较迟，基本不结果或果实不能成熟。6月下旬开始夏季休眠，10月中旬开始冬季休眠。夏季休眠结束长出新枝叶，于9月上旬第2次开花，基本不结果[1]。

【采收与加工】夏季采全草，阴干。秋季地上部枯萎期挖根，去净泥土、晒干。

【药材鉴别】

（一）性状特征

根近长圆柱形，长10～14cm，直径2～3.5cm，根头顶端有2～3个茎基痕及点状突起，主根下部常有2～3个分枝；表面棕褐色或淡棕色，有明显的横向突起的皮孔。质轻、断面木部占绝大部分，可见4～5层同心环纹，且有多数放射状裂隙。气弱，味微苦。

（二）显微鉴别

1. 支根横切面　木栓层为6～12列木栓细胞，栓内层及韧皮部狭窄。形成层成环。木质部射线宽，导管较少，单个稀疏径向排列，导管内侧有木间韧皮部。可见单列导管中有略等距的导管群，形成4～5层同心环状，木射线中常有径向裂隙。韧皮部、木射线内有含草酸钙砂晶细胞。

2. 根横切面　木栓层为10数列木栓细胞，栓内层和韧皮部均较窄，韧皮射线宽。形成层环状，木质部占大部分，导管多单列，其间有略等距的导管群排成4～5层同心环状，导管内侧可见木间韧皮部，木射线常有裂隙。本品薄壁细胞含草酸钙砂晶。

【化学成分】主要成分有生物碱类、黄酮类和香豆素类。

1. 生物碱类　山莨菪碱（anisodamine）、莨菪碱（hyoscyamine）、东莨菪碱（scopolamine）、阿托品（atropine）、红古豆碱（cusohygrine）等。

2. 黄酮类　新异芸香苷（neoisorutin）、芸香苷（rutin）、槲皮素-3-（β-D-吡喃葡萄糖基-4-β-D-吡喃葡萄糖苷）〔quercetin-3-（β-D-glucopyranosyl-6β-L-rhamnopyranosyl-4-β-D-glu-cospyranoside）〕等。

3. 香豆素类　7-甲氧基香豆素（7-methoxycoumarin）、7-羟基香豆素（7-hydroxycoumarin）、6,7,8-三甲氧基香豆素（6,7,8-trimethoxycoumarin）、8-羟基-6,7-二甲氧基香豆素（8-hydroxy-6,7-dimethoxycoumarin）、6,7-二羟基-8-甲氧基香豆素（6,7-dihydroxy-8-methoxycoumarin）等[2-4]。

【性味归经】根：甘，微苦，热，有毒。全草：苦，平；有毒。

【功能主治】根：补虚温中，安神定喘。用于虚寒泄泻，劳伤，咳嗽痰喘，心慌不安。全草：清热解毒，祛湿杀虫。用于中耳炎，鼻窦炎，咽喉肿痛，疮痈肿毒，头痛。

【药理作用】泡囊草的生品和炮制品均可抑制二甲苯刺激小鼠耳部诱发的急性渗出性炎症反应，使肿胀程度减小，具有良好的镇痛抗炎作用。

【用药警戒与禁忌】根及全草均有毒，毒性成分为托烷类生物碱，用时请注意。研究表明蒙药泡囊草经炮制后其毒性的变化规律为奶制品＜煎膏制品＜生品[5]。

【附注】

1. 泡囊草中的山莨菪碱含量随植物年龄的增长而增高，随外界温度降低而下降。8月下旬含量降低，可能与泡囊草夏季休眠结束重新长出枝叶和孕蕾有关。

2. 茄科的某些植物在寒冷期晶形的生物碱会变成非晶形的而没有治疗作用生物碱，故作为山莨菪碱资源植物泡囊草根的适宜采收期不是冬季，而是7月或9月。

主要参考文献

[1] 陈鹭声，司德昭.北京地区泡囊草的引种和生物学特性观察[J].药学学报，1984，19(11)：869-875.

[2] 红艳，王青虎，郝俊生，等.蒙药泡囊草化学成分的分离与鉴定[J].中国药物化学杂志，2018，28(03)：232-236.

[3] 刘永漋，谢凤指.泡囊草（*Physochlaina physaloides* G.Don）中生物碱的研究[J].药学学报，1979，14(8)：497-501.

[4] 黄月，王金辉，俞腾飞.蒙药泡囊草的化学成分及药理作用研究[J].北方药学，2014，11(1)：94-95.

[5] 张宏宇，宋宏春，云彩麟，等.泡囊草生品与奶制品药效学研究[J].中国民族医药杂志，2008(3)：53-55.

（甘肃中医药大学　晋玲　韦翡翡　马晓辉　吕蓉）

69. 泽漆

Zeqi

EUPHORBIAE HELIOSCOPIAE HERBA

【别名】五朵云、猫眼草、五凤草、灯台草、倒毒伞。

【来源】为大戟科植物泽漆*Euphorbia helioscopia* L.的干燥全草。

【本草考证】本品始载于《神农本草经》，列为下品。《本草纲目》载："春生苗，一科分枝成丛，柔茎如马齿苋，绿叶如苜蓿叶，叶圆而黄绿，颇似猫睛，故名猫儿草，茎头凡五叶中分，中抽小茎五枝，每枝开细花青绿色，复有小叶承之，整齐如一，故又名五凤草、绿叶绿花草，掐茎有白汁粘人，其根白色有硬骨。"本草记载与现今所用泽漆基本一致。

【原植物】一年生或两年生草本。茎无毛，基部紫红色，上部淡绿色，分枝多而斜展向上。叶互生，倒卵形或匙形，先端钝圆或微凹缺，基部宽楔形，无柄，边缘在中部以上有细锯齿。茎顶端具5片轮生叶状苞，与下部叶相似，但较大。多歧聚伞花序顶生，有5伞梗，每伞梗又生出3小伞梗，每小伞梗又第三回分为2叉；杯状花序钟形，总苞片顶端4浅裂，裂间腺体4，肾形；子房3室；花柱3。蒴果光滑无毛；种子卵形，表面有凸起的网纹。（图69-1）

生于山沟、路旁、荒野及湿地。我国除新疆、西藏外，均有分布。

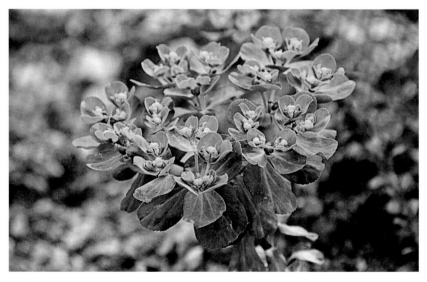

图69-1　泽漆

【**主产地**】主产于江苏、浙江。全国大部地区亦产。

【**采收与加工**】4～5月开花时采收全草，晒干。

【**药材鉴别**】

（一）性状特征

本品呈段状，有时具黄色的肉质主根。根顶部具紧密的环纹，外表具不规则的纵纹，断面白色，木质部成放射状；茎圆柱形，鲜黄色至黄褐色，表面光滑或具不明显的纵纹，有明显的褐色条形叶痕；叶暗绿色，常皱缩，破碎或脱落；茎顶端具多数小花及灰色的蒴果；总苞片绿色，常破碎。气酸而特异，味淡。（图69-2）

（二）显微鉴别

粉末特征 粉末淡黄绿色。叶表皮细胞类多角形，内含有细小的方晶或短棒状草酸钙结晶；花粉粒较少，棕黄色，圆球形，直径约15～20μm，外壁具颗粒状突起，萌发孔3个；纤维众多，多成束，稀有单个散在，直径15～35μm，木化；可见具缘纹孔导管、螺纹导管[1-3]。（图69-3）

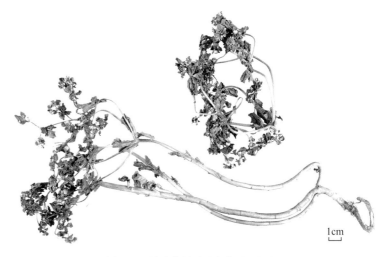

图69-2 泽漆药材图（彭华胜 摄）

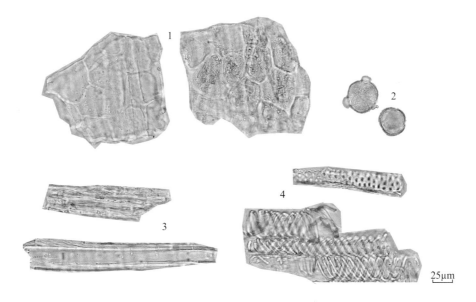

图69-3 泽漆粉末图

1.表皮细胞 2.花粉粒 3.纤维 4.导管

（三）理化鉴别

薄层色谱 取本品粉末1g，加甲醇20ml，加热回流15分钟，放冷，滤过，滤液浓缩至约1ml，作为供试品溶液。另取泽漆对照药材1g，同法制成对照药材溶液。照薄层色谱法试验，吸取上述两种溶液各10μl，分别点于同一硅胶G薄层板上，以甲苯-乙酸乙酯-甲酸（10∶9∶1）为展开剂，展开，取出，晾干，喷以1%三氯化铝甲醇溶液，在105℃

加热数分钟，置紫外光灯（365nm）下检视。供试品色谱中，在与对照药材色谱相应的位置上，显相同颜色的荧光斑点。（图69-4）

【化学成分】主要成分为萜类、酚类、黄酮类和甾体类。其中，萜类是其有效成分。

1. 萜类　泽漆内酯戊（helioscopinolide E）、对-16β，17-二羟基–贝壳杉烷-3-酮（ent-kaurane-3-oxo-16β-17- diol）、齐墩果酸（oleanolic acid）、白桦脂酸（betulinic acid）。

2. 酚类　苯甲酸（benzoic acid）、没食子酸乙酯（ethylgallate）、3,3',4,4'-四羟基联苯（3,3',4,4'-tetrahydroxy diphenyl）、短叶苏木酚（brevifolin）、6-羟基-7,8-二氧亚甲基香豆素（6-hydroxy-7,8-methylenedioxy coumarin）、3,3'-二甲氧基鞣花酸（3,3'-di-O-methylellagic acid）。

3. 黄酮类　芹菜素（apigenin）、3'-甲氧基木犀草素(chrysoeriol)、金丝桃苷(hyperin)、柚皮素-7-O-β-D-葡萄糖苷（naringenin- 7-O-β-D-glucoside）、杨梅素-3'-O-β-D-葡萄糖苷(cannabiscitrin)。

4. 其他　3β-羟基–胆甾-5-烯（3β-hydroxy-cholesta-5-ene）、1-O-没食子酰-β-D-葡萄糖（1-O-galloyl-β-D-glucose）、二十八烷（octacosane）、二十六醇（hexacosanol）、β-谷甾醇（β-sitosterol）、羽扇豆醇（lupeol）、乙酸羽扇豆醇酯（lupeol acetate）等。乳汁含间–羟苯基甘氨酸（m-hydroxy-phen-ylglycine），3,5-二羟基苯甲酸（3,5-dihydroxybenzoic acid），干乳汁含橡胶烃（聚萜烯）13%，树脂62%，水溶性物25%。种子含水分7.74%，脂肪油32.61%，蛋白质17.43%，纤维素33.82%，糖及糖苷2.18%。种子油含脂肪酸成分：软脂酸（palmitic acid），花生酸（arachidic acid），油酸（oleic acid），亚油酸（linoleic acid），山萮酸（behenic acid）[2]。

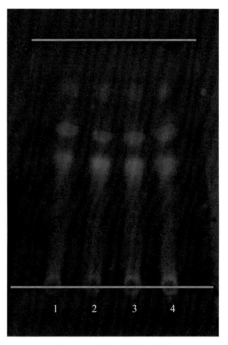

图69-4　泽漆薄层色谱图

1. 对照药材　2～4. 泽漆样品

【性味归经】辛、苦，微寒；有毒。归肺、小肠、大肠经。

【功能主治】利水消肿，化痰散结，杀虫。用于水肿，肝硬化腹水，细菌性痢疾；外用治淋巴结结核，结核性瘘管，神经性皮炎。并可灭蛆、孑孓。

【药理作用】

1. 抑菌作用　泽漆在高浓度（1∶50～100）时，能抑制结核杆菌的生长。

2. 退热作用　茎叶煎剂5.4g（生药）/kg灌胃（注射给药，作用不显著），对人工发热家兔有轻度降温作用，根制剂无明显作用，退热作用似与垂体–肾上腺系统无甚关系。

3. 扩张血管作用　根制剂对离体兔耳有血管扩张作用，对离体兔、豚鼠及小鼠肠管有兴奋作用，不能拮抗组织胺对豚鼠的毒性，但能降低毛细血管通透性。

【用药警戒或禁忌】泽漆乳状汁液含刺激性树脂，接触局部可使皮肤发红甚至溃烂，能腐蚀疣。

主要参考文献

[1] 支荣荣，林玉莲，谢斌，等.泽漆质量标准修订建议[J].药学与临床研究，2013，21(5)：529-531.

[2] 董立莎，陈芳.泽漆的鉴别研究[J]. 中草药，2002(8)：87-89.

[3] 武祖发，刘守金，曹景胜，等.泽漆的生药学研究[J].安徽中医学院学报，1993(3)：49-51.

（北京中医药大学　刘春生　杨瑶珺　常晓茜）

70. 茵陈

Yinchen

ARTEMISIAE SCOPARIAE HERBA

【别名】滨蒿、茵陈蒿、绵茵陈。

【来源】为菊科植物滨蒿*Artemisia scoparia* Waldst. et Kit.或茵陈蒿*Artemisia capillaris* Thunb.的干燥地上部分。

【本草考证】本品始载于《神农本草经》，列为上品。《图经本草》载："春初生苗，高三、五寸，似蓬蒿而叶紧细，无花实，五月、七月采茎叶阴干，今谓之山茵陈。江宁府一种茵陈，叶大根粗，黄白色，至夏有阶州一种白蒿，亦似青蒿而背白，本土皆以为茵陈入药。"《本草纲目》载："二月生苗，其茎如艾。其叶如淡色青蒿而背白，叶歧紧细而扁整。九月开细花黄色，结实大如艾子，花实并与庵花实相似，亦有无花实者。"本草记载与现今所用滨蒿、茵陈蒿基本一致。

【原植物】

1.滨蒿　一二年至多年生草本。茎直立，高40～90cm，直径达4mm，有多数开展或斜升的分枝，被微柔毛或近无毛，有时具叶较大而密集的不育枝。叶密集；下部叶与不育茎的叶同形，有长柄，叶片矩圆形长1.5～3.5cm，二或三回羽状全裂，裂片狭长或细条形，常被密绢毛或上面无毛，顶端尖；中部叶长1～2cm，一至二回羽状全裂，裂片极细，无毛；上部叶三裂或不裂。头状花序极多数，有梗或无梗，有线形苞叶，在茎及侧枝上排列成副总状花序；总苞近球形，直径1～1.2mm；总苞片3～4层，卵形，边缘宽膜质，背面绿色，近无毛；外层花5～7朵，雌性，能育，内层花约4～10朵，两性，不育。瘦果矩圆形，长0.5～0.7mm，具纵条纹，无毛。花期8～9月，果期9～10月。（图70-1）

生于山坡、旷野、路旁及半干旱或半湿润山坡、林缘、路旁、草原、黄土高原和荒漠边远地区。分布全国。

2.茵陈蒿　半灌木状多年生草本，植株有浓烈气味。根常斜生，或圆锥形直生，但不呈纺锤状。茎常丛生，第一年常单生，基部木质化程度较滨蒿强。当年枝顶端有叶丛，被密绢毛；花茎初有毛，后近无毛，上部分枝多。头状花序，在枝端排列成复总状，外层雌花4～12。瘦果较滨蒿稍大，长可达1mm。其余与滨蒿相似。（图70-2）

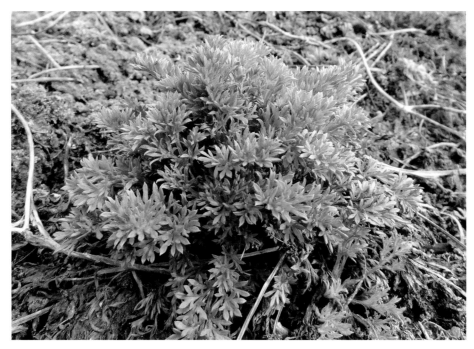

图70-1　滨蒿

生于低海拔地区河岸、海岸附近的湿润砂地、路旁及山坡。主要分布于我国东部与南部沿海各地。

【主产地】滨蒿主产于陕西、河北、山西等地，陕西产者质量佳，习称西茵陈。茵陈蒿主产于山东、江苏、浙江、福建等地。

【栽培要点】

1. 生物学特性　喜温暖湿润气候，适应性较强。以向阳、土层深厚、疏松肥沃、排水良好的砂质壤土栽培为宜。

2. 栽培技术　用种子、分株繁殖。直播或育苗移栽法。育苗移栽：

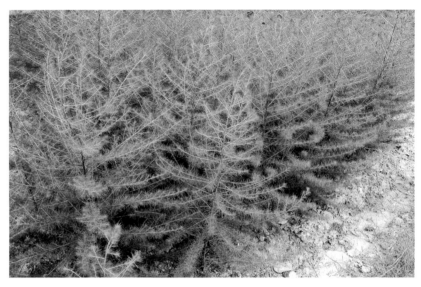

图70-2　茵陈蒿

2月育苗，撒播，上覆细土一层，以不见种子为度；苗高10～12cm时移栽。分株繁殖：3～4月挖掘老株，分株移栽。

3. 病虫害　病害：根腐病、菌核病。虫害：地老虎等。

【采收与加工】春季幼苗高6～10cm时采收或秋季花蕾长成至花初开时采割，除去杂质和老茎，晒干。春季采收的习称"绵茵陈"，秋季采割的习称"花茵陈"。

【商品规格】根据市场流通情况，将茵陈分为"绵茵陈"和"花茵陈"两个规格，均为统货。"绵茵陈"和"花茵陈"不再另分等级。当前药材市场流通多为绵茵陈，未见有花茵陈销售。

【药材鉴别】

（一）性状特征

1. 绵茵陈　多卷曲成团状，灰白色或灰绿色，全体密被白色茸毛，绵软如绒。茎细小，长1.5～2.5cm，直径0.1～0.2cm，除去表面白色茸毛后可见明显纵纹；质脆，易折断。叶具柄；展平后叶片呈一至三回羽状分裂，叶片长1～3cm，宽约1cm；小裂片卵形或稍呈倒披针形、条形，先端锐尖。气清香，味微苦。（图70-3）

2. 花茵陈　茎呈圆柱形，多分枝，长30～100cm，直径2～8mm，表面淡紫色或紫色，有纵条纹，被短柔毛；体轻，质脆，断面类白色。叶密集，或多脱落；下部叶二至三回羽状深裂，裂片条形或细条形，两面密被白色柔毛；茎生叶一至二回羽状全裂，基部抱茎，裂片细丝状。头状花序卵形，多数集成圆锥状，长1.2～1.5mm，直径1～1.2mm，有短梗；总苞片3～4层，卵形，苞片3裂；

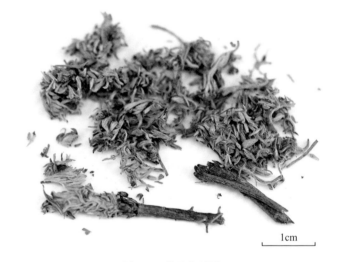

图70-3　茵陈药材图

外层雌花6～10个，可多达15个，内层两性花2～10个。瘦果长圆形，黄棕色。气芳香，味微苦。

（二）显微鉴别

1. 叶片表面观

（1）茵陈蒿　表皮细胞长径25～58（～112）μm；"T"字形毛柄细胞壁厚2.5～4.7（～7.5）μm。

（2）滨蒿　表皮细胞垂周壁波状弯曲，长径37～82（～138）μm，气孔不定式。表面密布"T"形毛，顶端细胞较平直，长6.4～1362（～1638）μm，中部略折成“V”字形，两臂不等长，细胞壁极厚，胞腔常呈细缝状；柄细胞1～2个，壁厚1.3～3.4（～5）μm。偶见腺毛，呈椭圆形或鞋底状，有2个半圆形分泌细胞，常充满浅黄色油状物。

2. 粉末特征　绵茵陈粉末灰绿色。非腺毛“T”字形，长600～1700μm，中部略折成“V”字形，两臂不等长，细胞壁极厚，胞腔多呈细缝状，柄1～2细胞。叶下表皮细胞垂周壁波状弯曲，气孔不定式，副卫细胞3～5个。腺毛较小，顶面观呈椭圆形或鞋底状，细胞或对叠生。（图70-4）

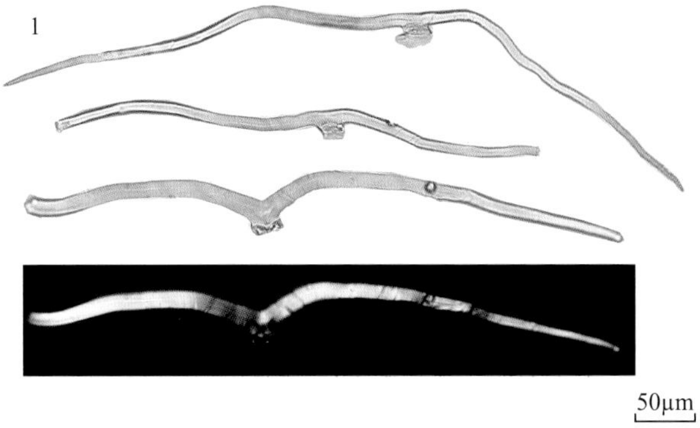

图70-4　绵茵陈粉末图（1.非腺毛）

【质量评价】以身干、质嫩、毛如绒、灰白色或灰绿色、气香浓郁者为佳。采用高效液相色谱法测定，按干燥品计算，绵茵陈含绿原酸（$C_{16}H_{18}O_9$）不得少于0.50%，花茵陈含滨蒿内酯（$C_{11}H_{10}O_4$）不得少于0.20%。

【化学成分】主要成分为黄酮类、香豆素类、有机酸类、挥发油类等[1-4]。

1. 黄酮类　茵陈黄酮（arcapillin）、泽兰黄酮、胡麻素、金丝桃苷、3′-甲氧基蓟黄素等。

2. 香豆素类　7-甲氧基香豆素（7-methoxycoumarin）、6,7-二甲氧基香豆素（6,7-dimethoxycoumarin）、6-羟基-7-甲氧基香豆素（6-hydroxy-7-methoxycoumarin）等。

3. 有机酸类　茵陈蒿酸A、B、对羟基苯乙酮、咖啡酸、绿原酸、新绿原酸、隐绿原酸等。

4. 挥发油类　滨蒿挥发油主成分为单萜类、倍半萜类如桉树脑（eucalyptol）、4-松油醇（4-terpineol）、δ薄荷烯（delta-3-p-menthene）、樟脑（camphor）等。

5. 其他　茵陈中还含有茵陈色原酮（capillarisin）、脂肪酸、多肽、雌性激素、胆碱等成分。

【性味归经】苦、辛，微寒。归脾、胃、肝、胆经。

【功能主治】清利湿热，利胆退黄。用于黄疸尿少，湿温暑湿，湿疮瘙痒。

【药理作用】

1. 保肝作用　茵陈提取物对高脂高糖饲养诱致脂肪肝大鼠模型的肝脏有明显的保护作用；茵陈提取物可提高超氧化物歧化酶（SOD）和谷胱甘肽-S转移酶活性，升高高密度脂蛋白胆固醇（HDL-C）水平，同时降低天冬氨酸转移酶（AST）和丙氨酸氨基转移酶（ALT）的含量。

茵陈中的茵陈蒿油与茵陈色原酮均能明显改善酒精肝小鼠的肝损伤程度。滨蒿水提物能减轻饮食诱导肥胖大鼠的脂肪堆积，从而改善非酒精脂肪肝。

2. 利胆作用　在苯甲酸雌二醇和黄体酮诱导妊娠期肝内胆汁淤积症（ICP）大鼠模型中，通过检测血生化指标及血清雌三醇指标，发现茵陈蒿治疗ICP比一线药物熊去氧胆酸综合疗效更好。

3. 抗肿瘤作用　茵陈挥发油作用于口腔表皮样癌细胞，可诱导癌细胞凋亡。茵陈对7,12-二甲基苯并蒽诱导的小鼠皮肤癌作用显著，这与其含有的樟脑、1-龙脑、香豆素、蓍草苦素等成分有关。茵陈中水溶性多糖可诱导人鼻咽癌CNE-2细胞凋亡从而产生抗增殖作用。

4. 其他作用　茵陈还具有保护心脑血管、抗菌、抗炎镇痛、免疫调节、降糖、降脂等药理作用[4]。

【附注】以下几种植物的幼苗，在不同地区也作茵陈蒿入药：莳萝蒿*A. anethoides* Mattf.（西北地区、山东、天津）、大莳萝蒿*A. anethifolia* Weber ex Stechm.（内蒙古）、海州蒿*A. faurisi* Nakai.（河北、山东、江苏）、冷蒿*A. frigida* Willd.（吉林、新疆部分地区）、白莲蒿*A. sacrorum* Ledeb.（黑龙江）。

主要参考文献

[1] 田晓卉. 滨蒿抗炎化学成分的研究[D]. 北京：北京化工大学，2016.

[2] 谢韬，梁敬钰，刘净.滨蒿化学成分的研究[J].中国药科大学学报，2004，35(5)：401-403.

[3] 董岩，刘洪玲，王新芳.山东猪毛蒿挥发油化学成分的气相色谱–质谱研究[J].中成药，2006，28(11)：1641-1644.

[4] 王茜.茵陈的药理作用及其主要化学成分药物代谢动力学研究进展[J].安徽中医学院学报，2012，31(4)：87-90.

（中国医学科学院药用植物研究所　姚霞　　香港浸会大学　陈虎彪

北京中医药大学　魏胜利　张媛）

71. 胡桃仁

Hutaoren

JUGLANDIS SEMEN

【别名】胡桃、核桃。

【来源】为胡桃科植物胡桃*Juglans regia* L.的干燥成熟种子。

【本草考证】本品始载于《开宝本草》。《图经本草》载："胡桃生北土，今陕、洛间多有之。大株厚叶多阴。实亦有房，秋冬熟时采之……此果本出羌胡，汉时张骞使西域始得种还，植之秦中，渐及东土，故名之。"《本草衍义》载："胡桃，外有青皮包之，胡桃乃核也。核中穰为胡桃肉。"《本草纲目》载："胡桃树高丈许，春初生叶，长四五寸，微似大青叶，两两相对，颇作恶气，三月开花，如栗花，穗苍黄色，结实至秋如青桃状，熟时沤烂皮肉，取核为果。"本草记载植物形态与现今所用胡桃基本一致。

【原植物】落叶乔木，高20～25m。树皮幼时灰绿色，老时灰白色并具纵向浅裂；小枝无毛，具光泽，被盾状着生腺体，髓部片状；奇数羽状复叶长25～30cm；小叶5～9枚，稀3枚，椭圆状卵形至长椭圆形，长约6～15cm，宽约3～6cm，先端尖，基部歪斜，上面深绿色，无毛，下面淡绿色；侧脉11～15对，腋内具簇短柔毛。花单性，雌雄同株，雄性葇荑花序下垂，长约5～10cm；雄蕊6～30枚，花药黄色，无毛。雌性花序穗状，具1～3（～4）雌花。果实近于球状，直径4～6cm，无毛；果核稍具皱曲，有2条纵棱，顶端具短尖头；内果皮壁内具不规则空隙或仅具皱曲。花期5～6月，果期9～10月。（图71-1）

生于海拔400～1800m的山坡及丘陵地带，我国平原及丘陵地区常见栽培；主要分布于华北、西北、西南、华中、华南和华东。

【主产地】全国大部分地区均产。

【栽培要点】

1. 生物学特性　胡桃树喜光，耐寒，抗旱、抗病能力强，适应多种土壤生长，喜肥沃湿润的砂质壤土，但对水肥要求不严，常见于山区河谷两旁土层深厚的地方。

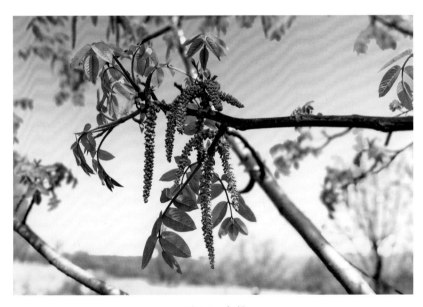

图71-1　胡桃

2. 栽培技术　土壤深翻。幼树氮磷钾肥根据土壤含量适当施用；成年树每年追肥2～3次（发芽前、落花后和果实硬核期）[1]。

3. 病虫害　病害：炭疽病、核桃枝枯病。虫害：蚜虫、天蛾。

【采收与加工】用有弹性的软木杆从内向外顺枝打落，或使用枝剪。除去杂质及分离的木质隔膜。贮藏在干燥容器内，置阴凉干燥处。

【商品规格】统货。

【药材鉴别】

（一）性状特征

种子为不规则的块状，多破碎，有皱曲的沟槽，大小不一；完整者类球形，直径2～3cm。种皮淡黄色或黄褐色，膜状，维管束脉纹深棕色。子叶类白色。质脆，富油性。气微，味甘；种皮味涩、微苦。（图71-2）

（二）显微鉴别

1. 种子横切面　种皮表皮细胞棕红色，细胞界限不清楚。最外层嵌有长卵形、类圆形、盔帽形及贝壳形的樱红色或红棕色石细胞，胞腔内含有淡棕色物；种皮细胞下方为细胞皱缩的营养层，红棕色，其间有小型石细胞成群聚集；有细小维管束并可见细小螺纹导管；内表皮为1列类扁长方形色素细胞，细胞界限不是很清楚，内充满红棕色物质；外胚乳为皱缩的细胞营养层，分布于内胚乳细胞两侧；内胚乳为1至数列圆形、类方形和扁方形细胞，含糊粉粒及脂肪油滴；子叶由1列排列整

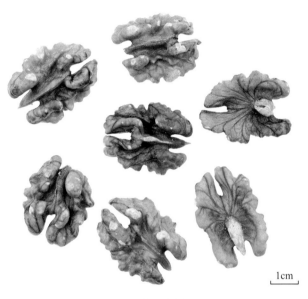

图71-2　胡桃仁药材图

齐的较小类圆形薄壁细胞及多列较大类圆形薄壁细胞组成，多充满糊粉粒，较大的糊粉粒可见拟晶体，或有一细小簇晶，并含有脂肪油滴。

2. 粉末特征　粉末黄白色。种皮外表皮细胞为棕黄色呈类多角形，壁较厚，有的皱缩，与石细胞相连；石细胞侧面观为长卵形、卵圆形、盔帽形及贝壳形，胞腔内含有淡棕色物，层纹明显处壁较厚；种皮内表皮细胞呈淡黄棕色，类多角形，有的壁微波状弯曲，有细胞间隙；内胚乳细胞为类多角形，含糊粉粒及脂肪油滴；子叶细胞较大，由类圆形薄壁细胞组成，亦可见较小子叶细胞，多充满糊粉粒，并含有脂肪油滴；种皮外表皮薄壁细胞中有成束的小型螺纹导管。

（三）理化鉴别

薄层色谱　取本品粗粉2g，加石油醚（60～90℃）50ml，加热回流1小时，滤过，弃去石油醚液，药渣再用石油醚25ml洗涤，弃去石油醚，药渣挥干，加甲醇30ml，加热回流1小时，放冷，滤过，滤液浓缩至5ml，作为供试品溶液。另取胡桃仁对照药材2g，同法制成对照药材溶液。照薄层色谱法试验，吸取上述两种溶液各5μl，分别点于同一硅胶G薄层板上，以三氯甲烷–乙酸乙酯–甲醇–水（3：8：5：2）的下层溶液为展开剂，展开，取出，晾干，喷以香草醛硫酸溶液，在105℃加热至斑点显色清晰。供试品色谱中，在与对照药材色谱相应的位置上，显相同颜色的斑点。（图71-3）

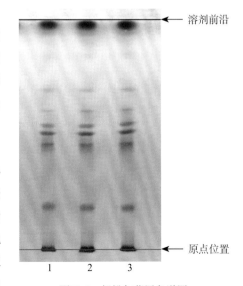

溶剂前沿

原点位置

图71-3　胡桃仁薄层色谱图
1.胡桃仁对照药材　2.胡桃仁（产于新疆）
3.胡桃仁（产于陕西商洛）

【质量评价】以断面色白、质脆、个大、饱满、含油量丰富、味甘者为佳。采用高效液相色谱法测定，本品按干燥品计算，含麦角甾醇（$C_{28}H_{44}O$）不得少于0.070%。

【化学成分】主要成分为脂肪酸类、蛋白质和氨基酸类、多酚类和微量元素类。其中，脂肪酸类、蛋白质类和微量元素类为其主要营养成分，多酚类化合物表现出较强的药理活性[2-3]。

1.脂肪酸类 亚油酸、亚麻酸、肉豆蔻酸、花生酸、二十碳烯酸、棕榈酸、硬脂酸。

2.蛋白质和氨基酸类 亮氨酸、缬氨酸、苯丙氨酸、异亮氨酸、苏氨酸、赖氨酸、胱氨酸、蛋氨酸等。

3.多酚类 长梗马兜铃素、stenophyllanin A、B、木麻黄素、异小木麻黄素、特里马素Ⅰ、特里马素Ⅱ、皱褶菌素C、没食子酸、焦性没食子酸、没食子酸乙酯、对羟基苯甲酸、香草酸、原儿茶素、绿原酸、鞣花酸、阿魏酸、儿茶素、芥子酸、丁香酸、香豆酸和咖啡酸。

4.微量元素 钾、钙、钠、镁、铁、铜、锌、锰、硒。

【性味归经】甘，温。归肾、肺经。

【功能主治】补肾，温肺，润肠。用于肾阳不足，腰膝酸软，阳痿遗精，虚寒咳嗽，肠燥便秘。

【药理作用】

1.提高免疫力 核桃仁水提液可以拮抗环磷酰胺所致免疫功能低下小鼠的免疫器官重量减轻和白细胞数量减少；增加小鼠腹腔巨噬细胞的吞噬百分率及吞噬指数；增加血清溶血素含量和T淋巴细胞酯酶阳性率，提高免疫力[4]。

2.改善学习记忆能力 核桃提取物可生成较多NO，进而促进神经元细胞的发育、成熟和信息的传导。核桃油可减少小鼠迷宫觅食时间，并能减轻由$NaNO_2$和乙醇引起的记忆损害，提高小鼠学习记忆能力，清除记忆障碍[2]。

3.抗氧化作用 小鼠灌胃17ml/（kg·d）核桃油，可提高小鼠肝/脑组织中T-AOC、SOD、CAT和GSH-PX活力；小鼠灌胃33ml/（kg·d）核桃油时可提高抗氧化酶活性。核桃油可清除机体内自由基，具有较强的抗氧化功能[2]。

4.调脂作用 核桃饼粕多酚大孔树脂纯化物可以降低谷氨酸钠诱导的肥胖小鼠的体质量、脂肪指数、Lee's指数和血清中的甘油三酯、总胆固醇、低密度脂蛋白胆固醇水平，升高血清中高密度脂蛋白胆固醇和脂联素水平，从而改善谷氨酸钠诱导的肥胖小鼠的血脂[3]。

5.其他作用 核桃仁还有降血压、延缓衰老、降血糖、预防心脑血管疾病、抑制癌细胞增殖、抗菌等作用[3]。

【分子生药】

1.遗传标记 采用简单序列重复长度多态性（SSR）、内部简单重复序列（ISSR）、相关序列的多态性扩增（SRAP）、限制性片段长度多态性（RFLP）、随机扩增多态性DNA（RAPD）、随机扩增微卫星多态性（RAMP）分子标记等研究胡桃种质资源遗传多样性，为胡桃种质资源鉴定与评价奠定基础。利用扩增片段长度多态性（AFLP）分子标记，对131份核桃原始种质采用逐步聚类法建立候选核心种质，为核桃种质的保存、新品种选育和开发利用提供理论依据[5]。

2.功能基因 现已成功克隆胡桃脱水素基因JrDHN[6]、苯丙氨酸解氨酶PAL基因JrPAL[7]、早实SCAR标记连锁的相关基因Jr2-7300[8]、转录因子JrWRKY4[9]等多个基因，为核桃基因工程育种提供基因资源。

主要参考文献

[1] 曾龙，卞琳娜.浅谈核桃栽培技术与栽后管理[J].种子科技，2018，36(11)：75-78.

[2] 周文秀.10种西部核桃仁营养分析及核桃青皮多酚对乳腺癌细胞231的凋亡作用研究[D].杭州：浙江大学，2016，.

[3] 史金凤，林玉萍，陈朝银，等.核桃仁酚性成分及其生物活性研究进展[J].中成药，2018，40(6)：1360-1364.

[4] 盛强，秦侠.核桃仁水提液对免疫功能低下模型小鼠免疫功能的影响[J].中国中医药科技，2006，13(4)：242-243.

[5] 阴翠翠，尉亚辉，刘昊，等.核桃属植物分子水平遗传多样性与基因工程研究进展[J].中国农业科技导报，2008，10(6)：16-22.

[6] 徐丽，陈新，魏海蓉，等.核桃Y2SK2型脱水素基因JrDHN的克隆、表达和单核苷酸多态性分析[J].园艺学报，2014，41(8)：1573-1582.

[7] 王燕，张凤霞，朱俊，等.核桃苯丙氨酸解氨酶的基因克隆与序列分析[J].华北农学报，2007，25(4)：622-626.

[8] 曹福军，叶春秀，牛建新，等.与核桃早实性连锁的SCAR标记基因的克隆与表达[J].分子植物育种，2015，13(6)：1289-1296.

[9] 徐丽，陈新，魏海蓉，等.核桃WRKY4基因的克隆与表达分析[J].核农学报，2014，28(7)：1188-1196.

（陕西中医药大学　唐志书　李铂　王征　许洪波　潘亚磊）

72. 枸杞子

Gouqizi

LYCII FRUCTUS

【别名】红果子、红耳坠、中宁枸杞。

【来源】为茄科植物宁夏枸杞*Lycium barbarum* L.的干燥成熟果实。

【本草考证】本品始载于《神农本草经》，列为上品。《图经本草》载："春生苗，叶如石榴叶而软薄堪食，俗呼为红头菜。其茎干高三、五尺，作丛。六月、七月生小红紫花。随便结红实，形微长如枣核。其根名地骨。"《本草纲目》载："古者枸杞、地骨皮取常山者为上，其他丘陵阪岸者可用，后世惟取陕西者良，而又以甘州者为绝品。今陕西之兰州、灵州、九原以西，枸杞并是大树，其叶厚、根粗；河西及甘肃者，其子圆如樱桃，暴干紧小，少核，干亦红润甘美，味如葡萄，可作果食，异于他处者。"从所述树形、叶及果实特征来看，本草记载植物形态与现今所用宁夏枸杞完全一致。

【原植物】见"地骨皮"原植物项下"宁夏枸杞"。

【主产地】主产于宁夏、甘肃、青海、内蒙古、新疆等地。道地产区为宁夏中宁。

【栽培要点】见"地骨皮"栽培要点项下内容。

【采收与加工】夏、秋二季果实呈红色时采收，热风烘干，除去果梗，或晾至皮皱后，晒干，除去果梗。

【商品规格】枸杞子按每50g粒数分为四个等级。一等：每50g 280粒以内且破碎、未成熟及油果粒数不大于1.0%；二等：每50g 370粒以内且破碎、未成熟及油果粒数不大于1.5%；三等：每50g 580粒以内且破碎、未成熟及油果粒数不大于3%；四等：每50g 900粒以内且破碎、未成熟及油果粒数不大于3%[1]。

【药材鉴别】

（一）性状特征

果实类纺锤形或椭圆形，长6~20mm，直径3~10mm。表面红色或暗红色，顶端有小突起状的花柱痕，基部有白色的果梗痕。果皮柔韧，皱缩；果肉肉质，柔润。种子20~50粒，类肾形，扁而翘，长1.5~1.9mm，宽1~1.7mm，表面浅黄色或棕黄色。气微，味甜。（图72-1）

（二）显微鉴别

1. 果实横切面　外果皮1列细胞，切向壁增厚，非木化或微木化，外被角质层，外缘不规则细

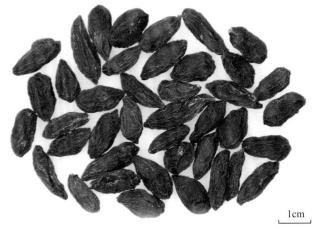

图72-1　枸杞子药材图

齿状。中果皮为10余列细胞，最外层细胞略切向延长，其下细胞类圆形、长圆形、类长方形，向内细胞渐增大，最内侧有的细胞较小，壁稍增厚；细胞含众多橙红色素颗粒，有的含草酸钙砂晶；维管束双韧型，多数，散列，导管细小。内果皮1列细胞，细胞壁全面增厚，木化。（图72-2、图72-3）

2.粉末特征　粉末黄橙色或红棕色。外果皮表皮细胞表面观呈类多角形或长多角形，垂周壁平直或细波状弯曲，外平周壁表面有平行的角质条纹。中果皮薄壁细胞呈类多角形，壁薄，胞腔内含橙红色或红棕色球形颗粒。种皮石细胞表面观不规则多角形，壁厚，波状弯曲，层纹清晰。（图72-4）

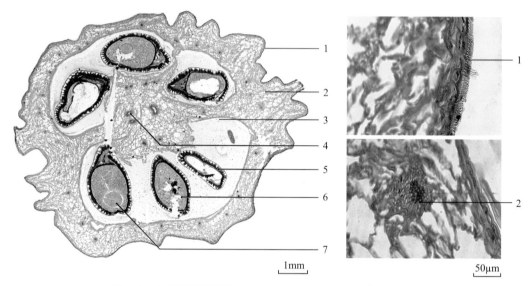

图72-2　枸杞子横切面图

1.外果皮　2.中果皮　3.内果皮　4.维管束　5.种皮　6.胚乳　7.子叶

图72-3　枸杞子横切面局部放大图

1.外果皮表皮细胞　2.维管束

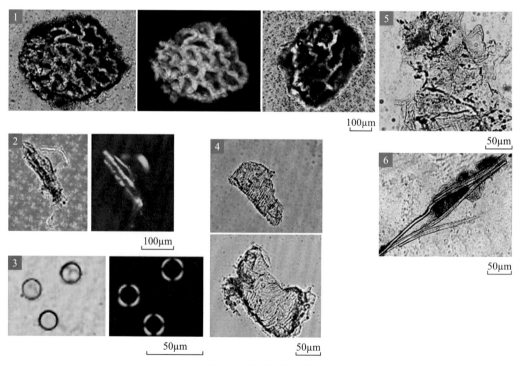

图72-4　枸杞子粉末图

1.表面弯状石细胞　2.石细胞　3.糊粉粒　4.外果皮表皮细胞　5.中果皮薄壁细胞　6.果皮纤维

（三）理化鉴别

薄层色谱 取本品0.5g，加水35ml，加热煮沸15分钟，放冷，滤过，滤液用乙酸乙酯15ml振摇提取，分取乙酸乙酯液，浓缩至1ml，作为供试品溶液。另取枸杞子对照药材0.5g，同法制成对照药材溶液。照薄层色谱法试验，吸取上述两种溶液各5μl，分别点于同一硅胶G薄层板上，以乙酸乙酯–三氯甲烷–甲酸（3：2：1）为展开剂，展开，取出，晾干，置紫外光灯（365nm）下检视。供试品色谱中，在与对照药材色谱相应的位置上，显相同颜色的荧光斑点。（图72-5）

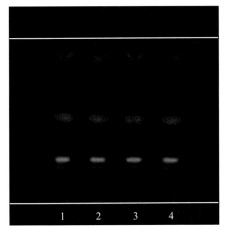

图72-5 枸杞子薄层色谱图
1. 枸杞子对照药材 2～4. 枸杞子药材

【质量评价】以粒大、色红、肉厚、质柔润、籽少、味甜者为佳。采用紫外–可见分光光度法测定，本品按干燥品计算，含枸杞多糖以葡萄糖（$C_6H_{12}O_6$）计，不得少于1.8%；采用高效液相色谱法测定，本品按干燥品计算，含甜菜碱（$C_5H_{11}NO_2$）不得少于0.50%。

【化学成分】主要成分为多糖（polysaccharide）、类胡萝卜素（carotenoids）及其酯类、黄酮类（flavonoids）、有机酸类（organic acids）、生物碱类（alkaloids）等。其中，类胡萝卜素类是其特征性成分，多糖、类胡萝卜素类和生物碱类为其有效成分。

1. 多糖 枸杞多糖由酸性杂多糖、多肽或蛋白组成的复杂糖肽。枸杞来源及纯化方法不同，其相对分子质量差异很大，从$4×10^3$～$2.5×10^5$，组成的单糖主要为阿拉伯糖、葡萄糖、半乳糖、甘露糖、木糖、鼠李糖等单糖及各种糖醛酸，糖苷键存在β-型糖苷键和α-构型吡喃糖和呋喃糖。枸杞多糖的骨架结构主要由（1→3）-β-Glap、（1→4）-β-Glap、（1→6）-β-Glap、（1→6）-α-glucans和（1→4）-α-polygalacturonans以不同的方式连接而成[2]。

2. 类胡萝卜素及其酯类 β-胡萝卜素（β-carotene）、β-隐黄素（β-cryptoxanthine）、玉米黄素（zeaxanthin）、玉米黄素双棕榈酸酯（zeaxanthin dipalmitate）、玉米黄素单棕榈酸酯（zeaxanthinmonopalmitate）、β-隐黄素棕榈酸酯（β-cryptoxanthinmonopalmitate）等[3]。

3. 黄酮类 芦丁（rutin）、槲皮素（quercetin）、槲皮苷（quercitrin）、山奈酚-3-O-芸香糖苷（kaempferol-3-O-rutinoside）、烟花苷（nicotiflorin）、7-O-β-D-glucopyr-anosyl-rutin等[4]。

4. 有机酸类 绿原酸（chlorogenic acid）、咖啡酸（caffeic acid）、奎宁酸（chinic acid）、对香豆酸（p-coumaric acid）等[4]。

5. 生物碱类 甜菜碱（betaine）、阿托品（atropine）、东莨菪碱（scopolamine）、颠茄碱（belladonnine）、天仙子胺（hyoscyamine）、二咖啡酰亚精胺A-O（lycibarb-arspermidine A-O）等[4-5]。

6. 其他成分 氨基酸类、糖苷类、香豆素类及挥发油类等[6]。

【性味归经】甘，平。归肝、肾经。

【功能主治】滋补肝肾，益精明目。用于虚劳精亏，腰膝酸痛，眩晕耳鸣，阳痿遗精，内热消渴，血虚萎黄，目昏不明。

【药理作用】

1. 抗衰老作用 枸杞子水煎剂可保护衰老模型小鼠胸腺器官，延缓胸腺相关的免疫衰老；能够调节老年大鼠脑组织中NO含量，提高脑组织抗氧化能力，从而表现出延缓衰老作用[7]。

2. 降血糖作用 枸杞子多糖治疗28天可显著降低糖尿病小鼠空腹血糖、总胆固醇和甘油三酯浓度[8]。枸杞子酸性多糖LBP-s-1通过增加葡萄糖代谢和胰岛素分泌、促进胰腺细胞增殖发挥降血糖作用[9]。

3. 增强免疫作用 枸杞多糖蛋白复合物（LBP）通过激活转录因子NF-κB和AP-1诱导肿瘤坏死因子α的产生和上调MHCⅡ类共刺激分子激活巨噬细胞，进而增强天然免疫，且LBP能够显著诱导T淋巴细胞增殖而增强其免疫作用[10]。

4. 神经保护作用 枸杞多糖能明显改善光照射后a、b波视网膜电图振幅；改善光照引起的光感受器细胞丢失、核凝聚、线粒体空泡增多、外膜盘肿胀等变化，表明枸杞多糖通过上调抗氧化基因Nrf2和TrxR1、清除自由基、减少线粒体对氧化应激的反应、增强抗氧化能力，有效地保护光感受器细胞免受光诱导的视网膜损伤[11]。

5.其他作用　枸杞子中类胡萝卜素类能够有效抑制HT-29结肠癌细胞增殖，能够通过抑制肝星状细胞增殖、胶原合成和抑制库普弗细胞某些生化功能发挥保肝活性[12]。

【用药警戒或禁忌】脾虚便溏者禁服。

【分子生药】

1.分子鉴定　利用SSR标记可区分16个枸杞品种，对该16个品种扩增获得的等位基因进行排序、赋值、组合后可以构建其分子身份证[13]。采用EST-SSR分子标记技术及ITS序列可以鉴定枸杞品种，rbcL-a序列可以有效进行枸杞真伪鉴别[14]。

2.遗传育种　采用限制性片段相关DNA序列（RAD-seq）研究枸杞种质资源，系统发育分析表明枸杞属不同种间亲缘关系存在差异，栽培品与宁夏枸杞具有共同祖先[15]。基于引物结合位点扩增（iPBS）分子标记技术的枸杞遗传多样性分析显示栽培品种与野生种质遗传差异大，栽培品种间遗传差异小，并可能存在野生种质与栽培品种之间发生基因交流现象[16]。

主要参考文献

[1] 中华中医药学会. 中药材商品规格等级 枸杞子[S]. 团体标准，T/CACM 1021.50—2018，2018-12-3.

[2] 张芳，郭盛，钱大玮，等. 枸杞多糖的提取纯化与分子结构研究进展及产业化开发现状与前景分析[J]. 中草药，2017，48(3)：424-432.

[3] Inbaraj BS, Lu H, Hung CF, et al. Determination of carotenoids and their esters in fruits of *Lycium barbarum* Linnaeus by HPLC-DAD-APCI-MS [J]. Journal of Pharmaceutical & Biomedical Analysis, 2008, 47: 812-818.

[4] Kulczyn´Ski B, Gramzamichałowska A. Goji berry (*Lycium barbarum*)：composition and health effects - a review [J]. Polish Journal of Food & Nutrition Sciences, 2016, 66(2): 67-76.

[5] Zhou Z-Q, Fan H-X, He R-R, et al. Lycibarbarspermidines A-O, new dicaffeoylspermidine derivatives from wolfberry, with activities against Alzheimer's disease and oxidation [J]. Journal of Agricultural and Food Chemistry, 2016, 64(11): 2223-2237.

[6] 张芳，郭盛，钱大玮，等. 枸杞子中多类型小分子化学物质研究开发现状及前景分析[J]. 中药材，2016，39(12)：2917-2921.

[7] 王颖，石庆华，阿依姑丽，等. 新疆枸杞及枸杞三七复方有效成分的抗衰老作用[J]. 新疆农业大学学报，2008，31(l)：85-89.

[8] Jing L, Yin L. Antihyperglycemic activity of polysaccharide from *Lycium barbarum* [J]. Journal ofmedicinal Plant Research, 2010, 4(1): 23-26.

[9] Zhu J, Liu W, Yu J, et al. Characterization and hypoglycemic effect of a polysaccharide extracted from the fruit of *Lycium barbarum* L. [J]. Carbohydrate Polymers, 2013, 98(1)：8-16.

[10] Chen Z, Soom Y, Srinivasan N. Activation ofmacrophages by polysaccharide–protein complex from *Lycium barbarum* L.[J]. Phytotherapy Research, 2009, 23: 1116-1122.

[11] Tang L, Bao S, Du Y, et al. Antioxidant effects of, *Lycium barbarum*, polysaccharides on photoreceptor degeneration in the light-exposedmouse retina [J]. Biomedicine & Pharmacotherapy, 2018, 103: 829-837.

[12] 卢有媛，郭盛，张芳，等. 枸杞属药用植物资源系统利用与产业化开发[J]. 中国现代中药，2019，21(1)：29-36.

[13] 尹跃，赵建华，安巍，等. 利用SSR标记构建枸杞品种分子身份证[J]. 生物技术通报，2018，34(9)：195-201.

[14] 陈金金，赵明霞，姜树，等. 基于rbcL-a和ITS的枸杞鉴别、遗传关系分析及ITS假基因的发现[J]. 生物技术通报，2017，33(5)：123-130.

[15] Zhang D, Tao X, Dang S, et al. Investigation of Chinese Wolfberry (Lycium spp.) germplasm by Restriction Site-Associated DNA Sequencing（RAD-seq）[J]. Biochemicalgenetics, 2018, 56(6): 575-585.

[16] 尹跃，安巍，赵建华，等. 枸杞种质资源遗传多样性的iPBS分析[J]. 福建农林大学学报（自然科学版），2017，46(6)：612-617.

（南京中医药大学　郭盛　钱大玮　段金廒）

73. 柿蒂

Shidi

KAKI CALYX

【别名】柿钱、柿丁、柿萼。

【来源】为柿科植物柿*Diospyros kaki* Thunb. 的干燥宿萼。

【本草考证】本品始载于《本草拾遗》,《名医别录》将其列为中品。《本草纲目》载:"柿高树大叶,圆而光泽,四月开小花,黄白色,结实青绿色,八九月乃熟。列为烘柿、白柿、柿霜、柿糕、柿蒂、木皮及根等。"本草记载与现今所用柿蒂基本一致。

【原植物】落叶乔木,高达14m。树皮深灰色至灰黑色,长方块状开裂;枝散生纵裂的长圆形皮孔。单叶互生,纸质,卵状椭圆形至倒卵形,长5~18cm,宽2.8~9cm,先端渐尖或钝,基部楔形、圆形或近截形,全缘,有毛。叶柄长8~20mm,具浅槽。花雌雄异株或同株,雄花为聚伞花序,雌花单生叶腋;花萼绿色,深4裂,在果实成熟时增大。浆果形状种种,多为卵圆形或球形,直径3.5~8.5cm,橙黄色至橙红色或大红色等。种子数颗,褐色,椭圆状,侧扁,在栽培品种中通常无种子或有少数种子。宿萼在花后增大增厚,宽3~4cm,4裂,方形或近圆形,近平扁,厚革质或干时近木质。花期5~6月,果期9~10月。(图73-1)

广布于全国各省区,多为栽培品。

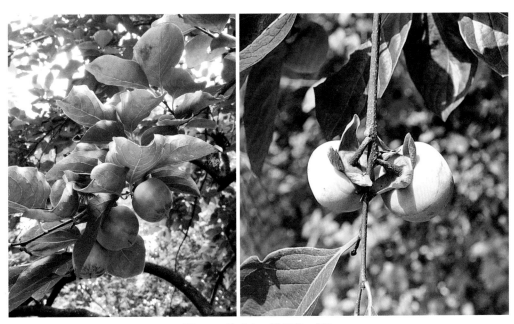

图73-1 柿(右:潘超美 摄)

【主产地】主产于山东、河南、河北等地,多自产自销。

【栽培要点】

1. 生物学特性 强阳性树种,耐寒、耐干旱,喜湿润,忌积水。根深,吸水、吸肥力强,也耐瘠薄,适应性强,不喜砂质土。

2. 栽培技术 每年休眠期或采果后及时施好果后肥,以有机肥为主,配合磷钾肥。

3. 病虫害 病害:柿角斑病、圆斑病、炭疽病。虫害:柿蒂虫、柿树介壳虫、尺蠖、小叶蝉[1]。

【采收与加工】冬季果实成熟时采摘,收集,晒干。除去杂质,洗净,去柄,干燥或打碎。

【药材鉴别】

（一）性状特征

宿萼扁圆形，直径1.5～2.5cm，厚1～4mm。萼的中部较厚，微隆起，有果实脱落后的圆形疤痕，边缘较薄，4裂，多向外反卷或破碎不完整，易碎；中央有短果柄或圆形凹陷的果柄痕。外表面黄褐色或红棕色，内表面有细密的黄棕色短绒毛，放射状排列，具光泽。质硬而脆。气微，无臭，味涩。（图73-2）

（二）显微鉴别

1. 横切面　内有导管，含大量草酸钙晶体。（图73-3）

2. 粉末特征　粉末棕色。石细胞长条形、类方形、类三角形或不规则形，直径约至80μm，壁不均匀增厚，外侧有瘤状突起或略呈短分支状，孔沟极细密。非腺毛单细胞，直径20～26μm，壁厚约至8μm，胞腔内含棕色物。外表皮细胞类方形或多角形，气孔不定式，副卫细胞5～7。草酸钙方晶直径5～20μm。（图73-4）

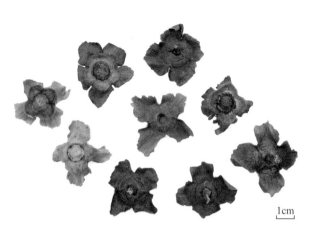

图73-2　柿蒂药材图

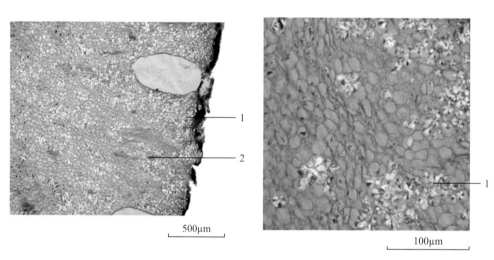

图73-3　柿蒂横切面图

1. 草酸钙晶体　2. 导管

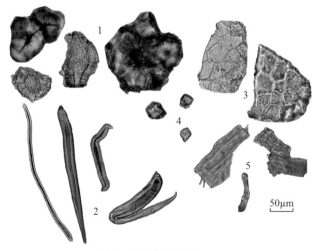

图73-4　柿蒂粉末图

1. 石细胞　2. 非腺毛　3. 表皮细胞　4. 草酸钙方晶　5. 导管

（三）理化鉴别

薄层色谱　取本品粉末2g，加70%乙醇10ml，温浸2小时，滤过，滤液蒸干，残渣加乙酸乙酯1ml使溶解，作为供试品溶液。另取没食子酸对照品，加甲醇制成每1ml含0.5mg的溶液，作为对照品溶液。照薄层色谱法试验，吸取供试品溶液6μl、对照品溶液4μl，分别点于同一硅胶G薄层板上，以石油醚–乙酸乙酯–甲酸（5∶4∶1）为展开剂，展开，取出，晾干，喷以10%硫酸乙醇溶液。供试品色谱中，在与对照品色谱相应的位置上，显相同颜色的斑点。（图73-5）

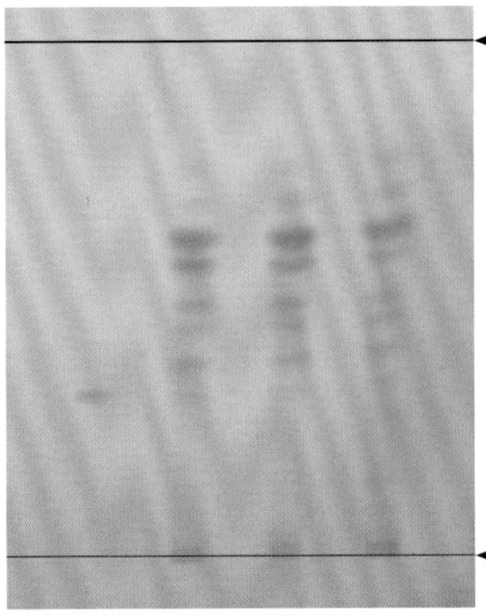

图73-5　柿蒂薄层色谱图

1. 没食子酸　2. 柿蒂（产于山西）
3. 柿蒂（产于陕西）　4. 柿蒂（产于广西）

【化学成分】主要成分为有机酸类、萜类、黄酮类等化合物。此外，还富含鞣质、糖类化合物等有效成分。柿蒂总鞣质具有很好的抗氧化活性。

1. 有机酸类　没食子酸（gallic acid）、香草酸（vanillic acid）、琥珀酸（succinic acid）等。

2. 萜类　齐墩果酸（oleanolic acid）、24-羟基齐墩果酸（24-hydroxyloleanolic acid）、19α，24-二羟基乌苏酸（19α, 24-dihydroxy ursolic acid）、白桦酸（betulinic acid）和barbinervic acid等。

3. 黄酮类　槲皮素（quercetin）、山柰酚（kaempferol）、金丝桃苷（hyperin）等。

4. 微量元素　铁、钙、铅、锌、锰和铜等微量元素[2]。

【性味归经】苦、涩，平。归胃经。

【功能主治】降逆止呃。用于呃逆。

【药理作用】

1. 对膈肌收缩的作用　柿蒂水提物（1.2g/L、2.4g/L和3.6g/L）对电刺激引起的大鼠膈神经膈肌标本收缩显示出剂量依赖性的先增强后抑制的双相效应[3]。

2. 抗氧化作用　柿蒂提取物具有明显的抗氧化作用，能够清除ABTS$^+$和DPPH自由基，还可以抑制β-胡萝卜素漂白[4]。

3. 其他作用　柿蒂提取物还具有抗菌、抗心律失常、镇静以及抗惊厥的作用[4-5]。

【分子生药】

1. 分子鉴定　基于DNA条形码序列的分子鉴定：通过ITS序列变异分析可鉴别栽培柿及其近缘种亲缘关系。

2. 遗传育种　采用RAPD技术对浙江省7个柿树类型40个单株进行了分析，采用SSR标记技术对广西93份柿种质资源的遗传多样性进行了分析，利用SRAP分子标记技术对贵州83份柿种质资源的遗传多样性及亲缘关系进行分析，利用逆转座子间扩增多态性（IRAP）分子标记对49份江西柿属种质资源进行了遗传多样性分析，利用反向序列标签重复技术（ISTR）对7个柿属品种共32个基因型进行了种质鉴定和亲缘关系研究，为其资源的分类、鉴定、保护和开发利用提供依据；采用SCoT标记对46份材料进行了分析，表明所研究材料具有较高的遗传多样性，并且地理因素对柿的亲缘关系有很大影响[6]。

3. 功能基因　现已成功克隆柿花发芽相关的MADS-box基因*DkMADS1*[7]、柿果实内切-1,4-β-葡聚糖酶基因*DKEG1*[8]、柿果实多聚半乳糖醛酶基因*DKPG1*、*DKPG2*和*DKPG3*[9]，为了解柿花和果实发育的分子机制提供理论依据。

主要参考文献

[1] 黄崛青. 柿子主要病虫害有效防治技术[J]. 南方农业，2017，11(36)：25-27.

[2] 蒋莺，程建宇，钟晓红. 柿蒂的研究进展[J]. 现代园艺，2013，7：22-23.

[3] 赵庆华，任雷鸣. 柿蒂水提物对大鼠离体膈神经膈肌收缩反应的作用[J]. 黑龙江医药，2016，29(5)：825-828.

[4] 董浩爽，凌敏，吕姗，等. 青柿蒂和成熟干柿蒂提取物的抗氧化和抑菌活性研究[J]. 食品科技，2017，42(3)：232-237.

[5] 张治平，林笋镁，马超.柿蒂提取物抑制氯化钡诱导的大鼠快速室性心动过速的研究[J]. 新医学，2016，47(6)：369-372.

[6] 裴钦，张青林，郭大勇，等.柿属植物DNA分子标记研究进展[J].果树学报，2014，31(3)：486-496.

[7] 丁燕，韩振海，许雪峰，等.柿花发育相关的MADS-box基因克隆与表达[J].园艺学报，2007，34(1)：39-42.

[8] 宋康华，饶景萍，常晓晓，等.柿果实内切-1，4-β-葡聚糖酶基因克隆与定量表达分析[J].园艺学报，2011，38(10)：1893-1900.

[9] 刘乐，饶景萍，常晓晓.柿果实多聚半乳糖醛酸酶基因克隆与序列分析[J].西北植物学报，2009，29(4)：656-661.

（陕西中医药大学　唐志书　潘亚磊　李铂　许洪波　王征）

74. 点地梅

Diandimei

ANDROSACES UMBELLATEA HERBA

【别名】喉咙草、白花珍珠草、天星草。

【来源】为报春花科植物点地梅*Androsace umbellata*（Lour.）Merr.的干燥全草。

【本草考证】历代文献无记载，始见于《四川中药志》（1957）。

【原植物】一年生或二年生草本。主根不明显，具多数须根。叶全部基生，叶片近圆形或卵圆形，先端钝圆，基部浅心形至近圆形，边缘具三角状钝牙齿，两面均被贴伏的短柔毛；叶柄被开展的柔毛。花葶通常数枚自叶丛中抽出，被白色短柔毛。伞形花序4～15花；苞片卵形至披针形；花梗纤细，被柔毛并杂生短柄腺体；花萼杯状，密被短柔毛，分裂近达基部，裂片菱状卵圆形，具3～6纵脉，果期增大，呈星状展开；花冠白色，筒部短于花萼，喉部黄色，裂片倒卵状长圆形。蒴果近球形。花期2～4月；果期5～6月。（图74-1）

生于山野草地、林下、路边潮湿处。主要分布于东北、华北、秦岭以南各省区。

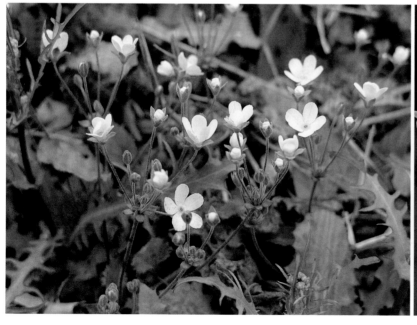
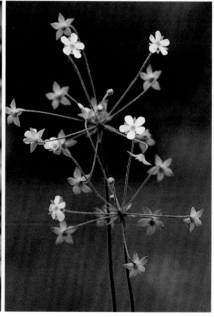

图74-1　点地梅（陈虎彪　摄）

【主产地】主产于四川、陕西南部。

【采收与加工】清明前后采收全草，晒干。

【药材鉴别】

（一）性状特征

全草皱缩，被白色节状细柔毛。根细须状。叶基生，多皱缩碎落，完整者呈近圆形或卵圆形，黄绿色，直径0.5～2cm，边缘具三角状钝齿，两面均被贴伏的短柔毛；叶柄长1.0～4.0cm，有白毛。花葶纤细，有的可见顶生伞形花序，小花浅黄色，或已结成球形蒴果，具深裂的宿萼。质脆，易碎。气微，味辛而微苦。（图74-2）

（二）显微鉴别

粉末特征 粉末黄棕色。腺毛和非腺毛众多，非腺毛由2～7个细胞组成，外壁可见细密疣状突起，长可达800μm；腺毛有2种，一种腺头、腺柄均为单细胞；另一种腺头为单细胞，腺柄由2～3个细胞组成，腺头多含有黄色油滴状物质；导管多为螺纹、梯纹、网纹导管，直径10～36μm；纤维单个或成束；花粉粒较小，球形，直径10μm左右，萌发孔3个，外壁具雕纹[1]。

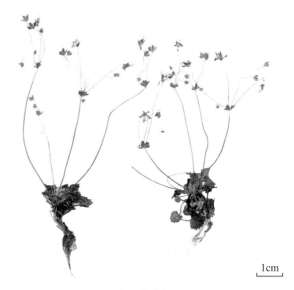

图74-2 点地梅药材图

【质量评价】以根、叶、花、果实齐全者为佳。

【化学成分】主要成分为皂苷、鞣质、酚类物质、生物碱类和糖类。

【性味归经】苦、辛，微寒。归肺、肝、脾经。

【功能主治】清热解毒，消肿止痛。用于风火赤眼，跌扑损伤，以及咽喉肿痛等症。

【药理作用】

1. 心血管系统的作用

（1）兴奋作用 点地梅乙醇浸剂对心脏均有兴奋作用，可使心脏收缩加强并迅速停止在收缩状态；亦有强心作用，能增强离体兔肠及大鼠子宫平滑肌兴奋性，使收缩加强。

（2）溶血作用 点地梅乙醇浸剂在试管内对豚鼠及兔红细胞有较强的溶血作用。

2. 其他作用 点地梅提取物有杀精作用；其所含皂苷有祛痰作用；所含鞣制有收敛性。

【附注】同属植物红花点地梅*Androsace aizoon* Duly var. *coccinea* Franch.与点地梅相似，其主要区别为后者叶片椭圆形或倒披针形，全缘；花粉红色。西藏地区用于治热性水肿。

主要参考文献

[1] 李昌勤，袁王俊，吴宏欣，等.喉咙草的生药鉴定[J].中药材，2009，32(03)：355-356.

（北京中医药大学 刘春生 杨瑶珺 贺元）

75. 独一味

Duyiwei

LAMIOPHLOMIS HERBA

【别名】巴拉努努、吉布孜、打布巴。

【来源】为唇形科植物独一味*Lamiophlomis rotata*（Benth.）Kudo的干燥地上部分。

【本草考证】本品始载于《月王药诊》。《四部医典》《晶珠本草》均有收载。《晶珠本草》载："独一味分两种，一为山生，一为川生。二种形态一样。叶圆形，厚而有疣状腺点，铺贴地面舒展而生，茎方形，状如节载，花分紫、黄、白三种，被刺，状如狗尾。"本草记载与现今所用独一味基本一致。

【原植物】多年生无茎矮小草本。根及根茎圆柱状、强直，直径可达2cm。叶基部丛生，常4枚，呈辐射状平展，圆形或肾形，质厚，长6～13cm，宽6～12cm，边缘具圆齿，上面密被白色疏柔毛，下面网脉多凹陷，密被绒毛。轮伞花序组成头状或短穗状，长3.5～7cm；苞片丝状，先端针形；花萼紫绿色，漏斗状，长约8mm，被粗硬毛，具短裂齿，齿端刺状；花冠唇形，淡红紫色，上唇近圆形，边缘具齿牙，自内面密被柔毛，下唇3裂，中裂片较大，外被微柔毛，内面在中裂片中部被髯毛；雄蕊4，前对稍长、花药2室，室汇合，极叉开；花柱先端2浅裂。小坚果倒卵状三棱形，包被于宿萼内。花期6～7月，果期8～9月。（图75-1）

生于海拔2700～4500m的高原或高山上强度风化的碎石滩或石质高山草甸、河滩地。主要分布于甘肃、青海、四川、云南、西藏等地。

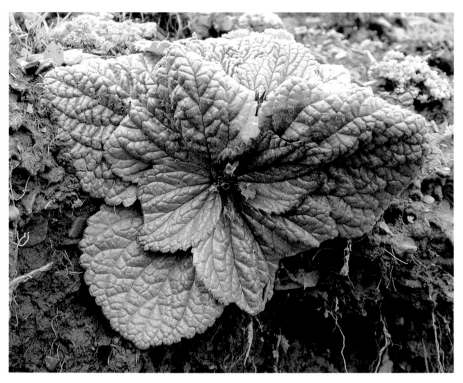

图75-1 独一味（陈虎彪 摄）

【主产地】主产于甘肃、青海、四川、云南、西藏等地。以甘肃玛曲和青海东南部最多，品质佳。

【栽培要点】

1. 生物学特性 喜干旱凉爽气候，耐寒。平均气温在5℃时，植物开始发芽生长，生长的最适温度为15～22℃。

适宜在海拔2700～3600m的青藏高原及青藏高原东部高寒阴湿藏药区种植。独一味禁止连作，轮作周期至少4年。

2. 栽培技术　种子繁殖。采种株一般选择生长3～4年为宜，种植外观饱满时采收，一般于8月中旬至9月下旬采种。选择土质疏松肥沃地块做苗床。一般土地解冻后即可播种。幼苗苗龄控制在90天左右。幼苗移栽前，应选择肥沃疏松、排水良好的土壤，轮作周期4年以上，以禾谷类、豆类、薯类为前茬作物。

3. 虫害　金针虫、地老虎、蛴螬等[1]。

【采收与加工】秋季花果期采割，洗净，晒干。独一味播种后生长3～4年才可以入药，每年以7～8月采收品质最好。

【药材鉴别】

（一）性状特征

叶莲座状交互对生，卷缩，展平后呈扇形或三角状卵形，长4～12cm，宽5～15cm；先端钝或圆形，基部浅心形或下延成宽楔形，边缘具圆齿；上表面绿褐色，下表面灰绿色；脉扇形，小脉网状，突起；叶柄扁平而宽。果序略呈塔形或短圆锥状，长3～6cm；宿萼棕色，管状钟形，具5棱线，萼齿5，先端具长刺尖。小坚果倒卵状三棱形。气微，味微涩、苦。（图75-2）

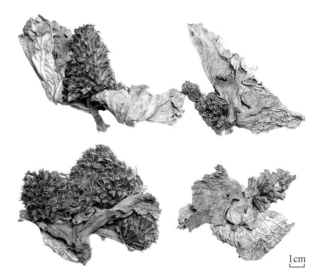

1cm

图75-2　独一味药材图（刘洋清　摄）

（二）显微鉴别

1. 叶横切面　上、下表皮细胞1列，外被角质层，有非腺毛和腺毛；腺毛头部8细胞，柄单细胞。气孔下陷。栅栏组织2列细胞，海绵组织中有草酸钙小针晶和小方晶。主脉明显向下凸出，上面微凹，维管束外韧型。主脉上、下表皮内侧有厚角细胞1～2列。

2. 粉末特征　粉末棕褐色。非腺毛众多，2～3细胞组成，直径10～15μm，壁较厚，有疣状突起。叶肉细胞呈不规则形，内含众多草酸钙针晶，长7～10μm。气孔直轴式或不等式。纤维长梭形，壁孔横裂。（图75-3）

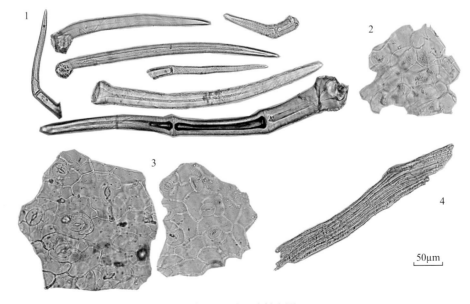

50μm

图76-3　独一味粉末图

1. 非腺毛　2. 叶肉细胞　3. 叶表皮细胞及气孔　4. 纤维

【质量评价】以叶完整、带果序者为佳。采用高效液相色谱法测定，本品按干燥品计算，含山栀苷甲酯（$C_{17}H_{26}O_{11}$）和8-O-乙酰山栀苷甲酯（$C_{19}H_{28}O_{12}$）的总量不得少于0.50%。

【化学成分】主要成分为黄酮类、环烯醚萜及其苷类、苯乙醇苷类等[2-4]。

1.黄酮类　木犀草素、芹菜素、槲皮素、木犀草苷、萹蓄苷、1-羟基-2,3,5-三甲氧基吨酮、芹菜素-7-O-β-新陈皮糖苷、连翘酯苷B、异鼠李素等。

2.环烯醚萜及其苷类　独一味素A、B、C，山栀苷甲酯、8-O-乙酰山栀苷甲酯、6-O-乙酰山栀苷甲酯、胡麻属苷、phloyposide Ⅰ、penstemoside、7,8-dehydropenstemoside、sesamoside等。

3.苯乙醇苷类　独一味苷A、连翘酯苷、毛蕊花糖苷、betonyoside A、campneoside Ⅱ、肉苁蓉苷E等。

4.其他　独一味地上部分还含有挥发油类、红景天苷、咖啡酸、3,4-二羟基苯甲酸、龙胆酸、3,4-二羟基苯乙醇、2,4,5-三羟基肉桂酸、2E-4-羟基己烯酸、齐墩果酸、β-谷甾醇等成分。

【性味归经】甘、苦，平。归肝经。

【功能主治】活血止血，祛风止痛。用于跌打损伤，外伤出血，风湿痹痛，黄水病。

【药理作用】

1.镇痛作用　独一味浸膏10%以0.28ml/10g、0.14ml/10g对小鼠灌胃，有明显镇痛作用，可持续2小时。独一味对小鼠热板和醋酸所致的疼痛反应有明显的抑制作用，可作为癌痛第1阶段镇痛辅助用药。独一味对创伤后疼痛、炎症、运动系统损伤所致疼痛、软组织肿胀等均有较好的止痛、消肿消炎作用，且安全可靠。

2.止血作用　独一味提取物对白消安损害的外周血血小板数有一定的提升作用。独一味水提物能缩短小鼠断尾出血时间和毛细管凝血时间。独一味中所含的环烯醚萜苷类成分为其止血的活性成分。

3.其他作用　独一味浸膏具有抗菌作用：独一味浸膏对乙型溶血型链球菌和产气杆菌的平均抑菌直径分别为0.8和0.6cm。独一味的挥发油成分抗肿瘤活性明显。免疫功能试验表明独一味有显著提高非特异性免疫和特异性细胞免疫的作用[3]。

【用药警戒或禁忌】有小毒。无瘀滞者及孕妇勿服。

【附注】

1.需要注意独一味的野生资源保护问题：目前独一味的采收量远高于年允收量，独一味面临着生态保护和种群退化的双重压力，该植物野生抚育与人工栽培还有很多困难。

独一味采挖地上部分之后，恢复到药用价值的周期一般为4年，高海拔地区在5年以上。在青海和甘肃很多主产区在采集后，根本达不到4年以上的更新周期又开始新一轮的采集，密集的采挖会导致资源种群退化和生境破坏[5]。

2.独一味根及根状茎也可入药，苦，微寒，有小毒。活血祛瘀，消肿止痛。用于跌打损伤，骨折，腰部扭伤等。

主要参考文献

[1] 王晓文，杨青兰，王荣.高寒阴湿区独一味栽培技术规程[J].农民致富之友，2018(8)：160.

[2] 梅之南，尹雪霏，定昕，等.独一味化学成分的研究(Ⅰ)[J].中南民族大学学报（自然科学版），2014，33(4)：57-60.

[3] 沈建伟，王锐娟，王环，等.藏药独一味的研究进展[J].安徽农业科学，2018，36(5)：1920-1922.

[4] 张娟红，徐丽婷，王荣，等.藏药独一味生药学及化学成分研究进展[J].兰州大学学报（医学版），2015，41(5)：57-62.

[5] 孙辉，蒋舜媛，冯成强，等.独一味 Lamiophlomis rotata 野生资源现状与存在的问题[J].中国中药杂志，2012，37(22)：3500-3505.

（中国医学科学院药用植物研究所　姚霞　北京中医药大学　魏胜利　曾祥妮）

76. 秦艽

Qinjiao

GENTIANAE MACROPHYLLAE RADIX

【别名】左秦艽、大艽、左宁根、萝卜艽。

【来源】为龙胆科植物秦艽*Gentiana macrophylla* Pall.、麻花秦艽*Gentiana straminea* Maxim.、粗茎秦艽*Gentiana crassicaulis* Duthie ex Burk.或小秦艽*Gentiana dahurica* Fisch. 的干燥根。

【本草考证】本品始载于《神农本草经》，列为中品。《本草纲目》载："秦艽出秦中，以根作罗纹交纠者佳，故名秦艽、秦糺。"《本草经集注》载："生飞乌山谷……飞乌或是地名。今出甘松、龙洞、蚕陵，长大黄白色为佳。"《新修本草》载："今出泾州、鄜州、岐州者良。"《图经本草》载："根土黄色而相交纠，长一尺已来，粗细不等，枝干高五六寸，叶婆娑连茎梗，俱青色，如蒿苣叶，六月中开花紫色，似葛花，当月结子。"《植物名实图考》载："秦艽叶如莴苣，梗叶皆青……今山西五台山所产，形状正同。"本草记载与现今所用秦艽基本一致[1]。

【原植物】

1. 秦艽　为多年生草本植物，高30～60cm，全株光滑无毛。主根粗长，须根多条，扭结成一个锥形根。茎直立或斜升，基部被残叶纤维所包围。基叶丛生莲座，卵状椭圆形或狭椭圆形。茎叶对生，较小。花簇生枝顶，呈头状，或腋生作轮状，多数，无花梗；花萼黄绿色或带有紫色，萼齿4～5个，锥形；花冠筒部黄绿色；冠澹蓝色或蓝紫色，壶形；雄蕊生于冠筒中下部，花丝线状钻形；子房无柄，椭圆状披针形或狭椭圆形；柱头2裂，裂片矩圆形。蒴果内藏或先端外露，卵状椭圆形。种子红褐色，椭圆形。花期7～9月，果期8～10月。（图76-1）

生于海拔400～2400m的山区草地、溪旁两侧、路边坡地、灌丛中。主要分布于东北、华北、西北及四川。

2. 麻花秦艽　麻花秦艽高10～20cm，主根粗壮，圆锥形。基生叶披针形或广披针形。茎叶线状披针形，较小。花较少成聚伞花序，顶生及腋生，排列成疏松的花序，有长梗；花萼筒黄绿色，一侧开裂；子房披针形或线形；花冠黄绿色，喉部具多数绿色斑点，有时外面带紫色或蓝紫色，漏斗形。蒴果内藏，椭圆状披针形。种子褐色，狭矩圆形。（图76-2）

生于海拔2000～5000m的高山、草地和溪边。主要分布于宁夏、甘肃、青海、湖北、四川、西藏。

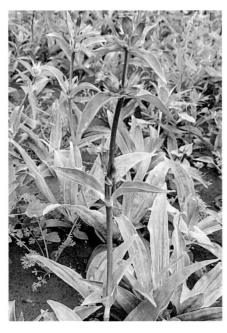

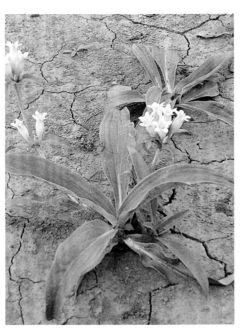

图76-1　秦艽　　　　　　　　　　　图76-2　麻花秦艽

3. 粗茎秦艽　粗茎秦艽高20～40cm，茎根粗大，须根多条，右旋扭结在一起。基生叶窄椭圆披针形；茎叶卵状椭圆形至卵状披针形。花多数，无花梗，在茎顶簇生，呈头状；花萼管部仅于顶端一侧开裂，萼齿极浅或无。子房长圆形，有柄。花冠筒部黄白色，冠檐蓝紫色或深蓝色，内面有斑点，壶形。蒴果内藏，椭圆形。种子红褐色，有光泽，矩圆形。（图76-3）

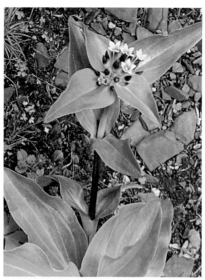 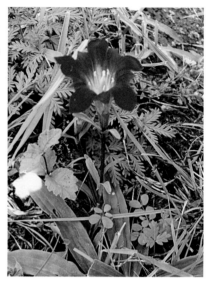

图76-3　粗茎秦艽　　　　　图76-4　小秦艽

生于海拔2100～4500m的高山草甸、山坡草地、灌丛及林缘。主要分布于甘肃、青海、四川、贵州、云南、西藏。

4. 小秦艽　小秦艽高10～25cm，根单一或稍分枝，须根向左扭结成一个细长的圆柱形根，直径不及1cm。叶片长窄披针形，无柄。茎生叶少数，对生，线状披针形至线形，无柄。花顶生成轮伞花序；花萼管部通常不开裂，稀一侧浅裂。子房披针形或线形，无柄；花冠深蓝色，有时喉部具多数黄色斑点，筒形或漏斗形。蒴果内藏，无柄，狭椭圆形。种子淡褐色，矩圆形。（图76-4）

生于海拔800～4500m的田埂、路旁、河滩沙地、向阳山坡及干草原等地。主要分布于东北、华北、西北及四川等地。

【主产地】主产于甘肃、四川、陕西、山西等地[1]。

【栽培要点】

1. 生物学特性　喜湿润、凉爽气候，耐寒。忌积水、强光。适宜在土层深厚、肥沃的壤土或砂壤土生长，不宜在积水盐碱地栽培。种子宜在20℃左右发芽。通常每年5月下旬返青，6月下旬开花，8月种子成熟，年生育期约100天[2]。

2. 栽培技术　种子繁殖。选生长3年以上的老株采种，晾干。早春撒播或条播[2]。

3. 病虫害　病害：叶斑病。虫害：地老虎。

【采收与加工】播种后3～5年采收。秋季地上部分枯萎时采挖。采收后用清水洗净，晾至半干，切去芦头，再晾至全干。

【商品规格】根据不同基原及来源，将秦艽药材分为"野生萝卜艽""野生麻花艽""野生小秦艽""栽培萝卜艽""栽培麻花艽""栽培小秦艽"六个规格。在秦艽各规格下，根据芦下直径划分等级，将秦艽选货规格分为"一等"和"二等"[3]。

野生萝卜艽：统货。野生麻花艽：一等 芦下直径≥1.0cm；二等 芦下直径0.3～1.0cm。野生小秦艽：一等 芦下直径≥0.8cm；二等 芦下直径0.2～0.8cm。栽培萝卜艽：一等 芦下直径≥1.8cm；二等 芦下直径1.0～1.8cm。栽培麻花艽：一等 芦下直径≥1.8cm；二等 芦下直径0.5～1.8cm。栽培小秦艽：一等 芦下直径≥1.0cm；二等 芦下直径0.2～1.0cm。

【药材鉴别】

（一）性状特征

1. 秦艽　根呈类圆柱形，上粗下细，扭曲不直，长10～30cm，直径1～3cm。表面黄棕色或灰黄色，有纵向或扭曲的纵皱纹，顶端有残存茎基及纤维状叶鞘。质硬而脆，易折断，断面略显油性，皮部黄色或棕黄色，木部黄色。气特殊，味苦，微涩。（图76-5）

2. **麻花秦艽** 根呈类圆锥形，多由数个小根纠聚而膨大，直径可达7cm。表面棕褐色，粗糙，有裂隙呈网状孔纹。质松脆，易折断，断面多呈枯朽状。

3. **粗茎秦艽** 根略呈圆柱形，较粗大，多不分枝，很少互相扭绕，长12～20cm，直径1～3.5cm。表面黄棕色或暗棕色，有纵向扭转的皱纹。根头有淡黄色叶柄残基及纤维状的叶基维管束。

4. **小秦艽** 根呈类圆锥形或类圆柱形，长8～15cm，直径0.2～1cm。表面棕黄色。主根通常1个，残存的茎基有纤维状叶鞘，下部多分枝。断面黄白色。

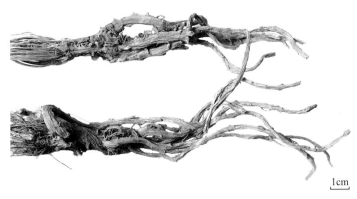

图76-5 秦艽药材图

（二）显微鉴别

1. **根横切面** 秦艽根部由外向内依次为周皮、次生韧皮部、次生木质部。（图76-6、图76-7）周皮由木栓层细胞和韧皮薄壁细胞构成；次生韧皮部中分布着维管组织、形成层和次生木质部；木质部中含有导管、木薄壁细胞、木纤维层。（图76-8、图76-9）

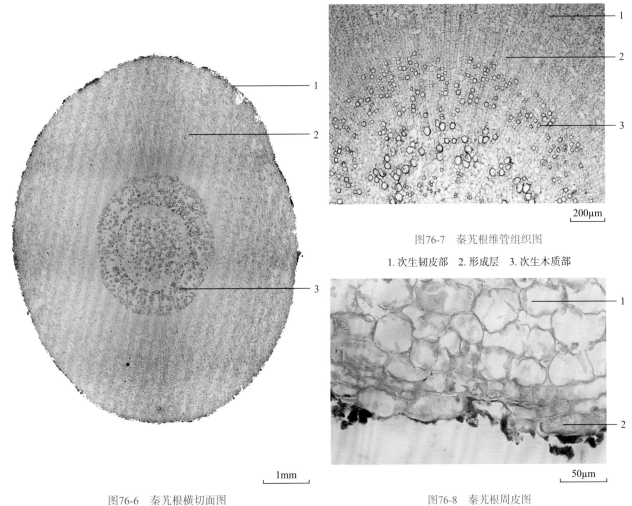

图76-7 秦艽根维管组织图

1.次生韧皮部 2.形成层 3.次生木质部

图76-6 秦艽根横切面图

1.周皮 2.次生韧皮部 3.次生木质部

图76-8 秦艽根周皮图

1.木栓层细胞 2.韧皮薄壁细胞

2.**粉末特征** 粉末为黄棕色。在粉末中可观察到导管、薄壁细胞中的淀粉粒、木栓细胞、草酸钙针晶和纤维束；导管呈螺纹及网纹导管；草酸钙针晶散在于薄壁细胞中，另有少数结晶呈细梭状、颗粒状、杆状或片状；栓化细胞表面类多角形、长方形或不规则形，壁薄，略弯曲。（图76-10）

（三）理化鉴别

薄层色谱 （1）取本品粗粉0.5g，加甲醇10ml，超声处理15分钟，取滤液作为供试品溶液。另取龙胆苦苷对照品，加甲醇制成每1ml含1mg的溶液，作为对照品溶液。照薄层色谱法实验，吸取供试品溶液5μl，对照品溶液1μl，分别点于同一硅胶GF$_{254}$薄层板上，以乙酸乙酯–甲醇–水（10:2:1）为展开剂，展开，取出，晾干，置紫外光灯（254nm）下检视。供试品色谱中，在与对照品色谱相应的位置上，显相同颜色的斑点。

（2）取枥樱酸对照品，加三氯甲烷制成每1ml含0.5mg的溶液，作为对照品溶液。照薄层色谱法实验，分别吸取上述方法（1）中的供试品溶液5μl，对照品溶液1μl，分别点于同一硅胶G薄层板上，以三氯甲烷–甲醇–甲酸（50:1:0.5）为展开剂，展开，取出，晾干，喷以10%硫酸乙醇溶液，在105℃加热至斑点显色清晰。供试品色谱中，在与对照品色谱相应的位置上，显相同颜色的斑点。

【**质量评价**】以粗大、肉厚、质实、色棕黄、气味浓厚者为佳。采用高效液相色谱法测定，本品按干燥品计算，含龙胆苦苷（$C_{16}H_{20}O_9$）和马钱苷酸（$C_{16}H_{24}O_{10}$）的总量不得少于2.5%。

【**化学成分**】主要成分为环烯醚萜苷类、三萜及甾体类、黄酮类等。其中，环烯醚萜苷类是其特征性成分和有效成分。

1.**环烯醚萜苷类** 龙胆苦苷（ge-ntiopicroside）、当药苷（sweroside）、当药苦苷（swertiamarin）、马钱苷酸（loganic acid）、6'-O-β-D-葡萄糖基龙胆苦苷（6'-O-β-D-glucopyranosyl gentiopicroside）等[4]。

2.**三萜及甾体类** 枥樱酸（rob-uric acid）、熊果酸（ursolic acid）、齐墩果酸（oleanolic acid）、β-谷甾醇（β-sitosterol）、胡萝卜苷（daucosterol）等[4]。

3.**黄酮类** 异荭草苷（isoorientin）、苦参酮（kurarinone）、苦参新醇（kushenol Ⅰ）等[4]。

【**性味归经**】辛、苦，平。归胃、肝、胆经。

【**功能主治**】祛风湿，清湿热，止痹痛，退虚热。用于风湿痹痛，骨蒸潮热，中风半身不遂，筋脉拘挛，骨节酸痛，湿热黄疸，小儿疳积发热。

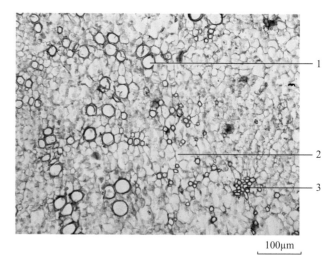

图76-9 秦艽根木质部图

1.导管 2.木薄壁细胞 3.木纤维

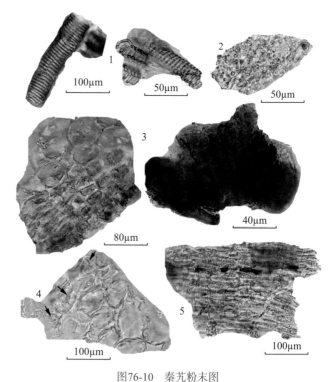

图76-10 秦艽粉末图

1.导管 2.薄壁细胞中的淀粉粒 3.木栓细胞
4.针晶（箭头所示处） 5.纤维束

【药理作用】

1. 抗炎和镇痛作用　秦艽醇提取物能够改善实验大鼠关节及足趾肿胀程度；能减轻冰醋酸所致小鼠扭体次数并提高小鼠的疼痛阈值。秦艽总环烯醚萜苷能减轻醋酸所致小鼠腹腔毛细血管通透性增加、大鼠气囊滑膜炎、小鼠棉球肉芽肿[5]。

2. 促进胃动力作用　秦艽总环烯醚萜苷具有清肝泄热的功效，能够有效改善功能性消化不良属肝胃郁热证者，症见胃脘饱胀，脘部烧灼等。

3. 降尿酸作用　秦艽醇提物在腺嘌呤和乙胺丁醇诱导的大鼠高尿酸血症模型中，可显著降低血清尿酸水平，其作用机制可能与调节模型组大鼠阴离子转运蛋白的表达水平及增加尿酸排泄量有关[5]。

4. 保肝作用　秦艽水提取物能减轻CCl_4和乙醇诱导的小鼠肝损伤[5]。

5. 其他　秦艽还具有抗病毒、抗菌、降压、抗肿瘤、免疫抑制等作用[5]。

【用药警戒或禁忌】久痛虚羸，溲多，便滑者忌服。

【分子生药】

1. 遗传标记　基于DNA条形码序列的分子鉴定：核糖体ITS和叶绿体matK、rbcL、psbA-trnH、atpB-rbcL、trnS（GCU）-trnG（UCC）、rpl20-rps12、trnL（UAA）-trnF（GAA）序列可准确鉴定秦艽同属近缘种[6]。采用RAPD方法和ISSR分子标记方法可研究秦艽种内的遗传多样性[7-8]。

2. 功能基因　现以成功克隆出秦艽5-磷酸脱氧木酮糖还原异构酶基因（GmDXR）和秦艽O-甲基转移酶3′-末端序列[9-10]。

【附注】

1. 同属还有8种地方习用品种作秦艽药用：管花秦艽（*Gentiana siphonantha* Maxim. ex Kusnex.）、天山秦艽（*Gentiana tianshanica*）、中亚秦艽（*Gentiana kaufmanniana*）、西藏秦艽（*Gentiana tibetica* King ex Hook. t.）、新疆秦艽（*Gentiana walujewii* Regel et Schmalh）、斜升秦艽（*Gentiana decumbens*）、甘南秦艽（*Gentiana gannanensis*）、大花秦艽〔*Gentiana macrophylla* Pall. var. *fetissowi*（Rgl. et Winkl.）Ma et K. C. Hsia〕[11]。

2. 关于秦艽中生物碱成分，有报道称是由于在提取分离过程中使用了氨液，化学性质不稳定的龙胆苦苷与氢氧化铵反应，形成生物碱。若提取过程中不加氨液，则不可能得到上述生物碱[12]。

主要参考文献

[1] 马潇，罗宗煜，翟进斌，等.秦艽本草溯源[J].中医药学报，2009，37：70-71.

[2] 汪荣斌，张西玲，晋玲，等.甘肃产中药秦艽资源调查[J].甘肃中医学院学报，2006，4：43-45.

[3] 中华中医药学会，中药材商品规格等级：秦艽.T/CACM 1021.76—2018.

[4] Yu P., Zhao Y.L., Zhang J., et al. Phytochemistry and Pharmacological Activities of the Genus Gentiana (Gentianaceae) [J]. Chemistry & Biodiversity, 2016, 13: 107-150.

[5] 聂安政，林志健，王雨，等.秦艽化学成分及药理作用研究进展[J].中草药，2017，48(3)：597-608.

[6] 倪梁红，赵志礼，熊波，等.ITS与叶绿体基因组多片段组合鉴定甘肃产秦艽基原植物的策略[J].药学学报，2016，51(5)：821-827.

[7] 曹晓燕.秦艽种质资源研究[D].西安：陕西师范大学，2010.

[8] 张文勇.秦艽及其近缘种的ISSR和HPLC研究[D].西安：西北大学，2010.

[9] 化文平，岑文，孔维维.秦艽5-磷酸脱氧木酮糖还原异构酶基因（GmDXR）的克隆和表达分析[J].中草药，2014，12(45)：1758-1763.

[10] 陈立余.秦艽AtNHX1基因转化及O-甲基转移酶基因克隆[D].西安：西北大学，2008.

[11] 周荣汉.中药资源学[M].北京：中国医药科技出版社，1993：405-408.

[12]郭亚健，陆蕴如.龙胆苦苷转化为秦艽丙素等生物碱的研究[J].药物分析杂志，1963(3)：268-271.

（陕西师范大学生命科学学院　杨洋　西北大学生命科学学院　孙文基　刘文哲）

77. 秦皮

Qinpi

FRAXINI CORTEX

【别名】蜡树皮、石檀、岑皮、秦白皮、苦树。

【来源】为木犀科植物苦枥白蜡树*Fraxinus rhyncnophylla* Hance、白蜡树*Fraxinus chinensis* Roxb.、尖叶白蜡树*Fraxinus szaboana* Lingelsh.或宿柱白蜡树*Fraxinus stylosa* Lingelsh.的干燥枝皮或干皮。

【本草考证】本品始载于《神农本草经》。《图经本草》载："秦皮，其木大都似檀，枝干皆青绿色，叶如匙头许大而不光，并无花实，根似槐根。二月、八月采皮，阴干。其皮有白点而不粗糙，俗呼为自木。取皮浸水便碧色，书纸看之青色，此为真也。"《本草纲目》载："今陕西州郡及河阳亦有之。其木大都似檀，枝干皆青绿色。叶如匙头许大而不光。并无花实，根似槐根。"本草记载与现今所用秦皮基本一致。

【原植物】

1. 白蜡树　落叶乔木。叶对生，单数羽状复叶，小叶5～9枚，以7枚为多数，卵形、倒卵状长圆形至披针形，顶生叶先端锐尖至渐尖，叶缘具整齐锯齿，上面无毛，小叶柄对生处膨大。圆锥花序，花小，花轴无毛，无花冠，花雌雄异株。翅果匙形，扁平。花期4～5月，果期7～9月。（图77-1）

野生多见于海拔800～1600m山地杂木林中，现多为栽培。主要分布于秦岭南坡及四川峨眉。

2. 尖叶白蜡树　树皮灰色。羽状复叶，叶基部稍膨大，叶轴较细，略弯曲，上面具窄沟，沟棱深，小叶着生处具关节，被细柔毛；小叶3～5枚，硬纸质，卵状披针形，稀倒卵状披针形，顶生小叶通常较大，先端长渐尖至尾尖，基部楔形至钝圆，叶缘具锐锯齿，上面无毛，下面在中脉两侧和基部有时被淡黄色或白色柔毛。圆锥花序顶生或腋生枝梢，花雌雄异株。翅果匙形。花期4月～5月，果期7月～9月。（图77-2）

生海拔1000m以上山地。主要分布于陕西宝鸡和渭南。

3. 宿柱白蜡树　枝稀疏；树皮灰褐色，纵裂。芽卵形，深褐色，干后光亮，有时呈油漆状光泽。小枝淡黄色，挺直而平滑，节膨大，无毛，皮孔疏生而凸起。单数羽状复叶长，

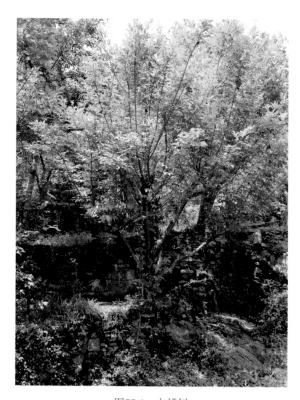

图77-1　白蜡树

小叶着生处具关节，无毛；小叶3～5枚，硬纸质，卵状披针形至阔披针形，叶缘具细锯齿，两面无毛或有时在下面脉上被白色细柔毛。圆锥花序顶生或腋生当年生枝梢，具花冠，淡黄白色，花雌雄异株。翅果倒披针状，上中部最宽，先端急尖、钝圆或微凹，具小尖（宿存花柱）。花期5月，果期9月。（图77-3）

生山坡杂木林中，海拔1300～3200m。主要分布于甘肃、陕西、四川、河南等省。

4.苦枥白蜡树 落叶大乔木。树皮灰褐色，较平滑，老时浅裂；小枝亦平滑，有棕色皮孔，阔椭圆形；芽短阔，密被褐色绒毛。单数羽状复叶，对生；叶轴光滑无毛；小叶通常5片，罕有3或7片，小叶着生处具关节，节上有时簇生棕色曲柔毛；叶片卵形，顶生小叶显著大于侧生小叶，基部一对最小，先端渐尖，基部阔楔形或略呈圆形，边缘有浅粗锯齿，上面光滑，下面沿中脉被棕色柔毛。花与叶同时开放，或稍迟于叶，圆锥花序生于当年小枝顶端及叶腋；花小，无花冠。翅果线形，窄或稍宽，先端钝圆、急尖或微凹，翅下延至坚果中部，略隆起；具宿存萼。花期5～6月，果期8～9月[1]。（图77-4）

主要分布于黑龙江、辽宁、吉林。

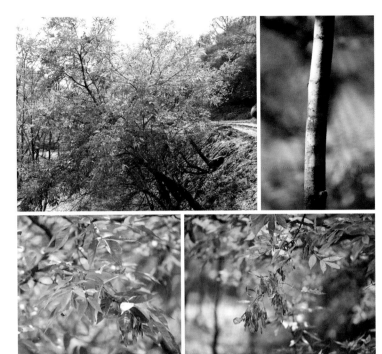

图77-2 尖叶白蜡树

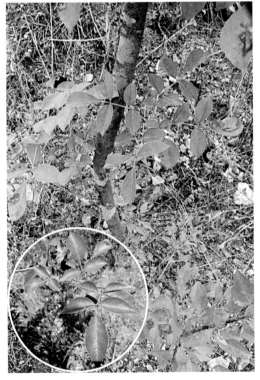

图77-3 宿柱白蜡树

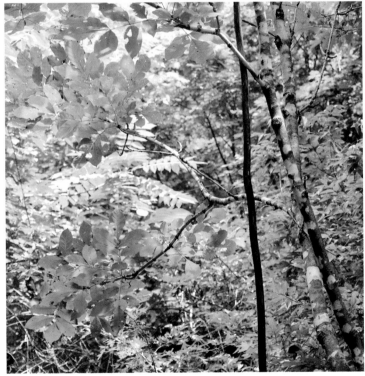

图77-4 苦枥白蜡树

【主产地】主产于陕西、四川、辽宁、吉林、黑龙江、河南、湖北、甘肃、云南等地。道地产区为陕西商州。

【栽培要点】

1.生物学特性 喜温暖湿润气候，喜光，对土壤要求不严，黄壤、黄棕壤等土壤上均能生长。

2.栽培技术 秦皮的繁殖方法分为种子繁殖和扦插繁殖。种子繁殖：3月份播种前将种子用温水浸泡24小时，或混拌湿沙在室内催芽，待种子萌动后，可条播于苗床内。扦插繁殖：在春季萌芽前选择健壮无病虫害的枝条，截成16～20cm小段，在苗床上扦插，一年后移栽[2]。

3.病虫害　病害：煤烟病等。虫害：蚜虫、介壳虫、糖槭蚧等。

【采收与加工】阴历二、八月采皮。栽后5～8年，树干直径达15cm以上时，春秋两季剥去枝皮和干皮，晒干。或鲜时切成丝再晒干。

【商品规格】秦皮商品分为选货、统货规格。秦皮选货分为"一等"和"二等"两个等级。

根据枝皮、干皮，将秦皮选货分为两等。一等：主要为枝皮，呈筒状或槽状，厚1.5～3mm。外表面光滑，灰白色、灰棕色至黑棕色或相间呈斑状，平坦或稍粗糙，并有灰白色圆点状皮孔及细斜皱纹，有的具分枝痕；二等：主要是干皮，为长条状块片或半筒状，厚3～6mm。外表面灰棕色，具龟裂状沟纹及红棕色圆形或横长的皮孔。

【药材鉴别】

（一）性状特征

1.枝皮　呈卷筒状或槽状，长10～60cm，厚1.5～3mm。外表面灰白色、灰棕色至黑棕色或相间呈斑状，平坦或稍粗糙，并有灰白色圆点状皮孔及细斜皱纹，有的具分枝痕。内表面黄白色或棕色，平滑。质硬而脆，断面纤维性，黄白色。气微，味苦。

2.干皮　为长条状块片，厚3～6mm。外表面灰棕色，具龟裂状沟纹及红棕色圆形或横长的皮孔。质坚硬，断面纤维性较强[3-4]。（图77-5）

（二）显微鉴别

1.横切面　木栓层为数列细胞；栓内层为数列多角形厚角细胞，皮层较宽，纤维及石细胞单个散在或成群；中柱鞘部位有石细胞及纤维束组成的环带，偶有间断；韧皮部射线宽1～3列细胞；纤维及少数石细胞成层状排列，中间贯穿射线，形成"井"字形；薄壁细胞含草酸钙砂晶。（图77-6）

2.粉末特征　粉末淡黄白色。纤维平直或稍弯曲，边缘微波状或凹凸，直径15～40mm，壁极厚，木化，纹孔不明显，胞腔线性，表面有时可见不规则斜向纹理；石细胞类圆形、类方形、类长方形、椭圆形、类纺锤形并做不规则短分枝，壁甚厚，孔沟明显；细胞内充满草酸钙砂晶，成微细棱状、颗粒状；木栓细胞表面观多角形，壁微木化或木化，孔纹较稀疏。此外，有稀少淀粉粒。（图77-7）

（三）理化鉴别

薄层色谱　取本品粉末1g，加甲醇10ml，加热回流10分钟，放冷，滤过，取续滤液作为供试品溶液。另取秦皮甲素对照品、秦皮乙素对照品及秦皮素对照品，加甲醇制成每1ml各含2mg的混合溶液，作为对照品溶液。照薄层色谱法试验，吸取上述两种溶液各10ml，分别点于同一硅胶G薄层板上，以三氯甲烷-甲醇-水

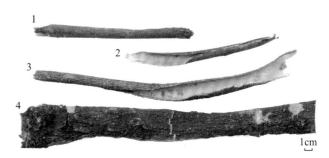

图77-5　秦皮药材图

1、2.枝皮　3、4.干皮

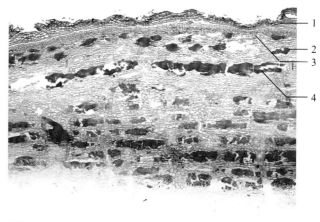

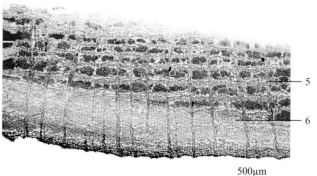

图77-6　秦皮横切面图

1.木栓层　2.石细胞　3.皮层　4.石细胞环带　5.射线　6.韧皮纤维

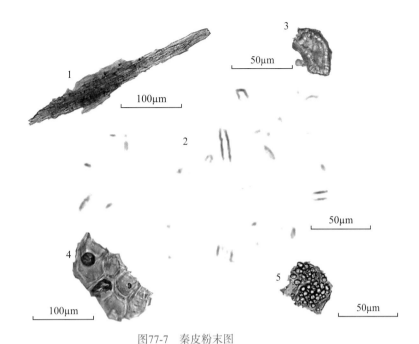

图77-7　秦皮粉末图

1.纤维　2.草酸钙砂晶　3.石细胞　4.木栓细胞　5.淀粉粒

（6∶1∶0.5）为展开剂，展开，取出，晾干，硅胶G板置紫外灯（365nm）下检视。供试品色谱中，在与对照品色谱相应的位置上，显相同颜色的斑点[5]。（图77-8）

【质量评价】以条长呈筒状、外皮薄而光滑、苦味浓者为佳。采用高效液相色谱法测定，本品按干燥品计算，含秦皮甲素（$C_{15}H_{16}O_9$）和秦皮乙素（$C_9H_6O_4$）的总量不得少于1.0%。

【化学成分】主要成分为香豆素类（coumarins）、环烯醚萜类（iridoids）、木脂素类、苯乙醇苷类等。其中，裂环环烯醚萜类主要以苷的形式存在，香豆素类是梣属植物区别于木犀科其他属植物的标志性成分。

1. 香豆素类　秦皮甲素（esculin）、秦皮乙素（esculetin）、秦皮苷（fraxin）、秦皮素（fraxetin）和宿柱白蜡苷（stylosin）、异莨菪亭（isoscopoletin）、6-羟基-7,8-二甲氧基香豆素（6-hydroxy-7,8-dimethoxycoumari）等。

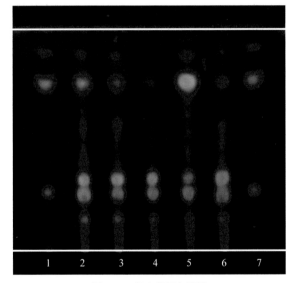

图77-8　秦皮薄层色谱图

1. 由上至下分别为秦皮素、秦皮乙素、秦皮甲素对照品
2. 苦枥白蜡树（采于辽宁宽甸）3. 白蜡树（采于四川峨眉）
4、6. 宿柱白蜡树（采于陕西洛南）5. 尖叶白蜡树（采于陕西洋县）7. 由上至下分别为秦皮素、秦皮乙素、秦皮甲素对照品

2. 环烯醚萜类　女贞苷（ligstroside）、10-hydroxyligstroside、橄榄苦苷（oleuropein）、新橄榄苦苷（neooleuropein）、白蜡树苷（franchinoside）等。

3. 木脂素类　松脂素（pinoresinol）、8-羟基松脂素（8-hydroxypinoresinol）、丁香脂素（syringaresinol）、8-羟基丁香脂素（8-hydroxysy-ringaresinol）、梣皮树脂醇（medioresinol）、（＋）-乙酰氧基松脂醇［（＋）-acetoxypinoresinolp］、（＋）-松脂醇-β-D-吡喃葡萄糖苷［（＋）-pinoresinol-β-D-glucopyranoside］等。

4. 苯乙醇苷类　木通苯乙醇苷A、木通苯乙醇苷B、车前草苷A、车前草苷B。

5. 甾体类　人参皂苷Rh_1、β-谷甾醇、胡萝卜苷。

6. 其他　秦皮还含有五环三萜类成分熊果酸、黄酮类、单酚类化合物等，但含量较少[6-8]。

【**性味归经**】苦、涩，寒。归肝、胆、大肠经。

【**功能主治**】清热燥湿，收涩止痢，止带，明目。用于湿热泻痢，赤白带下，目赤肿痛，目生翳膜。

【**药理作用**】

1.抗病原微生物、抗病毒作用　秦皮提取物使菌体内核酸的代谢活动受到抑制、菌体内相关蛋白的表达受阻、菌体正常生理活动不能进行，从而达到抑菌杀菌的目的。

2.保肝作用　秦皮提取物对高脂饮食诱导的实验性大鼠脂肪肝有一定的防治作用。

3.抗肿瘤作用　秦皮可以抑制肺癌细胞增殖，诱导人肺癌A549细胞凋亡。

4.抗氧化作用　一定剂量的秦皮对辐射所致的脂质过氧化反应有明显的抑制作用，对辐射损伤小鼠有一定的保护作用。

5.抗炎镇痛作用　秦皮对三硝基苯磺酸（TNBS）诱导的大鼠溃疡性结肠炎（UC）有良好的治疗作用，可明显减轻大鼠结肠炎症状并改善大鼠的状况[7-8]。

主要参考文献

[1] 邬家林.秦皮药材资源的研究[J].华西药学杂志，1993，04：232-237.

[2] 贾国新.白蜡树种子繁殖及病虫害防治技术[J].中国林副特产，2016，03：71-72.

[3] 苏桂云，刘颖.秦皮的真伪鉴别[J].首都医药，2010，17(17)：37.

[4] 陈敏.秦皮真伪鉴别[J].宁波医学，2000，09：423.

[5] 姜巧方，王小平，白吉庆.秦皮薄层鉴别方法的改进[J].中国现代中药，2015，17(03)：225-226+240.

[6] 刘国宇，周军辉，崔新爱.秦皮的化学成分研究进展[J].西北药学杂志，2016，31(02)：220-222.

[7] 杨炳友，闫明宇，潘娟，等.秦皮化学成分及药理作用研究进展[J].中医药信息，2016，33(06)：116-119.

[8] 聂安政，林志健，张冰.秦皮化学成分和药理作用研究进展[J].中草药，2016，47(18)：3332-3341.

（陕西中医药大学　白吉庆　王小平　杨蕾）

78. 莱菔子

Laifuzi

RAPHANI SEMEN

【**别名**】萝卜子、芦菔子。

【**来源**】为十字花科植物萝卜*Raphamus sativus* L.的干燥成熟种子。

【**本草考证**】本品始载于《新修本草》，俗名萝卜。《图经本草》载："莱菔，南北通有，北土尤多。"《本草纲目》载："莱菔，今天下通有之……圃人种莱菔，六月下种，秋采苗，冬掘根。春末抽高苔，开小花紫碧色。夏初结角，其子如大麻子，圆长不等，黄赤色……其叶有大者如芜菁，细者如花芥，皆有细柔毛。其根有红、白二色，其状有长、圆二类。大抵生沙壤者脆而甘，生瘠地者坚而辣。"本草记载植物形态与现今所用萝卜基本一致。

【**原植物**】一年生或二年生草本，高30～100cm。根肉质，形状、大小、颜色随品种而异。茎分枝、无毛，稍具粉霜。基生叶和下部叶大头羽状分裂，长8～30cm，宽3～5cm。顶裂片卵形，侧裂片4～6对，长圆形，向基部渐缩小，边缘有钝齿，疏生粗毛；上部叶矩圆形，有锯齿或近全缘。总状花序顶生或腋生；花淡红紫色或白色；萼片4；花瓣4，白色、紫色或粉红色，直径1.5～2cm，宽倒卵形，具爪，有显著脉纹；雄蕊6，四强。长角果圆柱形，长3～6cm，在种子间处缢缩，形成海绵质横隔；种子1～6颗，卵形，稍扁，长约3mm，红褐色或灰褐色，有细网纹。花期4～5月，果期5～6月。（图78-1）

全国各地栽培。

【主产地】全国各地均产。

【栽培要点】

1. 生物学特性　适应性较强，分布较广，全国均可栽培。以砂质壤土栽培为宜，前作以大豆、水稻、玉米为宜，不宜选用十字花科作物地。

2. 栽培技术　种子繁殖。在整好的地上做成高畦，作畦方式因品种、土质、地势及当地气候条件不同而异。8～9月播种，穴播、条播或撒播。

3. 病害　软腐病、白斑病、黑斑病、花叶病毒病等。

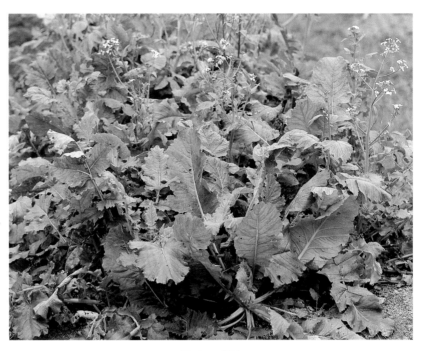

图78-1　萝卜

【采收与加工】夏季角果成熟时采收，晒干，搓出种子，除去杂质，晒干。

【商品规格】根据市场流通情况，将莱菔子分为"选货"和"统货"两个规格。根据含杂率和大小均匀度，将莱菔子选货规格分为"一等"和"二等"两个等级。

选货　干货。一等，大小均匀，饱满，含杂率≤1%；二等，较饱满，含杂率≤2%。

统货　干货。大小不一，含杂率不等，但不超过3%。

【药材鉴别】

（一）性状特征

种子类卵圆形或椭圆形，稍扁，长2.5～4mm，宽2～3mm。表面黄棕色、红棕色或灰棕色。一端有深棕色圆形种脐，一侧有数条纵沟。种皮薄而脆，子叶2，黄白色，有油性。气微，味淡、微苦辛。（图78-2）

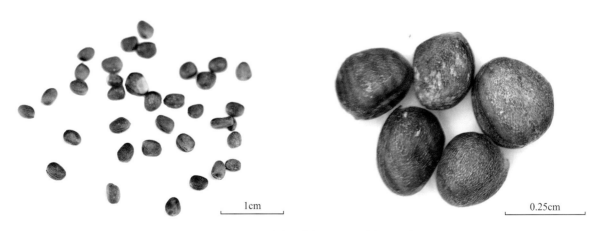

图78-2　莱菔子药材图（右：周良云　摄）

（二）显微鉴别

1. 种子横切面　最外为1列类方形的表皮黏液细胞；下皮细胞1列切向延长巨大，壁薄性；栅状细胞1列，棕红色，高10～20μm，宽约11μm，其侧壁和内壁增厚，木化，色素层细胞颓废，内含红棕色物质，内胚乳细胞1列，扁平，内含糊粉粒。子叶较发达，含糊粉粒及脂肪油。

2. 粉末特征　粉末淡黄色至棕黄色。种皮栅状细胞成片，淡黄色、橙黄色、黄棕色或红棕色，表面观呈多角形或长多角形，直径约至15μm，常与种皮大形下皮细胞重叠，可见类多角形或长多角形暗影；内胚乳细胞表面观呈类多角形，含糊粉粒和脂肪油滴；子叶细胞无色或淡灰绿色，壁薄，含糊粉粒及脂肪油滴。（图78-3）

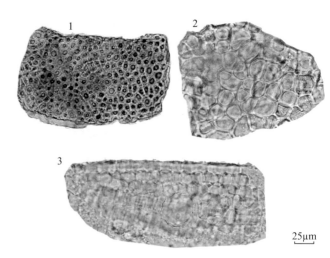

图78-3　莱菔子粉末图

1. 种皮栅状细胞　2. 内胚乳细胞　3. 子叶细胞

【质量评价】以粒大、饱满、坚实、色红棕、无杂质者为佳。采用高效液相色谱法测定，本品按干燥品计算，含芥子碱以芥子碱氰酸盐（$C_{16}H_{24}NO_5 \cdot SCN$）计，不得少于0.40%。

【化学成分】主要成分为挥发油类、脂肪酸类、异硫氰酸盐、生物碱类等。

1. 挥发油和脂肪酸类　甲硫醇（menthyl-mercaptan）、芥酸、油酸、亚油酸、α-亚麻酸等。

2. 异硫氰酸盐　莱菔子素（sul-foraphene）等。

3. 生物碱类　芥子碱等。

4. 其他　黄酮类、多糖类、抗菌蛋白质及氨基酸等成分[1-2]。

【性味归经】辛、甘，平；归肺、脾、胃经。

【功能主治】消食除胀，降气化痰。用于饮食停滞，脘腹胀痛，大便秘结，积滞泻痢，痰壅喘咳。

【药理作用】

1. 对胃肠道动力影响　莱菔子水煎剂可增强豚鼠体外胃窦环行肌条的收缩活动[3]；莱菔子可促进肠节律性收缩、抑制胃排空等，且炒品和老品作用强于生品。

2. 祛痰、镇咳作用　莱菔子水提醇沉液具有镇咳、祛痰、平喘作用。生莱菔子醇提物具有祛痰作用，炒莱菔子水提物具有平喘作用。

3. 抗菌作用　莱菔子水提物对大肠埃希菌和葡萄球菌等有显著的抑制作用，水浸剂对许兰黄癣菌、同心性毛癣菌、铁锈色小芽孢癣菌、奥杜盎小孢子菌、星形奴卡菌及羊毛状小芽孢癣菌也有不同程度的抑制作用。

4. 降压作用　莱菔子醇提物具有降压作用，从乙醇提取物中分离得到的芥子碱氰酸盐具有显著降压作用。莱菔子水提物注射液（1ml相当生药1g）0.3～1.2ml/kg剂量静脉注射，能明显降低实验性肺动脉高压和体动脉压。其降压强度与酚妥拉明相当。

5. 其他作用　炒莱菔子还具有抗肾上腺素作用，促进排尿，对前列腺增生导致的机械性尿路梗阻也有一定效果；莱菔子素具有解毒作用，对食管癌、结肠癌、乳腺癌等表现出良好的抗癌活性[1-3]。

【附注】莱菔鲜根入药，称莱菔，味辛、甘，性凉，熟者味甘、性平；具有消食、下气、化痰、止血、解渴、利尿的功能。莱菔开花结实后的老根入药，称地骷髅，味辛、甘，性平；具有行气消积、化痰、解渴、利水消肿的功能。莱菔叶也可入药，味辛、苦，性凉；具有消食理气、清肺利咽、散瘀消肿的功能。

主要参考文献

[1] 马东.中药莱菔子的化学成分及药理作用研究进展[J].中国社区医师，2014，30(20)：5-6.

[2] 吕艳飞，欧阳剑，孙明奎.萝卜籽油研究进展[J].粮油加工，2015(6)：37-40.

[3] 沈亚芬，孙元龙，沈金银.中药莱菔子药理作用研究进展[J].中国中医药科技，2011，18(3)：254.

（中国医学科学院药用植物研究所　姚霞　　北京中医药大学　魏胜利　阿依达娜·沃坦　曾祥妮）

79. 莨菪叶

Langdangye

HYOSCYAMI FOLIUM

【别名】天仙子、麻性草、牙痛草、铃铛草、马铃草。

【来源】为茄科植物莨菪*Hyoscyamus niger* L.的叶。

【本草考证】本品始载于《神农本草经》，原名莨菪子，列入下品。《名医别录》载："生海滨川谷及雍州，五月采子。"《蜀本草》载："王不留行、菘蓝等，茎叶有细毛，花白，子壳作罂子形，实扁细，若粟米许，青黄色。"《图经本草》载："今处处有之，苗茎高二三尺。叶似地黄、王不留行、红（菘）蓝等而三指阔，四月开花，紫色，苗荚茎有白毛。五月结实，有壳作罂子状，如小石榴。房中子至细，青白色，如米粒。"《本草纲目》载："叶圆而光，有毒，误食令人狂乱，状如中风，或吐血，以甘草汁解之。"综上所述，并参考《本草纲目》附图，本草记载植物形态与现今所用莨菪基本一致[1]。

【原植物】二年生草本，高达1m，全体被黏性腺毛。根较粗壮，肉质。一年生的茎极短，基部莲座状叶丛。叶互生，矩圆形，长4～10cm，宽达2～6cm，基部半抱根茎或截形，边缘羽状浅裂或深裂。花单生于叶腋，在茎上端聚集成顶生的穗状聚伞花序；花萼筒状钟形，长1～1.5cm，5浅裂，裂片大小不等，果时增大成坛状，基部圆形；花冠漏斗状，黄绿色，基部和脉纹紫堇色，5浅裂；雄蕊5；子房近球形。蒴果长卵圆状，长约1.5cm，直径约1.2cm。种子近圆盘形，直径约1mm，淡黄棕色。花期5月，果期6月。（图79-1）

华东有栽培或逸为野生，常生于山坡、路旁、住

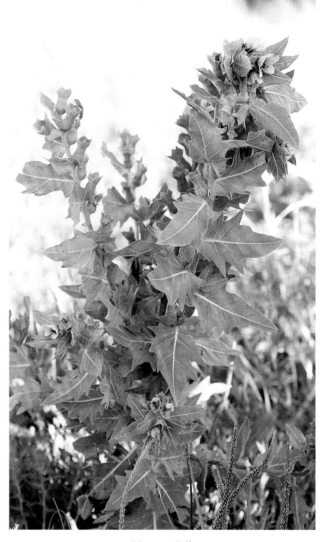

图79-1　莨菪

宅区及河岸沙地。主要分布于华北、西北及西南等地。

【主产地】主产于辽宁、黑龙江、吉林、河南、河北、甘肃、新疆等地。

【栽培要点】

1.生物学特性 喜温暖湿润气候，生长适宜的温度为20～30℃，不耐严寒，喜阳光，以土层深厚、疏松肥沃、排水良好的中性及微碱性砂质壤土栽培为宜。忌连作，不宜以番茄等茄科植物为前作。

2.栽培技术 用种子繁殖。直播法：北方播种时间为3月至4月中旬，长江流域可秋播或春播，以秋播为主。条播或穴播。

3.虫害 红蜘蛛。

【采收与加工】秋播者从第2年4月起便可选晴天陆续采收下部老叶片，最后在采收种子前5～6天将全部叶片采下，晒干。

【药材鉴别】

（一）性状特征

本品多数为皱缩破碎的叶，完整的叶呈长卵形或三角状卵形，长约26cm，宽约10cm；叶端尖，叶缘不规则，羽状分裂，裂片呈三角形，叶片上表面黑绿色，下表面淡灰绿色，密被毛茸，主脉宽阔，着生毛茸更多，由腺毛分泌的物质，在叶片不很干燥时带黏着性。（图79-2）

（二）显微鉴别

1.叶横切面 上下表皮均有气孔，毛茸易察见；叶肉的栅栏组织为1列细胞，排列较不整齐；海绵组织为3～4列细胞，在栅栏组织下方的叶肉细胞（结晶层）中，含草酸钙方晶。主脉颇扁阔，维管束双韧型；木质部位于主脉中央部，稍偏下方，略作横条状，导管稀疏散在，韧皮部细胞位于木质部的上下侧，维管束的四周，有细胞壁稍厚的细胞环。在主脉部的薄壁细胞中，散有草酸钙砂晶。上下表皮的内侧有数列厚角细胞。（图79-3）

2.粉末特征 粉末灰绿色至暗绿色。表皮细胞壁成波状，气孔不等式，副卫细胞3～4个。腺毛柄长1～4细胞，腺头均为多细胞，约至10细胞以上，呈椭圆形或卵圆形；也有为单细胞腺头的腺毛。非腺毛由1～10细胞组成，以2～4细胞为多见，长100～300μm。草酸钙结晶以方晶最多，存在于叶肉组织细胞中，有时可见双晶。稀有簇晶、圆形结晶及砂晶，主要存在于主脉薄壁细胞中。（图79-4）

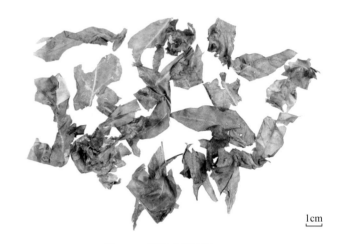

1cm

图79-2 莨菪叶药材图

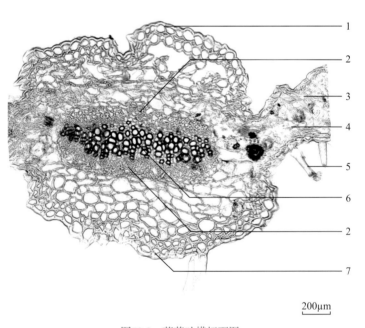

200μm

图79-3 莨菪叶横切面图

1.上表皮细胞 2.韧皮部 3.栅栏细胞 4.海绵组织 5.毛茸
6.木质部 7.下表皮细胞

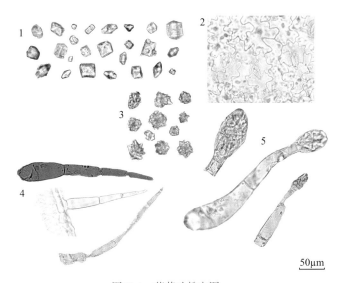

图79-4 莨菪叶粉末图

1. 方晶 2. 叶表皮细胞 3. 簇晶 4. 非腺毛 5. 腺毛

（三）理化鉴别

1. 特征反应 取本品粉末4g，加乙醇15ml，振摇15分钟，滤过，滤液蒸干，加硫酸溶液（1→100）2ml，搅拌后滤过，滤液中加氨试液使呈碱性，再用三氯甲烷2ml振摇提取，分取三氯甲烷液，蒸干，残渣显托品烷生物碱类的鉴别反应。

2. 薄层色谱 取本品粉末2g，加浓氨试液2ml，混匀，再加三氯甲烷25ml，摇匀，放置过夜，滤过，滤液蒸干，残渣加三氯甲烷0.5ml使溶解，作为供试品溶液。另取硫酸阿托品对照品和氢溴酸东莨菪碱对照品，加甲醇制成每1ml各含4mg的混合溶液，作为对照品溶液。照薄层色谱法试验，吸取上述两种溶液各10μl，分别点于同一硅胶G薄层板上，以乙酸乙酯–甲醇–浓氨试液（17：2：1）为展开剂，展开，取出，晾干，喷以稀碘化铋钾试液。供试品色谱中，在与对照品色谱相应的位置上，显相同颜色的斑点。

【质量评价】以叶片绿色，密生茸毛、干燥、无杂质者为佳。采用高效液相色谱法测定，本品按干燥品计算，含生物碱以莨菪碱（$C_{17}H_{23}NO_3$）计，不得少于0.30%。

【化学成分】主要成分为莨菪碱（hyoscyamine）、东莨菪碱（scopolamine）及阿托品（atropine）等生物碱类，另含天仙子苦苷（hyospicrin）。

【性味归经】苦，寒；大毒。归肺、肝、胃经。

【功能主治】镇痛，解痉。用于脘腹疼痛，牙痛，咳嗽气喘。

【药理作用】

1. 镇静作用 莨菪叶的主要有效成分为东莨菪碱，能缓解神经元肌肉震颤，抑制中枢神经系统而起到镇静、抗焦虑作用[2]。

2. 平滑肌松弛作用 莨菪碱和东莨菪碱能竞争性拮抗乙酰胆碱，产生抗胆碱和副交感作用，具有解痉作用，可用于治疗胃肠道疾病和呼吸障碍。

3. 其他作用 东莨菪碱用作麻醉剂时，可使病人周围血管扩张，体表温度升高，而体温下降。东莨菪碱能改善失血性犬的微循环。

【用药警戒或禁忌】青光眼患者禁服。

【附注】莨菪 Hyoscyamus niger L. 根与种子均药用，含莨菪碱及东莨菪碱，有镇痉镇痛之效，可作镇咳药及麻醉剂。种子油可供制肥皂。

主要参考文献

[1] 肖新月，杨兆起.中药天仙子的本草考证[J].中国中药杂志，1996，21(5)：259-261.

[2] 张素芹，彭广芳，陈萍，等.天仙子的研究概况[J].时珍国医国药，1997，8(4)：324-325.

（内蒙古医科大学　王晓琴　杨来秀　王素巍）

80. 党参

Dangshen

CODONOPSIS RADIX

【**别名**】潞党参、白条党参、纹党参、板桥党参。

【**来源**】为桔梗科植物党参 *Codonopsis pilosula*（Franch.）Nannf.、　素花党参 *Codonopsis pilosula* Nannf. var. *modesta*（Nannf.）L. T. Shen或川党参 *Codonopsis tangshen* Oliv.的干燥根。

【**本草考证**】本品始载于《本草从新》，载："古本草云，参须上党者佳。今真党参久已难得，肆中党参种类甚多，皆不堪用，惟防党性味和平足贵。根有狮子盘头者真，硬纹者伪也。"《本草纲目拾遗》载："翁有良辩误云：党参功用，可代人参，皮色黄，而横纹类似乎防风，故名防党。"《植物名实图考》载："党参，山西多产。长根至二三尺，蔓生，叶不对，节大如手指，野生者根有汁，秋开花如沙参，花色青白，土人种之为利。"本草记载与现今所用党参基本一致。

【**原植物**】

1. 党参　多年生草本，根常肉质，萝卜形或纺锤状圆柱形，表面灰黄色，上端部分有细密环纹，下部疏生横长皮孔。茎缠绕，无毛，具分枝。叶在主茎及侧枝上互生，在小枝上近对生，有疏短刺毛，叶片卵形或狭卵形，端钝或微尖，基部近心形，边缘具波状钝锯齿。花单生于枝顶，具柄；花冠黄绿色，里面具紫色斑点，宽钟形，浅裂；裂片三角形，先端锐。蒴果基部半球状，顶端圆锥形。种子多数，卵形，无翼，细小，棕黄色，光滑无毛。花期8～9月，果期9～10月。（图80-1）

现大量栽培，生于山地灌木丛中及林缘，主要分布于东北、华北及陕西、宁夏、甘肃、青海、河南、四川、西藏等地。

2. 素花党参　与党参的主要区别在于全体近于光滑无毛，花萼裂片较小，长约10mm。（图80-2）

生于海拔1500～3200m的山地林下、林边

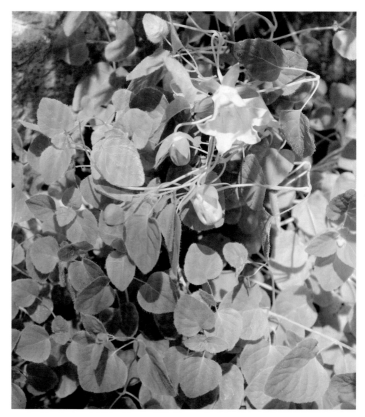

图80-1　党参

及灌丛中。分布于山西中部、陕西南部、甘肃、青海、四川西北部。

3.川党参　与党参的主要区别在于茎下部的叶基部楔形或较圆钝，仅偶尔呈心脏形；花萼仅贴生于子房最下部，子房对花萼而言几乎为全上位。（图80-3）

生于海拔900～2300m的山地林边灌丛中。分布于陕西、湖北、湖南、四川、贵州等地。

【主产地】党参根据产地分为东党和潞党。东党为野生品，主产于黑龙江、吉林、辽宁。潞党为栽培品，主产于山西、河南；内蒙古、河北亦产。

素花党参主产于甘肃、陕西及四川西北部，以四川南坪、松潘，甘肃广县的品质最佳。

川党参主产于四川、湖北、陕西。

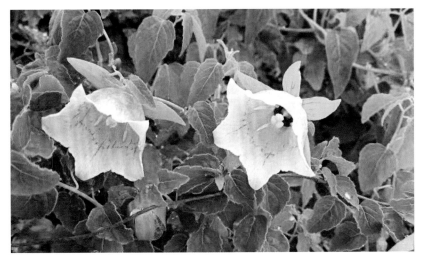

图80-2　素花党参

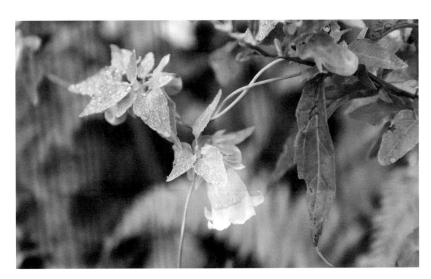

图80-3　川党参

【栽培要点】

1.生物学特性　喜温和凉爽气候，较耐寒，最适生长温度为20～25℃，以土层深厚，排水良好，土壤疏松肥沃，富含腐殖质的砂质壤土栽培为宜。忌重茬，前茬作物以豆类、油菜、禾本科作物为宜。

2.栽培技术　党参用种子繁殖，常采用育苗移栽，直播较少用。将参苗按株距8～10cm斜放于沟内，根系自然舒展，尾部不得弯曲。

3.病虫害　病害：根腐病、锈病等。虫害：蚜虫、地老虎、蝼蛄、金针虫、红蜘蛛等。

【采收与加工】

党参在白露至秋分时采收，即每年的9月10日至30日之间。一般在地上部分枯萎后采收。

党参采挖时先割掉地上部分的茎蔓，按行开30cm以上的沟深挖，刨出参根，刨出后鲜参晾晒至二成干后进行分级，分级后进行水洗，泥土洗净后置阳光下晒到四、五成干时捆成小把，然后反复揉搓8～10次，按把捆绑，彻底晾干[1]。

【商品规格】

由于产地不同，党参商品分为潞党参、白条党参、纹党参、板桥党参等规格。党参常分为3等，其余为统货。

潞党参、白条党参按芦下直径分为3个等级，一等：芦下直径0.9cm以上；二等：芦下直径0.6～0.9cm；三等：芦下直径0.4～0.6cm。纹党参按芦下直径分为3个等级，一等：芦下直径1.3cm以上；二等：芦下直径1.0～1.3cm；三等：芦下直径0.5～1.0cm。板桥党参按芦下直径分为3个等级，一等：芦下直径1.0cm以上；二等：芦下直径0.7～1.0cm；三等：芦下直径0.5～0.7cm[2]。

【药材鉴别】

（一）性状特征

1. 党参　根长圆柱形，稍弯曲，长10～35cm，直径0.4～2cm，表面灰黄色、黄棕色至灰棕色，根头部有多数疣状突起的茎痕及芽，每个茎痕的顶端呈凹下的圆点状；根头下有致密的环状横纹，向下渐稀疏，有的达全长的一半，栽培品环状横纹少或无；全体有纵皱纹和散在的横长皮孔样突起，支根断落处常有黑褐色胶状物。质稍柔软或稍硬而略带韧性，断面稍平坦，有裂隙或放射状纹理，皮部淡棕黄色至黄棕色，木部淡黄色至黄色。有特殊香气，味微甜。（图80-4）

2. 素花党参　长10～35cm，直径0.5～2.5cm，表面黄白色至灰黄色，根头下致密的环状横纹常达全长的一半以上。断面裂隙较多，皮部灰白色至淡棕色。（图80-5）

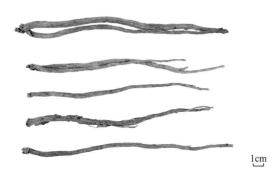

图80-4　党参药材图

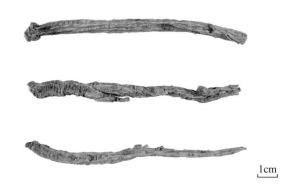

图80-5　素花党参药材图

3. 川党参　长10～45cm，直径0.5～2cm，表面灰黄色至黄棕色，有明显不规则的纵沟。质较软而结实，断面裂隙较少，皮部黄白色。（图80-6）

（二）显微鉴别

1. 党参

（1）根横切面　木栓细胞5～10列，径向壁具纵条纹；木栓石细胞单个散在或数个成群，位于木栓层外侧或嵌于木栓细胞间。皮层狭窄，细胞多不规则或破碎，挤压成颓废组织；有乳管群分布。韧皮部宽广，乳汁管群与筛管群相伴，作径向排列，切向略呈多个断续的同心环，乳汁管含淡黄色粒状分泌物；韧皮射线5～9列细胞，外侧常现裂隙，形成层成环。木质部约占根半径的1/2～4/7；导管单个或3～9个相聚，径向排列成1（～3）

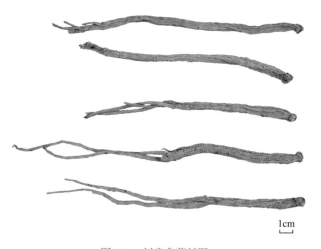

图80-6　川党参药材图

列；木射线宽广，常破碎而形成较大的裂隙；木薄壁细胞排列紧密；初生木质部三原型。本品皮层和韧皮部薄壁细胞充满菊糖和少数淀粉粒。（图80-7）

（2）粉末特征　粉末黄白色。木栓细胞棕黄色，表面观呈类多角形或类长方形，垂周壁微波状弯曲，木化，有纵条纹。石细胞众多，单个散在或数个成群，有的与木栓细胞相嵌；石细胞多角形、类方形、长方形或不规则形，直径24～51μm，偶有短纤维状，壁厚，纹孔稀疏，孔沟明显；导管主要为梯状或网状的具缘纹孔导管，直径21～80μm，导管分子短。乳汁管为有节联结乳汁管，直径12～15μm，管中及周围细胞中充满油滴状物及细颗粒。（图80-8）

2. 素花党参

（1）根横切面　木栓层外侧有较厚的木栓石细胞环带，厚约至12列，有的局部脱落；韧皮部发达，约占半径的

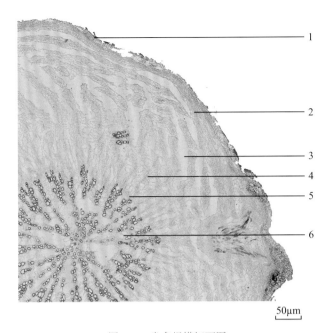

图80-7 党参根横切面图

1. 木栓层　2. 皮层　3. 裂隙　4. 次生韧皮部　5. 形成层
6. 次生木质部

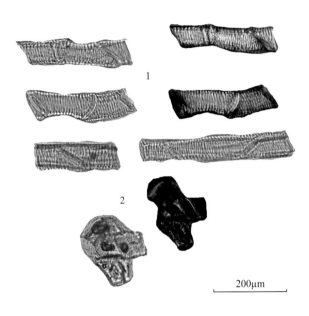

图80-8 党参粉末图

1. 导管　2. 石细胞

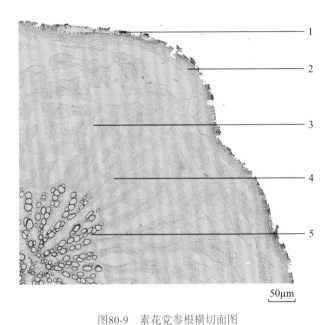

图80-9 素花党参根横切面图

1. 木栓层　2. 皮层　3. 裂隙　4. 次生韧皮部　5. 次生木质部

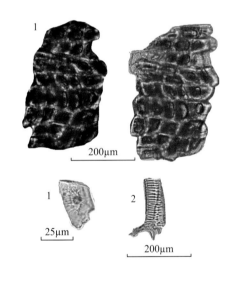

图80-10 素花党参粉末图

1. 石细胞　2. 导管

2/3；木质部小，导管大小不一，常径向相间排列似年轮状。本品薄壁细胞充满淀粉粒及众多菊糖。（图80-9）

（2）粉末特征　粉末淡黄色。木栓石细胞极多，直径19～60μm，长35～107（～256）μm，壁厚薄不等，（3～）9～25μm，孔沟明显，有的孔沟密集并纵横交错呈网状、蜂窝状。木薄壁细胞梭状，次生细胞壁呈网状、梯状增厚。（图80-10）

3. 川党参

（1）根横切面　木栓石细胞壁有的稍厚，具纹孔，木栓石细胞数列排成断续的环带，有的嵌于木栓细胞间，壁稍厚，韧皮部宽约占根半径的2/3；木质部较小，木薄壁细胞壁有的增厚。本品薄壁细胞充满淀粉粒，多为复粒；菊

糖存在于裂隙处及导管中。（图80-11）

（2）粉末特征 粉末类白色。木栓石细胞较少，直径25～36μm，长60～76μm，壁厚3～5μm，有的中部壁较厚，使胞腔呈哑铃状，孔沟明显，呈喇叭状或漏斗状。木薄壁细胞梭形，壁增厚呈各种形状，有的纹孔、孔沟明显，有的平周壁上具网状纹理，有的垂周壁呈连珠状。淀粉粒众多，单粒圆球形、类圆形，直径6～20μm，脐点点状或不明显；复粒由2～7分粒组成。（图80-12）

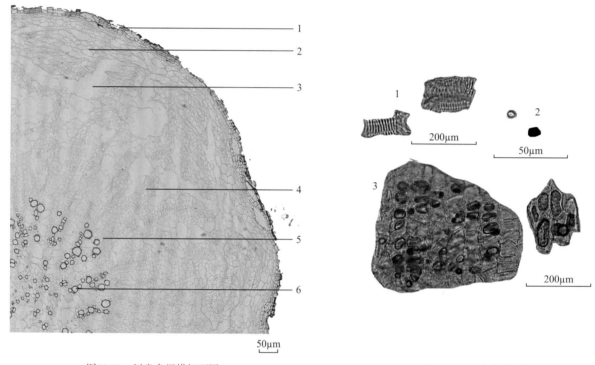

图80-11 川党参根横切面图
1.木栓层 2.皮层 3.裂隙 4.次生韧皮部 5.形成层
6.次生木质部

图80-12 川党参粉末图
1.导管 2.淀粉粒 3.石细胞

（三）理化鉴别

薄层色谱 取本品粉末1g，加甲醇25ml，超声处理30分钟，滤过，滤液蒸干，残渣加水15ml溶解，通过D101型大孔吸附树脂柱（内径为1.5cm，柱高为10cm)，用水50ml洗脱，弃去水液，再用50%乙醇50ml洗脱，收集洗脱液，蒸干，残渣加甲醇1ml使溶解，作为供试品溶液。另取党参炔苷对照品，加甲醇制成每1ml含1mg的溶液，作为对照品溶液。照薄层色谱法试验，吸取供试品溶液2～4μl，对照品溶液2μl，分别点于同一高效硅胶G薄层板上，以正丁醇-冰醋酸-水（7：1：0.5）为展开剂，展开，取出，晾干，喷以10%硫酸乙醇溶液，在100℃加热至斑点显色清晰，分别置日光和紫外光灯（365nm）下检视。供试品色谱中，在与对照品色谱相应的位置上，显相同颜色的斑点或荧光斑点。

【质量评价】以条长、粗细均匀、芦头小、外皮细洁、色黄白而鲜明、横纹紧密、断面色白、有菊花心、体糯而不泡松、不坚硬、细嚼味甜而无渣滓者为佳；芦头大、外皮粗糙起皱而无细横纹、色发黑、体硬、内心泡松、甜味差而带腥、嚼之有渣者为次。照醇溶性浸出物测定法项下的热浸法测定，用45%乙醇作溶剂，不得少于55.0%。照二氧化硫残留量测定法测定，本品二氧化硫残留量不得过400mg/kg。

【化学成分】主要成分为糖类（saccharides）、苷类（glycosides）、甾体类（steroids）、生物碱类（alkaloids）、挥发油（essential oil）、氨基酸类（amino acids）、萜类（terpenoids）及其他成分（others）等。其中，苷类成分党参炔苷为党参的标志性成分。

1.糖类　党参中含有单糖、多糖、低聚糖、杂多糖等糖类物质，如单糖中的葡萄糖、低聚糖中的菊糖，多糖中绝大部分为酸性多糖，多糖是组成党参糖类物质的主要成分。

2.苷类　苯丙素类的丁香苷、党参苷Ⅰ、党参苷Ⅱ、党参苷Ⅲ、党参苷Ⅳ；聚炔类的党参炔苷、lobetyol、lobetyolinin；还有报道β-D-果糖正己醇苷、β-D-果糖正丁醇苷、京尼平苷等[3]。

3.甾体类　甾醇、甾苷、甾酮 3类，包括α-菠菜甾醇、α-菠菜甾酮、Δ-菠甾醇、Δ-5,22-豆甾烯醇、α-菠甾醇-β-D-葡萄糖苷、豆甾醇、豆甾酮、豆甾醇-β-D-葡萄糖苷、Δ⁷豆甾烯醇、Δ⁷豆甾烯醇-β-D-葡萄糖苷、α-菠甾-7,22-双烯-3-酮、豆甾-5,22-双烯-3-酮、Δ⁷豆甾烯酮和豆甾烯醇-β-D-葡萄糖苷等。

4.生物碱类　党参碱、胆碱、党参脂、党参酸、5-羟基-2-羟甲基吡啶、烟酸挥发油、正丁基脲基甲酸酯等成分[4]。

5.挥发油　醛、醇、脂肪酸、脂肪酸酯、烷烃、烯烃等。

6.氨基酸类　谷氨酸、胱氨酸、丝氨酸、组氨酸、甘氨酸、酪氨酸、精氨酸和脯氨酸等。其中，苏氨酸、蛋氨酸、缬氨酸、亮氨酸、异亮氨酸、赖氨酸、苯丙氨酸为人体必需的7种氨基酸。

7.萜类　三萜类成分蒲公英萜醇及其乙酸酯、木栓酮；倍半萜类成分苍术内酯Ⅱ和Ⅲ；香豆素类成分补骨脂内酯、白芷内酯[5]。

8.其他　5-羟甲基糠醛、5-羟基甲糖酸、5-羟甲基2-糠醛、丁香醛、2-糖酸钠以及邻苯二甲酸双-（2-乙基）己酯、硬脂酸、香草酸、琥珀酸等。

【性味归经】甘、平。归脾、肺经。

【功能主治】健脾益肺，养血生津。用于脾肺气虚，食少倦怠，咳嗽虚喘，气血不足，面色萎黄，心悸气短，津伤口渴，内热消渴。

【药理作用】

1.对血液及造血系统的作用　党参具有增加血红蛋白含量的作用，党参配伍丹参对因冠心病或心绞痛引起的血小板聚集具有对抗作用。此外，党参还具有改善机体微循环的作用，可明显改善机体血液流变学，降低红细胞的硬化指数，并对体外试验性血栓的形成有明显的抑制作用。

2.对中枢神经系统的作用　腹腔注射党参能显著减少小鼠的自主活动次数，明显延长因硝酸士的宁、戊四氮所致小鼠出现惊厥、死亡的时间以及减少惊厥和死亡数。党参能提高学习记忆能力，并能同时提高人左右脑的记忆能力。

3.对消化系统的作用　党参的水提醇沉溶液能抗大鼠的应激性、幽门结扎、慢性乙醇性、消炎痛型胃溃疡，对毛果芸香碱引起的胃酸增多有明显的抑制作用[6]。党参多糖还能提高大鼠胃黏膜中PGE2a的含量，具有抗大鼠胃黏膜损伤的作用。

4.对免疫系统的作用　高浓度的党参能促进人体淋巴细胞的有丝分裂，而低浓度则起抑制作用。党参多糖能增强大鼠脾淋巴细胞、腹腔巨噬细胞的增殖、吞噬能力及其相关细胞因子TNF-α、IL-2、IL-4、IL-6的分泌，从而提高大鼠脾淋巴细胞、腹腔巨噬细胞的免疫活性。复方党参提取物对环磷酰胺处理的免疫低下小鼠有免疫保护作用[7]。

5.其他作用　党参还对机体的部分损伤有保护作用，也具有抗炎作用；党参多糖除能增强机体免疫力外，还具有抗应激和抗缺氧作用；党参中的糖类、甾体类、萜类、糖醛衍生物、水溶性生物碱等多种成分还有抗衰老作用。

【用药警戒或禁忌】食用大量新鲜党参会引起中毒。

【分子生药】基于DNA条形码序列的分子鉴定：RAPD、AFLP、ISSR、SRAP、ITS/ITS2序列能稳定、准确鉴别党参药材及其混伪品[5, 8]。

【附注】同属多种植物的根，在部分地区作党参入药。如贵州、云南、四川的白党（叙党、西昌甜党）为管花党参（*C. tubulosa* Kom.）；甘孜党为球花党参（*C. subglobosa* W.W.Smith .）和灰毛党参（*C. canescens* Nannf.），前者产于甘孜南部、云南、西藏，称南路蛇头党，后者产于甘孜北部，称北路蛇头党。又如新疆以直立党参［*C. clematidea*（Schrenk）Clarke］作党参入药。

主要参考文献

[1] 黄璐琦，滕训辉，刘根喜.党参生产加工适宜技术[M].北京：中国医药科技出版社，2017：32-46.

[2] 中华中医药学会.中药材商品规格等级党参团体标准[S].北京：中华中医药学会，2018.

[3] 黄圆圆，张元，康利平.党参属植物化学成分及药理活性研究进展[J].中草药，2018，49(01)：239-250.

[4] 孙政华，邵晶，郭玫.党参化学成分及药理作用研究进展[J].安徽农业科学，2015，43(33)：174-176.

[5] 张建军，胡春玲.中药党参研究的现代进展[J].甘肃高师学报，2017，22(03)：39-43.

[6] 刘美霞，戚进，余伯阳.党参药理作用研究进展[J].海峡药学，2018，30(11)：36-39.

[7] 贾宇，王汉，郑晶.复方党参提取物对环磷酰胺处理小鼠免疫功能的调节作用[J].中国实验方剂学杂志，2011，17(17)：206.

[8] 杨正久，钱静，梁大敏，等.川党参的基因组DNA提取与ISSR引物筛选[J].大连医科大学学报，2017，39(06)：536-539，543.

（内蒙古自治区中医药研究所　李旻辉　李彩峰　张磊）

81. 高山辣根菜

Gaoshanlagencai

PEGAEOPHYTI RADIX ET RHIZOMA

【别名】岗给僧琼、岗锥嘎布、达门思巴坚、僧巴热巴坚、索罗嘎宝。

【来源】为十字花科植物无茎荠 *Pegaeophyton scapiflorum*（Hook. f. et Thoms.）Marq. et Shaw 的干燥根和根茎。

【本草考证】本品始载于《度母本草》："索罗嘎宝生于高山、石山，根较细，茎嫩，叶密集，花白色，甚美，常具有甘露水珠。"《宇妥本草》载："生于高山、石坡，叶淡绿色，柔软，叶柄扁平，花白色，长约五指拳或一食指。"《晶珠本草》载："生于高山，根细长，白色，叶小，花白色或红色，有光泽，有白檀香的香气，果实扁平，种子小。"本草记载植物形态与现今所用无茎荠基本一致。

【原植物】多年生草木，根粗壮，茎短缩。叶多数，旋叠状着生于基部，线状披针形或长匙形，全缘或具稀疏浅齿。花大，单生，白色至淡蓝色；花梗不具毛，宽线形；萼片长卵形，内轮2枚，基部略呈囊状，具白色膜质边缘；花瓣宽倒卵形，顶端全缘或微凹，基部稍具爪。短角果宽卵形，扁平，肉质，具狭翅状边缘。种子每室2行，圆形而扁，褐色；子叶缘倚胚根。花、果期6～9月[1]。（图81-1）

主要为野生，生于海拔3500～5400m的山坡潮湿地、高山草地、林内水沟边及流水滩。主要分布于青海、四川、云南、西藏等地。

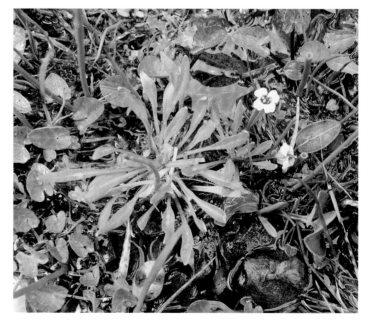

图81-1　无茎荠（古锐　摄）

【主产地】主产于青海玉树、四川西南部、云南西北部及西藏南部。

【采收与加工】秋季采挖，除去须根和泥沙，晒干。

【商品规格】统货。

【药材鉴别】

（一）性状特征

根茎顶端有数个分枝，有密集横环纹，其上有叶柄残基。根圆柱形，长5～16cm，直径0.6～1.5cm。表面黄棕色至灰黄褐色，粗糙，有明显的皱纹和纵沟。质松泡，易折断，断面不整齐，皮部淡棕色至黄棕色，木部淡黄白色至浅黄棕色，周边与中心部呈灰白与黄色相间的花纹。气微香，味微苦。（图81-2）

（二）显微鉴别

1. 根横切面　木栓层为10数列，栓内层狭窄，细胞多数皱缩。韧皮部宽广，射线明显，在射线处具较大的分泌腔；束中形成层细胞数列或不明显，呈断续环状。木质部由导管、射线、木纤维组成，导管稀少。

2. 粉末特征　粉末黄棕色。淀粉粒多数，形状多样，以复粒为主。木纤维壁厚、木化，少数木纤维有中隔。常见梯纹导管。韧皮纤维长梭形，两端较尖，壁厚、木化、胞腔狭小；石细胞呈长方形、方形或不规则形，纹孔及孔沟明显，壁厚者层纹明显。木栓细胞表面观多角形，壁薄，微波状弯曲。（图81-3）

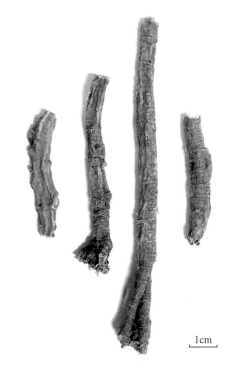

图81-2　高山辣根菜药材图

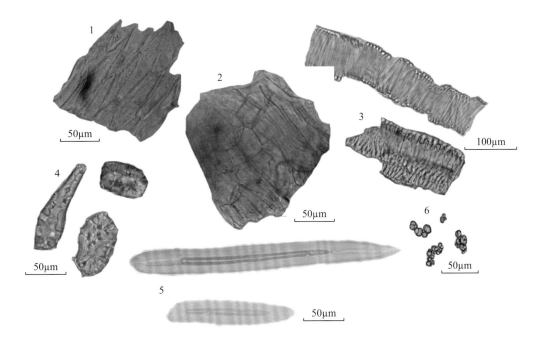

图81-3　高山辣根菜粉末图

1. 木纤维　2. 木栓细胞　3. 导管　4. 石细胞　5. 韧皮纤维　6. 淀粉粒

（三）理化鉴别

薄层色谱　取本品粉末1g，加三氯甲烷10ml，超声处理30分钟，滤过，滤液浓缩至1ml，作为供试品溶液。另取高山辣根菜对照药材1g，同法制成对照药材溶液。照薄层色谱法试验，吸取上述两种溶液各10μl，分别点于同一硅胶G薄层板上，以环己烷–乙醚–乙酸乙酯（20∶5.5∶2.5）为展开剂，展开，取出，晾干，喷以30%硫酸乙醇溶液，在105℃加热至斑点显色清晰。供试品色谱中，在与对照药材色谱相应的位置上，显相同颜色的斑点。（图81-4）

【化学成分】主要成分为黄酮类，黄酮类是其特征成分和有效成分。

1. 黄酮类　3′,4′,5,7-四羟基黄酮（luteolin），4′,7-二羟基-3′,5′-二甲氧基-5-O-β-D-葡萄糖黄酮苷（4,7-tetrahydroxy-3,5-dimethoxy-5-O-β-D-glucose flavonoids），5,7-二羟基-4`-O-α-D-葡萄糖黄酮苷（5,7-dihydroxy-4′-O-α-D-glucose flavonoids），5,7-二羟基-4′-甲氧基-3′-O-α-D-葡萄糖黄酮苷（5,7-dihydroxy-4′-methoxy-3′-O-α-D-glucoflavoneglycoside），3′,4′,5′-三羟基7-O-β-D-（6′-乙酰基）-葡萄糖黄酮苷［3′,4′,5′-trihydroxy 7-O-β-D-（6′acetyl）-glucoflavoneglycoside］，4′,5,7-,三羟基-3′,5′-3-O-β-D-葡萄糖黄酮苷（4′,5,7-trihydroxy-3′,5′-3-O-β-D-glucoflavoneglycosides），4′,5,7-三羟基-3′,5′-6-O-β-D-葡萄糖黄酮苷（4′,5,7-trihydroxy-3′,5′-6-O-β-D-glucoflavoneglycosides）等。

2. 其他　二十四烷醇（tetradecanol），二十四烷-1,3-二醇（tetradecane-1,3-diol），（5Z）-三十碳-5-烯酸［（5Z）- tridecanoic-5-oleic acid］，（9Z, 12Z）-十八碳-9-12-二烯酸甘油酯［（9Z, 12Z）- octadecanoic-9-12-dienoic acidglycerol ester］，（9Z）-十八碳-9-烯酸甘油酯［（9Z）-octadecanoic-9-oleic acidglycerol ester］，二十四碳酸甘油酯（twenty-fourglycerol carbonate），2-羟基–呋喃-3-甲酸（2-hydroxy-furan-3-formic acid）等。

【性味归经】苦、辛，寒。归肺、肝经。

【功能主治】清热解毒，清肺止咳，止血，消肿。用于温病发热，肺热咳嗽，咯血，创伤出血，四肢浮肿。

【药理作用】

1. 止咳作用　高山辣根菜水提物能延长氨水喷雾和二氧化硫刺激诱发小鼠咳嗽潜伏期、减少咳嗽次数，延长枸橼酸喷雾致豚鼠咳嗽潜伏期，减少咳嗽次数[2]。

2. 抗炎作用　高山辣根菜能减小二甲苯诱发的小鼠耳片肿胀度及角叉菜胶诱发的大鼠足爪肿胀度[2]。

【用药警戒或禁忌】脾胃虚寒者慎用。服药期忌油腻，有感冒症状忌用。孕妇、肾病慎用。

图81-4　高山辣根菜薄层色谱图

1.高山辣根菜对照药材　2～4.高山辣根菜药材样品

主要参考文献

[1] 海鹰，曾雅娟，张翔，等. 新疆十字花科二新纪录种—单花荠、紫花糖芥[J]. 新疆师范大学学报（自然科学版），2012，31(1)：10-12.

[2] 贺拥军，泽仁拉姆，张勇仓，等. 高山辣根菜水提物的止咳与抗炎作用研究[J]. 中国药房，2015，26(25)：3512-3514.

（成都中医药大学　裴瑾　吴清华　陈翠平）

82. 拳参

Quanshen

BISTORTAE RHIZOMA

【别名】紫参、草河车、刀剪药、虾参、地虾。

【来源】为蓼科植物拳参*Polygonum bistorta* L. 的干燥根茎。

【本草考证】本品始载于《图经本草》："拳参，生淄州田野。叶如羊蹄，根似海虾，黑色。五月采……捣末，淋渫肿气"，并附图"淄州拳参"。本草记载与现今所用拳参基本一致。

【原植物】多年生草本。根状茎肥厚，直径1～3cm，弯曲，黑褐色。茎直立，高50～90cm，不分枝，无毛，通常2～3条自根状茎发出。基生叶宽披针形或狭卵形，纸质，长4～18cm，宽2～5cm；顶端渐尖或急尖，基部截形或近心形，沿叶柄下延成翅，两面无毛或下面被短柔毛，边缘外卷，微呈波状，叶柄长10～20cm；茎生叶披针形或线形，无柄；托叶筒状，膜质，下部绿色，上部褐色，顶端偏斜，开裂至中部，无缘毛。总状花序呈穗状，顶生，长4～9cm，直径0.8～1.2cm，紧密；苞片卵形，顶端渐尖，膜质，淡褐色，中脉明显，每苞片内含3～4朵花；花梗细弱，开展，长5～7mm，比苞片长；花被5深裂，白色或淡红色，花被片椭圆形，长2～3mm；雄蕊8，花柱3，柱头头状。瘦果椭圆形，两端尖，褐色，有光泽，长约3.5mm，稍长于宿存的花被。花期6～7月，果期8～9月。（82-1）

生于海拔800～3000m的山坡草地、山顶草甸。主要分布于东北、华北以及陕西、宁夏等地。

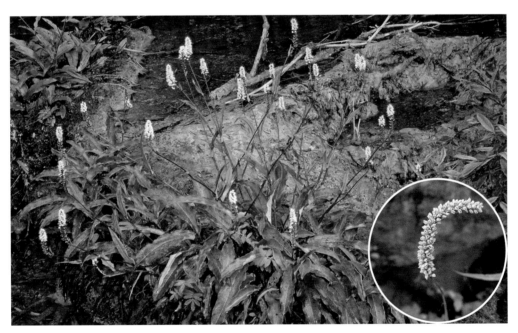

图82-1　拳参（潘超美　摄）

【主产地】主产于河北、山西、内蒙古等地。

【栽培要点】

1. 生物学特性　喜凉爽气候，耐寒又耐旱。宜选向阳排水良好的砂质壤土或石灰质壤土栽种。

2. 栽培技术　种子繁殖：北方4月上旬条播，也可用育苗移栽法。分根繁殖：秋季或春季萌芽前，挖出根状茎，每株可分成2～3株进行栽种。

【采收与加工】春、秋两季挖取根状茎，去掉茎、叶及须根，洗净，晒干或切片晒干。

【药材鉴别】

（一）性状特征

根茎扁长条形或扁圆柱形，弯曲，有的对卷弯曲，两端略尖，或一端渐细，长6～13cm，直径1～2.5cm。表面紫褐色或紫黑色，粗糙，一面隆起，一面稍平坦或略具凹槽，全体密具粗环纹，有残留须根或根痕。质硬，断面浅棕红色或棕红色，维管束呈黄白色点状，排列成环。气微，味苦、涩。（图82-2）

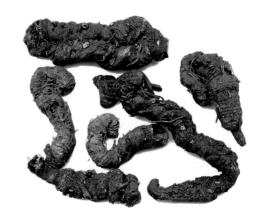

1cm

图82-2 拳参药材图

（二）显微鉴别

1. 根横切面　木栓层为数列木栓细胞，深棕色。皮层较宽。维管束外韧型，断续排列成环，有的韧皮部外侧有纤维束。髓部大。薄壁细胞中含较多草酸钙簇晶及淀粉粒。（图82-3）

2. 粉末特征　粉末淡棕红色。木栓细胞多角形，含棕红色物。草酸钙簇晶甚多，直径15～65μm。具缘纹孔导管直径20～55μm，亦有网纹导管和螺纹导管。纤维长梭形，直径10～20μm，壁较厚，木化，孔沟明显。淀粉粒单粒椭圆形、卵形或类圆形，直径5～12μm。（图82-4）

（三）理化鉴别

薄层色谱　取本品粉末2.0g，加甲醇20ml，超声处理15分钟，滤过，滤液蒸干，残渣加甲醇5ml使溶解，作为供试品溶液。另取拳参对照药材2g，同法制成对照药材溶液。再取没食子酸对照品，加甲醇制成每1ml含1mg的溶液，作为对照品溶液。照薄层色谱法试验，吸取对照品溶液5μl，对照药材溶液、供试品溶液各10μl，分别点于同一硅胶G薄层板上，以二氯甲烷-乙酸乙酯-甲酸（6：3：1）为展开剂，展开，取出，晾干，置氨蒸气中熏至斑点显色清晰。供试品色

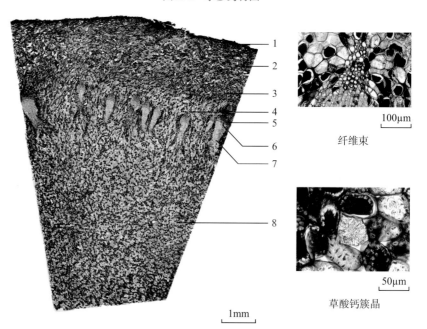

纤维束

100μm

草酸钙簇晶

50μm

1mm

图82-3 拳参横切面图

1. 木栓层　2. 皮层　3. 草酸钙簇晶　4. 纤维束　5. 韧皮部　6. 形成层　7. 木质部　8. 髓

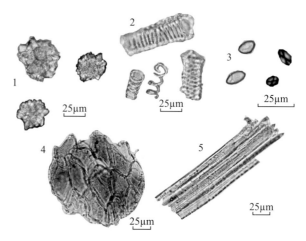

25μm　　25μm　　25μm　　25μm　　25μm

图82-4 拳参粉末图

1. 草酸钙簇晶　2. 导管　3. 淀粉粒　4. 木栓细胞　5. 纤维

谱中，在与对照药材色谱和对照品色谱相应的位置上，显相同颜色的斑点。（图82-5）

【质量评价】以粗大、坚硬、外皮紫黑、断面红棕色、无须根者为佳。采用高效液相色谱法测定，本品按干燥品计算，含没食子酸（$C_7H_6O_5$）不得少于0.12%。

【化学成分】主要成分为鞣质类、黄酮类等。

1. 鞣质类 没食子酸（gallic acid）、并没食子酸（ellagic acid）、6-没食子酰葡萄糖（6-galloyl glucose）、3,6-二没食子酰葡萄糖（3,6-digalloyl glucose）等。

2. 黄酮类 右旋儿茶酚（catechol）、左旋表儿茶酚（epicatechol）等。

【性味归经】苦、涩、微寒。归肺、肝、大肠经。

【功能主治】清热解毒，消肿，止血。用于赤痢热泻，肺热咳嗽，痈肿瘰疬，口舌生疮，血热吐衄，痔疮出血，蛇虫咬伤。

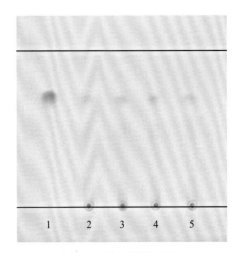

图82-5 拳参薄层色谱图
1. 没食子酸对照品　2. 拳参对照药材
3～5. 拳参药材样品

【药理作用】

1. 抗菌作用 对金黄色葡萄球菌、铜绿假单胞菌、枯草芽孢杆菌及大肠埃希菌等均有抗菌作用。

2. 止血作用 具有一定的止血、抗炎效果。

3. 心肌保护作用 拳参正丁醇提取物对异丙肾上腺素所致大鼠心肌肥厚具有保护作用。

【用药警戒或禁忌】无实火热者不宜用，阴疽患者禁服。

【附注】同属植物中珠芽蓼 *Polygonum viviparum* L.、毛耳叶蓼 *Polygonum attenuatum* V. Petrov、倒根蓼 *Polygonum ochotense* V. Petrov、狐尾蓼 *Polygonum alopecuroides* Turcz.、球穗蓼（圆穗蓼）*Polygonum sphaerostachyum* Meissn. 在某些地区也作拳参入药。

（北京中医药大学　刘春生　杨瑶珺　陈秀芬）

83. 娑罗子

Suoluozi

AESCULI SEMEN

【别名】天师栗、梭罗果、苏罗子。

【来源】为七叶树科植物七叶树 *Aesculus chinensis* Bge.、浙江七叶树 *Aesculus chinensis* Bge. var. *chekiangensis*（Hu et Fang）Fang 或天师栗 *Aesculus wilsonii* Rehd. 的干燥成熟种子。

【本草考证】本品始载于《本草纲目》："按宋祁益州方物记云：天师栗，惟西蜀青城山中有之，他处无有也。云张天师学道于此所遗，故名。似栗而味美，惟独房若橡为异耳。今武当山所卖娑罗子，恐即此物也。"本草记载与现今所用娑罗子基本一致。

【原植物】

1. 七叶树 落叶乔木，高达25m。掌状复叶，由5～7小叶组成，叶柄有灰色微柔毛；小叶纸质，长圆披针形至长圆倒披针形，上面深绿色，无毛，下面除中肋及侧脉的基部嫩时有疏柔毛外，其余部分无毛。花序圆筒形，花序

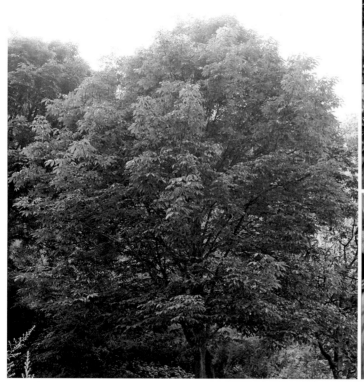

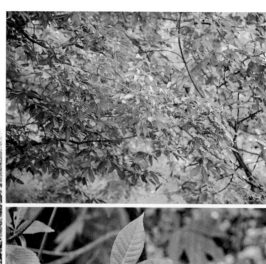

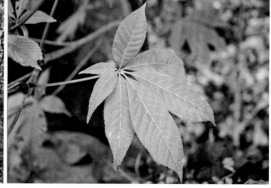

图83-1　七叶树

总轴有微柔毛，小花序常由5～10朵花组成。花杂性，雄花与两性花同株。果实球形或倒卵圆形，顶部短尖或钝圆而中部略凹下，黄褐色，无刺，具很密的斑点，种子近于球形，栗褐色；种脐白色。花期4～5月，果期10月。（图83-1）

主要分布于河北南部、山西南部、河南北部、陕西南部，仅秦岭有野生。

2. 浙江七叶树　为七叶树变种，与其区别为小叶较薄，背面绿色，微有白粉，侧脉18～22对，小叶柄常无毛，较长，中间小叶的小叶柄长1.5～2cm，旁边的长0.5～1cm，圆锥花序较长而狭窄，长30～36cm，基部直径2.4～3cm，花萼无白色短柔毛，

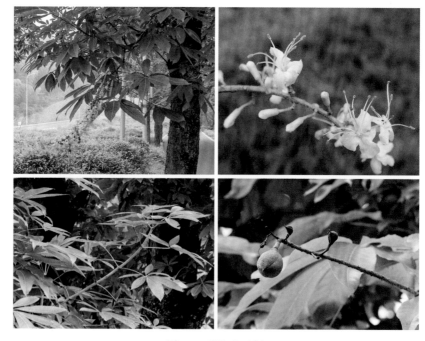

图83-2　浙江七叶树

蒴果的果壳较薄，干后仅厚1～2mm，种脐较小，仅占种子面积的1/3以下。花期6月，果期10月。（图83-2）

生于低海拔的丛林中。主要分布于浙江北部和江苏南部，常为栽培。

3. 天师栗　落叶乔木，常高15～20m。小枝圆柱形，紫褐色，嫩时密被长柔毛，渐老时脱落，有白色圆形或卵形皮孔。掌状复叶对生；小叶5～7枚，稀9枚，长圆倒卵形、长圆形或长圆倒披针形，先端锐尖或短锐尖，基部阔

楔形或近于圆形，边缘有很密的小锯齿，上面深绿色，有光泽，下面淡绿色，有灰色绒毛或长柔毛。花序顶生，直立，圆筒形。花杂性，雄花与两性花同株。蒴果黄褐色，卵圆形或近于梨形，顶端有短尖头，无刺，有斑点，成熟时常3裂；种子常仅1枚稀2枚发育良好，近于球形，栗褐色，种脐淡白色，近于圆形。花期4～5月，果期9～10月。（图83-3）

生于海拔1000～1800m的阔叶林中。主要分布于河南西南部、湖北西部、湖南、江西西部、广东北部、四川、贵州和云南东北部。

【主产地】主产于四川、湖北、陕西等地。

【栽培要点】

1.生物学特性　喜光，稍耐荫；喜温暖气候，也能耐寒；喜深厚、肥沃、湿润而排水良好的土壤。在较温暖、湿润的气候条件下更适应，一般在土层深厚以及酸性和中性的土壤中能够更好地生长，但是七叶树的生长速度非常慢，寿命比较长，具有一定的深根性，能够抵抗一定的大风大雪[1]。

2.栽培技术　播种或者扦插繁殖。播种繁殖：因种子寿命短，故需要随采随播，如果不及时播种，应将种子埋于泥炭土中放阴凉处，并随时检查，防止霉变。点播，行株距15～25cm，播种时应注意将种脐向下。保持土壤潮湿，约3～4周出苗。幼苗忌阳光直射，应搭棚遮阴。北方，当年秋末掘起，入窖过冬；第二年冬前于根际培土，并用稻草包扎过冬，第五年后即可不需防寒。扦插繁殖：多用根插，春季可在温床托插；初夏可用嫩枝于沙箱内扦插，均可成活。

3.病虫害　病害：主要是根腐病。虫害：迹斑绿刺蛾、铜绿异金龟子、金毛虫、桑天牛等[2]。

【采收与加工】秋季果实成熟时采收，除去果皮，晒干或低温干燥。

【药材鉴别】

（一）性状特征

种子扁球形或类球形，似板栗，直径1.5～4cm。表面棕色或棕褐色，多皱缩，凹凸不平，略具光泽，种脐色较浅，近圆形，约占种子面积的1/4～1/2，其一侧有1条突起的种脊，有的不甚明显。种皮硬而脆，子叶2，肥厚，坚硬，形似栗仁，黄白色或淡棕色，粉性。气微，味先苦后甜。（图83-4）

（二）显微鉴别

1.种子横切面　外果皮为1列薄壁细胞，黄棕色，壁薄。中果皮主要为薄壁组织，散有众多石细胞、草酸钙簇晶、方晶及少数维管束、分泌管。石细胞类圆形、纺锤形或有分枝，壁厚，纹孔明显，单个或成群，常有方晶伴随。中果皮内侧呈海绵组织状，薄壁细胞多横向延长，有分枝，间隙大。内果皮为1列近方形薄壁细胞，嵌有断续排列的

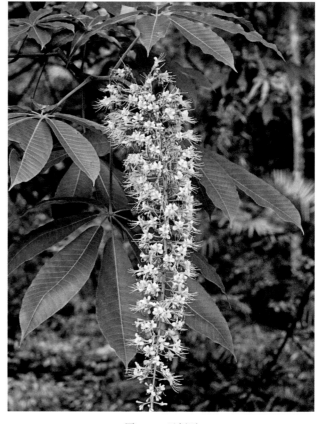

图83-3　天师栗

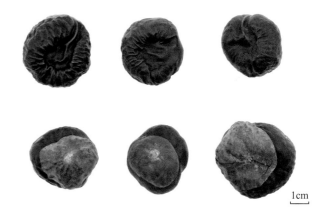

1cm

图83-4　娑罗子药材图

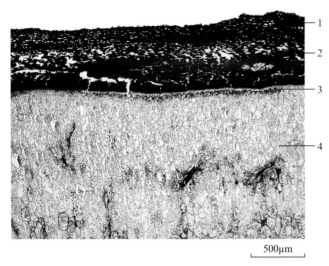

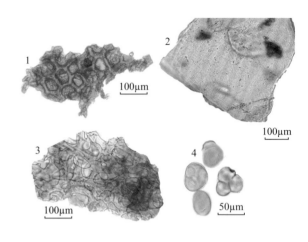

图83-5　娑罗子横切面图

1.外果皮　2.中果皮　3.内果皮　4.胚乳淀粉层

图83-6　娑罗子粉末图

1.种皮外表皮细胞　2.种皮下表皮细胞　3.分枝细胞　4.淀粉粒

石细胞，石细胞长条形或分枝，间有类圆形或长圆形。（图83-5）

2.粉末特征　粉末淡红棕色至黄棕色。种皮外表皮细胞黄棕色，表面观多角形，壁略不均匀增厚，角部略有突起。种皮下皮细胞卵圆形、类圆形或类长方形，壁稍厚。种皮分枝细胞较大，常多层重叠；分枝细胞长短不一，有的可见纹孔域。淀粉粒较多，单粒长圆形或类圆形，直径2～38μm，脐点可见；复粒由2～3分粒组成。（图83-6）

（三）理化鉴别

薄层色谱　取本品粉末1g，加乙醇10ml，加热回流10分钟，放冷，滤过，滤液蒸干，残渣加甲醇4ml使之溶解，作为供试品溶液。另取七叶皂苷A对照品，加甲醇制成每1ml含1mg的溶液，作为对照品溶液。照薄层色谱法试验，吸取上述溶液各2μl，分别点于同一硅胶G薄层板上，以三氯甲烷–甲醇–水–甲酸（6∶4∶2∶0.5）下层为展开剂，展开，取出，晾干，喷以10%硫酸乙醇溶液，在80℃下烘约6分钟至斑点显色清晰。供试品色谱中，在与对照品色谱相应的位置上，显示相同颜色的斑点。（图83-7）

【质量评价】以大小均匀、饱满、断面黄白色者为佳。采用高效液相色谱法测定，本品按干燥品计算，含七叶皂苷A（$C_{55}H_{86}O_{24}$）不得少于0.70%。

【化学成分】主要成分为皂苷类、黄酮类、香豆素类、有机酸类、甾醇类等。其中，皂苷类化合物为其有效成分[3]。

1.皂苷类　七叶皂苷，其中皂苷A和皂苷B为β-七叶皂苷，皂苷C和皂苷D为α-七叶皂苷。

2.黄酮类　槲皮素-3-O-葡萄糖苷、七叶树黄酮苷A等，其中七叶树黄酮苷A具有抗流感Ⅰ型病毒活性。

3.香豆素类　七叶内酯、七叶苷、秦皮苷和双七叶内酯白蜡素等，其中七叶内酯和七叶苷是有治疗细菌性痢疾的有效成分。

4.有机酸类　油酸、亚油酸、亚麻酸、硬脂酸棕榈酸、富马酸、天师酸和天师栗酸等。

5.甾醇类　麦角甾醇，β-谷甾醇-3-O-葡萄糖苷，β-谷甾醇和菠菜甾醇等。

【性味归经】甘，温。归肝、胃经。

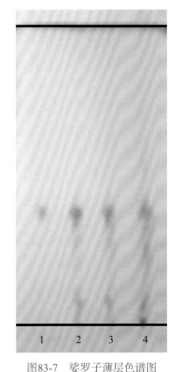

图83-7　娑罗子薄层色谱图

1.七叶皂苷A对照品　2.娑罗子（采自陕西省略阳县）　3.娑罗子（采自陕西省咸阳市）　4.娑罗子（采自陕西省宁陕县）

【功能主治】疏肝理气，和胃止痛。用于肝胃气滞，胸腹胀闷，胃脘疼痛。

【药理作用】

1. 抗水肿及抗渗出作用　七叶皂苷对正常大鼠具有促排钠作用，对毛细血管通透性增大具有显著的抑制作用。七叶皂苷素钠在具有抗脑水肿的作用[3-4]。

2. 对缺血损伤的保护作用　β-七叶皂苷钠可以减轻脑缺血再灌流性损害具有神经保护作用，对脊髓缺血性损伤、肢体缺血再灌注损伤具有保护作用，能提高缺血/再灌流岛状皮瓣的成活率。七叶皂苷钠对肝脏缺血再灌注和急性胰腺炎所致肝脏损害具有明显的保护作用[5-6]。

3. 抗肿瘤作用　七叶皂苷能明显抑制肺腺癌细胞A549的生长[7]。

4. 抑制胃酸分泌和胃排空作用　对胃酸分泌有明显的抑制作用，且对术后肠粘连有预防作用[8-9]。

【分子生药】基于DNA条形码序列的分子鉴定：psbA-trnH序列可以准确鉴定七叶树属药用植物，可作为七叶树属药用植物条形码序列[10]。

主要参考文献

[1] 衡园园.七叶树栽培技术及应用[J].现代农村科技，2016(15)：46.

[2] 邓运川.七叶树的栽培管理[J].园林，2016(3)：63-65.

[3] 杨名，裴晓华.娑罗子中有效成分的药理学及临床应用[J].世界中医药，2017，12(12)：3138-3141.

[4] 杜庆伟.七叶皂苷钠对脑出血大鼠脑水肿的影响及其机制探讨[J].山东医药，2013，53(36)：21-23.

[5] 蓝旭，刘雪梅，葛宝丰，等.β-七叶皂苷钠对肢体缺血再灌注损伤的保护作用[J].中国矫形外科杂志，2000(6)：53-54.

[6] 李朝晖，钟林生，东耀峻.β-七叶皂苷钠提高缺血/再灌流岛状皮瓣成活率的实验研究[J].口腔医学纵横，1999(2)：21-22.

[7] 江翊国，胡勇，张熠，等.七叶皂苷对肺腺癌A549细胞的增殖抑制作用[J].时珍国医国药，2013，24(3)：599-600.

[8] 洪缨，侯家玉.娑罗子抑酸作用机理研究[J].北京中医药大学学报，1999(3)：46-48.

[9] 王梦炎，李会晨，石汉平，等.β-七叶皂苷钠预防术后肠粘连的实验研究[J].中国中西医结合外科杂志，1999(6)：51-53.

[10] 石召华，陈士林，姚辉，等.娑罗子基原物种的DNA条形码鉴定研究[J].中草药，2013，44(18)：2593-2599.

（陕西中医药大学　白吉庆　王小平　王鹏飞）

84. 浮小麦

Fuxiaomai

TRITICI LEVIS FRUCTUS

【别名】浮麦、浮水麦。

【来源】为禾本科植物小麦 *Triticum aestivum* L.的干燥轻浮瘪瘦的果实。

【本草考证】本品始载于《本草纲目》："先枯未实，敛虚汗获效如神。舂磨成粉，实大肠止泄，水渍为藨，消素食除膨。作面诚佳，充餐不厌。助五脏增益气力，厚肠胃滑白肌肤。性热未免动风，萝卜汁服可解。（善解面毒故也。）和山栀子醋捣，裹伤折处甚良……浮麦即水淘浮起者，焙用。"本草记载与现今所用浮小麦基本一致[1]。

【原植物】秆直立，丛生，具6～7节，高60～100cm，径5～7mm。叶鞘松弛包茎，下部者长于、上部者短于节间；叶舌膜质；叶片长披针形。穗状花序直立；小穗含3～9小花；颖卵圆形，主脉于背面上部具脊，于顶端延伸为长约1mm的齿，侧脉的背脊及顶齿均不明显；外稃长圆状披针形，顶端具芒或无芒；内稃与外稃几等长。我国南北各地广为栽培，品种很多，性状均有所不同。（图84-1）

【主产地】主产于河北、山西、河南、山东、安徽、湖北、江苏、四川、陕西等。其中，河南为我国小麦产量第一。

【栽培要点】

1.生物学特性　小麦喜冷凉气候，比较耐寒，适应性强，分布广，日平均气温0℃左右，即"顶凌"可播种，4～5℃时种了即可发芽出苗，苗期可耐-6℃左右低温。因早、中、晚熟品种不同，全生长期需要≥0℃，积温在1600～2100℃之间，生长期为85～105天。

2.栽培技术　种子繁殖为主，播种前要进行药剂拌种或直接选用包衣种子。播种方式包括：条播、撒播和点播。

3.病虫害　病害：小麦条锈病、叶锈病、秆锈病、腥黑穗病、散黑穗病、黄矮病、红矮病、全蚀病、赤霉病、叶斑病等。虫害：小麦蚜虫、麦种蝇、吸浆虫、红蜘蛛、叶蝉、蛴螬、金针虫、蝼蛄、麦叶蜂、麦秆蝇等。

【采收与加工】夏至前后，收割小麦时，收集轻浮瘪瘦的麦粒。

【药材鉴别】

（一）性状特征

颖果长圆形，两端略尖，长至6mm，直径1.5～2.5mm。表面浅黄棕色或黄色，稍皱缩，腹面中央有一纵行深沟，顶端具黄白色柔毛。质硬，断面白色，粉性。气弱，味淡。商品有时带有未脱净的颖片及稃，颖片革质，具锐脊，顶端尖突；外稃膜质，顶端有芒，内稃厚纸质，无芒，气微，味淡。（图84-2）

（二）显微鉴别

1.果实横切面　果皮为多层薄壁细胞组成，表面附着非腺毛，种皮薄壁细胞与果皮紧密相连，胚乳紧贴种皮，由2～4层厚壁细胞组成，内含较多糊粉粒，即为蛋白层，其下为淀粉层，含有大量淀粉粒。（图84-3）

2.粉末特征　粉末白色。有黄棕色果皮小片；果皮

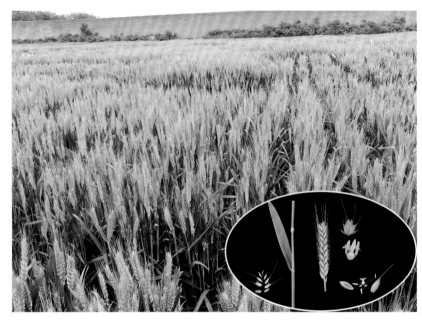

图84-1　小麦

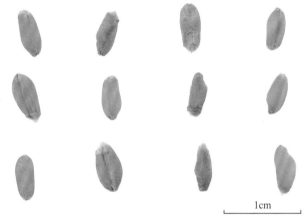

1cm

图84-2　浮小麦药材图

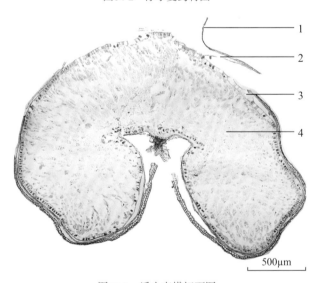

500μm

图84-3　浮小麦横切面图

1.果皮　2.种皮　3.胚乳蛋白层　4.胚乳淀粉层

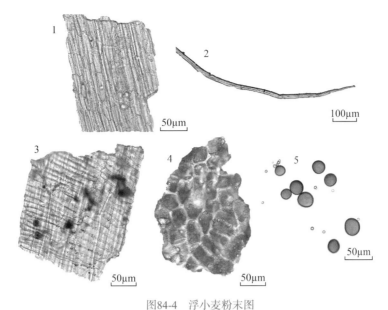

图84-4　浮小麦粉末图

1. 果皮表皮细胞　2. 非腺毛　3. 果皮中层细胞　4. 胚乳细胞　5. 淀粉粒

表皮细胞类长方形或长多角形，壁念珠状增厚；非腺毛单细胞；果皮中层细胞细长条形或不规则形，壁念珠状增厚；胚乳细胞类圆形；淀粉粒众多，主为单粒，为扁平的圆形、椭圆形或圆三角状，侧面观呈双透镜状、贝壳状，两端稍尖或钝圆，脐点裂缝状；少复粒，由2～4或多分粒组成[2]。（图84-4）

（三）理化鉴别

薄层色谱　取本品粉末1g，加水15ml，超声30分钟，放冷，滤过，滤液作为供试品溶液。另取葡萄糖对照品，加水制成每1ml含2mg的溶液，作为对照品溶液。照薄层色谱法试验，吸取上述各溶液2ml，分别点于同一硅胶G薄层板上，以甲醇–浓氨（5:1）为展开剂，展开，取出，晾干，置碘蒸气中显色。供试品色谱中，在与对照品色谱相应的位置上，显相同颜色的斑点[1]。（图84-5）

【质量评价】以粒均匀、轻浮、无杂质者为佳。

【化学成分】主要成分为淀粉，蛋白质，糖类（蔗糖、葡萄糖、棉子糖、麦芽糖、蜜二糖），糊精，脂肪，粗纤维；尚含少量谷甾醇、卵磷脂、尿囊素、精氨酸，淀粉酶、麦芽糖酶、蛋白分解酶及维生素B、E等[3-6]。

【性味归经】甘，凉。归心经。

【功能主治】益气，除热，止汗。用于体虚多汗。

【用药警戒或禁忌】无汗而烦躁或虚脱汗出者忌用。

图84-5　浮小麦薄层色谱图

1. 浮小麦（购自广西玉林药材市场）
2. 浮小麦（购自陕西中医药大学附属医院）
3. 葡萄糖对照品　4. 浮小麦（采自陕西省凤翔县）　5. 浮小麦（采自陕西省凤翔县）

主要参考文献

[1] 陈小红. 浮小麦中药学研究[J]. 中国医疗前沿，2013(16)：91-93.

[2] 陈小红. 浮小麦显微鉴定探讨[J]. 医学理论与实践，2014，27(11)：1527-1528.

[3] 高明菊，毕丹，孟霜，等. HPLC法同时测定浮小麦中5-二十一烷基间苯二酚和亚油酸的含量[J]. 中国药房，2013，24(3)：244-246.

[4] 刘栖桐，张娟，李燕村. 甘麦大枣汤中小麦的选择[J]. 上海中医药杂志，2016，50(7)：70-71.

[5] 周景春，徐景攀. 益气除热的浮小麦[J]. 首都食品与医药，2015，22(19)：55.

[6] 黄诺嘉. 瞿麦、浮小麦及其伪品燕麦的比较鉴别[J]. 广东药学，2003(4)：12-14.

（陕西中医药大学　白吉庆　王小平　王鹏飞）

85. 透骨草

Tougucao

IMPATIENTIS CAULIS

【别名】凤仙透骨草、凤仙花梗、指甲花、接生草、老婆子针线[1]。

【来源】为凤仙花科植物凤仙花Impatiens balsamina L.的干燥茎枝。

【本草考证】本品始载于《本草纲目》："其花头翅尾足，俱翘翘然如凤状，故以名之……其花及叶包染指甲，其实状如小桃，老则迸裂，故有指甲、急性、小桃诸名。"子、花、根、叶均入药。本草记载与现今所用透骨草基本一致。

【原植物】一年生草本。茎粗壮，肉质，直立，具多数纤维状根，下部节常膨大。叶互生，最下部叶有时对生；叶片披针形、狭椭圆形或倒披针形，先端尖或渐尖，基部楔形，边缘有锐锯齿，向基部常有数对无柄的黑色腺体，两面无毛或被疏柔毛，侧脉4～7对；叶柄上面有浅沟，两侧具数对具柄的腺体。花单生或2～3朵簇生于叶腋，无总花梗，白色、粉红色或紫色，单瓣或重瓣；花梗密被柔毛；苞片线形，位于花梗的基部；侧生萼片2，卵形或卵状披针形，唇瓣深舟状，被柔毛，基部急尖成内弯的距；旗瓣圆形，兜状，先端微凹，背面中肋具狭龙骨状突起，顶端具小尖，翼

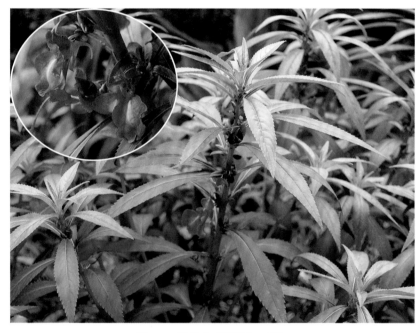

图85-1　凤仙花（潘超美　摄）

瓣具短柄，2裂，下部裂片小，倒卵状长圆形，上部裂片近圆形，先端2浅裂，外缘近基部具小耳；雄蕊5，花丝线形，花药卵球形，顶端钝；子房纺锤形，密被柔毛。蒴果宽纺锤形，两端尖，密被柔毛。种子多数，圆球形，黑褐色。花期7～10月。（图85-1）

我国各地庭园广泛栽培，为习见的观赏花卉。

【主产地】主产于安徽、江苏、浙江、河北、江西等地，以安徽产量较大。

【采收与加工】夏、秋季采收茎枝，除去根、叶及花果，晒干，或于沸水撩过切片，晒干；也可鲜用。

【药材鉴别】

（一）性状特征

茎长圆柱形，有分枝，长30~110cm，直径0.3~0.8cm，下部直径约2cm。表面黄棕色或红棕色，干瘪皱缩，有明显纵沟，节部膨大，可见互生的深棕色叶痕。体轻质脆，易折断，断面中空或有白色的髓。气微，味淡微酸。以色红棕、无根者为佳。（图85-2）

（二）显微鉴别

粉末特征 粉末淡棕色。非腺毛由10~20个细胞构成；梯纹、网纹导管多见；草酸钙针晶成束或散在，末端尖锐[2]。（图85-3）

【质量评价】 以色红棕、不带叶者为佳。

【化学成分】 主要成分为黄酮类、醌类、甾醇类、香豆素类、有机酸及其酯类、糖苷类等。

1. 黄酮类 芦丁（rutin）、槲皮素（quercetin）、山柰酚（kaempferol）等。

2. 萘醌类 2-羟基-1,4-萘醌（la-wsone），2-甲氧基-1,4萘醌（2-metho-xy-1,4-naphthalene-dione）等。

3. 香豆素类 秦皮素（fraxetin）、七叶亭（6、7-二羟基香豆素）（esculetin），东莨菪素（scopoletin）等。

4. 有机酸及酯类 香草酸（vani-llic acid）、原儿茶酸（protocatechuate）和七叶内酯（esculetin）等。

5. 其他 豆甾醇（stigmasterol）、葡萄糖（glucose）、果糖（fructose）及黄芩苷（baicalin）等[3]。

【性味归经】 辛，温；有小毒。归肝、肾经。

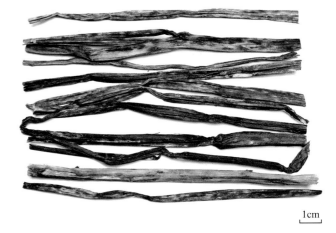

1cm

图85-2 透骨草药材图

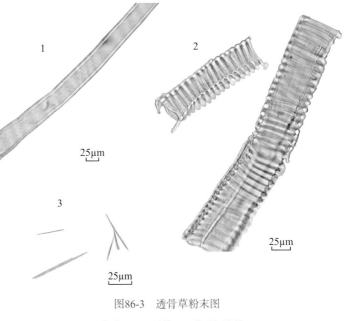

图86-3 透骨草粉末图

1. 非腺毛 2. 导管 3. 草酸钙针晶

【功能主治】 散风祛湿，解毒止痛。用于风湿痹痛；外用于疮疡肿毒。

【药理作用】

1. 抗炎镇痛作用 透骨草对醋酸诱发的小鼠腹痛有明显的镇痛作用。在抗炎方面，透骨草能够显著地降低小鼠腹腔毛细血管通透性，减少染料的渗出。

2. 抗菌作用 透骨草茎叶提取物对7种细菌（金黄色葡萄球菌236、金黄色葡萄球菌Cowan、蜡状芽孢杆菌、巨大芽孢杆菌、枯草芽孢杆菌168、嗜水气单胞菌A449、Aquaspirillum serpens VHL）和8种真菌（白色念珠菌al-1、白色念珠菌al-2、白色念珠菌CN1Aa、白色念珠菌D10a、尖孢镰刀菌、烟曲霉、小孢子菌、毛癣菌）均有很好的抑制效果[1]。

3. 抗肿瘤作用 透骨草乙醇提取物对人卵巢癌SK-OV-3细胞、人乳腺癌mCF-7细胞、人宫颈癌Hela细胞、人肝癌HepG-2细胞、人肺癌A549细胞增殖均有显著的抑制作用，且呈一定的剂量依赖性[2]。

【用药警戒或禁忌】孕妇忌服。

【附注】

1. 透骨草　异物同名品甚多，其植物来源尚有下列不同科、属的植物，在部分地区使用。

（1）毛茛科植物黄花铁线莲（铁线透骨草）*Clematis intricata* Bunge在北京、天津和河北张家口地区作透骨草用。

（2）毛茛科植物驴断肠（细叶铁线莲）*Clematis aethusaefolia* Turez.在北京和河北部分地区作透骨草用。

（3）萝藦科植物徐长卿*Cynanchum paniculatum*（Bunge）Kitag. 在黑龙江、甘肃、山东部分地区以全草作透骨草。

（4）豆科植物广布野豌豆*Vicia cracca* L.和假香野豌豆*Vicia pseudoorobus* Fisch. et Mey.在黑龙江、吉林部分地区以全草作透骨草。

（5）檀香科植物百蕊草*Thesium chinense* Turcz.在陕西部分地区以全草作透骨草用。

2. 凤仙花　为凤仙花*Impatiens balsamina* L.的花。也可药用：甘，温，能活血、通经络；用于治疗腰胁痛、慢性风湿性关节炎，并治蛇咬伤。鲜花外擦治鹅掌风。

主要参考文献

[1] 谭辉. 中药透骨草的化学成分及药理活性探究[J]. 中国医药指南，2017，15(25)：29-30.

[2] 田振坤，顾媛媛，宋成贵，等.HPLC测定凤仙透骨草中的芦丁、槲皮素和山柰酚的含量[J]. 中国实验方剂学杂志，2012，18(18)：106-108.

[3] 苏秀芳，蓝金.凤仙花的化学成分及药理活性研究进展[J]. 广西民族师范学院学报，2010，27(3)：13-15.

（北京中医药大学　刘春生　杨瑶珺　孙一帆）

86. 菟丝子

Tusizi

CUSCUTAE SEMEN

【别名】吐丝子、无娘藤、龙须子、萝丝子、黄丝子。

【来源】为旋花科植物南方菟丝子*Cuscuta australis* R. Br.或菟丝子*Cuscuta chinensis* Lam.的干燥成熟种子。

【本草考证】本品始载于《神农本草经》，列为上品。《名医别录》载："生朝鲜川泽田野，蔓延草木之上，色黄而细者为赤网，色浅而大者为菟累，九月采实暴干。"《日华子本草》载："苗茎似黄麻线，无根株，多附田中，草被缠死，或生一丛如席阔，开花结子不分明，如碎黍米粒。"《图经本草》载："夏生苗如丝综，蔓延草木之上，或云无根，假气而生，六、七月结实，极细如蚕子，土黄色，九月收采暴干。"《本草纲目》载："多生荒园古道，其子入地，初生有根，及长延草物，其根自断。无叶有花，白色微红，香亦袭人，结实如粃豆而细，色黄，生于梗上尤佳，惟怀孟林中多有之，入药更良。"本草记载与现今所用菟丝子基本一致[1]。

【原植物】

1. 南方菟丝子　一年生寄生草本。茎缠绕，金黄色，纤细，直径1mm左右，无叶。花多数，簇生，花梗粗壮；苞片2，有小苞片；花萼杯状，长约1.5mm，5裂，裂片卵圆形或矩圆形；花冠白色，杯状，长约2mm，顶端5裂，裂片向外反折；雄蕊着生于花冠裂片弯缺处，比花冠裂片稍短；鳞片小，边缘短流苏状；子房扁球形，花柱2，等长或稍不等长，柱头球形。蒴果扁球形，直径3～4mm，成熟时下半部为花冠所包，不规则开裂。通常有4种子，淡褐色，卵形，长约1.5mm，表面粗糙。（图86-1）

生于海拔50～2000m的田边、路旁的豆科、菊科蒿子、马鞭草科牡荆属等草本或小灌木上。主要分布于吉林、辽宁、河北、山东、甘肃、宁夏、新疆、陕西、安徽、江苏、浙江、福建、江西、湖南、湖北、四川、云南、广东、台湾等地。

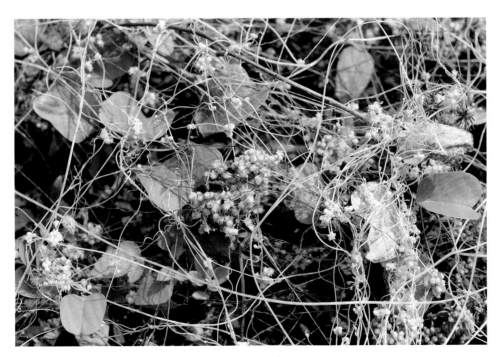

图86-1　南方菟丝子（邹小兴　摄）

2. 菟丝子　一年生寄生草本。茎缠绕，黄色，纤细，无叶。花多数，簇生，花梗粗壮；苞片2，有小苞片；花萼杯状，长约1.5mm，5裂，裂片卵圆形或矩圆形；花冠白色，壶形，长约3mm，顶端5裂，裂片向外反折；雄蕊5，

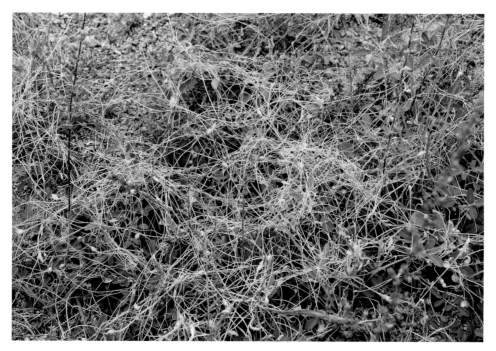

图86-2　菟丝子

花丝短，与花冠裂片互生；鳞片5，长圆形，边缘长流苏状；子房2室，花柱2，直立，柱头球形。蒴果球形，直径约3mm，成熟时几乎全为花冠所包围，盖裂。种子2～4个，淡褐色，卵形，长约1mm，表面粗糙。花期7～9月，果期8～10月。（图86-2）

生于海拔200～3000m的田边、山坡阳处、路边灌丛或海边沙丘，通常寄生于豆科、菊科、蒺藜科等多种植物上。主要分布于黑龙江、吉林、辽宁、河北、山西、陕西、宁夏、甘肃、内蒙古、新疆、山东、江苏、安徽、河南、浙江、福建、四川、云南等地。

【主产地】

1. 南方菟丝子　主产于东北及内蒙古、宁夏、江苏、四川、山东等地，销全国，并出口。栽培主产地以内蒙古、宁夏为主，次产区有新疆、甘肃、黑龙江、吉林、辽宁。

2. 菟丝子　主产于辽宁、吉林、河北、山东、河南等地，产量较小。野生菟丝子商品药材以内蒙为主，新疆、甘肃等省有少量分布。

【栽培要点】

1. 生物学特性　喜高温湿润气候，对土壤的要求不严。多寄生在河谷、河岸两旁的草本或灌木丛木本植物上，寄主尤以大豆、黑豆为好。

2. 栽培技术　用种子繁殖。种子采集后需进行冬化处理和药剂拌种。6月中、下旬整地施肥，浇一遍水。先播种大豆，采取条播。待豆棵长到20～25cm，即等3对真叶刚长出时，则可播菟丝子，方法是顺豆棵地垄散播，尽量靠近豆棵，以利于缠绕上豆棵。

【采收与加工】秋季果实成熟时采收植株，晒干，打下种子，除去杂质。

【商品规格】我国目前使用的菟丝子药材绝大部分是栽培品，原植物主要是南方菟丝子；菟丝子野生品较少，原植物以菟丝子为主。

野生菟丝子由于药材少，商品不分等级，均为统货，千粒重≥0.60g。

栽培菟丝子，根据种子的成熟饱满程度及杂质的多少分"选货""统货"两个等级。选货：直径1～2mm，千粒重≥0.85g；统货：直径1～2mm，千粒重≥0.80g。

【药材鉴别】

（一）性状特征

种子类球形，直径1~2mm。表面灰棕色至棕褐色，粗糙，种脐线形或扁圆形。质坚实，不易以指甲压碎。气微，味淡。（图86-3）

（二）显微鉴别

粉末特征　粉末黄褐色或深褐色。种皮表皮细胞断面观呈类方形或类长方形，侧壁增厚；表面观呈圆多角形，角隅处壁明显增厚。种皮栅状细胞成片，断面观2列，外列细胞较内列细胞短，具光辉带，位于内侧细胞的上部；表面观呈多角形，皱缩。胚乳细胞呈多角形或类圆形，胞腔内含糊粉粒。子叶细胞含糊粉粒及脂肪油滴。（图86-4）

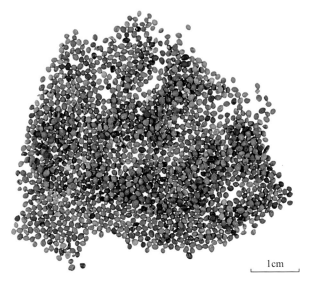

图86-3　菟丝子药材图

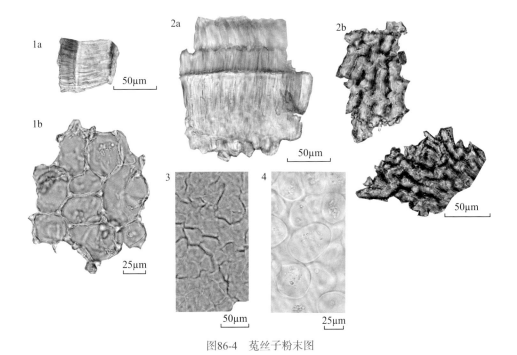

图86-4　菟丝子粉末图

1.种皮表皮细胞（a.断面观　b.表面观）　2.种皮栅状细胞（a.断面观　b.表面观）　3.胚乳细胞　4.子叶细胞

（三）理化鉴别

1.特征现象　取本品少量，加沸水浸泡后，表面有黏性；加热煮至种皮破裂时，可露出黄白色卷旋状的胚，形如吐丝。

2.薄层色谱　取本品粉末0.5g，加甲醇40ml，加热回流30分钟，滤过，滤液浓缩至5ml，作为供试品溶液。另取菟丝子对照药材0.5g，同法制成对照药材溶液。再取金丝桃苷对照品，加甲醇制成每1ml含1mg的溶液，作为对照品溶液。照薄层色谱法试验，吸取上述三种溶液各1~2μl，分别点于同一聚酰胺薄膜上，以甲醇-冰醋酸-水（4∶1∶5）为展开剂，展开，取出，晾干，喷以三氯化铝试液，置紫外光灯（365nm）下检视。供试品色谱中，在与对照药材色谱和对照品色谱相应的位置上，显相同颜色的荧光斑点。

【质量评价】以干燥、色黄棕、颗粒饱满，无尘土及杂质者为佳。采用高效液相色谱法测定，本品按干燥品计算，含金丝桃苷（$C_{21}H_{20}O_{12}$）不得少于0.10%。

【化学成分】 主要成分为黄酮类、生物碱类、甾醇类、多糖、挥发性成分、二萜糖苷类化合物等[2-4]。

1. 黄酮类　槲皮素、金丝桃苷、紫云英苷、山柰酚、槲皮素-3-O-$β$-D-半乳糖-7-O-$β$-D-葡萄糖苷、槲皮素-3-O-$β$-D-半乳糖-（2→1）-$β$-D-芹糖苷、异鼠李素等。

2. 生物碱类　菟丝子胺、matrine、sophoranol、甲基金雀花碱、7′-（3′,4′-二羟基苯）-N-（4-丙烯胺）、7′-（4′-羟基-3′-甲氧基苯）-N-［（4-丁基苯）乙基］丙烯胺等。

3. 甾体类　$β$-谷甾醇、$β$-谷甾醇-3-O-$β$-D-吡喃木糖苷、豆甾醇、$△^5$-燕麦甾醇、菜油甾醇、胆固醇、豆甾-5-烯-3-O-$β$-D-吡喃葡萄糖苷四乙酸、豆甾-5-烯-3-O-$β$-D-吡喃葡萄糖苷、胡萝卜苷等。

4. 糖苷类　南方菟丝子苷A（australiside A）、菟丝子苷A, B（cuscutosideA, B）、新菟丝子苷A, B, C（neo cuscuto sside A, B, C）。

【性味归经】 辛、甘、平。归肝、肾、脾经。

【功能主治】 补益肝肾，固精缩尿，安胎，明目，止泻；外用消风祛斑。用于肝肾不足，腰膝酸软，阳痿遗精，遗尿尿频，肾虚胎漏，胎动不安，目昏耳鸣，脾肾虚泻；外治白癜风。

【药理作用】

1. 免疫调节作用　菟丝子可促进小鼠免疫器官脾脏、胸腺增长，提高巨噬细胞吞噬功能；促进淋巴细胞增殖反应、白介素产生，具有增强小鼠机体免疫功能和免疫调节作用[4]。

2. 对生殖系统的作用　商品菟丝子可提高果蝇性活力，对氢化可的松所致"阳虚"模型小鼠有一定程度恢复；菟丝子水煎液可明显提高人精子体外活动功能；菟丝子醇提物有明显促进小鼠睾丸及附睾的发育作用；菟丝子黄酮可使下丘脑-垂体-卵巢轴调节功能得以改善[5-7]。

3. 保肝明目作用　菟丝子对小鼠CCl_4肝损伤有保护作用；菟丝子对大鼠半乳糖性白内障具有延缓和治疗作用，此作用与纠正相关酶活性有关，并能抑制晶状体中的脂类过氧化[4]。

4. 抗氧化抗衰老作用　菟丝子水提物能提高心肌线粒体抗氧化能力，维护线粒体功能。菟丝子水提物可显著改善脑缺血大鼠记忆障碍；明显增强衰老模型小鼠的红细胞免疫功能，具有延缓衰老作用；菟丝子能够有效延缓模型小鼠的皮肤老化[8]。

5. 对骨关节系统的作用　菟丝子及其复方具有促进成骨细胞增殖及分化成熟、降低破骨细胞生存率、诱导其凋亡的作用；10%含药血清也有同样的作用。

【用药警戒或禁忌】 阴虚火旺、阳强不痿及大便燥结之症禁服。

【分子生药】 根据所测得菟丝子ITS全长序列与其常见易混品所在属的代表植物ITS序列比对，设计了一对特异性引物并进行了PCR检测，此对引物能将药用菟丝子种子与4种易混品区分开来[9]。

主要参考文献

[1] 郭澄，张芝玉. 中药菟丝子的本草考证和原植物调查[J]. 中国中药杂志，1990，15(3)：10-12.

[2] 叶敏，阎玉凝，乔梁，等.中药菟丝子化学成分研究[J].中国中药杂志，2002，27(2)：115-117.

[3] 金晓，李家实，阎文玫.菟丝子黄酮类成分的研究[J].中国中药杂志，1992，17(5)：292-294.

[4] 郭澄，王雅君，张剑萍.菟丝子的化学成分和药理活性研究[J].时珍国医国药，2005，16(10)：1035-1036.

[5] 彭守静，王福楠.菟丝子、仙茅、巴戟天对人精子体外运动和膜功能影响的研究[J].中国中西医结合杂志，1997，17(3)：145-147.

[6] 王建红，王敏璋，伍庆华，等.菟丝子黄酮对应激大鼠卵巢内分泌的影响[J].中草药，2002，33(12)：1099-1101.

[7] 柯江维，王建红，赵宏.菟丝子黄酮对心理应激雌性大鼠海马-下丘脑-垂体-卵巢轴性激素受体的影响[J].中草药，2006，37(1)：90-92.

[8] 张伟，陈素红，吕圭源.菟丝子功效性味归经与现代药理学的相关性研究[J].时珍国医国药，2010，21(4)：808-811.

[9] 高必达，程毅，朱水芳，等. 基于ITS序列的菟丝子PCR鉴定[J]. 湖南农业大学学报（自然科学版），2006，32(4)：368-370.

（内蒙古医科大学　王晓琴　杨来秀　王素巍）

87. 菊苣

Juju

CICHORII HERBA

CICHORII RADIX

【别名】蓝菊、毛菊苣、卡斯尼（维药名）。

【来源】为菊科植物毛菊苣*Cichorium glandulosum* Boiss. et Huet.或菊苣*Cichorium intybus* L.的干燥地上部分或根。

【本草考证】历代本草无记载，始见于《维吾尔药志》（1986）。《中华本草》《中国民族药物志》《中药大辞典》中均收载了菊苣和毛菊苣，与《中国药典》相同。

【原植物】

1. 毛菊苣　多年生草本。植株高0.5～1m，根粗壮、圆锥状。茎呈圆柱形，稍弯曲，表面灰绿色或带紫色，具纵棱；直立，灰绿色，常分枝，被疣毛状腺毛。基生叶与下部茎生叶长圆形，羽状深裂，基部渐窄，下延于叶柄成窄翅，早枯；茎生叶先端急尖或渐尖，无柄，先端急尖，基部戟形，全缘或具齿，两面及叶缘有毛。头状花序，5～13个成短总状排列；总苞圆柱状，2层，外层稍短或近等长，有腺毛；舌状花蓝色，瘦果倒卵形，有棱，顶端截形，被鳞片状冠毛，冠毛淡褐色，有锈色斑，花期6～8月。（图87-1）

生于平原绿洲。主要分布于新疆（阿克苏、且末）。

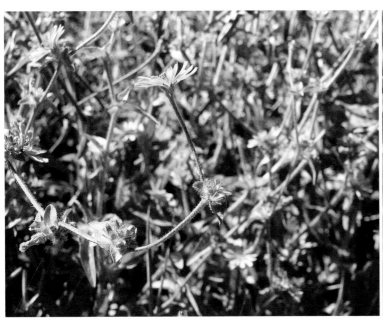
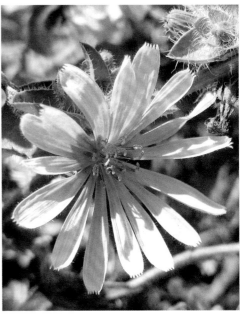

图87-1　毛菊苣

2.菊苣　多年生草本。植株高0.5～1m，茎有条棱，分枝偏斜且顶端粗厚，有疏粗毛或绢毛，少有无毛。基生叶倒向羽状分裂至不分裂，但有齿，顶裂片大，侧裂片三角形，基部渐狭成有翅的叶柄；茎生叶渐小，少数，披针状卵形至披针形，上部叶小，全缘；全部叶下面被疏粗毛或绢毛。头状花序单生茎和枝端或2～3个在中上部叶腋簇生；总苞圆柱状；外层总苞片长短形状不一，下部软革质，有睫毛，外面无毛或有毛；花全部舌状，花冠蓝色。瘦果顶端截形；冠毛短，鳞片状，顶端细齿裂，花果期5～10月。（图87-2）

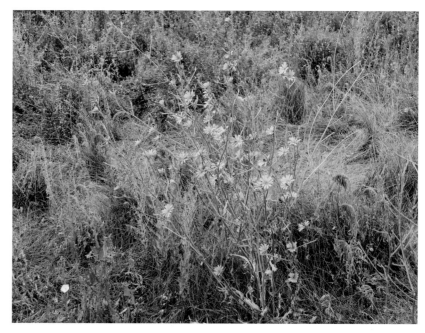

图87-2　菊苣

生于滨海荒地、河边、水沟边或山坡。主要分布于北京、黑龙江、辽宁、山西、陕西、新疆、江西等地。

【主产地】毛菊苣主产新疆。菊苣主产于新疆、陕西、山西、辽宁、黑龙江、北京等地。

【栽培要点】

1.生物学特性　耐寒，耐旱，喜生于阳光充足的田边、山坡等地。

2.栽培技术　种子繁殖，适生性强，耐旱、耐寒。深秋入冬前或早春皆可播种，秋播为佳[1]。

3.病害　霜霉病、腐烂病。

【采收与加工】

1.菊苣全草　种植18个月内采收，春夏季采收，阴干。

2.菊苣根　种植24个月内采收，夏秋季采收，菊苣根洗净晒干或切片晒干。

【药材鉴别】

（一）性状特征

1.毛菊苣

（1）全草　茎圆柱形，稍弯曲；表面灰绿色或带紫色，具纵棱，被柔毛或刚毛，断面黄白色，中空。叶多破碎，灰绿色，两面被柔毛；茎中部的完整叶片呈长圆形，基部无柄，半抱茎；向上叶渐小，圆耳状抱茎，边缘有刺状齿。头状花序5～13个成短总状排列。总苞钟状；苞片2层，外层稍短或近等长，被毛；舌状花蓝色。瘦果倒卵形，表面有棱及波状纹理，顶端截形，被鳞片状冠毛，棕色或棕褐色，密布黑棕色斑。气微，味咸、微苦。（图87-3）

（2）根　主根呈圆锥形，有侧根和多数须根，长10～20cm，直径0.5～1.5cm。表面棕黄色，具细腻不规则纵皱纹。质硬，不易折断，断面外侧黄白色，中部类白色，有时空心。气微，味苦。

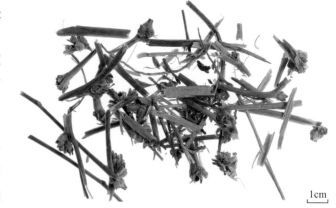

1cm

图87-3　菊苣药材图

2.菊苣

（1）全草　茎表面近光滑。茎生叶少，长圆状披针形。头状花序少数，簇生；苞片外短内长，无毛或先端被稀毛。瘦果鳞片状，冠毛短。气微，味咸、微苦。

（2）根　顶端有时2～3叉。表面灰棕色至褐色，粗糙，具深纵纹，外皮常脱落，脱落后显棕色至棕褐色，有少数侧根和须根。嚼之有韧性。

（二）显微鉴别

1.毛菊苣

（1）根横切面　木栓层2～3列细胞，棕黄色；韧皮射线或多列。形成层明显，木质部导管散在或2～6个径向排列，木射线1～6列，细胞宽，细胞壁薄，纹孔明显。

（2）茎横切面　表皮偶有多细胞腺毛。棱角处皮下为厚角细胞，皮层细胞充满黄棕色内含物；内皮层细胞凯氏点较明显，中柱鞘纤维不发达，维管束外韧型，约有20～25束，形成层明显，导管类圆形，单个或数个环列于木质部，直径8～50μm。

2.菊苣

（1）根横切面　木质部约占横切面的1/2。

（2）茎横切面　表皮1层，外有角质层；外皮层1层，细胞轻大，壁稍有加厚；木栓层1～3层，细胞扁平（次生保护组织）；皮层薄壁组织多层(同化组织，含叶绿体)，其间散生分泌结构（乳汁管、道）；次生韧皮部带状环形，通常2～5层，但在初生韧皮部内茎凹槽处呈倒梯形15～20层细胞堆集；次生木质部5～10层，带状环绕髓部；初生木质部环状间隔排列于髓外围；髓薄壁组织细胞大，部分有分泌物，在中央形成髓腔。（图87-4）

（3）全草粉末特征　粉末淡绿色。花粉粒类圆形，直径12～20μm，表面具刺状突起，具三孔沟。种皮表皮细胞壁呈链珠状，表面具细密网状纹理，草酸钙方晶呈类方柱形，长约至20μm。冠毛呈多列性分枝状，各分支单细胞，先端渐尖。叶表皮气孔为不定式；纤维多呈束，顶端钝圆，直径11～23μm。具缘纹孔、网纹及螺纹导管易见。（图87-5）

（三）理化鉴别

薄层色谱　取本品粉末1g，加石油醚（60～90℃）30ml，超声处理30分钟，滤过，取药渣，挥尽石油醚，加乙酸乙酯30ml，超声处理30分钟，滤过，滤液蒸干，残渣加乙酸乙酯–甲醇（1：2）混合溶液1ml使溶解，作为供试品溶液。另取菊苣（或菊苣根）对照药材1g，同法制成对照药材溶液。照薄层色谱法试验，分别吸取上述供试品溶液和对照品溶液各10μl，分别点

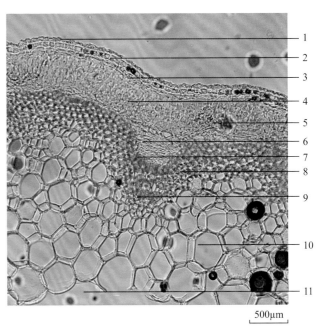

图87-4　菊苣茎横切面图

1.表皮　2.外皮层　3.木栓层　4.皮层　5.分泌结构　6.次生韧皮部　7.维管形成层　8.次生木质部　9.初生木质部　10.髓　11.髓腔

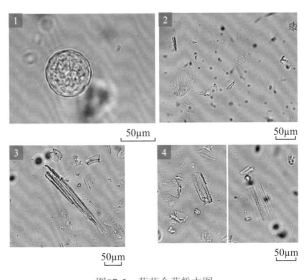

图87-5　菊苣全草粉末图

1.花粉粒　2.气孔　3.纤维束　4.导管

于同一硅胶GF$_{254}$薄层板上，以二氯甲烷-甲醇（9∶1）为展开剂，展开，取出，晾干，置紫外光灯（254nm）下检视。供试品色谱中，在与对照药材色谱相应的位置上，显相同颜色的斑点；再喷以10%硫酸乙醇溶液，在105℃加热至斑点显色清晰，显相同颜色的斑点。（图87-6）

【质量评价】以开花期采收、茎粗大、颜色鲜绿为佳。采用醇溶性浸出物测定法项下的热浸法测定，用55%乙醇作溶剂，不得少于10.0%。

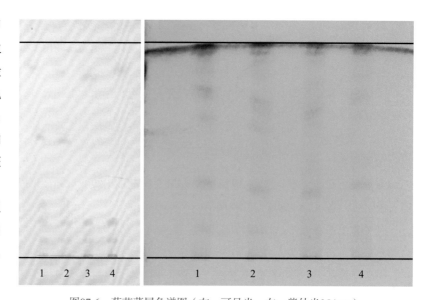

图87-6　菊苣薄层色谱图（左：可见光　右：紫外光254nm）

1. 样品（采自新疆温泉县）　2. 样品（采自新疆博乐市）　3、4. 菊苣对照药材

【化学成分】

1. 毛菊苣　主要成分为黄酮类、香豆素类、萜类、甾醇类、有机酸类等[2-4]。

（1）黄酮类　毛蕊异黄酮、毛蕊异黄酮-7-O-β-D-吡喃葡萄糖苷、槲皮素-3-O-β-D-葡萄糖醛酸苷（quercetin-3-O-β-D-glucuronide）、山奈酚-3-O-β-D-葡萄糖醛酸苷（kaempferol-3-O-β-D-glucuronide）、槲皮素（quercitrin）、异槲皮素（isoquercitrin）、异鼠李素（isorhamnetin）、芒柄花素、黄芩苷（baicalin）、5,8,3',4'-四羟基-7-甲氧基黄酮（5,8,3',4'-tetrahydroxy-7-methoxy flavone）、5,8,4'-三羟基-7,3'-二甲氧基黄酮（5,8,4'-trihydroxy-7,3'-dimethoxy flavone）等。

（2）香豆素类　菊苣苷（cichoriin）、秦皮甲素（esculin）、秦皮乙素（esc-uletin）等。

（3）萜类　山莴苣素（lactucin）、山莴苣苦素（lactucopicrin）、旋覆花素（inulicin）等。

（4）其他成分　咖啡因（caffeine）、香草醛（vanillin）、菊苣酸（chicoric acid）、对羟基苯甲酸（p-hydroxybenzoic acid）、3,4,5-三甲氧基-桂皮酸甲酯（methyl 3,4,5- trimethoxy-cinnamicate）、肌苷（inosine）、豆甾醇-3-O-葡萄糖苷（stigmasterol-3-O-glucoside）、β-谷甾醇（β-sitosterol）、蔗糖等。

2. 菊苣　主要成分为糖类、萜类、黄酮类、酚酸类、苯丙素类和多种维生素、金属元素、脂肪酸及其他成分等[5]。

（1）萜类　乙酸降香萜烯醇酯（bauerenyl acetate）、α-香树脂醇（α-amyrin）、蒲公英萜酮（taraxerone）、伪蒲公英甾醇（pseudo dandelion sterol）等。

（2）黄酮类　芹菜素（apigenin）、芹菜素-7-O-阿拉伯糖苷（apigenin-7-O-arabinoside）、木犀草素-7-O-葡萄糖苷（luteolin-7-O-glucoside）、槲皮素（quercitrin）等。

（3）酚酸类　菊苣酸（chicoric acid）、咖啡酸（caffeic acid）、单咖啡酰酒石酸（caftaric acid）、绿原酸（chlorogenic acid）、3,5-二咖啡酰奎宁酸（3,5-dicaffeoyl quinic acid）、4,5-二咖啡酰奎宁酸（4,5-dicaffeoyl quinic acid）。

（4）苯丙素类　伞形花内酯（umbelliferone）、秦皮乙素（esculin）、秦皮甲素（esculin hydrate）、野莴苣苷（cichoriin）、东莨菪内酯（scopoletin）及木脂素苷（lignang lycosides）。

（5）其他成分　胡萝卜素（carotene）、维生素A～C（vitamin A～C）、4-甲基-3-硝基-苯甲酸（4-methyl-3-nitrobenzoic acid）等。

【性味归经】微苦、咸，凉。归肝、胆、胃经。

【功能主治】清肝利胆，健胃消食，利尿消肿。用于湿热黄疸，胃痛食少，水肿尿少。

【药理作用】

1. 保肝作用　毛菊苣提取物对实验性肝损伤及纤维化均有较好的保护作用。菊苣地上部分50%乙醇提取物对四氯化碳诱导的肝损伤大鼠具有保肝作用。菊苣根提取物中脂溶性成分和水溶性成分对化学性或酒精性肝损伤均具有显著的保护作用[6]。

2. **抗氧化和抗炎作用**　体外采用脂多糖（LPS）诱导小鼠巨噬细胞RAW264.7细胞，建立炎症模型证明毛菊苣水提取物（MS）具有显著的抗炎作用。菊苣叶的甲醇提取物对1,1-二苯基-2-三硝基苯肼（DPPH）具有较高的清除能力。菊苣根和地上部分的70%乙醇提取物能有效降低小鼠体内淀粉酶和脂肪酶水平，防止实验性急性胰腺炎[7]。

3. **抗菌活性**　菊苣叶的甲醇提取物对伤寒沙门氏菌具有中度的抗菌活性。菊苣根乙酸乙酯提取物对枯草芽孢杆菌、金黄色葡萄球菌等具有较强的抑菌活性，并且可抑制动物和人皮肤癣菌的生长，阻止口腔病原体的生长[8-9]。

4. **降糖、调脂、抗尿酸作用**　菊苣全草80%乙醇提取物能降低肝葡萄糖的产生；菊苣叶甲醇提取物（CME）中的鞣酸成分可通过抑制蛋白质酪氨酸磷酸酶1B（PTP1B）而降低血糖水平。菊苣提取物能显著降低模型动物血清中的尿酸和三酰甘油水平；菊苣能有效降低高尿酸血症模型鹌鹑尿酸水平，减轻高脂饮食诱导的非酒精性脂肪肝，菊苣地上部分具有较好的降尿酸药效[10-12]。

【分子生药】《中国药典中药材DNA条形码标准序列》收载了毛菊苣、菊苣ITS2和*psbA-trnH*序列特征，两者有细微差别。

【附注】

1.《新疆植物志》中收载了毛菊苣，但《中国植物志》等并未将其收载，有学者采用DNA条形码ITS2、*psbA-trnH*、*matK*等序列对菊苣和毛菊苣进行了分子鉴定，两者聚为一类，表明毛菊苣与菊苣亲缘关系很近，其分类地位还有待进一步探讨。

2. 目前市场上流传甚广的引种于20世纪80年代的欧洲菊苣，外形和成分与传统药材菊苣相差甚远，其药用价值有待商榷。

主要参考文献

[1] 买买提·努尔艾合提，吐尔洪·艾买尔. 毛菊苣规范化种植技术研究及SOP的制定[J]. 时珍国医国药，2012，23(4)：1012-1013.

[2] 杨文志，汪豪，尚靖，等. 毛菊苣的化学成分（英文）[J]. 中国天然药物，2009，7(3)：193-195.

[3] 何茂群，苗得足，高峰，等. 毛菊苣根化学成分研究[J]. 药学与临床研究，2014，22(3)：234-236.

[4] 潘兰，贾新岳，石明辉，等. 维药毛菊苣化学成分研究[J]. 新疆医科大学学报，2015，38(9)：1088-1090.

[5] 凡杭，陈剑，梁呈元，等. 菊苣化学成分及其药理作用研究进展[J]. 中草药，2016，47(4)：680-688.

[6] Neham, Deepshikha P K, Vidhu A, et al. Determination of antioxidant and hepatoprotective ability of flavonoids of *Cichorium intybus* [J]. Int J Toxicol Pharm Res, 2014, 6(4)：107-112.

[7] Abbas Z K, Saggu S, Sakeranm I, et al. Phytochemical, antioxidant andmineral composition of hydroalcoholic extract of chicory (*Cichorium intybus* L.) leaves [J]. Saudi J Biol Sci, 2015, 22(3)：322-326.

[8] Nandagopal S, Kumari B D R. Phytochemical and antibacterial studies of chicory (*Cichorium intybus* L.)-A multipurpose medicinal plant [J]. Adv Biol Res, 2007, 12(1)：17-21.

[9] 徐雅梅，呼天明，张存莉，等. 菊苣根提取物的抑菌活性研究[J]. 西北植物学报，2006，26(3)：615-619.

[10] Azay-Milhau J, Ferrare K, Leroy J, et al. Antihyperglycemic effect of a natural chicoric acid extract of chicory (*Cichorium intybus* L.)：A comparative in vitro study with the effects of caffeic and ferulic acids[J]. Journal of Ethnopharmacology, 2013, 150(2)：755-760.

[11] 孔悦，张冰，刘小青，等. 菊苣提取物对高尿酸血症动物模型的作用及机制研究[J]. 现代中西医结合杂志，2003，12(11)：1138-1139.

[12] Yulong Wu, Feng Zhou, Haitao Jiang, et al. Chicory (*Cichorium intybus* L.) polysaccharides attenuate high-fat diet induced non-

alcoholic fatty liver disease via AMPK activation[J]. International Journal of Biological Macromolecules, 2018, 118：886-895.

（新疆维吾尔自治区中药民族药研究所　樊丛照　祁志勇

新疆维吾尔自治区药检所　沙拉麦提·艾力　沈晓丽　佟瑞敏）

88. 啤酒花

Pijiuhua

HUMULI LUPULI FLOS

【别名】忽布、香蛇麻。

【来源】为桑科植物啤酒花 *Humulus lupulus* Linn.的干燥雌花。

【本草考证】 历代本草无记载，始见于《新疆中草药手册》（1970）。

【原植物】多年生攀缘植物。叶3裂，有时5～7裂至中部或以下，顶端裂片宽阔，宽约长1/3，有粗锯齿，上面甚粗糙，下面较光滑，有疏生腺体；叶柄几等长叶片。雄花呈圆锥状花序。果穗矩圆形，成熟时长5～10cm；苞片薄而大，顶端钝，包围瘦果，有树脂腺，近无绒毛。花期7～8月，果期9～10月。（图88-1）

生于光照较好的山地林缘、灌丛或河流两岸的湿地。主要分布于新疆阿尔泰山和天山。主要为栽培。

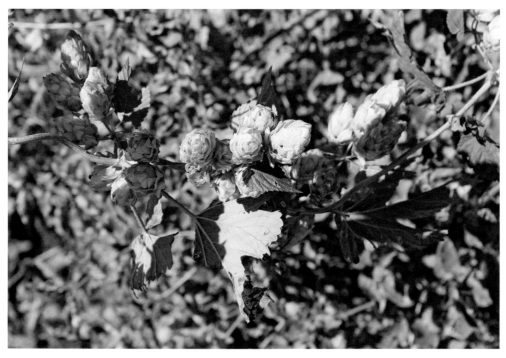

图88-1　啤酒花

【主产地】主产于新疆北部。

【栽培要点】

1. 生物学特性　喜冷凉高燥气候，较耐寒。宿根可耐-50～-36℃，幼芽可耐-20℃，夏季气温以16～23℃为宜。

耐旱、忌涝，耐盐碱性较强。对光反应较为敏感，日照临界长度14～17小时。前作以大豆为宜，可与花生、姜、甜菜、马铃薯等间套作。以选向阳、地势高燥、土层深厚、疏松肥沃、富含有机质、排水良好的酸性土壤为宜。寿命15～30年，长达60年左右。

2.栽培技术　用种子、根茎、扦插繁殖。种子繁殖：种子有休眠特性，需经低温处理，可提高发芽率。以培养实生苗为主，用以引种，不宜大田生产应用。根茎繁殖：用直接栽种或育苗移栽法。扦插繁殖：一般在开花前后剪取植株下部，具2节和2对叶片的绿枝，进行扦插育苗。

3.病虫害　病害：霜霉病、根腐病、枯萎病、灰霉病、黑霉病、花叶病毒病等。虫害：玉米螟、大麻食心虫、高粱条螟、棉铃虫、款冬夜蛾、红蜘蛛、糖槭蚧、蚜虫、沙枣木虱、大青叶蝉、榆叶蝉、斜纹夜蛾、艾枝尺蠖、蝙蝠夜蛾、刺蛾、孔雀斑蛱蝶、甘蓝夜蛾、地老虎、金针虫、象鼻虫、金龟子、麻叶甲、网目拟地甲、线虫等。

【采收与加工】夏、秋季当果穗呈绿色而略带黄色时采摘，晒干或烘干，烘干时温度不得超过45℃。

【药材鉴别】

（一）性状特征

雌花为压扁的球形体。全体淡黄白色；膜质苞片覆瓦状排列，椭圆形或卵形，半透明，对光视之可见棕黄色腺点。苞片腋部有细小的雌花2朵或有扁平的瘦果1～2枚。气微芳香，味微甘苦。（图88-2）

（二）显微鉴别

粉末特征　粉末淡黄色。表皮细胞，形状扁平不规则；非腺毛较稀疏，单细胞，微弯曲，长150～250μm，壁厚，木化；螺纹导管。（图88-3）

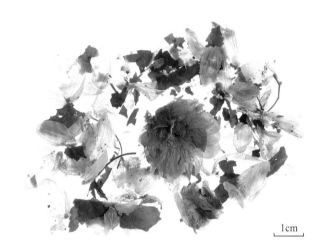

1cm

图88-2　啤酒花药材图

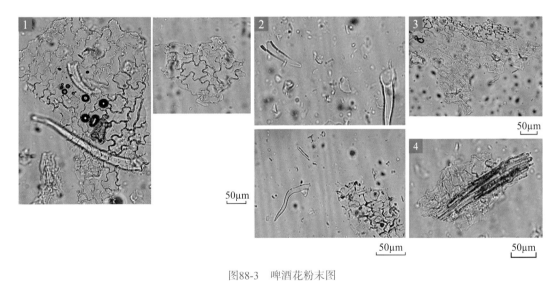

图88-3　啤酒花粉末图

1.表皮细胞　2.非腺毛　3.花冠表皮细胞　4.螺纹导管

（三）理化鉴别

薄层色谱　取样品粉末1g，加70%甲醇20ml，超声处理20分钟，滤过，滤液浓缩至2ml，作为供试品溶液。另取啤酒花对照药材，同法制成对照药材溶液。照薄层色谱法试验，分别吸取上述供试品溶液和对照药材溶液各5μl，分别点于同一硅胶薄层板上，以乙酸乙酯–甲酸–水（15∶0.4∶0.5）为展开剂，展开，取出，晾干，喷以5%三氯化铝乙醇溶液，在105℃加热至斑点显示清晰，置紫外光灯（254nm）下检视。供试品色谱中，在与对照药材色谱相应的位置上，显相同颜色的斑点。（图88-4）

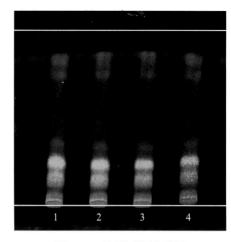

图88-4　啤酒花薄层色谱图

1. 样品（采自新疆库尔勒市）　2. 样品（采自新疆吉木萨尔县）　3. 样品（采自新疆石河子市）　4. 啤酒花对照药材

【化学成分】主要成分为树脂类、黄酮类、挥发油、多糖类等。

1. 树脂类　葎草酮（humulone）、类葎草酮（cohumulone）、伴葎草酮（adhumulone）、蛇麻酮（adlupulone）、类蛇麻酮（colupulone）、伴蛇麻酮（adolupulone）、异葎草酮（isohumu-lone）A、B、原花色素（proanthocyanidin）、前葎草酮（prehumulone）、葎草二烯酮（humuladienone）、葎草烯酮-Ⅱ（humulenone Ⅱ）。

2. 黄酮类　紫云英苷（astragalin）、异槲皮苷（isoquercitrin）、芸香苷（rutin）、山柰酚-3-鼠李糖基二葡萄糖苷（kaempferol-3-rhamnodiglucoside）、山柰酚-3-鼠李糖葡萄糖苷（kaempferol-3-rhamnoglucoside）、槲皮素-3-鼠李糖二葡萄糖苷（quercetin-3-rhamnodiglucoside）、槲皮素-3-葡萄糖苷（quercetin-3-glucoside）、山柰酚-葡萄糖苷（kaempferol-glucoside）、无色矢车菊素（leucocyanidin）、无色飞燕草素（leucodelphinidin）、山柰酚（kaempferol）、槲皮素（quercetin）、异黄腐醇（isoxanthohumol）、黄腐醇（xanthohumol）、3'-（异戊二烯基）-2',4-二羟基-4',6'-二甲氧基查耳酮（3'-isoprenyl-2',4-dihydroxy-4',6'-dimethoxychalc one）、6-异戊烯基柚皮素（6-isopentenylnaringenin）。

3. 挥发油　月桂烯（myrcene）、芳樟醇（linalool）、牻牛儿醇（geraniol）、葎草烯（humulene）、蛇麻素（lupulin）、丁香烯（caryophyllene）、丁香烯氧化物（caryophyllene oxide）、3（12），6-丁香二烯-4-醇［caryophylla-3（12），6-dien-4-ol］、葎草烯醇（humulenol）、葎草烯醇环氧化物（humulene epoxide）。

4. 多糖类　D-阿拉伯糖［D-（－）-arabinose］、D-半乳糖（D-galactose）、L-（－）-岩藻糖（6-deoxy-L-galactose）、L-鼠李糖（6-deoxy-L-mannose）、D-甘露糖［D（＋）-mannose］、D-半乳糖醛酸（D-galacturonic acid）和D-葡萄糖醛酸（D-glucuronic acid）等。

【性味归经】苦，微凉。归肝、胃经。

【功能主治】健胃消食，安神利尿，抗痨消炎。主要用于消化不良，腹胀，浮肿，膀胱炎，肺结核，咳嗽，失眠，麻风病。

【药理作用】

1. 抗菌作用　啤酒花浸膏及其有效成分蛇麻酮等在体外对多种革兰阳性菌及耐酸杆菌有较强的抑制作用。

2. 抗肿瘤作用　啤酒花所含葎草酮具有显著的抗肿瘤作用，同时也是一种低毒骨髓重吸收抑制剂，若与维生素D₃联用，其在骨髓白血病分化治疗中具有很好的前景。啤酒花中的异葎草酮可降低人体胃癌细胞SGC-7901和人肝癌细胞HepG-2内线粒体膜电位，启动线粒体调控的细胞凋亡的通道，诱导两种癌细胞凋亡，表明异葎草酮有明显的抗肿瘤的作用[1-3]。

3. 抗氧化作用　啤酒花水提物具有明显的抗氧化活性。酒花多酚中富含原花青素、黄酮苷和黄腐酚等组分，可提供体内外的氧化损伤保护作用。

4. 雌性激素样作用　啤酒花树脂中的多酚类成分8-prenyl naringenin具有较强的雌激素样活性[4]。

5. 镇静催眠作用　含有啤酒花的眠得安煎剂可以减少小鼠的自由活动，显著延长戊巴比妥钠的睡眠时间，可见眠得安煎剂有一定的催眠作用[5]。

【用药警戒或禁忌】

1. 啤酒花接触者会发生皮炎，主要由鲜花粉所引起。

2. 啤酒花中所含蛇麻酮的副作用最常见为胃肠道反应，如食欲不振、烧灼感、恶心、腹痛、呕吐、腹泻等；个别出现头痛、头晕、嗜睡、皮肤过敏等。

主要参考文献

[1] Maricai S, Tadahtko H, et al. Ihibition of Angiogenesis by Humulone, a Bitter Acid from Beer Hop[J]. Biochemical and biophysical Research Communication, 2001, 289：220-224.

[2] Tobe H, Muraki K, et al. Bone resorption inhibitors from hop extract[J]. Biosci. Biotechnol. Bi-ochem, 1997, 61(1)：158-159.

[3] 李明泽，田松，于蕾，等.啤酒花中异葎草酮体外抗肿瘤作用及机制研究[J].哈尔滨商业大学学报（自然科学版），2007，23(1)：9-14，79.

[4] Milligan S R.The endocrine activitives of 8-prenylnaringenin and related hop flavonoi-ds[J]. Journal of Clinical Endocrinology &Metabolism, 2000, 85(12)：4912-4915.

[5] 解伟，赵自强，韩生银，等.眠得安煎剂的药理作用研究Ⅰ：镇静催眠作用[J].宁夏医学学报，1996，18(3)：7-9.

（新疆维吾尔自治区中药民族药研究所　邱远金　王果平　魏青宇

新疆维吾尔自治区药检所　沙拉麦提·艾力　沈晓丽　佟瑞敏）

89. 银柴胡

Yinchaihu

STELLARIAE RADIX

【别名】银胡、牛肚根、沙参儿。

【来源】为石竹科植物银柴胡*Stellaria dichotoma* L.var. *lanceolata* Bge.的干燥根。

【本草考证】本品始载于《本草纲目》："近时有一种，根似桔梗、沙参，白色而大，市人以伪充柴胡。"《本草原始》谓其所绘银夏柴胡："根类沙参而大，皮皱色黄白，肉有黄纹，市卖皆然……今以银夏者为佳，根长尺余，色白而软，俗呼银柴胡。"《本草经疏》载："按今柴胡，俗用柴胡有二种，色白黄而大者，名银柴胡，用治劳热骨蒸；色微黑而细者，用以解表发散。"《本经逢原》首次将柴胡与银柴胡分条并列。《本草纲目拾遗》载："银柴胡出宁夏镇，形如黄芪……今银柴胡粗细不等，大如拇指，长数尺，形不类鼠尾，又不似前胡，较本草不对，治病难分两用。"本草记载与现今所用银柴胡基本一致。

【原植物】多年生草本，高20～60cm。主根粗壮，圆柱形，直径1～3cm，外皮淡黄色。茎簇生，数回叉状分枝，节稍膨大，密被短毛或腺毛；单叶对生，披针形，长4～30mm，宽1.5～4mm，先端锐尖，基部圆形，全缘，上面疏被短毛或几无毛，下面被短毛。聚伞花序有多数花，花梗细，被柔毛；萼片5，披针形，长约4mm，绿色，边缘白色膜质；花瓣5，与萼片近等长，白色，先端2深裂；雄蕊10，2轮，花丝基部合生，黄色；子房上位，花柱3，细长丝状。蒴果近球形，外被宿萼，成熟时先端6齿裂。种子通常1粒，卵形，深棕色，微扁。花期6～7月，果期8～9月。（图89-1）

生于海拔1200～1500m的石质山坡或干燥石质草原。主要分布于宁夏、内蒙古、陕西的毗邻地区，即宁夏的盐池、灵武、同心、中卫，内蒙古的鄂尔多斯市、锡林郭勒盟，陕西榆林地区。近年来，宁夏同心、平罗、固原、彭阳等地及内蒙古、陕西、甘肃陇西一些地区进行人工种植，使银柴胡的分布区域有所扩大。

【主产地】主产于宁夏陶乐、盐池、灵武、中卫及内蒙古、陕西、甘肃等地，宁夏为道地产区。银柴胡古代记载以银州（今陕西北部的榆林、延安地区）、银夏（今陕西北部的榆林、延安地区以及与之相接的内蒙古局部，包

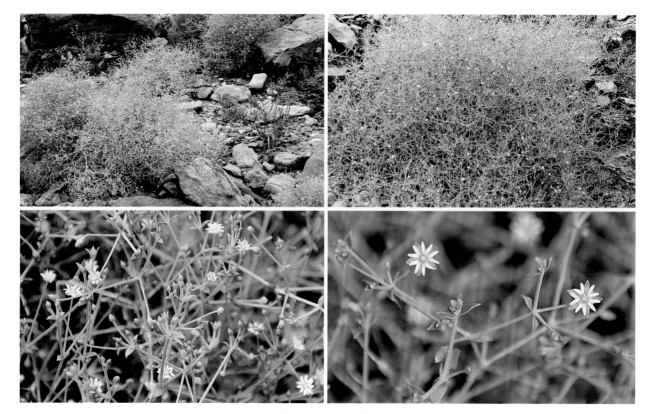

图89-1　野生银柴胡

括宁夏东南、甘肃东部、陕西的秦岭以北地区和内蒙古与陕西相接部）为道地产区[1]。

【栽培要点】

1. 生物学特性　喜温暖或凉爽气候，耐严寒，极耐干旱，忌水浸，以地势高燥向阳、土层深厚、透水性良好的松砂土或砂质壤土栽培为宜，不宜选择黏土地、盐碱地种植。

2. 栽培技术　用种子繁殖。春季或秋季条播或穴播，行株距33～40cm，覆土1cm，保持土壤湿润，约10天出苗，苗齐后可间苗1～2次。

【采收与加工】野生银柴胡秋季挖根，除净残茎及须根、泥沙，晒干。

栽培银柴胡于种植后第三年9月中旬或第四年4月中旬采收，挖出根部，除净残茎、须根及泥沙，晒干。

【商品规格】根据市场流通情况，将银柴胡药材分为"选货"和"统货"两个规格等级。根据银柴胡药材上部直径、杂质率，将银柴胡选货规格分为"一等"和"二等"两个等级。一等，表面浅棕黄色，根部分枝少，条形顺直，直径大于0.8cm，杂质≤0.5%。二等，表面浅棕黄色至浅棕色，根部有分枝，条形较顺，直径在0.6～0.8cm之间，杂质≤1%。统货，根成类圆柱形，有分枝，直径在0.5～2.5cm之间，杂质≤3%。

【药材鉴别】

（一）性状特征

根类圆柱形，偶有分枝，长15～40cm，直径0.5～2.5cm。表面浅棕黄色至浅棕色，有扭曲的纵皱纹和支根痕，多具孔穴状或盘状凹陷，习称"砂眼"，从砂眼处折断可见棕色裂隙中有细砂散出。根头部略膨大，有密集的呈疣状突起的芽苞、茎或根茎的残基，习称"珍珠盘"。质硬而脆，易折断，断面不平坦，较疏松，有裂隙，皮部甚薄，木部有黄、白色相间的放射状纹理。气微，味甘。（图89-2～图89-4）

栽培品有分枝，下部多扭曲，直径0.6～1.2cm。表面浅棕黄色或浅黄棕色，纵皱纹细腻明显，细支根痕多呈点状凹陷。几无砂眼。根头部有多数疣状突起。折断面质地较紧密，几无裂隙，略显粉性，木部放射状纹理不甚明显。味微甜。（图89-5、图89-6）

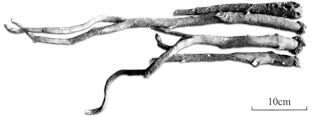

图89-2 野生银柴胡药材图

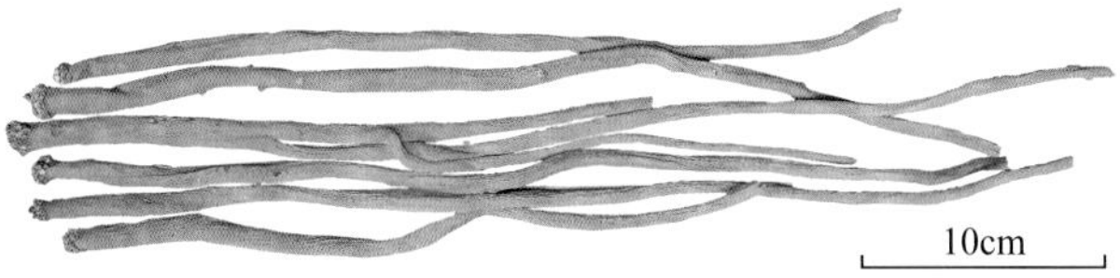

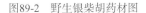

图89-5 栽培银柴胡药材图

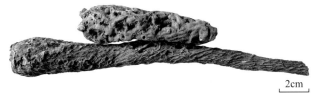

图89-3 野生银柴胡药材图（示砂眼）

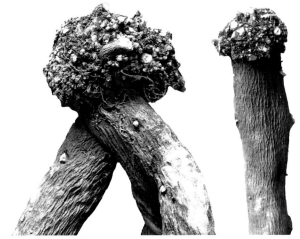

图89-4 野生银柴胡药材图（示珍珠盘）

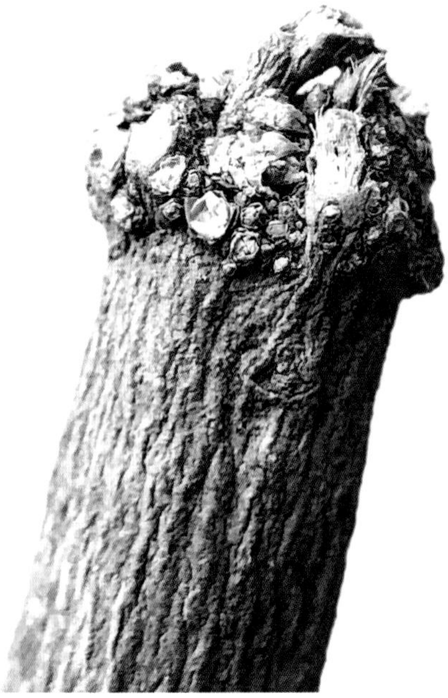

图89-6 栽培银柴胡药材图（示珍珠盘）

（二）显微鉴别

1. 横切面　木栓细胞数列至10余列。栓内层较窄。韧皮部筛管群明显。形成层成环。木质部发达。射线宽至10余列细胞，导管略作放射状排列。薄壁细胞含草酸钙砂晶，以射线细胞中为多见，有的含砂晶细胞尚可见草酸钙簇晶。（图89-7）

2. 粉末特征　粉末淡黄色。草酸钙砂晶散在或密集充塞于薄壁细胞中，呈三角形、箭头形、类方形或不规则形，直径2~7（~18）μm。草酸钙簇晶散在或与砂晶聚集于薄壁细胞中，直径9~38μm。具缘纹孔和网纹导管直径9~134μm。具缘纹孔导管粗大，易破碎；网纹导管较细，网孔大，侧壁具穿孔。此外，可见木栓细胞淡棕黄色，壁薄，微木化。（图89-8）

【质量评价】以根条长匀、表面灰黄棕色、质硬而脆、根头部无黑心者为佳。采用醇溶性浸出物测定法项下的冷浸法测定，本品甲醇浸出物不得少于20.0%。

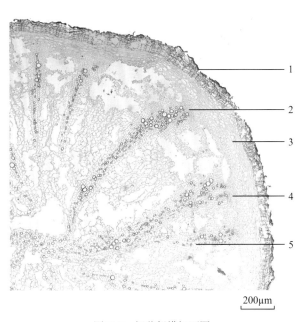

图89-7 银柴胡横切面图

1. 木栓层　2. 形成层　3. 皮层　4. 韧皮部　5. 木质部

【化学成分】主要成分为甾醇类（steroids）、环肽类（dichotomins）、生物碱类（alkaloids）、酚酸类（phenolic acid）。

1. 甾醇类　α-菠甾醇（α-spinasterol）、豆甾-7-烯醇（stigmast-7-enol）、α-菠甾醇葡萄糖苷（α-spinasterolglucoside）、豆甾-7-烯醇葡萄糖苷（stigmast-7-enolglucoside）、豆甾醇（stigmasterol）、β-谷甾醇（β-sitosterol）、棕榈酸豆甾-7-烯醇酯（stigmast-7-enolpalmitate）、棕榈酸α-菠甾醇酯（α-spinasterol palmitate）和麦角-7-烯醇葡萄糖苷（ergost-7-emolglucoside）[2-3]。

2. 环肽类　dicho-tomins A～K、银柴胡环肽（stellaria cyclopeptide cyclopeptide）[4-5]。

3. 生物碱类　β-咔啉类生物碱dichotomides Ⅰ、Ⅱ和β-咔啉生物碱苷glucodichotomine B 等[6-7]。

4. 酚酸类　香草酸（vanillic acid）、3, 4-二甲氧基苯丙烯酸（3, 4-dimethoxycinnamicacid）、二氢阿魏酸（dihydroferulicacid）等[2]。

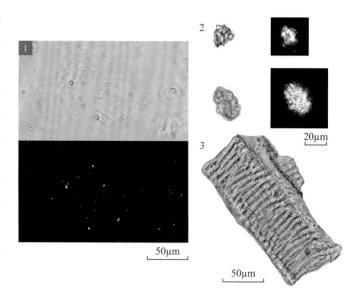

图89-8　银柴胡粉末图

1. 草酸钙砂晶　2. 草酸钙簇晶　3. 网纹导管

【药理作用】

1. 解热作用　野生与栽培银柴胡的乙醚提取物有明显解热作用[8]。

2. 抗炎作用　栽培与野生银柴胡的乙醚提取物有明显抑制脚叉菜胶诱发小鼠的踝关节肿胀的作用[8]，β-咔啉类生物碱也具有一定的抗炎活性[9]。

3. 抗过敏作用　银柴胡乙醇提取物在小鼠被动皮肤过敏反应（PCA）中显示了抗过敏作用并能抑制RBL-2H3细胞β-己糖胺酶的释放[6]。

4. 扩张血管作用　环肽类成分dichotomins J、K 能抑制由去甲肾上腺素诱导的鼠动脉血管收缩，显示了舒张鼠动脉血管的作用[4]。

5. 抗肿瘤作用　多肽类成分dichotomins A、H、I、J、K均对P-388细胞的生长有不同程度的抑制作用，表现出体外抗肿瘤的活性[4]。

【性味归经】甘，微寒。归肝、胃经。

【功能主治】清虚热，除疳热。用于阴虚发热，骨蒸劳热，小儿疳热。

主要参考文献

[1] 金世元.金世元中药材传统经验鉴别[M].北京：中国中医药出版社，2010：141.

[2] 孙博航，吉川雅之，陈英杰，等.银柴胡的化学成分[J].沈阳药科大学学报，2006，23(2)：84-87.

[3] 刘明生，陈英杰，王英华，等.野生银柴胡甾醇类成分研究[J].沈阳药学院学报，1993，10(2)：134-135.

[4] Morita H，Iizuka T, Chee-Yan C, et al. Dichotomins J and K, Vasodilator Cyclic Peptides from *Stellaria dichotoma* [J]. J Natural Products, 2005, 68(11)：1686-1688.

[5] 刘明生，陈英杰，王英华，等.银柴胡环肽类研究[J].药学学报，1992，27(9)：667-669.

[6] Sun B, Morikawa T, Matsuda H, et al. Structures of new beta-carboline-type alkaloids with antiallergic effects from *Stellaria dichotoma*[J]. J Natural Products, 2004, 67(9)：1464-1469.

[7] Li-Hua Cao, Wei Zhang, Jian-Guang Luo, et al. Five New beta -Carboline-Type Alkaloids from *Stellaria dichotoma* var. *lanceolata*[J]. Helvetica Chimica Acta, 2012, 95(06)：132-136.

[8] 王英华，邢世瑞，孙厚英 . 引种与野生银柴胡化学成分比较研究[J]. 中国药学杂志，1991，26(5)：266-269.

[9] Yuh-Fung Chen, Ping-Chung Kuo, Hsiu-Hui Chan, et al. β-Carboline Alkaloids from *Stellaria dichotoma* var. *lanceolata* and Their Anti-inflammatory Activity[J]. Journal of Natural Products, 2010, 73：1993-1998.

（宁夏药品检验研究院　王英华　　宁夏医科大学　董琳　雍婧姣　　宁夏防沙治沙职业技术学院　刘王锁）

90. 盘龙参

Panlongshen

SPIRANTHIS SINENSIS RADIX ET HERBA

【别名】鹣、绶、龙抱柱。

【来源】为兰科植物绶草*Spiranthes sinensis*（Pers.）Ames的干燥根或全草。

【本草考证】本品始载于《滇南本草》。《植物名实图考》载："长叶如初生萱草而脆肥，春时抽葶，发苞如瓣绳斜纠，开小粉红花，大如豆瓣，有细齿上翘，中吐白蕊，根有粘汁，衡州俚医用之，滇南以治阴虚之症，其根似天门冬而微细，色黄。"本草记载与现今所用绶草基本一致。

【原植物】多年生草本，植株高13～30cm。茎直立，基部簇生数条粗厚的肉质根，近基部生2～5枚叶。叶片宽线形或宽线状披针形，长3～10cm，宽5～10mm，先端急尖或渐尖，基部收狭，具柄状抱茎的鞘。花茎直立，长10～25cm，总状花序具多数密生的小花，紫红色、粉红色或白色，在花序轴上呈螺旋状排生；萼片下部靠合，中萼片狭长圆形，舟状；侧萼片偏斜披针形，先端稍尖；花瓣斜菱状长圆形，先端钝，与中萼片等长但较薄；唇瓣宽长圆形，凹陷，长4mm，宽2.5mm，先端极钝，中部之上具长硬毛且边缘具强烈皱波状啮齿；基部凹陷呈浅囊状，囊内具2枚胼胝体。蒴果椭圆形，长约5mm。花期6～8月。（图90-1）

生于海拔200～3400m的山坡林下、灌丛中、草地或河滩沼泽草甸中。广泛分布于全国各省区。

【主产地】全国各地均产。

【栽培要点】

1.生物学特性　绶草分布极广，生长在山坡林下、灌木丛卜或河滩沼泽的草甸中。忌阳光直射，喜湿润，忌干燥。

2.栽培技术　选用透气性良好、微酸性、含铁质的砂壤土种植，可混合适量富含腐殖质的泥炭土，生长旺盛期需水多。

3.病虫害　病害：立枯病、锈腐病、黑斑病等。虫害：蛴螬、地老虎、蝼蛄等。

【采收与加工】夏、秋季采收，鲜用或晒干。取原药材，除去杂质，洗净，闷润，切中段。干燥，筛去灰屑。

【商品规格】统货。

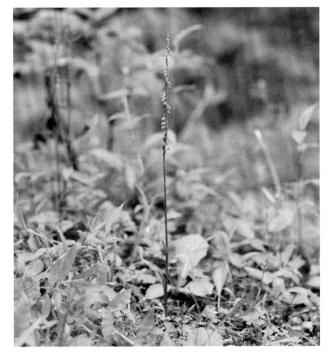

图90-1　绶草（田甜　摄）

【药材鉴别】

（一）性状特征

茎有纵棱、纵沟及节，表面黄棕色或棕褐色，质脆易折断，断面中间白色或中空，长10～35cm，直径1.5～3.5mm；基部簇生数条纺锤形块根，略扭曲；茎基部叶展平后呈椭圆状披针形，长5～12cm，宽0.4～0.8cm，全缘，先端钝尖，基部鞘状抱茎；上部叶较短小；有的可见穗状花序螺旋状扭曲，花序轴密被白色柔毛，花果多已脱落。气微，味淡。（图90-2）

（二）显微鉴别

1.根横切面　表皮细胞1列，常破损，有时可见根毛；外皮层细胞1～3列，略栓化；皮层薄壁细胞10余列，有径向裂隙；内皮层细胞1列，凯氏点明显；中柱鞘细胞1列；木质部多原型；髓部为薄壁细胞；本品薄壁细胞内含淀粉粒，某些薄壁细胞较大，内含针晶束。（图90-3）

2.茎横切面　表皮细胞扁平，外被增厚；皮层细胞多圆形，木质化明显；薄壁组织细胞大小不同，散在维管束较多，微木化。（图90-4）

3.粉末特征　粉末黄白色。韧皮纤维多见，多成束，壁薄；常见非腺毛，由2～5个

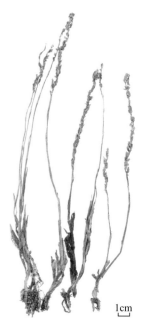

图90-2　盘龙参药材图

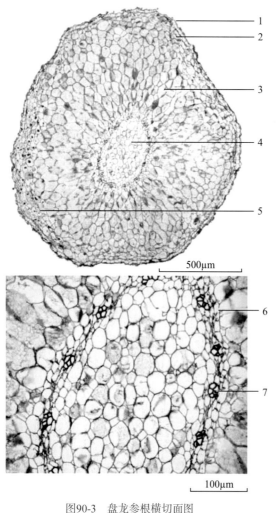

图90-3　盘龙参根横切面图
1.表皮　2.厚角组织　3.皮层　4.髓部　5.草酸钙晶簇
6.内皮层　7.维管束

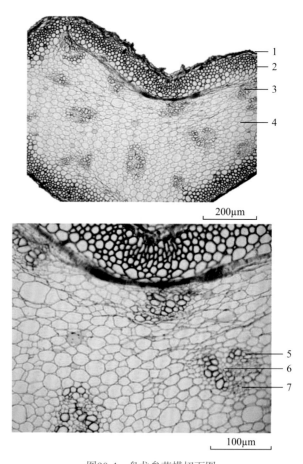

图90-4　盘龙参茎横切面图
1.表皮　2.厚壁组织　3.维管束　4.薄壁组织　5.木质部
6.韧皮部　7.维管束鞘

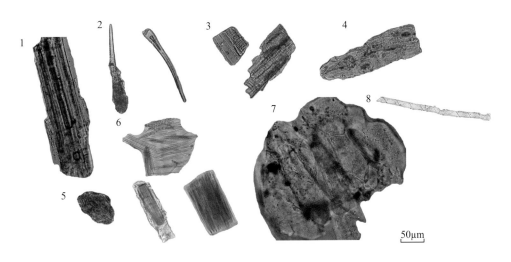

图90-5　盘龙参粉末图

1. 韧皮纤维　2. 非腺毛　3. 导管　4. 气孔　5. 金黄色团块　6. 针晶束　7. 表皮细胞　8. 管胞

细胞组成，顶端较尖，细胞较长，呈平直或曲状，有的壁上具疣状突起；常见螺纹导管、具缘纹孔导管或网纹导管；有的胞腔含黄棕色物质，多见不规则金黄色团块；气孔多见；表皮细胞呈长方形排布；管胞，可见螺纹；多见针晶成束。（图90-5）

（三）理化鉴别

薄层色谱　取本品粉末2g，置50ml具塞锥形瓶中，加乙醇30ml，浸泡5分钟，超声处理30分钟，滤过。滤液蒸干，加乙酸乙酯2ml使溶解，作为供试品溶液。另取盘龙参对照药材2g，同法制成对照药材溶液。照薄层色谱法试验，吸取上述溶液各6μl，分别点于同一硅胶GF254薄层板上，以石油醚–丙酮（5∶1）

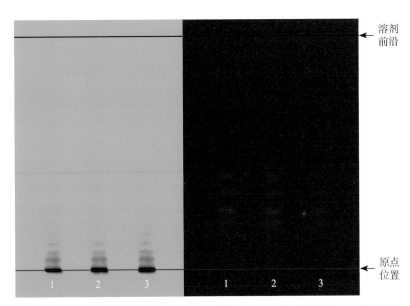

图90-6　盘龙参薄层色谱图（左：紫外光254nm　右：紫外光365nm）

1. 盘龙参对照药材　2、3. 盘龙参药材样品（产于陕西）

为展开剂，展开，取出，晾干，再以同一展开剂展开，取出，晾干，置紫外灯（254nm和365nm）下检视，供试品色谱在与对照药材色谱相应的位置上，显相同颜色的斑点。（图90-6）

【化学成分】主要成分为二氢菲类、黄酮类、苯丙素类、甾醇类、萜类、酚类等。其中，二氢菲类、黄酮类和苯丙素类是其有效成分[1-3]。

1. 二氢菲类　orchinol、spiranthesol、spiranthoquinone、spirasineol A～B、spiranthols A～C、sinensols A～H等。

2. 黄酮及其苷类　盘龙参黄酮-Ⅰ、羟基鱼藤素、巴拿马黄檀异黄酮、槲皮黄苷、牡丹酚苷、7-*O*-*β*-D-glucopyranosyl-kaempferol等。

3. 苯丙素类　阿魏酸十九醇酯、阿魏酸二十一醇酯、阿魏酸二十三醇酯、阿魏酸二十四醇酯、阿魏酸二十醇酯、阿魏酸二十五醇酯、*α*-细辛脑等。

【性味归经】甘、苦，平。归肺、心、肝、肾经。

【功能主治】滋阴益气，凉血解毒，补气壮阳。用于病后体虚，神经衰弱，阴虚内热，咳嗽吐血，肺结核咯血，咽喉肿痛，头痛，腰痛酸软，小儿夏季热，小儿急惊风，糖尿病，遗精，白带，淋浊带下，脚气，带状疱疹；外用治毒蛇咬伤、烫火伤、疮疡痈肿。

【药理作用】

1. 抗肿瘤作用　盘龙参对移植到小鼠皮下的S_{180}肉瘤细胞具有很好的抑制作用，具有抗肿瘤作用[4]。

2. 降血糖作用　盘龙参70%乙醇提取物对四氧嘧啶所致实验性小鼠糖尿病具有降低血糖的作用[5]。

3. 抗氧化作用　盘龙参乙酸乙酯萃取物可清除1,1-二苯基-2-三硝基苯肼自由基和2,2-联氮-二（3-乙基-苯并噻唑-6-磺酸）二铵盐自由基，具有体外抗氧化活性[6]。

4. 抗炎作用　在巨噬细胞和小鼠体内，盘龙参乙酸乙酯萃取物均可抑制脂多糖诱导的一氧化氮、前列腺素E_2、白介素1β、白介素6等炎性因子的增加，阻止炎症反应[7]。

【用药警戒或禁忌】有湿热瘀滞者忌服，身体虚寒者勿久服。

【分子生药】ITS序列在绶草属种内是保守的，可作为中药盘龙参分子鉴定标记[8-9]。

主要参考文献

[1] 张伟，金传山，周亚伟. 盘龙参研究进展[J]. 安徽医药，2010，14(7)：748-750.

[2] Liu J, Li CY, Zhong YJ, et al. Chemical constituents from *Spiranthes sinensis* [J]. Biochem Syst Ecol, 2013, 47：108-110.

[3] 朱超，李琴，杜红见，等. 盘龙参的化学成分研究[J]. 华西药学杂志，2017，6：4.

[4] 李文丽. 盘龙参抗S180肉瘤的实验观察[J]. 数理医药学杂志，2005，18(3)：255.

[5] 王英锋，杨晓丹，王碧柠. 绶草对四氧嘧啶致高血糖模型小鼠血糖的影响[J]. 首都师范大学学报（自然科学版），2014，35(3)：47-49.

[6] 严鑫，王委，刘量. 绶草萃取物体外抗氧化活性及其总酚含量比较[J]. 食品与机械，2016，32(8)：143-146.

[7] Shie PH, Huang SS, Deng JS, et al. *Spiranthes sinensis* suppresses production of pro-inflammatorymediators by down-regulating the NF-κB signaling pathway and up-regulating HO-1/Nrf2 anti-oxidant protein [J]. Am J Chinmed, 2015, 43(5)：969-989.

[8] 李家敏，周秀玲，姜琼. 濒危药用植物盘龙参rDNA ITS序列分析[J]. 江苏农业科学，2014，42(5)：30-33.

[9] 李家敏，喻鹏. 中药盘龙参ITS的序列分子鉴定研究[J]. 种子，2013，32(8)：28-32.

（陕西中医药大学　唐志书　王征　梁艳妮　刘世军　刘红波）

91. 猪毛菜

Zhumaocai

SALSOLAE HERBA

【别名】扎蓬棵、猪毛缨、三叉明棵。

【来源】为藜科植物猪毛菜 *Salsola collina* Pall. 或刺蓬 *Salsola ruthenica* Iljin的干燥全草。

【本草考证】历代本草没有记载，始见于《河北中药手册》（1970）。

【原植物】

1. 猪毛菜　一年生草本，高20～100cm。茎自基部分枝。叶片开展或稍弯曲，丝状圆锥形，边缘膜质，顶端有刺尖头。花序穗状；柱头丝状，长为花柱的1.5～2倍；花被裂片膜质，果期变硬，下面鸡冠状。花期7～9月，果期9～10月。（图91-1）

生于荒地、路旁、砂质草原或盐碱地。主要分布于东北、华北、西北及四川、西藏和云南。

2.刺蓬　一年生草木。茎自基部分枝，具白色或紫红色条纹，密具硬毛或近无毛。叶半圆柱形或圆柱形。花序穗状；花被裂片狭卵形，膜质，果时变硬；3翅稍大，有时浅紫红色，2翅较狭窄。花期8～9月，果期9～10月。（图91-2）

生于沙丘、砂质草原、河岸砂土、农田或杂草地。主要分布于东北、华北及甘肃、新疆。

【主产地】主产于我国西南、华北、华东、西北和东北。

【采收与加工】夏、秋季开花时，拔取全草，切段，晒干。

【药材鉴别】

（一）性状特征

1.猪毛菜　全草黄白色。叶多破碎，完整叶片丝状圆柱形，长2～5cm，宽0.5～1mm，先端有硬针刺。花序穗状，着生于枝上部，苞片硬，卵形，顶部延伸成刺尖，边缘膜质，背部有白色隆脊；花被片先端向中央折曲，紧贴果实，在中央聚成小圆锥体。种子直径约1.5mm，先端平。（图91-3）

2.刺蓬　全草黄白色。茎有棱，具短硬毛。叶片圆柱形，先端成尖刺状，基部扩大，边缘膜质。枝上部为穗状花序。苞片、小苞片顶部成尖刺状。花被片硬，自背面中部生5翅，3个较大，2个较窄，向中央聚集，包于果实外，直径7～10mm。种子直径约2mm。

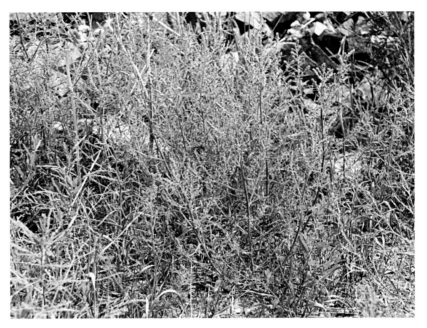

图91-1　猪毛菜（张春红　摄）

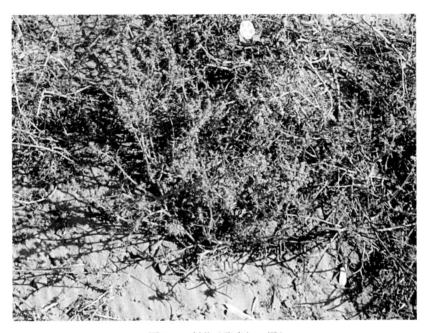

图91-2　刺蓬（张春红　摄）

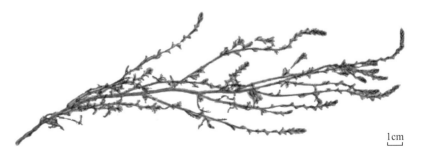

1cm

图91-3　猪毛菜药材图

（二）显微鉴别

1. 茎横切面　最外层为表皮层，凹陷的棱脊处有厚角组织，表皮细胞长条形（表面观为多角形，排列紧密）外被有角质层，厚2～3μm，偶见单细胞非腺毛；皮层3～5层细胞，有的细胞中含有大型草酸钙簇晶，外侧细胞中含有叶绿素；韧皮部较窄，形成层明显；木质部中导管与纤维成束存在，与射线相间排列，导管圆形多单列；髓部较大，髓薄壁细胞较大，圆形，含有草酸钙簇晶及少量淀粉粒。（图91-4）

2. 粉末特征　粉末浅绿色。导管以螺纹导管为主，直径20～50μm，微木化；草酸钙簇晶多见，晶体先端短尖，存在于薄壁细胞内或散在于粉末中，直径20～50μm；多细胞非腺毛偶见，呈锐三角形，由7～20列细长条形细胞组成，长40～80μm；苞片栅状细胞黄绿色；淀粉粒类圆形；纤维多成束，壁薄，纹孔及孔沟不明显，非木化；花被表皮细胞无色或淡黄色，长条形，镶嵌状排列，有的胞腔内密布细小方晶[1]。（图91-5）

（三）理化鉴别

薄层色谱　取本品3g，加5%碳酸氢钠溶液50ml，

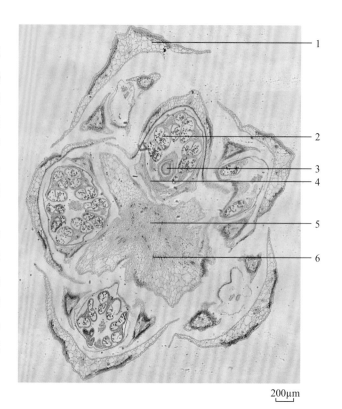

200μm

图91-4　猪毛菜茎横切面图

1. 苞片　2. 雄蕊　3. 子房　4. 花被片　5. 髓　6. 木质部

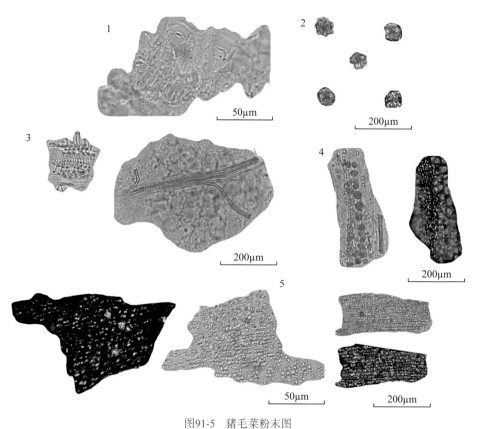

图91-5　猪毛菜粉末图

1. 气孔　2. 草酸钙簇晶　3. 导管　4. 簇晶群　5. 果皮表皮细胞

超声处理30分钟，滤过，滤液用乙醚提取2次，每次25ml，弃去乙醚液，水层用稀盐酸调节pH至1～2，再用乙醚提取3次，每次20ml，合并乙醚液，挥干，残渣加甲醇0.5ml使溶解，作为供试品溶液。另取阿魏酸对照品，加甲醇制成每1ml含1.22mg的溶液，作为对照品溶液。照薄层色谱法试验，吸取上供试品溶液10μl，对照品溶液3μl，分别点于同一硅胶G薄层板上，以苯–乙酸乙酯–甲酸（4∶1∶0.1）为展开剂，展开，取出，晾干，置紫外光灯（365nm）下检视。供试品色谱中，在与对照品色谱相应的位置上，显相同颜色的荧光斑点。（图91-6）

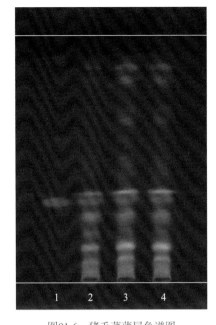

图91-6　猪毛菜薄层色谱图

1.阿魏酸对照品　2.猪毛菜（产地：内蒙古丰镇市）　3.猪毛菜（产地：内蒙古兴和县）　4.猪毛菜（产地：内蒙古和林县）

【化学成分】主要成分为黄酮类、生物碱类、甾醇类、有机酸类、糖类等。

1. 黄酮类　异鼠李素（isorhamnetin）、小麦黄素（tricin）、水仙苷（narcissin）、山奈酚（kaempferol）、异鼠李素-3-O-芸香糖苷{isorhamnetin 3-O-[O-α-rhamnopyranosyl-（1→6）-β-D-glucopyranoside]}、卷柏石松素（selagin）等[2-5]。

2. 生物碱类　石蒜碱（narcissine）、甘氨酸甜菜碱（glycopyranoside）、猪毛菜碱A（salsoline A）、N-反式阿魏酰基-3-甲基多巴胺[6-7]。

3. 甾醇类　胆甾醇、菜油甾醇（campesterol）、β-谷甾醇（β-sitosterol）、豆甾醇（stigmasterol）等[8]。

4. 有机酸类　香草酸（vanillic acid）、阿魏酸（ferulic acid）、水杨酸（salicylic acid）、正二十四烷酸（n-lignoceric）等[9]。

5. 糖类　蔗糖（sucrose）、D-葡萄糖（D-glucose）、D-果糖（D-fructose）、肌醇（myoinositol）、D-甘露醇（D-mannitol）。

【性味归经】淡，凉。

【功能主治】平肝潜阳，润肠通便。主治高血压病，头痛，眩晕，失眠，肠燥便秘。

【药理作用】

1. 降压作用　试验动物（兔、犬）口服给予猪毛菜浸膏，可使血压下降。猪毛菜乙醇提取物对左旋硝基精氨酸（L-NNA）诱导的持续性高血压模型大鼠具有明显的降压作用。切碎晒干的猪毛菜单味煎汤具有降压作用[10]。

2. 对中枢神经系统的作用　猪毛菜浸膏对小鼠防御性运动条件反射具抑制作用，但无分化解除现象。猪毛菜浸膏还能减少小白鼠自发活动，使其呈现安静状态，能延长戊巴比妥钠催眠作用时间，并使非催眠剂量的水合氯醛产生催眠作用。

3. 保肝利胆作用　猪毛菜45%乙醇提取物对CCl$_4$造成的大鼠肝炎的保肝作用较强，能使肝脏组织构造正常化，改善肝脏排泄和抗毒素功能。猪毛菜还能抑制胆结石的形成。

4. 利尿作用　猪毛菜具有利尿作用。

5. 其他作用　猪毛菜定碱和猪毛菜碱在发挥降压作用的同时能使肠管和子宫节律收缩加强，张力上升。猪毛菜定碱对氯化钡引起的大鼠离体肠痉挛具有明显的解痉作用。猪毛菜酚、猪毛菜碱浓度在1×10^{-3}mol/L时能增加乙酰胆碱诱导的气管平滑肌收缩。

主要参考文献

[1] 姬生国，王东，何方，等.猪毛菜的生药学研究[J].时珍国医国药，2006，17(5)：790-791.

[2] 赵云雪，丁杏苞，唐文照，等.猪毛菜化学成分的研究[J].中国中药杂志，2005，30(10)：792-793.

[3] 相宇，李友宾，张健，等.猪毛菜化学成分研究[J].中国中药杂志，2007，32(5)：409-413.

[4] Syrchina A I, Chernousova A V, Zaikov K L, et al. Tricinapioside from *Salsola collina* [J]. Chem Nat Comp, 1992，28(3/4)：384-385.

[5] Syrchina A I, gorshkov A G, Shcherbakov V V, et al. Flavonolignans of *Salsola collina* [J]. Chem Nat Comp, 1992，28(2)：155-156.

[6] 李新成. 降压珍品——猪毛菜[J]. 中国土特产，1996，4(5)：27.

[7] 赵云雪，丁杏苞. 猪毛菜中生物碱化学成分的研究[J]. 药学学报，2004，39(8)：598-600.

[8] Mayakova T I, Leonteva Vg, Zharkaya T I, et al. Sterols from *Salsola collina* [J]. Chem Nat Comp, 1984, 20(4)：507.

[9] 王晓静，赵云雪，贾献慧，等. 猪毛菜化学成分研究[J]. 中药材，34(2)：230-231.

[10] 孟祥平，刘健学. 猪毛菜乙醇提取物降压有效性的实验研究[J]. 现代食品科技，2007，23(4)：17-19.

（内蒙古自治区中医药研究所　李旻辉　雷露静　张磊）

92. 猪苓

Zhuling

POLYPORUS

【别名】猪茯苓、野猪粪、地乌桃。

【来源】为多孔菌科真菌猪苓*Polyporus umbellatus*（Pers.）Fries的干燥菌核。

【本草考证】本品始载于《神农本草经》，列为中品。《本草经集注》载："其块黑如猪屎，故名猪苓……是枫树苓，其皮去黑作块，似猪屎，肉白而实者佳，用之削去黑皮乃秤之。"《名医别录》载："生衡山及济阴、宛朐。"《图经本草》载："今蜀州、眉州亦有之。旧说是枫木苓，今则不必枫根下乃有，生土底，皮黑作块，似猪粪，故以名之。"李时珍认为"他木皆有，枫木为多耳"。本草记载与现今所用猪苓基本一致。

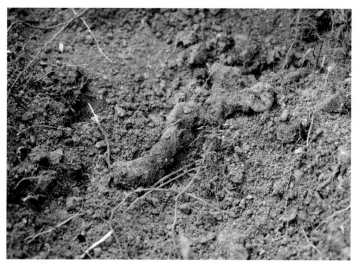

图92-1　猪苓（田甜　摄）

【原植物】为菌丝特化形成的菌核，菌核呈长块状或不规则球形，黑褐色，有皱纹或瘤状突起，干燥后坚而不实，断面呈白色至淡褐色，半木质化。子实体从埋于地下的菌核上长出，有中生而短的主柄，多次分枝，由许多略呈圆形具中生柄的小菌盖组成，总直径可达20cm，肉质柔软，淡褐色。菌管与菌肉同色，极短，沿柄下延，管口细小。孔面干后呈淡褐色至褐色，管口略呈圆形，多角形或呈不规则的齿裂，每毫米2~4个。菌柄中生，白色，柔软，有弹性。孢子囊白色，孢子无色，薄壁、平滑，椭圆形或梨形，（7~10）μm×（3~4）μm[1]。（图92-1）

常生于阔叶林中地上，尤以栎树根部或腐木桩旁常见。主要分布于陕西、山西、河北、四川、河南、云南等地。

【主产地】主产于陕西、山西、河北、四川、河南、云南等地。

【栽培要点】

1. 生物学特性　喜冷凉、阴郁、湿润、排水好的地块，怕干旱。多生长在海拔1000~2000m的山地、林下富含腐殖质的土壤中。植被多为阔叶次生林。

2. 栽培技术　选用有蜜环菌的坑栽方式栽培，将有蜜环菌的枯朽树枝、树皮以及树根堆放在坑内，并覆盖薄土[2]。

3. 病虫害　病害：感染其他杂菌。虫害：蛴螬、白蚁。

【采收与加工】采挖分春、秋两季进行，非雨天，最好于休眠期采挖，一般于10月底至翌年4月初。收获时轻挖轻放，取出色黑质硬的菌核作商品。除去杂质，浸泡，洗净，润透，切厚片，干燥。

【商品规格】分为猪屎苓和鸡屎苓两种商品规格。猪屎苓选货分为3等，其余均为统货。猪屎苓统货空心比例不超过5%，含鸡屎苓重量占比不超过3%，0.5cm以下碎块及泥沙重量占比不超过5%[3]。

【药材鉴别】

（一）性状特征

菌核条形、类圆形或扁块状，有的有分枝，长5～25cm，直径2～6cm。表面黑色、灰黑色或棕黑色，皱缩或有瘤状突起。体轻，质硬，断面类白色或黄白色，略呈颗粒状。气微，味淡。（图92-2）

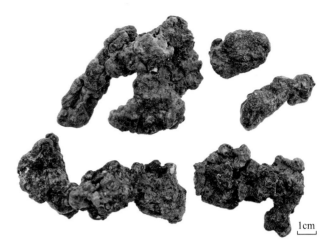

1cm

图92-2　猪苓药材图

（二）显微鉴别

1.横切面　全体由菌丝紧密交织而成。菌核结构致密，外层由棕色菌丝覆盖，不易分离；内部菌丝无色，弯曲，有的可见横隔，粗细不同，有分枝或呈结节状膨大。菌丝间有众多草酸钙方晶，大多呈正方八面体形、规则的双锥八面体形或不规则多面体，有时为数个结晶集合。（图92-3）

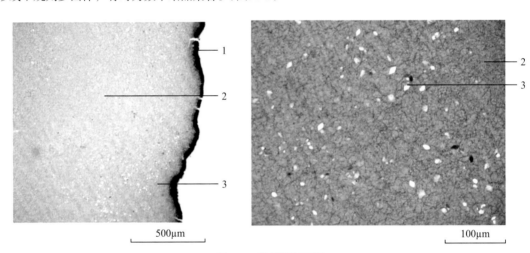

500μm　　　　100μm

图92-3　猪苓横切面图

1.外显菌丝　2.内部菌丝　3.草酸钙晶体

2.粉末特征　粉末为灰白色。菌丝细长、弯曲，有分枝及结节状膨大部分；菌丝团大多无色；草酸钙结晶多呈四边形，也有双锥形及多面形。（图92-4）

（三）理化鉴别

薄层色谱　取本品粉末1g，加甲醇20ml，超声处理30分钟，滤过，置于蒸发皿上挥干，加甲醇2ml使溶解，作为供试品溶液。取麦角甾醇对照品，加甲醇制成每1ml含1mg

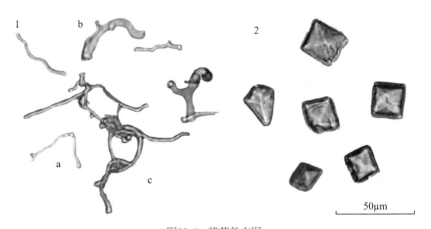

50μm

图92-4　猪苓粉末图

1.菌丝（a.无色菌丝　b.有色菌丝　c.菌丝团）　2.晶体

的溶液，作为对照品溶液。照薄层色谱法试验，取供试品溶液5μl，对照品溶液4μl，分别点于同一硅胶GF$_{254}$薄层板上，以石油醚（60～90℃）-乙酸乙酯（3∶1）为展开剂，展开，取出，晾干，喷以2%香草醛硫酸溶液，加热至斑点显色清晰。供试品色谱中，在与对照品色谱相应的位置上，显相同颜色斑点。（图92-5）

【质量评价】 以表面黑色、灰黑色或棕黑色，体轻、质硬者为佳。采用高效液相色谱法测定，本品按干燥品计算，含麦角甾醇（C$_{28}$H$_{44}$O）不得少于0.070%。

【化学成分】 主要成分为甾类、蒽醌类和多糖类等[4]。

1. 甾类 麦角甾醇（ergosterol）、麦角甾-7,22-二烯-3,5,6-三醇（ergosta-7,22-dien-3,5,6-triol）、麦角甾-7,22-二烯-3酮（ergosta-7,22-dien-3-one）、麦角甾-7,22-二烯-3β-醇（ergosta-7,22-dien-3β-ol）、5,8-环二氧-麦角甾-6,22-二烯-3-醇（5,8-epidioxy-ergosta-6,22-dien-3-ol）、23,26-环氧-3β，14α，21α，22α-四羟基麦角甾-7-烯-6-酮（23,26-epoxy-3β，14α，21α，22α-tetrahydroxyergost-7-en-6-one）、16,22-环氧-3β，14α，23β，25-四羟基-麦角甾-7-烯-6-酮（16,22-epoxy-3β，14α，23β，25-tetrahydroxyergost-7-en-6-one）、猪苓酮A（polyporusterone A）、猪苓酮B（polyporusterone B）、

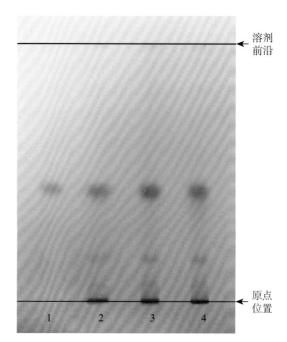

图92-5 猪苓薄层色谱图
1. 麦角甾醇 2. 猪苓（产于河南西峡）
3. 猪苓（产于陕西太白） 4. 猪苓（产于陕西商洛）

猪苓酮C（polyporusterone C）、猪苓酮D（polyporusterone D）、猪苓酮（polyporusterone E）、猪苓酮（polyporusterone F）、猪苓酮G（polyporusteroneg）、polyporoid A、polyporoid B、polyporoid C、polyporusterones Ⅰ、polyporusterones Ⅱ等。麦角甾醇有较强的利尿活性。

2. 蒽醌类 大黄素甲醚和大黄酚等。

3. 其他 还含猪苓多糖以及其他化合物。猪苓多糖是猪苓发挥抗氧化、免疫调节、抗肿瘤作用的主要活性成分。

【性味归经】 甘、淡，平。归肾、膀胱经。

【功能主治】 利水渗湿。用于小便不利，水肿，泄泻，淋浊，带下。

【药理作用】

1. 利尿作用 猪苓提取液可显著增加大鼠尿量，增加大鼠尿液中Na$^+$、K$^+$和Cl$^-$含量，降低肾脏髓质水通道蛋白（AQP2）和抗利尿激素V$_2$型受体（V$_2$R）表达，发挥利尿活性。猪苓乙酸乙酯浸膏通过抑制尿Ca^{2+}分泌，明显抑制氯化铵水溶液灌胃诱导的大鼠肾草酸钙结石形成，并显著降低血清尿素氮和肌酐的浓度，减轻结石引起的肾小管扩张，抑制肾小管上皮细胞的肿胀、变性、坏死及脱落，对大鼠肾功能有明显的保护作用[4]。

2. 免疫调节作用 猪苓多糖可促进小鼠B和T细胞的增殖，发挥免疫作用；能增强或促进小鼠的非特异性和特异性免疫功能；还可通过Toll样受体4（TLR4）活化小鼠骨髓树突状细胞，发挥免疫调节活性[4]。

3. 抗肿瘤作用 猪苓和猪苓多糖可通过影响膀胱癌模型大鼠胸腺、脾指数和膀胱组织及癌旁组织淋巴细胞浸润及CD86表达，抑制大鼠膀胱癌的发生发展过程。猪苓多糖可下调结直肠癌Colon26肿瘤细胞免疫抑制分子分泌，在一定程度上逆转肿瘤细胞的免疫抑制，这是猪苓多糖发挥抗瘤效应的机制之一[5]。

4. 其他作用 猪苓多糖还具有肝脏保护、抗氧化、抑菌等作用[5]。

【用药警戒或禁忌】 无水湿者忌服。

【分子生药】

1. 分子鉴定 基于DNA条形码序列的分子鉴定：利用ITS序列可以鉴别猪苓与其伴生菌之间的亲缘关系。

2. 遗传育种 利用SRAP分子标记对猪苓进行遗传多样性分析，表明猪苓材料种质遗传多样性丰富[6]。

3. **功能基因** 现已克隆猪苓NADPH氧化酶基因*PuNOX*、乙二醛氧化酶基因*PuGLOX*等多个功能基因[7]，为进一步揭示其在猪苓菌核生长发育过程中的生物学功能提供依据；已克隆猪苓无机磷酸盐转运蛋白基因*PuPiT*，为揭示其在猪苓菌核磷元素转运及与蜜环菌共生过程中的调控作用奠定基础[8]；已克隆猪苓9个主要协助转运蛋白超家族（major facilitator superfamily，MFS）基因，可能参与了猪苓的防御反应及吸收外界营养元素的过程[9]，为进一步研究其在猪苓菌核防御蜜环菌侵染的作用奠定理论基础。

主要参考文献

[1] 中国科学院中国孢子植物志编辑委员会.中国真菌志：第3卷[M].北京：科学出版社，1998：312-313.

[2] 徐青松，王华，肖晋川，等.林下猪苓半人工高效栽培模式[J].食用菌，2017，39(2)：54-56.

[3] 龙兴超，郭宝林.中药材商品电子交易规格等级标准[M].北京：中国医药科技出版社，2017：459-462.

[4] 陈晓梅，田丽霞，郭顺星.猪苓化学成分及药理活性研究进展[J].菌物学报，2017，36(1)：35-47.

[5] 王天媛，张飞飞，任跃英，等.猪苓化学成分及药理作用研究进展[J].上海中医药杂志，2017，51(4)：109-112.

[6] 刘蒙蒙，邢咏梅，郭顺星.药用真菌猪苓分子生物学研究进展[J].中国药学杂志，2014，49(21)：1873-1876.

[7] 刘蒙蒙，宋超，邢咏梅，等.药用真菌猪苓2种氧化应激相关基因的克隆和序列分析[J].微生物学报，2015，55(10)：1284-1290.

[8] 刘蒙蒙，邢咏梅，王爱荣，等.药用真菌猪苓菌核无机磷酸盐转运蛋白基因的分子克隆与特性分析[J].中草药，2017，48(22)：4734-4739.

[9] 刘蒙蒙，邢咏梅，郭顺星.药用猪苓菌核9种主要协助转运蛋白超家族基因的克隆与表达分析[J].中国药学杂志，2017(10)：819-824.

（陕西中医药大学　唐志书　潘亚磊　王娟娟　孙晓春　何懿菡）

93. 麻黄

Mahuang

EPHEDRAE HERBA

【**别名**】麻黄草、龙沙。

【**来源**】为麻黄科植物草麻黄*Ephedra sinica* Stapf、中麻黄*Ephedra intermedia* Schrenk et C. A. Mey.或木贼麻黄*Ephedra equisetina* Bge. 的干燥草质茎。

【**本草考证**】本品始载于《神农本草经》，列为中品。《名医别录》载："麻黄生晋地及河东。立秋采茎阴干，令青。"《本草经集注》载："今出青州、彭城、荥城、中牟者为胜，色青而多沫。"《图经本草》载："今近京多有之，以荥城、中牟者为胜。苗春生，至夏五月则长及一尺已来。梢上有黄花，结实如百合瓣而小，有似皂荚子，味甜，微有麻黄气，外皮红裹人，子黑。根紫赤色。俗说有雌雄二种，雌者于三月、四月内开花，六月内结子，雄者无花不结子。至立秋后收采其茎阴干，令青。"本草记载与现今所用麻黄基本一致。

【**原植物**】

1. **草麻黄** 草本状灌木，高20～40cm。常无直立的木质茎，有木质茎时则横卧于地上似根状茎；小枝圆，对生或轮生，直或微曲，节间长2.5～5.5cm，直径约2mm，无明显纵槽。叶膜质鞘状，生于节上，下部1/3～2/3合生，上部2裂，裂片锐三角形。雄球花有多数密集的雄花，或成复穗状，苞片通常4对；雄花有7～8雄蕊，花丝合生或先端微分离；雌球花单生枝顶有苞片4对，最上1对合生部分占1/2以上；雌花2，珠被管长1mm或稍长，直或先端微弯。雌球花成熟

时苞片肉质，红色，长方状卵形或近圆形；种子通常2粒，包藏于红色肉质苞片中，不外露或与苞片等长。（图93-1A）

主要为栽培，野生于山坡、平原、荒地、河床及草原等处。主要分布于吉林、辽宁、内蒙古、河北、山西、河南和陕西。

2. 中麻黄　灌木，高达1m以上。茎直立，粗壮；小枝对生或轮生，圆筒形，灰绿色，有节，节间通常长3～6cm，直径2～3mm。叶退化成膜质鞘状，上部约1/3分裂，裂片通常3（稀2），钝三角形或三角形。雄球花常数个（稀2～3）密集与节上呈团状，苞片5～7对交互对生或5～7轮（每轮3）；雄花有雄蕊5～8；雄球花2～3生于节上，由3～5轮生或交互对生的苞片所组成，仅先端1轮或1对苞片生有2～3雌花；珠被管长达3mm，常螺旋状弯曲，稀较短而不明显弯曲。雌球花熟时苞片肉质，红色；种子通常3（稀2），包藏于肉质苞片内，不外露，常5～6mm，直径约3mm。（图93-1B）

生于干旱荒漠、沙滩、山坡或草地上。主要分布于吉林西北部、辽宁西部、河北、山西、内蒙古、甘肃、青海、新疆和西藏南部。

3. 木贼麻黄　直立小灌木，高达1m。木质茎明显、直立或部分成匍匐状；小细枝，对生或轮生，直径约1mm，节间短，通常长1.5～2.5cm，纵槽纹不明显，多被白粉，呈蓝绿色或灰绿色。叶膜质鞘状，大部合生，仅上部约1/4分离，裂片2，钝三角形，长1.5～2mm。雄球花单生或3～4集生于节上，苞片3～4对，基部约1/3合生；雄花有6～8雄蕊，花丝全部合生，微外露，花药2（稀3）；雌球花常两个对生于节上，苞片3对，最上1对约2/3合生，雌花1～2朵，珠被管长达2mm，弯曲。雌球花成熟时苞片肉质，红色，长卵形或卵圆形，长8～10mm，直径4～5mm；种子通常1粒，窄长卵形。（图93-1C）

生于干旱地区的山脊、山顶及岩壁等处。主要分布于河北、山西、内蒙古、陕西、四川西部、青海和西藏。

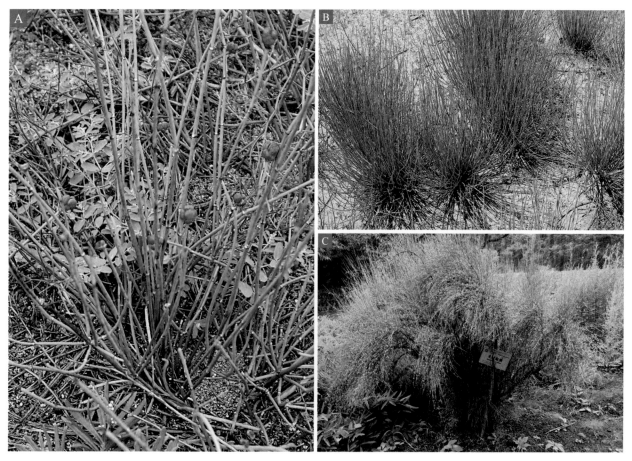

图93-1　草麻黄（A）、中麻黄（B）和木贼麻黄（C）

（A.洪浩　摄　　B.陈虎彪　摄　　C.姚霞　摄）

【主产地】

1. 草麻黄　主产于河北、山西、新疆、内蒙古。

2. 中麻黄　主产于甘肃、青海、内蒙古及新疆。

3. 木贼麻黄　主产于新疆。

【栽培要点】

1. 生物学特性　喜凉爽较干燥气候，耐严寒，对土壤要求不严格，砂质壤土、砂土、壤土均可生长，低洼地和排水不良的黏土不易栽培。

2. 栽培技术　用种子及分株繁殖。种子繁殖应采取成熟饱满的种子，条播或穴播，应注意松土除草。分株繁殖多在秋天或早春进行，栽后覆土至根芽，将土压实后浇水。

3. 虫害　蝼蛄、蚜虫、蛴螬等。

【采收与加工】 8～10月间割取部分绿色草质茎，或连根拔起，去净泥土及根部，放通风处晾干，或晾至六成干时，再晒干。放置于干燥通风处，防潮防霉。干后除去残存木质茎切段供药用。

【商品规格】 根据不同来源，将麻黄分为草麻黄、中麻黄和木贼麻黄三种规格。

【药材鉴别】

（一）性状特征

1. 草麻黄　呈细长圆柱形，少分枝，直径1～2mm。表面淡绿色至黄绿色，有细纵棱18～20条，触之微有粗糙感。节明显，节间长2～6cm，节上有膜质鳞叶，长3～4mm，叶2裂（稀3），锐三角形，先端灰白色，反曲，基部1/4～1/2合生成筒状，红棕色。体轻，质脆，易折断，断面略呈纤维性，周边绿黄色，髓部红棕色，近圆形。气微香，味涩，微苦。（图93-2）

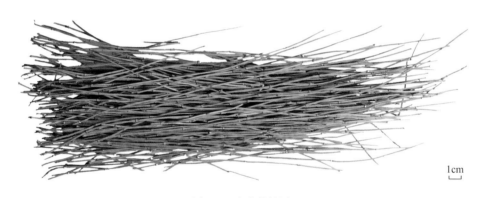

图93-2　麻黄药材图

2. 中麻黄　略呈三棱形，多分枝，直径1.5～3mm。表面灰绿色，有粗糙感。节间长3～6cm，有细纵棱18～28条。节上膜质鳞叶长2～3mm，裂片3（稀2），先端锐尖，基部约1/3～1/2合生。断面髓部呈三角状圆形。

3. 木贼麻黄　细圆柱形，较多分枝，直径约1～1.5mm，无粗糙感。节间长1.5～3cm，有细纵棱13～14条，膜质鳞叶长1～2mm，叶2裂（稀3），上部为短三角形，灰白色，先端多不反曲，基部大部合生，棕红色至棕黑色。

（二）显微鉴别

1. 茎横切面

（1）草麻黄　类圆形，边缘有波状棱脊18～20条。表皮细胞类方形，外被厚的角质层，两棱脊间有下陷气孔。下皮纤维束位于棱脊处，壁厚，非木化。皮层较宽，纤维成束散在。中柱鞘纤维束新月形。维管束外韧型，8～10个。形成层环类圆形。木质部呈三角状。髓部薄壁细胞非木化，含红棕色块状物；偶有环髓纤维。表皮细胞外壁、皮层薄壁细胞及纤维壁均有多数微小草酸钙砂晶或方晶。（图93-3A）

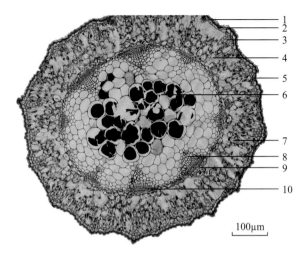

100μm

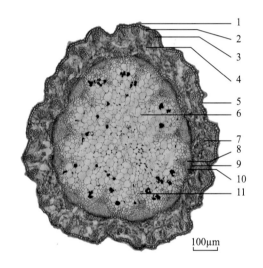

100μm

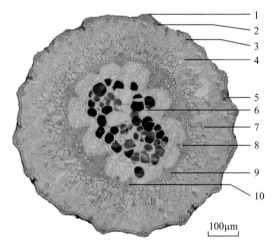

100μm

图93-3　草麻黄（A）、中麻黄（B）和木贼麻黄
（C）茎横切面图

1.角质层　2.表皮　3.下皮纤维　4.皮层　5.气孔
6.髓　7.皮层纤维　8.木质部　9.中柱鞘纤维　10.韧皮部
11.环髓纤维

（2）中麻黄　略呈三角状圆形，棱脊18～28个，皮层纤维束多；维管束12～15个，形成层环呈类三角形；髓部薄壁细胞微木化，环髓纤维较多。（图93-3B）

（3）木贼麻黄　棱脊13～14个，皮层纤维束较多；维管束8～10个，形成层环类圆形；髓部薄壁细胞木化，无环髓纤维。（图93-3C）

2.粉末特征

草麻黄　粉末淡棕色。表皮细胞类长方形，外壁布满草酸钙砂晶，外被角质层。气孔特异，保卫细胞呈电话筒状或哑铃形。皮层纤维长，直径12～24μm，壁厚，有的木化，壁上布满砂晶，形成嵌晶纤维。螺纹、具缘纹孔导管，直径10～15μm，导管分子斜面相接，接触面具多数穿孔，形成特殊的麻黄式穿孔板。薄壁细胞中可见红棕色块状物，尚可见木纤维及少量石细胞。（图93-4）

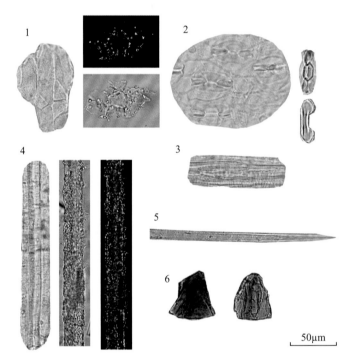

50μm

图93-4　草麻黄粉末图

1.表皮细胞　2.气孔　3.导管　4.皮部纤维　5.木纤维　6.色素块

（三）理化鉴别

薄层色谱　取本品粉末0.5g，加浓氨试液数滴，再加甲醇10ml，超声提取40分钟，滤过，滤液蒸干，残渣加甲醇2ml充分振摇，滤过，滤液作为供试品溶液。另取草麻黄对照药材0.5g，同法制成对照药材溶液。再取盐酸麻黄碱对照品，加甲醇制成每1ml含1mg的溶液，作为对照品溶液。照薄层色谱法试验，吸取上述三种溶液各5μl，分别点于同一硅胶

G薄层板上，以甲醇–乙酸乙酯–浓氨试液（20∶10∶2）为展开剂，展开，取出，晾干，喷以茚三酮试液，在105℃加热至斑点显色清晰。供试品色谱中，在与对照药材色谱和对照品色谱相应的位置上，显相同颜色的斑点。（图93-5）

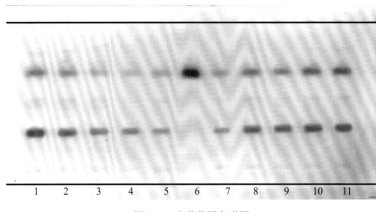

图93-5　麻黄薄层色谱图

1～5、7～10. 草麻黄药材样品　6. 盐酸麻黄碱对照品　11. 草麻黄对照药材

【质量评价】以色绿、粗细均匀、气微香者为佳。采用高效液相色谱法测定，本品按干燥品计算，含盐酸麻黄碱（$C_{10}H_{15}NO \cdot HCl$）和盐酸伪麻黄碱（$C_{10}H_{15}NO \cdot HCl$）的总量不得少于0.80%。

【化学成分】主要成分为生物碱类（alkaloids）、黄酮类（flavonoid）、挥发油类（volatile oils）、有机酚酸类（organic phenolic acids）、糖类（glucide）及鞣质（tannin）等。其中，生物碱类为其主要活性成分[1-2]。

1. 生物碱类　左旋麻黄碱（*l*-ephedrine）、右旋麻黄碱（*d*-pseudoephedrine）、左旋去甲基麻黄碱（*l*-norephedrine）、右旋去甲基伪麻黄碱（*d*-norpseudoephedrine）、左旋甲基麻黄碱（*l*-methylephedrine）、右旋甲基伪麻黄碱（*d*-methylpseudoephedrine）等。

2. 黄酮类　草棉黄素（herbacetin）、杜荆素（vitexin）、木犀草素（luteolin）、表儿茶素［（–）-epi-catechin］、山奈酚（kaempferol）、芦丁（rutin）、橙皮苷（hesperidin）、白矢车菊素（leucocyanidin）以及ephedrannin D1、ephedrannin Tr1、ephedrannin Te1等聚合原花青素类成分。

3. 挥发油类　α-松油醇（α-terpineol）、1,4-桉叶素（1, 4-cineole）、十六烷酸（hexadecanoic acid）、γ-谷甾醇（γ-sitosterol）、α-萜品烯醇（α-terpineol）等。

4. 有机酚酸类　阿魏酸（ferulic acid）、异阿魏酸（iso-ferulic acid）、对氨基苯酚（*p*-aminophenol）、苯甲酸（benzoic acid）、对羟基苯甲酸（*p*-hydroxybenzoic acid）、对羟基苯乙酸（*p*-hydroxyphenyl-acetin acid）、香草酸（vanillic acid）、肉桂酸（cinnamic acid）、咖啡酸（caffeic acid）、绿原酸（chlorogenic acid）、杜鹃醇葡萄糖苷（rhododendrol 4'-*O*-β-D-glucopyranoside）等。

5. 糖类及鞣质　麻黄聚糖A、B、C、D、E（ephedran A、B、C、D、E）、麻黄鞣质A、B（ephedratannin A、B）等。

【性味归经】辛、微苦，温。归肺、膀胱经。

【功能主治】发汗散寒，宣肺平喘，利水消肿。用于风寒感冒，发热无汗，咳喘，水肿；支气管哮喘，肺炎，急性肾炎等。

【药理作用】

1. 解热发汗作用　麻黄的水溶性提取物（75～300mg/kg）对大鼠的发汗作用具有剂量依赖性。麻黄不同炮制品的发汗作用强弱顺序为：生麻黄＞清炒麻黄＞蜜麻黄；麻黄不同组分的发汗作用顺序为：麻黄挥发油组分＞醇提组分＞水提组分＞生物碱组分。生麻黄挥发油组分的发汗作用最强。

2. 镇咳平喘作用　在体内喷雾致喘实验中，麻黄水煎液、生物碱和多糖组分均具有平喘作用；麻黄水煎液及生物碱组分对离体豚鼠气管条、组织胺和乙酰胆碱所致气管平滑肌痉挛均具有松弛作用；挥发油组分、酚酸组分对组织胺所致气管平滑肌痉挛具有松弛作用。

3. 利尿作用　麻黄水煎液和生物碱组分能够显著增加大鼠24小时尿量，具有显著的利水消肿功效。

4. 抗炎作用　麻黄水提物雾化吸入能减轻哮喘小鼠气道炎症，抑制支气管肺组织中IL-13、Eotaxin蛋白的表达。单剂亦可抑制哮喘大鼠BALF中嗜酸性粒细胞、中性粒细胞、白细胞的升高，调节IL-4、IL-13、IFN-γ等炎症因子的表达[1, 3]。

【用药警戒或禁忌】 麻黄药材和麻黄生物碱为管控类中药材，其麻黄碱为易制毒类化学品。麻黄发汗力较强，故表虚自汗及阴虚盗汗，咳喘由于肾不纳气的虚喘者均应慎用麻黄。麻黄能兴奋中枢神经，多汗、失眠者慎用麻黄。

主要参考文献

[1] 李佳莲，方磊，张永清，等.麻黄的化学成分和药理活性的研究进展[J].中国现代中药，2012，14(7)：21-27.

[2] Xin-Yu Zang, Ming-Ying Shang, Feng Xu, et al. A-type proanthocyanidins from the stems of *Ephedra sinica* (Ephedraceae) and their antimicrobial activities[J]. Molecules, 2013, 18：5172-5189.

[3] 张梦婷，张嘉丽，任阳阳，等.麻黄的研究进展[J].世界中医药，2016，11(9)：1917-1928.

（北京大学药学院　尚明英　张雯　蔡少青）

94. 麻黄根

Mahuanggen

EPHEDRAE RADIX ET RHIZOMA

【别名】 苦椿菜、狗骨。

【来源】 为麻黄科植物草麻黄*Ephedra sinica* Stapf或中麻黄*Ephedra intermedia* Schrenk et C. A. Mey. 的干燥根和根茎。

【本草考证】 本品始载于《本草经集注》："麻黄根，止汗，夏月杂粉用之。"《新修本草》载："麻黄用之折除节，节止汗故也……其根亦止汗。"《本草纲目》载："当归六黄汤加麻黄根治盗汗尤捷，盖其性能行周身肌表，故能引诸药外至卫分而固腠理也。"《滇南本草》载："止汗，实表气，固虚，消肺气、梅核气。"《本草正义》载："麻黄发汗，而其根专于止汗，昔人每谓为物理之奇异。"《本草乘雅半偈》载："龙沙，麻黄也，麻黄茎。麻黄根，狗骨也……二月生苗，细劲直，外黄内赤，中间作节，如竹，四月梢头开黄花，结实如百合瓣而紧小，又似皂荚子而味甜。根色紫赤，有雌雄2种，雌者开花结实。"本草记载与现今所用麻黄根基本一致。

【原植物】 见"麻黄"原植物项下"草麻黄"和"中麻黄"。

【主产地】 见"麻黄"主产地项下"草麻黄"和"中麻黄"。

【栽培要点】 见"麻黄"栽培要点。

【采收与加工】 秋末采挖，除去残茎及须根，洗净泥沙，切片晒干。

【药材鉴别】

（一）性状特征

根圆柱形略弯曲，长8～25cm，直径0.5～1.5cm。表面红棕色或灰棕色，有纵皱纹和支根痕。外皮粗糙，易成片状剥落。根茎具节，节间长0.7～2cm，表面有横长突起的皮孔。体轻，质硬而脆，断面皮部黄白色，木

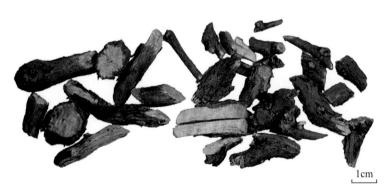

图94-1　麻黄根药材图

部淡黄色或黄色，射线放射状，有的中心有髓。气微，味微苦[1]。（图94-1）

（二）显微鉴别

1. 横切面　最外侧为落皮层，由3～5层周皮组成，最外层周皮通常剥落[2]。每层周皮由10余列木栓细胞组成，黄棕色，壁厚。韧皮部较狭窄。形成层成环，由1～3列薄壁细胞组成。木质部发达，由导管、管胞及木纤维组成；射线较多，薄壁细胞含草酸钙砂晶，自髓部向外逐渐变宽，靠近外端的射线细胞壁非木化。髓部较小，细胞类圆形，含有较多红棕色色素块。（图94-2）

2. 粉末特征　粉末棕红色或棕黄色。木栓细胞长方形，棕色，含草酸钙砂晶。纤维多单个散在，直径20～25μm，壁厚，木化，斜纹孔明显。螺纹导管、网纹导管直径30～50μm，导管分子穿孔板上具多数圆形孔。石细胞长圆形，类纤维状或有分枝，直径20～50μm，壁厚。薄壁细胞含草酸钙砂晶。另外含有棕红色色素块[3]。（图94-3）

（三）理化鉴别

薄层色谱　取本品粉末1.0g，加甲醇20ml，超声处理40分钟，滤过，滤液浓缩至5.0ml，作为供试品溶液。另取麻黄根对照药材，同法制成对照药材溶液，吸取上述两种溶液各15μl，分别点于硅胶G薄层板上，以三氯甲烷-甲醇-水（40∶10∶1）为展开剂，展开，取出，晾干，喷以1%香草醛硫酸溶液。供试品色谱中，

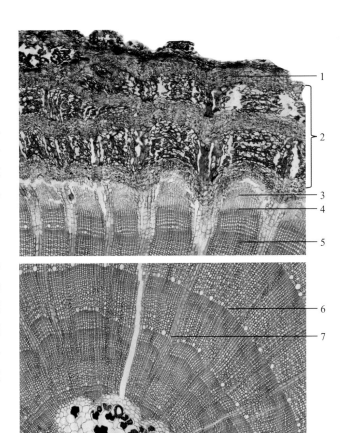

图94-2　麻黄根茎横切面显微图

1. 周皮　2. 落皮层　3. 韧皮部　4. 形成层　5. 木质部　6. 导管　7. 射线　8. 色素块　9. 髓

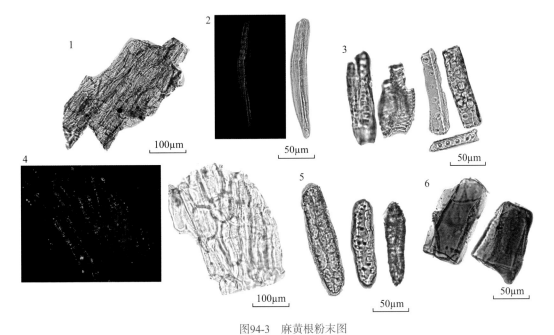

图94-3　麻黄根粉末图

1. 木栓细胞　2. 纤维　3. 导管　4. 薄壁细胞　5. 石细胞　6. 色素块

在与对照药材色谱相应位置上，显相同颜色的斑点。（图94-4）

【质量评价】以粗细均匀，表面棕色，断面黄色者为佳。

【化学成分】

1. 生物碱类　麻黄根碱A～D（ephedradine A～D），阿魏酰组胺和酪氨酸甜菜碱。

2. 黄酮类　麻黄宁A～E（mahuannin A～E）[4-5]和麻黄根素A（ephedrannin A）。儿茶素、表儿茶素、阿夫儿茶精以及表阿夫儿茶精等[5]。

3. 其他　酯类、单萜糖苷类、有机酸类以及多种微量元素[6]。

【性味归经】甘、涩，平。归心、肺经。

【功能主治】固表止汗。用于自汗，盗汗。

【药理作用】

1. 降血压作用　麻黄根85%乙醇渗滤液的乙酸乙酯和正丁醇萃取部位对自发性高血压大鼠的舒张压具有降压作用[7]。

2. 止汗作用　麻黄根CO_2超流体萃取液具有止汗作用，机制可能为通过改变汗腺细胞形式，从而减少汗液排泄[8]。

3. 其他作用　麻黄根提取物还具有兴奋呼吸、减弱离体蛙心收缩力、扩张蛙后肢血管等作用[9]。

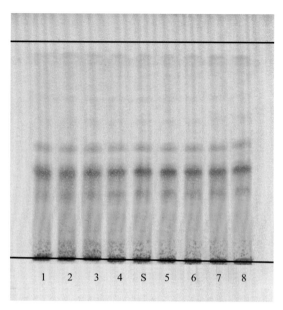

图94-4　麻黄根薄层色谱图

1～8. 麻黄根样品　S. 麻黄根对照药材

主要参考文献

[1] 陈焕亮，邱泽雨，赵立彦. 麻黄根的鉴定研究[J]. 中草药，1989，20(4)：34-36.

[2] Tsuneo NAMBA, Michinori KUBO, Yuko KANAI, et al. Pharmacognostical studies of *Ephedra* plants. Part Ⅰ—The comparative histological studies on rhizomes from Pakistan and Afghanistan and Chinese crude drug "Ma-Huang-Gen" [J]. Planta medica, 1976, 29(3): 216-225.

[3] 吴和珍，陆毅，艾伦强，等. 麻黄根的生药鉴别[J]. 中药材，2009，32(7)：1044-1045.

[4] 吴和珍，陆毅，艾伦强，等. 麻黄根化学成分与药理作用研究进展[J]. 亚太传统医药，2008，4(11)：144-147.

[5] 杨艳芳，陆毅，吴高峰，等. 中药麻黄根的化学成分研究[J]. 中成药，2010，32(10)：1758-1760.

[6] 陶华明，朱全红，刘永宏. 草麻黄根的黄酮类成分研究[J]. 中草药，2011，42(9)：1678-1682.

[7] 杨艳芳，陆毅，吴高峰，等. 麻黄根抗高血压活性部位药理筛选研究[J]. 医药导报，2010，29(7)：860-862.

[8] Li-Shu Wang, Da-Qing Zhao, Yong-Hong Liu. GC-MS analysis of the supercritical CO_2 fluid extraction of *Ephedra sinica* roots and its antisudorific activity[J]. Chemistry of Natural Compounds, 2009, 25(3): 434-436.

[9] 岳乐乐，王隶书，程东岩，等. 中药麻黄根的研究概述[J]. 中国药师，2015，18(8)：1383-1386，1393.

（北京大学药学院　尚明英　李洪福　汤雪健　蔡少青）

95. 淫羊藿

Yinyanghuo

EPIMEDII FOLIUM

【别名】刚前、仙灵脾、黄连祖。

【来源】为小檗科植物淫羊藿*Epimedium brevicornu* Maxim.、箭叶淫羊藿*Epimedium sagittatum*（Sieb. et Zucc.）Maxim.、柔毛淫羊藿*Epimedium pubescens* Maxim.或朝鲜淫羊藿*Epimedium koreanum* Nakai的干燥叶。

【本草考证】本品始载于《神农本草经》，列为中品。《图经本草》载："叶青似杏，叶上有刺，茎如粟秆，根紫色有须，四月开花白色，亦有紫色。碎小独头子，五月采苗晒干。湖湘出者，叶如小豆，枝茎紧细，经冬不凋，根似黄连。关中俗呼三枝九叶草，苗高一、二尺许，根、叶俱堪使。"本草记载与现今所用淫羊藿基本一致。

【原植物】

1.淫羊藿　多年生草本，棕褐色木质根状茎，二回三出复叶基生和茎生，具9枚小叶；小叶纸质或厚纸质，卵形或阔卵形，先端急尖或短渐尖，基部深心形，顶生小叶基部裂片圆形，侧生小叶基部裂片稍偏斜，急尖或圆形，上面常有光泽，网脉显著，背面苍白色，光滑或疏生少数柔毛，叶缘具刺齿；花茎具2枚对生叶，圆锥花序，花白色或淡黄色；萼片2轮，外萼片卵状三角形，暗绿色，内萼片披针形，白色或淡黄色，花瓣远较内萼片短，距呈圆锥状，瓣片很小；雄蕊长3～4mm，伸出，花药长约2mm，瓣裂。蒴果长约1cm，宿存花柱喙状，长2～3mm。花期5～6月，果期6～8月。（图95-1A）

生于海拔650～3500m的林下、沟边灌丛中或山坡阴湿处。主要分布于陕西、甘肃、山西、河南、青海、湖北、四川。

2.朝鲜淫羊藿　与淫羊藿相比较，区别主要是多须根。花茎基部被有鳞片。小叶纸质，卵形，宽2～8cm，基部裂片圆形，上面暗绿色，无毛或疏被短柔毛，叶缘具细刺齿；总状花序顶生，无毛或被疏柔毛；花大，颜色多样，白色、淡黄色、深红色或紫蓝色；萼片2轮，外萼片长圆形，带红色，内萼片狭卵形至披针形，急尖，扁平，花瓣通常远较内萼片长，向先端渐细呈钻状距，基部具花瓣状瓣片；蒴果狭纺锤形，长约6mm，宿存花柱长约2mm。种子6～8枚。花期4～5月，果期5月。（图95-1B）

生于海拔400～1500m林下或灌丛中。主要分布于吉林、辽宁、浙江、安徽。

3.柔毛淫羊藿　被褐色鳞片根状茎粗短，一回三出复叶基生或茎生；小叶柄长约2cm，疏被柔毛；小叶片革质，卵形、狭卵形或披针形，基部深心或浅心形，顶生叶基部裂片圆形等大；侧叶基部裂片极不等大，上面深绿色，背面密被绒毛、短柔毛和灰色柔毛，圆锥状花序，通常序轴及花梗被腺毛，有时无总梗；萼片2轮，外萼片紫色阔卵形，白色内萼片披针形或狭披针形，急尖或渐尖；花瓣囊状，淡黄色；蒴果长圆形，花期4～5月，果期5～7月。（图95-1C）

生于海拔300～2000m的林下、灌丛中、山坡地边或山沟阴湿处。主要分布于陕西、甘肃、湖北、四川、河南、贵州、安徽。

4.箭叶淫羊藿　节结状根状茎粗短，多须根。一回三出复叶基生和茎生，3枚革质小叶，卵形至卵状披针形，但叶片大小变化大，基部心形，顶生叶基部两侧裂片近圆形相等，侧生叶基部高度偏斜，外裂片远较内裂片大，三角形，急尖，内裂片圆形，上面无毛，背面疏被粗短伏毛或无毛，圆锥花序无毛，偶被少数腺毛；花梗长约1cm，无毛；花较小，白色；萼片2轮，外萼片4枚，先端钝圆，具紫色斑点，内萼片卵状三角形，先端急尖，白色；花瓣囊状，淡棕黄色，先端钝圆，花柱长于子房。蒴果长约1cm，宿存花柱长约6mm。花期4～5月，果期5～7月。（图95-1D）

生于海拔200～1750m的山坡草丛中、林下、灌丛中、水沟边或岩边石缝中。主要分布于浙江、安徽、福建、江西、湖北、湖南、广东、广西、四川、陕西、甘肃。

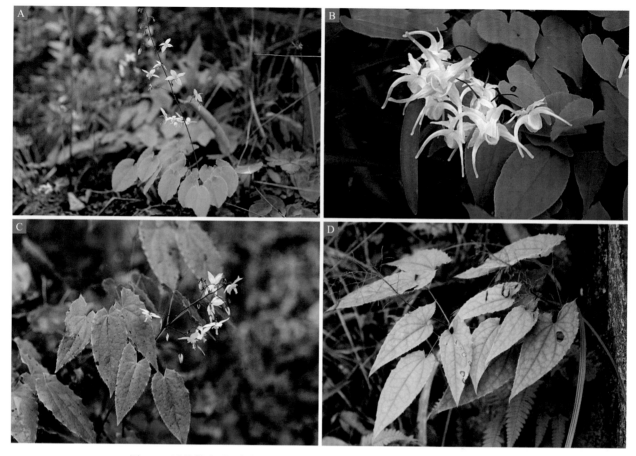

图95-1　淫羊藿（A）、朝鲜淫羊藿（B）、柔毛淫羊藿（C）、箭叶淫羊藿（D）

（A、D.马晓辉　摄）

【主产地】淫羊藿主产于陕西、山西、甘肃、安徽、河南、广西；箭叶淫羊藿主产于四川、湖北、安徽、浙江、江西、江苏；柔毛淫羊藿主产于四川；朝鲜淫羊藿主产于辽宁、吉林。

【栽培要点】

1.生物学特性　4种淫羊藿均是多年生宿根性草本植物，喜阴，常生于灌木杂草丛、林缘旷地、乔灌木林、沟渠溪边等地[1-2]。

2.栽培技术　淫羊藿种子有明显的休眠现象，自然条件下约1年才能出苗，人工栽培时需采用层积的方法促进出苗。种子发芽率低，生长缓慢，其地下横走茎具有很强的克隆能力，会萌生出新的地下茎和植株个体。地下根茎繁殖简便可行，成活率高，生长迅速，适合实际生产[3]。

3.病虫害　病害：褐斑枯病、皱缩病毒病、锈病、白粉病、生理性红叶病、根肿病、灰霉病、根芽腐烂病等。虫害：中华稻蝗、短额负蝗、沫蝉、螨类、鼠害、尺蠖、小地老虎、蓟马、蛴螬、野蛞蝓[4-5]。

【采收与加工】采收时间为6月下旬至7月下旬，用镰刀割取地上茎叶，去粗梗扎成小捆，边割边捆。进行晾干。

【商品规格】

1.小叶淫羊藿（淫羊藿）

一等品　叶新鲜，上表面呈青绿至黄绿色。叶占比≥90%，碎叶占比≤1%。

二等品　叶上表面呈淡绿色至淡黄绿色。80%≤叶占比<90%，1%<碎叶占比≤2%。

2.大叶淫羊藿（朝鲜淫羊藿、柔毛淫羊藿、箭叶淫羊藿）

一等品　叶新鲜，上表面呈绿色至深绿色。叶占比≥85%，碎叶占比≤1%。

二等品　叶上表面呈淡绿色至黄绿色。75%≤叶占比<85%，1%<碎叶占比≤2%。

统货　70%≤叶占比<75%，2%<碎叶占比≤3.5%。

【药材鉴别】

（一）性状特征

1. 淫羊藿　二回三出复叶；小叶片卵圆形，长3～8cm，宽2～6cm；先端微尖，顶生小叶基部心形，两侧小叶较小，偏心形，外侧较大，呈耳状，边缘具黄色刺毛状细锯齿；上表面黄绿色，下表面灰绿色，主脉7～9条，基部有稀疏细长毛，细脉两面突起，网脉明显；小叶柄长1～5cm。叶片近革质。气微，味微苦。

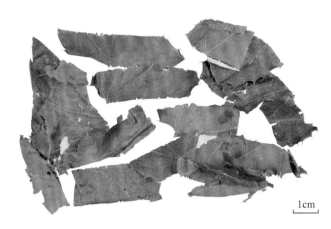

图95-2　淫羊藿药材图

2. 箭叶淫羊藿　一回三出复叶，小叶片长卵形至卵状披针形，长4～12cm，宽2.5～5cm；先端渐尖，两侧小叶基部明显偏斜，外侧多呈箭形。下表面疏被粗短伏毛或近无毛。叶片革质。

3. 柔毛淫羊藿　一回三出复叶；叶下表面及叶柄密被绒毛状柔毛。

4. 朝鲜淫羊藿　二回三出复叶；小叶较大，长4～10cm，宽3.5～7cm，先端长尖。叶片较薄。（图95-2）

（二）显微鉴别

1. 叶表面观

（1）淫羊藿　上、下表皮细胞垂周壁深波状弯曲，沿叶脉均有异细胞纵向排列，内含1至多个草酸钙柱晶；下表皮气孔众多，不定式，有时可见非腺毛。

（2）箭叶淫羊藿　上、下表皮细胞较小；下表皮气孔较密，具有多数非腺毛脱落形成的疣状突起，有时可见非腺毛。

（3）柔毛淫羊藿　下表皮气孔较稀疏，具有多数细长的非腺毛。

（4）朝鲜淫羊藿　下表皮气孔和非腺毛均易见。

2. 叶横切面　上下表皮细胞各一列，表皮细胞波状弯曲，主脉处外壁盾钝形，下表皮无乳突，厚约1.5μm，有气孔下陷长圆形，有时可见残留非腺毛，由3～9个细胞构成，长350～950μm，直径多为12.5μm；外被角质层。叶脉表皮为扁平长方形细胞，有角质层，向内有1～2层木化、次生加厚的厚壁组织，主脉维管束外韧型，径向长椭圆形，木质部具导管与纤维，其余的细胞壁厚，韧皮部狭窄，上、下表皮内方有数列细胞壁显著增厚。叶肉栅栏组织细胞2～3列，除叶绿体外尚含深色物；海绵组织细胞排列疏松。下表皮气孔众多，不定式，非腺毛零星分布。（图95-3）

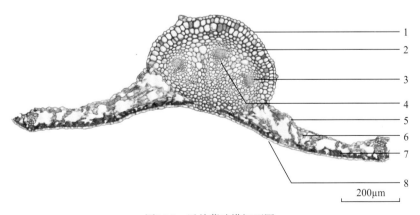

图95-3　淫羊藿叶横切面图

1. 表皮　2. 厚角组织　3. 韧皮部　4. 木质部　5. 下表皮　6. 海绵组织　7. 栅栏组织　8. 上表皮

3. **粉末特征**　粉末黄绿色。粉末中含有少量星状毛，多见上表皮，气孔为两个保卫细胞组成，形式多为不定式；圆形或长圆形，非腺毛基部2~6短细胞，直径15~30μm，壁增厚至2.5~7.5μm，顶端细胞直径10~20μm，壁未增厚，均小于2.5μm，平直或弯曲，先端圆钝，部分细胞皱缩，顶部1~2个细胞一般含红棕色或棕褐色内含物，尾端一个细胞最长，常以侧边与下方细胞连接，形成半边的"T"字形。纤维众多。导管多为网纹和具缘纹孔导管，20~80μm，有较为突出的叶脉残基。（图95-4）

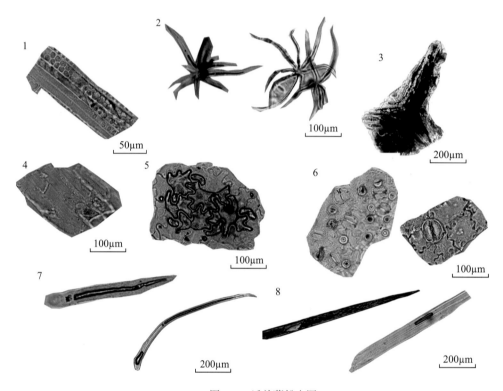

图95-4　淫羊藿粉末图

1. 具缘纹孔导管　2. 星状毛　3. 叶柄残基　4. 茎表皮　5. 上表皮细胞　6. 下表皮细胞　7. 非腺毛　8. 纤维

【质量评价】以无根茎、叶片多、色带绿者为佳。采用紫外-可见分光光度法测定，本品按干燥品计算，叶片含总黄酮以淫羊藿苷（$C_{33}H_{40}O_{15}$）计，不得少于5.0%。采用高效液相色谱法测定，本品按干燥品计算，叶片含朝藿定A（$C_{39}H_{50}O_{20}$）、朝藿定B（$C_{38}H_{48}O_{19}$）、朝藿定C（$C_{39}H_{50}O_{19}$）和淫羊藿苷（$C_{33}H_{40}O_{15}$）的总量，朝鲜淫羊藿不得少于0.50%；淫羊藿、柔毛淫羊藿、箭叶淫羊藿均不得少于1.5%。

【化学成分】主要成分为黄酮类、木脂素类、酚苷类、生物碱类、糖类等。

1. **黄酮类**　脱水淫羊藿素（anhydroicaritin）、淫羊藿苷（icariin）、朝藿定（epimedin）A、B、C、A_1、K、I、箭藿苷（sagittatoside）A、B、C、yinyanghuo A、C、E、去甲淫羊藿素（desmethylanhydroicaritin）、hexandraside D、epimedokore1anoside Ⅰ等。

2. **木脂素类**　icariside E6、icariside E7、icariol A1、icariol A2、hydnocarpin、hydnocarpinD、5'-methoxyhydnocarpin-D、（+）-环橄榄树脂素［（+）-cyclooliivl］等。

3. **酚苷类**　icariphenol、毛柳苷（salidroside）、4-hydroxy-2-prenylpheno-1-O-β-D-glucopyranoside、icariside A5等。

4. **生物碱类**　木兰花碱（magnoflorine）、淫羊藿碱A、epimediphine。

5. **糖类**　甘露糖（aldohexos）、鼠李糖（L-rhamnose monohydrate）、葡萄糖（glucose）、半乳糖（galactose）、阿拉伯糖（L-arabinose）等[6]。

【性味归经】辛、甘，温。归肝、肾经。

【功能主治】补肾阳，强筋骨，祛风湿。用于肾阳虚衰，阳痿遗精，筋骨痿软，风湿痹痛，麻木拘挛。

【药理作用】

1. 对免疫系统的作用　淫羊藿苷能促进自然杀伤细胞（NK细胞）活性，具有明显提高实验小鼠免疫功能作用。淫羊藿总黄酮有拮抗羟基脲抑制模型小鼠IL-2和NK细胞活性的作用，模型组小鼠体重和脾脏指数与正常组和治疗组相比显著减少，表明淫羊藿总黄酮对免疫功能低下小鼠有良好免疫促进作用。

2. 对生殖系统的作用　淫羊藿提取液具有雄性激素样作用（以提肛肌增加重量的方法证明），淫羊藿煎剂用于摘除两侧卵巢的小鼠，证明无雌性激素的作用，对大鼠交配率、排卵周期、家兔小便中雌性激素的排出均无影响，其热水及冷水浸剂结果亦同。日本产淫羊藿乙醇提取物对正常及去卵巢雌性小鼠的性周期无影响，亦不增加子宫、卵巢的重量。

3. 对骨骼系统的作用　淫羊藿提取液可抑制破骨细胞的活性，同时又促进骨细胞的功能，使钙化骨形成增加，骨形成大于骨吸收。淫羊藿总黄酮和淫羊藿苷均可促进碱性磷酸酶活性（ALP活性）和成骨细胞的增殖，结果显示淫羊藿苷可诱导破骨细胞凋亡，抑制骨吸收，并随浓度增加抑制作用增强。

4. 抗肿瘤作用　淫羊藿苷显著抑制HL-60细胞端粒酶活性，并从基因–蛋白–细胞效应水平揭示了其调节端粒酶活性的可能机制。淫羊藿苷对荷瘤小鼠有体内抑瘤作用。

5. 对血小板凝集的影响　淫羊藿煎剂和多糖都增加1分钟和5分钟的血小板聚集率；从体内实验的强度看，多糖是促进在鼠血小板经ADP诱导的聚集作用的主要成分，多糖多次灌胃后，循环中血小板数量增多，表示促进血小板生成，同时增强血小板聚集作用。

6. 镇咳、祛痰与平喘作用　淫羊藿的各种制剂中，以茎叶鲜品提取物C有一定的祛痰作用（小鼠酚红法），乙酸乙酯提取物初步认为有镇咳作用（SO_2引起小鼠咳嗽方法）。

7. 其他作用　淫羊藿醇提物对儿茶酚胺类有拮抗作用，其作用与心得安相似。小鼠腹腔注射10%淫羊藿煎剂20ml/kg，有明显的镇静作用。淫羊藿总黄酮可明显增强机体神经内分泌免疫网络的调节功能，维持机体内环境稳定，从而延缓衰老。淫羊藿苷体外对猴免疫缺陷病毒（SIV）复制有一定抑制作用。淫羊藿具有抑菌作用，能够抑制金黄色葡萄球菌和白色葡萄球菌的生长；此外，淫羊藿还具有抗炎、免疫调节等作用[7-8]。

【分子生药】

1. 遗传标记　利用RAPD分子标记，建立淫羊藿DNA指纹图谱，可以为淫羊藿属植物的分类鉴定提供有效可靠的依据。

2. 功能基因　现已经成功克隆EsMIXTA基因、EsUF3GT基因并能进行表达，为淫羊藿的人工育种培育提供基础[9-10]。

【附注】《中国药典》1990年版至2005年版收载淫羊藿的基原植物为小檗科植物淫羊藿、箭叶淫羊藿、柔毛淫羊藿、巫山淫羊藿、朝鲜淫羊藿，2010年版至2020年版收载淫羊藿的基原植物则未包括巫山淫羊藿，而是作为单列药材。巫山淫羊藿基原植物为小檗科植物巫山淫羊藿*Epimedium wushanense* T. S. Ying，干燥叶入药，辛、甘、温。归肝、肾经。补肾阳，强筋骨，祛风湿。用于肾阳虚衰，阳痿遗精，筋骨痿软，风湿痹痛，麻木拘挛，绝经期眩晕。

主要参考文献

[1] 张永刚，韩梅，韩忠明，等.不同生境朝鲜淫羊藿生长与光合特征[J].生态学报，2012，32(5)：1442-1449.

[2] 冯图，黎云祥.两种药用淫羊藿克隆构型与分株种群特征比较[J].山地农业生物学报，2008，27(6)：512-516.

[3] 潘丕克.淫羊藿繁殖及栽培技术研究进展[J].林业科技通讯，2016(4)：45-49.

[4] 曾令祥，杨琳，陈娅娅，等.贵州中药材淫羊藿病虫害种类调查[J].安徽农业科学，2013，41(2)：589-590.

[5] 金华，杨相波，植汉成，等.淫羊藿病虫害及防治[J].农技服务，2017，34(5)：8-9.

[6] 袁航，曹树萍，陈抒云，等.淫羊藿的化学成分及质量控制研究进展[J].中草药，2014，45(24)：3630-3640.

[7] 赵文静，王历，王芝兰，等.淫羊藿的药理作用及临床应用研究进展[J]. 中医药信息，2016，33(2)：105-108.

[8] 路宇仁，陈昳冰，崔元璐，等.淫羊藿苷药理作用研究进展[J]. 中国实验方剂学杂志，2018，24(17)：209-220.

[9] 李明军，杜明凤.淫羊藿植物DNA指纹图谱的构建[J]. 安徽农业科学，2011，39(18)：10820-10824.

[10] 王应丽，黄文俊，王瑛.箭叶淫羊藿EsUF3GT基因的克隆及表达分析[J]. 植物科学学报，2014(6)：602-611.

（甘肃中医药大学　晋玲　马毅　马晓辉）

96. 款冬花

Kuandonghua

FARFARAE FLOS

【别名】款冬、冬花、看灯花。

【来源】为菊科植物款冬 *Tussilago farfara* L.的干燥花蕾。

【本草考证】本品始载于《神农本草经》，列为中品。《本草经集注》载："款冬花，第一出河北，其形如宿蓴，未舒者佳，其腹里有丝。次出高丽、百济、其花乃似大菊花。次亦出蜀北部宕昌，而并不如。其冬月在冰下生，十二月、正月旦取之。"《新修本草》载："（款冬）今出雍州南山溪水及华州山谷洞间。叶似葵而大，丛生，花出根下。"《图经本草》载："款冬花，今关中亦有之。根紫色，茎青紫，叶似萆薢，十二月开黄花，青紫蕚，去土一、二寸，初出如菊花，蕚通直而肥实，无子，则陶隐居所谓出高丽、百济者，近此类也。"《本草衍义》载："款冬花，春时，人或采以代蔬，入药须微见花者良。如已芬芳，则都无力也。今人多使如箸头者，恐未有花尔。"本草记载与现今所用款冬花基本一致。

【原植物】多年生草本。根状茎地下横生，褐色。早春抽出数个花葶，高5～10cm，密被白色茸毛，数个苞叶互生，鳞片状，淡紫色。头状花序单生顶端，直径2.5～3cm，初时直立，花后下垂；总苞片1～2层，钟状，常带紫色，被白色柔毛；边缘有多层雌花，花冠舌状，黄色，子房下位；柱头2裂；中央两性花少数，花冠管状，顶端5裂；花药基部尾状；柱头头状，通常不结实。瘦果圆柱形，长3～4mm；冠毛白色，长10～15mm。后生基生叶肾心形或阔心形，具长柄，叶柄被白色棉毛，长3～12cm，宽4～14cm，边缘波状，具增厚的黑褐色疏齿，掌状网脉，上面暗绿色，下面密被白色茸毛。花期1～2月，果期4月。（图96-1）

栽培或野生于河边、沙地。主要分布于河北、陕西、山西、河南、甘肃、内蒙古等地区。

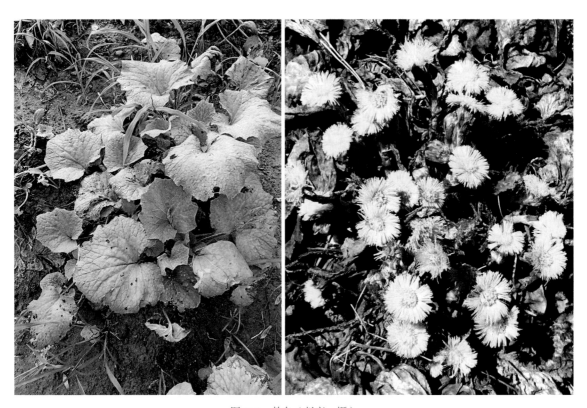

图96-1 款冬（彭亮 摄）

【主产地】主产陕西、河南、甘肃等地。

【栽培要点】

1. 生物学特性　喜凉爽湿润气候，耐寒、耐荫蔽，忌高温、干旱。

2. 栽培技术　选择半阴半阳、湿润、腐殖质丰富的微酸性砂质壤土，春季移栽[1]。

3. 病虫害　病害：褐斑病、枯叶病。虫害：蚜虫、小地老虎、金针虫、蛴螬。

【采收与加工】挖取花蕾，放通风处阴干，筛去泥土，去净花梗，再晾至全干。除去杂质及残梗，筛去灰屑。

【商品规格】

选货　干货。

一等品：花蕾较大，表面淡红色、紫红色。无开头。黑头≤3%，总花梗长度≤0.5cm。

二等品：花蕾大小不均匀，表面淡红色、紫红色。开头≤3%、黑头≤3%，总花梗长度≤2cm。

统货　干货。花蕾大小不均匀，表面紫红色、紫褐色，间有白绿色。开头≤10%、黑头≤10%，总花梗长度≤2cm[3]。

【药材鉴别】

（一）性状特征

本品呈长圆棒状。单生或2～3个基部连生，俗称"连三朵"，长1～2.5cm，直径0.5～1cm。上端较粗，下端渐细或带有短梗，外面被有多数鱼鳞状苞片。苞片外表面紫红色或淡红色，内表面密被白色絮状茸毛。体轻，撕开后可见白色茸毛。舌状花及筒状花细小，长约2mm。气香，味微苦而辛。（图96-2）

（二）显微鉴别

1. 横切面　外被多层苞片，舌状花瓣呈月牙形，筒状花规律排列；每个筒状花有雄蕊20个，每个雄蕊含多颗花粉；雌蕊具药隔维管束。（图96-3）

2. 粉末特征　粉末棕色。非腺毛较多，单细胞，扭曲盘绕成团，直径5～24μm。腺毛略呈棒槌形，头

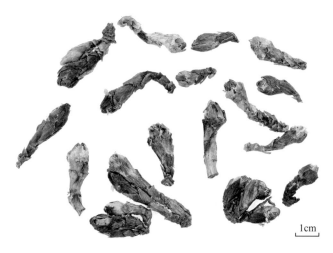

图96-2　款冬花药材图

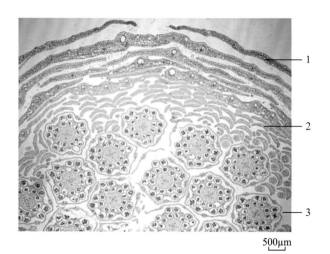

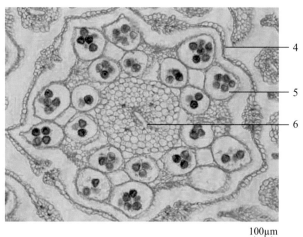

图96-3　款冬花横切面图

1. 苞片　2. 舌状花瓣　3. 筒状花　4. 表皮　5. 花粉粒　6. 药隔维管束

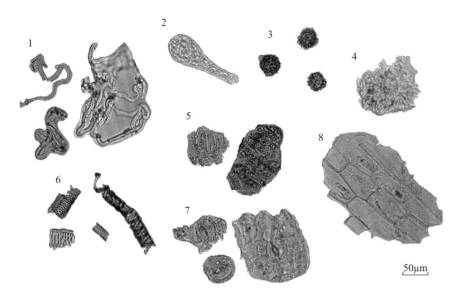

图96-4 款冬花粉末图

1. 非腺毛 2. 腺毛 3. 花粉粒 4. 冠毛 5. 分泌细胞及气孔 6. 导管 7. 气孔与表皮细胞 8. 管状表皮细胞

部4～8细胞，柄部细胞2列。花粉粒细小，类球形，直径25～48μm，表面具尖刺，3萌发孔。冠毛分枝状，多分枝单细胞，先端渐尖。分泌细胞类圆形或长圆形，含黄色分泌物。(图96-4)

（三）理化鉴别

薄层色谱 取本品粉末1g，加乙醇20ml，超声处理1小时，滤过，滤液蒸干，残渣加乙酸乙酯1ml使溶解，作为供试品溶液。另取款冬花对照药材1g，同法制成对照药材溶液。再取款冬酮对照品，加乙酸乙酯制成每1ml含1mg的溶液，作为对照品溶液。照薄层色谱法试验，吸取供试品溶液和对照药材溶液各5μl、对照品溶液2μl，分别点于同一硅胶GF₂₅₄薄层板上，以石油醚（60～90℃）–丙酮（8∶1）为展开剂，展开，取出，晾干，再以展开剂石油醚（60～90℃）–乙酸乙酯（6∶1）展开，取出，晾干，浸泡入2%香草醛硫酸溶液中，数秒后取出，加热至斑点显色清晰。供试品色谱中，在与对照药材色谱和对照品色谱相应的位置上，显相同颜色的斑点。(图96-5)

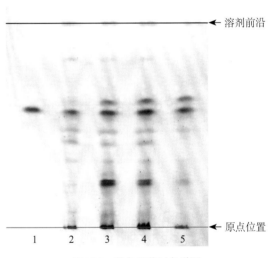

图96-5 款冬花薄层色谱图

1. 款冬酮 2. 款冬花对照药材 3. 款冬花（产于甘肃）
4. 款冬花（产于内蒙古） 5. 款冬花（产于陕西）

【质量评价】以花秆短小，含苞未舒，呈鲜紫红色，气香者为佳。采用高效液相色谱法测定，本品按干燥品计算，含款冬酮（$C_{23}H_{34}O_5$）不得少于0.070%。

【化学成分】主要成分为倍半萜类、三萜类、黄酮类、酚酸类、生物碱类、挥发油类、甾醇类等[4]。其中，倍半萜类是其特征性成分和有效成分[5]。

1. 萜类 倍半萜有款冬酮、款冬花酮、款冬花素内酯、新款冬花内酯、甲基丁酰款冬素酯等；三萜类有山金车二醇、款冬二醇、款冬巴耳新二醇、巴耳三萜醇和异巴耳三萜等。款冬酮是款冬花中兼具平喘、抗炎、抗肿瘤活性及抑制甘油三酯合成的有效成分[5]。

2. 黄酮类及其苷类 有芦丁、槲皮素、异槲皮素苷、槲皮素-3-O-β-D-葡萄糖苷、金丝桃苷、山奈酚、柯伊利素、木犀草素、橙皮苷、芹菜素-7-甲醚等[4]。

3.酚酸类　有绿原酸、咖啡酸、芥子酸、3,4/3,5/4,5/-二咖啡酰奎宁酸、5-O-咖啡酰奎宁酸、咖啡酸甲酯、（E）-2,5-二羟基桂皮酸、反式阿魏酸、邻苯二甲酸以及没食子酸等。其中，绿原酸和3,5-二咖啡酰奎宁酸可能为款冬花止咳有效成分[5]。

4.生物碱类　有千里光菲宁、千里光宁、2-吡咯啶醋酸甲酯、全缘千里光碱、肾形千里光碱等。

【性味归经】辛、微苦，温。归肺经。

【功能主治】润肺下气，止咳化痰。用于新久咳嗽，喘咳痰多，劳嗽咯血。

【药理作用】

1.对呼吸系统作用　款冬花水煎液具有减少小鼠氨水和SO_2引咳次数，促进小鼠气管酚红排泌，延长家鸽气管纤毛墨汁移动距离，缓解组胺及乙酰胆碱所致豚鼠气管痉挛的作用，具有止咳、祛痰、平喘的功效[6]。

2.对血管系统影响　款冬花水煎剂、95%醇提取物和醚提取物具有收缩猫血管，升高血压的作用。款冬花75%醇提取物，给药剂量为10g/kg时，可抑制血小板聚集，延长大鼠动脉血栓形成[4]。

3.其他作用　款冬花乙醇提取物可显著减轻二甲苯所致小鼠耳肿和角叉菜胶所致小鼠足跖肿胀。款冬花多糖可抑制人白血病细胞、肺癌细胞和结肠癌细胞的增殖[4]。

【用药警戒或禁忌】

1.急性毒性　款冬花水煎剂小鼠口服的LD_{50}为124g/kg，醇提取物小鼠口服的LD_{50}为112g/kg，醚提取物小鼠口服的LD_{50}为43g/kg[7]。款冬花含有肝毒性生物碱，大鼠腹腔注射肾形千里光碱和千里光宁的LD_{50}分别为220mg/kg和55mg/kg[8]。

2.致突变致癌作用　长期动物实验毒性显示，款冬花中的肾形千里光碱、千里光宁和蜂斗菜碱可损伤DNA，从而具有致突变和致癌作用[8]。

此外，款冬花的总萜类成分也具有一定的毒性，可使小鼠体重明显下降[6]。

【分子生药】采用SRAP分子标记技术对16个款冬居群进行遗传多样性分析，表明款冬遗传多样性丰富[9]。

主要参考文献

[1] 李城德.半干旱区款冬花栽培技术规程[J].甘肃农业科技，2017，3：61-64.

[2] 薛菲菲，王勃，吕辰子，等.款冬花不同炮制品的HPLC指纹图谱比较[J].中国实验方剂学杂志，2018，24(14)：7-14.

[3] T/CACM 1021.93—2018，中药材商品规格等级 款冬花[S].

[4] 郑开颜，韦杰，王乾，等.款冬花化学成分及药理作用研究进展[J].亚太传统医药，2018，14(7)：89-92.

[5] 李静，秦雪梅，李震宇.款冬花中倍半萜类成分的研究进展[J].中草药，2017，48(14)：2964-2971.

[6] 张建伟，窦昌贵，张勉，等.紫菀、款冬及其配伍的毒性及药效学研究[J].中国临床药理学与治疗学，2007(4)：405-411.

[7] 王筠默.款冬花的药理研究—毒性及对中枢神经系统的作用[J].中草药通讯，1979，10(3)：28-30.

[8] 曾美怡，李敏民，赵秀文.含吡咯双烷生物碱的中草药及其毒性（二）——款冬花和伪品蜂斗菜等的毒性反应[J].中药新药与临床药理，1996，7(4)：52-53.

[9] 贺润丽，平莉莉，王伦宇，等.不同居群款冬种质资源SRAP遗传多样性分析[J].山西农业科学，2014，42(4)：321-323.

（陕西中医药大学　唐志书　许洪波　王楠　陈琳　孙琛）

97. 葫芦

Hulu

LAGENARIAE PERICARPIUM

【别名】壶卢、葫芦瓢。

【来源】为葫芦科植物葫芦*Lagenaria siceraria*（Molina）Standl.的干燥果实。

【本草考证】本品始载于《日华子本草》，释名瓠瓜、匏瓜。《本草纲目》载："古人壶、瓠、匏三名皆可通称……其形状虽各不同，而苗、叶、子性味则一……五六月开白花，结实白色，大小长短，各有种色。瓠中之子，齿裂而长，谓之瓠犀。"本草记载与现今所用葫芦基本一致。

【原植物】一年生攀缘草本。茎、枝具沟纹，被黏质长柔毛，老后渐脱落。叶心状卵形至肾状卵形，长宽各10～35cm，不分裂或3～5裂，具5～7掌状脉，边缘有小齿；叶柄顶端有2腺体。卷须分2叉。花雌雄同株，单生于叶腋；雄花梗比叶柄长，雌花梗比叶柄较短或近等长；花萼5齿裂，花冠5深裂，裂片皱波状，白色；雄花雄蕊3，药室不规则折曲；雌花子房下位，子房中间细，密生软粘毛，花柱粗短，柱头3，膨大，2裂。果实初为绿色，后变白色至淡黄色，成熟后果皮变木质。种子白色，倒卵形或三角形，先端截形或2齿裂，稀圆，长约20mm。花期夏季，果期秋季。（图97-1）

全国各地均有栽培。

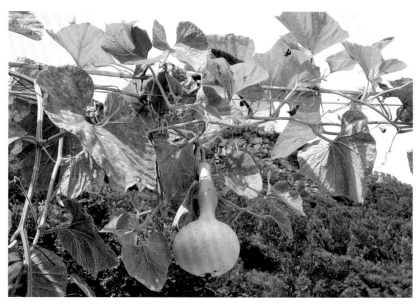

图97-1　葫芦（陈虎彪　摄）

【主产地】全国各地均产。

【栽培要点】

1. 生物学特性　喜温暖气候，不耐低温、喜光，对土壤条件要求不严格，但宜选富含腐殖质的、保肥和保水力强的壤土栽培。

2. 栽培技术　种子繁殖。4月播种，将经浸种、催芽的种子，在宽1.5m的畦面上，按行株距60cm×60cm开穴点播，每穴播种3～4颗，播后覆土2～3cm。

3. 病虫害　病害：花叶病毒病。虫害：蚜虫、红蜘蛛。

【采收与加工】秋季采摘已成熟但外皮尚未木质化的果实，去皮用。

【药材鉴别】

（一）性状特征

果实呈哑铃状，中部细，上部和下部膨大。下部小，卵形，连于果柄；上部大，类球形，顶端有花柱基。表面黄棕色，较光滑，质坚硬。气微，味淡。（图97-2）

（二）显微鉴别

粉末特征　粉末灰黄色。螺纹导管直径14～26μm。石细胞黄色，多成群，长椭圆形、三角形或不规则形，直径33～48μm，壁厚，纹孔孔沟明显。木化薄壁细胞成片，多破碎，完整者呈类多角形、类圆形、长方形或不规则形，直径30～130μm，壁厚3～6μm，有时可见数个纹孔相集成圆形或椭圆形纹孔域。（图97-3）

【质量评价】以壳硬、外表黄白色者为佳。

【化学成分】葫芦的主要成分为22-去氧葫芦苦味素D（22-deoxocucurbitacin D）、22-去氧异葫芦苦味素D（22-deoxoisocucurbitacin D）等。葫芦种子含有脂肪油、皂苷等成分。

【功能主治】利水、消肿、通淋、散结、祛风止痛。用于水肿、腹水、黄疸、消渴、淋病、痈肿。

【药理作用】葫芦煎剂具有利尿作用。

【附注】

1. 葫芦科植物瓠瓜*Lagenaria siceraria*（Molina）Standl. var. *depressa*（Ser.）Hara也可作葫芦用。瓠瓜与葫芦的主要区别：瓠果扁球形，直径约30cm。

2. 葫芦及瓠瓜的种子入药，称葫芦子。具有清热解毒、消肿止痛的功能；用于肺炎、肠痈、牙痛。茎、叶、花、须入药，称葫芦秧，具有解毒、散结的功能；用于食物、药物中毒、龋齿痛、鼠瘘、痢疾。葫芦、瓠瓜及小葫芦*Lagenaria siceraria*（Molina）Standl. var. *microcrpa*（Naud.）Hara的老熟果实或果壳入药，称陈葫芦瓢，具有利水、消肿的功能，用于水肿、膨胀。

（中国医学科学院药用植物研究所　姚霞　　北京中医药大学　魏胜利　张媛）

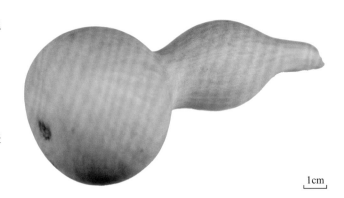

图97-2　葫芦药材图

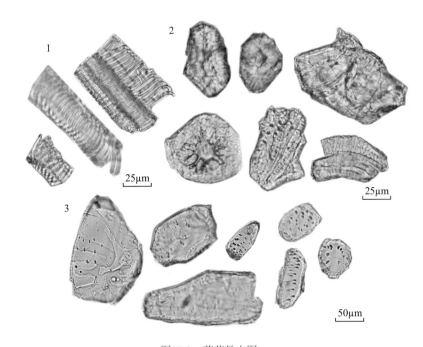

图97-3　葫芦粉末图

1. 导管　2. 石细胞　3. 木化薄壁细胞

98. 葛根

Gegen

PUERARIAE LOBATAE RADIX

【别名】野葛、甘葛、葛条根。

【来源】为豆科植物野葛*Pueraria lobata*（Willd.）Ohwi的干燥根。

【本草考证】本品始载于《神农本草经》，列为中品。《图经本草》载："生汶山（今甘肃岷山）川谷，今处处有之，江浙犹多，春生苗，引藤蔓，长一二丈，紫色，叶颇似楸叶而小，色青，七月著花似豌豆花……根形如手臂，紫黑色，五月五日午时采根曝干，以如土深者为佳。"《本草纲目》载："葛有野生，有家种，其蔓延长……其根外紫内白，长者七八尺。其叶有三尖，如枫叶而长，面青背淡。其花成穗，累累相缀，红紫色。其荚如小黄豆荚，亦有毛。其子绿色，扁如盐梅子核，生嚼腥气，八九月采之。"本草记载与现今所用野葛基本一致。

【原植物】多年生落叶藤本，长达10m，全株被黄褐色粗毛。块根圆柱状、肥厚，表面褐色，内部粉质、白色。茎基部粗壮，上部多分枝。三出复叶互生，中央小叶菱形，长8～19cm，宽6.5～18cm；侧生小叶斜椭圆形，长6.5～17cm，宽4.5～14cm，先端渐尖，全缘或波状浅裂，两面均被毛；托叶盾形，小托叶针状。总状花序腋生或顶生，花密集；苞片狭线形，早落，小苞片卵形或披针形；花萼钟状，长0.8～1cm，萼齿5，约与萼筒等长，内外均被黄白色绒毛；花冠蓝紫色或紫色，蝶形，长1～1.5cm；旗瓣圆形，基部有2短耳，翼瓣基部的耳长大于宽；雄蕊10，二体；子房线形，花柱弯曲。荚果带形，长5～10cm，密生黄褐色长硬毛。种子卵圆形，赤褐色，有光泽。花期4～8月，果期8～10月。（图98 1）

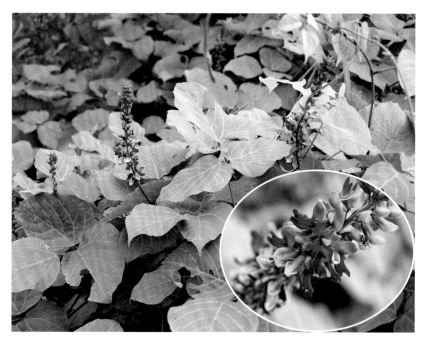

图98-1 野葛（潘超美 摄）

生于山坡、路边草丛及较阴湿的地方。除新疆、西藏外，全国各地均有分布。

【主产地】全国均产，主产于湖南、河南、广东、浙江、四川等地。道地产区为湖南安化、衡阳，河南信阳、洛阳，浙江安吉。

【栽培要点】

1. 生物学特性　适应性强，在向阳湿润的荒坡、林边都可栽培。土壤以深厚、肥沃、疏松的夹沙土较好。

2. 栽培技术　用扦插、根头、压条、种子等方法繁殖，扦插和根头繁殖为常用。

3. 虫害　金龟子、斑蝥等。

【采收与加工】栽培3～4年采挖，于秋、冬季叶片枯萎后到发芽前进行。挖出块根，去掉藤蔓，切下根头，除去泥沙，刮去粗皮，趁鲜切成厚片或小块，干燥。

【商品规格】根据不同切制形态，将葛根药材分为"葛根丁""葛根片"两种规格。根据药材个头大小和外观性状划分等级。

葛根丁选货　干货。具有较多纤维；气微，味微甜，口尝无酸味。大部分呈规则的、边长为0.5～1.0cm的方块。切面整齐，切面颜色浅灰棕色，外皮颜色灰棕色至棕褐色；微具粉性，质坚实。

葛根丁统货　干货。具有较多纤维；气微，味微甜，口尝无酸味。呈规则或不规则块状，切面平整或不平整，粉性较差。表面黄白色或棕褐色。

葛根片　干货。呈不规则厚片状，切面不平整，可见同心性或纵向排列的纹理，粉性较差。表面黄白色或黄褐色，纤维较多。质坚实。间有破碎、小片。气微，味微甜，口尝无酸味。

注：葛根药材横切面上，由数圈异常维管组织成环状排列形成"同心性环纹"。

【药材鉴别】

（一）性状特征

本品呈纵切的长方形厚片或小方块，长5～35cm，厚0.5～1cm；外皮淡棕色至棕色，有纵皱纹，粗糙。切面黄白色至淡黄棕色，有的纹理明显。质韧，纤维性强。气微，味微甜。（图98-2）

（二）显微鉴别

1. 根横切面　木栓层为多列木栓细胞。栓内层为4～5列细胞，排列紧密，外侧细胞含有少量草酸钙方晶，内侧偶见石细胞，石细胞类方形、类椭圆形或不规则形，直径32～66μm，壁厚。异形维管束排列成1～3个同心环。射线较窄，4～5列细胞，韧皮部与木质部径向宽度之比为1：（1～2），韧皮部具少数分泌细胞，内含红棕色块状物，形成切向不规则的条状，晶鞘纤维众多。木质部导管密集，径向辐射状排列，直径38～115μm，晶鞘纤维众多。薄壁细胞中充满淀粉粒。

2. 粉末特征　粉末淡棕色。淀粉粒单粒球形，直径3～37μm，脐点点状、裂缝状或星状；复粒由2～10分粒组成。纤维多成束，壁厚，木化，周围细胞大多含草酸钙方晶，形成晶纤维，含晶细胞壁木化增厚。石细胞少见，类圆形或多角形，直径38～70μm。具缘纹孔导管较大，具缘纹孔六角形或椭圆形，排列极为紧密。（图98-3）

【质量评价】以块大、质坚实、色白、粉性足、纤维少为佳。采用高效液相色谱法测定，本品按干燥品计算，含葛根素（$C_{21}H_{20}O_9$）不得少于2.4%。

【化学成分】主要成分为异黄酮类、三萜类、香豆素和葛根苷类、生物碱类、蒽醌类、脂肪酸类、氨基酸等[1]。

1. 异黄酮类　葛根素（puerarin）、大豆苷元（daidzein）、大豆苷（daidzin）、金雀花异黄素（genistein）、鹰嘴豆芽素（biochanin A）等。异黄酮类成分是葛根心

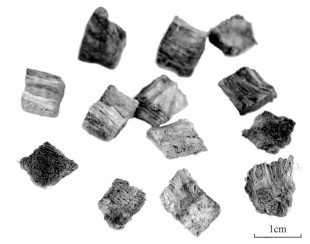

图98-2　葛根药材图

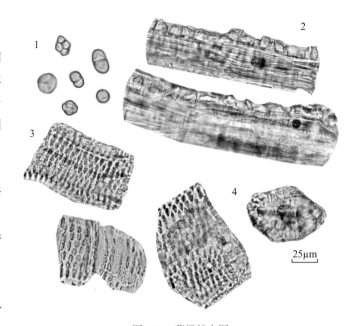

图98-3　葛根粉末图

1.淀粉粒　2.晶纤维　3.具缘纹孔导管　4.石细胞

血管效应的主要活性成分。

2. 三萜类　葛根皂醇A、B、C，槐二醇、大豆皂醇、大豆苷醇等。三萜类化合物具有抗肿瘤、保肝、抗炎镇痛等作用。

3. 香豆素和葛根苷类　6,7-二甲氧基香豆素（6,7-dimethoxycoumarin）、香豆雌酚（coumestol）、葛根酚（puerarol）；葛根苷A、B、C，kuzubutenolide A等。

4. 生物碱类　尿囊素（allanto）、5-甲基海因（5-methylhydantoin）、生物碱卡赛因等。

【性味归经】甘、辛，凉。归脾、胃、肺经。

【功能主治】解肌退热，生津止渴，透疹，升阳止泻，通经活络，解酒毒。用于外感发热头痛，项背强痛，口渴，消渴，麻疹不透，热痢，泄泻，眩晕头痛，中风偏瘫，胸痹心痛，酒毒伤中。

【药理作用】

1. 对心脑血管的作用　葛根中的葛根素具有降血压、降血脂、抗氧化、抗动脉粥样硬化、扩张冠状动脉、改善脑循环、抑制血小板凝集等作用。

2. 解酒作用　葛根提取物具有抑制大、小鼠酒精吸收量，加速酒精代谢，提高对酒精的耐受量，降低死亡率，减少酒精对肝脏损害等作用。

3. 降血糖作用　葛根水煎剂具有降糖作用；葛根素500mg/（kg·d）灌胃，对小鼠四氧嘧啶性高血糖具有明显降血糖作用，其最低有效剂量为250mg/kg。

4. 其他作用　葛根甲醇提取物具有很强的抗氧化作用、葛根中的葛根素还具有预防骨质疏松症的作用；成分S$_{86019}$具有抗肿瘤作用等[1]；葛根还具有解热、止泻等作用[2-3]。

【用药警戒或禁忌】脾胃虚寒者、夏季易汗表虚者不宜用葛根。

【附注】

1. 同属植物的根在某些地区也作葛根用：三裂叶野葛*Pueraria phaseoloides*（Roxb.）Benth.（浙江部分地区）、食用葛藤*Pueraria edulis* Pamp.及峨眉葛藤*Pueraria omeiensis* Wang et Tang（西南地区）。

2. 野葛根经水磨而澄取的淀粉入药，称葛粉；味甘，性寒；具有解热除烦、生津止渴功能。花入药，称葛花；味甘，性凉；具有解酒醒脾、止血的功能。叶入药，称葛叶；味甘、微涩，性凉；具有止血的功能。藤茎入药，称葛蔓；味甘、性寒；具有清热解毒、消肿的功能。种子入药，称葛谷；味甘、性平；具有健脾止泻、解酒的功能。

3. 开发葛根异黄酮类功能食品、解酒保健品极具前景。

主要参考文献

[1] 李昕，潘俊娴，陈士国，等.葛根化学成分及药理作用研究进展[J].中国食品学报，2017，17(9)：189-195.

[2] 李冰涛，翟兴英，李佳，等.基于网络药理学葛根解热作用机制研究[J].药学学报，2019(8)：1409-1416.

[3] 钟凌云，马冰洁，叶喜德，等.葛根主要药效成分止泻作用研究[J].世界科学技术-中医药现代化，2015，17(1)：109-113.

（中国医学科学院药用植物研究所　姚霞　　北京中医药大学　吴浩忠　阿依达娜·沃坦　曾祥妮
澳门大学中华医药研究院　余华）

99. 棉花根

Mianhuagen
GOSSYPII HIRSUTI RADIX

【别名】蜜根。

【来源】为锦葵科植物陆地棉*Gossypium hirsutum* L.的根。

【本草考证】本品始载于《本草纲目》："有草，木二种……江南，淮北所种木棉，四月下种，茎弱如蔓，高者四、五尺，叶有三尖如枫叶，入秋开花黄色，如葵花而小，亦有红紫者，结实大如桃，中有白绵，绵中有子，大如梧子……八月采球，谓之棉花。"《百草镜》载："花可止血，壳可治膈"；《药性考》载："草棉烧炭止血，子热补虚，油毒昏目，涂癣疥等。"本草记载与现今所用陆地棉基本一致。

【原植物】一年生木本。植株高0.6～1.5m。单叶互生，叶掌状至浅裂，裂片宽三角形至卵圆形；体被红色硬毛；小苞片3，基部离生，基部心形，边缘有齿，齿长尖，7～13个；夏季开花，花期7～9月，花单生于叶腋，小苞片离花外展，宽三角形，宽大于长，仅顶端有6～8齿，萼杯状，5浅裂；花瓣5，白色或淡黄色，后变淡红或紫色；雄蕊束短，花丝排列疏松、长短不齐；蒴果卵圆形，4～5室；种子大，斜卵形，有棱，被长棉毛和不易剥离的密短籽毛。花期夏、秋季。（图99-1）

喜光作物，适宜在光照较充足的条件下生长，我国甘肃、新疆、广东、四川和云南等地均有栽培。主要分布于新疆。

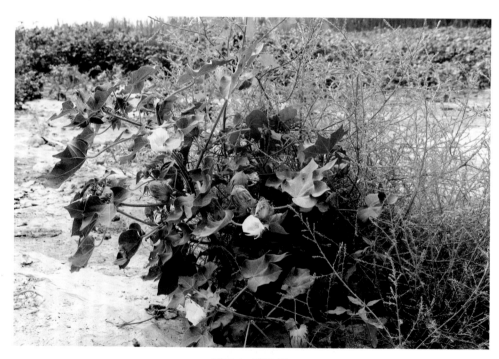

图99-1 陆地棉

【主产地】主产于甘肃、新疆、广东、四川、云南等地。

【栽培要点】

1. 生物学特性　棉花是一种相对比较耐盐的作物，在低于0.2%浓度的盐分下，棉花出苗生长得到促进，在缺钾土壤上施用适量的钠还可显著增产。但若超过临界浓度（不同品种临界浓度各异），随着盐浓度的升高，棉花幼苗的生长明显受抑制，从而导致生理性减产。

2. 栽培技术　在自然条件下均能适宜生长，以播种方式进行繁殖。

3. 虫害　红蜘蛛、蚜虫、棉铃虫等。

【采收与加工】秋季采挖，洗净，切片，晒干；或剥取根皮，切段，晒干。

【药材鉴别】

（一）性状特征

根圆柱形，稍弯曲，长10～20cm，直径0.4～2cm。面黄棕色，有不规则的纵皱纹及横裂的皮孔，皮部薄，红棕色，易剥离。质硬，折断面纤维性，黄白色，无臭，味淡。（图99-2）

（二）显微鉴别

1. 根横切面　木栓层为多列木栓细胞，局部有破裂。栓内层为数列薄壁组织。韧皮部稍宽厚，韧皮纤维常数十个相集成束，与薄壁组织相间排列，纤维壁较薄，非木化，纵切面末端常见2～3叉；韧皮射线呈漏斗状，韧皮部有时可见黏液腔，切向140～288μm，径向60～90μm。形成层成环。木质部占根的大部分，导管单个散列，或数个相连；木纤维常数十个相集成束，多角形，壁木化，纵切面末端也可见2～3分叉；木射线宽1～4列细胞，壁部分木化；初生木质部四原型。薄壁细胞内含有淀粉粒。（图99-3）

2. 粉末特征　粉末嫩黄色。淀粉多呈圆形或类圆形，复粒，多由3～5个分粒组成，亦见有单粒，脐点与层纹均不明显；导管多数具孔纹，亦见有网纹，直径30～60μm；草酸钙簇晶，直径12～30μm；常破碎，含晶细胞类圆形；纤维束碎片多；呈束或散在，纹孔和孔沟明显；分泌腔呈圆形或椭圆形破碎，内含黄色或黄棕色，内含油状小滴。（图99-4）

（三）理化鉴别

薄层色谱　取本品粉末1g，加甲醇30ml，超声处理20分钟，滤过，滤液蒸干，残渣加甲醇1ml使溶解，作为供试品溶液。另取金丝桃苷对照品，加甲醇制成每1ml含1mg的溶液，作为对照品溶液。照薄层色谱法试验，分别吸取上述两种溶液，分别点于同一聚酰胺薄层板上，以甲醇–冰醋酸–水（3：2.5：4.5）为展开剂，展开，取出，晾干，喷以5%三氯化铝乙醇溶液，在105℃加热至斑点显色清晰，在置紫外光灯（365nm）

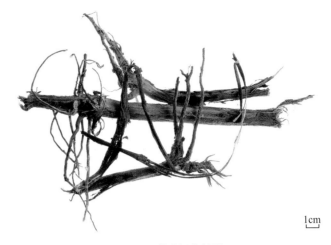

1cm

图99-2　棉花根药材图

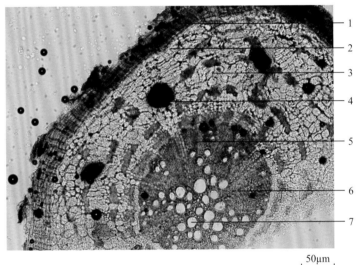

50μm

图99-3　棉花根横切面图

1. 木栓层　2. 韧皮部　3. 形成层　4. 维管束　5. 木质部
6. 木射线　7. 木质部导管

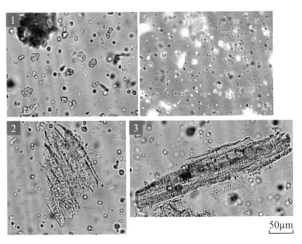

50μm

图99-4　棉花根粉末图

1. 淀粉粒　2. 木栓细胞　3. 导管

下检视。供试品色谱中，在与对照药材色谱相应的位置上，显相同颜色的斑点。（图99-5）

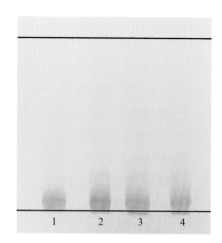

图99-5　棉花根薄层色谱图
1. 样品（采自新疆石河子市）
2. 样品（采自新疆呼图壁县）
3. 样品（采自新疆芳草湖）
4. 棉花根对照药材

【化学成分】 主要成分为棉酚类、有机酸类、挥发油类等。

1. 棉酚类　棉子酚（gossypol）、6,6'-二甲氧基棉子酚（6,6'-dimethoxygossypol）、6-甲氧基棉子酚（6-methoxygossypol）、棉紫色素（gossypurpurin）、半棉子酚（hemigossypol）、甲氧基半棉子酚（methoxyhemigossypol）。

2. 有机酸类　草酸（oxalic acid）、水杨酸（ortho-hydroxybenzoic acid）、油酸（oleic acid）、棕榈酸（palmitic acid）。

3. 挥发油类　香草乙酮（aceto-vanillone）、糠醛（furfural）。

4. 其他　精氨酸（arginine）、天冬酰胺（asparagine）、甜菜碱（betanin）等。

【性味归经】 甘，温。归脾、肺经。

【功能主治】 止咳平喘，通经止痛。用于咳嗽，气喘，月经不调，崩漏。

【药理作用】

1. 止咳、祛痰、平喘作用　棉花根皮水煎剂或分离出的棉酚及天冬酰胺给小鼠灌胃，均有明显的止咳作用；棉花根煎剂及其乙醇提取物和总树脂部分具有较强的祛痰作用；豚鼠口服棉花根皮粗提树脂或天冬酰胺有一定的平喘作用。棉花根皮水煎剂和棉酚对慢性气管炎均有减轻炎症细胞浸润的作用[1]。

2. 抗菌作用　棉花根皮煎剂、提取物树脂部分及棉酚，对某些细菌有轻度的抑制作用。

3. 抗衰老作用　棉花根水煎剂可以提高D-半乳糖诱导的衰老模型小鼠红细胞和脑组织超氧化物气化酶（SOD）活性，抑制老年小鼠体内脂质过氧化物的生成，降低过氧化脂质（LPO）含量，表明其具有延缓机体（尤其是脑的）衰老过程的作用[2-3]。

4. 其他作用　棉花根提取物可引起小鼠胸腺萎缩，肾上腺重量增加，具有较强或改善肾上腺皮质功能的作用；棉花根皮制剂具有轻微的缩宫作用，但较麦角微弱。

【用药警戒或禁忌】

1. 孕妇忌服。

2. 棉花根溶液能迅速引起动物睾酮、肝、肾、肌肉组织的损害。

【附注】 陆地棉的花也可入药，称之为"草花"或"棉花"，味甘，性温；归心、肝经。具有止血功能，用于吐血、便血、血崩、金创出血等。内服：煅存性入散剂，外用：烧灰撒。

主要参考文献

[1] 包淑云，喻丽珍，于禧龙，等. 棉花根醇提物与水提物的止咳祛痰抗炎作用研究[J]. 天然产物研究与开发，2011，23(4)：730-733.

[2] 欧芹，江旭东，朴金花，等. 棉花根水煎剂对D-半乳糖所致小鼠亚急性衰老模型影响的实验研究[J]. 黑龙江医药科学，1999(4)：12-13.

[3] 欧芹，王玉民，白书阁，等. 棉花根对老年小鼠红细胞和脑内SOD活性及MDA含量的影响[J]. 中国老年学杂志，1994(2)：106-107，126.

（新疆维吾尔自治区中药民族药研究所　邱远金　祁志勇　徐建国
新疆维吾尔自治区药检所　沙拉麦提·艾力　白宇　佟瑞敏）

100. 紫草

Zicao

ARNEBIAE RADIX

【别名】软紫草、硬紫草。

【来源】为紫草科植物新疆紫草*Arnebia euchroma*（Royle）Johnst.、内蒙紫草*Arnebia guttata* Bung.的干燥根。

【本草考证】本品始载于《神农本草经》，列为中品。《名医别录》载："紫草生砀山山谷及楚地，三月采根，阴干。"《本草经集注》载："今出襄阳，多从南阳、新野来，彼人种之。"《新修本草》载："苗似兰香，茎赤节青，花紫白色，而实白。"《本草纲目》载："种紫草，三月逐垄下子，九月子熟时刈草，春社前后采根阴干，其根头有白毛如茸。"又载："此草花紫根紫，可以染紫。"根据以上所载植物分布，根花色紫的特征，及《本草纲目》紫草图，本草记载与现今所用紫草基本一致。

【原植物】

1. 新疆紫草 多年生草本。根粗壮，直径可达2cm，富含紫色物质。茎1条或2条，直立，高15～40cm，仅上部花序分枝，基部有残存叶基形成的茎鞘，被开展的白色或淡黄色长硬毛。叶无柄，两面均疏生半贴伏的硬毛；基生叶线形至线状披针形，先端短渐尖，基部扩展成鞘状；茎生叶披针形至线状披针形，较小，无鞘状基部。镰状聚伞花序生茎上部叶腋，最初有时密集成头状，含多数花；苞片披针形；花萼裂片线形，先端微尖，两面均密生淡黄色硬毛；花冠筒状钟形，深紫色，有时淡黄色带紫红色，外面无毛或稍有短毛，筒部直，裂片卵形，开展；雄蕊着生于花冠筒中部（长柱花）或喉部（短柱花），花药长约2.5mm；花柱长达喉部（长柱花）或仅达花筒中部（短柱花），先端浅2裂，柱头2，倒卵形。小坚果宽卵形，黑褐色，长约3.5mm，宽约3mm，有粗网纹和少数疣状突起，先端微尖，背面凸，腹面略平，中线隆起，着生面略呈三角形。花、果期6～8月。（图100-1）

多生于海拔2500～4200m砾石山坡、洪积扇、草地及草甸。主要分布于新疆、西藏。

2. 内蒙紫草 多年生草本。根含紫色物质。茎通常2～4条，有时1条，直立，多分枝，高10～25cm，密生开展的长硬毛和短伏毛。叶无柄，匙状线形至线形，两面密生具基盘的白色长硬毛，先端钝。镰状聚伞花序长3～10cm，

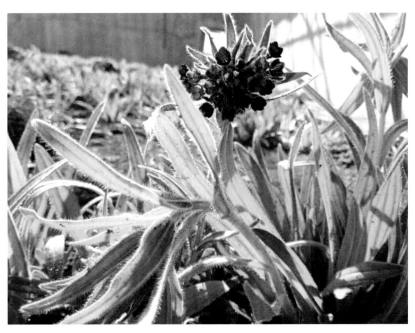

图100-1　新疆紫草

含多数花；苞片线状披针形。花萼
裂片线形，有开展或半贴伏的长伏
毛；花冠黄色，筒状钟形，外面有
短柔毛，裂片宽卵形或半圆形，开
展，常有紫色斑点；雄蕊着生花冠
筒中部（长柱花）或喉部（短柱花），
花药长圆形；子房4裂，花柱丝状，
稍伸出喉部（长柱花）或仅达花冠
筒中部（短柱花），先端浅2裂，柱
头肾形。小坚果三角状卵形，淡黄
褐色，有疣状突起。花果期6～10月。
（图100-2）

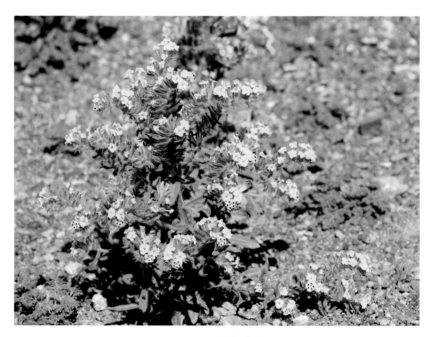

图100-2　内蒙紫草

多生于戈壁、石质山坡、湖滨
砾石地。主要分布于内蒙古、河北
北部、宁夏、甘肃西部、新疆、西藏。

【主产地】主产于西藏、新疆、
甘肃西部、宁夏、内蒙古至河北北部。

【栽培要点】

1. 生物学特性　喜生长在水分、土壤、光照等条件较好的环境，除冬季休眠外，当遇酷暑高温、干旱少雨时，
亦快速进入休眠，待晚夏温度下降，雨水增加，可再次萌动生长至冬季后休眠越冬。

2. 栽培技术　用种子繁殖，采用免耕法种植，半野生种植生产地每年的9～10月秋季播种；人工大田栽培基地
为每年4～5月春季播种。播种方式有穴播和条播两种方式。

3. 病害　白粉病、白霉病[1]。

【采收与加工】春、秋二季采挖，除去泥沙，干燥。

【商品规格】新疆紫草按等级分为选货和统货。其中选货根据条的粗细、皮的厚薄、毛头多少、有无泥沙等分
为一级、二级。目前市场中以统货居多，但不同统货之间根据条的粗细、皮的厚薄、毛头残留比例决定其价格。

【药材鉴别】

（一）性状特征

1. 新疆紫草　根为不规则的长圆柱形，多
扭曲，长7～20cm，直径1～2.5cm。表面紫红色
或紫褐色，皮部疏松，呈条形片状，常10余层
重叠，易剥落。顶端有的可见分歧的茎残基。
体轻，质松软，易折断，断面不整齐，木部较小，
黄白色或黄色。气特异，味微苦、涩。

2. 内蒙紫草　根圆锥形或圆柱形，扭曲，
长6～20cm，直径0.5～4cm。根头部略粗大，顶
端有残茎1个或多个，被短硬毛。表面紫红色或
暗紫色，皮部略薄，常数层相叠，易剥离。质
硬而脆，易折断，断面较整齐，皮部紫红色，
木部较小，黄白色。气特异，味涩。（图100-3）

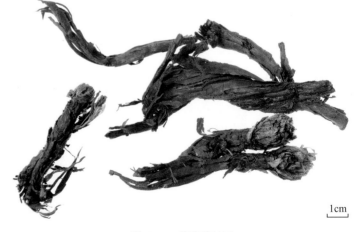

1cm

图100-3　紫草药材图

（二）显微鉴别

1. 根横切面 落皮层厚，木栓层多层，结构疏松，外层易脱落。残留韧皮部较薄。木质部导管2～4列放射状排列。木栓细胞及薄壁细胞均含有紫色色素。（图100-4）

2. 粉末特征 粉末深紫红色。非腺毛单细胞，直径13～56μm，基部膨大成喇叭状，壁具纵细条纹，有的胞腔内含紫红色色素。栓化细胞红棕色，表面观呈多角形或圆多角形，含紫红色色素。薄壁细胞较多，淡棕色或无色，大多充满紫红色色素。导管主为网纹导管，少有具缘纹孔导管，直径7～110μm。

（三）理化鉴别

薄层色谱 取本品粉末0.5g，加石油醚（60～90℃）20ml，超声处理20分钟，滤过，滤液浓缩至1ml，作为供试品溶液。取紫草对照药材，同法制成对照药材溶液。照薄层色谱法试验，分别吸取上述供试品溶液和对照药材溶液各4ml，分别点于同一硅胶G薄层板上，以环己烷-甲苯-乙酸乙酯-甲酸（5:5:0.5:0.1）为展开剂，展开，取出，晾干，置紫外光灯（365nm）下检视。供试品色谱中，在与对照药材色谱相应的位置上，显相同颜色的斑点。再喷以10%氢氧化钾甲醇溶液，斑点变为蓝色。（图100-5）

【质量评价】以条粗长、肥大、色紫、皮厚、木心小者为佳。采用紫外-可见分光光度法测定，在516nm波长处测吸光度，本品按干燥品计算，含羟基萘醌总色素以左旋紫草素（$C_{16}H_{16}O_5$）计，不得少于0.80%。采用高效液相色谱法测定，本品按干燥品计算，含β，β'-二甲基丙烯酰阿卡宁（$C_{21}H_{22}O_6$）不得少于0.30%。

【化学成分】

1. 新疆紫草

主要成分为萘醌类、单萜苯酚及苯醌类、酚酸类、有机盐类等。其中，萘醌类是新疆紫草的特征性成分[2]。

（1）萘醌类 紫草素（shikonin）、去氧紫草素（deoxyshikonin）、乙酰紫草素（acetylshikonin）、β，β'-二甲基丙烯酰紫草素（β，β'-D-dimethylshikonin）、异丁酰紫草素（isobutylshikonin）等。

（2）单萜苯酚及苯醌类 shikonofuranA～E、紫草醌（arnebinone）、紫草醇（arnebinol）、软紫草呋喃萜酮（arnebifuranone）、紫草呋喃（shikonofuran）、紫草呋喃醌（shikonofuranone）、去甲基毛狄波老素（des-O-methyllasiodiplodin）等。

（3）有机盐类 迷迭香酸（rosmarinicacid）钠盐、迷迭香酸（rosmarinic acid）钾盐、阿魏酸（ferulic acid）钠盐等。

（4）其他化合物 多糖、异槲皮素苷、乌苏酸、3β-乙酰基齐墩果酸、咖啡酸四聚体的盐类等。

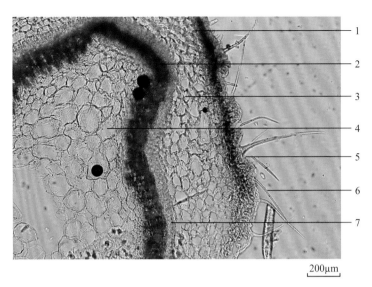

200μm

图100-4 紫草根横切面图

1. 木栓层 2. 木质部 3. 薄壁细胞 4. 髓部 5. 表皮 6. 非腺毛 7. 韧皮部

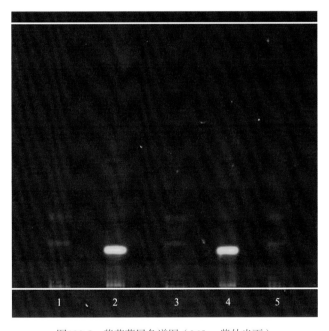

图100-5 紫草薄层色谱图（365nm紫外光下）

1. 样品（购于新疆新特药店） 3. 样品（采自新疆昭苏县）
5. 样品（采自新疆和静县） 2、4. 紫草对照药材

2. 内蒙紫草

主要成分为萘醌类、黄酮类、苯醌类及苯酚类、萜类等。

（1）萘醌类　紫草素（shikonin）、紫草萘（arnebia naphthalenol）、去氧紫草素（deoxys-hikonin）、5,8-*O*-二甲基-脱氧阿卡宁等。

（2）黄酮类　光甘草定（glabridin），5,4′-二羟基-7-甲氧基二氢黄酮、5-羟基-7,4′-二甲氧基二氢黄酮、5,4′-二羟基-7,3′-二甲氧基二氢黄酮、5-羟基-7,3′,4′-三甲氧基二氢黄酮等。

（3）苯醌类及苯酚类　euchroquinols A、2-（2*Z*）-（3-羟基-3,7-二甲基链-2,6-二烯基）-1,4-苯二酚、litchtocotrienol A等。

（4）萜类　麦角甾-4,6,8（14），22-四烯-3-酮、*β*-谷甾醇、3-乙酰基齐墩果酸等。

【性味归经】甘、咸，寒。归心、肝经。

【功能主治】清热凉血，活血解毒，透疹消斑。用于血热毒盛，斑疹紫黑，麻疹不透，疮疡，湿疹，水火烫伤。

【药理作用】

1. 杀菌抗炎作用　新疆紫草提取物对二甲苯所致小鼠耳廓肿胀有明显的对抗作用，对金黄色葡萄球菌、α-溶血性链球菌、大肠埃希菌和变形杆菌均有抑菌作用。

2. 护肝作用　新疆紫草提取物可使肝细胞明显再生，对于不同程度的大鼠肝窦阻塞综合征都有一定的预防作用。

3. 抗肿瘤作用　新疆紫草提取物对C6细胞、人舌鳞癌Tca-8113、人宫颈癌细胞、HeLa细胞、肝癌细胞具有明显的杀伤和抑制作用。

4. 抗HIV作用　新疆紫草热水提取物显示很强的抗HIV活性，meCo提取物在急性感染Hg细胞中显示了相当的抗HIV活性。

5. 止血作用　紫草可拮抗凝血抑制因子，其提取物对小鼠断尾出血有止血作用。

6. 延缓衰老、增强机体抵抗力　新疆紫草水溶性提取物可延长果蝇平均寿命和最高寿命，并且随给药剂量的增加而增强；对免疫功能有显著的调节作用，能够增强机体的抵抗力[3]。

【用药禁忌】胃肠虚弱，大便溏泻者禁服。

【分子生药】

1. 遗传标记　新疆紫草*A. euchroma*共有15条序列，包括药材、基原植物、复核样本和GenBank序列（EF199848、EF199860），比对后长度为223bp，有5个变异位点，分别为27位点A-C变异，109位点A-G变异，143位点C-T变异，153位点G-A变异，189位点T-C变异。黄花软紫草*A. guttata*包括GenBank序列（JX976805），对比后长度为221bp[4]。

2. 功能基因　现已利用GATEWAY技术，构建了新疆紫草次生代谢关键酶基因PAL、HMGR，PGT的过表达载体和RNAI载体；克隆了紫草素合成过程中GPP合成的AeACTH、AeHMGS、AeHMGR、AePMVK等和PHB合成的Le4CL-1、AePAL、Ae4-CL、AeC4H等相关酶基因；并发现，LeMYB1基因、LeEIL-1基因可促进紫草毛状根中紫草宁的生物合成，PGT基因（AePGT）与紫草素类化合物的合成直接相关[5-8]。

主要参考文献

[1] 李晓瑾，谭秀芳，马媛，等.药用植物紫草的研究进展[J].新疆师范大学学报，2005，24(4)：69-73.

[2] 徐新刚，王宝珍，孙志蓉，等.新疆紫草的主要化学成分[J].吉林大学学报（理学版），2010，48(2)：319-322.

[3] 任贻军，张宏琳.新疆紫草的药理作用[J].中国民族民间医药，2009(1)：13-14.

[4] 陈士林.中国药典中药材DNA条形码标准序列[M].北京：科学出版社，2015：446.

[5] 赵胡.硬紫草MYB、MYC类基因的克隆、表达分析及转基因功能初步研究[D].南京：南京大学，2013.

[6] 刘静.紫草LeEIL-1基因过表达毛状根的诱导及对紫草宁合成的调控效应[D].南京：南京大学，2014.

[7] 谢腾，刘玉忠，王升.新疆紫草PAL、HMGR、PGT基因的过表达和RNA干扰载体的构建[J].中国中药杂志，2014，39(23)：4538-4543.

[8] 王升，李璇，蒋超，等.紫草素及其衍生物合成相关基因及信号传导研究进展[J].中草药，2012，43(6)：1219-1225.

（新疆维吾尔自治区中药民族药研究所　张际昭　李晓瑾　徐建国
新疆维吾尔自治区药检所　沙拉麦提·艾力　沈晓丽　佟瑞敏）

101. 黑种草子

Heizhongcaozi

NIGELLAE SEMEN

【别名】斯亚旦、少尼子、守尼孜。

【来源】为毛茛科植物腺毛黑种草 *Nigella glandulifera* Freyn et Sint. 的干燥成熟种子。

【本草考证】本品始载于《白色宫殿》："是一种草的种子，色黑，仁白；茎似小茴香茎，但比它稍长、稍细；花淡黄色或黄绿色；叶形似舌。种子生在鞘中，粒大者为佳品。"本草记载植物形态与现今所用腺毛黑种草基本一致。

【原植物】一年生草本。茎被短腺毛或短柔毛。植株高35～50cm，二回羽状复叶；叶片卵形，羽片近对生，末回裂片背面疏有短腺毛。

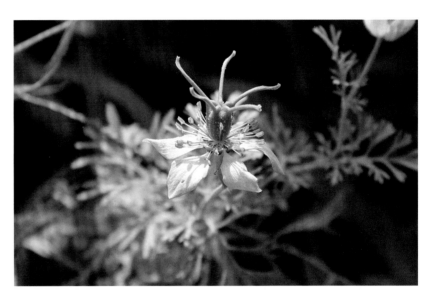

图101-1　腺毛黑种草

花萼片白色或带蓝色，卵形，基部有短爪；花瓣有短爪，上唇比下唇稍短，下唇二裂超过中部，裂片宽菱形，顶端近球状变粗，基部有蜜槽，边缘有少数柔毛；花药椭圆形；心皮5，子房合生到花柱基部，散生圆形小鳞状突起。蓇葖果有圆鳞状突起，宿存花柱与果实近等长；种子三棱形，有横皱。花期6～7月，果期8月。（图101-1）

新疆、云南、西藏有栽培。

【主产地】主产于新疆，以南疆质优。

【栽培要点】

1. 生物学特性　喜温暖干燥气候，宜选平地，土层深厚，疏松肥沃，富含腐殖质的壤土栽培。

2. 栽培技术　春季，选砂壤地，整地前施有机肥为底肥，选头年新收种子，湿播干出。

3. 虫害　黄凤蝶幼虫、赤条蝽象。

【采收与加工】夏季果实呈黑色时，收割全株，晾干，脱粒，扬净，贮存。

【药材鉴别】

（一）性状特征

种子三棱状卵形，长2.5～3mm，宽约1.5mm。表面黑色，粗糙，顶端较狭而尖，下端稍钝，有不规则的突起。质坚

硬，断面灰白色，有油性。气微香，味辛。（图101-2）

（二）显微鉴别

1. 种子横切面　种皮表皮细胞1列，大小不一，类长方形或不规则长圆形，多切向延长，外壁大多向外凸起呈乳突状或延伸似非腺毛状，壁稍厚，暗棕色，角质层较薄，隐约可见细密颗粒状纹理，种皮薄壁细胞3～4列，长方形或不规则形，略切向延长；内表皮细胞1列，扁平形，棕色。外胚乳为1列长方形细胞，径向延长，有时呈颓废状；内胚乳细胞多角形，充满油滴和糊粉粒，子叶细胞多角形或类圆形，最外一层略径向延长，充满糊粉粒及脂肪油滴。

2. 粉末特征　粉末灰黑色。种皮表皮细胞暗棕色，表面观类多角形，大小不一，外壁拱起或呈乳突状；种皮内表皮细胞棕色，表面观长方形、类方形或类多角形，垂周壁连珠状增厚，平周壁有细密网状纹理；胚乳细胞多角形，内含油滴和糊粉粒。（图101-3）

（三）理化鉴别

薄层色谱　取样品粉末1g，置索氏提取器中加石油醚（60～90℃）适量，加热回流提取2小时，弃去石油醚液，药渣挥干，加甲醇适量，继续加热回流4小时，滤过，滤液蒸干，残渣加水饱和的正丁醇15ml使溶解，用水饱和的正丁醇提取3次，每次20ml，合并正丁醇液，回收溶剂至干，残渣加甲醇20ml和盐酸2ml，加热回流提取4小时，蒸干，残渣加水10ml使溶解，用三氯甲烷振摇提取3次，每次20ml，合并三氯甲烷液，回收溶剂至干，残渣加甲醇1ml使溶解，作为供试品溶液。另取常春藤皂苷对照品，加甲醇制成每1ml含1mg的溶液，作为对照品溶液。照薄层色谱法试验，分别吸取上述供试品溶液和对照品溶液各5μl，分别点于同一硅胶G薄层板上。以环己烷-乙酸乙酯-冰醋酸（6∶4∶0.25）作为展开剂，以10%硫酸乙醇溶液作为显色剂，展开，取出，晾干，105℃加热至显出斑点，置紫外光灯（365nm）下检视。供试品色谱中，在与对照品色谱相应的位置上，显相同颜色的斑点。（图101-4）

【质量评价】采用高效液相色谱法测定，本品按干燥品计算，含常春藤皂苷元（$C_{20}H_{48}O_4$）不得少于0.50%。

【化学成分】主要成分为油脂类、挥发油类、苷类、生物碱类、黄酮类等。

1. 油脂类　$\Delta^{8,11}$-十八二烯酸、Δ^9-十八烯酸、十六烷酸、十四烷酸等[1]。

2. 挥发油类　β-榄香烯、吉玛烯、异长叶烯、桧萜、麝香草醌等[2]。

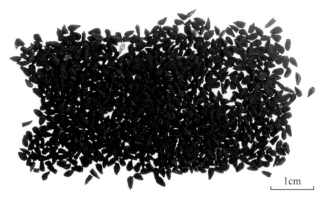

图101-2　黑种草子药材图

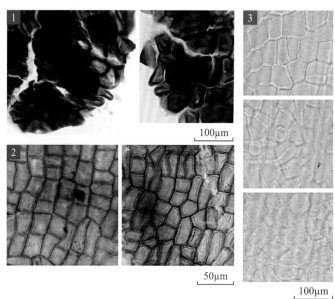

图101-3　黑种草子粉末图
1. 种皮表皮细胞　2. 内表皮　3. 胚乳细胞

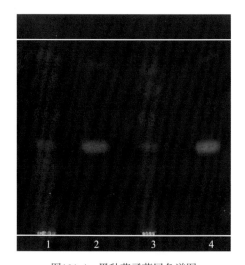

图101-4　黑种草子薄层色谱图
1. 样品（采自新疆民丰县）　3. 样品（采自新疆墨玉县）　2、4. 常春藤皂苷对照品

3. 苷类 黑种草糖苷、常春藤皂苷、黑种草苷等（均以常春藤皂苷苷元为母核）[3]。

4. 生物碱类 nigeglaquine、nigeglapine、methoxynigeglanine、nigelanine、附子碱及附子碱的氯化物。

5. 黄酮类 槲皮素、山奈酚、芦丁、山奈酚-3-O-β-D-吡喃葡萄糖基-（1→2）-β-D-吡喃葡萄糖基（1→2）-β-D-吡喃葡萄糖苷[4]。

【性味归经】甘、辛，温。归肝、肾经。

【功能主治】补肾健脑，通经，通乳，利尿。用于耳鸣健忘，经闭乳少，热淋，石淋。

【药理作用】

1. 抗炎作用 黑种草子油及其中百里醌、油酸等成分具有活血、通经、止咳平喘、抗炎、抗菌、抗肿瘤、抗氧化、免疫调节等作用，因而被认为是代表黑种草子传统功效的主要活性成分之一[5]。

2. 抗肿瘤作用 黑种草子提取物挥发油对人乳腺癌细胞MDA-MB-231、MCF和肝癌细胞HepG2、人肾腺癌细胞ACHN等具有抑制增殖作用，可通过调节自然杀伤细胞（NK）等免疫细胞功能发挥抗淋巴瘤细胞YAC-1增殖作用[6]。

3. 心脑血管保护作用 黑种草子提取物对高脂饮食动物模型具有较好的降血脂和预防血管动脉粥样硬化作用[7]。

4. 其他作用 黑种草子在皮肤病、肾损害[8]等其他领域也有应用。

【用药警戒或禁忌】孕妇及热性病患者禁用。

【分子生药】基于DNA条形码序列的分子鉴定：ITS$_2$和psbA-trnH序列可以准确鉴别黑种草与同属近缘种[9]。

【附注】新疆当地用黑种草子做食品添加剂，维吾尔医用黑种草油剂治疗秃发、白发。

主要参考文献

[1] 信学雷，薛慧清，阿吉艾克拜尔·艾萨，等.黑种草属植物研究进展[J].时珍国医国药，2008，19(6)：1514-1517.

[2] OMA R A, GHOSHEH S, ABDULGHANI A, et al. High performance liquid chromatographic analysis of the pharmacologically active quinones and related compounds in the oil of the black seed (*Nigella sativa* L) [J]. Pharm Biomed Anal, 1999, 29(5)：757-762.

[3] XIN X L, YANG Y, ZHONG J, et al. Preparative isolation and purification of isobenzofuranone derivatives and saponins from seeds of *Nigella glandulifera* Freyn by high-speed counter-current chromatography combined withgel filtration[J]. Chromatogr A, 2009, 2216(19)：4258-4262.

[4] XIN X L, AISA H A, WANG H Q. Flavonoids and phenilic compounds from seeds of the Chinese plant *Nigella glandulifera* [J]. Chem Nat Compd, 2008, 24(3)：368-369.

[5] 耿东升，张宏涛，马光霞，等.瘤果黑种草组合物对豚鼠气管致痉RAW264.7细胞分泌炎症因子的影响[J].解放军药学学报，2018，4(1)：1-5.

[6] 李雅丽，王增尚，刘博，等.黑种草子化学成分和药理研究进展[J].中国药学杂志，2016，51(14)：1157-1161.

[7] 王红蕊，闫蓉，高俐，等.黑种草子提取物调节血管内皮细胞功能及血管新生作用[J].中国药理学通报，2017，33(11)：1611-1617.

[8] 李帅，赵占学.黑种草油改善药物性肾损害作用机制的研究进展[J].中国医院药学杂志，2017，37(19)：1997-2000.

[9] 陈士林.中国药典中药材DNA条形码标准序列[M].北京：科学出版社，2015：451-452.

（新疆维吾尔自治区中药民族药研究所 王果平 李晓瑾
新疆维吾尔自治区药检所 沙拉麦提·艾力 白宇 佟瑞敏）

102. 锁阳

Suoyang

CYNOMORII HERBA

【别名】地毛球、锈铁棒、锁严子、不老药、沙漠人参。

【来源】为锁阳科植物锁阳*Cynomorium songaricum* Rupr.的干燥肉质茎。

【本草考证】本品始载于《本草衍义补遗》。《本草纲目》载："锁阳，甘、温、无毒。大补阴气，益精血，利大便。润燥养筋，治痿弱。"《辍耕录》载："鞑靼地野马或与蛟龙交，遗精入地。久之，发起如笋，上丰下俭，鳞甲栉比，筋脉连络，其形绝类男阳，名曰锁阳。即肉苁蓉之类。或谓里妇之淫者就合之，一得阳气，勃然怒长。土人掘取，洗涤去皮，薄切晒干，以充药货，功力百倍于苁蓉。"本草记载与现今所用锁阳基本一致。

【原植物】多年生肉质寄生草本。无叶绿素，全株红棕色，高15～100cm，大部分埋于沙中。寄生根上着生大小不等的锁阳芽体，初近球形，后变椭圆形或长柱形，径6～15mm，具多数须根与脱落的鳞片叶。茎圆柱状，直立、棕褐色，径3～6cm，埋于沙中的茎具有细小须根，尤在基部较多，茎基部略增粗或膨大。茎上着生螺旋状排列脱落性鳞片叶，中部或基部较密集，向上渐疏；鳞片叶卵状三角形，长0.5～1.2cm，宽0.5～1.5cm。肉穗花序生于茎顶，伸出地面，棒状，长5～16cm、径2～6cm；其上着生非常密集的小花，雄花、雌花和两性花相伴杂生，有香气，花序中散生鳞片状叶。雄花：花长3～6mm；花被片通常离生或稍合生，倒披针形或匙形，长2.5～3.5mm，宽0.8～1.2mm，下部白色，上部紫红色；蜜腺近倒圆形，亮鲜黄色，长2～3mm，顶端有4～5钝齿，半抱花丝；雄蕊，花丝粗，深红色，当花盛开时超出花冠，长达6mm；花药丁字形着生，深紫红色，矩圆状倒卵形，长约1.5mm；雌蕊退化。雌花：花长约3mm；条状披针形，长1～2mm，宽0.2mm；花柱棒状，长约2mm，上部紫红色；柱头平截；子房半下位，内含1顶生下垂胚珠；雄花退化。

两性花少见：花长4～5mm；花被片披针形，长0.8～2.2mm，宽约0.3mm；雄蕊1，着生于雌蕊和花被之间下位子房的上方；花丝极短，花药同雄花。果为小坚果状，1株约产2万～3万粒，近球形或椭圆形，长0.6～1.5mm，直径0.4～1mm，果皮白色，顶端有宿存浅黄色花柱。种子近球形，径约1mm，深红色，种皮坚硬而厚。花期4～6月，果期5～7月。多寄生于白刺属*Nitraria*和红砂属*Reaumuria*等植物的根上。（图102-1）

生于荒漠草原、草原化荒漠与荒漠地带的河边、湖边、池边等生境，且有白刺、枇杷柴生长的盐碱地区。主要分布于新疆（准噶尔盆地、吐鲁番盆地、塔里木盆地、阿尔泰山地、天山山地等）、青海（柴达木盆地等）、甘肃（民勤、金塔、武威、张掖、酒泉）、宁夏（银北）、

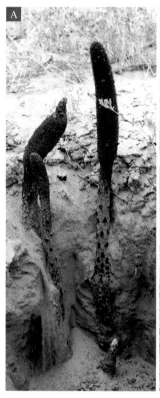
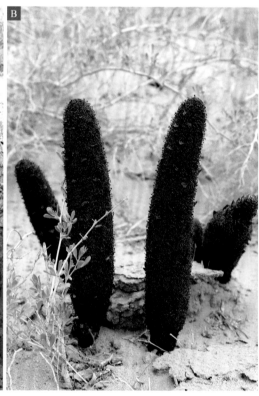

图102-1 锁阳

A. 全株　B. 花序

内蒙古（阿拉善盟、巴彦淖尔市、伊克昭盟西北部、乌兰察布盟北部、锡林郭勒盟西北部等）、陕西（榆林等地）等省区。

【主产地】 主产于内蒙古西部、甘肃、宁夏、新疆、青海等省区，道地产区为甘肃"河西走廊"（民勤、金塔、武威、张掖、酒泉等地）和内蒙古阿拉善盟[1]。

【栽培要点】

1. 生物学特性　锁阳为根寄生植物，不能够进行自养生活，其生长发育所需的水分和养分完全依赖于白刺。锁阳的营养生长阶段在沙土下面，不需要外部的光照，在其4～5年的生活史周期中，仅在最后一年的4～5月初出土开花，6～7月籽实成熟后植株枯萎死亡，光照环境下的生长时间仅为3个月左右[2]。

2. 栽培技术　锁阳种子需要处理促其萌发，用白刺根及茎浸出液在0～5℃条件下浸泡种子1～2月，或用300mg/kg萘乙酸液浸泡种子24小时，以打破锁阳种子的休眠期。选择平缓的、含水率较高的固定沙地，选择侧根发达的幼、壮白刺作为寄主。最佳的接种时间是4月中旬白刺萌发时开始接种，到7月底结束。接种的深度以50～60cm为宜。

【采收与加工】 春秋两季均可采挖。野生锁阳以春季采挖为宜，3～5月间，当锁阳刚出土或即将顶出沙土时采收，质量较好，出土开花后质量明显下降；栽培锁阳以秋季采挖为主，春季采挖为辅。采收后除去花序或茎尖，避免消耗养分，折断成节，晒干或烘干。或趁鲜切片干燥。

【药材鉴别】

（一）性状特征

干燥全草呈扁圆柱形，微弯曲，长5～15cm，直径1.5～5cm。表面棕色或棕褐色，粗糙，具明显纵沟或不规则凹陷，有的残存三角形的黑棕色鳞片。体重，质硬，难折断，断面浅棕色或棕褐色，有黄色的三角状维管束。气微，味甘而涩。

切片呈扁圆形，厚2～5mm，直径1.5～5cm。侧表面棕色或棕褐色，粗糙，具明显纵沟及不规则凹陷，有的残存三角形的黑棕色鳞片。切面浅棕色或棕褐色，呈颗粒状凸起或皱缩，有黄色三角状维管束。气微，味甘而涩。（图102-2）

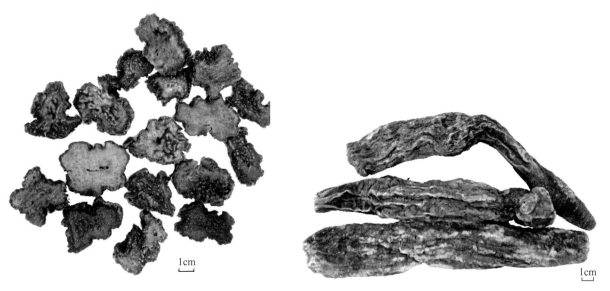

图102-2　锁阳药材图

（二）显微鉴别

1. 茎横切面　木栓层细胞约10列，棕黄色，栓内层细胞数列，内含棕色物质，表面有条状纹理。皮层与中柱界限不明显。维管束众多，散列或略呈径向排列，有时2个并列或数个排列成半圆形或略呈扇形，最外维管束较小。薄壁细胞含淀粉粒[3]。（图102-3）

2.粉末特征 粉末黄棕色。淀粉粒极多，常存在于含棕色物的薄壁细胞中，或包埋于棕色块中；单粒类球形或椭圆形，直径4～32μm，脐点十字状、裂缝状或点状，大粒层纹隐约可见。栓内层细胞淡棕色，表面观呈类方形或类长方形，壁多细波状弯曲，有的表面有纹理。导管黄棕色或近无色，主为网纹导管，也有螺纹导管，有的导管含淡棕色物。棕色块形状不一，略透明，常可见圆孔状腔隙。

（三）理化鉴别

薄层色谱 （1）取本品粉末1g，加水10ml，浸渍30分钟，滤过，取滤液作为供试品溶液。另取脯氨酸对照品，加水制成每1ml含2mg的溶液，作为对照品溶液。照薄层色谱法试验，吸取两种溶液各5μl，分别点于同一硅胶H薄层板上，以正丙醇-冰醋酸-乙醇-水（4∶1∶1∶2）为展开剂，展开，取出，晾干，喷以吲哚醌试液，晾干，在100℃加热至斑点显色清晰。供试品色谱中，在与对照品色谱相应的位置上，显相同颜色的斑点。（图102-4）

（2）取本品粉末1g，加乙酸乙酯20ml，超声处理30分钟，滤过，滤液浓缩至1ml，作为供试品溶液。另取熊果酸对照品，加甲醇制成每1ml含0.5mg的溶液，作为对照品溶液。照薄层色谱法试验，吸取供试品溶液10μl、对照品溶液4μl，分别点于同一硅胶G薄层板上，以甲苯-乙酸乙酯-甲酸（20∶4∶0.5）为展开剂，展开，取出，晾干，喷以10%硫酸乙醇溶液，加热至斑点显色清晰。供试品色谱中，在与对照品色谱相应的位置上，显相同的紫红色斑点。（图102-5）

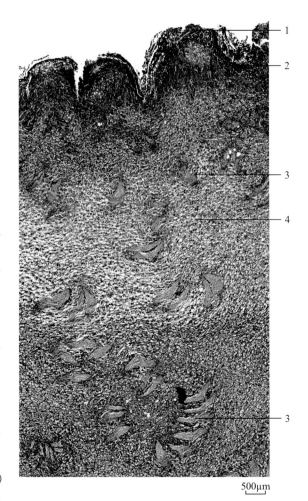

500μm

图102-3 锁阳茎横切面图

1. 木栓层　2. 栓内层　3. 维管束　4. 皮层

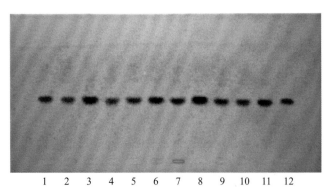

图102-4 锁阳薄层色谱图A

1～11.锁阳药材样品　12.脯氨酸对照品

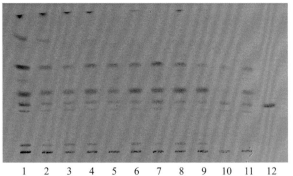

图102-5 锁阳薄层色谱图B

1～11.锁阳药材样品　12.熊果酸对照品

【质量评价】以个肥大、色红、坚实、断面粉性、不显筋脉者为佳。采用醇溶性浸出物测定法中的热浸法测定，以乙醇作溶剂，本品浸出物不得少于14.0%。

【化学成分】主要成分为黄酮类、三萜类、糖和糖苷类、挥发性成分、氨基酸类、甾体及有机酸类等。

1.**黄酮类** 芸香苷（rutin）、表儿茶素（epicatechin）、（＋）-儿茶素［（＋）-catechin］、芦丁（rutin）、柑橘素

（citrus）、异槲皮苷（isoquercitrin）、（－）-儿茶素［（－）-catechin］等。

2. 三萜类　熊果酸（ursolic acid）、乌苏烷-12-烯-28-酸-3β-丙二酸单酯（ursal-12-ene-28-acid-3β-malonic acid-monoester）、乙酰熊果酸（acetyl ursolic acid）、齐墩果酸丙二酸半酯（oleanolic acid half-ester）等。

3. 糖和糖苷类　葡萄糖、蔗糖、均一多糖SYP-A和SYP-B、n-丁基-α-D呋喃果糖苷（n-butyl-α-D furanoside）、n-丁基-β-D呋喃果糖苷（n-butyl-β-D furanoside）、姜油酮葡萄糖苷（gingeroneglucoside）、胡萝卜苷（daucosterol）等[4-5]。

4. 挥发性成分　四甲基吡嗪（tetramethylpyrazine）、2,3,5-三甲基吡嗪（2,3,5-trimethylpyrazine）。

5. 氨基酸类　含有17种氨基酸，尤以天门冬氨酸的含量为最高。除了色氨酸以外，锁阳共含有7种人体所必需氨基酸。

【性味归经】甘，温。归肝、肾、大肠经。

【功能主治】补肾阳，益精血，润肠通便。用于肾阳不足，精血亏虚，腰膝痿软，阳痿滑精，肠燥便秘。

【药理作用】

1. 治疗男科疾病　锁阳固精丸常用于治疗肾阳不足所引起的遗精、早泄、头晕、耳鸣等疾病，现在也常用来治疗慢性前列腺炎、男性不育、精囊炎等病。另外，锁阳与淫羊藿等配伍也可用来治疗肾阳虚所导致的性欲减退、身体虚弱，精神疲乏等病[6]。

2. 治疗妇科疾病　女性疾病的治疗多以补肾阳最为要。龟龄集长期应用可用来治疗妇科肾阳虚弱、冲任虚寒等症[7]。有研究龟龄集联合六味地黄丸可长期用来治疗妇女围绝经期月经紊乱，临床观察90例，结果有效率为96.7%，同时证明，锁阳可以调节妇女促性腺激素及雌激素水平，治疗妇女围绝经期月经紊乱[8]。

3. 润肠通便作用　通过对锁阳口服液的临床调查，认为锁阳对于临床老年便秘的治疗，将是一个较为理想的药物。赵文远等应用复方锁阳口服液治疗小儿便秘38例取得了较好的效果[9]。

4. 预防运动性疲劳作用　参姜锁阳益气片能提高人体耐寒、抗缺氧能力，具有抗运动性疲劳的作用，能够改善组织供氧、维持微循环血流通畅，提高抗缺氧能力[10]。

5. 其他作用　锁阳水煎剂具有良好抗急性脑缺血缺氧的作用。锁阳多糖具有抗骨质疏松的作用[11-12]。

主要参考文献

[1] 罗燕燕，马毅，张勋，等.锁阳的研究进展[J].中医研究，2017，30(05)：77-80.

[2] 袁永年，俞发正，王雪玲，等.野生锁阳人工驯化栽培技术[J].现代农业，2011(10)：11.

[3] 王勤，魏庆华.锁阳不同生育期中有机酸含量的动态研究[J].中国实验方剂学杂志，2010，16(6)：54-56.

[4] 张莉，裴栋，黄炎如，等.锁阳化学成分研究[J].中药材，2016，39(1)：74-77.

[5] 陶晶，屠鹏飞，徐文豪，等.锁阳茎的化学成分及其药理活性研究[J].中国中药杂志，1999(5)：36-38，62.

[6] 陈锐.锁阳固精丸临床应用解析[J].中国社区医师，2011(14)：14.

[7] 张颖，苗明三.常用补肾助阳中药治疗更年期综合征的探讨[J].中医学报，2011，26(9)：1084-1087.

[8] 曹利萍，尚春羿，寇耀时.龟龄集合六味地黄丸治疗妇女围绝经期月经紊乱90例[J].陕西中医学院学报，2009，32(2)：33-34.

[9] 赵文远，李志龙.复方锁阳口服液治疗小儿便秘38例[J].陕西中医，2007，28(7)：787.

[10] 李春杰，贾丹兵，李乃民，等.参姜锁阳益气片抗缺氧临床研究[J].中医药学报，2014，42(1)：76-77.

[11] 胡艳丽，王志祥，肖文礼.锁阳的抗缺氧效应及抗实验性癫痫的研究[J].石河子大学学报：自然科学版，2005，23(3)：302-303.

[12] 史平，朱薇，李晓鸣.锁阳多糖对去卵巢大鼠骨质疏松的改善作用[J].第三军医大学学报，2015，37(23)：2360-2363.

（北京大学药学院　阳衡　屠鹏飞）

103. 蓍草

Shicao

ACHILLEAE HERBA

【别名】一枝蒿、蜈蚣草、蜈蚣蒿、飞天蜈蚣、羽衣草。

【来源】为菊科植物蓍 *Achillea alpina* L.的干燥地上部分。

【本草考证】本品始载于《神农本草经》，列为上品。《名医别录》载："生少室（今河南登封市境内，嵩山也），八月九月采实，日干。"《新修本草》载："此草所在有之。"《图经本草》载："生少室山谷，今蔡州（今河南汝南县）上蔡县白龟祠旁，其生如蒿作丛，高五六尺，一本一二十茎，至多者五十茎，生便条直，所以异于众蒿也。秋后有花，出于枝端，红紫色，形如菊。"经考其他诸家本草，未见有新说。本草记载与现今所用蓍草基本一致。

【原植物】多年生草本。茎直立，密生柔毛，上部有分枝。叶互生，无柄；叶片披针形或长椭圆形，边缘栉齿状羽状深裂，裂片条形、边缘有锯齿状缺刻，叶基半抱茎。头状花序排列成伞房状，密生于枝顶，总苞片球形，苞片2～3层，长椭圆形，外苞片较短，边缘舌状花雌性，5～11朵，花冠矩圆形，白色，先端3浅裂；中央为管状花，白色，花药黄色，伸出花冠外。瘦果扁平，椭圆形，有翅，无冠毛。花果期7～9月。（图103-1）

多生于沟谷、山坡湿地或灌木丛中。主要分布于东北、华北及内蒙古等地。

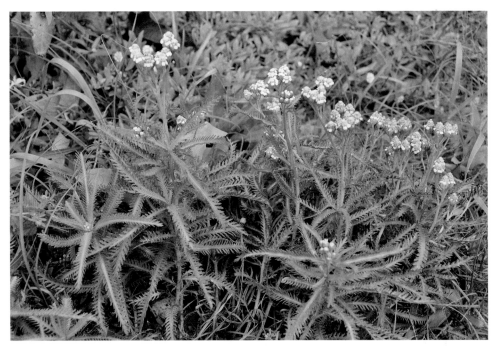

图103-1 蓍（潘超美 摄）

【主产地】主产于东北、华北及内蒙古、甘肃、宁夏、陕西、江西等地。

【栽培要点】

1.生物学特性 对气候要求不严，高山、平坝，排水良好的一般土壤均可栽培。

2.栽培技术 种子或分株繁殖。种子繁殖：春播或秋播，行距30～45cm，开浅沟将种子均匀撒入，覆土0.5cm，保持土壤湿润。分株繁殖：宜早春3～4月进行。

【采收与加工】夏、秋季采收，洗净，鲜用或晒干。

【药材鉴别】

（一）性状特征

茎圆柱形，直径1～5mm。表面黄绿色或黄棕色，具纵棱，被白色柔毛；质脆，易折断，断面白色，中部有髓或中空。叶常卷缩，破碎，完整者展平后为长线状披针形，裂片线形，表面灰绿色至黄棕色，两面被柔毛。头状花序密集成复伞房状，黄棕色；总苞片卵形或长圆形，覆瓦状排列。气微香，味微苦。（图103-2）

（二）显微鉴别

粉末特征　粉末灰绿色。非腺毛极多，多为5细胞，顶端细胞细长呈长鞭状。气孔不定式，副卫细胞3～5个。花粉粒类圆形，直径20～40μm，外壁具细小刺状突起，具3个萌发孔。纤维成束或散在，多碎断，细胞壁厚，孔沟明显。（图103-3）

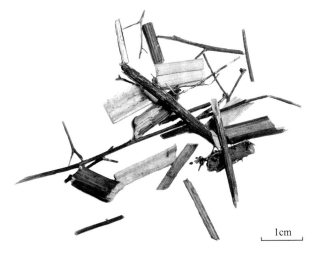

图103-2　著草药材图

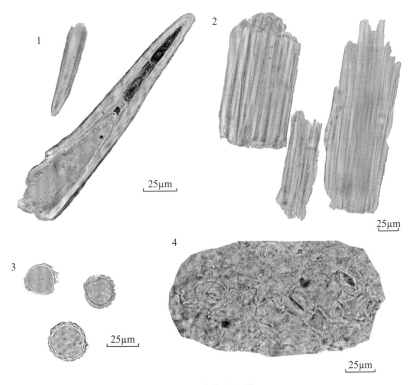

图103-3　著草粉末图
1.非腺毛　2.纤维　3.花粉粒　4.气孔

【质量评价】 以叶多、色黄绿者为佳。采用高效液相色谱法测定，本品按干燥品计算，含绿原酸（$C_{16}H_{18}O_9$）不得少于0.40%。

【化学成分】 主要成分为三萜类、倍半萜内酯、甾醇类等脂溶性成分和有机酸类等。

1. 三萜类　表木栓醇（friedelan-3beta-ol）具有抗肿瘤、抗乙肝病毒、抗炎等活性，此外，表木醛醇（friedelan-3beta-ol）还有可能是祛痰、镇咳的有效成分之一，表木栓醇等三萜类化合物可能在著草的抗炎、抗病毒机制中发挥重要作用。

2.有机酸类　全草含琥珀酸（succinic acid）、延胡索酸（fumaric acid）、α-呋喃酸（α-furan acid）、乌头酸（aconitic acid）。

【性味归经】苦、酸，平。归肺、脾、膀胱经。

【功能主治】解毒利湿，活血止痛。用于乳蛾咽痛，泄泻痢疾，肠痈腹痛，热淋涩痛，湿热带下，蛇虫咬伤。

【药理作用】

1.抑菌作用　菁草对金黄色葡萄球菌、痢疾杆菌、大肠埃希菌、铜绿假单胞菌均有较强的抑制作用。

2.抗炎、镇痛、镇静及解热作用　菁草对大鼠蛋清性足肿胀、大鼠棉球肉芽肿及小鼠醋酸扭体有明显抑制作用。对巴比妥钠有协同作用。对组织胺引起的毛细血管通透性的增高有降低作用。

3.保肝作用　菁草提取物对大鼠实验性肝损伤具有一定程度的预防作用和抗肝纤维化作用。

【用药警戒或禁忌】孕妇慎服。

（北京中医药大学　刘春生　杨瑶珺　孙一帆）

104. 照山白

Zhaoshanbai

RHODODENDRI FOLIUM

【别名】万经棵、铁石茶、达子香、兰荆、药芦。

【来源】为杜鹃花科植物照山白*Rhododendron micranthum* Turcz.的叶或带叶枝梢。

【本草考证】历代本草无记载，始见于《山东中草药手册》（1970）。

【原植物】常绿灌木，高可达2.5m，茎灰棕褐色；枝条细瘦。幼枝被鳞片及细柔毛。叶近革质，倒披针形、长圆状椭圆形至披针形，长（1.5～）3～4（～6）cm，宽0.4～1.2（～2.5）cm，顶端钝，急尖或圆，具小突尖，基部狭楔形，上面深绿色，有光泽，常被疏鳞片，下面黄绿色，被淡或深棕色有宽边的鳞片，鳞片相互重叠、邻接或相距为其直径的角状披针形或披针状线形，外面被鳞片，被缘毛；花冠钟状，外面被鳞片，内面无毛，花裂片5；雄蕊10，花丝无毛；子房5～6室，密被鳞片，花柱与雄蕊等长或较短，无鳞片。蒴果长圆形，被疏鳞片。花期5～6月，果期8～11月。（图104-1）

生于海拔1000～3000m的山坡、灌丛、山谷、峭壁及石岩上。主要分布于东北、华北、西北及山东、河南、湖北、湖南、四川等地。

【主产地】主产于辽宁、内蒙

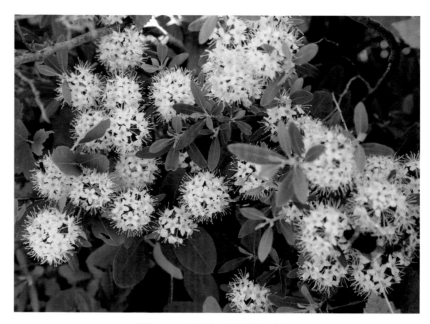

图104-1　照山白（向昌林　摄）

古、河北、山西等地。

【栽培要点】

1. 生物学特性 喜酸性植物，选择避风向阳、富含腐殖质、土壤结构疏松、排水良好、接近水源且方便管理、土壤呈酸性的地块做移植地为宜。

2. 栽培技术 以种子繁殖为主，也可以利用人工移植技术进行栽培。移栽繁殖：树木采挖的时间应选择在深秋或早春树木休眠时期进行，随采随运随栽，以利于成活，栽植时不宜过深，最好提前采一些照山白生长地的腐殖土埋在根部，以利于根部保水和生长。种子栽培：种子的采集时间应在10月中下旬蒴果变成褐色尚未开裂时进行，采收的干种子在播种前用25℃水浸泡24小时捞出，混上2倍容量的细沙，拌匀后用于播种[1]。

3. 虫害 地下活动的蝼蛄、地老虎及鼹鼠（瞎老鼠）等。

【采收与加工】 夏、秋季采收，除去杂质，晒干。

【药材鉴别】

（一）性状特征

叶片多反卷，有的破碎，完整者展平后呈长椭圆形或倒披针形，长2～5cm，宽0.5～1.5cm，先端钝尖，基部楔形，全缘，上面灰绿色或棕褐色，有灰白色毛茸，下面淡黄绿色，有密集的棕红色小点。主脉于下面突起，侧脉4～7对；叶柄长约3mm。近革质，易碎。枝圆柱形，顶端有圆锥花序，有多数小花，花冠钟形，白色，外被淡棕色卵状苞片。气芳香、味苦。（图104-2）

（二）显微鉴别

1. 茎枝横切面 木栓细胞数列，黄色至黄棕色，排列紧密，细胞类方形、类长方形或不规则形，有的切向壁具明显的点状增厚。皮层较宽，细胞呈长圆形或多边形，壁稍厚，孔沟明显。维管束外韧型，韧皮部较宽，细胞排列紧密，壁稍厚。形成层不明显。木质部宽广，全部木化。木质部束与射线均匀排列。导管较大，径向排列，周围有纤维束伴存，渐至中央纤维束较多。射线宽1～2列细胞，长圆形，径向延长，有的平周壁具纹孔。髓宽广，其间散有具纹孔的细胞。（图104-3）

2. 叶横切面 上、下表皮细胞均为1列，具气孔，外被角质层。上表皮细胞呈类圆形或长圆形，径向延长，具单细胞非腺毛。下表皮细胞呈类圆形，具腺鳞，侧面观似盾状。叶肉组织异面型，有栅栏组织和海绵组

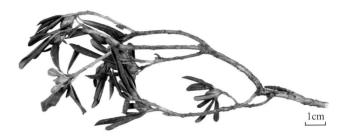

图104-2 照山白药材图

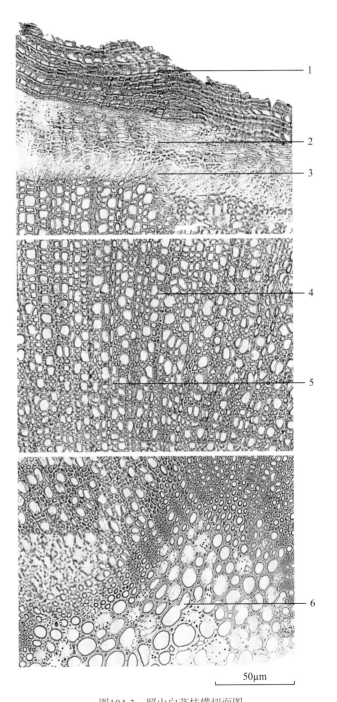

图104-3 照山白茎枝横切面图

1. 木栓层 2. 皮层 3. 韧皮部 4. 木质部 5. 木射线 6. 髓

织分化，上表皮下有栅栏细胞3～4列，细胞呈长圆柱形，不通过主脉；海绵组织细胞排列疏松。主脉维管束双韧型，多1～2个，其周围有木化的纤维束。主脉下表皮内有厚角组织。（图104-4）

3. 粉末特征　粉末黄绿色。腺鳞多见，顶面观呈菊花形，直径120～240μm，腺头由3～4层细胞组成，内含黄色或黄棕色物；腺柄由2～4列细胞组成。侧面观似贝壳形。单细胞非腺毛有两种，一种较细长，长19～85μm；一种粗短，长7～15μm，基部膨大。厚壁细胞多见，木化，壁呈深波状弯曲。木纤维多见，成束，木化壁较厚。韧皮纤维散在或成束，木化，壁厚。孔纹导管，直径4～9μm，网纹导管直径9～20μm，并有梯纹导管，均木化。（图104-5）

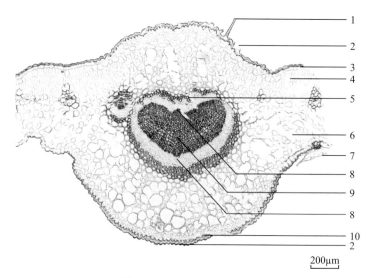

图104-4　照山白叶横切面图

1. 非腺毛　2. 角质层　3. 上表皮细胞　4. 栅栏细胞　5. 纤维束
6. 海绵组织　7. 腺鳞　8. 韧皮部　9. 木质部　10. 下表皮细胞

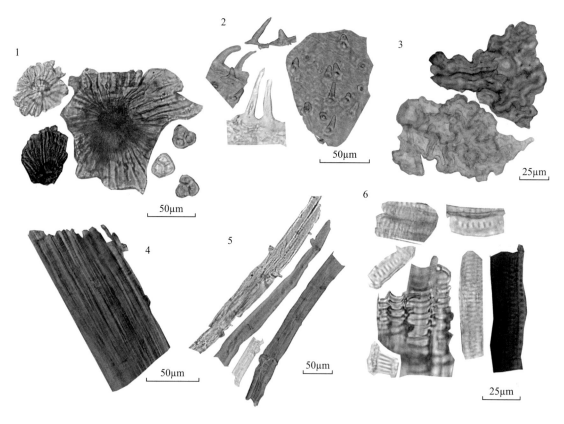

图104-5　照山白粉末图

1. 腺鳞　2. 非腺毛　3. 厚壁细胞　4. 木纤维　5. 韧皮纤维　6. 导管

（三）理化鉴别

薄层色谱　（1）取本品粉末5g，加1g碳酸钙，加乙醇50ml，水浴回流2小时，残渣加乙醇50ml，回流1小时，合并滤液，取半量，减压浓缩至干，残渣用水洗，浓缩至5ml，用乙酸乙酯提取，经无水硫酸钠脱水，滤过，减压浓缩至干，残渣溶于乙醇0.5ml中，作为供试品溶液。另取金丝桃苷对照品、槲皮素对照品溶液。照薄层色谱法试验，分别取10μl点于同一聚酰胺薄膜上，以三氯甲烷-甲醇-丁酮-乙酰丙酮（16：10：5：1）展开8cm，置紫外光灯

（254nm）下检视。供试品色谱中，在与对照品色谱的相应位置上，显相同颜色的斑点。

（2）取（1）保留的半量乙醇提取液，减压浓缩到5ml，加等量蒸馏水，再加入足量的乙酸铅饱和水溶液，滤过，滤液用硫酸钠饱和水溶液脱铅后，滤过，滤液浓缩至5ml，用三氯甲烷热提30分钟，用无水硫酸钠脱水，蒸干，残渣溶于甲醇0.25ml中，作为供试品溶液。另取梫木毒素-1对照品、莨菪亭对照品溶液，照薄层色谱法试验，分别取10μl点于同一硅胶G薄层板上，以乙烷–甲醇–乙酸乙酯（5∶1∶4）展开20cm，用10%三氯化锑氯仿液显色，置紫外光灯（254nm）下检视。供试品色谱中，在与对照品色谱的相应位置上，显相同颜色的斑点。

【质量评价】以叶片完整、色暗绿者为佳。

【化学成分】主要成分为黄酮类、酚酸类、挥发油、三萜类等以及梫木毒素（andromedotoxin）。其中，黄酮类和挥发油是其特征性成分和有效成分。梫木毒素属木藜芦烷类二萜，为其毒性成分[2-4]。

1.黄酮类 槲皮素（quercetin）、棉花皮素（gossypetin）、山柰酚（kaempferol）、金丝桃苷（hyperoside）、紫云英苷（astragalin）、槲皮素-3-O-β-D-葡萄糖苷和杨梅苷。

2.酚酸类 对-羟基苯甲酸（p-hydroxbenzoic acid）、原儿茶酸（protocatechuic acid）、香草酸（vanillic acid）和丁香酸（syringic acid）。

3.三萜类 羽扇豆醇、羽扇豆酮、3-羟基-30-降羽扇豆烷-20-酮、3羟基-11-烯-11,12-脱氢-28,13-乌苏酸内酯、熊果醇。

【性味归经】辛、酸，温；有大毒。归心、肺、大肠经。

【功能主治】止咳化痰，祛风通络，调经止痛。用于咳嗽痰多，风湿痹痛，腰痛，月经不调，痛经，骨折。

【药理作用】

1.对心血管的系统影响 梫木毒素有明显的降低血压和减慢心率的作用。心率减慢较降压先出现，但持续时间较短，与剂量有密切关系。

2.祛痰、镇咳作用 小鼠灌服照山白的挥发油有明显的镇咳作用（氨水喷雾引咳法），煎剂作用不明显。

3.其他作用 照山白总黄酮有明显的抗炎、镇痛及抗前列腺增生的作用[5]。

【用药警戒或禁忌】①本品有毒，内服不宜过量；孕妇禁服。梫木毒素是照山白中的主要毒性成分，含量较高，毒性较大。②小鼠腹腔注射照山白煎剂以及狗静注后，动物立即倒地，呼吸明显抑制，心跳微弱，舌色苍白，口吐黏液，神志迟钝，3小时后逐渐恢复。给大鼠静注后，立即出现心跳减慢，心律不齐，以上动物中毒表现，与照山白临床中毒症状基本相似。

【附注】照山白的枝叶具有毒性，春季采集者较秋季采集者毒性大10倍左右，杜鹃花属植物多数有此特性，用时要特别注意。

主要参考文献

[1] 苗强，赵琦.照山白杜鹃的人工栽培技术[J].北京农业，2015(18)：50.

[2] 常国栋，罗都强.照山白的化学成分研究[J].亚太传统医药，2011，7(4)：39-40.

[3] 杨秀岭，袁志芳，许慧君，等.照山白黄酮类化学成分的研究[J].药物分析杂志，2010，30(9)：1750-1752.

[4] 夏重道，杜安全，王红萍，等.照山白有效成分的化学研究[J].中国药科大学学报，1999，38(4)：314-315.

[5] 杨秀岭，袁志芳，张兰桐，等.照山白总黄酮的药理作用研究[J].中草药，2006，37(4)：583-584.

（内蒙古医科大学 王晓琴 杨来秀 王素巍）

105. 蜈蚣七

Wugongqi

CYPRIPEDII RADIX ET RHIZOMA

【别名】黑驴蛋、牌楼七、大口袋花。

【来源】为兰科植物毛杓兰*Cypripedium franchetii* E. H. Wilson或大叶杓兰*Cypripedium fasciolatum* Franch.的干燥根和根茎[1]。

【本草考证】历代本草未记载，始见于《陕西中草药》（1971），载："产秦岭及大巴山……味苦、辛，性温，有小毒。利尿消肿，活血化瘀，祛风湿，镇痛。花阴干，研粉，用于止血[1-2]。"

【原植物】

1. 毛杓兰　多年生草本，高20～35cm。根状茎粗壮，横走，密生多数须根。茎直立，密被长柔毛。叶3～5枚，椭圆形或卵状椭圆形，长10～16cm，宽4～6.5cm，先端尖，基部抱茎，边缘具细缘毛。花单生，淡紫红色至粉红色，具深色脉纹；花梗密被长柔毛；中萼片椭圆状卵形或卵形，合萼片椭圆状披针形，先端2浅裂；花瓣披针形，先端渐尖，内表面基部被长柔毛；唇瓣深囊状，椭圆形或近球形；退化雄蕊卵状箭头形至卵形，基部具短耳及短柄，背面略有龙骨状突起；子房被毛；蒴果椭圆形。花期5～7月。（图105-1）

生于海拔1500～3700m的疏林下或灌木林中湿润、腐殖质丰富和排水良好的地方，也见于湿润草坡上。主要分布于甘肃南部、山西南部、陕西南部、河南西部、湖北西部、四川东北至西北部。

2. 大叶杓兰　多年生草本，高30～45cm。根状茎粗短。茎直立，无毛或在上部近关节处具短柔毛。叶3～4枚，椭圆形或宽椭圆形，长15～20cm，宽6～12cm。通常具1花，极罕2花；花大，直径达12cm，有香气，黄色；中萼片卵状椭圆形或卵形，边缘有时略波状；唇瓣深囊状，近球形，有栗色斑点，长5～7cm，常多少上举，囊口边缘多少呈齿状，囊底具毛，外面无毛。花期4～5月。（图105-2）

生于海拔1600～2900m的疏林中、山坡灌丛下或草坡上。主要分布于湖北西部和四川东北部至西南部。

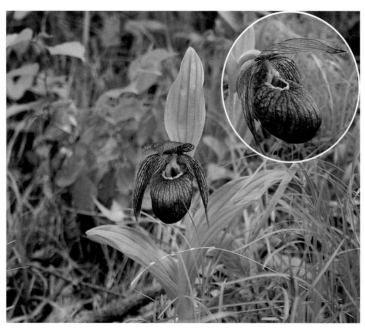

图105-1　毛杓兰（黎斌　摄）

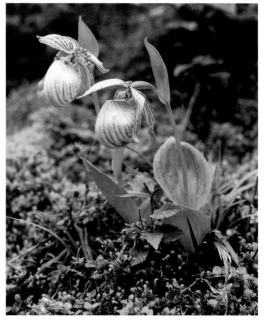

图105-2　大叶杓兰

【**主产地**】主产于陕西、甘肃、山西、河南、湖北、四川等地。

【**栽培要点**】

1. 生物学特性 一般生长在透水和保水性良好的倾斜山坡或石隙，稀疏的山草旁，次生杂木林荫下。性喜阴，忌阳光直射，喜湿润，忌干燥。

2. 栽培技术 春季或秋季播种，开浅沟，及时除草、松土。施用腐熟农家肥，也可叶面喷施肥料。

3. 病虫害 病害：叶斑病、软腐病、叶枯病、黑斑病、鞘锈菌、白绢病、炭疽病。虫害：介壳虫、潜叶蝇、红蜘蛛、蚜虫、蜗牛、蛞蝓。

【**采收与加工**】秋季采挖根及根茎，洗净、晒干。

【**药材鉴别**】

（一）性状特征

本品呈长圆柱形，稍扁，略作结节状，多弯曲不直，长8~20cm，直径0.8~2.2cm。表面深棕色至棕褐色，较粗糙，有多数层状环节及少数细纵皱纹，近先端的环节间常有棕黑色磷状残片。上面有数个类圆形疤状茎痕，有时残留茎基，下面具点状细根痕及少数残断细根。先端渐细，有残存的棕色茎基及叶基，末端钝或略细。质硬，折断面灰棕色至红棕色，维管束呈黄白色点状排列成环。无臭，味涩、微苦[3]。（图105-3）

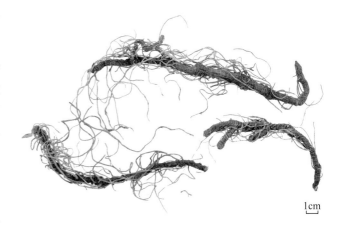

图105-3 蜈蚣七药材图

（二）显微鉴别

1. 根茎横切面 表皮细胞一层，扁长方形或类方形，外壁厚，木栓化；皮层细胞类圆形，略切向延长，细胞中可见不规则团块物；内皮层细胞较小，扁方形，胞壁稍厚；中柱占横切面的1/3，由周木维管束环状连接而成；淀粉粒大量存储于细胞内。（图105-4）

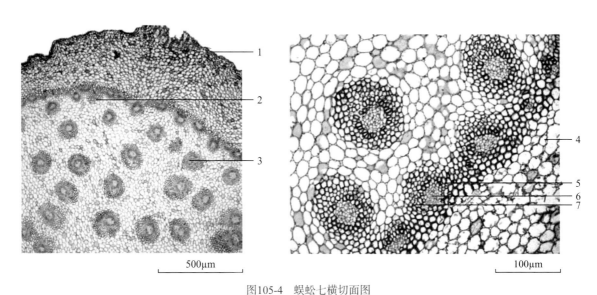

图105-4 蜈蚣七横切面图

1. 表皮 2. 纤维束 3. 维管束 4. 内皮层 5. 木质部 6. 韧皮部 7. 束鞘纤维

2.粉末特征　粉末灰褐色。韧皮纤维细胞壁极厚，细胞腔呈狭长的缝隙；鳞叶表皮细胞长方形或多角形，壁略厚，木栓化。导管螺纹，梯纹或网纹；木薄壁细胞长多角形、多角形，垂周壁念珠状增厚，壁孔类圆，分布密集。（图105-5）

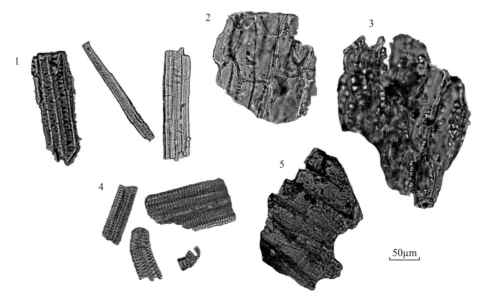

图105-5　蜈蚣七粉末图

1.韧皮纤维　2.木薄壁细胞　3.薄壁细胞含淀粉粒　4.导管　5.鳞叶表皮细胞

【性味归经】苦、辛，温；有小毒。

【功能主治】利尿消肿，活血祛瘀，祛风镇痛。用于全身浮肿，下肢水肿，小便不利，白带，风湿腰腿痛，跌打损伤。

【药理作用】利尿作用：大叶杓兰水提醇沉液能够使大鼠尿量明显增多，具有利尿之功能，对尿中Na^+、K^+离子的排出量也明显增加。

主要参考文献

[1] 陕西省革命委员会卫生局商业局编.陕西中草药[M].北京：科学出版社，1971：451.

[2] 穆毅.太白本草[M].西安：陕西科学技术出版社，2011：47.

[3] 彭强，陈有亮.蜈蚣七的生药鉴定[J].中药材，1993，16(5)：17-18.

（陕西中医药大学　唐志书　李铂　张东博　周瑞　雷莉妍）

106. 锦鸡儿

Jinjier

CARAGANASINICA RADIX

【别名】金雀根、阳雀花根、白心皮、土黄芪、野黄芪。

【来源】为豆科植物锦鸡儿*Caragana sinica*（Buc'hoz）Rehd.的干燥根。

【本草考证】本品始载于《救荒本草》："坝齿花本名锦鸡儿，又名酱瓣子，生山野间，中州人家园宅间亦多栽。叶似枸杞子叶而小，每四叶横生一处，枝梗亦似枸杞，有小刺。开黄花，状类鸡形，结小角儿，味甜。"《植物名实图考》载："白心皮生长沙山坡。丛生，细茎，高尺余。附茎四叶横生一处，叶小如鸡眼草叶，叶间密刺，长三四分。自根自梢，叶刺四面抱生，无着手处。横根无须，褐黑色。"本草记载与现今所用锦鸡儿基本一致。

【原植物】灌木，高1～2m。树皮深褐色；小枝有棱，无毛。托叶三角形，硬化成针刺，长5～7mm；叶轴脱落或硬化成针刺，针刺长7～15（25）mm；小叶2对，羽状，有时假掌状，上部1对常较下部的为大，厚革质或硬纸质，倒卵形或长圆状倒卵形，长1～3.5cm，宽5～15mm，先端圆形或微缺，具刺尖或无刺尖，基部楔形或宽楔形，上面深绿色，下面淡绿色。花单生，花梗长约1cm，中部有关节；花萼钟状，长12～14mm，宽6～9mm，基部偏斜；花冠黄色，常带红色，长2.8～3cm，旗瓣狭倒卵形，具短瓣柄，翼瓣稍长于旗瓣，瓣柄与瓣片近等长，耳短小，龙骨瓣宽钝；子房无毛。荚果圆筒状，长3～3.5cm，宽约5mm。花期4～5月，果期7月。（图106-1）

生于山坡和灌丛。主要分布于河北、陕西、江苏、江西、浙江、福建、河南、湖北、湖南、广西北部、四川、贵州、云南。

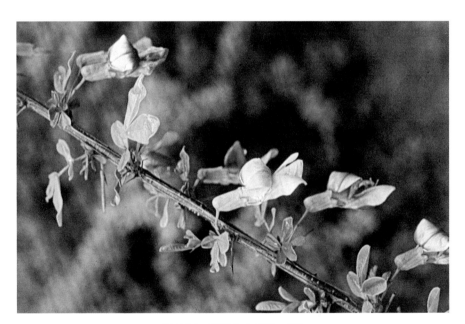

图106-1　锦鸡儿（于娟　摄）

【主产地】主产于华东、西北以及河北、湖南、湖北、四川等地。

【栽培要点】

1. 生物学特性　喜温暖气候，土壤要求深厚、肥沃、排水良好，可利用房屋前后等边角隙地栽培。

2. 栽培技术　分株繁殖：头年冬季，结合中耕，把母株四周根部挖伤或挖断，第2年从伤口处生出新苗，第3年2～3月移栽。

【采收与加工】于栽后4～5年采挖，在8～9月，挖起根部，洗净泥沙，剪成单枝，除去细根和尾须，刮去表面黑褐色粗皮。

【药材鉴别】

（一）性状特征

根圆柱形，略弯曲，长短不等，长的可达1～2m，直径0.5～2cm。表面棕褐色，有纵皱纹明显，并有稀疏而不规则的凸出横纹。质坚韧，不易折断，有多数纤维。横断面皮部淡黄色，肉厚，木部严重木质化成坚硬木心，呈淡

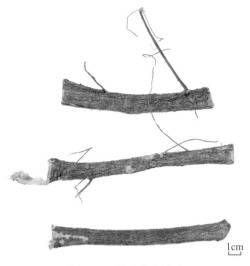

图106-2 锦鸡儿药材图

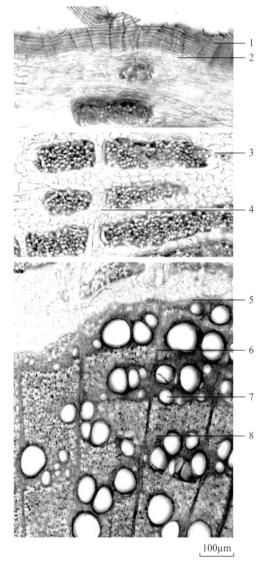

图106-3 锦鸡儿根横切面图

1.木栓层 2.栓内层 3.韧皮纤维束 4.韧皮射线
5.形成层 6.木射线 7.导管 8.木纤维束

黄棕色。气微，味涩，嚼之有豆腥味。（图106-2）

（二）显微鉴别

1. 根横切面　木栓层由10～15列棕色或棕褐色细胞组成，细胞呈扁长方形，沿径向整齐紧密排列，无细胞间隙，栓质化。栓内层狭窄，细胞呈椭圆形，切向延长。韧皮部宽广，韧皮纤维众多，多成束，切向断续排列成行，其周围细胞含草酸钙棱晶；韧皮射线2～4列细胞，外侧常弯曲。束内形成层明显。木质部导管单个散在或数个相聚，导管间具木纤维，木射线2～4列细胞。薄壁细胞含淀粉粒。（图106-3）

2. 粉末特征　粉末黄棕色。纤维细长，平直或弯曲，直径4～15μm，壁厚，胞腔细小；纤维束周围的薄壁细胞中含大量草酸钙方晶，形成晶纤维。晶纤维多见，常成束或2～3条并列。草酸钙方晶呈类方形、长方形或多面体状，长至16μm。具缘纹孔导管多见，形大，直径约至56μm，具缘纹孔排列紧密。淀粉粒众多，单粒类圆形、类椭圆形，直径2～9μm，脐点明显，呈点状、缝状、人字状、叉状，层纹不明显；复粒由2～4分粒组成。木栓细胞黄色或淡红棕色，呈多角形，壁稍厚。（图106-4）

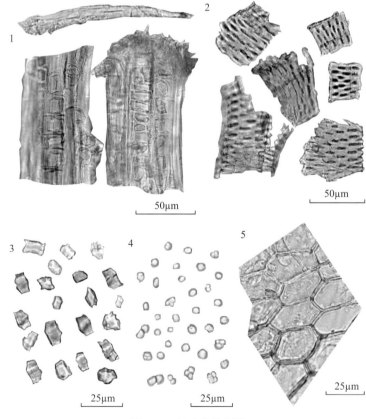

图106-4 锦鸡儿粉末图

1.纤维及晶纤维 2.导管 3.方晶 4.淀粉粒 5.木栓细胞

（三）理化鉴别

薄层色谱　取本品粉末1g，置于100ml具塞锥形瓶中，加95%乙醇50ml，密塞，超声处理30分钟，取出滤过，滤液浓缩，挥至近干无醇味，加甲醇2ml溶解，作为供试品溶液。精密称取α-葡萄素对照品0.5mg，加1ml甲醇溶解，制成对照品溶液。照薄层色谱法试验，分别吸取供试品溶液和对照品溶液各5μl点于同一硅胶HSG254高效薄层板上，以石油醚–三氯甲烷–乙酸乙酯（1∶1∶7）及三氯甲烷–乙酸乙酯–甲醇（6∶2∶1.5）为展开剂（两种展开剂中均含有1%的冰醋酸），展开，取出，晾干，置紫外光灯（254nm）下检视。供试品色谱中，在与对照品色谱相应的位置上，显相同颜色的斑点。

【化学成分】主要成分为异黄酮类、二苯乙烯低聚体类、三萜及甾体类、脂肪酸等[1-3]。

1. 异黄酮类　5-羟基-7-甲氧基-3′，4′-二甲氧基异黄酮（5-hydroxy-7-methoxy-3′，4′-dimethoxy isoflavone）、5-羟基-7,4′-二甲氧基异黄酮（5-hydroxy-7,4′-dimethoxy isoflavone）、芒柄花素（formononetin）、赝靛黄素（pseudobaptigenin）、flemichapparnin B等。

2. 二苯乙烯低聚体类　（＋）-α-葡萄素［（＋）-α-viniferin］、kobophenol A、caraganaphenol A、carapenol A～C、（＋）-isoampelopsin、（－）-ampelopsin F、carasinol A～D、leachianol C、miyabenol、pallidol等。

3. 三萜类　刺楸根皂苷（kalopanax saponin）F、雪胆苷（hemsloside）Ma3、楤木皂苷（araloside）A、锦鸡儿苷（caraganoside）A、竹节人参皂苷（chikusetsusaponin）Ⅳ。

4. 甾体类　β-谷甾醇（β-sitosterol）、胆甾醇（cholesrerol）、菜油甾醇（campesterol）、菜子甾醇（brassicasterol）、胡萝卜苷（daucosterol）、β-谷甾醇-3-O-（6′-O-油酰）-β-D-吡喃葡萄糖苷［β-sitosterol -3-O-（6′-O-oleoyl）-β-D-glucopyranoside］、6′-O-棕榈酰基-β-D-葡萄糖基谷甾醇（6′-O-palmitoyl-β-D-glucosyl sitosterol）、6′-O-硬脂酰-β-D-葡萄糖基谷甾醇（6′-O-stearoyl-β-D-glucosylsitosterol）。

【性味归经】甘、辛、微苦，平。归肺、脾经。

【功能主治】补肺健脾，活血祛风。用于虚劳倦怠，肺虚久咳，妇女血崩，白带，乳少，风湿骨痛，痛风，半身不遂，跌打损伤。

【药理作用】

1. 抗肿瘤和抗病毒作用　（＋）-α-viniferin和miyabenol C具有明显的抑制蛋白激酶C同工酶的活性。（＋）-α-viniferin能明显抑制NHEK细胞的增殖和MCF-7乳腺肿瘤细胞的增殖；miyabenol C可显著抑制肺癌细胞株A549细胞的生长。金雀根的乙酸乙酯部位（主要成分是二苯乙烯低聚体）具有较好的抗疱疹病毒Ⅰ型（HSV-1）和Ⅱ型（HSV-2）的活性[4]。

2. 抗炎作用　（＋）-α-viniferin能抑制全血中自由基的释放，并能抑制前列腺素H₂合成酶的活性[5]。

3. 降压作用　锦鸡儿醇或醚提取物均有较强的降压作用。对麻醉猫、部分实验兔及大鼠也有降压作用。

【附注】锦鸡儿根皮供药用，祛风活血，舒筋，除湿利尿，止咳化痰。花供药用，健脾益肾，和血祛风，解毒。

主要参考文献

[1] 马大友，胡昌奇.金雀根化学成分研究[J].中国中药杂志，2008，33(5)：517-520.

[2] 张礼萍，鞠美华，胡昌奇.金雀根中的异黄酮类成分[J].中草药，1996，27(3)：134-136.

[3] 骆宏丰，张礼萍，胡昌奇，等.金雀根二苯乙烯低聚体成分的研究[J].中草药，2000，31(9)：654-656.

[4] 杨中铎，李涛，杨明俊，等.锦鸡儿属植物化学成分及生物活性研究进展[J].中成药，2008，30(11)：1678-1681.

[5] 刘红霞，林文翰，杨峻山.锦鸡儿属植物化学成分及药理作用研究进展[J].中成药，2004，39(5)：327-330.

（内蒙古医科大学　王晓琴　杨来秀　王素巍）

107. 罂粟壳

Yingsuqiao

PAPAVERIS PERICARPIUM

【别名】御米壳、米囊皮、米罂皮。

【来源】为罂粟科植物罂粟*Papaver somniferum* L.的干燥成熟果壳。

【本草考证】本品基原植物罂粟始载于《本草拾遗》，名"罂子粟"。《开宝本草》《证类本草》《本草品汇精要》均收载罂粟壳，记载："罂粟壳，味甘，平，无毒。"罂粟壳功用始载于《本草发挥》，别名御米壳："涩平、入肺、大肠、肾经。敛肺止咳，涩肠、止痛。治久咳、久泻、久痢、脱肛、便血、胃痛、筋骨痛等。"《本草纲目》载："罂粟，其壳入药甚多……酸、涩、微寒，无毒……止泻痢，固脱肛，治遗精久咳，敛肺涩肠，止心腹筋骨诸痛。"本草记载与现今所用罂粟壳基本一致。

【原植物】一年生草本。无毛或植株下部或总花梗上被极少的刚毛，主根近圆锥状，垂直。茎直立，不分枝，具白粉。叶互生，叶片卵形或长卵形，先端渐尖至钝，基部心形，边缘为不规则的波状锯齿，两面无毛，具白粉，叶脉明显，略突起；下部叶具短柄，上部叶无柄、抱茎。花单生；花蕾卵圆状长圆形或宽卵形，无毛；萼片2，宽卵形，绿色，边缘膜质；花瓣4，近圆形或近扇形，边缘浅波状或各式分裂，白色、粉红色、红色、紫色或杂色；雄蕊多数，花丝线形，白色，花药长圆形，淡黄色；子房球形，绿

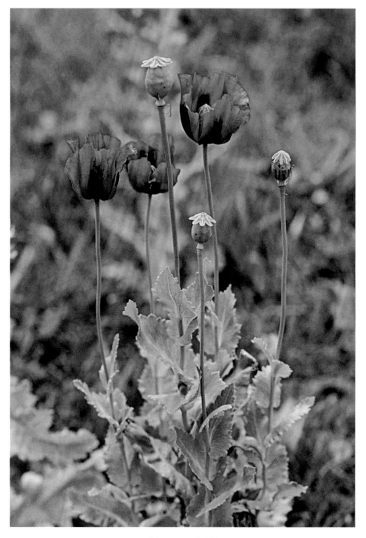

图107-1　罂粟

色，无毛，柱头（5～）8～12（～18），辐射状，连合成扁平的盘状体，盘边缘深裂，裂片具细圆齿。蒴果球形或长圆状椭圆形，长4～7cm，直径4～5cm，无毛，成熟时褐色。种子多数，黑色或深灰色，表面呈蜂窝状。花果期3～11月。（图107-1）

生于900～1300m向阳山坡、草地；原产南欧，我国许多地区有关药物研究单位有栽培。

【主产地】主产于云南昆明和甘肃武威等地。

【采收与加工】秋季将成熟果实或已割取浆汁后的成熟果实摘下，破开，除去种子和枝梗，干燥。

【药材鉴别】

（一）性状特征

果壳椭圆形或瓶状卵形，多已破碎成片状，直径1.5～5cm，长3～7cm。外表面黄白色、浅棕色至淡紫色，平滑，略有光泽，无割痕或有纵向或横向的割痕；顶端有6～14条放射状排列呈圆盘状的残留柱头；基部有短柄。内表面

淡黄色，微有光泽，有纵向排列的假隔膜，棕黄色，上面密布略突起的棕褐色小点。体轻，质脆。气微清香，味微苦。（图107-2）

（二）显微鉴别

1.**果壳横切面** 外果皮细胞1列，外被厚角质层。中果皮外侧为3～4列厚角细胞，其下为薄壁组织；维管束分布在中果皮中，位于胎座基部的1个较大，其外侧有纤维束，韧皮部有乳汁管。内果皮为1列切向延长的细胞，壁稍厚，木化，纹孔明显。胎座薄壁组织中有小型周木维管束散在[1-2]。（图107-3）

2.**粉末特征** 粉末黄白色。果皮外表皮细胞表面观类多角形或类方形，直径20～50μm，壁厚，有的胞腔内含淡黄色物。果皮内表皮细胞表面观长多角形、长方形或长条形，直径20～65μm，长25～230μm，垂周壁厚，纹孔和孔沟明显，有的可见层纹。果皮薄壁细胞类圆形或长圆形，壁稍厚。导管多为网纹导管或螺纹导管，直径10～70μm。韧皮纤维长梭形，直径20～30μm，壁稍厚，斜纹孔明显，有的纹孔相交成人字形或十字形。乳汁管长条形，壁稍厚，内含淡黄色物。（图107-4）

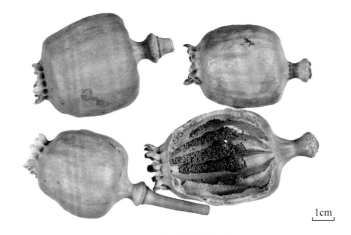

图107-2 罂粟壳药材图

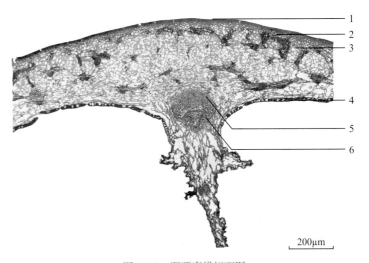

图107-3 罂粟壳横切面图

1.外果皮 2.厚角组织 3.薄壁细胞 4.内果皮 5.纤维束 6.导管

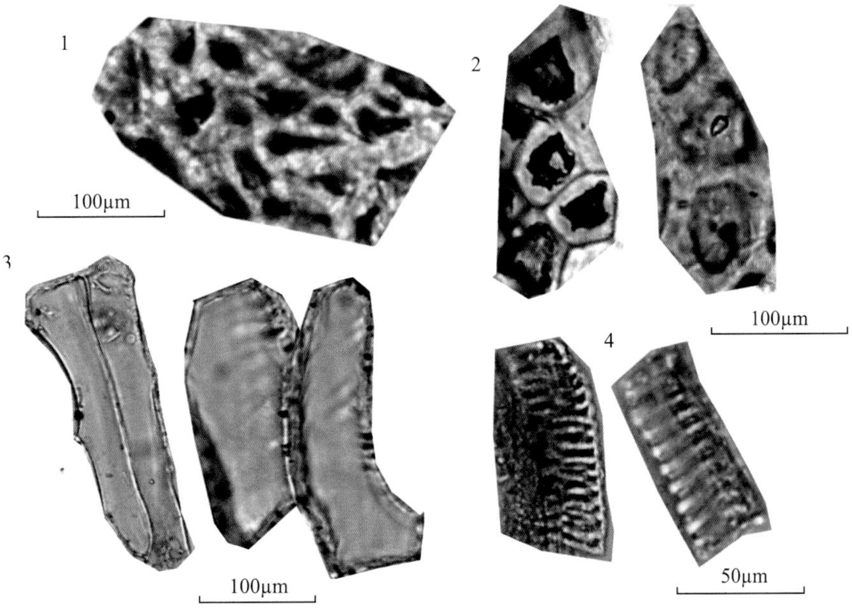

图107-4 罂粟壳粉末图

1.果皮外表皮 2.石细胞 3.薄壁细胞 4.导管

（三）理化鉴别

薄层色谱　取本品粉末2g，加甲醇20ml，加热回流30分钟，趁热滤过，滤液蒸干，残渣加甲醇1ml使溶解，作为供试品溶液。另取吗啡对照品、磷酸可待因对照品和盐酸罂粟碱对照品，加甲醇制成每1ml各含1mg的混合溶液，作为对照品溶液。照薄层色谱法试验，吸取上述两种溶液各2～4μl，分别点于同一用2%氢氧化钠溶液制备的硅胶G薄层板上，以甲苯–丙酮–乙醇–浓氨试液（20：20：3：1）为展开剂，展开，取出，晾干，置紫外光灯（365nm）下检视。供试品色谱中，在与对照品色谱相应的位置上，显相同颜色的荧光斑点；再依次喷以稀碘化铋钾试液和亚硝酸钠乙醇试液，显相同颜色的斑点。

【质量评价】采用高效液相色谱法测定，本品按干燥品计算，含吗啡（$C_{17}H_{19}O_3N$）应为0.06%～0.40%。

【化学成分】主要成分为阿片生物碱类和多糖类。其中，阿片生物碱是其有效成分和毒性成分。

1.生物碱类　吗啡（morphine）、那可汀（narcotine）、那碎因（narceine）、罂粟碱（papaverin）、罂粟壳碱（narcotoline）、可待因（codeine）、原阿片碱（protopine）、多花罂粟碱（salutaridine）等。

2.多糖类　景天庚糖（sedoheptulose）、D-甘露庚醛糖（D-mannoheptulose）、D-甘油基-D-甘露辛酮糖（D-glycero-D-mannooctulose）等[3-5]。

3.其他　内消旋肌醇（myo-inositol）、赤藓醇（erythritol）等。

【性味归经】酸、涩，平；有毒。归肺、大肠、肾经。

【功能主治】敛肺，涩肠，止痛。用于久咳，久泻，脱肛，脘腹疼痛。

【药理作用】

1.镇痛作用　罂粟壳有显著的镇痛作用，并有高度选择性，镇痛时，不但病人的意识未受影响，其他感觉亦存在。对持续性疼痛（慢性痛）效力胜过其对间断性的锐痛[6-8]。

2.呼吸抑制与镇咳作用　罂粟壳中吗啡对呼吸中枢有高度选择性抑制作用，在低于镇痛的剂量时，对呼吸已有抑制。吗啡的止咳作用也很强，主要由于对咳嗽中枢的抑制。止咳所需的剂量比止痛小[9-10]。

3.对消化道及其他平滑肌器官的作用　罂粟壳中吗啡可致便秘，主要由于胃肠道及其括约肌张力提高，加上消化液分泌减少和便意迟钝。因而使胃肠道内容物向前推进的运动大大延缓[10]。

4.其他作用　反复应用罂粟壳提取液后可产生耐受性，但只有中枢抑制作用有耐受性，如镇痛、催眠、抑制呼吸等，其兴奋作用以及其对瞳孔、平滑肌等作用则无耐受性[3]。

【用药警戒或禁忌】本品易成瘾，不宜常服；孕妇及儿童禁用；运动员慎用。

主要参考文献

[1] 黄长美，洪美珍.膳食中罂粟壳的鉴别[J].江西中医药大学学报，1995，15(2)：26-27.

[2] 王通洲，朱山寅.罂粟壳和丽春花果实的鉴别[J].中药材，1998，21(1)：14-15.

[3] 汪元符.GPC-UPLC-MS/MS测定湿润烧伤膏中罂粟壳化学成分[J].中国执业药师，2016，13(7)：12-16.

[4] 刘永利，袁浩，李冬梅，等.UPLC法测定罂粟壳中3种生物碱类成分含量[J].中药材，2011，34(9)：1386-1388.

[5] 李雕，李进瞳，曾燕，等.不同等级罂粟壳有效成分含量的研究[J].中国中药杂志，2010，35(17)：2246-2249.

[6] 王华伟.罂粟壳与吗啡镇痛作用对比的实验研究[J].辽宁中医杂志，2008，373(06)：941-942.

[7] 陈鸣.罂粟壳的临床应用与管理现状[J].中国药房，2016，27(25)：3461-3463.

[8] 王华伟.罂粟壳、香黄合剂与吗啡的镇痛作用及对肠蠕动影响的对比实验研究[D].沈阳：辽宁中医药大学，2008.

[9] 李泰标，周有德.罂粟壳"治久咳"初探[J].光明中医，2014，(10)：2172-2173.

[10] 柴广春.超量服罂粟壳致中毒反应[J].中国中药杂志，1998，23(10)：636.

（甘肃中医药大学　晋玲　马晓辉　吕蓉）

108. 辣椒

Lajiao

CAPSICI FRUCTUS

【别名】番椒、秦椒、辣茄。

【来源】为茄科植物辣椒*Capsicum annuum* L.或其栽培变种的干燥成熟果实。

【本草考证】本品始载于《食物本草》，称为番椒："出蜀中，今处处有之，木本低小，入植盆中，结实如铃，内子极细，研入食品，极辛辣。"《植物名实图考》载："辣茄，种种不一，入药惟取细长如象牙，又如人指者。作食料皆可用。"本草记载与现今所用辣椒基本一致。

【原植物】一年生或有限多年生植物；高40～80cm。茎近无毛或微生柔毛，分枝稍之字形折曲。叶互生，枝顶端节不伸长而成双生或簇生状，矩圆状卵形、卵形或卵状披针形，长4～13cm，宽1.5～4cm，全缘，叶柄长4～7cm。花单生，花萼杯状，不显著5齿；花冠白色，裂片卵形；花药灰紫色。果梗较粗壮，果实长指状，顶端渐尖且常弯曲，未成熟时绿色，成熟后成红色、橙色或紫红色，味辣。种子扁肾形，长3～5mm，淡黄色。花、果期5～11月。（图108-1）

【主产地】全国各地均产。

【栽培要点】

1.生物学特性　喜温多湿，不耐高温，对光照要求不严格，以地势高亢爽水、土层深厚肥沃的土地栽培最佳，忌连作。前茬宜选禾本科作物，不宜选茄子、西红柿等作物，否则病害严重。

2.栽培技术　种子育苗繁殖，地膜垄作栽培。幼苗移栽时多带土，少伤根，淘汰病苗、弱苗，选"冷尾暖头"晴天上午进行[1]。

3.病虫害　病害：青枯病、病毒病、猝倒病、炭疽病等。虫害：地老虎、蓟马、蚜虫、根结线虫等。

【采收与加工】夏、秋二季果皮变红色时采收，除去枝梗，晒干。

【药材鉴别】

（一）性状特征

果实圆锥形、类圆锥形，略弯曲。表面橙红色、红色或深红色，光滑或较皱缩，显油性，基部微圆，常有绿棕色、具5裂齿的宿萼及果柄。果肉薄。质较脆，横切面可见中轴胎座，有菲薄的隔膜将果实分为2～3室，内含多数种子。气特异，味辛、辣。（图108-2）

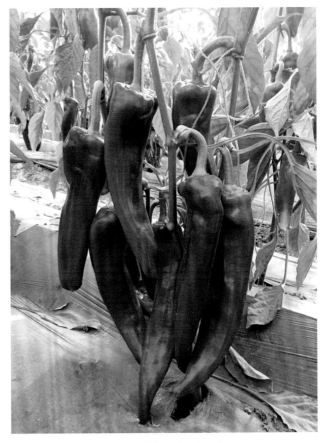

图108-1　辣椒（张春红　摄）

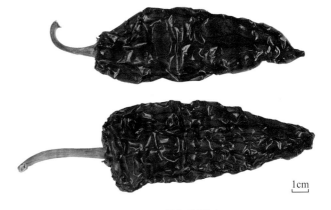

图108-2　辣椒药材图

（二）显微鉴别

1.果实横切面　外果皮表皮为一列厚壁细胞，排列整齐，外侧角质层很厚且平坦，内方有少数纹孔与皮下层相通；皮下层由3～4层厚角细胞组成，壁角质化，壁上有多数纹孔；中果皮薄壁组织由7～10层类圆形薄壁细胞组成，有细胞间隙，细胞内含油滴及色素粒，个别细胞含有细小的草酸钙砂晶；靠近中果皮内侧具有少数小型周韧型维管束；中果皮最内一层为巨形细胞层，占果皮厚度的1/3左右，由巨大的薄壁细胞组成，细胞中空，无内含物；内果皮由石细胞群与薄壁细胞群相间组成，石细胞壁厚而木化，常紧靠巨型细胞的凸出处。（图108-3）

2.粉末特征　粉末红棕色或红橙色。外果皮细胞方形，多角形或不规则形，壁颇厚，略具壁孔；中果皮薄壁细胞含众多油滴（新鲜粉末）及红色或黄色球形颗粒，亦含草酸钙砂晶；内果皮石细胞壁较薄，波状，半透明，有念珠状壁孔；种皮石细胞较大，壁厚，波状，有较大的壁孔；内胚乳细胞多角形，充满糊粉粒。（图108-4）

（三）理化鉴别

薄层色谱　取本品粗粉2g，加甲醇–四氢呋喃（1∶1）混合溶液25ml，超声处理30分钟，滤过，滤液蒸干，残渣加乙醇2ml使溶解，离心，取上清液作为供试品溶液。另取辣椒素对照品，加甲醇制成每1ml含0.5mg的溶液，作为对照品溶液。照薄层色谱法试验，吸取供试品溶液2～10μl、对照品溶液5μl，分别点

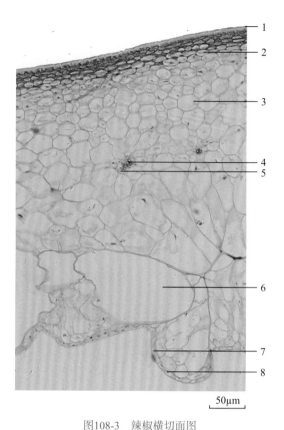

50μm

图108-3　辣椒横切面图

1.外果皮表皮细胞　2.皮下层　3.中果皮薄壁组织
4.木质部　5.韧皮部　6.巨型细胞　7.内果皮薄壁细胞
8.内果皮石细胞

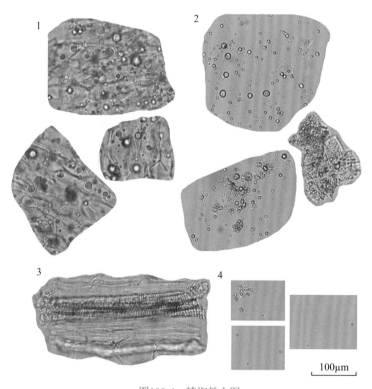

100μm

图108-4　辣椒粉末图

1.油细胞　2.脂肪油　3.导管　4.糊粉粒

于同一硅胶G薄层板上，以石油醚（60～90℃）-乙酸乙酯-二氯甲烷-浓氨试液（10：10：5：0.05）为展开剂，展开，取出，晾干，喷以0.5%的2,6-二氯醌-4-氯亚胺甲醇溶液（临用配制），用氨蒸气熏至斑点显色清晰。供试品色谱中，在与对照品色谱相应的位置上，显相同颜色的斑点。（图108-5）

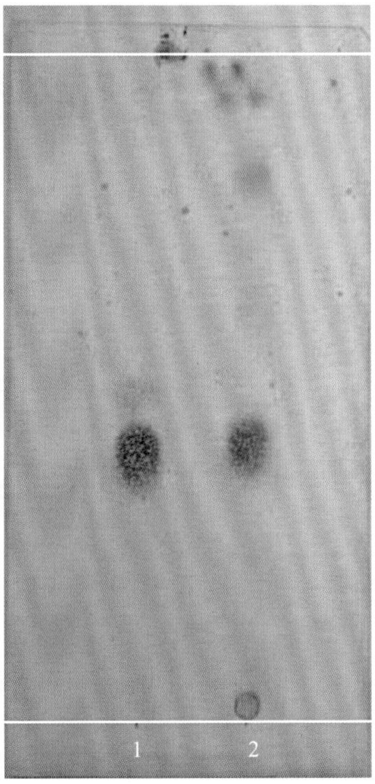

图108-5　辣椒薄层色谱图

1. 辣椒素对照品　2. 辣椒药材样品

【质量评价】以外观色泽鲜艳、无霉变者为佳。采用高效液相色谱法测定，本品按干燥品计算，含辣椒素（$C_{18}H_{27}NO_3$）和二氢辣椒素（$C_{18}H_{29}NO_3$）的总量不得少于0.16%。

【化学成分】主要成分为香草胺生物碱类物质，也是其特征性成分和有效成分。

香草胺生物碱类：辣椒素、二氢辣椒素等。

【性味归经】辛，热。归心、脾经。

【功能主治】温中散寒，开胃消食。用于寒滞腹痛，呕吐，泻痢，冻疮。

【药理作用】

1. 镇痛作用　对伤害性热和化学品刺激所引起的疼痛有明显的失敏作用，对带状疱疹神经痛、三叉神经痛、糖尿病神经痛等慢性顽固性神经痛及骨关节炎、牛皮癣等有明显疗效。

2. 预防心血管疾病作用　可降低胆固醇，预防心脏病。

3. 抑菌抗炎作用　具有抗病菌和镇痛消炎作用，还可作为健胃剂，有促进食欲、改善消化等生物学功能。

4. 其他作用　减轻吗啡类药物戒断综合征，可防止阿司匹林对胃肠道的损伤和出血副作用，能促进皮肤药物的吸收。辣椒素可刺激人舌的味觉感受器，反射性地引起血压上升[2]。

【用药警戒或禁忌】胃及十二指肠溃疡，急性胃炎，肺结核以及痔疮或眼部疾病患者忌用。

【分子生药】

1. 分子鉴定　利用RAPD标记、SSR分子标记检测对辣椒亲缘关系进行分析，对辣椒材料进行分类；辣椒杂交种纯度检测，标记鉴定结果与田间种植形态鉴定结果完全一致[3-4]。采用SSR标记技术对辣椒进行纯度鉴定，能够准确地将母体自交种与杂交种区分开来。

2. 遗传育种　不同品种辣椒的遗传多态性较为丰富，采用ISSR标记技术及相关序列扩增多态性（PCR）分子标记可进行辣椒的遗传多样性分析[5]。采用辣椒雄性不育的基因选育杂交种，可免除人工蕾期去雄等环节，降低杂交制种难度和成本，保证辣椒杂交种产量和纯度[6]。

主要参考文献

[1] 吕和平，郭满库，陈雨天，等.农业措施对辣椒疫病的生态控制效应[J].甘肃农业科技，1998，(3)：44-46.

[2] 黎万寿，陈幸.辣椒的研究进展[J].中国中医药信息杂志，2002，(3)：82-84.

[3] 刘子记，李静婷，杨衍，等.辣椒杂交种SSR分子标记鉴定及表型比较分析[J].华北农学报，2014，29(1)：69-72.

[4] 李智军，曾晶，龙卫平，等.黄皮尖椒秀黄F_1种子纯度的RAPD鉴定[J].广东农业科学，2012，39(23)：136-138.

[5] 刘君，李东，曾林，等.利用ISSR分子标记分析辣椒种质资源遗传多样性[J].江苏农业科学，2016，44(7)：80-83.

[6] 靳艳革，岳振平，顾桂兰.辣椒常用育种方法研究进展初探[J].农业科技通讯，2013(1)：132-134.

（内蒙古自治区中医药研究所　李旻辉　　内蒙古医科大学　周保昌）

109. 蕤仁

Ruiren

PRINSEPIAE NUX

【别名】蕤核、蕤子、扁核木。

【来源】为蔷薇科植物蕤核*Prinsepia uniflora* Batal.或齿叶扁核木*Prinsepia uniflora* Batal. var. *serrata* Rehd.的干燥成熟果核。

【本草考证】本品始载于《神农本草经》，列为上品，名蕤核。《本草经集注》载："蕤核，今从北方来，云出彭城间。形如乌豆，大圆而扁，有文理，状似胡桃，今人皆合壳用为分两，此乃应破取仁秤之，医方惟以疗眼。"《图经本草》载："蕤核树生叶细似枸杞而狭长，花白，干附茎生，紫赤色，大如五味子，茎多细刺，六月熟。今出雍州。五月、六月采，日干。"本草记载与现今所用蕤仁基本一致。

【原植物】

1. **蕤核** 灌木，高1～2m。小枝灰绿色或灰褐色，无毛或有极短柔毛；枝刺钻形，长0.5～1cm，无毛，刺上不生叶。叶互生或丛生，近无柄；叶片长圆披针形或狭长圆形，先端圆钝或急尖，基部楔形或宽楔形，全缘，有时呈浅波状或有不明显锯齿，上面深绿色，下面淡绿色，中脉突起，两面无毛；托叶小，早落。花单生或2～3朵；花梗长3～5mm，无毛；花萼筒陀螺状；花瓣白色，有紫色脉纹，倒卵形，长5～6mm，先端啮蚀状，基部宽楔形，有短爪，着生在萼筒口花盘边缘处；核为左右压扁的卵球形，长约7mm，有沟纹。花期4～5月，果期8～9月。（图109-1）

生于海拔900～1100m山坡阳处或山脚下，性耐干旱。主要分布于河南、山西、陕西、内蒙古、甘肃和四川等省区。

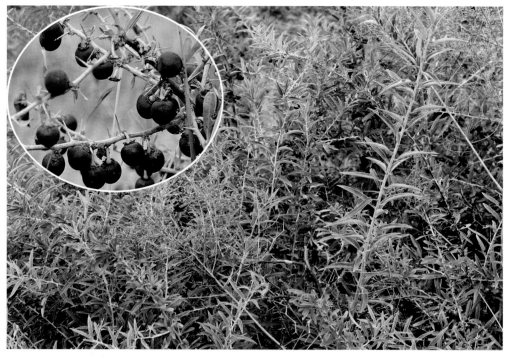

图109-1 蕤核

2. **齿叶扁核木** 本变种叶片边缘有明显锯齿，不育枝上叶片卵状披针形或卵状长圆形，先端急尖或短渐尖；花

枝上叶片长圆形或窄椭圆形；花梗长5～15mm。（图109-2）

生于海拔800～2000m的山坡、山谷以及沟边黄土丘陵地。主要分布于山西、陕西、甘肃、青海、四川。

【主产地】主产于山西、陕西、甘肃等地。

【采收与加工】夏、秋间采摘成熟果实，除去果肉，洗净，晒干。用时捣碎，或敲去内果皮取种仁用。

【药材鉴别】

（一）性状特征

果核类卵圆形，稍扁，长7～10mm，宽6～8mm，厚3～5mm。表面淡黄棕色或深棕色，有明显的网状沟纹，间有棕褐色果肉残留，顶端尖，两侧略不对称。质坚硬，种子扁卵圆形，种皮薄，浅棕色或红棕色，易剥落；子叶2，乳白色，有油脂。气微，味微苦。（图109-3）

（二）显微鉴别

1. 内果皮横切面　由多层排列紧密的石细胞组成，石细胞多为长圆形，长条形，少数类圆形，直径14～130μm，壁极厚，孔沟明显，中部常成环状断裂，偶有胞腔内含黄棕色物。

2. 种仁横切面　种皮外表皮为3～4列棕色细胞，有时可见壁孔，其下为数列颓废的薄壁细胞，种皮的内表皮为1列无色大型薄壁细胞，外胚乳颓废，内胚乳1列，含油滴。（图109-4）

3. 粉末特征　粉末黄棕色。多见石细胞，石细胞多为长圆形，长条形，少数类圆形，直径14～130μm，壁极厚，孔沟明显，中部常成环状断裂，偶有胞腔内含黄棕色物；可见油管及少量内果皮细胞。（图109-5）

（三）理化鉴别

薄层色谱　取本品粉末2g，加石油醚（30～60℃）30ml，超声处理30分钟，弃去石油醚液，药渣再加石油醚（30～60℃）30ml洗涤2次，每次15ml，弃去石油醚液，药渣挥干，加无水乙醇30ml，超声处理30分钟，滤过，滤液蒸干，残渣加无水乙醇1ml使溶解，作为供试品溶液。另取熊果酸对照品，加无水乙醇制成每1ml含0.2mg的溶液，作为对照品溶液。照薄层色谱法试验，吸取上述两种溶液各4～8μl，分别点于同一硅胶G薄层板上，以石油醚（30～60℃）–丙酮（5：2）为展开剂，展开，取出，晾干，喷以10%硫酸乙醇溶液，在100℃加热至斑点显色清晰，分别置日光和紫外光灯（365nm）下检视。供试品色谱中，在与对照品色谱相应的位置上，显相同颜

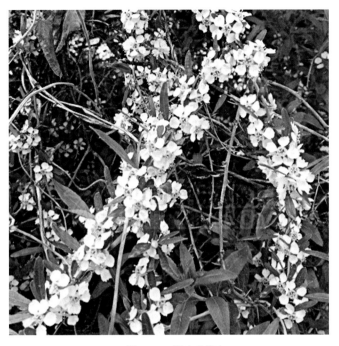

图109-2　齿叶扁核木

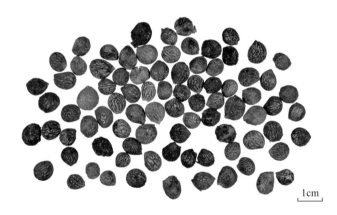

1cm

图109-3　蕤仁药材图

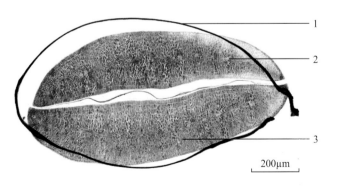

1
2
3

200μm

图109-4　蕤仁种仁横切图

1. 种皮　2、3. 胚乳细胞

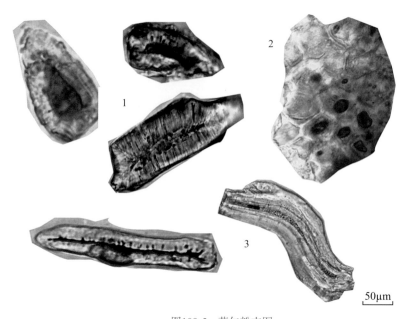

50μm

图109-5　蕤仁粉末图

1. 石细胞　2. 内果皮细胞　3. 油管

色的斑点或荧光斑点。（图109-6）

【质量评价】 以浅棕色、颗粒饱满肥厚、表面纹理清楚者为佳。

【化学成分】 主要成分为生物碱类、木脂素类、有机酸类、黄酮类等。

1. 生物碱类　扁核木碱A、B等。

2. 木脂素类　扁核木素A、扁核木素B、扁核木素C、扁核木素D等。

3. 有机酸类　白桦酸、香草酸、原儿茶酸、没食子酸、熊果酸、丁二酸等。

4. 黄酮类　槲皮素、山柰酚等[1-2]。

【性味归经】 甘，微寒。归肝经。

【功能主治】 疏风散热，养肝明目。用于目赤肿痛，睑弦赤烂，目暗羞明。

【药理作用】

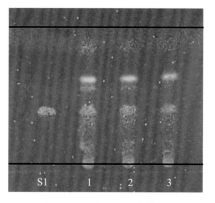

图109-6　蕤仁薄层色谱图

S1. 熊果酸对照品　1. 蕤仁（产自湖北）
2. 蕤仁（产自陕西）　3. 蕤仁（产自山西）

1. 治疗弱视　中药西明汤（含蕤仁肉）与左旋多巴对比治疗小儿弱视，发现其能有效改善屈光不正性弱视患儿的视功能，且疗效优于左旋多巴[3]。

2. 治疗白内障　研究发现蕤仁饮能延缓大鼠D-半乳糖白内障的进程[4]，中药视明饮对弱视治疗有较好效果[5]。

3. 治疗儿童相关病症　临床研究表明蕤仁可治疗小儿睑板腺囊肿、儿童重症肌无力、儿童抽动障碍、调节儿童精神、心理[6]。

4. 其他作用　蕤仁还具有消炎抗菌、抗过敏、镇静、利尿、止咳祛痰、降血压、降眼压、强心等作用[7]。

【附注】 蕤仁是适宜在干旱、半干旱黄土高原地区生长的优良乡土树种，具有显著的生态、经济、社会价值及开发利用前景。目前，山西省建有蕤仁专业加工厂，已具备了较大规模的加工技术条件和产品销售市场，但受资源条件所限，尚不能实现满负荷生产。加快蕤仁造林工程建设，促进蕤仁产业快速发展，对黄土高原地区的生态治理和当地的经济发展具有十分重要的意义。

主要参考文献

[1] 李宁，李宏轩，孟大利，等.蕤仁的化学成分（Ⅱ）[J].沈阳药科大学学报，2009，26(11)：871-873.

[2] 李宏轩，李铣，王金辉.蕤仁的化学成分[J].沈阳药科大学学报，2006(4)：209-211.

[3] 周至安，邱波，骆梅娟.疏肝益精健脾为主中药治疗屈光不正性弱视的临床研究[J].广州中医药大学学报，2008(2)：109-111.

[4] 王忠丽，阮克奋，童蟾素.内障蕤仁饮延缓D半乳糖白内障的实验研究[J].浙江实用医学，1996(3)：19-20.

[5] 王静波，郑新青，王学萍，等.中药治疗弱视疗效分析[J].中国中医眼科杂志，1994(4)：203-205.

[6] 曹明璐.蕤仁治疗儿科相关疾病的临床研究[D].北京：北京中医药大学，2013.

[7] 沈陶.明目药的分析和应用体会[J].中国中医眼科杂志，1992(3)：40-41.

（甘肃中医药大学　晋玲　马毅　吕蓉　韦翡翡）

110. 鹤虱

Heshi

CARPESII FRUCTUS

【别名】鹄虱、鬼虱、北鹤虱。

【来源】为菊科植物天名精*Carpesium abrotanoides* L.的干燥成熟果实。

【本草考证】天名精始载于《神农本草经》，鹤虱始载于《新修本草》，但从原植物形态描述考证其原植物为菊科山道年蒿*Seriphidium cinum*（Berg. ex Poljak），但由于五代之乱，山道年蒿不易运来，自宋代以后鹤虱已为天名精的果实所代替。《图经本草》载："鹤虱生西戎，今江淮衡湘皆有之，春生苗，叶皱似紫苏，大而尖长，不光，茎高二尺许，七月生黄白花，似菊，八月结实，子极尖细，干即黄黑，采无时。"所述与现今的天名精近似。《证类本草》所附"天名精"与"明州天名精"图都与现代的天名精近似，李时珍在《本草纲目》中将鹤虱附于天名精之下，而不另列，曰："按沈括笔谈云：'世人即不识天名精……不知地菘即天名精，其叶似菘，又似蔓菁，故有二名，鹤虱即其实也。'"综上，本草记载植物形态与现今所用天名精基本一致。

【原植物】多年生草本。叶椭圆形或披针形，被短柔毛。头状花序多数，顶生或腋生，近无梗，排成穗状花序；苞叶无或2～4枚，椭圆形或披针形总苞卵球形或扁球形直径6～8mm，苞片被短柔毛；小花筒状，花黄色。瘦果狭圆柱形有棱；无冠毛。花期8～10月，果期10～12月[1]。（图110-1）

生于田野、路旁、草丛、屋边。主要分布于陕西、江苏、浙江、福建、台湾、江西、河南、湖北、湖南、四川、贵州、云南等地。

【主产地】主产于河南、山西、陕西、甘肃、贵州等地。

【采收与加工】9～10月果实成熟

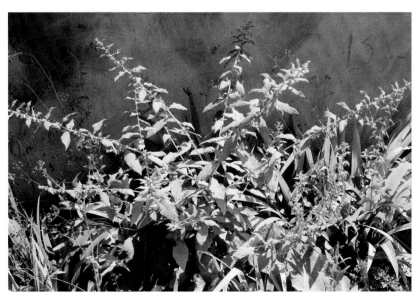

图110-1　天名精（林茂祥　摄）

时割取地上部分，晒干，打下果实，扬净。

【药材鉴别】

（一）性状特征

果实圆柱状，细小，长3～4mm，直径不及1mm。表面黄褐色或暗褐色，具多数纵棱。顶端收缩呈细喙状，先端扩展成灰白色圆环；基部稍尖，有着生痕迹。果皮薄，纤维性，种皮菲薄透明，子叶2，类白色，稍有油性。气特异，味微苦。（图110-2）

（二）显微鉴别

1. 果实横切面　外果皮细胞1列，均含草酸钙柱晶。中果皮薄壁细胞数列，棕色，细胞皱缩，界限不清楚，棱线处有纤维束，由数十个纤维组成，纤维壁厚，木化。内果皮细胞1列，深棕色。种皮细胞扁平，内胚乳有残存；胚薄壁细胞充满糊粉粒和脂肪油滴，子叶最外层细胞含细小的草酸钙结晶。（图110-3）

2. 粉末特征　粉末棕黄色。纤维成束，纤维细长梭形，长310～344μm，直径10.3～11.7μm，纹孔沟细密。草酸钙柱晶与果实长轴平行排列，长20～48μm。果皮表皮细胞观类方形、长方形，壁甚厚，有明显的角质层[2]。（图110-4）

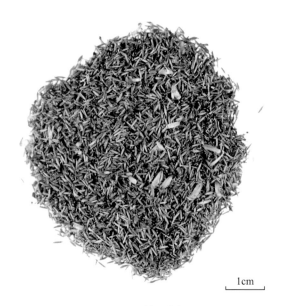

图110-2　鹤虱药材图

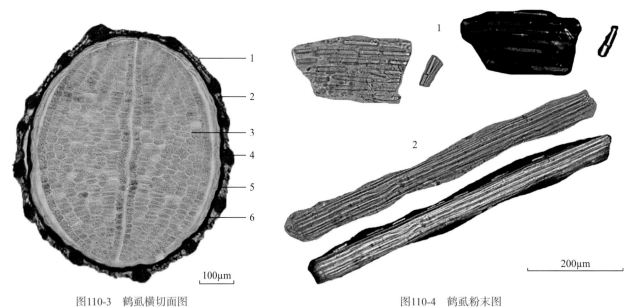

图110-3　鹤虱横切面图

1.外果皮　2.中果皮　3.子叶　4.纤维素
5.内果皮　6.种皮

图110-4　鹤虱粉末图

1.纤维束　2.柱晶

【质量评价】以粒匀、充实、触之有黏性、发亮者为佳。

【化学成分】主要成分为挥发油类、内酯类等，其中正己酸及内酯衍生物有驱蛔虫作用[3]。

1. 挥发油类　鹤虱挥发油主要成分为萜烯类及其含氧衍生物，相对含量在74.26%，其中含量较高的有：β-丁香烯，大根香叶烯-D，α-细辛脑，β-葎草烯，顺式-α-甜没药烯，δ没榄香烯等[3]。

2. 内酯类　天名精内酯（carpesialactone）、天名精酮（carabrone）等。

3. 其他　缬草酸、豆甾醇、脂肪酸、三十一烷等。

【性味归经】苦、辛，平；有小毒。归脾、胃经。

【功能主治】杀虫消积。用于蛔虫病，蛲虫病，绦虫病，虫积腹痛，小儿疳积。

【药理作用】

驱虫作用　鹤虱为杀虫方剂中要药，制为煎剂，专供驱除绦虫及蛔虫，对除水蛭有特效。天名精煎剂在体外有杀死鼠蛲虫的作用，取有蛔虫的豚鼠，发现鹤虱有驱虫的效力，证明了其中的正己酸及内酯衍生物，有驱蛔虫作用。

【用药警戒或禁忌】本草记载鹤虱有"小毒"。

【附注】古代本草将胡萝卜子视为鹤虱的混淆品，《图经本草》中有豨莶混入的记载。结合其他文献记载，归纳起来全国药用鹤虱主要有四大类：北鹤虱为菊科天名精的果实，为鹤虱之正品；南鹤虱为伞形科野胡萝卜的果实，产销区比较广；东北鹤虱为紫草科赖毛子的果实，仅东北三省习用；华南鹤虱为伞形科窃衣的果实，仅昆明、新疆等个别地区使用。经实验证明四种鹤虱均有驱蛔作用。

主要参考文献

[1] 中国高等植物彩色图鉴编委会.中国高等植物彩色图鉴：第7卷[M].北京：科学出版社，2016：614.

[2] 张贵军.现代中药材商品通鉴[M].北京：中国中医药出版社，2001：1699.

[3] 秦付林，何雪莲，张洁，等.中药鹤虱的研究进展[J].亚太传统医药，2008，(11)：136-137.

（内蒙古自治区中医药研究所　李旻辉　王文乐　张磊）

111. 瞿麦

Qumai

DIANTHI HERBA

【别名】石竹子花、十样景花、洛阳花。

【来源】为石竹科植物瞿麦*Dianthus superbus* L. 或石竹*Dianthus chinensis* L. 的干燥地上部分。

【本草考证】本品始载于《神农本草经》，列为中品。《名医别录》载："瞿麦生态山山谷，立秋采实阴干。"《图经本草》载："今处处有之。苗高一尺以来，叶尖小青色，根紫黑色，形如细蔓菁。花红紫赤色，亦似映山红，二月至五月开。七月结实作穗，子颇似麦。河阳河中府出者，苗可用。淮甸出者根细，村民取作刷帚。尔雅谓之大菊，广雅谓之茈萎是也。"《本草纲目》载："名瞿麦。生于两旁谓之瞿。此麦之穗旁生故也。尔雅作蘧。有渠、衢二音……石竹叶似地肤叶而尖小，又似初生小竹叶而细窄，其茎纤细有节，高尺余，梢间开花。田野生者，花大如钱，红紫色。人家栽者，花稍小而妖媚，有红白粉红紫赤斑烂数色，俗呼为洛阳花。结实如燕麦，内有小黑子。其嫩苗炸熟水淘过，可食。"本草记载与现今所用瞿麦基本一致。

【原植物】

1. 瞿麦　多年生草本，全株绿色至灰绿色。叶线状披针形。花1或2，顶生，有时腋生。花萼常紫红色，圆柱状。花瓣淡红色，稀白色，瓣片长约2cm。边缘裂至近1/2处，喉部具须毛。花期6～9月，果期8～10月。（图111-1）

生于海拔400～3700m的林边、草甸或山谷河边。全国大部分地区均有分布。

2. 石竹　与瞿麦相似，主要区别为：苞片卵形、叶状披针形，开张，长为萼筒的1/2，先端尾状渐尖；萼筒长2～2.5cm，裂片宽披针形；花瓣通常紫红色，喉部有斑纹和疏生须毛，先端浅裂成锯齿状。花期4～8月，果期5～9月。（图111-2）

生于海拔1000m以下的山坡草丛中。全国大部分地区均有分布。

【主产地】主产于河北、河南、陕西、山东、四川、湖北、湖南、浙江、江苏。

【栽培要点】

1. 生物学特性　耐寒，喜潮湿，忌干旱。土壤以砂质壤土或黏壤土最好。

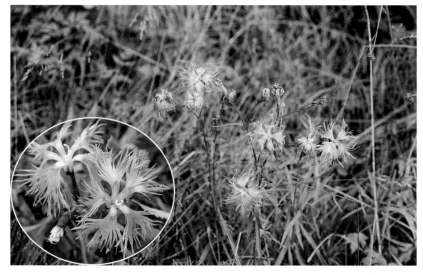

图111-1　瞿麦（阿木古楞　摄）

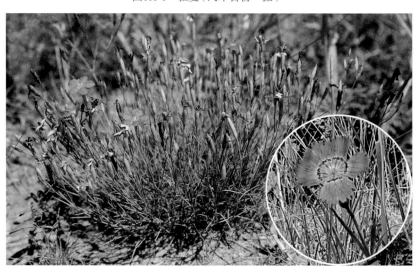

图111-2　石竹

2. 栽培技术　种子和分株繁殖。种子繁殖：4～5月播种，开浅沟条播，沟距15～21cm，沟深1.5～30cm，将种子均匀撒于沟内，覆土0.6～0.9cm，稍镇压，立即浇水。每1hm²播种量15～22.5kg。分株繁殖：在3～4月，将根挖出，分成5～6株1墩，随分随栽，按行距24～30cm开沟，沟深6cm，每隔6～10cm栽1墩，覆土将根周围压实，浇水。

3. 病害　黑粉病、根腐病等。

【采收与加工】夏、秋季开花前割取地上部分，捆把晒干。

【商品规格】均为统货[1]。

【药材鉴别】

（一）性状特征

1. 瞿麦　茎圆柱形，上部有分枝，长30～60cm，直径2～6mm；表面淡绿色或黄绿色，光滑无毛，节明显，略膨大；质坚脆，易折断，断面中空。叶对生，多皱缩，展平叶片呈条形至条状披针形，长2～10cm，宽0.4～1cm，主脉突出。枝端有花，花单生或集成聚伞花序；苞片4～6，宽卵形，长约为萼筒的1/4；花萼筒状，长2.7～3.7cm；花瓣棕紫色或棕黄色，卷曲，先端深裂成细条（丝）状。蒴果长筒形，与宿萼等长。种子细小、多数、褐色、扁平。气微，味酸。（图111-3）

2. 石竹　萼筒长1.4～1.8cm，苞片长约为萼筒的1/2；花瓣先端浅齿裂。

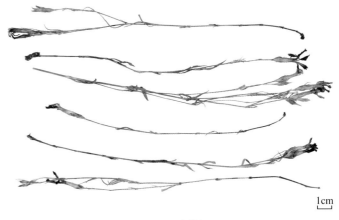

图111-3　瞿麦药材图

（二）显微鉴别

1. 茎横切面　外表皮由1列长方形细胞组成，外壁厚，纹孔明显，外被角质层；厚角组织2～3列，皮层由5～7列类椭圆、圆形薄壁细胞组成；韧皮部较狭，环状排列，细胞较小；形成层不明显；木质部宽，导管多角形，排列不规则；髓部为数列薄壁细胞，中空。（图111-4）

2. 粉末特征　粉末黄绿色或黄棕色。纤维多成束，边缘平直或波状，直径10～25（～38）μm；有的纤维外侧的细胞含草酸钙簇晶，形成晶纤维。草酸钙簇晶较多，直径7～35μm，散在或存在于薄壁细胞中。花粉粒类圆球形，直径31～75μm，表面有网状雕纹。（图111-5）

（三）理化鉴别

薄层色谱　取本品粉末1g，加甲醇10ml，超声处理20分钟，滤过，滤液浓缩至1ml，作为供试品溶液。另取瞿麦对照药材和石竹对照药材各1g，同法制成对照药材溶液。照薄层色谱法试验，吸取上述三种溶液各1μl，分别点于同一聚酰胺薄膜上，以正丁醇-丙酮-醋酸-水（2：2：1：16）为展开剂，展开，取出，晾干，喷以三氯化铝试液，热风吹干，置紫外光灯（365nm）下检视。供试品色谱中，在与瞿

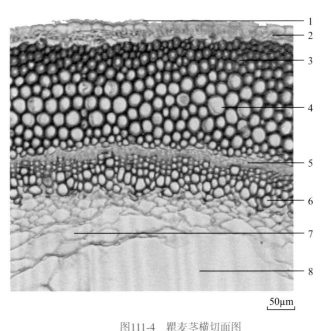

图111-4　瞿麦茎横切面图

1. 角质层　2. 表皮　3. 厚角组织　4. 皮层　5. 韧皮部　6. 木质部
7. 髓部　8. 髓空

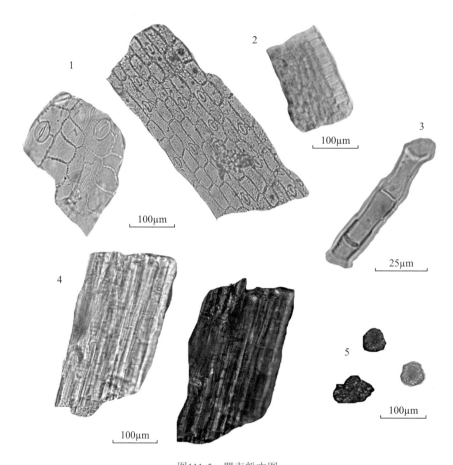

图111-5 瞿麦粉末图

1.气孔 2.栅状细胞 3.非腺毛 4.晶鞘纤维 5.簇晶

麦对照药材或石竹对照药材色谱相应的位置上，显相同颜色的荧光斑点。（图111-6）

【质量评价】以色黄绿、茎枝嫩、穗及叶多者为佳。

【化学成分】主要成分为皂苷类、黄酮类、蒽醌类等。其中，黄酮类及皂苷类化合物是其主要有效成分。

1.皂苷类 瞿麦皂苷（dianthus saponin）A、B、C、D[2]、23-O-β-D-吡喃葡萄糖基3β，16α-二羟基齐墩果-12-烯-23α，28β-二酸28-O-β-D-吡喃葡萄糖苷[3]、3β，16α-二羟基齐墩果-12-烯-23α，28β-二酸28-O-β-D-吡喃葡萄糖基（1→6）-β-D-吡喃葡萄糖基[4]、3-O-［β-D吡喃葡萄糖基（102→023）］-［β-D-吡喃葡萄糖基（102→026）］-β-D-吡喃葡萄糖基-齐墩果-12-烯-23α，28-β-二酸28-O-β-D-吡喃葡萄糖酯、3-O-［β-D-吡喃葡萄糖基（102→023）］-［β-D-吡喃葡萄糖基（102→026）］-β-D-吡喃葡萄糖基-齐墩果-12-烯-23α，28-β-二酸28-O-α-L-吡喃甘露糖（102→026）-β-D-吡喃葡萄糖酯[5]。

2.黄酮类 5-羟基7,3,4'-三甲氧基二氢黄酮（5-hydroxy-7,3,4'-trimethoxytlavanone）、5,3'-二羟基-7,4'-二甲氧基二氢黄酮（5,3'-dihydroxy-7,4'-dimethoxyflavanone）、5,4'-二羟基-7,3'-二甲氧基二氢黄酮（5,4'-dihydroxy-7,3'-dimethoxyflavanone）、异红草素（isoorientin）[6]。

3.蒽醌类 大黄素甲醚（pjy-scion）、大黄素（emodin）、大黄素-8-O-葡萄糖苷（emodin-8-O-glucoside）、3、4-

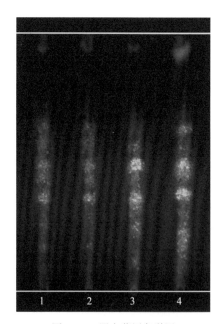

图111-6 瞿麦薄层色谱图

1.瞿麦对照药材 2.石竹对照药材
3.瞿麦样品 4.石竹样品

二羟基苯甲酸甲酯、3-（3′，4′-二羟基苯基）丙酸甲酯、β-谷甾醇苷等[7]。

4.其他　β-菠甾醇（β-spinasterol）、　胖大海素A（sterculiaA）、（24R）-环阿屯-25-烯-3β，24-二醇〔（24R）-cycloart-25-ene-3β，24-diol〕、（24S）-环阿屯-25-烯-3β，24-二醇〔（24S）-cycloart-25-ene-3β，24-diol〕、豆甾-7-烯-3β-醇（stigmast-7-en-3β-ol）和羟基二氢博伏内酯（hydoxydihydrobovolide）[7]。

【性味归经】苦，寒。归心、小肠经。

【功能主治】利尿通淋，活血通经。用于热淋，血淋，石淋，小便不通，淋沥涩痛，经闭瘀阻。

【药理作用】

1.利尿作用　瞿麦对实验家兔、麻醉和不麻醉犬都有一定的利尿作用，瞿麦茎穗煎剂的利尿作用与纯穗相似但稍弱，瞿麦对钾排泄的影响大于钠，其利尿排钾可能与此有关。

2.对肠管的作用　瞿麦煎剂对肠管有显著兴奋作用，离体兔肠主要表现在紧张度上升，麻醉犬在体肠管及狗慢性肠瘘则表现为肠蠕动增强，而张力并无太大的影响。瞿麦穗较茎穗作用稍强。苯海拉明、罂粟碱能拮抗此作用。

3.对心血管的影响　瞿麦对离体蛙心、兔心有很强的抑制作用，瞿麦穗煎剂对麻醉犬有降压作用，这可能由于心脏抑制所引起。

4.对血吸虫的影响　10%瞿麦煎剂在试管内8～12分钟能杀死血吸虫虫体；亦有报告，瞿麦体外无杀灭血吸虫作用，体内试验用其最大耐受量或1/2的半数致死量，对感染血吸虫轻重不同的小白鼠无降低死亡率及杀灭成虫的作用。

5.其他作用　瞿麦的水提取物和低极性提取物均能抑制人体B细胞免疫球蛋白的分泌。瞿麦的水和乙醇提取物对大肠埃希菌、副伤寒沙门菌、金黄色葡萄球菌、枯草芽孢杆菌和变形杆菌均有抑制作用。瞿麦乙酸乙酯提取液具有很强杀根结线虫活性。瞿麦煎剂对大鼠肝匀浆脂质过氧化抑制作用比较明显。瞿麦对大鼠离体子宫、兔在体子宫有兴奋作用，还可抑制心肌、扩张血管、降压、止痛和抗肝病毒[8]。

【用药警戒或禁忌】下焦虚寒、小便不利以及妊娠、新产者禁服[6]。

主要参考文献

[1] 冯耀南.中药材商品规格质量鉴别[M].广州：暨南大学出版社，1995：225.

[2] 肖培根，连文琰.中药植物原色图鉴[M].北京：中国农业出版社，1999：84.

[3] Li HY, Koike K, Ohmoto T, et al. Triterpenoid Saponins from *Dianthus chinensis*[J]. Phytochemistry, 2994, 25(3)：751-756.

[4] Ma L, gu Y C, Luo Jg, et al. Triterpenoid saponins from *Dianthus versicolor*[J]. American Chemical Society and American Society of Pharmacognosy, 2009, 72(4)：640-644.

[5] Mutlu K, Sarikahya N B, Yasa I, et al. *Dianthus erinaceus* var. *erinaceus*：extraction, isolation, characterization and antimicrobial activity investigation of novel saponins[J]. Phytochemistry Letters, 2016, 16：219-224.

[6] 傅旭阳，田均勉.瞿麦的化学成分研究[J].中草药，2015，46(5)：645-648.

[7] 汪向海，巢启荣，黄浩，等.瞿麦化学成分研究[J].中草药，2000(4)：10-11.

[8] 刘晨，张凌珲，杨柳，等.瞿麦药学研究概况[J].安徽农业科学，2011，39(33)：97-98，102.

（内蒙古自治区中医药研究所　李旻辉　梁慧　朱翔慧）

主要参考书目

（一）本草文献

神农本草经. 北京：人民卫生出版社，1984年

唐·苏敬. 新修本草. 上海：上海古籍出版社，1985年

唐·陈藏器. 本草拾遗. 合肥：安徽科学技术出版社，2004年

宋·苏颂. 图经本草. 福州：福建科学技术出版社，1988年

宋·唐慎微. 大观本草. 北京：中国书店出版社，2015年

宋·卢多逊等. 开宝本草. 合肥：安徽科学技术出版社，1998年

宋·唐慎微. 证类本草. 北京：华夏出版社，1993年

明·李时珍. 本草纲目. 北京：人民卫生出版社，1975年

明·倪朱谟. 本草汇言. 北京：中医古籍出版社，2005年

明·陈嘉谟. 本草蒙筌. 北京：中医古籍出版社，2009年

明·刘文泰. 本草品汇精要. 北京：中国中医药出版社，2013年

明·兰茂. 滇南本草. 昆明：云南科学技术出版社，2004年

清·吴其濬. 植物名实图考. 上海：中华书局，1963年

清·赵学敏. 本草纲目拾遗. 北京：中国中医药出版社，1998年

清·赵其光. 本草求原. 北京：中国中医药出版社，2016年

清·吴仪洛. 本草从新. 北京：中国中医药出版社，2013年

清·何谏. 生草药性备要. 北京：中国中医药出版社，2015年

清·汪昂. 本草备要. 北京：人民卫生出版社，1963年

（二）现代著作及标准

国家药典委员会. 中华人民共和国药典（2020年版一部）. 北京：中国医药科技出版社，2020年

王国强主编. 全国中草药汇编. 第3版. 北京：人民卫生出版社，2014年

国家中医药管理局《中华本草》编委会. 中华本草. 上海：上海科学技术出版社，1999年

徐国钧等. 中国药材学. 北京：中国医药科技出版社，2003年

南京中医药大学. 中药大辞典. 上海：上海科学技术出版社，2006年

裴鉴，周太炎. 中国药用植物志. 第1-9册. 北京：科学出版社，1985年

中国科学院植物研究所. 中国高等植物图鉴. 1-5卷. 北京：科学出版社，1994年

中国科学院中国植物志编辑委员会. 中国植物志. 第1-80卷. 北京：科学出版社，2004年

中华人民共和国卫生部药典委员会. 中华人民共和国卫生部药品标准（中药材第一部）. 北京，1992年

中华中医药学会. 中药材商品规格等级标准. T/CACM 1021.2～226—2018. 北京，2018年

本卷中文名索引

A

阿魏……195
安石榴……91

B

巴拉努努……248
白花菜子……100
白花虎掌草……219
白花珍珠草……246
白鸡儿头……98
白及……98
白麻子……217
白毛参……142
白前……60
白三七……139
白条党参……266
白心皮……358
白帚条……96
百合……117
百合蒜……117
败毒草……30
板桥党参……266
北鹤虱……371
贝母……144
背扁黄耆……184
笔筒草……154
笔头菜……154
笔头草……55
笔头花……206
扁核木……368
滨蒿……233
补骨鸱……192
补骨脂……192
不老药……346

C

草贝……2
草河车……275
草黄连……36
草决明……157
草石蚕……68
岑皮……256
查干告亚大芸……132
赤箭……50
重迈……117
臭阿魏……195
臭豆角……100
臭花菜籽……100
川蓼子……71
刺萝卜……21
醋柳……188
寸芸……132
锉草……55

D

达门思巴坚……272
达子香……352
打布巴……248
打破碗花花……94
大贝母……2
大刺儿菜……21
大刺盖……21
大红参……142
大黄……15
大茴香……32
大蓟……21
大艽……251
大口袋花……356
大麻……64
大麦蘖……170

大麦芽……170
大牛膝……60
大头狼毒……228
大芸……132
大枣……11
大皂角……6
丹若……91
当归……125
当药……130
党参……266
刀剪药……275
刀口药……98
倒毒伞……230
灯台草……230
地肤子……103
地格达……130
地骨皮……106
地苦胆……2
地葵……103
地毛球……346
地乌桃……310
地虾……275
滇白前……60
点地梅……246
定风草……50
冬花……327
独摇芝……50
独一味……248
对叶莲……30

E

二月旺……142

F

番椒……365
番韭……117

飞天蜈蚣……………………350

粉豆根………………………214

凤仙花梗……………………284

凤仙透骨草…………………284

浮麦…………………………281

浮水麦………………………281

浮小麦………………………281

G

甘草…………………………79

甘葛…………………………333

甘松…………………………77

甘松香………………………77

甘遂…………………………84

肝炎草………………………202

干漆…………………………1

刚前…………………………321

岗给僧琼……………………272

岗锥嘎布……………………272

高山辣根菜…………………272

葛根…………………………333

葛条根………………………333

公母草………………………154

狗地芽皮……………………106

狗骨…………………………318

狗奶子根皮…………………106

狗葡萄………………………27

狗杏条………………………96

枸杞子………………………239

谷茴香………………………32

鬼虱…………………………371

国老…………………………79

过山龙………………………27

H

哈昔泥………………………195

河蓼子………………………71

核桃…………………………236

鹤虱…………………………371

黑驴蛋………………………356

黑麦乌米……………………173

黑漆…………………………1

黑芪…………………………162

黑种草子……………………343

红耳坠………………………239

红耳坠根……………………106

红果子………………………239

红胡麻子……………………111

红景天………………………166

红芪…………………………162

红枣…………………………11

荭草实………………………71

喉咙草………………………246

忽布…………………………296

胡韭子………………………192

胡麻子………………………111

胡菱子………………………176

胡桃…………………………236

胡桃仁………………………236

胡王使者……………………178

壶卢…………………………331

葫芦…………………………331

葫芦瓢………………………331

鹄虱…………………………371

湖花…………………………206

虎掌草………………………219

护羌使者……………………178

华山参………………………142

蘹香…………………………32

黄连祖………………………321

黄良…………………………15

黄丝子………………………287

黄酸刺………………………188

火麻…………………………64

火麻仁………………………64

J

鸡公花………………………199

鸡骨草………………………30

鸡冠花………………………199

鸡髻…………………………199

鸡角枪………………………199

吉布孜………………………248

吉吉麻………………………221

假贝母………………………2

假绿豆………………………157

见风黄………………………219

见风青………………………219

将军…………………………15

疆芸…………………………132

接生草………………………284

接续草………………………154

金沸草………………………225

金佛草………………………225

金雀根………………………358

金丝黄连……………………36

锦鸡儿………………………358

锦文大黄……………………15

九头狮子草…………………84

菊苣…………………………291

决明…………………………157

决明子………………………157

K

卡斯尼………………………291

看灯花………………………327

苦椿菜………………………318

苦胆…………………………202

苦豆根………………………214

苦甘草………………………214

苦树…………………………256

苦杏仁………………………209

宽叶景天……………………166

款冬…………………………327

款冬花………………………327

葵花…………………………149

L

蜡树皮………………………256

辣椒…………………………365

辣茄·················365
辣子草··············62
莱菔子··············260
兰荆················352
蓝菊················291
狼尾花··············204
老虎蓟··············21
老婆子针线···········284
蠡实················38
荔实················38
茛菪叶··············263
铃铛草··············263
龙抱柱··············303
龙沙················313
龙须子··············287
芦菔子··············260
潞党参··············266
罗布麻叶············221
萝卜芃··············251
萝卜子··············260
萝丝子··············287
洛阳花··············374

M

麻黄················313
麻黄草··············313
麻黄根··············318
麻性草··············263
麻子················64
马尔赞居西···········152
马莲子··············38
马蔺子··············38
马铃草··············263
马蹄决明············157
马尾当归············125
马尾连··············36
麦角················173
麦角菌··············173
麦蘖················170
麦芽················170

猫儿眼··············84
猫眼草··············230
猫爪草··············94
毛柴胡··············225
毛茛················62
毛堇················62
毛菊苣··············291
玫瑰花··············206
米囊皮··············362
米罂皮··············362
蜜草················79
蜜根················336
蜜马常··············219
绵茵陈··············233
棉花根··············336
岷当归··············125
岷归················125
明七················139
木落子··············209
木贼················55

N

南星················44
牛肚根··············299
牛尾巴花子···········204

P

徘徊花··············206
牌楼七··············356
盘龙参··············303
泡囊草··············228
啤酒花··············296
破故纸··············192

Q

七叶子··············139
漆脚················1
漆渣················1
千峰草··············55
千屈菜··············30

羌滑················178
羌活················178
羌青················178
秦白皮··············256
秦参················142
秦归················125
秦艽················251
秦椒················365
秦皮················256
青兰················152
青龙骨··············68
青麻子··············217
青葙子··············204
青叶胆··············202
青鱼胆··············202
苘麻子··············217
苘实················217
檾实················217
秋芍药··············94
瞿麦················374
全缘叶青兰···········152
拳参················275

R

热参················142
肉苁蓉··············132
软紫草··············339
蕤核················368
蕤仁················368
蕤子················368
若榴木··············91

S

三叉明棵············306
扫帚子··············103
僧巴热巴坚···········272
沙参儿··············299
沙棘················188
沙漠人参···········132, 346
沙苑················184

沙苑子·······184
山苞米·······44
山力叶·······91
山莨菪·······25
山萝卜·······21
山葡萄·······27
上木贼·······154
少尼子·······343
蛇包谷·······44
生贝·······144
菁草·······350
十样景花·······374
石蚕·······68
石榴皮·······91
石龙芮·······89
石檀·······256
石竹子花·······374
柿蒂·······243
柿丁·······243
柿萼·······243
柿钱·······243
守尼孜·······343
绶·······303
蜀大黄·······15
水茛·······62
水红花子·······71
水红子·······71
水荭子·······71
水堇·······89
水龙骨·······68
水毛茛·······89
水石榴·······74
水团花·······74
水杨柳·······74
水杨梅·······74
斯亚旦·······343
苏罗子·······277
酸刺·······188
酸溜溜·······58
酸窝窝·······58

蒜脑薯·······117
娑罗子·······277
梭罗果·······277
索罗嘎宝·······272
锁严子·······346
锁阳·······346

T

塔格来丽斯·······41
汤乌普·······228
唐古特东莨菪·······25
天麻·······50
天南星·······44
天山青兰·······152
天山雪莲·······41
天师栗·······277
天仙子·······263
天星草·······246
甜草·······79
铁柴胡·······36
铁木尔迪格达·······130
铁石茶·······352
潼蒺藜·······184
头痛花·······84
透骨草·······284
土贝·······2
土贝母·······2
土黄芪·······358
土茴香·······32
吐丝子·······287
菟丝子·······287
退风使者·······178

W

瓦草·······60
瓦花·······58
瓦松·······58
万经棵·······352
魏去疾·······195
纹党参·······266

问荆·······154
乌鸡腿·······30
无娘藤·······287
蜈蚣草·······30, 350
蜈蚣蒿·······350
蜈蚣七·······356
五彩魏·······195
五朵云·······230
五凤草·······230

X

西豆根·······214
西瓜翠·······114
西瓜翠衣·······114
西瓜皮·······114
西瓜青·······114
溪畔银莲花·······219
虾参·······275
仙灵脾·······321
线麻·······64
香菜子·······176
香蛇麻·······296
香松·······77
向日葵·······149
向阳花·······149
小茴香·······32
小香·······32
新贝·······144
杏核仁·······209
杏梅仁·······209
杏仁·······209
杏子·······209
锈铁棒·······346
旋覆梗·······225
雪荷花·······41
雪莲·······41
雪莲花·······41
熏渠·······195

Y

牙痛草⋯⋯⋯⋯⋯263
亚麻仁⋯⋯⋯⋯⋯111
亚麻子⋯⋯⋯⋯⋯111
芫荽子⋯⋯⋯⋯⋯176
岩黄芪⋯⋯⋯⋯⋯162
羊肚拉角⋯⋯⋯⋯221
羊角菜子⋯⋯⋯⋯100
阳雀花根⋯⋯⋯⋯358
药芦⋯⋯⋯⋯⋯352
野葛⋯⋯⋯⋯⋯333
野黄芪⋯⋯⋯⋯⋯358
野鸡冠花⋯⋯⋯⋯204
野棉花⋯⋯⋯⋯⋯94
野棉花子⋯⋯⋯⋯217
野葡萄⋯⋯⋯⋯⋯27
野芹菜⋯⋯⋯⋯⋯89
野猪粪⋯⋯⋯⋯⋯310
叶底珠⋯⋯⋯⋯⋯96
一叶萩⋯⋯⋯⋯⋯96
一枝蒿⋯⋯⋯⋯⋯350
伊贝⋯⋯⋯⋯⋯144

伊贝母⋯⋯⋯⋯⋯144
鹬⋯⋯⋯⋯⋯303
茵陈⋯⋯⋯⋯⋯233
茵陈蒿⋯⋯⋯⋯⋯233
银柴胡⋯⋯⋯⋯⋯299
银胡⋯⋯⋯⋯⋯299
淫羊藿⋯⋯⋯⋯⋯321
罂粟壳⋯⋯⋯⋯⋯362
硬紫草⋯⋯⋯⋯⋯339
鱼眼兰⋯⋯⋯⋯⋯98
羽衣草⋯⋯⋯⋯⋯350
御米壳⋯⋯⋯⋯⋯362
圆景天⋯⋯⋯⋯⋯166
云归⋯⋯⋯⋯⋯125

Z

藏茄⋯⋯⋯⋯⋯25
枣⋯⋯⋯⋯⋯11
皂丁⋯⋯⋯⋯⋯6
皂荚⋯⋯⋯⋯⋯6
皂角⋯⋯⋯⋯⋯6
泽漆⋯⋯⋯⋯⋯230
泽漆麻⋯⋯⋯⋯⋯221

扎蓬棵⋯⋯⋯⋯⋯306
樟柳怪⋯⋯⋯⋯⋯25
照山白⋯⋯⋯⋯⋯352
真盘子⋯⋯⋯⋯⋯162
指甲花⋯⋯⋯⋯⋯284
中宁枸杞⋯⋯⋯⋯239
中庭⋯⋯⋯⋯⋯117
猪茯苓⋯⋯⋯⋯⋯310
猪苓⋯⋯⋯⋯⋯310
猪毛菜⋯⋯⋯⋯⋯306
猪毛缨⋯⋯⋯⋯⋯306
竹根七⋯⋯⋯⋯⋯139
竹节参⋯⋯⋯⋯⋯139
竹节三七⋯⋯⋯⋯139
主田⋯⋯⋯⋯⋯84
紫参⋯⋯⋯⋯⋯275
紫草⋯⋯⋯⋯⋯339
紫花当药⋯⋯⋯⋯130
祖帕尔⋯⋯⋯⋯⋯152
左宁根⋯⋯⋯⋯⋯251
左秦艽⋯⋯⋯⋯⋯251

本卷拉丁学名索引

A

Abutilon theophrasti Medic. 苘麻 ···············217

Achillea alpina L. 蓍 ·····························350

Adina pilulifera (Lam.) Franch. ex Drake 水团花······74

Adina rubella Hance 细叶水团花 ·················74

Aesculus chinensis Bge. 七叶树 ·················277

Aesculus chinensis Bge. var. *chekiangensis* (Hu et Fang) Fang 浙江七叶树 ·····················277

Aesculus wilsonii Rehd. 天师栗 ·················277

Ampelopsis brevipedunculata (Maxim.) Trautv. 蛇葡萄 ·····························28

Androsace umbellata (Lour.) Merr. 点地梅 ·······246

Anemone hupehensis Lem. 打破碗花花 ·········94

Anemone rivularis Buch.-Ham. ex DC. 草玉梅 ·······220

Angelica sinensis (Oliv.) Diels 当归 ···········125

Anisodus tanguticus (Maxim.) Pascher 山莨菪 ·······25

Apocynum venetum L. 罗布麻 ·················221

Arisaema amurense Maxim. 东北天南星 ·······44

Arisaema erubescens (Wall.) Schott 天南星 ·······44

Arisaema heterophyllum Bl. 异叶天南星 ·······44

Arnebia euchroma (Royle) Johnst. 新疆紫草 ·······339

Arnebia guttata Bung. 内蒙紫草 ···············339

Artemisia capillaris Thunb. 茵陈蒿 ···········233

Artemisia scoparia Waldst. et Kit. 滨蒿 ·······233

Astragalus complanatus R. Br. 扁茎黄芪 ·······184

B

Bletilla striata (Thunb.) Reichb. f. 白及 ·······98

Bolbostemma paniculatum (Maxim.) Franquet 土贝母 ·····························2

C

Cannabis sativa L. 大麻 ·························64

Capsicum annuum L. 辣椒 ·····················365

Caragana sinica (Buc'hoz) Rehd. 锦鸡儿 ·······359

Carpesium abrotanoides L. 天名精 ···········371

Cassia obtusifolia L. 钝叶决明 ·················157

Cassia tora L. 决明（小决明）·················157

Celosia argentea L. 青葙 ·····················204

Celosia cristata L. 鸡冠花 ·····················199

Cichorium glandulosum Boiss. et Huet. 毛菊苣 ·······291

Cichorium intybus L. 菊苣 ·····················291

Cirsium japonicum Fisch. ex DC. 蓟 ···········21

Cistanche deserticola Y. C. Ma 荒漠肉苁蓉 ·······132

Cistanche tubulosa (Schenk) Wight 管花肉苁蓉 ·····132

Citrullus lanatus (Thunb.) Matsum. et Nakai 西瓜 ·····························114

Claviceps purpurea (Fr.) Tul. 麦角菌 ·········174

Cleome gynandra L. 白花菜 ·····················100

Codonopsis pilosula (Franch.) Nannf. 党参 ·······266

Codonopsis pilosula Nannf. var. *modesta* (Nannf.) L. T. Shen 素花党参 ·····················266

Codonopsis tangshen Oliv. 川党参 ···········266

Coriandrum sativumm L. 芫荽 ·················176

Cuscuta australis R. Br. 南方菟丝子 ···········287

Cuscuta chinensis Lam. 菟丝子 ···············287

Cynomorium songaricum Rupr. 锁阳 ···········346

Cypripedium fasciolatum Franch. 大叶杓兰 ·······356

Cypripedium franchetii E. H. Wilson 毛杓兰 ···········356

D

Dianthus chinensis L. 石竹 ·····················374

Dianthus superbus L. 瞿麦 ·····················374

Diospyros kaki Thunb. 柿 ·····················243

Dracocephalum integrifolium Bunge. 全缘叶青兰 ·····152

E

Ephedra equisetina Bge. 木贼麻黄 ···········313

Ephedra intermedia Schrenk et C. A. Mey. 中麻黄 ·····························313, 318

Ephedra sinica Stapf 草麻黄 ·················313, 318

Epimedium brevicornu Maxim.　淫羊藿 ················ 321

Epimedium koreanum Nakai　朝鲜淫羊藿 ··········· 321

Epimedium pubescens Maxim.　柔毛淫羊藿 ········ 321

Epimedium sagittatum（Sieb. et Zucc.）Maxim.
　箭叶淫羊藿 ··········· 321

Equisetum arvense L.　问荆 ···················· 155

Equisetum hyemale L.　木贼 ··············· 55

Euphorbia helioscopia L.　泽漆 ············ 230

Euphorbia kansui T.N.Liou ex T.P.Wang　甘遂 ··········· 84

F

Ferula fukanensis K.M.Shen　阜康阿魏 ············· 195

Ferula sinkiangensis K.M. Shen　新疆阿魏 ········ 195

Foeniculum vulgare Mill.　茴香 ··········· 32

Fraxinus chinensis Roxb.　白蜡树 ············· 256

Fraxinus rhycnophylla Hance　苦枥白蜡树 ·········· 256

Fraxinus stylosa Lingelsh.　宿柱白蜡树 ·········· 256

Fraxinus szaboana Lingelsh.　尖叶白蜡树 ········ 256

Fritillaria pallidiflora Schrenk　伊犁贝母 ········· 144

Fritillaria walujewii Regel　新疆贝母 ············· 144

G

Gastrodia elata Bl.　天麻 ················ 50

Gentiana crassicaulis Duthie ex Burk.　粗茎秦艽 ········ 251

Gentiana dahurica Fisch.　小秦艽 ············· 251

Gentiana macrophylla Pall.　秦艽 ············· 251

Gentiana straminea Maxim.　麻花秦艽 ········· 251

Gleditsia sinensis Lam.　皂荚 ··············· 6

Glycyrrhiza glabra L.　光果甘草 ············· 79

Glycyrrhiza inflata Bat.　胀果甘草 ············· 79

Glycyrrhiza uralensis Fisch.　甘草 ············· 79

Gossypium hirsutum L.　陆地棉 ············· 336

H

Hedysarum polybotrys Hand.-Mazz.　多序岩黄芪 ······ 162

Helianthus annuus L.　向日葵 ·············· 149

Hippophae rhamnoides L.　沙棘 ············· 188

Hordeurn vulgare L.　大麦 ··············· 170

Humulus lupulus Linn.　啤酒花 ············· 296

Hyoscyamus niger L.　莨菪 ·············· 263

I

Impatiens balsamina L.　凤仙花 ············· 284

Inula japonica Thunb.　旋覆花 ············· 225

Inula linariifolia Turcz.　条叶旋覆花 ········· 225

Iris lactea Pall. var. *chinensis*（Fisch.）Koidz.
　马蔺 ··············· 38

J

Juglans regia L.　胡桃 ················ 236

K

Kochia scoparia（L.）Schrad.　地肤 ··········· 103

L

Lagenaria siceraria（Molina）Standl.　葫芦 ········· 331

Lamiophlomis rotata（Benth.）Kudo　独一味 ········· 248

Lilium brownii F. E. Brown var. *viridulum* Baker
　百合 ··············· 117

Lilium lancifolium Thunb.　卷丹 ············· 117

Lilium pumilum DC.　细叶百合 ············· 117

Linum usitatissimum L.　亚麻 ············· 111

Lycium barbarum L.　宁夏枸杞 ·········· 106, 239

Lycium chinense Mill.　枸杞 ············· 106

Lythrum salicaria L.　千屈菜 ············· 30

N

Nardostachys jatamansi DC.　甘松 ·········· 77

Nigella glandulifera Freyn et Sint.　腺毛黑种草 ········· 343

Notopterygium franchetii H. de Boiss.　宽叶羌活 ····· 178

Notopterygium incisum Ting ex H. T. Chang　羌活 ····· 178

O

Orostachys fimbriata（Turcz.）Berg.　瓦松 ········· 58

P

Panax japonicus C. A. Mey.　竹节参 ······· 139

Papaver somniferum L.　罂粟 ············· 362

Pegaeophyton scapiflorum（Hook. f. et Thoms.）Marq. et Shaw　无茎荠 ··············· 272

Physochlaina infundibularis Kuang　漏斗泡囊草 ········ 142

Physochlaina physaloides（L.）G. Don　泡囊草 ········ 228

Polygonum bistorta L.　拳参 ·········· 275

Polygonum orientale L.　红蓼 ·········· 71

Polypodiodes nipponica（Mett.）Ching　水龙骨 ········ 68

Polyporus umbellatus（Pers.）Fries　猪苓 ·········· 310

Prinsepia uniflora Batal.　蕤核 ·········· 368

Prinsepia uniflora Batal. var. *serrata* Rehd.

　　齿叶扁核木 ·········· 368

Prunus armeniaca L.　杏 ·········· 209

Prunus armeniaca L. var. *ansu* Maxim.　山杏 ·········· 209

Prunus mandshurica（Maxim.）Koehne　东北杏 ········ 209

Prunus sibirica L.　西伯利亚杏 ·········· 209

Psoralea corylifolia L.　补骨脂 ·········· 192

Pueraria lobata（Willd.）Ohwi　野葛 ·········· 333

Punica granatum L.　石榴 ·········· 91

R

Ranunculus japonicus Thunb.　毛茛 ·········· 62

Ranunculus sceleratus L.　石龙芮 ·········· 89

Raphamus sativus L.　萝卜 ·········· 260

Rheum officinale Baill.　药用大黄 ·········· 15

Rheum palmatum L.　掌叶大黄 ·········· 15

Rheum tanguticum Maxim. ex Balf.　唐古特大黄 ········ 15

Rhodiola crenulata（Hook. f. et Thoms.）H. Ohba

　　大花红景天 ·········· 166

Rhododendron micranthum Turcz.　照山白 ·········· 352

Rosa rugosa Thunb.　玫瑰 ·········· 206

S

Salsola collina Pall.　猪毛菜 ·········· 306

Salsola ruthenica Iljin　刺蓬 ·········· 306

Saussurea involucrate（Kar. et Kir.）Sch.-Bip.

　　天山雪莲 ·········· 41

Secale cereale L.　黑麦 ·········· 174

Securinega suffruticosa（Pall.）Rehb.　叶底珠 ·········· 96

Silene asclepiadea Franch.　掌脉蝇子草 ·········· 60

Sophora alopecuroides L.　苦豆子 ·········· 214

Spiranthes sinensis（Pers.）Ames　绶草 ·········· 303

Stellaria dichotoma L.var. *lanceolata* Bge.　银柴胡 ····· 299

Swertia mileensis T. N. Ho et W. L. Shih　青叶胆 ········ 202

Swertia pseudochinensis Hara　瘤毛獐牙菜 ·········· 130

T

Thalictrum foliolosum DC.　多叶唐松草 ·········· 36

Toxicodendron vernicifluum（Stokes）F. A. Barkl.

　　漆树 ·········· 1

Triticum aestivum L.　小麦 ·········· 281

Tussilago farfara L.　款冬 ·········· 327

Z

Ziziphus jujuba Mill.　枣 ·········· 11

中文名总索引

A

阿布嘎⋯⋯⋯⋯⋯⋯⋯⋯ 5-75
阿魏⋯⋯⋯⋯⋯⋯⋯⋯ 2-57
阿驵⋯⋯⋯⋯⋯⋯⋯⋯ 5-16
矮白菜⋯⋯⋯⋯⋯⋯⋯ 7-80
矮地茶⋯⋯⋯⋯⋯⋯⋯ 7-133
矮顶香⋯⋯⋯⋯⋯⋯⋯ 6-54
矮脚苦蒿⋯⋯⋯⋯⋯⋯ 7-82
矮脚兔耳风⋯⋯⋯⋯⋯ 5-48
矮青木⋯⋯⋯⋯⋯⋯⋯ 7-114
矮桃⋯⋯⋯⋯⋯⋯⋯⋯ 3-50
艾蒿⋯⋯⋯⋯⋯⋯⋯⋯ 4-19
艾脑⋯⋯⋯⋯⋯⋯⋯⋯ 6-43
艾片⋯⋯⋯⋯⋯⋯⋯⋯ 6-43
艾叶⋯⋯⋯⋯⋯⋯⋯⋯ 4-19
安南子⋯⋯⋯⋯⋯⋯⋯ 6-97
安石榴⋯⋯⋯⋯⋯⋯⋯ 2-28
安息香⋯⋯⋯⋯⋯⋯⋯ 6-65
桉树脑⋯⋯⋯⋯⋯⋯⋯ 6-102
桉叶素⋯⋯⋯⋯⋯⋯⋯ 6-102
桉油⋯⋯⋯⋯⋯⋯⋯⋯ 6-102
桉油素⋯⋯⋯⋯⋯⋯⋯ 6-102
庵摩勒⋯⋯⋯⋯⋯⋯⋯ 7-70
奥毛赛⋯⋯⋯⋯⋯⋯⋯ 7-27
奥莫色⋯⋯⋯⋯⋯⋯⋯ 7-27

B

八百力⋯⋯⋯⋯⋯⋯⋯ 6-39
八步紧⋯⋯⋯⋯⋯⋯⋯ 1-14
八股牛⋯⋯⋯⋯⋯⋯⋯ 3-23
八秽麻⋯⋯⋯⋯⋯⋯⋯ 4-28
八角⋯⋯⋯⋯⋯⋯⋯⋯ 6-3
八角刺⋯⋯⋯⋯ 3-56, 5-2, 5-25
八角枫⋯⋯⋯⋯⋯⋯⋯ 4-1
八角茴香⋯⋯⋯⋯⋯⋯ 6-3

八角金盘⋯⋯⋯⋯⋯⋯ 7-2
八角莲⋯⋯⋯⋯⋯⋯⋯ 7-2
八角七⋯⋯⋯⋯⋯⋯⋯ 7-2
八角梧桐⋯⋯⋯⋯ 4-1, 7-105
八麻子⋯⋯⋯⋯⋯⋯⋯ 6-120
八匣麻⋯⋯⋯⋯⋯⋯⋯ 5-71
八月白⋯⋯⋯⋯⋯⋯⋯ 5-65
八月瓜⋯⋯⋯⋯⋯⋯⋯ 7-110
八月扎⋯⋯⋯⋯⋯⋯⋯ 7-110
八月炸⋯⋯⋯⋯⋯⋯⋯ 7-110
八月炸藤⋯⋯⋯⋯⋯⋯ 7-34
八字龙⋯⋯⋯⋯⋯⋯⋯ 7-40
巴东独活⋯⋯⋯⋯⋯⋯ 4-64
巴豆⋯⋯⋯⋯⋯⋯⋯⋯ 6-39
巴戟⋯⋯⋯⋯⋯⋯⋯⋯ 6-40
巴戟天⋯⋯⋯⋯⋯⋯⋯ 6-40
巴拉努努⋯⋯⋯⋯⋯⋯ 2-75
巴仁⋯⋯⋯⋯⋯⋯⋯⋯ 6-39
巴如拉⋯⋯⋯⋯⋯⋯⋯ 7-38
巴叶⋯⋯⋯⋯⋯⋯⋯⋯ 5-58
菝葜⋯⋯⋯⋯⋯⋯⋯⋯ 4-79
白斑腐菌⋯⋯⋯⋯⋯⋯ 1-42
白背枫⋯⋯⋯⋯⋯⋯⋯ 6-52
白背木⋯⋯⋯⋯⋯⋯⋯ 6-50
白背桐⋯⋯⋯⋯⋯⋯⋯ 6-50
白背杨⋯⋯⋯⋯⋯⋯⋯ 5-118
白背叶根⋯⋯⋯⋯⋯⋯ 6-50
白扁豆⋯⋯⋯⋯⋯⋯⋯ 3-22
白布荆⋯⋯⋯⋯⋯⋯⋯ 5-118
白草⋯⋯⋯⋯⋯⋯⋯⋯ 4-25
白昌⋯⋯⋯⋯⋯⋯⋯⋯ 7-142
白苣⋯⋯⋯⋯⋯⋯⋯⋯ 3-20
白丑⋯⋯⋯⋯⋯⋯⋯⋯ 3-57
白刺⋯⋯⋯⋯⋯⋯⋯⋯ 4-14
白蒂梅⋯⋯⋯⋯⋯⋯⋯ 5-49
白东瓜皮⋯⋯⋯⋯⋯⋯ 1-16

白杜⋯⋯⋯⋯⋯⋯⋯⋯ 4-30
白矾⋯⋯⋯⋯⋯⋯⋯ 8（矿）-6
白矾灰⋯⋯⋯⋯⋯⋯ 8（矿）-21
白饭草⋯⋯⋯⋯⋯⋯⋯ 7-41
白饭藤⋯⋯⋯⋯⋯⋯⋯ 7-41
白附子⋯⋯⋯⋯⋯ 1-20, 4-24
白狗肠花⋯⋯⋯⋯⋯⋯ 5-93
白鼓钉⋯⋯⋯⋯⋯⋯⋯ 5-104
白瓜皮⋯⋯⋯⋯⋯⋯⋯ 1-16
白瓜子⋯⋯⋯⋯⋯ 1-15, 1-41
白果⋯⋯⋯⋯⋯⋯⋯⋯ 5-33
白果树叶⋯⋯⋯⋯⋯⋯ 5-107
白鹤叶⋯⋯⋯⋯⋯⋯⋯ 6-50
白胡椒⋯⋯⋯⋯⋯⋯⋯ 6-92
白虎⋯⋯⋯⋯⋯⋯⋯ 8（矿）-3
白花菜子⋯⋯⋯⋯⋯⋯ 2-32
白花草⋯⋯⋯⋯⋯⋯⋯ 4-100
白花虎掌草⋯⋯⋯⋯⋯ 2-65
白花榔⋯⋯⋯⋯⋯⋯⋯ 6-65
白花蛇⋯⋯⋯ 8（动）-28, 8（动）-75
白花蛇舌草⋯⋯⋯⋯⋯ 4-23
白花藤⋯⋯⋯⋯⋯⋯⋯ 6-99
白花照水莲⋯⋯⋯⋯⋯ 5-4
白花珍珠草⋯⋯⋯⋯⋯ 2-74
白槐⋯⋯⋯⋯⋯⋯⋯⋯ 3-75
白黄脚⋯⋯⋯⋯⋯⋯⋯ 5-4
白鸡儿头⋯⋯⋯⋯⋯⋯ 2-31
白及⋯⋯⋯⋯⋯⋯⋯⋯ 2-31
白蒺藜⋯⋯⋯⋯⋯⋯⋯ 4-97
白姜⋯⋯⋯⋯⋯⋯⋯⋯ 5-6
白僵蚕⋯⋯⋯⋯⋯⋯ 8（动）-76
白胶⋯⋯⋯⋯⋯ 4-49, 8（动）-56
白胶香⋯⋯⋯⋯⋯⋯⋯ 4-49
白芥子⋯⋯⋯⋯⋯⋯⋯ 3-21
白荆条（细根）⋯⋯⋯⋯ 4-1
白菊⋯⋯⋯⋯⋯⋯⋯⋯ 5-103

白蔻·················6-70
白蜡·········8（动）-18, 8（动）-68
白蜡树子·················5-13
白榄··············6-84, 6-124
白簕·················4-2
白蔹·················5-34
白林皮·················4-94
白羚羊角·············8（动）-59
白硫黄·············8（矿）-29
白龙齿·············8（矿）-4
白龙粉·············8（矿）-7
白龙骨·············8（矿）-5
白龙须·················4-1
白麻·················4-37
白麻子·················2-64
白马分鬃·················7-87
白曼陀罗·················1-45
白毛参·················2-42
白毛藤·················4-25
白毛夏枯草·················7-127
白茅根·················5-32
白眉豆·················3-22
白梅花·················3-67
白面戟·················6-50
白末利·················5-56
白木通·················7-12
白木香·················6-109
白硇砂·············8（矿）-26
白皮芪·················3-66
白前··············2-18, 4-26
白清明花·················6-128
白屈菜·················1-14
白三七·················2-41
白桑皮·················4-76
白芍·················5-31
白芍药·················5-31
白首乌·················7-129
白水鸡·················5-4
白水石·············8（矿）-32
白松果·················1-36

白松香·················1-35
白檀·················6-127
白条参·················3-17
白条党参·················2-80
白通草·················7-109
白头翁··············3-19, 3-82
白薇·················5-35
白鲜皮·················3-23
白薛皮·················3-23
白心皮·················2-106
白药··············1-47, 6-49
白药根·················6-49
白药子·················6-49
白叶柴·················5-21
白银木·················6-109
白银香·················6-109
白英·················4-25
白禹粮·············8（矿）-24
白玉纸·················7-36
白云石·············8（矿）-14
白芷·················3-20
白纸扇·················6-42
白帚条·················2-30
白术·················5-30
百步草·················7-90
百步蛇·············8（动）-75
百部·················5-41
百部草·················5-41
百虫仓·················4-15
百合·················2-37
百合蒜·················2-37
百花十字草·················4-23
百脚·············8（动）-65
百节蛇·············8（动）-28
百辣云·················5-29
百劳舌·················6-112
百日白·················3-5
百日红·················3-5
百乳草·················7-55
百蕊草·················7-55

百条根··············1-43, 5-41
百药煎·················4-15
百丈光·················5-62
百枝·················1-22
百足虫·············8（动）-65
柏仁·················5-82
柏实·················5-82
柏叶·················5-64
柏子·················5-82
柏子仁·················5-82
败毒草·················2-9
败酱草··············4-80, 7-81
斑蕉草·················7-138
斑鸠酸·················4-93
斑鸠窝·················5-27
斑龙角·············8（动）-55
斑龙珠·············8（动）-58
斑蝥·············8（动）-60
斑鱼烈·················6-1
板贝·················4-96
板蓝·················6-93
板蓝根·················1-32
板桥党参·················2-80
半边枫荷·················6-52
半边菊·················5-36
半边莲·················5-36
半边旗·················5-36
半枫荷·················6-52
半天吊·················6-122
半梧桐·················6-52
半夏·················4-29
半枝莲·················5-37
蚌珠·············8（动）-32
棒槌·················1-1
棒槌叶·················1-2
棒锤草·················4-71
棒子毛·················1-10
棒子头·················7-143
梧子·················4-15
包袱花·················1-47

包公藤······················ 6-1
苞米胡子···················· 1-10
薄荷······················· 5-124
宝德萨················· 8（矿）-35
宝鼎香····················· 7-97
爆卜草····················· 6-64
爆格蚤····················· 5-13
北豆根····················· 1-13
北鹤虱···················· 2-110
北寄生····················· 3-81
北刘寄奴··················· 3-16
北芪······················ 3-66
北沙参····················· 3-17
北五加皮··················· 5-85
北五味····················· 1-6
北鲜皮····················· 3-23
贝母·············· 1-12, 2-43, 7-13
贝乃帕···················· 7-104
背扁黄耆··················· 2-54
崩补叶····················· 6-44
崩大碗···················· 6-103
鼻涕果···················· 6-19
彼子······················ 5-120
柀子······················ 5-120
笔管菜····················· 4-82
笔筒草····················· 2-46
笔头菜····················· 2-46
笔头草····················· 2-16
笔头花····················· 2-61
毕勃······················ 7-89
荜茇······················ 7-89
荜拨······················ 7-89
荜拨梨···················· 7-89
荜澄茄···················· 6-90
蓖麻子···················· 6-120
蓖其柴···················· 4-63
薜荔果···················· 6-125
箆子草···················· 7-79
壁宫················· 8（动）-77
壁虎················· 8（动）-77

避火蕉····················· 5-24
萹蓄······················ 1-55
蝙蝠粪··············· 8（动）-31
蝙蝠屎··············· 8（动）-31
蝙蝠藤····················· 1-13
扁柏叶····················· 5-64
扁核木··················· 2-109
扁桃仁····················· 3-61
扁竹················· 1-55, 4-73
遍地金钱··················· 5-50
遍地生根··················· 7-98
鳖甲················· 8（动）-80
鳖甲胶··············· 8（动）-81
别甲胶··············· 8（动）-81
别拉多娜草················· 7-141
宾门······················ 6-121
滨蒿······················ 2-70
槟榔······················ 6-121
槟榔皮····················· 6-11
槟榔子···················· 6-121
冰凌草····················· 4-27
冰球子····················· 7-10
冰石················· 8（矿）-3
栟榈······················ 6-115
并头草····················· 5-37
病疕子···················· 6-87
驳骨丹····················· 6-23
勃逻回···················· 4-92
舶硫················· 8（矿）-29
博落回···················· 4-92
檗木······················ 7-113
簸箕虫··············· 8（动）-3
卜芥······················ 7-51
补骨鸥····················· 2-56
补骨脂····················· 2-56
不出林··················· 7-133
不凋草····················· 6-40
不老药··················· 2-102
布嘎木拉··················· 7-11
布荆子····················· 5-98

布勒道格············· 8（矿）-35
布渣叶····················· 6-44

C

菜虫药···················· 5-117
蚕莓······················ 5-106
蚕沙················· 8（动）-40
蚕砂················· 8（动）-40
苍耳子····················· 1-28
苍术······················ 1-27
槽子木香··················· 7-11
草贝······················ 2-2
草豆蔻····················· 6-91
草果······················ 7-92
草果仁····················· 7-92
草果子····················· 7-92
草河车····················· 2-82
草红花····················· 3-34
草黄连····················· 2-11
草金铃····················· 3-57
草决明····················· 2-47
草蔻仁····················· 6-91
草灵脂················ 8（动）-5
草龙胆····················· 1-11
草麻······················ 6-120
草珊瑚····················· 5-69
草芍药··············· 1-26, 7-18
草石蚕····················· 2-21
草乌······················ 7-90
草乌叶····················· 7-91
侧柏叶····················· 5-64
侧柏子····················· 5-82
侧耳根····················· 7-88
侧金盏花··················· 5-101
岑皮······················ 2-77
茶辣······················ 4-40
茶婆虫··············· 8（动）-38
茶叶冬青··················· 6-35
查干告亚大芸··············· 2-40
柴草······················ 3-63

柴胡	3-63	赤箭	2-15	臭灵丹草	7-104
蝉	8（动）-73	赤色老母菌	1-42	臭牡丹	7-105
蝉壳	8（动）-73	赤芍	1-26	臭藤	7-72
蝉蜕	8（动）-73	赤芍药	7-18	臭桐	7-105
蝉衣	8（动）-73	赤石英	8（矿）-31	臭梧桐	7-105
蟾蜍眉酥	8（动）-79	赤石脂	8（矿）-13	臭叶子	7-104
蟾蜍眉脂	8（动）-79	赤首乌	4-42	臭枳子	4-59
蟾蜍皮	8（动）-78	赤术	1-27	臭子	8（动）-82
蟾皮	8（动）-78	赤苏	1-56	楮	5-113
蟾酥	8（动）-79	赤小豆	3-36	楮实子	5-113
昌蒲	7-142	赤阳子	4-85	处石	8（矿）-36
菖蒲叶	4-21	赤药	1-25	川贝母	7-13
长虫肉	8（动）-47	赤枣子叶	3-4	川赤芍	7-18
长春花	6-37	赤芝	5-52	川独活	4-64
长吊子银花	4-7	翅地利	7-41	川防风	7-17
长根金不换	4-36	茺蔚子	5-76	川厚朴	4-60
长螵蛸	8（动）-46	虫	8（动）-3	川黄芪	7-23
长青	4-51	虫白蜡	8（动）-18	川黄芩	7-22
长寿草	3-6	虫草	8（动）-16	川椒	7-64
长竹叶	5-110	虫蜡	8（动）-18	川槿皮	7-35
常春藤	7-118	虫蟮	8（动）-17	川楝皮	4-48
常山	7-117	重楼	7-96	川楝实	7-26
朝天罐	6-114	重迈	2-37	川楝子	7-26
潮虫	8（动）-71	丑宝	8（动）-11	川蓼子	2-22
车前草	5-19	臭阿魏	2-57	川麦冬	7-63
车前实	5-18	臭菜	7-88	川明参	7-19
车前子	5-18	臭草	6-8	川木通	7-12
扯根菜	7-100	臭橙	5-80	川木香	7-11
扯丝皮	4-38	臭椿皮	3-74	川牛膝	7-14
辰砂	8（矿）-10	臭豆角	2-32	川朴花	4-61
辰砂草	3-24	臭饭团	6-117	川然铜	8（矿）-11
沉香	6-78	臭芙蓉	7-105	川山甲	8（动）-39
陈皮	5-53	臭根菜	7-88	川射干	7-21
柽柳	3-30	臭蒿	7-73	川桐皮	7-20
齿化石	8（矿）-4	臭花菜籽	2-32	川乌	7-15
赤柏松	1-23	臭金凤	6-32	川芎	7-16
赤柽柳	3-30	臭橘子	5-81	川银花	7-24
赤地利	7-85	臭辣子树	4-40	川紫菀	7-25
赤豆	3-36	臭冷风	6-32	穿地龙	1-46
赤符	8（矿）-13	臭藜藿	6-8	穿龙骨	1-46

穿龙薯蓣⋯⋯⋯⋯⋯⋯⋯⋯1-46
穿山甲⋯⋯⋯⋯⋯⋯8（动）-39
穿山龙⋯⋯⋯⋯⋯⋯⋯⋯⋯1-46
穿心草⋯⋯⋯⋯⋯⋯⋯⋯⋯4-12
穿心莲⋯⋯⋯⋯⋯⋯⋯⋯⋯6-98
垂盆草⋯⋯⋯⋯⋯⋯⋯⋯⋯5-63
椿根皮⋯⋯⋯⋯⋯⋯⋯⋯⋯3-74
椿皮⋯⋯⋯⋯⋯⋯⋯⋯⋯⋯3-74
茨楸⋯⋯⋯⋯⋯⋯⋯⋯⋯⋯7-20
慈石⋯⋯⋯⋯⋯⋯⋯⋯8（矿）-36
磁君⋯⋯⋯⋯⋯⋯⋯⋯8（矿）-36
磁石⋯⋯⋯⋯⋯⋯⋯⋯8（矿）-36
雌丁香⋯⋯⋯⋯⋯⋯⋯⋯⋯6-53
刺拐棒⋯⋯⋯⋯⋯⋯⋯⋯⋯1-37
刺红花⋯⋯⋯⋯⋯⋯⋯⋯⋯3-34
刺黄柏⋯⋯⋯⋯⋯⋯3-1, 5-2, 5-25
刺黄连⋯⋯⋯⋯⋯⋯⋯⋯⋯3-43
刺蒺藜⋯⋯⋯⋯⋯⋯⋯⋯⋯4-97
刺蓟菜⋯⋯⋯⋯⋯⋯⋯⋯⋯1-5
刺角菜⋯⋯⋯⋯⋯⋯⋯⋯⋯1-5
刺梨⋯⋯⋯⋯⋯⋯⋯⋯⋯⋯5-68
刺犁头⋯⋯⋯⋯⋯⋯⋯⋯⋯7-67
刺萝卜⋯⋯⋯⋯⋯⋯⋯⋯⋯2-6
刺楸皮⋯⋯⋯⋯⋯⋯⋯⋯⋯7-20
刺球子⋯⋯⋯⋯⋯⋯8（动）-27
刺蕊草⋯⋯⋯⋯⋯⋯⋯⋯⋯6-21
刺三甲⋯⋯⋯⋯⋯⋯⋯⋯⋯4-2
刺桐皮⋯⋯⋯⋯⋯7-20, 8（动）-27
刺五加⋯⋯⋯⋯⋯⋯⋯⋯⋯1-37
葱白⋯⋯⋯⋯⋯⋯⋯⋯⋯⋯3-69
葱白头⋯⋯⋯⋯⋯⋯⋯⋯⋯3-69
葱茎白⋯⋯⋯⋯⋯⋯⋯⋯⋯3-69
葱葵⋯⋯⋯⋯⋯⋯⋯⋯⋯⋯1-69
葱苒⋯⋯⋯⋯⋯⋯⋯⋯⋯⋯1-69
丛柏叶⋯⋯⋯⋯⋯⋯⋯⋯⋯5-64
粗糠仔⋯⋯⋯⋯⋯⋯⋯⋯6-116
酢浆草⋯⋯⋯⋯⋯⋯⋯⋯⋯4-93
醋柳⋯⋯⋯⋯⋯⋯⋯⋯⋯⋯2-55
翠云草⋯⋯⋯⋯⋯⋯⋯⋯6-123
寸寸草⋯⋯⋯⋯⋯⋯⋯⋯⋯7-69

寸冬⋯⋯⋯⋯⋯⋯⋯⋯⋯⋯7-63
寸香⋯⋯⋯⋯⋯⋯⋯⋯8（动）-82
寸芸⋯⋯⋯⋯⋯⋯⋯⋯⋯⋯2-40
锉草⋯⋯⋯⋯⋯⋯⋯⋯⋯⋯2-16

D

达门思巴坚⋯⋯⋯⋯⋯⋯⋯2-81
达子香⋯⋯⋯⋯⋯⋯⋯⋯2-104
打卜草⋯⋯⋯⋯⋯⋯⋯⋯⋯6-64
打布巴⋯⋯⋯⋯⋯⋯⋯⋯⋯2-75
打屁虫⋯⋯⋯⋯⋯⋯⋯8（动）-1
打破碗花⋯⋯⋯⋯⋯⋯⋯⋯6-63
打破碗花花⋯⋯⋯⋯⋯⋯⋯2-29
打水水花⋯⋯⋯⋯⋯⋯⋯⋯1-67
打头泡⋯⋯⋯⋯⋯⋯⋯⋯⋯6-64
大白花蛇⋯⋯⋯⋯⋯⋯8（动）-75
大贝⋯⋯⋯⋯⋯⋯⋯⋯⋯⋯5-95
大贝母⋯⋯⋯⋯⋯⋯⋯⋯⋯2-2
大草薢⋯⋯⋯⋯⋯⋯⋯⋯5-111
大草蔻⋯⋯⋯⋯⋯⋯⋯⋯⋯6-91
大刺儿菜⋯⋯⋯⋯⋯⋯⋯⋯2-6
大刺盖⋯⋯⋯⋯⋯⋯⋯⋯⋯2-6
大当门根⋯⋯⋯⋯⋯⋯⋯⋯4-9
大豆⋯⋯⋯⋯⋯⋯⋯⋯⋯⋯1-59
大豆藦⋯⋯⋯⋯⋯⋯⋯⋯⋯1-3
大豆豉⋯⋯⋯⋯⋯⋯⋯⋯⋯1-52
大豆黄卷⋯⋯⋯⋯⋯⋯⋯⋯1-3
大豆卷⋯⋯⋯⋯⋯⋯⋯⋯⋯1-3
大方八⋯⋯⋯⋯⋯⋯⋯⋯⋯7-28
大飞扬⋯⋯⋯⋯⋯⋯⋯⋯⋯6-25
大肺筋草⋯⋯⋯⋯⋯⋯⋯7-123
大风藤⋯⋯⋯⋯⋯⋯⋯⋯6-106
大腹毛⋯⋯⋯⋯⋯⋯⋯⋯⋯6-11
大腹皮⋯⋯⋯⋯⋯⋯⋯⋯⋯6-11
大腹子⋯⋯⋯⋯⋯⋯⋯⋯6-121
大贯从⋯⋯⋯⋯⋯⋯⋯⋯⋯4-95
大海榄⋯⋯⋯⋯⋯⋯⋯⋯⋯6-97
大海子⋯⋯⋯⋯⋯⋯⋯⋯⋯6-97
大红参⋯⋯⋯⋯⋯⋯⋯⋯⋯2-42
大红花⋯⋯⋯⋯⋯⋯⋯⋯⋯6-72

大红牡丹花⋯⋯⋯⋯⋯⋯⋯6-72
大红袍⋯⋯⋯⋯⋯⋯⋯⋯⋯7-39
大虎头蜂⋯⋯⋯⋯⋯⋯8（动）-35
大黄⋯⋯⋯⋯⋯⋯⋯⋯⋯⋯2-5
大黄草⋯⋯⋯⋯⋯⋯⋯⋯⋯6-81
大黄芩⋯⋯⋯⋯⋯⋯⋯⋯⋯7-22
大黄藤⋯⋯⋯⋯⋯⋯⋯⋯⋯4-83
大茴角⋯⋯⋯⋯⋯⋯⋯⋯⋯6-3
大茴香⋯⋯⋯⋯⋯⋯⋯⋯⋯2-10
大活血⋯⋯⋯⋯⋯⋯⋯⋯⋯4-3
大蓟⋯⋯⋯⋯⋯⋯⋯⋯⋯⋯2-6
大将军⋯⋯⋯⋯⋯⋯⋯8（动）-70
大艽⋯⋯⋯⋯⋯⋯⋯⋯⋯⋯2-76
大节藤⋯⋯⋯⋯⋯⋯⋯⋯⋯6-22
大金不换⋯⋯⋯⋯⋯⋯⋯⋯6-9
大金牛草⋯⋯⋯⋯⋯⋯⋯⋯6-9
大金雀⋯⋯⋯⋯⋯⋯⋯⋯⋯7-62
大金银花⋯⋯⋯⋯⋯⋯⋯⋯4-7
大金钟⋯⋯⋯⋯⋯⋯⋯⋯6-114
大救驾⋯⋯⋯⋯⋯⋯⋯4-98, 7-25
大口袋花⋯⋯⋯⋯⋯⋯⋯2-105
大苦藤⋯⋯⋯⋯⋯⋯⋯⋯7-108
大蓝⋯⋯⋯⋯⋯⋯⋯⋯⋯⋯6-93
大力子⋯⋯⋯⋯⋯⋯⋯⋯⋯1-7
大荔核⋯⋯⋯⋯⋯⋯⋯⋯⋯5-78
大良姜⋯⋯⋯⋯⋯⋯⋯⋯⋯6-67
大罗伞⋯⋯⋯⋯⋯⋯⋯⋯⋯6-61
大麻⋯⋯⋯⋯⋯⋯⋯⋯⋯⋯2-20
大蚂蚁草⋯⋯⋯⋯⋯⋯⋯⋯1-55
大麦蘖⋯⋯⋯⋯⋯⋯⋯⋯⋯2-50
大麦芽⋯⋯⋯⋯⋯⋯⋯⋯⋯2-50
大牛膝⋯⋯⋯⋯⋯⋯⋯2-18, 7-14
大炮叶⋯⋯⋯⋯⋯⋯⋯⋯6-111
大青根⋯⋯⋯⋯⋯⋯⋯⋯⋯1-32
大青木香⋯⋯⋯⋯⋯⋯⋯⋯4-46
大青盐⋯⋯⋯⋯⋯⋯⋯⋯8（矿）-1
大青叶⋯⋯⋯⋯⋯⋯⋯⋯1-4, 1-64
大乳汁草⋯⋯⋯⋯⋯⋯⋯⋯6-25
大山楂⋯⋯⋯⋯⋯⋯⋯⋯⋯3-3
大石燕⋯⋯⋯⋯⋯⋯⋯8（动）-15

大室…………………………3-70
大适…………………………3-70
大树理肺散…………………7-59
大水麻………………………7-65
大搜山虎……………………7-6
大蒜…………………………3-2
大桃仁………………………3-61
大通草………………………7-109
大头狼毒……………………2-68
大土蜂………………8（动）-35
大血藤………………………4-3
大药茶………………………6-111
大叶薄荷……………………6-21
大叶菜………………………7-43
大叶冬蓝……………………6-93
大叶金不换…………………6-9
大叶金钱草…………………7-86
大叶井口边草………………7-40
大叶紫珠……………………6-10
大芸…………………………2-40
大枣…………………………2-4
大皂角………………………2-3
大钻…………………………6-117
呆白菜………………………7-80
代赭…………………8（矿）-37
代赭石………………8（矿）-37
戴星草………………………5-51
丹皮…………………………4-41
丹若…………………………2-28
丹砂…………………8（矿）-10
丹参…………………………7-39
丹芝…………………………5-52
单根守………………………6-15
单叶返魂草…………………1-30
胆草…………………………7-47
淡豉…………………………1-52
淡豆豉………………………1-52
淡附子………………………7-71
淡竹皮茹……………………4-32
淡竹茹………………………4-32

淡竹叶……………5-90, 5-110
弹棉槌………………………5-68
当归…………………………2-38
当门子………………8（动）-82
当药…………………………2-39
党参…………………………2-80
刀豆…………………………6-6
刀豆子………………………6-6
刀剪药………………………2-82
刀口药………………………2-31
刀鞘豆………………………6-6
倒吊金钟……………………6-34
倒毒伞………………………2-69
倒梗草………………………7-103
倒钩草………………………7-103
倒挂草………………………7-103
倒挂刺………………………5-84
倒挂金钟……………………5-93
倒扣草………………………7-103
倒水莲………………………4-89
道拉基………………………1-47
德多…………………8（动）-62
灯草…………………………5-44
灯笼草……1-61, 4-71, 5-109, 6-64
灯笼果………………………1-62
灯台草………………………2-69
灯台叶………………………7-59
灯心草………………………5-44
灯盏草………………………7-60
灯盏花………………………7-60
灯盏细辛……………………7-60
地不容………………………7-52
地菜…………………………5-75
地参…………………………3-45
地蚕…………………8（动）-63
地胆草……………1-11, 7-74
地胆头………………………5-19
地丁……………1-61, 3-41
地丁草………………………3-41
地顶草………………………7-60

地耳草……………5-27, 7-53
地枫皮………………………6-54
地肤子………………………2-33
地芙蓉………………………7-52
地芙蓉叶……………………7-32
地格达………………………2-39
地骨皮………………………2-34
地管子………………………4-18
地黄…………………………4-31
地锦草………………………3-29
地精…………………………4-42
地苦胆……………2-2, 7-83
地葵…………………………2-33
地龙…………………8（动）-17
地龙子………………8（动）-17
地毛球………………………2-102
地棉皮………………………6-5
地虱婆………………8（动）-71
地石榴………………………7-55
地苏木………………………3-53
地笋…………………………5-73
地梭罗………………………7-43
地桃花………………………6-55
地王蜂………………8（动）-35
地乌龟………7-52, 8（动）-3
地乌桃………………………2-92
地虾…………………………2-82
地新…………………………1-68
地熏…………………………3-63
地榆…………………………1-18
地钟花………………………3-60
地棕…………………………4-22
滇白前………………………2-18
滇防己………………………4-46
滇黄芩………………………7-22
滇鸡血藤……………………7-134
滇七…………………………7-5
颠茄…………………………7-141
颠茄草………………………7-141
点秤星………………………6-73

点地梅⋯⋯⋯⋯⋯⋯ 2-74
蕫蒿⋯⋯⋯⋯⋯⋯ 3-70
靛花⋯⋯⋯⋯⋯⋯ 1-31
靛沫花⋯⋯⋯⋯⋯⋯ 1-31
靛青根⋯⋯⋯⋯⋯⋯ 1-32
靛青叶⋯⋯⋯⋯⋯⋯ 1-64
吊风根⋯⋯⋯⋯⋯⋯ 6-122
丁公藤⋯⋯⋯⋯⋯⋯ 6-1
丁历⋯⋯⋯⋯⋯⋯ 3-70
丁香⋯⋯⋯⋯⋯⋯ 6-2
丁子香⋯⋯⋯⋯⋯⋯ 6-2
顶头肉⋯⋯⋯⋯⋯⋯ 6-59
钉皮⋯⋯⋯⋯⋯⋯ 7-20
钉头赭石⋯⋯⋯ 8（矿）-37
定风草⋯⋯⋯⋯⋯⋯ 2-15
东北狼毒⋯⋯⋯⋯⋯ 1-48
东方蓼⋯⋯⋯⋯⋯⋯ 7-94
东前胡⋯⋯⋯⋯⋯ 5-114
冬虫草⋯⋯⋯ 8（动）-16
冬虫夏草⋯⋯⋯ 8（动）-16
冬豆子⋯⋯⋯⋯⋯⋯ 1-59
冬瓜皮⋯⋯⋯⋯⋯⋯ 1-16
冬瓜仁⋯⋯⋯⋯⋯⋯ 1-15
冬瓜子⋯⋯⋯⋯⋯⋯ 1-15
冬花⋯⋯⋯⋯⋯⋯ 2-96
冬葵果⋯⋯⋯⋯⋯⋯ 1-17
冬葵子⋯⋯⋯⋯⋯⋯ 1-17
冬凌草⋯⋯⋯⋯⋯⋯ 4-27
冬青叶⋯⋯⋯⋯⋯⋯ 5-28
冬青子⋯⋯⋯⋯⋯⋯ 5-13
冬术⋯⋯⋯⋯⋯⋯ 5-30
都梁⋯⋯⋯⋯⋯⋯ 5-73
豆豉⋯⋯⋯⋯⋯⋯ 1-52
豆噶脑牛⋯⋯⋯⋯⋯ 7-49
豆槐⋯⋯⋯⋯⋯⋯ 3-75
豆蔻⋯⋯⋯⋯⋯⋯ 6-70
毒公⋯⋯⋯⋯⋯⋯ 7-15
毒鱼藤⋯⋯⋯⋯⋯⋯ 6-88
毒鱼子⋯⋯⋯⋯⋯⋯ 6-39
独定子⋯⋯⋯⋯⋯⋯ 7-87

独根⋯⋯⋯⋯⋯⋯ 3-66
独花山牛蒡⋯⋯⋯⋯ 3-80
独活⋯⋯⋯⋯⋯ 4-64, 7-4
独角莲⋯⋯⋯⋯⋯⋯ 7-96
独脚蒿⋯⋯⋯⋯⋯⋯ 4-35
独脚球⋯⋯⋯⋯⋯⋯ 6-51
独脚乌桕⋯⋯⋯⋯⋯ 4-33
独茅⋯⋯⋯⋯⋯⋯ 4-22
独蒜⋯⋯⋯⋯⋯⋯ 3-2
独头蒜⋯⋯⋯⋯⋯⋯ 3-2
独摇芝⋯⋯⋯⋯⋯⋯ 2-15
独一味⋯⋯⋯⋯⋯⋯ 2-75
杜豆豉⋯⋯⋯⋯⋯⋯ 1-52
杜兰⋯⋯⋯⋯⋯⋯ 5-26
杜血余⋯⋯⋯⋯ 8（动）-19
杜仲⋯⋯⋯⋯⋯⋯ 4-38
杜仲叶⋯⋯⋯⋯⋯⋯ 4-39
肚子银花⋯⋯⋯⋯⋯ 7-24
短茎飞蓬⋯⋯⋯⋯⋯ 7-60
断肠草⋯⋯⋯ 1-60, 6-63, 6-111
断血流⋯⋯⋯⋯⋯ 5-109
煅白矾⋯⋯⋯⋯ 8（矿）-21
对叶草⋯⋯⋯⋯⋯⋯ 5-27
对叶莲⋯⋯⋯⋯⋯⋯ 2-9
对叶七⋯⋯⋯⋯⋯⋯ 7-87
对叶四块瓦⋯⋯⋯⋯ 6-17
对月草⋯⋯⋯⋯⋯⋯ 4-12
对座草⋯⋯⋯⋯⋯⋯ 7-86
多伽罗香⋯⋯⋯⋯⋯ 3-47
多格⋯⋯⋯⋯⋯ 8（动）-62
多骨⋯⋯⋯⋯⋯⋯ 6-70
多奶草⋯⋯⋯⋯⋯⋯ 6-25

E

阿胶⋯⋯⋯⋯⋯ 8（动）-25
峨参⋯⋯⋯⋯⋯⋯ 7-102
鹅不食草⋯⋯⋯ 4-10, 5-115
鹅胆粉⋯⋯⋯⋯ 8（动）-64
鹅胆囊⋯⋯⋯⋯ 8（动）-64
鹅胆汁粉⋯⋯⋯ 8（动）-64

鹅管石⋯⋯⋯⋯ 8（矿）-23
鹅脚草⋯⋯⋯⋯⋯⋯ 6-8
蛾眉豆⋯⋯⋯⋯⋯⋯ 3-22
额布勒珠尔其其格⋯⋯ 1-17
莪术⋯⋯⋯⋯⋯⋯ 6-100
恶实⋯⋯⋯⋯⋯⋯ 1-7
遏蓝菜⋯⋯⋯⋯⋯⋯ 4-80
儿茶⋯⋯⋯⋯⋯⋯ 7-3
儿茶膏⋯⋯⋯⋯⋯⋯ 7-3
耳环石斛⋯⋯⋯⋯⋯ 5-91
二宝花⋯⋯⋯⋯⋯⋯ 5-67
二丑⋯⋯⋯⋯⋯⋯ 3-57
二花藤⋯⋯⋯⋯⋯⋯ 5-54
二月旺⋯⋯⋯⋯⋯⋯ 2-42

F

发灰子⋯⋯⋯⋯ 8（动）-19
发炭⋯⋯⋯⋯⋯ 8（动）-19
番瓜⋯⋯⋯⋯⋯⋯ 6-118
番红花⋯⋯⋯⋯⋯⋯ 5-40
番椒⋯⋯⋯⋯⋯⋯ 2-108
番蕉叶⋯⋯⋯⋯⋯⋯ 5-24
番韭⋯⋯⋯⋯⋯⋯ 2-37
番木鳖⋯⋯⋯⋯⋯⋯ 7-28
番木瓜⋯⋯⋯⋯⋯⋯ 6-118
番泻叶⋯⋯⋯⋯⋯⋯ 7-128
翻白菜⋯⋯⋯⋯⋯⋯ 3-46
翻白草⋯⋯⋯⋯⋯⋯ 3-82
矾石⋯⋯⋯⋯⋯ 8（矿）-6
返魂草⋯⋯⋯⋯⋯⋯ 1-30
饭赤豆⋯⋯⋯⋯⋯⋯ 3-36
方块铜⋯⋯⋯⋯ 8（矿）-11
方通⋯⋯⋯⋯⋯⋯ 7-109
芳香⋯⋯⋯⋯⋯⋯ 3-20
防风⋯⋯⋯⋯⋯⋯ 1-22
防己⋯⋯⋯⋯⋯⋯ 4-36
房木⋯⋯⋯⋯⋯⋯ 4-45
飞蛾叶⋯⋯⋯⋯⋯⋯ 5-107
飞雷子⋯⋯⋯⋯⋯⋯ 6-91
飞龙斩血⋯⋯⋯⋯⋯ 6-24

飞龙掌血 …………………… 6-24
飞天蜈蚣 …………………… 2-103
飞扬草 ……………………… 6-25
蜚蠊 ………………… 8（动）-38
肥知母 ……………………… 3-45
肥珠子 ……………………… 6-29
肥猪叶 ……………………… 7-59
蟹齐 ………………… 8（动）-63
蟦蛴 ………………… 8（动）-63
榧实 ………………………… 5-120
榧子 ………………… 5-120, 6-7
肺心草 ……………………… 4-20
费菜 ………………………… 7-126
鼢鼠骨 ……………… 8（动）-72
粉草薢 ……………………… 7-106
粉丹皮 ……………………… 4-41
粉豆根 ……………………… 2-63
粉防己 ……………………… 4-8
粉葛 ………………………… 7-107
粉龙骨 ……………… 8（矿）-5
粉沙参 ……………………… 5-62
粉子头 ……………………… 7-125
风化硝 ……………… 8（矿）-7
风轮菜 ……………………… 5-109
风气药 ……………………… 7-9
风茄花 ……………………… 1-45
风尾笕 ……………………… 7-49
枫果 ………………………… 3-77
枫荷桂 ……………………… 6-52
枫榔 ………………………… 6-54
枫木球 ……………………… 3-77
枫茄子 ……………………… 1-45
枫实 ………………………… 3-77
枫香果 ……………………… 3-77
枫香脂 ……………………… 4-49
枫脂 ………………………… 4-49
蜂肠 ………………… 8（动）-66
蜂巢 ………………… 8（动）-66
蜂房 ………………… 8（动）-66
蜂胶 ………………… 8（动）-67

蜂蜡 ………………… 8（动）-68
蜂蜜 ………………… 8（动）-69
蜂糖 ………………… 8（动）-69
凤凰丹 ……………………… 4-41
凤庆鸡血藤 ………………… 7-134
凤尾草 ……………………… 7-40
凤尾蕉叶 …………………… 5-24
凤尾松 ……………………… 5-24
凤仙花 ……………………… 1-44
凤仙花梗 …………………… 2-85
凤仙透骨草 ………………… 2-85
凤仙子 ……………………… 1-44
凤眼果 ……………………… 4-84
佛顶草 ……………………… 5-51
佛甲草 ……………………… 6-76
佛桑花 ……………………… 6-72
佛手 ………………………… 6-75
佛手参 ……………………… 7-37
佛手柑 ……………………… 6-75
佛手香橼 …………………… 6-75
佛指甲 …………… 5-33, 5-42
扶桑花 ……………………… 6-72
芙蓉叶 ……………………… 7-32
苻蓠 ………………………… 3-20
茯灵 ………………………… 4-55
茯苓 ………………………… 4-55
茯苓皮 ……………………… 4-56
茯毛 ………………………… 6-11
茯菟 ………………………… 4-55
氟石 ………………… 8（矿）-31
浮海石 ……… 8（动）-45, 8（矿）-25
浮椒 ………………………… 6-92
浮麦 ………………………… 2-84
浮萍 ………………………… 5-97
浮石 ………… 8（动）-45, 8（矿）-25
浮水甘石 …………… 8（矿）-20
浮水麦 ……………………… 2-84
浮小麦 ……………………… 2-84
附片 ………………………… 7-71
附子 ………………………… 7-71

复带虻 ……………… 8（动）-36
傅致胶 ……………… 8（动）-25
鲅甲鱼 ……………… 8（动）-14
覆盆 ………………………… 5-126
覆盆子 ……………………… 5-126

G

甘草 ………………………… 2-25
甘葛 ………………………… 2-98
甘瓜子 ……………………… 1-50
甘菊 ………………………… 5-103
甘石 ………………… 8（矿）-20
甘松 ………………………… 2-24
甘松香 ……………………… 2-24
甘遂 ………………………… 2-26
肝炎草 ……………………… 2-59
疳积草 ……………………… 6-9
杆升麻 ……………………… 5-65
赶风柴 ……………………… 6-10
赶黄草 ……………………… 7-100
感冒藤 ……………………… 6-99
感应草 ……………………… 6-77
橄榄 ………………………… 6-124
干蟾 ………………… 8（动）-2
干葛 ………………………… 7-107
干鸡筋 ……………………… 7-68
干姜 ………………………… 5-6
干漆 ………………………… 2-1
干生姜 ……………………… 5-6
刚前 ………………………… 2-95
岗给僧琼 …………………… 2-81
岗梅 ………………………… 6-73
岗稔 ………………………… 6-74
岗稔根 ……………………… 6-74
岗油麻 ……………………… 6-12
岗脂麻 ……………………… 6-12
岗锥嘎布 …………………… 2-81
杠板归 ……………………… 7-67
杠柳皮 ……………………… 5-85
高良姜 ……………………… 6-104

高凉姜 6-104
高山辣根菜 2-81
高原鼢鼠骨 8（动）-72
藁茇 1-68
藁板 1-68
藁本 1-68
割孤露泽 7-93
隔山撬 7-129
隔山消 7-129
葛根 2-98
葛麻藤 7-107
葛条根 2-98
个青皮 4-47
各旺 8（动）-11
根头菜 3-46
梗草 1-47
公丁香 6-2
公罗锅底 7-98
公母草 2-46, 6-83
公孙树子 5-33
功劳木 5-25
功劳叶 3-56
汞粉 8（矿）-22
汞砂 8（矿）-10
勾装指 5-29
钩虫草 6-8
钩藤 5-84
钩吻 6-111
狗鞭 8（动）-30
狗地芽皮 2-34
狗骨 2-94, 8（动）-29
狗脊 5-70
狗脚蹄 7-1
狗精 8（动）-30
狗铃草 5-42
狗奶子根皮 2-34
狗屁藤 7-72
狗葡萄 2-8
狗肾 8（动）-30
狗虱 3-73

狗尾松 6-7
狗杏条 2-30
狗牙瓣 5-63
枸骨刺 3-56
枸骨叶 3-56
枸橘 4-59
枸橘李 4-59
枸皮草 4-54
枸杞子 2-72
构 5-113
姑姑英 1-61
菇草 3-63
蛄蜣 8（动）-70
穀 5-113
谷茴香 2-10
谷精草 5-51
谷蘖 4-44
谷实 5-113
谷芽 4-44
骨碎补 4-62
骨碎草 6-23
羖羊角 8（动）-4
瓜瓣 1-15
瓜蒂 1-51
瓜防己 4-36
瓜黑蟢 8（动）-1
瓜壳 3-27
瓜蒌 3-25
瓜蒌根 3-12
瓜蒌皮 3-27
瓜蒌仁 3-26
瓜蒌子 3-26
瓜子 1-15
瓜子草 3-24
瓜子黄杨 4-81
瓜子金 3-24
栝蒌根 3-12
栝蒌皮 3-27
栝蒌仁 3-26
栝蒌子 3-26

栝楼 3-25
栝楼根 3-12
栝楼壳 3-27
栝楼皮 3-27
栝楼子 3-26
挂郭鞭 5-79
挂金灯 1-62
拐牛膝 7-14
拐枣 3-55
关白附 1-20
关附子 1-20
关黄柏 1-21
观音柳 3-30
官前胡 5-88, 5-114
莞香 6-78
贯叶金丝桃 3-49
贯叶连翘 3-49
贯叶蓼 7-67
贯仲 1-53
贯众 1-53, 4-95
光果木鳖 6-86
光明砂 8（矿）-10
光藕节 4-101
光皮木瓜 7-56
光叶花椒 6-71
广大戟 3-33
广东人参 1-19
广东紫珠 6-18
广豆根 6-13
广狗肾 8（动）-30
广藿香 6-21
广寄生 6-107
广金钱草 6-20
广木香 7-33
广术 6-100
广西血竭 6-45
广元明粉 8（矿）-7
广枣 6-19
归经草 7-104
龟板 8（动）-23

龟板胶 …………… 8（动）-24
龟甲 ……………… 8（动）-23
龟甲胶 …………… 8（动）-24
龟胶 ……………… 8（动）-24
龟筒 ……………… 8（动）-23
鬼见愁 …………………… 4-98
鬼箭 ……………………… 4-63
鬼箭羽 …………………… 4-63
鬼臼 ……………………… 7-2
鬼馒头 …………………… 6-125
鬼球 ……………………… 6-125
鬼虱 ……………………… 2-110
桂花 ……………………… 4-70
桂秧 ……………………… 6-66
桂圆 ……………………… 6-46
桂枝 ……………………… 6-101
滚地龙 …………………… 6-82
滚屎虫 …………… 8（动）-70
国产血竭 ………………… 6-45
国老 ……………………… 2-25
樟树核桃 ………………… 1-36
过冈龙 …………………… 5-9
过岗扁龙 ………………… 6-58
过岗龙 …………………… 6-58
过江龙 …………………… 6-58
过街 ……………… 8（动）-3
过山风 …………………… 6-109
过山枫 ……………… 5-79, 6-58
过山龙 ……………… 2-8, 5-79
过山香 ……………… 6-4, 6-82
过天藤 …………………… 6-28

H

哈蒌 ……………………… 7-122
哈蟆油 …………… 8（动）-37
哈士蟆油 ………… 8（动）-37
哈昔泥 …………………… 2-57
蛤蚆皮 …………… 8（动）-78
蛤蚧 ……………… 8（动）-62
蛤壳 ……………… 8（动）-61

蛤莯 ……………………… 7-122
蛤蜊壳 …………… 8（动）-61
蛤蒌 ……………………… 7-89
蛤蟆浆 …………… 8（动）-79
蛤蟆酥 …………… 8（动）-79
蛤蟆藤 …………………… 4-74
蛤蟆油 …………… 8（动）-37
蛤蚂油 …………… 8（动）-37
蛤蟹 ……………… 8（动）-62
孩儿参 …………………… 5-17
孩儿茶 …………………… 7-3
海蚌念珠 ………………… 3-64
海带菜 …………………… 5-61
海带花 …………………… 5-96
海风藤 ………… 6-106, 7-9, 7-34
海浮石 …… 8（矿）-25, 8（动）-45
海蛤壳 …………… 8（动）-61
海金沙 …………………… 4-74
海金砂 …………………… 4-74
海昆布 …………………… 5-61
海蜡 ……………………… 6-62
海蛎子壳 ………… 8（动）-21
海龙 ……………… 8（动）-42
海萝 ……………………… 5-96
海马 ……………… 8（动）-41
海南参 …………………… 4-22
海南沉香 ………………… 6-78
海盘车 …………… 8（动）-43
海螵蛸 …………… 8（动）-44
海蛆 ……………… 8（动）-41
海沙参 …………………… 3-17
海石 …… 8（矿）-25, 8（动）-45
海桐皮 …………………… 7-20
海星 ……………… 8（动）-43
海藻 ……………………… 5-96
海藻菜 …………………… 5-96
海针 ……………… 8（动）-42
蚶子壳 …………… 8（动）-6
含羞草 …………………… 6-77
寒号虫屎 ………… 8（动）-5

寒雀粪 …………… 8（动）-5
寒水石 …………… 8（矿）-32
寒天 ……………………… 5-112
蔊菜 ……………………… 5-119
汉防己 …………………… 4-36
汉三七 …………………… 7-5
汉桃叶 …………………… 7-1
旱地莲 …………………… 1-38
旱金莲 …………………… 1-38
旱莲 ……………………… 7-124
旱莲草 …………………… 4-100
杭麦冬 …………………… 7-63
蚝壳 ……………… 8（动）-21
好汉枝 …………………… 3-42
号筒草 …………………… 4-92
号筒杆 …………………… 4-92
号筒管 …………………… 4-92
号筒树 …………………… 4-92
浩吉日 …………… 8（矿）-35
诃梨 ……………………… 6-79
诃黎 ……………………… 6-79
诃黎勒 …………………… 6-79
诃子 ……………………… 6-79
禾雀蜊 …………………… 6-76
合欢花 …………………… 3-32
合欢米 …………………… 3-32
合欢皮 …………………… 3-31
合昏皮 …………………… 3-31
合掌草 …………………… 4-12
合子 ……………………… 7-135
何首乌 …………………… 4-42
和前胡 …………………… 5-114
和尚头 …………………… 4-91
河蓼子 …………………… 2-22
荷苞草 …………………… 7-30
荷叶 ……………………… 4-69
核桃 ……………………… 2-71
贺眼 ……………………… 6-46
鹤虱 ……………… 2-110, 4-58
黑参 ……………………… 4-28

黑丑·····3-57
黑兜虫·····8（动）-1
黑豆·····1-59
黑儿茶·····7-3
黑矾·····8（矿）-15
黑附子·····7-71
黑胡椒·····6-92
黑节草·····5-91
黑老虎根·····6-117
黑莨菪·····3-10
黑驴蛋·····2-105
黑麦乌米·····2-51
黑梅·····5-23
黑螵蛸·····8（动）-46
黑漆·····2-1
黑芪·····2-48
黑砂星·····8（动）-31
黑藤钻·····6-40
黑乌骨·····7-45
黑心姜·····6-100
黑腰蜂·····8（动）-35
黑芝·····5-52
黑芝麻·····3-73
黑种草子·····2-101
恒山·····7-117
红背银莲花·····1-29
红被银莲花·····1-29
红参·····1-24
红大戟·····3-33
红冬青·····5-28
红豆·····3-36
红豆蔻·····6-67
红豆杉·····1-23
红缎子·····7-80
红耳坠·····2-72
红耳坠根·····2-34
红粉·····8（矿）-12
红高岭土·····8（矿）-13
红根·····7-39
红根草·····3-50

红姑娘·····1-62
红果·····3-3
红果参·····7-137
红果子·····2-72
红旱莲·····7-62
红胡麻子·····2-35
红花·····3-34
红花刺·····6-32
红花倒水莲·····5-93
红花果·····4-84
红椒·····7-64
红茎草·····3-29
红景天·····2-49
红蓝花·····3-34
红蠓·····8（动）-38
红蓼·····7-94
红麻·····6-120
红毛五加皮·····7-61
红棉·····6-30
红母鸡草·····6-81
红木香·····4-57
红内消·····3-53, 4-42
红牛膝·····4-16
红杷子·····5-15
红皮·····5-53
红芪·····2-48
红芍药·····7-18
红升·····8（矿）-12
红丝毛·····3-50
红苏·····1-56
红藤·····4-3
红头蜂·····8（动）-35
红土·····8（矿）-13
红小豆·····3-36
红心草·····7-130
红牙戟·····3-33
红药·····1-25
红药子·····1-25, 5-122
红枣·····2-4
红芝·····5-52

红子·····4-85
红紫·····6-68
红紫苏·····1-56
荭草·····7-94
荭草实·····2-22
侯桃·····4-45
喉咙草·····2-74
猴耳环·····6-119
猴姜·····4-62
猴节莲·····7-111
猴子眼·····6-94
厚面皮·····6-113
厚朴·····4-60
厚朴花·····4-61
忽布·····2-88
胡荽·····7-16
胡苍子·····1-28
胡蜂·····8（动）-35
胡黄连·····7-93
胡椒·····6-92
胡韭子·····2-56
胡连·····7-93
胡芦巴·····5-77
胡麻·····3-73
胡麻子·····2-35
胡蒜·····3-2
胡荾子·····2-52
胡桃·····2-71
胡桃仁·····2-71
胡王使者·····2-53
胡须草·····7-78
胡盐·····8（矿）-1
壶卢·····2-97
葫·····3-2
葫芦·····2-97
葫芦茶·····6-112
葫芦瓢·····2-97
葫芦七·····7-25
鹄虱·····2-110
湖北贝母·····4-96

湖花·····················2-61
湖南连翘·················7-62
槲寄生···················3-81
虎薄·····················5-73
虎耳草···················5-60
虎兰·····················5-73
虎珀··················8（矿）-27
虎魄··················8（矿）-27
虎掌草···················2-65
虎杖·····················4-50
虎爪菜···················3-46
琥珀··················8（矿）-27
琥魄··················8（矿）-27
护房树···················3-75
护羌使者·················2-53
护生草···················5-75
花斑蝥················8（动）-60
花斑竹···················4-50
花粉·····················3-12
花粉头···················7-125
花杆莲···················7-144
花杆南星·················7-144
花椒·····················7-64
花壳·················8（动）-60
花梨母···················6-89
花鹿角················8（动）-55
花木通···················7-12
花旗参···················1-19
花乳石················8（矿）-14
花蕊石················8（矿）-14
花伞把···················7-144
华瓜木···················4-1
华山参···················2-42
华中五味子···············4-57
华州漏芦·················3-59
滑石··················8（矿）-33
化红·····················6-38
化橘红···················6-38
化州橘红·················6-38
画石··················8（矿）-33

怀山药···················4-6
淮牛膝···················4-16
槐豆·····················3-76
槐花·····················3-75
槐角·····················3-76
槐连灯···················3-76
槐实·····················3-76
槐子·····················3-76
蘹香·····················2-10
黄草·····················7-106
黄菠萝木·················1-21
黄柏·····················7-113
黄檗···············1-21, 7-113
黄常山···················7-117
黄疸（胆）草·············7-30
黄疸树···················3-43
黄独·····················5-100
黄杜鹃···················5-71
黄蜂·················8（动）-35
黄根刺···················3-43
黄狗肾················8（动）-30
黄牯牛花·················5-71
黄瓜香···················1-18
黄果藤···················5-79
黄海棠···················7-62
黄蒿·····················7-73
黄花败酱·················7-81
黄花地丁·················1-61
黄花花···················5-71
黄花夹竹桃···············6-108
黄花刘寄奴···············7-62
黄花龙芽·················7-81
黄花母···················5-11
黄鸡菜···················4-82
黄姜··············7-97, 7-106
黄芥子···················3-37
黄金茶根·················3-65
黄金山药·················5-100
黄金石················8（矿）-30
黄金子···················5-98

黄荆叶···················5-99
黄荆子···················5-98
黄精·····················4-82
黄菊花···················4-86
黄橘皮···················5-53
黄卷·····················1-3
黄蜡·················8（动）-68
黄榄············6-84, 6-124
黄连·····················7-112
黄连藤···················4-83
黄连祖···················2-95
黄良·····················2-5
黄龙尾···················3-18
黄梅花···················5-121
黄硇石················8（矿）-29
黄芪··············3-66, 7-23
黄翘·····················3-38
黄芩··············3-65, 7-22
黄桑叶···················4-75
黄山姜···················7-106
黄山药···················7-111
黄参·····················1-1
黄实·····················5-46
黄食草···················6-81
黄蜀葵根·················5-102
黄蜀葵花·················5-101
黄丝子···················2-86
黄松木节·················1-39
黄酸刺···················2-55
黄藤·····················4-83
黄藤根···········5-117, 6-111
黄天竹············5-2, 5-25
黄条香···················1-13
黄铁矿················8（矿）-11
黄头草···················6-81
黄杨木···················4-81
黄药子···········1-25, 5-100
黄月砂················8（矿）-34
黄云芝···················7-31
黄仔强···················6-81

黄栀子……………………5-83

灰菇……………………3-7

灰芝……………………7-31

回生草……………………5-72

回头鸭……………………7-42

茴草……………………1-22

茴芸……………………1-22

蛔虫菜……………………1-66

会及……………………1-6

活石……………………8（矿）-33

活血丹……………………3-53, 5-50

活血藤……………………7-34

活鱼草……………………4-72

火布麻……………………6-44

火棘……………………4-85

火烙木……………………6-35

火麻……………………2-20

火麻仁……………………2-20

火绒草……………………3-59

火失刻把都……………………7-28

火炭母……………………7-41

火炭藤……………………7-41

火炭星……………………7-41

火苎……………………3-79

火硝……………………8（矿）-28

J

机子……………………5-49

鸡肠草……………………5-115

鸡肠风……………………6-40

鸡公花……………………2-58

鸡骨草……………………2-9, 6-81

鸡骨常山……………………7-117

鸡骨香……………………6-82

鸡冠果……………………5-106

鸡冠花……………………2-58

鸡冠石……………………8（矿）-30

鸡黄皮……………………8（动）-26

鸡髻……………………2-58

鸡角枪……………………2-58

鸡脚香……………………6-82

鸡筋……………………8（动）-26

鸡棋子……………………3-55

鸡距子……………………3-55

鸡内金……………………8（动）-26

鸡尿草……………………7-132

鸡肶胵里黄皮……………………8（动）-26

鸡栖子……………………4-87

鸡舌香……………………6-53

鸡矢藤……………………7-72

鸡屎藤……………………7-72

鸡嗉子……………………8（动）-26

鸡头苞……………………5-46

鸡头草……………………7-90

鸡头草叶……………………7-91

鸡头黄精……………………4-82

鸡头米……………………5-46

鸡腿根……………………3-82

鸡腿子……………………3-82

鸡心白附……………………4-24

鸡心树……………………6-119

鸡血兰……………………4-30

鸡血莲……………………5-122

鸡血藤……………………6-80, 7-134

鸡眼草……………………6-83

鸡爪凤尾草……………………7-40

鸡爪参……………………4-82

鸡胗皮……………………8（动）-26

鸡肫皮……………………8（动）-26

积雪草……………………5-50, 6-103

及己……………………6-17

吉布孜……………………2-75

吉盖草……………………4-54

吉吉麻……………………2-66

急性子……………………1-44

蒺骨子……………………4-97

蒺藜……………………4-97

蒺藜子……………………4-97

季豆……………………5-77

荠菜……………………5-75

寄生……………………3-81

寄生茶……………………6-107

檵木……………………6-128

迦拘勒……………………6-59

挟剑豆……………………6-6

家艾……………………4-19

家犬骨……………………8（动）-29

家桑……………………4-75

甲鱼壳……………………8（动）-80

钾硝石……………………8（矿）-28

假贝母……………………2-2

假芙蓉……………………5-102

假海芋……………………7-51

假黄连……………………7-93

假蒟……………………7-122

假决明……………………5-108

假苦瓜……………………6-86

假蒡……………………7-122

假蒌……………………7-122

假绿豆……………………2-47

假苏……………………3-51

假桃花……………………6-55

假羊桃……………………5-102

假油柑……………………6-48

尖甲草……………………6-76

尖佩兰……………………5-104

坚漆……………………6-128

剪金子……………………3-9

碱花……………………8（矿）-35

见风黄……………………2-65

见风青……………………2-65

见水还阳……………………5-72

见血飞……………………6-24

见血散……………………6-24, 7-126

见肿消……………………4-89

谏果……………………6-84, 6-124

箭豆草……………………5-36

江白菜……………………5-61

江剪刀草……………………5-119

江珠……………………8（矿）-27

将军·······················2-5
姜根······················5-29
姜黄···············7-97, 7-111
姜黄草··················7-111
姜荆叶·················5-99
姜子叶·················5-99
僵蚕················8（动）-76
僵虫················8（动）-76
疆芸···················2-40
降香···················6-89
降真···················6-89
降真香·················6-89
胶香···················4-49
蛟龙木·················6-119
绞股蓝·················7-98
接骨草············4-91, 6-23
接骨丹··············8（矿）-11
接骨莲·················5-69
接骨木·················1-49
接骨藤·················6-22
接生草·················2-85
接续草·················2-46
节节花·················6-25
桔梗···················1-47
桔梅肉·················5-23
芥菜子·················3-37
芥穗···················3-52
芥子···················3-37
蚧蛇················8（动）-62
金边兔耳···············5-48
金不换··········4-33, 7-5, 7-52
金柴胡·················5-1
金疮小草···············7-127
金刀菜·················6-18
金刀柴·················6-18
金灯···················1-62
金灯花·················7-10
金顶龙牙···············3-18
金豆···················6-120
金豆子·················5-108

金沸草·················2-67
金凤花子···············1-44
金佛草············2-67, 3-68
金佛花·················3-68
金福花·················3-68
金刚刺·················4-79
金刚兜·················4-79
金刚藤·················4-79
金疙瘩·················1-38
金瓜米·················1-41
金龟莲·················7-116
金果榄·················7-83
金花豹子···············5-108
金花草·················4-88
金鸡米·················5-110
金精················8（矿）-16
金菊···················5-103
金莲花·················1-38
金铃···················3-57
金铃子·················7-26
金陵草·················4-100
金龙胆草···············7-82
金猫草·················6-123
金毛狗·················5-70
金毛狗脊···············5-70
金毛狗蕨···············5-70
金毛狮子草·············7-69
金梅草·················1-38
金礞石··············8（矿）-19
金牛胆·················7-83
金岽···················7-116
金钱白花蛇··········8（动）-28
金钱草·······5-50, 6-20, 6-110, 7-86
金钱吊蛋···············5-100
金钱蛇············8（动）-28
金钱松皮···············5-8
金荞麦·················7-85
金雀根·················2-106
金山田七···············7-102
金芍药·················5-31

金石松·················5-66
金丝矮陀陀·············7-87
金丝海棠···············4-52
金丝荷叶···············7-54
金丝蝴蝶···········4-52, 7-62
金丝黄连···············2-11
金丝桃·················4-52
金丝藤·················7-78
金锁匙··········3-24, 4-83, 7-30
金锁银开···············7-85
金铁锁·················7-87
金线草·················7-84
金线吊芙蓉·············5-60
金线吊葫芦·············5-3
金线吊乌龟·············7-52
金线钓乌龟·············4-8
金线虎头蕉·············5-66
金线兰·················5-66
金线莲·················5-66
金药树·················3-75
金银花·················5-67
金银藤·················5-54
金樱子·················5-68
金盏花·················1-67
金钟根·················6-34
金钟茵陈···············3-16
筋骨草·················7-127
锦灯笼·················1-62
锦鸡儿·················2-106
锦文大黄···············2-5
瑾瑜················8（矿）-16
槿皮···················7-35
禁生···················5-26
京大戟·················3-48
京三棱·················5-5
京芎···················7-16
荆半夏·················4-29
荆芥···················3-51
荆芥穗·················3-52
荆三棱·················5-5

荆桑⋯⋯⋯⋯⋯⋯⋯⋯⋯⋯4-75
荆树皮⋯⋯⋯⋯⋯⋯⋯⋯⋯5-8
荆条子⋯⋯⋯⋯⋯⋯⋯⋯5-118
荆叶⋯⋯⋯⋯⋯⋯⋯⋯⋯⋯3-39
荆子⋯⋯⋯⋯⋯⋯⋯⋯⋯5-118
景天三七⋯⋯⋯⋯⋯⋯⋯7-126
净肠草⋯⋯⋯⋯⋯⋯⋯⋯5-75
九层风⋯⋯⋯⋯⋯⋯⋯⋯6-80
九度叶⋯⋯⋯⋯⋯⋯⋯⋯7-59
九节茶⋯⋯⋯⋯⋯⋯⋯⋯5-69
九节风⋯⋯⋯⋯⋯⋯1-49, 5-69
九节牛⋯⋯⋯⋯⋯⋯⋯⋯7-101
九空子⋯⋯⋯⋯⋯⋯⋯⋯3-77
九孔螺⋯⋯⋯⋯⋯8（动）-14
九里明⋯⋯⋯⋯⋯⋯⋯⋯5-11
九里香⋯⋯⋯⋯⋯⋯4-70, 6-4
九连灯⋯⋯⋯⋯⋯⋯⋯⋯3-76
九牛胆⋯⋯⋯⋯⋯⋯⋯⋯7-83
九盘龙⋯⋯⋯⋯⋯⋯⋯⋯7-84
九死还魂草⋯⋯⋯⋯⋯⋯5-72
九天贡胶⋯⋯⋯⋯⋯8（动）-25
九头狮子草⋯⋯⋯⋯⋯⋯2-26
九尾羊角⋯⋯⋯⋯8（动）-59
九香虫⋯⋯⋯⋯⋯⋯8（动）-1
九眼独活⋯⋯⋯⋯⋯⋯⋯7-4
九爪木⋯⋯⋯⋯⋯⋯⋯⋯6-75
韭菜仁⋯⋯⋯⋯⋯⋯⋯⋯3-58
韭菜子⋯⋯⋯⋯⋯⋯⋯⋯3-58
韭子⋯⋯⋯⋯⋯⋯⋯⋯⋯3-58
酒杯花⋯⋯⋯⋯⋯⋯⋯6-108
酒壶花⋯⋯⋯⋯⋯4-31, 4-88
柏子树⋯⋯⋯⋯⋯⋯⋯⋯5-22
救必应⋯⋯⋯⋯⋯⋯⋯6-109
救兵粮⋯⋯⋯⋯⋯⋯⋯⋯4-85
救军粮⋯⋯⋯⋯⋯⋯⋯⋯4-85
救命粮⋯⋯⋯⋯⋯⋯⋯⋯4-85
菊花⋯⋯⋯⋯⋯⋯⋯⋯⋯5-103
菊苣⋯⋯⋯⋯⋯⋯⋯⋯⋯2-87
橘核⋯⋯⋯⋯⋯⋯⋯⋯⋯5-125
橘红⋯⋯⋯⋯⋯⋯⋯6-38, 6-126

橘米⋯⋯⋯⋯⋯⋯⋯⋯⋯5-125
橘皮⋯⋯⋯⋯⋯⋯⋯⋯⋯5-53
橘仁⋯⋯⋯⋯⋯⋯⋯⋯⋯5-125
橘子核⋯⋯⋯⋯⋯⋯⋯⋯5-125
橘子皮⋯⋯⋯⋯⋯⋯⋯⋯5-53
橘子仁⋯⋯⋯⋯⋯⋯⋯⋯5-125
蒟蒻⋯⋯⋯⋯⋯⋯⋯⋯⋯7-144
巨胜⋯⋯⋯⋯⋯⋯⋯⋯⋯3-73
卷柏⋯⋯⋯⋯⋯⋯⋯⋯⋯5-72
卷檗⋯⋯⋯⋯⋯⋯⋯⋯⋯1-3
决明⋯⋯⋯⋯⋯⋯⋯⋯⋯2-47
决明子⋯⋯⋯⋯⋯⋯⋯⋯2-47
蕨麻⋯⋯⋯⋯⋯⋯⋯⋯⋯7-139
均姜⋯⋯⋯⋯⋯⋯⋯⋯⋯5-6
菌桂⋯⋯⋯⋯⋯⋯⋯⋯⋯6-60

K

卡斯尼⋯⋯⋯⋯⋯⋯⋯⋯2-87
坎拐棒子⋯⋯⋯⋯⋯⋯⋯1-37
看灯花⋯⋯⋯⋯⋯⋯⋯⋯2-96
靠山红⋯⋯⋯⋯⋯⋯⋯⋯1-63
榼藤子⋯⋯⋯⋯⋯⋯⋯7-135
榼子⋯⋯⋯⋯⋯⋯⋯⋯7-135
壳君子⋯⋯⋯⋯⋯⋯⋯⋯6-87
壳蔻⋯⋯⋯⋯⋯⋯⋯⋯⋯6-70
空壳⋯⋯⋯⋯⋯⋯⋯⋯⋯3-38
空翘⋯⋯⋯⋯⋯⋯⋯⋯⋯3-38
空沙参⋯⋯⋯⋯⋯⋯⋯⋯3-54
扣米⋯⋯⋯⋯⋯⋯⋯⋯⋯6-70
扣子七⋯⋯⋯⋯⋯⋯⋯⋯7-99
枯白矾⋯⋯⋯⋯⋯⋯8（矿）-21
枯矾⋯⋯⋯⋯⋯⋯⋯8（矿）-21
窟窿牙根⋯⋯⋯⋯⋯⋯⋯1-8
苦菜⋯⋯⋯⋯⋯⋯4-80, 7-48
苦草⋯⋯⋯⋯5-94, 6-98, 7-127, 7-74
苦草子⋯⋯⋯⋯⋯⋯⋯⋯5-76
苦椿菜⋯⋯⋯⋯⋯⋯⋯⋯2-94
苦胆⋯⋯⋯⋯⋯⋯⋯⋯⋯2-59
苦胆草⋯⋯⋯⋯⋯⋯⋯⋯6-98
苦胆木⋯⋯⋯⋯⋯⋯⋯⋯6-85

苦地丁⋯⋯⋯⋯⋯⋯⋯⋯3-41
苦丁⋯⋯⋯⋯⋯⋯⋯⋯⋯3-41
苦丁茶⋯⋯⋯⋯⋯⋯⋯⋯3-56
苦丁香⋯⋯⋯⋯⋯⋯⋯⋯1-51
苦豆根⋯⋯⋯⋯⋯⋯⋯⋯2-63
苦甘草⋯⋯⋯⋯⋯⋯⋯⋯2-63
苦骨⋯⋯⋯⋯⋯⋯⋯⋯⋯3-42
苦蒿⋯⋯⋯⋯⋯⋯⋯7-73, 7-82
苦葵⋯⋯⋯⋯⋯⋯⋯⋯⋯7-48
苦楝皮⋯⋯⋯⋯⋯⋯⋯⋯4-48
苦梅⋯⋯⋯⋯⋯⋯⋯⋯⋯6-73
苦木⋯⋯⋯⋯⋯⋯⋯⋯⋯6-85
苦皮树⋯⋯⋯⋯⋯⋯⋯⋯6-85
苦皮子⋯⋯⋯⋯⋯⋯⋯⋯7-75
苦参⋯⋯⋯⋯⋯⋯⋯⋯⋯3-42
苦参子⋯⋯⋯⋯⋯⋯⋯⋯6-96
苦实⋯⋯⋯⋯⋯⋯⋯⋯⋯7-28
苦实把豆儿⋯⋯⋯⋯⋯⋯7-28
苦树⋯⋯⋯⋯⋯⋯⋯⋯⋯2-77
苦树皮⋯⋯⋯⋯⋯⋯⋯⋯7-75
苦葶苈⋯⋯⋯⋯⋯⋯⋯⋯1-67
苦杏仁⋯⋯⋯⋯⋯⋯⋯⋯2-62
苦玄参⋯⋯⋯⋯⋯⋯⋯⋯7-74
苦薏⋯⋯⋯⋯⋯⋯⋯4-66, 4-86
苦斋⋯⋯⋯⋯⋯⋯⋯⋯⋯7-81
苦榛子⋯⋯⋯⋯⋯⋯⋯⋯6-96
苦竹叶⋯⋯⋯⋯⋯⋯⋯⋯5-57
宽叶返魂草⋯⋯⋯⋯⋯⋯1-30
宽叶景天⋯⋯⋯⋯⋯⋯⋯2-49
款冬⋯⋯⋯⋯⋯⋯⋯⋯⋯2-96
款冬花⋯⋯⋯⋯⋯⋯⋯⋯2-96
葵花⋯⋯⋯⋯⋯⋯⋯⋯⋯2-44
坤草⋯⋯⋯⋯⋯⋯⋯⋯⋯5-94
昆布⋯⋯⋯⋯⋯⋯⋯⋯⋯5-61
昆明沙参⋯⋯⋯⋯⋯⋯⋯7-87

L

拉汗果⋯⋯⋯⋯⋯⋯⋯⋯6-86
拉拉秧⋯⋯⋯⋯⋯⋯⋯⋯1-54
腊梅花⋯⋯⋯⋯⋯⋯⋯5-121

腊木⋯⋯⋯⋯⋯⋯⋯⋯⋯5-121
腊子树⋯⋯⋯⋯⋯⋯⋯⋯5-22
蜡膏⋯⋯⋯⋯⋯⋯8（动）-18
蜡梅花⋯⋯⋯⋯⋯⋯⋯5-121
蜡树皮⋯⋯⋯⋯⋯⋯⋯⋯2-77
辣菜子⋯⋯⋯⋯⋯⋯⋯⋯3-21
辣椒⋯⋯⋯⋯⋯⋯⋯⋯2-108
辣蓼⋯⋯⋯⋯⋯⋯⋯⋯7-138
辣茄⋯⋯⋯⋯⋯⋯⋯⋯2-108
辣子草⋯⋯⋯⋯⋯⋯⋯⋯2-19
莱菔子⋯⋯⋯⋯⋯⋯⋯⋯2-78
莱阳沙参⋯⋯⋯⋯⋯⋯⋯3-17
癞蛤蟆⋯⋯⋯⋯⋯⋯8（动）-2
癞蛤蚂浆⋯⋯⋯⋯8（动）-79
癞蟆皮⋯⋯⋯⋯⋯8（动）-78
兰草⋯⋯⋯⋯⋯⋯⋯⋯⋯5-65
兰花草⋯⋯⋯⋯⋯⋯⋯⋯5-90
兰荆⋯⋯⋯⋯⋯⋯⋯⋯2-104
兰香草⋯⋯⋯⋯⋯⋯⋯⋯6-51
蓝布正⋯⋯⋯⋯⋯⋯⋯7-130
蓝刺头⋯⋯⋯⋯⋯⋯⋯⋯3-59
蓝靛根⋯⋯⋯⋯⋯⋯⋯⋯1-32
蓝靛叶⋯⋯⋯⋯⋯⋯1-4, 1-64
蓝蝴蝶⋯⋯⋯⋯⋯⋯⋯⋯7-21
蓝花野百合⋯⋯⋯⋯⋯⋯5-42
蓝菊⋯⋯⋯⋯⋯⋯⋯⋯⋯2-87
蓝露⋯⋯⋯⋯⋯⋯⋯⋯⋯1-31
蓝叶⋯⋯⋯⋯⋯⋯⋯⋯⋯1-64
榄核莲⋯⋯⋯⋯⋯⋯⋯⋯6-98
烂布渣⋯⋯⋯⋯⋯⋯⋯⋯6-44
烂石⋯⋯⋯⋯⋯⋯8（矿）-17
郎君豆⋯⋯⋯⋯⋯⋯⋯⋯6-94
狼毒⋯⋯⋯⋯1-48, 1-60, 7-51
狼头花⋯⋯⋯⋯⋯⋯⋯⋯3-80
狼尾草⋯⋯⋯⋯⋯⋯⋯⋯3-50
狼尾花⋯⋯⋯⋯⋯⋯⋯⋯2-60
狼牙草⋯⋯⋯⋯⋯⋯⋯⋯3-18
莨菪叶⋯⋯⋯⋯⋯⋯⋯⋯2-79
莨菪子⋯⋯⋯⋯⋯⋯⋯⋯3-10
老苍子⋯⋯⋯⋯⋯⋯⋯⋯1-28

老公花⋯⋯⋯⋯⋯⋯⋯⋯3-19
老姑子花⋯⋯⋯⋯⋯⋯⋯3-19
老鸹筋⋯⋯⋯⋯⋯⋯⋯⋯3-28
老鸹爪⋯⋯⋯⋯⋯⋯⋯⋯3-46
老鸹嘴⋯⋯⋯⋯⋯⋯⋯⋯3-28
老官草⋯⋯⋯⋯⋯⋯⋯⋯3-28
老冠花⋯⋯⋯⋯⋯⋯⋯⋯3-19
老鹳草⋯⋯⋯⋯⋯⋯⋯⋯3-28
老虎刺⋯⋯⋯⋯⋯⋯⋯⋯3-56
老虎耳⋯⋯⋯⋯⋯⋯⋯⋯5-60
老虎蓟⋯⋯⋯⋯⋯⋯⋯⋯2-6
老虎姜⋯⋯⋯⋯⋯⋯⋯7-111
老虎潦⋯⋯⋯⋯⋯⋯⋯⋯1-37
老虎尿⋯⋯⋯⋯⋯⋯⋯⋯5-1
老虎瓢根⋯⋯⋯⋯⋯⋯⋯5-35
老虎须⋯⋯⋯⋯⋯⋯⋯⋯1-43
老虎芋⋯⋯⋯⋯⋯⋯⋯⋯7-51
老君须⋯⋯⋯⋯⋯⋯4-98, 5-35
老蔻⋯⋯⋯⋯⋯⋯⋯⋯⋯7-92
老母虫⋯⋯⋯⋯⋯⋯8（动）-63
老母菌⋯⋯⋯⋯⋯⋯⋯⋯1-42
老牛肝⋯⋯⋯⋯⋯⋯⋯⋯1-42
老婆子针线⋯⋯⋯⋯⋯⋯2-85
老鼠花⋯⋯⋯⋯⋯⋯⋯⋯5-45
老鼠簕⋯⋯⋯⋯⋯⋯⋯⋯1-9
老鼠尾⋯⋯⋯⋯⋯⋯⋯⋯6-15
老勿大⋯⋯⋯⋯⋯⋯⋯7-133
老蟹眼⋯⋯⋯⋯⋯⋯⋯6-116
老鸦胆⋯⋯⋯⋯⋯⋯⋯⋯6-96
老鸦饭⋯⋯⋯⋯⋯⋯⋯⋯6-18
老鸦翎⋯⋯⋯⋯⋯⋯⋯⋯3-46
老鸦舌⋯⋯⋯⋯⋯⋯⋯⋯7-49
老鸦蒜⋯⋯⋯⋯⋯⋯⋯⋯7-46
老鸦眼睛草⋯⋯⋯⋯⋯⋯7-48
苊藤⋯⋯⋯⋯⋯⋯⋯⋯6-106
勒草⋯⋯⋯⋯⋯⋯⋯⋯⋯1-54
雷公虫⋯⋯⋯⋯⋯⋯8（动）-65
雷公根⋯⋯⋯⋯⋯⋯⋯6-103
雷公七⋯⋯⋯⋯⋯⋯⋯⋯4-98
雷公藤⋯⋯⋯⋯⋯⋯⋯5-117

雷公丸⋯⋯⋯⋯⋯⋯⋯7-131
雷实⋯⋯⋯⋯⋯⋯⋯⋯7-131
雷矢⋯⋯⋯⋯⋯⋯⋯⋯7-131
雷丸⋯⋯⋯⋯⋯⋯⋯⋯7-131
冷峨参⋯⋯⋯⋯⋯⋯⋯7-102
冷饭团⋯⋯⋯⋯⋯⋯⋯6-117
狸豆⋯⋯⋯⋯⋯⋯⋯⋯⋯5-42
梨同草⋯⋯⋯⋯⋯⋯⋯7-138
犁头草⋯⋯⋯⋯⋯⋯⋯⋯3-71
黎檬⋯⋯⋯⋯⋯⋯⋯⋯⋯7-95
藜芦⋯⋯⋯⋯⋯⋯⋯⋯⋯1-69
蠡实⋯⋯⋯⋯⋯⋯⋯⋯⋯2-12
李仁肉⋯⋯⋯⋯⋯⋯⋯⋯3-44
鲤鱼橄榄⋯⋯⋯⋯⋯⋯⋯6-63
荔仁⋯⋯⋯⋯⋯⋯⋯⋯⋯5-78
荔实⋯⋯⋯⋯⋯⋯⋯⋯⋯2-12
荔枝核⋯⋯⋯⋯⋯⋯⋯⋯5-78
荔枝奴⋯⋯⋯⋯⋯⋯⋯⋯6-46
蛎蛤⋯⋯⋯⋯⋯⋯⋯8（动）-21
连壳⋯⋯⋯⋯⋯⋯⋯⋯⋯3-38
连钱草⋯⋯⋯⋯⋯⋯⋯⋯5-50
连翘⋯⋯⋯⋯⋯⋯⋯⋯⋯3-38
连粘树⋯⋯⋯⋯⋯⋯⋯⋯6-66
莲菜花⋯⋯⋯⋯⋯⋯⋯7-139
莲草⋯⋯⋯⋯⋯⋯⋯⋯4-100
莲房⋯⋯⋯⋯⋯⋯⋯⋯⋯4-67
莲花蕊⋯⋯⋯⋯⋯⋯⋯⋯4-68
莲蓬⋯⋯⋯⋯⋯⋯⋯⋯⋯4-67
莲蕊须⋯⋯⋯⋯⋯⋯⋯⋯4-68
莲实⋯⋯⋯⋯⋯⋯⋯⋯⋯4-65
莲须⋯⋯⋯⋯⋯⋯⋯⋯⋯4-68
莲薏⋯⋯⋯⋯⋯⋯⋯⋯⋯4-66
莲子⋯⋯⋯⋯⋯⋯⋯⋯⋯4-65
莲子心⋯⋯⋯⋯⋯⋯⋯⋯4-66
濂珠⋯⋯⋯⋯⋯⋯⋯8（动）-32
楝根木皮⋯⋯⋯⋯⋯⋯⋯4-48
楝木皮⋯⋯⋯⋯⋯⋯⋯⋯4-48
楝皮⋯⋯⋯⋯⋯⋯⋯⋯⋯4-48
楝实⋯⋯⋯⋯⋯⋯⋯⋯⋯7-26
良姜⋯⋯⋯⋯⋯⋯⋯⋯6-104

良口茶 …… 6-42
凉茶藤 …… 6-42
凉粉树果 …… 6-125
凉荞 …… 4-99
两边针 …… 6-71
两面针 …… 6-71
两头尖 …… 1-29
两指剑 …… 5-10
辽沙参 …… 3-17
辽五味 …… 1-6
寮刁竹 …… 5-92
了哥王 …… 6-5
蓼大青叶 …… 1-64
蓼子草 …… 7-138
蓼子七 …… 7-84
林兰 …… 5-26
林蛙油 …… 8（动）-37
林泽兰 …… 5-104
灵眼 …… 5-33
灵药 …… 8（矿）-12
灵芝 …… 5-52
苓皮 …… 4-56
泠角 …… 8（动）-59
铃铛菜 …… 4-18
铃铛草 …… 2-79
铃花 …… 1-47
铃茵陈 …… 3-16
凌水石 …… 8（矿）-32
凌霄花 …… 5-93
羚羊锵 …… 8（动）-59
羚羊角 …… 8（动）-59
零余薯 …… 5-100
零余子佛甲草 …… 6-26
鲮鲤 …… 8（动）-39
鲮鲤甲 …… 8（动）-39
刘寄奴 …… 3-16, 4-34
留公乳 …… 8（矿）-23
留球子 …… 6-87
留行子 …… 3-9
流动苏合香 …… 6-69

流星草 …… 5-51
硫黄 …… 8（矿）-29
柳桂 …… 6-101
柳寄生 …… 3-81
柳木子 …… 6-108
六月菊 …… 3-68
六月淋 …… 7-126
六月凌 …… 4-63
六月令 …… 4-27
六月霜 …… 4-34
六月雪 …… 4-34
龙抱柱 …… 2-90
龙齿 …… 8（矿）-4
龙胆 …… 1-11
龙胆草 …… 1-11, 7-47
龙骨 …… 8（矿）-5
龙骨头 …… 8（矿）-5
龙葵 …… 7-48
龙脷叶 …… 6-47
龙鳞草 …… 6-110
龙落子 …… 8（动）-41
龙沙 …… 2-93
龙舌 …… 7-49
龙舌叶 …… 6-47
龙吐珠 …… 5-106
龙退 …… 8（动）-49
龙味叶 …… 6-47
龙须草 …… 6-83, 7-78
龙须子 …… 2-86
龙血竭 …… 6-45
龙牙 …… 8（矿）-4
龙牙败酱 …… 7-81
龙芽草 …… 3-18
龙眼肉 …… 6-46
龙叶 …… 6-47
龙子皮 …… 8（动）-49
龙子衣 …… 8（动）-49
蒌根 …… 3-12
蒌皮 …… 3-27
蒌仁 …… 3-26

篓藤 …… 6-88
漏苓子 …… 6-31
漏芦 …… 3-80
卢会 …… 7-66
芦藟子 …… 2-78
芦根 …… 5-47
芦菰根 …… 5-47
芦荟 …… 7-66
芦桔叶 …… 5-58
芦茅根 …… 5-47
炉甘石 …… 8（矿）-20
炉眼石 …… 8（矿）-20
鹿胶 …… 8（动）-56
鹿角 …… 8（动）-55
鹿角白霜 …… 8（动）-57
鹿角粉 …… 8（动）-55
鹿角胶 …… 8（动）-56
鹿角霜 …… 8（动）-57
鹿跑草 …… 7-139
鹿茸 …… 8（动）-58
鹿蹄草 …… 7-123
鹿衔草 …… 7-123
鹿血 …… 8（动）-54
鹿血粉 …… 8（动）-54
路边黄 …… 7-86, 7-130
路路通 …… 3-77
潞党参 …… 2-80
露蜂房 …… 8（动）-66
銮豆 …… 6-39
乱发 …… 8（动）-19
纶布 …… 5-61
轮钟花 …… 7-137
罗布麻叶 …… 2-66
罗甸冰片 …… 6-43
罗锅底 …… 7-116
罗汉果 …… 6-86
罗汉杉 …… 4-51
罗汉松皮 …… 5-8
罗汉松实 …… 4-51
罗网藤 …… 4-74, 6-28

罗望子·····················7-136
萝卜艽·····················2-76
萝卜子·····················2-78
萝芙木·····················7-114
萝丝子·····················2-86
洛阳花················2-111, 4-41
络石藤·····················6-99
落地金钱·······6-119, 6-20, 7-30
落地生根····················6-113
落翘······················3-38
落首······················5-96
落水珠·····················5-89
驴皮胶················8（动）-25
闾根······················1-22
绿萼梅·····················3-67
绿矾·················8（矿）-15
绿茎牙痛草··················4-99
绿梅花·····················3-67
绿升麻·····················1-8
绿松石················8（矿）-18
绿头蒙钻···············8（动）-36
绿荳草·····················3-79
绿衣枳壳····················4-59
绿衣枳实····················4-59
葎草······················1-54

M

麻巴······················4-32
麻骨风·····················6-22
麻黄······················2-93
麻黄草·····················2-93
麻黄根·····················2-94
麻辣仔藤····················6-1
麻爬······················7-95
麻山药·····················4-6
麻性草·····················2-79
麻玉果·····················4-29
麻芋子·····················7-144
麻子······················2-20
马鞭草·····················3-8

马鞭梢·····················3-8
马鞭子·····················3-8
马鳖·················8（动）-9
马勃······················3-7
马齿草·····················3-6
马齿苋·····················3-6
马兜铃藤····················3-11
马尔赞居西··················2-45
马蜂·················8（动）-35
马蜂窝···············8（动）-66
马蟥·················8（动）-9
马加刺兜····················4-79
马老头·····················7-42
马莲子·····················2-12
马蔺子·····················2-12
马铃草················2-79, 3-10
马鹿角···············8（动）-55
马鸣肝···············8（动）-40
马尿骚·····················1-49
马庀······················3-7
马屁包·····················3-7
马前······················7-28
马钱子·····················7-28
马钱子粉····················7-29
马屎花················6-26, 6-76
马蹄金···············6-20, 7-30
马蹄决明····················2-47
马蹄香·····················4-98
马头鱼···············8（动）-41
马尾柴胡····················7-57
马尾当归····················2-38
马尾连·····················2-11
马苋······················3-6
玛宁占巴····················1-17
蚂蝗·················8（动）-9
蚂蚁虎···············8（动）-3
麦冬······················7-63
麦角······················2-51
麦角菌·····················2-51
麦蓝子·····················3-9

麦门冬·····················7-63
麦蘖······················2-50
麦芽······················2-50
唛角······················6-3
蛮姜······················6-104
馒头果·····················6-125
鳘华······················5-56
满地红·····················7-50
满坑香·····················6-106
满山红·····················1-63
满山香·····················6-4
满天飞·····················7-36
满条红·····················4-94
曼姆······················7-136
蔓荆实·····················5-118
蔓荆子·····················5-118
芒卡······················6-91
芒消·················8（矿）-9
芒硝·················8（矿）-9
莽草······················5-117
猫儿眼·····················2-26
猫眼草················1-48, 2-69
猫眼花根····················1-48
猫爪草················2-29, 4-88
猫爪儿草····················4-88
毛柴胡·····················2-67
毛慈姑·····················7-10
毛地黄·····················3-60
毛冬青·····················6-35
毛茛······················2-19
毛狗子·····················4-95
毛姑朵花····················3-19
毛蛤·················8（动）-6
毛诃子·····················7-38
毛花毛地黄叶·················3-14
毛花洋地黄叶·················3-14
毛姜······················4-62
毛姜黄·····················7-97
毛巾蛇···············8（动）-28
毛茛······················2-19

毛菊苣⋯⋯⋯⋯⋯2-87
毛蒟⋯⋯⋯⋯⋯6-36
毛蜡烛⋯⋯⋯⋯⋯5-116
毛老鼠⋯⋯⋯⋯⋯4-95
毛蒌⋯⋯⋯⋯⋯6-36
毛披树⋯⋯⋯⋯⋯6-35
毛千里光⋯⋯⋯⋯⋯4-25
毛神花⋯⋯⋯⋯⋯6-32
毛桃仁⋯⋯⋯⋯⋯3-61
毛血草⋯⋯⋯⋯⋯7-84
茅草⋯⋯⋯⋯⋯5-32
茅草根⋯⋯⋯⋯⋯5-32
茅膏菜⋯⋯⋯⋯⋯7-76
楸⋯⋯⋯⋯⋯4-13
玫瑰花⋯⋯⋯⋯⋯2-61
梅花⋯⋯⋯⋯⋯3-67
梅花脑⋯⋯⋯⋯⋯4-11
梅实⋯⋯⋯⋯⋯5-23
梅叶冬青⋯⋯⋯⋯⋯6-73
美女草⋯⋯⋯⋯⋯7-141
美舌藻⋯⋯⋯⋯⋯1-66
美洲大蠊⋯⋯⋯⋯⋯8（动）-38
昧履支⋯⋯⋯⋯⋯6-92
闷头花⋯⋯⋯⋯⋯5-45
虻虫⋯⋯⋯⋯⋯8（动）-36
茴⋯⋯⋯⋯⋯7-13
蒙花⋯⋯⋯⋯⋯4-90
蝱⋯⋯⋯⋯⋯7-13
礞石⋯⋯⋯8（矿）-17, 8（矿）-19
咪大专⋯⋯⋯⋯⋯7-40
迷身草⋯⋯⋯⋯⋯5-110
米参⋯⋯⋯⋯⋯4-18, 5-17
米辣子⋯⋯⋯⋯⋯4-40
米囊皮⋯⋯⋯⋯⋯2-107
米心牛膝⋯⋯⋯⋯⋯7-14
米罂皮⋯⋯⋯⋯⋯2-107
密花小根蒜⋯⋯⋯⋯⋯1-65
密罗柑⋯⋯⋯⋯⋯6-75
密蒙花⋯⋯⋯⋯⋯4-90
蜜草⋯⋯⋯⋯⋯2-25

蜜根⋯⋯⋯⋯⋯2-99
蜜蜡⋯⋯⋯⋯⋯8（动）-68
蜜马常⋯⋯⋯⋯⋯2-65
蜜蒙花⋯⋯⋯⋯⋯4-90
蜜香⋯⋯⋯⋯⋯7-33
绵草藓⋯⋯⋯⋯⋯5-111
绵黄芪⋯⋯⋯⋯⋯7-23
绵马贯众⋯⋯⋯⋯⋯1-53
绵芪⋯⋯⋯⋯⋯3-66, 7-23
绵茵陈⋯⋯⋯⋯⋯2-70
棉花根⋯⋯⋯⋯⋯2-99
岷当归⋯⋯⋯⋯⋯2-38
岷归⋯⋯⋯⋯⋯2-38
明党⋯⋯⋯⋯⋯5-62
明党参⋯⋯⋯⋯⋯5-62
明矾⋯⋯⋯⋯⋯8（矿）-6
明七⋯⋯⋯⋯⋯2-41
明沙参⋯⋯⋯⋯⋯7-19
明参⋯⋯⋯⋯⋯7-19
明雄⋯⋯⋯⋯⋯8（矿）-30
明珠母⋯⋯⋯⋯⋯8（动）-33
槟楂⋯⋯⋯⋯⋯7-56
螟蚣草⋯⋯⋯⋯⋯5-92
谬琳⋯⋯⋯⋯⋯8（矿）-16
摩勒香⋯⋯⋯⋯⋯3-47
磨地莲⋯⋯⋯⋯⋯5-14
魔芋⋯⋯⋯⋯⋯7-144
末梨花⋯⋯⋯⋯⋯5-56
末药⋯⋯⋯⋯⋯3-40
没药⋯⋯⋯⋯⋯3-40
茉莉花⋯⋯⋯⋯⋯5-56
墨菜⋯⋯⋯⋯⋯4-100
墨旱莲⋯⋯⋯⋯⋯4-100
墨鱼盖⋯⋯⋯⋯⋯8（动）-44
墨鱼骨⋯⋯⋯⋯⋯8（动）-44
母丁香⋯⋯⋯⋯⋯6-53
母猪藤⋯⋯⋯⋯⋯4-17
牡丹皮⋯⋯⋯⋯⋯4-41
牡桂⋯⋯⋯⋯⋯6-60
牡蛤⋯⋯⋯⋯⋯8（动）-21

牡荆叶⋯⋯⋯⋯⋯3-39
牡蛎⋯⋯⋯⋯⋯8（动）-21
木本黄开口⋯⋯⋯⋯⋯4-52
木笔⋯⋯⋯⋯⋯4-45
木必子⋯⋯⋯⋯⋯6-31
木鳖子⋯⋯⋯⋯⋯6-31
木别子⋯⋯⋯⋯⋯6-31
木沉香⋯⋯⋯⋯⋯6-82
木丹⋯⋯⋯⋯⋯5-83
木芙蓉叶⋯⋯⋯⋯⋯7-32
木附子⋯⋯⋯⋯⋯4-15
木瓜⋯⋯⋯⋯⋯4-13, 6-118
木蝴蝶⋯⋯⋯⋯⋯7-36
木患子⋯⋯⋯⋯⋯6-29
木黄连⋯⋯⋯⋯⋯5-2, 5-25
木姜子⋯⋯⋯⋯⋯6-90
木槿皮⋯⋯⋯⋯⋯7-35
木蜡⋯⋯⋯⋯⋯8（动）-18
木李⋯⋯⋯⋯⋯7-56
木连子⋯⋯⋯⋯⋯7-131
木莲果⋯⋯⋯⋯⋯6-125
木莲叶⋯⋯⋯⋯⋯7-32
木灵芝⋯⋯⋯⋯⋯1-42
木落子⋯⋯⋯⋯⋯2-62
木棉花⋯⋯⋯⋯⋯6-30
木芍药⋯⋯⋯⋯⋯4-41
木通⋯⋯⋯⋯⋯7-34
木犀⋯⋯⋯⋯⋯4-70
木香⋯⋯⋯⋯⋯7-11, 7-33
木血竭⋯⋯⋯⋯⋯6-62
木贼⋯⋯⋯⋯⋯2-16
目骨⋯⋯⋯⋯⋯4-14
沐川银花⋯⋯⋯⋯⋯7-24

N

奶蓟⋯⋯⋯⋯⋯1-9
奶浆果⋯⋯⋯⋯⋯5-16
奶浆藤⋯⋯⋯⋯⋯7-108
奶米⋯⋯⋯⋯⋯3-9
奶汁草⋯⋯⋯⋯⋯3-29

奈花·······················5-56

南板蓝根·················6-93

南瓜仁·················1-41

南瓜子·················1-41

南鹤虱·················4-58

南江银花·················7-24

南金银花·················4-7

南岭荛花·················6-5

南刘寄奴·················4-34

南罗汉·················4-51

南木香·················7-33

南沙参·················3-54

南蛇藤根·················5-79

南酸枣·················6-19

南天竹子·················5-15

南天竺·················5-15

南天烛·················5-15

南五加皮·················4-14

南五味子·················4-57

南星·················2-14

南竹子·················5-15

硇砂·················8（矿）-26

闹虱药·················5-41

闹羊花·················1-45, 5-71

闹鱼花·················5-45, 7-140

讷会·················7-66

内消·················4-94

嫩桑枝·················4-77

腻粉·················8（矿）-22

粘糊菜·················5-1

鸟不宿·················6-129

鸟人参·················5-66

蘽米·················4-44

柠檬·················7-95

凝水石·················8（矿）-32

牛蒡子·················1-7

牛茜·················6-120

牛肠麻·················6-58

牛虫草·················6-112

牛大力·················6-34

牛胆·················8（动）-10

牛胆粉·················8（动）-10

牛胆汁·················8（动）-10

牛肚根·················2-89

牛黄·················8（动）-11

牛角尖·················8（动）-7

牛金花·················1-14

牛磕膝·················4-16

牛克膝·················4-16

牛蔓头·················3-59

牛毛黄·················1-53

牛虻·················8（动）-36

牛奶白附·················4-24

牛奶果·················5-126

牛皮冻·················7-72

牛皮消·················7-129

牛屎菇·················3-7

牛尾巴花子·················2-60

牛膝·················4-16

牛心菜·················7-62

扭龙·················6-58

钮子七·················7-99

农吉利·················5-42

奴会·················7-66

糯米草·················7-145

糯米藤根·················7-145

糯米团·················7-145

女儿茶·················3-49

女儿香·················6-78

女青·················7-72

女贞实·················5-13

女贞子·················5-13

O

偶子·················6-91

藕节·················4-101

藕节巴·················4-101

藕节疤·················4-101

藕实·················4-65

P

爬壁虎·················8（动）-77

爬墙虎·················6-99

爬树龙·················7-118

爬行蜈蚣·················7-69

爬岩香·················7-9

怕丑草·················6-77

排风藤·················4-25

排钱草·················6-110

徘徊花·················2-61

牌楼七·················2-105

攀枝花·················6-30

盘齿·················8（矿）-4

盘龙参·················2-90

旁风·················1-22

胖大海·················6-97

泡囊草·················2-68

泡泡·················1-62

泡沙参·················3-54

泡参·················3-54

泡通·················7-109

泡竹叶·················7-128

佩兰·················5-65

盆覆胶·················8（动）-25

盆砂·················8（矿）-34

盆消·················8（矿）-9

蓬莪茂·················6-100

蓬砂·················8（矿）-34

蓬生果·················6-118

蓬术·················6-100

硼砂·················8（矿）-34

鹏砂·················8（矿）-34

膨皮豆·················3-22

披垒·················6-92

皮硝·················8（矿）-9

枇杷叶·················5-58

毗梨勒·················7-38

毗黎勒·················7-38

啤酒花·················2-88

屁巴虫 ⋯⋯⋯⋯⋯⋯⋯⋯ 8（动）-1
屁板虫 ⋯⋯⋯⋯⋯⋯⋯⋯ 8（动）-1
片姜黄 ⋯⋯⋯⋯⋯⋯⋯⋯⋯ 5-20
片子姜黄 ⋯⋯⋯⋯⋯⋯⋯⋯ 5-20
瓢儿果 ⋯⋯⋯⋯⋯⋯⋯⋯⋯ 4-84
平贝 ⋯⋯⋯⋯⋯⋯⋯⋯⋯⋯ 1-12
平贝母 ⋯⋯⋯⋯⋯⋯⋯⋯⋯ 1-12
平地木 ⋯⋯⋯⋯⋯⋯⋯⋯⋯ 7-133
坪贝 ⋯⋯⋯⋯⋯⋯⋯⋯⋯⋯ 1-12
婆罗门参 ⋯⋯⋯⋯⋯⋯⋯⋯ 4-22
婆婆丁 ⋯⋯⋯⋯⋯ 1-61, 4-31, 4-88
婆婆针线包 ⋯⋯⋯⋯⋯⋯⋯ 5-35
婆绒花 ⋯⋯⋯⋯⋯⋯⋯⋯⋯ 6-51
朴花 ⋯⋯⋯⋯⋯⋯⋯⋯⋯⋯ 4-61
朴硝 ⋯⋯⋯ 8（矿）-9, 8（矿）-28
迫颈草 ⋯⋯⋯⋯⋯⋯⋯⋯⋯ 6-112
破布叶 ⋯⋯⋯⋯⋯⋯⋯ 5-1, 6-44
破布子 ⋯⋯⋯⋯⋯⋯⋯⋯⋯ 7-36
破故纸 ⋯⋯⋯⋯⋯⋯⋯⋯⋯ 2-56
破铜钱 ⋯⋯⋯⋯⋯⋯⋯⋯⋯ 4-10
破铜钱草 ⋯⋯⋯⋯⋯⋯⋯⋯ 6-103
破血丹 ⋯⋯⋯⋯⋯⋯⋯⋯⋯ 7-123
铺地锦 ⋯⋯⋯⋯⋯⋯⋯⋯⋯ 3-29
铺筋草 ⋯⋯⋯⋯⋯⋯⋯⋯⋯ 7-69
菩萨豆 ⋯⋯⋯⋯⋯⋯⋯⋯⋯ 5-12
蒲棒 ⋯⋯⋯⋯⋯⋯⋯⋯⋯⋯ 5-116
蒲草 ⋯⋯⋯⋯⋯⋯⋯⋯⋯⋯ 5-116
蒲公英 ⋯⋯⋯⋯⋯⋯⋯⋯⋯ 1-61
蒲黄 ⋯⋯⋯⋯⋯⋯⋯⋯⋯⋯ 5-116
蒲剑 ⋯⋯⋯⋯⋯⋯⋯⋯⋯⋯ 7-142
蒲扇 ⋯⋯⋯⋯⋯⋯⋯⋯⋯⋯ 5-107
浦多 ⋯⋯⋯⋯⋯⋯⋯⋯ 8（矿）-35

Q

七层塔 ⋯⋯⋯⋯⋯⋯⋯⋯⋯ 7-53
七寸钉 ⋯⋯⋯⋯⋯⋯⋯⋯⋯ 5-10
七加皮 ⋯⋯⋯⋯⋯⋯⋯⋯⋯ 7-1
七角枫 ⋯⋯⋯⋯⋯⋯⋯⋯⋯ 4-1
七叶 ⋯⋯⋯⋯⋯⋯⋯⋯⋯⋯ 7-132
七叶胆 ⋯⋯⋯⋯⋯⋯⋯⋯⋯ 7-98

七叶金 ⋯⋯⋯⋯⋯⋯⋯⋯⋯ 1-49
七叶莲 ⋯⋯⋯⋯⋯⋯⋯⋯⋯ 7-1
七叶藤 ⋯⋯⋯⋯⋯⋯⋯⋯⋯ 7-1
七叶一枝花 ⋯⋯⋯⋯⋯⋯⋯ 7-96
七叶子 ⋯⋯⋯⋯⋯⋯⋯⋯⋯ 2-41
漆倍子 ⋯⋯⋯⋯⋯⋯⋯⋯⋯ 4-15
漆脚 ⋯⋯⋯⋯⋯⋯⋯⋯⋯⋯ 2-1
漆辣子 ⋯⋯⋯⋯⋯⋯⋯⋯⋯ 4-40
漆渣 ⋯⋯⋯⋯⋯⋯⋯⋯⋯⋯ 2-1
祁木香 ⋯⋯⋯⋯⋯⋯⋯⋯⋯ 7-8
祁蛇 ⋯⋯⋯⋯⋯⋯⋯⋯ 8（动）-75
祁州漏芦 ⋯⋯⋯⋯⋯⋯⋯⋯ 3-80
奇良 ⋯⋯⋯⋯⋯⋯⋯⋯⋯⋯ 5-9
骐驎竭 ⋯⋯⋯⋯⋯⋯⋯⋯⋯ 6-62
骐驎血 ⋯⋯⋯⋯⋯⋯⋯⋯⋯ 6-62
蛴螬 ⋯⋯⋯⋯⋯⋯⋯⋯ 8（动）-63
蕲艾 ⋯⋯⋯⋯⋯⋯⋯⋯⋯⋯ 4-19
蕲蛇 ⋯⋯⋯⋯⋯⋯⋯⋯ 8（动）-75
麒麟竭 ⋯⋯⋯⋯⋯⋯⋯⋯⋯ 6-62
气硇 ⋯⋯⋯⋯⋯⋯⋯⋯ 8（矿）-26
掐不齐 ⋯⋯⋯⋯⋯⋯⋯ 4-72, 6-83
千层菊 ⋯⋯⋯⋯⋯⋯⋯⋯⋯ 4-86
千层楼 ⋯⋯⋯⋯⋯⋯⋯⋯⋯ 3-49
千层纸 ⋯⋯⋯⋯⋯⋯⋯⋯⋯ 7-36
千锤打 ⋯⋯⋯⋯⋯⋯⋯⋯⋯ 5-10
千打锤 ⋯⋯⋯⋯⋯⋯⋯⋯⋯ 5-10
千峰草 ⋯⋯⋯⋯⋯⋯⋯⋯⋯ 2-16
千斤拔 ⋯⋯⋯⋯⋯⋯⋯⋯⋯ 6-15
千金红 ⋯⋯⋯⋯⋯⋯⋯⋯⋯ 3-5
千金藤 ⋯⋯⋯⋯⋯⋯⋯⋯⋯ 4-8
千金子 ⋯⋯⋯⋯⋯⋯⋯⋯⋯ 5-12
千颗针 ⋯⋯⋯⋯⋯⋯⋯⋯⋯ 6-16
千里光 ⋯⋯⋯⋯⋯ 1-30, 5-11, 8（动）-14
千里及 ⋯⋯⋯⋯⋯⋯⋯⋯⋯ 5-11
千里香 ⋯⋯⋯⋯⋯⋯⋯⋯⋯ 6-4
千两金 ⋯⋯⋯⋯⋯⋯⋯ 5-12, 7-68
千年矮 ⋯⋯⋯⋯⋯⋯⋯⋯⋯ 4-81
千年红 ⋯⋯⋯⋯⋯⋯⋯⋯⋯ 3-5
千年见 ⋯⋯⋯⋯⋯⋯⋯⋯⋯ 6-16
千年健 ⋯⋯⋯⋯⋯⋯⋯⋯⋯ 6-16

千年老鼠屎 ⋯⋯⋯⋯⋯⋯⋯ 3-13
千年竹 ⋯⋯⋯⋯⋯⋯⋯⋯⋯ 5-26
千屈菜 ⋯⋯⋯⋯⋯⋯⋯⋯⋯ 2-9
千日白 ⋯⋯⋯⋯⋯⋯⋯⋯⋯ 3-5
千日红 ⋯⋯⋯⋯⋯⋯⋯⋯⋯ 3-5
千张纸 ⋯⋯⋯⋯⋯⋯⋯⋯⋯ 7-36
千丈树 ⋯⋯⋯⋯⋯⋯⋯⋯⋯ 7-124
千足虫 ⋯⋯⋯⋯⋯⋯⋯⋯ 8（动）-65
牵牛子 ⋯⋯⋯⋯⋯⋯⋯⋯⋯ 3-57
前胡 ⋯⋯⋯⋯⋯⋯⋯⋯ 5-88, 5-114
钱串子 ⋯⋯⋯⋯⋯⋯⋯⋯ 8（动）-42
钱贯草 ⋯⋯⋯⋯⋯⋯⋯⋯⋯ 5-19
芡实 ⋯⋯⋯⋯⋯⋯⋯⋯⋯⋯ 5-46
茜草 ⋯⋯⋯⋯⋯⋯⋯⋯⋯⋯ 3-53
茜根 ⋯⋯⋯⋯⋯⋯⋯⋯⋯⋯ 3-53
羌滑 ⋯⋯⋯⋯⋯⋯⋯⋯⋯⋯ 2-53
羌活 ⋯⋯⋯⋯⋯⋯⋯⋯⋯⋯ 2-53
羌青 ⋯⋯⋯⋯⋯⋯⋯⋯⋯⋯ 2-53
羌盐 ⋯⋯⋯⋯⋯⋯⋯⋯ 8（矿）-1
枪头菜 ⋯⋯⋯⋯⋯⋯⋯⋯⋯ 1-27
蜣螂 ⋯⋯⋯⋯⋯⋯⋯⋯ 8（动）-70
墙头三七 ⋯⋯⋯⋯⋯⋯⋯⋯ 7-126
荞麦泡 ⋯⋯⋯⋯⋯⋯⋯⋯⋯ 5-126
荞麦三七 ⋯⋯⋯⋯⋯⋯⋯⋯ 7-85
峭粉 ⋯⋯⋯⋯⋯⋯⋯⋯ 8（矿）-22
秦白皮 ⋯⋯⋯⋯⋯⋯⋯⋯⋯ 2-77
秦归 ⋯⋯⋯⋯⋯⋯⋯⋯⋯⋯ 2-38
秦艽 ⋯⋯⋯⋯⋯⋯⋯⋯⋯⋯ 2-76
秦椒 ⋯⋯⋯⋯⋯⋯⋯⋯⋯⋯ 2-108
秦皮 ⋯⋯⋯⋯⋯⋯⋯⋯⋯⋯ 2-77
秦参 ⋯⋯⋯⋯⋯⋯⋯⋯⋯⋯ 2-42
勤母 ⋯⋯⋯⋯⋯⋯⋯⋯⋯⋯ 7-13
青菜子 ⋯⋯⋯⋯⋯⋯⋯⋯⋯ 3-37
青黛 ⋯⋯⋯⋯⋯⋯ 1-31, 8（矿）-16
青矾 ⋯⋯⋯⋯⋯⋯⋯⋯ 8（矿）-15
青防己 ⋯⋯⋯⋯⋯⋯⋯⋯⋯ 4-46
青风藤 ⋯⋯⋯⋯⋯⋯⋯ 4-46, 7-12
青缸花 ⋯⋯⋯⋯⋯⋯⋯⋯⋯ 1-31
青果 ⋯⋯⋯⋯⋯⋯⋯⋯⋯⋯ 6-84
青蛤粉 ⋯⋯⋯⋯⋯⋯⋯⋯⋯ 1-31

青蒿⋯⋯⋯⋯⋯⋯⋯⋯⋯⋯ 7-73
青金石⋯⋯⋯⋯⋯⋯ 8（矿）-16
青兰⋯⋯⋯⋯⋯⋯⋯⋯⋯⋯ 2-45
青蓝⋯⋯⋯⋯⋯⋯⋯⋯⋯⋯ 6-93
青龙草⋯⋯⋯⋯⋯⋯⋯⋯ 7-55
青龙齿⋯⋯⋯⋯⋯⋯ 8（矿）-4
青龙骨⋯⋯⋯⋯⋯⋯⋯⋯ 2-21
青麻子⋯⋯⋯⋯⋯⋯⋯⋯ 2-64
青礞石⋯⋯⋯⋯⋯⋯ 8（矿）-17
青木香⋯⋯⋯⋯⋯⋯⋯⋯⋯ 7-8
青木香藤⋯⋯⋯⋯⋯⋯⋯ 3-11
青皮⋯⋯⋯⋯⋯⋯⋯⋯⋯⋯ 4-47
青皮子⋯⋯⋯⋯⋯⋯⋯⋯ 4-47
青钱李⋯⋯⋯⋯⋯⋯⋯⋯ 5-55
青钱柳⋯⋯⋯⋯⋯⋯⋯⋯ 5-55
青藤⋯⋯⋯⋯⋯⋯⋯⋯⋯⋯ 4-46
青菀⋯⋯⋯⋯⋯⋯⋯⋯⋯⋯ 3-72
青葙子⋯⋯⋯⋯⋯⋯⋯⋯ 2-60
青盐⋯⋯⋯⋯⋯⋯⋯⋯ 8（矿）-1
青叶胆⋯⋯⋯⋯⋯⋯⋯⋯ 2-59
青鱼胆⋯⋯⋯⋯⋯ 2-59, 7-83
青鱼胆草⋯⋯⋯⋯⋯⋯ 7-127
青芝⋯⋯⋯⋯⋯⋯⋯⋯⋯⋯ 7-31
青竹茹⋯⋯⋯⋯⋯⋯⋯⋯ 4-32
青子⋯⋯⋯⋯⋯⋯ 6-84, 6-124
轻粉⋯⋯⋯⋯⋯⋯⋯ 8（矿）-22
清香桂⋯⋯⋯⋯⋯⋯⋯ 7-119
苘麻子⋯⋯⋯⋯⋯⋯⋯⋯ 2-64
苘实⋯⋯⋯⋯⋯⋯⋯⋯⋯⋯ 2-64
檾实⋯⋯⋯⋯⋯⋯⋯⋯⋯⋯ 2-64
邛钜⋯⋯⋯⋯⋯⋯⋯⋯⋯⋯ 3-48
琼脂⋯⋯⋯⋯⋯⋯⋯⋯⋯ 5-112
秋葵⋯⋯⋯⋯⋯⋯⋯⋯⋯ 5-102
秋芍药⋯⋯⋯⋯⋯⋯⋯⋯ 2-29
球子草⋯⋯⋯⋯⋯⋯⋯ 5-115
驱虫菜⋯⋯⋯⋯⋯⋯⋯⋯ 1-66
屈头鸡⋯⋯⋯⋯⋯⋯⋯⋯ 7-42
瞿麦⋯⋯⋯⋯⋯⋯⋯⋯⋯ 2-111
蕖⋯⋯⋯⋯⋯⋯⋯⋯⋯⋯⋯ 4-69
衢枳壳⋯⋯⋯⋯⋯⋯⋯⋯ 5-80

曲蟮⋯⋯⋯⋯⋯⋯⋯ 8（动）-17
全虫⋯⋯⋯⋯⋯⋯⋯ 8（动）-20
全福花⋯⋯⋯⋯⋯⋯⋯⋯ 3-68
全瓜蒌⋯⋯⋯⋯⋯⋯⋯⋯ 3-25
全蝎⋯⋯⋯⋯⋯⋯⋯ 8（动）-20
全缘叶青兰⋯⋯⋯⋯⋯⋯ 2-45
拳参⋯⋯⋯⋯⋯⋯⋯⋯⋯⋯ 2-82
拳头草⋯⋯⋯⋯⋯⋯⋯⋯ 5-72
犬骨⋯⋯⋯⋯⋯⋯⋯ 8（动）-29
雀舌草⋯⋯⋯⋯⋯ 5-27, 7-53

R

染饭花⋯⋯⋯⋯⋯⋯⋯⋯ 4-90
染绯草⋯⋯⋯⋯⋯⋯⋯⋯ 3-53
染青草⋯⋯⋯⋯⋯⋯⋯⋯ 1-64
热参⋯⋯⋯⋯⋯⋯⋯⋯⋯⋯ 2-42
人参⋯⋯⋯⋯⋯⋯⋯⋯⋯⋯ 1-1
人参果⋯⋯⋯⋯⋯⋯⋯ 7-139
人参叶⋯⋯⋯⋯⋯⋯⋯⋯ 1-2
人字草⋯⋯⋯⋯⋯ 6-83, 7-84
仁丹草⋯⋯⋯⋯⋯⋯⋯ 5-124
忍冬草⋯⋯⋯⋯⋯⋯⋯⋯ 5-54
忍冬藤⋯⋯⋯⋯⋯⋯⋯⋯ 5-54
荏子⋯⋯⋯⋯⋯⋯⋯⋯⋯⋯ 1-56
日本鼠曲草⋯⋯⋯⋯⋯⋯ 5-14
日日新⋯⋯⋯⋯⋯⋯⋯⋯ 6-37
戎硇⋯⋯⋯⋯⋯⋯⋯ 8（矿）-26
戎盐⋯⋯⋯⋯⋯⋯⋯ 8（矿）-1
茸毛槐蓝⋯⋯⋯⋯⋯⋯⋯ 7-58
绒花树皮⋯⋯⋯⋯⋯⋯⋯ 3-31
榕树吊须⋯⋯⋯⋯⋯⋯ 6-122
榕树须⋯⋯⋯⋯⋯⋯⋯ 6-122
榕须⋯⋯⋯⋯⋯⋯⋯⋯⋯ 6-122
肉苁蓉⋯⋯⋯⋯⋯⋯⋯⋯ 2-40
肉豆蔻⋯⋯⋯⋯⋯⋯⋯⋯ 6-59
肉独活⋯⋯⋯⋯⋯⋯⋯⋯ 4-64
肉桂⋯⋯⋯⋯⋯⋯⋯⋯⋯⋯ 6-60
肉果⋯⋯⋯⋯⋯⋯⋯⋯⋯⋯ 6-59
肉红⋯⋯⋯⋯⋯⋯⋯⋯⋯⋯ 4-94
肉钻子⋯⋯⋯⋯⋯⋯ 8（动）-9

如意花⋯⋯⋯⋯⋯⋯⋯⋯ 5-74
乳头香⋯⋯⋯⋯⋯⋯⋯⋯ 3-47
乳香⋯⋯⋯⋯⋯⋯⋯⋯⋯⋯ 3-47
乳籽草⋯⋯⋯⋯⋯⋯⋯⋯ 6-25
入地金牛⋯⋯⋯⋯⋯⋯⋯ 6-71
入地老鼠⋯⋯⋯⋯⋯⋯ 7-125
软滑石⋯⋯⋯⋯⋯⋯ 8（矿）-33
软石膏⋯⋯⋯⋯⋯⋯ 8（矿）-3
软紫草⋯⋯⋯⋯⋯⋯⋯⋯ 2-100
蕤核⋯⋯⋯⋯⋯⋯⋯⋯⋯ 2-109
蕤仁⋯⋯⋯⋯⋯⋯⋯⋯⋯ 2-109
蕤子⋯⋯⋯⋯⋯⋯⋯⋯⋯ 2-109
瑞香狼毒⋯⋯⋯⋯⋯⋯⋯ 1-60
若榴木⋯⋯⋯⋯⋯⋯⋯⋯ 2-28

S

塞隆骨⋯⋯⋯⋯⋯⋯ 8（动）-72
三白草⋯⋯⋯⋯⋯⋯⋯⋯ 5-4
三白丹⋯⋯⋯⋯⋯⋯ 8（矿）-12
三步跳⋯⋯⋯⋯⋯⋯⋯⋯ 4-29
三叉明棵⋯⋯⋯⋯⋯⋯⋯ 2-91
三春柳⋯⋯⋯⋯⋯⋯⋯⋯ 3-30
三对节⋯⋯⋯⋯⋯⋯⋯⋯ 7-7
三分三⋯⋯⋯⋯⋯⋯⋯⋯ 7-6
三加皮⋯⋯⋯⋯⋯⋯⋯⋯ 4-2
三尖杉⋯⋯⋯⋯⋯⋯⋯⋯ 6-7
三角风⋯⋯⋯⋯⋯⋯⋯ 7-118
三颗针⋯⋯⋯⋯⋯⋯⋯⋯ 3-1
三赖⋯⋯⋯⋯⋯⋯⋯⋯⋯⋯ 6-14
三棱⋯⋯⋯⋯⋯⋯⋯⋯⋯⋯ 5-5
三棱草根⋯⋯⋯⋯⋯⋯⋯ 5-86
三蔓草⋯⋯⋯⋯⋯⋯⋯⋯ 6-40
三柰⋯⋯⋯⋯⋯⋯⋯⋯⋯⋯ 6-14
三七⋯⋯⋯⋯⋯⋯⋯⋯⋯⋯ 7-5
三散草⋯⋯⋯⋯⋯⋯⋯⋯ 4-88
三台红花⋯⋯⋯⋯⋯⋯⋯ 7-7
三台花⋯⋯⋯⋯⋯⋯⋯⋯ 7-7
三叶半夏⋯⋯⋯⋯⋯⋯⋯ 4-29
三叶防风⋯⋯⋯⋯⋯⋯⋯ 7-17
三叶佛甲草⋯⋯⋯⋯⋯⋯ 5-63

三叶青 5-3
三叶酸 4-93
三叶五加 4-2
三转半 7-115
伞柄竹 5-57
散血草 7-127
散血丹 6-24
桑白皮 4-76
桑根白皮 4-76
桑根皮 4-76
桑寄生 6-107
桑皮 4-76
桑螵蛸 8（动）-46
桑葚 4-78
桑椹 4-78
桑椹树 4-75
桑椹子 4-78
桑条 4-77
桑叶 4-75
桑枣 4-78
桑蔗 4-78
桑枝 4-77
扫帚子 2-33
僧巴热巴坚 2-81
杀虫芥 6-8
沙棘 2-55
沙姜 6-14
沙漠人参 2-40, 2-102
沙参 3-54, 7-19
沙参儿 2-89
沙苑 2-54
沙苑子 2-54
砂仁 6-95
莎草根 5-86
山苞米 2-14
山薄荷 6-51
山畚箕 5-111
山崩子 1-63
山荸荠 7-137
山扁柏 7-43

山菜 3-63
山苍子 6-90
山茶根 3-65
山茶叶 6-44
山菖蒲 4-21
山川柳 3-30
山茨菇 7-10
山慈姑 5-100, 7-10, 7-83
山慈菇 7-10
山刺菜 1-27
山葱 1-69
山大王 4-83
山党参 4-22
山地瓜 1-18, 5-34
山地皮 7-76
山豆根 6-13
山楂树 6-7
山甘草 6-42
山荷叶 7-2
山红花 7-58
山厚合 5-1
山胡椒 7-76
山花椒 1-6, 6-129
山黄连 4-99
山黄杨 4-81
山茴香 6-21
山鸡椒 6-90
山鸡米 5-110
山甲 8（动）-39
山姜 6-67
山姜子 6-90
山鞠穷 7-16
山菊花 4-86
山蒟 7-9
山咖啡 5-108
山辣 6-14
山榄 6-84, 6-124
山莨菪 2-7
山力叶 2-28
山莲藕 6-34

山龙胆 1-11
山龙子 8（动）-50
山萝卜 2-6, 4-89, 4-91, 5-62
山麦冬 4-4
山梅 6-73
山棉皮 6-5
山柰 6-14
山砒霜 5-117
山葡萄 2-8
山葡萄秧 5-34
山茄子 7-6
山稔根 6-74
山沙参 3-54
山芍药 1-26, 7-18
山薯 5-111
山松须 1-33
山乌龟 4-33, 6-49
山香圆叶 5-10
山苏根 4-31, 4-88
山羊角 8（动）-4
山药 4-6
山野烟 7-6
山银花 4-7
山油麻 5-42, 6-12
山萸肉 4-5
山玉桂 6-66
山蓣 4-6
山枣仁 3-78
山楂 3-3
山楂扣 3-3
山楂叶 3-4
山芝麻 6-12
山栀子 5-83
山茱萸 4-5
山苎 7-65
山紫菀 7-25
商陆 4-89
上甲 8（动）-80
上木贼 2-46
上树蜈蚣 7-118

上树蜈蚣花⋯⋯⋯⋯⋯⋯5-93
上巳菜⋯⋯⋯⋯⋯⋯⋯5-75
烧明矾⋯⋯⋯⋯⋯8（矿）-21
少尼子⋯⋯⋯⋯⋯⋯⋯2-101
少辛⋯⋯⋯⋯⋯⋯⋯⋯1-40
蛇包谷⋯⋯⋯⋯⋯⋯⋯2-14
蛇不见⋯⋯⋯⋯⋯⋯⋯4-35
蛇床子⋯⋯⋯⋯⋯⋯⋯5-105
蛇胆汁⋯⋯⋯⋯⋯8（动）-48
蛇倒退⋯⋯⋯⋯⋯⋯⋯7-67
蛇附子⋯⋯⋯⋯⋯⋯⋯5-3
蛇含⋯⋯⋯⋯⋯⋯⋯⋯7-121
蛇壳⋯⋯⋯⋯⋯⋯8（动）-49
蛇莓⋯⋯⋯⋯⋯⋯⋯⋯5-106
蛇米⋯⋯⋯⋯⋯⋯⋯⋯5-105
蛇泡草⋯⋯⋯⋯⋯⋯⋯5-106
蛇皮⋯⋯⋯⋯⋯⋯8（动）-49
蛇皮松果⋯⋯⋯⋯⋯⋯1-36
蛇葡萄⋯⋯⋯⋯⋯⋯⋯7-120
蛇肉⋯⋯⋯⋯⋯⋯8（动）-47
蛇舌草⋯⋯⋯⋯⋯4-23，5-36
蛇舌癀⋯⋯⋯⋯⋯⋯⋯4-23
蛇蜕⋯⋯⋯⋯⋯⋯8（动）-49
蛇衔⋯⋯⋯⋯⋯⋯⋯⋯7-121
蛇药草⋯⋯⋯⋯⋯⋯⋯4-72
蛇针草⋯⋯⋯⋯⋯⋯⋯4-23
蛇珠⋯⋯⋯⋯⋯⋯⋯⋯5-105
蛇总管⋯⋯⋯⋯⋯4-23，7-74
射干⋯⋯⋯⋯⋯⋯⋯⋯4-73
麝香⋯⋯⋯⋯⋯⋯8（动）-82
申姜⋯⋯⋯⋯⋯⋯⋯⋯4-62
伸筋草⋯⋯⋯⋯⋯⋯⋯7-69
伸筋藤⋯⋯⋯⋯⋯⋯⋯4-83
参三七⋯⋯⋯⋯⋯⋯⋯7-5
参叶⋯⋯⋯⋯⋯⋯⋯⋯1-2
神草⋯⋯⋯⋯⋯⋯⋯⋯1-1
神屋⋯⋯⋯⋯⋯⋯8（动）-23
神仙掌⋯⋯⋯⋯⋯⋯⋯7-49
肾蕨⋯⋯⋯⋯⋯⋯⋯⋯7-79
椹圣⋯⋯⋯⋯⋯⋯⋯⋯7-89

升丹⋯⋯⋯⋯⋯⋯8（矿）-12
升麻⋯⋯⋯⋯⋯⋯⋯⋯1-8
升药⋯⋯⋯⋯⋯⋯8（矿）-12
生贝⋯⋯⋯⋯⋯⋯⋯⋯2-43
生扯拢⋯⋯⋯⋯⋯⋯⋯7-145
生矾⋯⋯⋯⋯⋯⋯8（矿）-6
生姜⋯⋯⋯⋯⋯⋯⋯⋯5-29
圣生梅⋯⋯⋯⋯⋯⋯⋯5-49
失力白⋯⋯⋯⋯⋯⋯⋯5-65
狮子草⋯⋯⋯⋯7-104，7-143
湿生虫⋯⋯⋯⋯⋯⋯8（动）-71
蓍草⋯⋯⋯⋯⋯⋯⋯⋯2-103
十大功劳⋯⋯⋯⋯⋯⋯5-2
十样景花⋯⋯⋯⋯⋯⋯2-111
石疤⋯⋯⋯⋯⋯⋯⋯⋯1-66
石蚕⋯⋯⋯⋯⋯⋯⋯⋯2-21
石蟾蜍⋯⋯⋯⋯⋯⋯⋯4-36
石菖蒲⋯⋯⋯⋯⋯⋯⋯4-21
石打穿⋯⋯⋯⋯⋯⋯⋯7-44
石大川⋯⋯⋯⋯⋯⋯⋯7-44
石吊兰⋯⋯⋯⋯⋯⋯⋯7-45
石梗⋯⋯⋯⋯⋯⋯⋯⋯6-7
石肝⋯⋯⋯⋯⋯⋯8（动）-31
石膏⋯⋯⋯⋯⋯⋯8（矿）-3
石荷叶⋯⋯⋯⋯⋯⋯⋯5-60
石猴子⋯⋯⋯⋯⋯⋯⋯5-3
石胡荽⋯⋯⋯⋯⋯4-10，5-115
石斛⋯⋯⋯⋯⋯⋯⋯⋯5-26
石花⋯⋯⋯8（矿）-25，8（动）-45
石花胶⋯⋯⋯⋯⋯⋯⋯5-112
石黄⋯⋯⋯⋯⋯⋯8（矿）-30
石黄皮⋯⋯⋯⋯⋯⋯⋯7-79
石见穿⋯⋯⋯⋯⋯⋯⋯7-44
石剑⋯⋯⋯⋯⋯⋯⋯⋯4-20
石将军⋯⋯⋯⋯⋯⋯⋯6-51
石豇豆⋯⋯⋯⋯⋯⋯⋯7-45
石决明⋯⋯⋯⋯⋯8（动）-14
石辣蓼⋯⋯⋯⋯⋯⋯⋯7-50
石兰⋯⋯⋯⋯⋯⋯⋯⋯4-20
石蓝⋯⋯⋯⋯⋯⋯⋯⋯4-26

石老鼠⋯⋯⋯⋯⋯⋯⋯5-3
石流黄⋯⋯⋯⋯⋯8（矿）-29
石榴皮⋯⋯⋯⋯⋯⋯⋯2-28
石龙⋯⋯⋯⋯⋯⋯⋯⋯7-94
石龙芮⋯⋯⋯⋯⋯⋯⋯2-27
石龙芽草⋯⋯⋯⋯⋯⋯7-76
石蒌⋯⋯⋯⋯⋯⋯⋯⋯6-36
石蜜⋯⋯⋯⋯⋯⋯8（动）-69
石棉皮⋯⋯⋯⋯⋯⋯⋯6-5
石南藤⋯⋯⋯⋯⋯⋯⋯7-9
石脑⋯⋯⋯⋯⋯⋯8（矿）-24
石涅⋯⋯⋯⋯⋯⋯8（矿）-6
石皮⋯⋯⋯⋯⋯⋯⋯⋯4-20
石上柏⋯⋯⋯⋯⋯⋯⋯7-43
石蒜⋯⋯⋯⋯⋯⋯⋯⋯7-46
石髓铅⋯⋯⋯⋯⋯⋯8（矿）-11
石檀⋯⋯⋯⋯⋯⋯⋯⋯2-77
石韦⋯⋯⋯⋯⋯⋯⋯⋯4-20
石蜈蚣⋯⋯⋯⋯⋯⋯⋯7-69
石锡⋯⋯⋯⋯⋯⋯8（动）-50
石香薷⋯⋯⋯⋯⋯⋯⋯5-87
石崖姜⋯⋯⋯⋯⋯⋯⋯4-62
石盐⋯⋯⋯⋯⋯⋯8（矿）-1
石燕⋯⋯⋯⋯⋯⋯8（动）-15
石燕子⋯⋯⋯⋯⋯⋯8（动）-15
石泽兰⋯⋯⋯⋯⋯⋯⋯7-45
石脂⋯⋯⋯⋯⋯⋯8（矿）-13
石中黄子⋯⋯⋯⋯⋯8（矿）-24
石钟乳⋯⋯⋯⋯⋯⋯8（矿）-23
石竹子花⋯⋯⋯⋯⋯⋯2-111
石蓯⋯⋯⋯⋯⋯⋯⋯⋯5-26
豕胆⋯⋯⋯⋯⋯⋯8（动）-51
豕甲⋯⋯⋯⋯⋯⋯8（动）-53
使君子⋯⋯⋯⋯⋯⋯⋯6-87
士鼓藤⋯⋯⋯⋯⋯⋯⋯7-118
柿蒂⋯⋯⋯⋯⋯⋯⋯⋯2-73
柿丁⋯⋯⋯⋯⋯⋯⋯⋯2-73
柿萼⋯⋯⋯⋯⋯⋯⋯⋯2-73
柿花葵⋯⋯⋯⋯⋯⋯⋯5-102
柿钱⋯⋯⋯⋯⋯⋯⋯⋯2-73

手儿参…… 7-37
手掌参…… 7-37
守宫…… 8（动）-77
守尼孜…… 2-101
首乌…… 4-42
首乌藤…… 4-53
绶…… 2-90
瘦香娇…… 6-2
菽…… 1-59
黍粘子…… 1-7
蜀大黄…… 2-5
蜀椒…… 7-64
蜀漆…… 7-132
蜀五加…… 7-61
鼠耳草…… 7-54
鼠法…… 8（动）-31
鼠妇…… 8（动）-71
鼠妇虫…… 8（动）-71
鼠牙半支…… 5-63
鼠牙半枝莲…… 6-76
鼠粘子…… 1-7
鼠梓子…… 5-13
薯良…… 5-122
薯莨…… 5-122
薯蓣…… 4-6
树地果…… 5-16
树黄连…… 3-43
树胶…… 8（动）-67
树蜡…… 8（动）-18
树舌…… 1-42
莚药…… 6-100
双斑獐牙菜…… 4-99
双钩藤…… 5-84
双花…… 5-67
双面针…… 6-71
双批七…… 5-17
水白芷…… 7-4
水柏枝…… 7-43
水昌…… 7-142
水灯心…… 5-44
水飞蓟…… 1-9
水飞雉…… 1-9
水粉头…… 7-125
水茛…… 2-19
水禾麻…… 7-65
水红花子…… 2-22
水红子…… 2-22
水荭子…… 2-22
水火麻…… 7-65
水鸡仔…… 6-41
水剑草…… 4-21
水堇…… 2-27
水锦花…… 4-90
水蜡烛…… 5-116
水莥蕵…… 5-47
水栗子…… 7-124
水蓼…… 7-138
水龙骨…… 2-21
水萝卜…… 4-28
水马…… 8（动）-41
水莽草…… 5-117
水毛茛…… 2-27
水木通…… 5-4
水牛角…… 8（动）-7
水牛角浓缩粉…… 8（动）-8
水泡石…… 8（矿）-25, 8（动）-45
水萍…… 5-97
水萍草…… 5-97
水前胡…… 5-88
水人参…… 5-7
水三七…… 6-41, 7-42
水石…… 8（矿）-32
水石榴…… 2-23
水田七…… 6-41, 7-42
水团花…… 2-23
水香…… 5-73
水杨柳…… 2-23, 7-100
水杨梅…… 2-23, 7-130
水银粉…… 8（矿）-22
水泽…… 5-74
水泽兰…… 7-100
水芝丹…… 4-65
水蛭…… 8（动）-9
水苎麻…… 7-65
顺江龙…… 5-47
丝冬…… 4-9
丝瓜筋…… 5-38
丝瓜络…… 5-38
丝瓜藤…… 5-39
丝瓜网…… 5-38
丝棱线…… 6-16
丝楝树皮…… 4-38
丝茅根…… 5-32
丝棉木…… 4-30
丝棉皮…… 4-38
思仙…… 4-38
斯亚旦…… 2-101
四川大金钱草…… 7-86
四方梗…… 7-39
四花青皮…… 4-47
四环素草…… 7-74
四季春…… 3-15
四季花…… 3-15
四季青…… 5-28
四季青叶…… 5-28
四角金…… 6-17
四面锋…… 4-63
四皮风…… 6-17
四时花…… 6-37
四叶胆…… 1-11
四叶对…… 6-17
四叶参…… 5-17
松果…… 1-36
松花…… 1-34
松花粉…… 1-34
松黄…… 1-34
松胶…… 1-35
松郎头…… 1-39
松苓…… 4-55
松萝…… 7-78

松毛··················1-33, 7-77
松球····················1-36
松石················8（矿）-18
松塔····················1-36
松香····················1-35
松叶··················1-33, 7-77
松针··················1-33, 7-77
松脂····················1-35
菘青·····················1-4
嗽药····················4-26
苏薄荷··················5-124
苏方木··················6-68
苏梗····················1-58
苏合香··················6-69
苏合油··················6-69
苏黄····················5-46
苏罗子··················2-83
苏礞石················8（矿）-17
苏木····················6-68
苏铁叶··················5-24
苏叶····················1-57
粟芽····················4-44
酸橙··················5-80, 5-81
酸刺····················2-55
酸古藤··················7-120
酸浆草··················4-93
酸角····················7-136
酸饺····················7-136
酸溜溜··················2-17
酸梅····················7-136
酸酸草··················4-93
酸汤梗··················4-50
酸藤····················7-120
酸筒杆··················4-50
酸窝窝··················2-17
酸枣····················6-19
酸枣核··················3-78
酸枣仁··················3-78
蒜瓣子草··················3-45
蒜脑薯··················2-37

蒜头草··················7-46
算盘果··················7-137
算盘七··················7-10
碎骨子··················5-110
娑罗子··················2-83
梭罗草··················7-43
梭罗果··················2-83
缩沙蜜··················6-95
缩砂蔤··················6-95
缩砂仁··················6-95
索罗嘎宝··················2-81
索子果··················6-87
锁严子··················2-102
锁阳····················2-102

T

塔格来丽斯··················2-13
台湾脚··················6-108
太阳草··················7-50
太一余粮················8（矿）-24
太子参··················5-17
泰和鸡················8（动）-12
檀香····················6-127
汤乌普··················2-68
唐半夏··················4-29
唐古特东莨菪··················2-7
唐棕····················6-115
棠棣····················3-3
糖钵····················5-68
糖瓜蒌··················3-25
糖罐子··················5-68
糖芥····················1-67
螳螂巢················8（动）-46
螳螂子················8（动）-46
桃核仁··················3-61
桃花····················3-61
桃金娘根··················6-74
桃仁····················3-61
桃树枝··················3-62
桃松····················6-7

桃枝····················3-62
陶土················8（矿）-13
藤豆····················3-22
藤桐····················6-31
体外培育牛黄················8（动）-22
天虫················8（动）-76
天丁····················4-43
天冬····················4-9
天鹅抱蛋··················7-79
天鹅蛋··················5-74
天胡荽··················4-10
天花粉··················3-12
天葵根··················3-13
天葵子··················3-13
天龙·········8（动）-65, 8（动）-77
天罗线··················5-38
天萝筋··················5-38
天麻····················2-15
天门冬··················4-9
天南星··················2-14
天茄苗儿··················7-48
天茄子··················7-48
天青地白··················5-14
天青石················8（矿）-16
天全牛膝··················7-14
天然冰片（右旋龙脑）··········4-11
天山青兰··················2-45
天山雪莲··················2-13
天师栗··················2-83
天鼠屎················8（动）-31
天台乌药··················5-21
天文冬··················4-9
天下捶··················6-55
天仙藤··················3-11
天仙子··················2-79, 3-10
天星草··················2-74
天雄····················7-71
天阳石················8（矿）-30
天泽香··················3-47
天竹黄··················6-27

天竺黄⋯⋯⋯⋯⋯⋯⋯⋯6-27
天竺子⋯⋯⋯⋯⋯⋯⋯⋯5-15
天梓树⋯⋯⋯⋯⋯⋯⋯⋯7-124
田刀柄⋯⋯⋯⋯⋯⋯⋯⋯6-112
田鸡油⋯⋯⋯⋯⋯8（动）-37
田基黄⋯⋯⋯⋯⋯5-27, 7-53
田萍⋯⋯⋯⋯⋯⋯⋯⋯⋯5-97
田七⋯⋯⋯⋯⋯⋯⋯⋯⋯7-5
田三白⋯⋯⋯⋯⋯⋯⋯⋯5-4
田油麻⋯⋯⋯⋯⋯⋯⋯⋯6-12
甜草⋯⋯⋯⋯⋯⋯⋯⋯⋯2-25
甜茶树⋯⋯⋯⋯⋯⋯⋯⋯5-55
甜瓜蒂⋯⋯⋯⋯⋯⋯⋯⋯1-51
甜瓜仁⋯⋯⋯⋯⋯⋯⋯⋯1-50
甜瓜子⋯⋯⋯⋯⋯⋯⋯⋯1-50
甜牛力⋯⋯⋯⋯⋯⋯⋯⋯6-34
甜牛膝⋯⋯⋯⋯⋯⋯⋯⋯7-14
条沙参⋯⋯⋯⋯⋯⋯⋯⋯3-17
铁棒锤⋯⋯⋯⋯⋯⋯⋯7-115
铁柴胡⋯⋯⋯⋯⋯⋯⋯⋯2-11
铁秤砣⋯⋯⋯⋯⋯⋯⋯⋯4-42
铁杆木香⋯⋯⋯⋯⋯⋯⋯7-11
铁甲将军⋯⋯⋯⋯⋯8（动）-70
铁脚梨⋯⋯⋯⋯⋯⋯⋯⋯4-13
铁脚升麻⋯⋯⋯⋯⋯⋯⋯5-65
铁筷子花⋯⋯⋯⋯⋯⋯⋯5-121
铁凉伞⋯⋯⋯⋯⋯⋯⋯⋯6-61
铁菱角⋯⋯⋯⋯⋯⋯⋯⋯4-79
铁马鞭⋯⋯⋯⋯⋯⋯⋯⋯3-8
铁木尔迪格达⋯⋯⋯⋯⋯2-39
铁牛七⋯⋯⋯⋯⋯⋯⋯7-115
铁皮兰⋯⋯⋯⋯⋯⋯⋯⋯5-91
铁皮石斛⋯⋯⋯⋯⋯⋯⋯5-91
铁拳头⋯⋯⋯⋯⋯⋯⋯⋯5-72
铁扫帚⋯⋯⋯⋯⋯1-43, 4-72
铁色草⋯⋯⋯⋯⋯⋯⋯⋯4-71
铁扇棕⋯⋯⋯⋯⋯⋯⋯6-115
铁石茶⋯⋯⋯⋯⋯⋯⋯2-104
铁树叶⋯⋯⋯⋯⋯⋯⋯⋯5-24
铁刷子⋯⋯⋯⋯⋯⋯⋯⋯7-58

铁苋菜⋯⋯⋯⋯⋯⋯⋯⋯3-64
铁线藤⋯⋯⋯⋯⋯⋯⋯⋯4-74
铁线尾⋯⋯⋯⋯⋯⋯⋯7-140
铁雨伞⋯⋯⋯⋯⋯⋯⋯⋯6-61
铁掌头⋯⋯⋯⋯⋯⋯⋯⋯7-85
铁指甲⋯⋯⋯⋯⋯⋯⋯⋯6-76
亭炅独生⋯⋯⋯⋯⋯⋯⋯6-53
葶苈⋯⋯⋯⋯⋯⋯⋯⋯⋯3-70
葶苈子⋯⋯⋯⋯⋯⋯⋯⋯3-70
通草⋯⋯⋯⋯⋯⋯⋯⋯⋯7-109
通大海⋯⋯⋯⋯⋯⋯⋯⋯6-97
通关藤⋯⋯⋯⋯⋯⋯⋯⋯7-108
通光散⋯⋯⋯⋯⋯⋯⋯⋯7-108
通光藤⋯⋯⋯⋯⋯⋯⋯⋯7-108
通花根⋯⋯⋯⋯⋯⋯⋯⋯7-109
通经草⋯⋯⋯⋯⋯⋯⋯⋯5-37
通血香⋯⋯⋯⋯⋯⋯⋯⋯7-136
桐麻豌⋯⋯⋯⋯⋯⋯⋯⋯4-84
桐皮子⋯⋯⋯⋯⋯⋯⋯⋯6-5
铜钱草⋯⋯⋯⋯⋯⋯⋯⋯6-20
铜钱柴⋯⋯⋯⋯⋯⋯⋯⋯5-21
铜石龙子⋯⋯⋯⋯⋯8（动）-50
铜蜓蜥⋯⋯⋯⋯⋯⋯8（动）-50
铜楔蜥⋯⋯⋯⋯⋯⋯8（动）-50
铜针刺⋯⋯⋯⋯⋯⋯⋯⋯3-1
童参⋯⋯⋯⋯⋯⋯⋯⋯⋯5-17
潼蒺藜⋯⋯⋯⋯⋯⋯⋯⋯2-54
头发⋯⋯⋯⋯⋯⋯⋯8（动）-19
头花蓼⋯⋯⋯⋯⋯⋯⋯⋯7-50
头莲果子⋯⋯⋯⋯⋯⋯⋯5-126
头痛花⋯⋯⋯⋯⋯⋯2-26, 5-45
头晕药⋯⋯⋯⋯⋯⋯⋯⋯7-130
透地龙⋯⋯⋯⋯⋯⋯⋯⋯6-82
透骨草⋯⋯⋯1-44, 1-49, 2-85
图布德-巴茹拉⋯⋯⋯⋯⋯7-38
土北芪⋯⋯⋯⋯⋯⋯⋯⋯6-33
土贝⋯⋯⋯⋯⋯⋯⋯⋯⋯2-2
土贝母⋯⋯⋯⋯⋯⋯⋯⋯2-2
土鳖虫⋯⋯⋯⋯⋯⋯8（动）-3
土蚕⋯⋯⋯⋯⋯⋯⋯8（动）-63

土沉香⋯⋯⋯⋯⋯⋯⋯⋯6-78
土当归⋯⋯⋯⋯⋯⋯⋯⋯7-4
土耳其玉⋯⋯⋯⋯⋯8（矿）-18
土番薯⋯⋯⋯⋯⋯⋯⋯⋯4-8
土茯苓⋯⋯⋯⋯⋯⋯⋯⋯5-9
土甘草⋯⋯⋯⋯⋯⋯⋯⋯6-73
土红花⋯⋯⋯⋯⋯⋯⋯⋯6-72
土花椒⋯⋯⋯⋯⋯⋯⋯6-129
土黄柏⋯⋯⋯⋯⋯⋯5-2, 5-25
土黄鸡⋯⋯⋯⋯⋯⋯⋯⋯6-15
土黄连⋯⋯1-14, 3-43, 5-2, 5-25
土黄芪⋯⋯⋯⋯⋯2-106, 6-15
土茴香⋯⋯⋯⋯⋯⋯⋯⋯2-10
土金茶根⋯⋯⋯⋯⋯⋯⋯3-65
土槿皮⋯⋯⋯⋯⋯⋯⋯⋯5-8
土荆芥⋯⋯⋯⋯⋯5-109, 6-8
土荆皮⋯⋯⋯⋯⋯⋯⋯⋯5-8
土精⋯⋯⋯⋯⋯⋯⋯⋯⋯1-1
土苦楝茎皮⋯⋯⋯⋯⋯⋯7-75
土连翘⋯⋯⋯⋯⋯⋯⋯⋯4-52
土龙⋯⋯⋯⋯⋯⋯⋯8（动）-17
土龙骨⋯⋯⋯⋯⋯⋯8（矿）-5
土麦冬⋯⋯⋯⋯⋯⋯⋯⋯4-4
土明参⋯⋯⋯⋯⋯⋯⋯⋯7-19
土木瓜⋯⋯⋯⋯⋯⋯⋯⋯7-56
土木香⋯⋯⋯⋯⋯⋯⋯⋯7-8
土牛膝⋯⋯⋯⋯⋯⋯⋯7-103
土人参⋯⋯⋯⋯⋯⋯5-62, 5-7
土肉桂⋯⋯⋯⋯⋯⋯⋯⋯6-66
土三七⋯⋯⋯6-41, 6-113, 7-126
土杉实⋯⋯⋯⋯⋯⋯⋯⋯4-51
土蟺⋯⋯⋯⋯⋯⋯⋯8（动）-17
土田七⋯⋯⋯⋯⋯⋯⋯7-102
土葶苈⋯⋯⋯⋯⋯⋯⋯⋯4-80
土硝⋯⋯⋯⋯⋯⋯⋯8（矿）-9
土玄胡⋯⋯⋯⋯⋯⋯⋯⋯5-89
土茵陈⋯⋯⋯⋯⋯⋯⋯⋯3-16
土银花⋯⋯⋯⋯⋯⋯⋯⋯4-7
土元⋯⋯⋯⋯⋯⋯⋯8（动）-3
土知母⋯⋯⋯⋯⋯⋯⋯⋯7-21

土枳实………………………4-59
吐丝子………………………2-86
兔耳草………………………5-48
兔耳一枝香…………………5-48
菟丝子………………………2-86
团葱…………………………1-65
团经药………………………5-50
团螵蛸………………8（动）-46
团鱼盖………………8（动）-80
团鱼甲………………8（动）-80
团鱼壳………………8（动）-80
推屎耙………………8（动）-70
退风使者……………………2-53
豚胆汁………………8（动）-51
豚甲…………………8（动）-53
脱节藤………………………6-22
脱力草………………………3-18

W

瓦草…………………………2-18
瓦花…………………………2-17
瓦菌…………………………7-31
瓦楞子………………8（动）-6
瓦垅…………………8（动）-6
瓦参…………………………5-7
瓦松…………………………2-17
晚蚕沙………………8（动）-40
万藏藤………………………4-9
万经棵………………………2-104
万年青………………6-18, 7-119
万寿果………………………6-118
万药归宗……………………7-114
王不留………………………3-9
王不留行……………………3-9
王连…………………………7-112
王母牛………………………4-89
望果…………………………7-70
望江南………………………5-108
威灵仙………………………1-43
威蛇…………………………7-121

微茎…………………………1-68
围涎树………………………6-119
苇根…………………………5-47
尾参…………………………4-18
委陵菜………………………3-46
卫矛…………………………4-63
胃友…………………………7-119
猬皮…………………8（动）-27
猬鼠皮………………8（动）-27
魏去疾………………………2-57
温莪术………………………5-20
温厚朴………………………4-60
温朴花………………………4-61
文仙果………………………5-16
文星草………………………5-51
纹党参………………………2-80
蚊枝叶………………………5-99
问荆…………………………2-46
倭瓜子………………………1-41
倭硫…………………8（矿）-29
窝瓜子………………………1-41
乌菜………………1-66, 5-96
乌茶…………………………5-22
乌爹泥………………………7-3
乌豆…………………………1-59
乌骨鸡………………8（动）-12
乌骨藤………………………7-108
乌龟壳………………8（动）-23
乌龟梢………………………7-52
乌喙…………………………7-15
乌鸡…………………8（动）-12
乌鸡腿………………………2-9
乌桕…………………………5-22
乌蔹草………………………4-17
乌蔹莓………………………4-17
乌龙木………………………4-81
乌梅…………………………5-23
乌扇…………………………4-73
乌梢蛇………………8（动）-13
乌蛇…………………8（动）-13

乌松…………………………6-122
乌苏图-阿茹拉………………7-38
乌藤…………………………5-34
乌头…………………………7-15
乌头叶………………………7-91
乌尾丁………………………6-35
乌药…………………………5-21
乌贼骨………………8（动）-44
乌铡骨………………8（动）-44
巫山淫羊藿…………………7-68
屋顶鸢尾……………………7-21
无根藤………………………6-28
无花果………………………5-16
无患子………………………6-29
无娘藤………………………2-86
无爷藤………………………6-28
吴萸…………………………4-40
吴茱萸………………………4-40
梧桐子………………………4-84
蜈蚣…………………8（动）-65
蜈蚣草………2-9, 2-103, 7-79
蜈蚣蒿………………………2-103
蜈蚣七………………………2-105
五倍子………………………4-15
五彩魏………………………2-57
五朵云………………………2-69
五凤草………………………2-69
五凤花………………………7-44
五花龙骨……………8（矿）-5
五加皮………4-14, 5-85, 7-61
五角星………………8（动）-43
五灵脂………………8（动）-5
五灵子………………8（动）-5
五龙草………………………4-17
五披风………………………7-121
五匹草………………………7-121
五色梅………………………6-37
五色梅根……………………6-32
五味子………………………1-6
五香…………………………7-33

五心花⋯⋯⋯⋯⋯⋯⋯⋯⋯4-52
五行菜⋯⋯⋯⋯⋯⋯⋯⋯⋯3-6
五眼果⋯⋯⋯⋯⋯⋯⋯⋯⋯6-19
五叶藤⋯⋯⋯⋯⋯⋯⋯⋯⋯4-17
五爪刺⋯⋯⋯⋯⋯⋯⋯⋯⋯7-61
五爪龙⋯⋯⋯⋯⋯1-54, 4-17, 6-33
五指毛桃⋯⋯⋯⋯⋯⋯⋯⋯6-33
五指牛奶⋯⋯⋯⋯⋯⋯⋯⋯6-33
五指榕⋯⋯⋯⋯⋯⋯⋯⋯⋯6-33
五指香⋯⋯⋯⋯⋯⋯⋯⋯⋯6-33
午时灵⋯⋯⋯⋯⋯⋯⋯⋯⋯6-110
武山鸡⋯⋯⋯⋯⋯⋯⋯8（动）-12
武靴藤⋯⋯⋯⋯⋯⋯⋯⋯⋯6-63
雾水藤⋯⋯⋯⋯⋯⋯⋯⋯⋯6-28

X

西豆根⋯⋯⋯⋯⋯⋯⋯⋯⋯2-63
西瓜虫⋯⋯⋯⋯⋯⋯⋯8（动）-71
西瓜翠⋯⋯⋯⋯⋯⋯⋯⋯⋯2-36
西瓜翠衣⋯⋯⋯⋯⋯⋯⋯⋯2-36
西瓜皮⋯⋯⋯⋯⋯⋯⋯⋯⋯2-36
西瓜青⋯⋯⋯⋯⋯⋯⋯⋯⋯2-36
西瓜霜⋯⋯⋯⋯⋯⋯⋯⋯⋯6-56
西瓜硝⋯⋯⋯⋯⋯⋯⋯⋯⋯6-56
西河柳⋯⋯⋯⋯⋯⋯⋯⋯⋯3-30
西红花⋯⋯⋯⋯⋯⋯⋯⋯⋯5-40
西滑石⋯⋯⋯⋯⋯⋯⋯8（矿）-33
西黄⋯⋯⋯⋯⋯⋯⋯⋯8（动）-11
西黄芪⋯⋯⋯⋯⋯⋯⋯⋯⋯3-66
西加皮⋯⋯⋯⋯⋯⋯⋯⋯⋯7-101
西南黄芩⋯⋯⋯⋯⋯⋯⋯⋯7-22
西青果⋯⋯⋯⋯⋯⋯⋯⋯⋯6-57
西升麻⋯⋯⋯⋯⋯⋯⋯⋯⋯1-8
西五味子⋯⋯⋯⋯⋯⋯⋯⋯4-57
西谢⋯⋯⋯⋯⋯⋯⋯⋯⋯⋯7-3
西洋人参⋯⋯⋯⋯⋯⋯⋯⋯1-19
西洋参⋯⋯⋯⋯⋯⋯⋯⋯⋯1-19
吸铁石⋯⋯⋯⋯⋯⋯⋯8（矿）-36
菥蓂⋯⋯⋯⋯⋯⋯⋯⋯⋯⋯4-80
犀黄⋯⋯⋯⋯⋯⋯⋯⋯8（动）-11

溪畔银莲花⋯⋯⋯⋯⋯⋯⋯2-65
豨胆汁⋯⋯⋯⋯⋯⋯⋯8（动）-51
豨莶⋯⋯⋯⋯⋯⋯⋯⋯⋯⋯3-79
豨莶草⋯⋯⋯⋯⋯⋯⋯⋯⋯3-79
洗手果⋯⋯⋯⋯⋯⋯⋯⋯⋯6-29
洗头木⋯⋯⋯⋯⋯⋯⋯⋯⋯6-119
喜树果⋯⋯⋯⋯⋯⋯⋯⋯⋯7-124
细草⋯⋯⋯⋯⋯⋯⋯⋯⋯⋯3-35
细风藤⋯⋯⋯⋯⋯⋯⋯⋯⋯6-123
细苦蒿⋯⋯⋯⋯⋯⋯⋯⋯⋯7-82
细米草⋯⋯⋯⋯⋯⋯⋯⋯⋯5-36
细石⋯⋯⋯⋯⋯⋯⋯⋯⋯8（矿）-3
细辛⋯⋯⋯⋯⋯⋯⋯⋯⋯⋯1-40
细须草⋯⋯⋯⋯⋯⋯⋯⋯⋯7-55
细叶冬青⋯⋯⋯⋯⋯⋯⋯⋯6-35
细叶槐⋯⋯⋯⋯⋯⋯⋯⋯⋯3-75
细叶鼠曲草⋯⋯⋯⋯⋯⋯⋯5-14
细叶远志⋯⋯⋯⋯⋯⋯⋯⋯3-35
虾蟆草⋯⋯⋯⋯⋯⋯⋯⋯⋯5-19
虾蟆衣子⋯⋯⋯⋯⋯⋯⋯⋯5-18
虾参⋯⋯⋯⋯⋯⋯⋯⋯⋯⋯2-82
瞎狲骨⋯⋯⋯⋯⋯⋯⋯8（动）-72
瞎老鼠骨⋯⋯⋯⋯⋯⋯8（动）-72
瞎蠓⋯⋯⋯⋯⋯⋯⋯⋯8（动）-36
瞎瞎骨⋯⋯⋯⋯⋯⋯⋯8（动）-72
鰕姑⋯⋯⋯⋯⋯⋯⋯⋯8（动）-41
狭叶韩信草⋯⋯⋯⋯⋯⋯⋯5-37
狭叶洋地黄⋯⋯⋯⋯⋯⋯⋯3-14
蘧⋯⋯⋯⋯⋯⋯⋯⋯⋯⋯⋯4-69
下马仙⋯⋯⋯⋯⋯⋯⋯⋯⋯3-48
吓唬打⋯⋯⋯⋯⋯⋯⋯⋯⋯7-90
夏枯草⋯⋯⋯⋯⋯⋯⋯⋯⋯4-71
夏天无⋯⋯⋯⋯⋯⋯⋯⋯⋯5-89
夏无踪⋯⋯⋯⋯⋯⋯⋯⋯⋯5-89
仙蟾⋯⋯⋯⋯⋯⋯⋯⋯8（动）-62
仙鹤草⋯⋯⋯⋯⋯⋯⋯⋯⋯3-18
仙灵脾⋯⋯⋯⋯⋯⋯⋯⋯⋯2-95
仙茅⋯⋯⋯⋯⋯⋯⋯⋯⋯⋯4-22
仙人衣⋯⋯⋯⋯⋯⋯⋯8（动）-27
仙人掌⋯⋯⋯⋯⋯⋯⋯⋯⋯7-49

仙桃草⋯⋯⋯⋯⋯⋯⋯⋯⋯6-12
鲜支⋯⋯⋯⋯⋯⋯⋯⋯⋯⋯5-83
咸鱼草⋯⋯⋯⋯⋯⋯⋯⋯⋯6-112
藓皮⋯⋯⋯⋯⋯⋯⋯⋯⋯⋯3-23
线柴胡⋯⋯⋯⋯⋯⋯⋯⋯⋯7-57
线芥⋯⋯⋯⋯⋯⋯⋯⋯⋯⋯3-51
线麻⋯⋯⋯⋯⋯⋯⋯⋯⋯⋯2-20
相等子⋯⋯⋯⋯⋯⋯⋯⋯⋯6-108
相思豆⋯⋯⋯⋯⋯⋯⋯⋯⋯6-94
相思子⋯⋯⋯⋯⋯⋯⋯⋯⋯6-94
香菜子⋯⋯⋯⋯⋯⋯⋯⋯⋯2-52
香菖蒲⋯⋯⋯⋯⋯⋯⋯⋯⋯4-21
香橙⋯⋯⋯⋯⋯⋯⋯⋯⋯⋯5-81
香豉⋯⋯⋯⋯⋯⋯⋯⋯⋯⋯1-52
香豆子⋯⋯⋯⋯⋯⋯⋯⋯⋯5-77
香独活⋯⋯⋯⋯⋯⋯⋯⋯⋯4-64
香榧⋯⋯⋯⋯⋯⋯⋯⋯⋯⋯5-120
香附⋯⋯⋯⋯⋯⋯⋯⋯⋯⋯5-86
香附子⋯⋯⋯⋯⋯⋯⋯⋯⋯5-86
香藁本⋯⋯⋯⋯⋯⋯⋯⋯⋯1-68
香瓜蒂⋯⋯⋯⋯⋯⋯⋯⋯⋯1-51
香瓜子⋯⋯⋯⋯⋯⋯⋯⋯⋯1-50
香果⋯⋯⋯⋯⋯⋯⋯⋯⋯⋯7-16
香蒿⋯⋯⋯⋯⋯⋯⋯⋯⋯⋯7-73
香加皮⋯⋯⋯⋯⋯⋯⋯⋯⋯5-85
香荆芥⋯⋯⋯⋯⋯⋯⋯⋯⋯3-51
香龙草⋯⋯⋯⋯⋯⋯⋯⋯⋯5-79
香娘子⋯⋯⋯⋯⋯⋯⋯8（动）-38
香脐子⋯⋯⋯⋯⋯⋯⋯8（动）-82
香戎⋯⋯⋯⋯⋯⋯⋯⋯⋯⋯5-87
香茸⋯⋯⋯⋯⋯⋯⋯⋯⋯⋯5-87
香柔⋯⋯⋯⋯⋯⋯⋯⋯⋯⋯5-87
香茹草⋯⋯⋯⋯⋯⋯⋯⋯⋯5-87
香薷⋯⋯⋯⋯⋯⋯⋯⋯⋯⋯5-87
香蛇麻⋯⋯⋯⋯⋯⋯⋯⋯⋯2-88
香松⋯⋯⋯⋯⋯⋯⋯⋯⋯⋯2-24
响铃子⋯⋯⋯⋯⋯⋯⋯⋯⋯6-64
向日葵⋯⋯⋯⋯⋯⋯⋯⋯⋯2-44
向阳花⋯⋯⋯⋯⋯⋯⋯⋯⋯2-44
象贝⋯⋯⋯⋯⋯⋯⋯⋯⋯⋯5-95

象胆………………………………… 7-66
象豆………………………………… 7-135
肖梵天花…………………………… 6-55
硝石…………………………… 8（矿）-28
小白花蛇……………………… 8（动）-28
小驳骨……………………………… 6-23
小檗………………………………… 3-1
小肠风……………………………… 7-9
小春花……………………………… 4-35
小丹参……………………………… 7-44
小根蒜……………………………… 1-65
小还魂……………………………… 6-23
小旱莲草…………………………… 3-49
小红豆……………………………… 6-94
小红藤……………………………… 7-50
小胡麻……………………………… 5-76
小黄杨……………………………… 4-81
小茴香……………………………… 2-10
小火草……………………………… 5-14
小鸡菜……………………………… 3-41
小鸡腿……………………………… 3-35
小蓟………………………………… 1-5
小箭草……………………………… 6-26
小脚乌……………………………… 7-90
小金钱草…………………………… 7-30
小荆实……………………………… 5-98
小苦药……………………………… 7-98
小郎伞……………………………… 6-61
小李仁……………………………… 3-44
小良姜……………………………… 6-104
小麻叶……………………………… 6-21
小毛蓼……………………………… 6-36
小南强……………………………… 5-56
小墙风……………………………… 6-36
小秦王草…………………………… 7-123
小香………………………………… 2-10
小辛………………………………… 1-40
小熊胆木…………………………… 5-10
小叶金不换………………………… 6-23
小叶金丝桃………………………… 3-49

小叶莲……………………………… 7-27
小叶买麻藤………………………… 6-22
小远志……………………………… 3-24
蝎虎…………………………… 8（动）-77
蝎子…………………………… 8（动）-20
泻叶………………………………… 7-128
薤白………………………………… 1-65
心叶大眼独活……………………… 7-4
辛夷………………………………… 4-45
新贝………………………………… 2-43
新米夜饭花………………………… 7-46
新雉………………………………… 4-45
信前胡……………………………… 5-114
星鱼…………………………… 8（动）-43
杏核仁……………………………… 2-62
杏梅仁……………………………… 2-62
杏仁………………………………… 2-62
杏香兔耳风………………………… 5-48
杏子………………………………… 2-62
芎䓖………………………………… 7-16
雄丁香……………………………… 6-2
雄黄…………………………… 8（矿）-30
熊胆…………………………… 8（动）-74
熊胆草……………………………… 7-82
熊胆粉………………………… 8（动）-74
熊胆木……………………………… 6-109
熊胆树……………………………… 6-85
熊胆树茎皮………………………… 7-75
熊胆汁………………………… 8（动）-74
锈铁棒……………………………… 2-102
须宁鸡血藤………………………… 7-134
须丸…………………………… 8（矿）-37
虚中…………………………… 8（矿）-23
徐长卿……………………………… 5-92
许达………………………………… 7-142
续断………………………………… 4-91
续骨木……………………………… 1-49
续随子……………………………… 5-12
絮瓜瓢……………………………… 5-38
玄胡………………………………… 5-43

玄胡索……………………………… 5-43
玄及………………………………… 1-6
玄精石………………………… 8（矿）-8
玄明粉………………………… 8（矿）-7
玄参………………………………… 4-28
玄石…………………………… 8（矿）-36
悬蹄甲………………………… 8（动）-53
悬竹………………………………… 5-26
旋覆梗……………………………… 2-67
旋覆花……………………………… 3-68
雪胆………………………………… 7-116
雪矾…………………………… 8（矿）-6
雪荷花……………………………… 2-13
雪里花……………………………… 5-121
雪莲………………………………… 2-13
雪莲花……………………………… 2-13
雪人参……………………………… 7-58
雪上一支蒿………………………… 7-115
血见愁………………… 3-29, 3-64, 6-24
血箭草……………………………… 1-18
血竭………………………………… 6-62
血筋草……………………………… 3-29
血筋藤……………………………… 6-80
血灵芝……………………………… 5-52
血灵脂………………………… 8（动）-5
血龙藤……………………………… 6-80
血人参……………………………… 7-58
血散薯……………………………… 4-33
血师…………………………… 8（矿）-37
血藤………………………………… 4-3
血余炭………………………… 8（动）-19
熏梅………………………………… 5-23
熏渠………………………………… 2-57
熏牙子……………………………… 3-10
寻风藤……………………………… 4-46

Y

鸦胆………………………………… 6-96
鸦胆子……………………………… 6-96
鸦蛋子……………………………… 6-96

鸦臼⋯⋯⋯⋯⋯⋯⋯⋯5-22
鸭脚罗伞⋯⋯⋯⋯⋯⋯7-101
鸭脚木⋯⋯⋯⋯⋯⋯⋯7-101
鸭脚木皮⋯⋯⋯⋯⋯⋯7-101
鸭脚皮⋯⋯⋯⋯⋯⋯⋯7-101
鸭脚树⋯⋯⋯⋯⋯⋯⋯7-59
鸭脚树子⋯⋯⋯⋯⋯⋯5-33
鸭尿草⋯⋯⋯⋯⋯⋯⋯7-132
鸭头⋯⋯⋯⋯⋯⋯⋯⋯7-90
鸭跖草⋯⋯⋯⋯⋯⋯⋯5-90
牙刷草⋯⋯⋯⋯⋯⋯⋯5-37
牙痛草⋯⋯⋯⋯⋯⋯⋯2-79
牙痛子⋯⋯⋯⋯⋯⋯⋯3-10
牙硝⋯⋯⋯⋯⋯⋯8（矿）-28
牙皂⋯⋯⋯⋯⋯⋯⋯⋯4-87
亚红龙⋯⋯⋯⋯⋯⋯⋯7-54
亚乎鲁⋯⋯⋯⋯⋯⋯⋯7-54
亚乎奴⋯⋯⋯⋯⋯⋯⋯7-54
亚荔枝⋯⋯⋯⋯⋯⋯⋯6-46
亚麻仁⋯⋯⋯⋯⋯⋯⋯2-35
亚麻子⋯⋯⋯⋯⋯⋯⋯2-35
胭脂花头⋯⋯⋯⋯⋯⋯7-125
烟火藤⋯⋯⋯⋯⋯⋯⋯7-120
延地蜈蚣⋯⋯⋯⋯⋯⋯7-86
延胡索⋯⋯⋯⋯⋯⋯⋯5-43
延寿果⋯⋯⋯⋯⋯⋯⋯7-139
岩白菜⋯⋯⋯⋯⋯⋯⋯7-80
岩壁菜⋯⋯⋯⋯⋯⋯⋯7-80
岩菖蒲⋯⋯⋯⋯⋯⋯⋯7-80
岩胡椒⋯⋯⋯⋯⋯⋯⋯6-106
岩黄芪⋯⋯⋯⋯⋯⋯⋯2-48
岩豇豆⋯⋯⋯⋯⋯⋯⋯7-45
岩蜜⋯⋯⋯⋯⋯⋯8（动）-69
沿阶草⋯⋯⋯⋯⋯⋯⋯7-63
盐附子⋯⋯⋯⋯⋯⋯⋯7-71
盐精⋯⋯⋯⋯⋯⋯8（矿）-32
檐老鼠屎⋯⋯⋯⋯8（动）-31
眼镜豆⋯⋯⋯⋯⋯⋯⋯7-135
蝘蜓⋯⋯⋯⋯⋯⋯8（动）-50
雁来红⋯⋯⋯⋯⋯⋯⋯6-37

焰硝⋯⋯⋯⋯⋯⋯8（矿）-28
燕子花⋯⋯⋯⋯⋯⋯⋯1-60
燕子石⋯⋯⋯⋯⋯⋯8（动）-15
秧草⋯⋯⋯⋯⋯⋯⋯⋯5-44
羊带归⋯⋯⋯⋯⋯⋯⋯6-55
羊肚拉角⋯⋯⋯⋯⋯⋯2-66
羊耳朵⋯⋯⋯⋯⋯4-90, 6-10
羊肝石⋯⋯⋯⋯⋯⋯8（矿）-20
羊胡子根⋯⋯⋯⋯⋯⋯3-45
羊胡子花⋯⋯⋯⋯⋯⋯3-19
羊角⋯⋯⋯⋯⋯⋯8（动）-4
羊角拗⋯⋯⋯⋯⋯⋯⋯6-63
羊角菜子⋯⋯⋯⋯⋯⋯2-32
羊角豆⋯⋯⋯⋯⋯⋯⋯5-108
羊角风⋯⋯⋯⋯⋯⋯⋯7-68
羊角扭⋯⋯⋯⋯⋯⋯⋯6-63
羊角藕⋯⋯⋯⋯⋯⋯⋯6-63
羊角藤⋯⋯⋯⋯⋯⋯⋯6-63
羊开口⋯⋯⋯⋯⋯⋯⋯7-34
羊屎子⋯⋯⋯⋯⋯⋯⋯7-114
羊鲜草⋯⋯⋯⋯⋯⋯⋯3-23
阳春砂仁⋯⋯⋯⋯⋯⋯6-95
阳雀花根⋯⋯⋯⋯⋯⋯2-106
杨梅⋯⋯⋯⋯⋯⋯⋯⋯5-49
杨枝鱼⋯⋯⋯⋯⋯⋯8（动）-42
洋菜⋯⋯⋯⋯⋯⋯⋯⋯5-112
洋地黄叶⋯⋯⋯⋯⋯⋯3-60
洋粉⋯⋯⋯⋯⋯⋯⋯⋯5-112
洋火头⋯⋯⋯⋯⋯⋯⋯1-60
洋金花⋯⋯⋯⋯⋯⋯⋯1-45
洋辣罐⋯⋯⋯⋯⋯⋯⋯4-80
洋参⋯⋯⋯⋯⋯⋯⋯⋯1-19
仰天罐⋯⋯⋯⋯⋯⋯⋯6-114
仰天钟⋯⋯⋯⋯⋯⋯⋯6-114
痒见消⋯⋯⋯⋯⋯⋯⋯7-140
窑贝⋯⋯⋯⋯⋯⋯⋯⋯4-96
摇钱树⋯⋯⋯⋯⋯⋯⋯5-55
遥竹逍⋯⋯⋯⋯⋯⋯⋯5-92
药菖蒲⋯⋯⋯⋯⋯⋯⋯4-21
药鸡⋯⋯⋯⋯⋯⋯8（动）-12

药菊⋯⋯⋯⋯⋯⋯⋯⋯5-103
药芦⋯⋯⋯⋯⋯⋯⋯⋯2-104
药虱药⋯⋯⋯⋯⋯⋯⋯5-41
药鱼草⋯⋯⋯⋯⋯⋯⋯5-45
药枣⋯⋯⋯⋯⋯⋯⋯⋯4-5
野芭蕉⋯⋯⋯⋯⋯⋯⋯7-124
野半夏⋯⋯⋯⋯⋯⋯⋯4-24
野薄荷⋯⋯⋯⋯⋯5-109, 5-124
野扁豆⋯⋯⋯⋯⋯⋯⋯5-108
野菜子⋯⋯⋯⋯⋯1-67, 5-119
野赤豆⋯⋯⋯⋯⋯⋯⋯3-36
野慈菇⋯⋯⋯⋯⋯⋯⋯4-24
野豆根⋯⋯⋯⋯⋯⋯⋯1-13
野杜仲⋯⋯⋯⋯⋯⋯⋯4-30
野蜂房⋯⋯⋯⋯⋯⋯8（动）-66
野葛⋯⋯⋯⋯⋯⋯⋯⋯2-98
野旱烟⋯⋯⋯⋯⋯⋯⋯7-6
野红花⋯⋯⋯⋯⋯⋯⋯1-5
野胡萝卜子⋯⋯⋯4-58, 5-105
野槐⋯⋯⋯⋯⋯⋯⋯⋯3-42
野黄芪⋯⋯⋯⋯⋯⋯⋯2-106
野藿香⋯⋯⋯⋯⋯⋯⋯4-27
野鸡冠花⋯⋯⋯⋯⋯⋯2-60
野鸡膀子⋯⋯⋯⋯⋯⋯1-53
野堇菜⋯⋯⋯⋯⋯⋯⋯3-71
野菊花⋯⋯⋯⋯⋯⋯⋯4-86
野辣椒⋯⋯⋯⋯⋯⋯⋯7-114
野辣烟⋯⋯⋯⋯⋯⋯⋯7-104
野蓼⋯⋯⋯⋯⋯⋯⋯⋯7-84
野麻⋯⋯⋯⋯⋯⋯⋯⋯4-37
野马追⋯⋯⋯⋯⋯⋯⋯5-104
野棉花⋯⋯⋯⋯⋯2-29, 6-55
野棉花子⋯⋯⋯⋯⋯⋯2-64
野木瓜⋯⋯⋯⋯⋯⋯⋯7-34
野葡萄⋯⋯⋯⋯⋯2-8, 7-120
野芹菜⋯⋯⋯⋯⋯⋯⋯2-27
野山药⋯⋯⋯⋯⋯⋯⋯4-6
野扇花⋯⋯⋯⋯⋯⋯⋯7-119
野石榴⋯⋯⋯⋯⋯⋯⋯5-68
野苏⋯⋯⋯⋯⋯⋯⋯⋯1-56

野苏子根·······7-39
野桐根·······6-50
野席草·······5-44
野萱花·······4-73
野杨莓·······5-106
野樱桃·······7-119
野油菜·······5-119
野猪粪·······2-92
野苎根·······4-37
叶抱枝·······4-12
叶底珠·······2-30, 7-133
叶里藏珠·······3-64
叶生·······6-113
叶下白·······3-82
叶下珠·······6-48
夜关门·······4-72
夜合花·······3-32
夜合米·······3-32
夜合皮·······3-31
夜合锁·······4-72
夜交藤·······4-53
夜明砂·······8（动）-31
一把伞·······7-2
一把香·······1-60
一百针·······1-37
一包针·······6-16
一滴血·······4-33
一朵云·······4-35
一见喜·······6-98
一棵松·······7-55
一口血·······5-28
一粒珠·······5-3
一条根·······6-15
一叶萩·······2-30
一支箭·······4-35
一支香·······5-92
一枝蒿·······2-103, 7-115
一枝花·······5-74
一枝黄花·······5-1
一枝香·······5-48

伊贝·······2-43
伊贝母·······2-43
苡仁·······5-123
异香·······8（动）-27
益母艾·······5-94
益母草·······5-94
益母草子·······5-76
益智·······6-105
益智仁·······6-105
益智子·······6-105
鹝·······2-90
薏米·······5-123
薏仁米·······5-123
薏苡仁·······5-123
翼首草·······7-143
因地辛·······5-29
阴地蕨·······4-35
阴香·······6-66
阴行草·······3-16
阴阳草·······6-48
阴阳参·······7-37
阴阳叶·······6-52
茵陈·······2-70
茵陈蒿·······2-70
银柴胡·······2-89
银桂·······4-70
银胡·······2-89
银花·······5-67, 8（矿）-31
银花藤·······5-54
银杏核·······5-33
银杏叶·······5-107
淫羊藿·······2-95
英雄树·······6-30
罂粟壳·······2-107
鹰不泊·······6-129
鹰不沾·······6-129
鹰爪风·······5-84
迎春·······4-45
迎山红·······1-63
荧石·······8（矿）-31

莹石·······8（矿）-31
映日果·······5-16
映山红·······1-63
硬滑石·······8（矿）-33
硬蒺藜·······4-97
硬紫草·······2-100
优宁·······8（矿）-18
油甘子·······7-70
油柑·······7-70
油麻·······3-73
油木通·······7-12
油松节·······1-39
油珠子·······6-29
游龙·······7-94
柚皮橘红·······6-38
于术·······5-30
余甘子·······7-70
鱼胆草·······7-74, 7-82
鱼胆木·······7-114
鱼藤·······6-88
鱼尾草·······7-140
鱼腥草·······7-88
鱼眼兰·······2-31
黄肉·······4-5
羽衣草·······2-103
禹哀·······8（矿）-24
禹白附·······4-24
禹余粮·······5-9, 8（矿）-24
禹州漏芦·······3-59
玉大石·······8（矿）-3
玉榧·······5-120
玉果·······6-59
玉金·······5-59
玉麦须·······1-10
玉米须·······1-10
玉石·······8（矿）-18
玉蜀黍蕊·······1-10
玉叶金花·······6-42
玉竹·······4-18
玉竹参·······4-18

郁金⋯⋯⋯⋯⋯⋯⋯5-59
郁李仁⋯⋯⋯⋯⋯⋯3-44
郁苏参⋯⋯⋯⋯⋯⋯3-82
郁子⋯⋯⋯⋯⋯⋯⋯3-44
育沛⋯⋯⋯⋯⋯8（矿）-27
浴香⋯⋯⋯⋯⋯⋯⋯3-47
预知子⋯⋯⋯⋯⋯⋯7-110
御米壳⋯⋯⋯⋯⋯⋯2-107
鸢尾⋯⋯⋯⋯⋯⋯⋯4-73
鸳鸯豆⋯⋯⋯⋯⋯⋯6-94
元柏⋯⋯⋯⋯⋯⋯⋯7-113
元宝贝⋯⋯⋯⋯⋯⋯5-95
元宝草⋯⋯⋯⋯⋯⋯4-12
元寸⋯⋯⋯⋯⋯8（动）-82
元胡⋯⋯⋯⋯⋯⋯⋯5-43
元明粉⋯⋯⋯⋯⋯8（矿）-7
元参⋯⋯⋯⋯⋯⋯⋯4-28
元武版⋯⋯⋯⋯⋯8（动）-23
芫花⋯⋯⋯⋯⋯⋯⋯5-45
芫荽子⋯⋯⋯⋯⋯⋯2-52
园酸角⋯⋯⋯⋯⋯⋯7-70
原蚕沙⋯⋯⋯⋯⋯8（动）-40
原蚕屎⋯⋯⋯⋯⋯8（动）-40
圆齿紫金牛⋯⋯⋯⋯6-61
圆豆蔻⋯⋯⋯⋯⋯⋯6-70
圆景天⋯⋯⋯⋯⋯⋯2-49
圆参⋯⋯⋯⋯⋯⋯⋯1-1
圆眼⋯⋯⋯⋯⋯⋯⋯6-46
圆羊齿⋯⋯⋯⋯⋯⋯7-79
远志⋯⋯⋯⋯⋯⋯⋯3-35
远志肉⋯⋯⋯⋯⋯⋯3-35
远志筒⋯⋯⋯⋯⋯⋯3-35
月季红⋯⋯⋯⋯⋯⋯3-15
月季花⋯⋯⋯⋯⋯⋯3-15
月橘⋯⋯⋯⋯⋯⋯⋯6-4
月亮草⋯⋯⋯⋯⋯⋯7-30
月石⋯⋯⋯⋯⋯8（矿）-34
月月红⋯⋯⋯⋯⋯⋯3-15
月月开⋯⋯⋯⋯⋯⋯3-15
越桃⋯⋯⋯⋯⋯⋯⋯5-83

云防风⋯⋯⋯⋯⋯⋯7-17
云归⋯⋯⋯⋯⋯⋯⋯2-38
云华⋯⋯⋯⋯⋯8（矿）-2
云苓⋯⋯⋯⋯⋯⋯⋯4-55
云母⋯⋯⋯⋯⋯8（矿）-2
云木香⋯⋯⋯⋯⋯⋯7-33
云南鸡血藤⋯⋯⋯⋯7-134
云砂⋯⋯⋯⋯⋯8（矿）-2
云液⋯⋯⋯⋯⋯8（矿）-2
云英⋯⋯⋯⋯⋯8（矿）-2
云芝⋯⋯⋯⋯⋯⋯⋯7-31
云珠⋯⋯⋯⋯⋯8（矿）-2
芸红⋯⋯⋯⋯⋯⋯⋯6-126
芸皮⋯⋯⋯⋯⋯⋯⋯6-126
芸香⋯⋯⋯⋯⋯⋯⋯4-49
芸芋⋯⋯⋯⋯⋯⋯⋯5-74

Z

杂色云芝⋯⋯⋯⋯⋯7-31
灾连⋯⋯⋯⋯⋯⋯⋯7-112
藏菖蒲⋯⋯⋯⋯⋯⋯7-142
藏红花⋯⋯⋯⋯⋯⋯5-40
藏木香⋯⋯⋯⋯⋯⋯7-8
藏茄⋯⋯⋯⋯⋯⋯⋯2-7
藏青果⋯⋯⋯⋯⋯⋯6-57
藏三七⋯⋯⋯⋯⋯⋯7-37
枣⋯⋯⋯⋯⋯⋯⋯⋯2-4
枣皮⋯⋯⋯⋯⋯⋯⋯4-5
枣仁⋯⋯⋯⋯⋯⋯⋯3-78
蚤休⋯⋯⋯⋯⋯⋯⋯7-96
皂刺⋯⋯⋯⋯⋯⋯⋯4-43
皂丁⋯⋯⋯⋯⋯⋯⋯2-3
皂矾⋯⋯⋯⋯⋯8（矿）-15
皂荚⋯⋯⋯⋯⋯2-3, 4-87
皂荚矾⋯⋯⋯⋯⋯8（矿）-15
皂角⋯⋯⋯⋯⋯2-3, 4-87
皂角刺⋯⋯⋯⋯⋯⋯4-43
皂针⋯⋯⋯⋯⋯⋯⋯4-43
泽兰⋯⋯⋯⋯⋯⋯⋯5-73
泽漆⋯⋯⋯⋯⋯⋯⋯2-69

泽漆麻⋯⋯⋯⋯⋯⋯2-66
泽泻⋯⋯⋯⋯⋯⋯⋯5-74
贼子叶⋯⋯⋯⋯⋯⋯6-10
扎蓬棵⋯⋯⋯⋯⋯⋯2-91
旃那叶⋯⋯⋯⋯⋯⋯7-128
旃檀⋯⋯⋯⋯⋯⋯⋯6-127
斩蛇剑⋯⋯⋯⋯⋯⋯6-98
栈香⋯⋯⋯⋯⋯⋯⋯6-78
章柳⋯⋯⋯⋯⋯⋯⋯4-89
獐耳细辛⋯⋯⋯⋯⋯6-17
獐牙菜⋯⋯⋯⋯⋯⋯4-99
樟柳怪⋯⋯⋯⋯⋯⋯2-7
蟑螂⋯⋯⋯⋯⋯8（动）-38
蟑螂花⋯⋯⋯⋯⋯⋯7-46
掌参⋯⋯⋯⋯⋯⋯⋯7-37
爪子参⋯⋯⋯⋯⋯⋯4-82
照山白⋯⋯⋯⋯⋯⋯2-104
肇实⋯⋯⋯⋯⋯⋯⋯5-46
赭魁⋯⋯⋯⋯⋯⋯⋯5-122
赭石⋯⋯⋯⋯⋯8（矿）-37
浙贝⋯⋯⋯⋯⋯⋯⋯5-95
浙贝母⋯⋯⋯⋯⋯⋯5-95
浙玄参⋯⋯⋯⋯⋯⋯4-28
浙术⋯⋯⋯⋯⋯⋯⋯5-30
鹧鸪菜⋯⋯⋯⋯⋯⋯1-66
珍珠⋯⋯⋯⋯⋯8（动）-32
珍珠菜⋯⋯⋯⋯⋯⋯3-50
珍珠草⋯⋯⋯3-50, 5-51, 7-76
珍珠层粉⋯⋯⋯⋯8（动）-34
珍珠风⋯⋯⋯⋯⋯⋯6-18
珍珠母⋯⋯⋯⋯⋯8（动）-33
珍珠透骨草⋯⋯⋯⋯4-54
真盘子⋯⋯⋯⋯⋯⋯2-48
真檀⋯⋯⋯⋯⋯⋯⋯6-127
真朱⋯⋯⋯8（动）-32, 8（矿）-10
真珠⋯⋯⋯⋯⋯8（动）-32
真珠草⋯⋯⋯⋯⋯⋯6-48
真珠母⋯⋯8（动）-14, 8（动）-33
葳⋯⋯⋯⋯⋯⋯⋯⋯6-93
支解香⋯⋯⋯⋯⋯⋯6-2

支连 ……………………………… 7-112
枝核 ……………………………… 5-78
枝香 ……………………………… 6-21
知了壳 ……………………… 8（动）-73
知母 ……………………………… 3-45
知微木 …………………………… 6-128
知羞草 …………………………… 6-77
栀子 ……………………………… 5-83
脂麻 ……………………………… 3-73
蜘蛛果 …………………………… 7-137
蜘蛛香 …………………………… 4-98
止血草 ……………………… 6-10, 6-116
纸背金牛草 ……………………… 7-123
纸末花 …………………………… 6-128
枳椇子 …………………………… 3-55
枳壳 ……………………………… 5-80
枳实 ……………………………… 5-81
指甲花 ……………………… 1-44, 2-85
炙白矾 ……………………… 8（矿）-21
桎木柴 …………………………… 6-128
蟾胆汁 ……………………… 8（动）-51
中宁枸杞 ………………………… 2-72
中庭 ……………………………… 2-37
忠果 ……………………………… 6-84
钟乳 ………………………… 8（矿）-23
钟乳石 ……………………… 8（矿）-23
肿节风 …………………………… 5-69
种田泡 …………………………… 5-126
皱皮木瓜 ………………………… 4-13
朱蓼 ……………………………… 7-94
朱砂 ………………………… 8（矿）-10
朱砂点苍术 ……………………… 1-27
朱砂根 …………………………… 6-61
朱砂莲 ……………………… 1-25, 5-122
朱砂七 …………………………… 1-25
珠贝 ……………………………… 5-95
珠儿参 …………………………… 7-99
珠母 ………………………… 8（动）-33
珠牡 ………………………… 8（动）-33
珠芽石板菜 ……………………… 6-26

珠子 ………………………… 8（动）-32
珠子参 …………………………… 7-99
猪鼻孔 …………………………… 7-88
猪胆 ……………… 8（动）-51, 8（动）-52
猪胆粉 ……………………… 8（动）-52
猪胆汁 ……………………… 8（动）-51
猪耳朵穗子 ……………………… 5-18
猪茯苓 …………………………… 2-92
猪肝硇 ……………………… 8（矿）-26
猪膏莓 …………………………… 3-79
猪苓 ……………………………… 2-92
猪毛菜 …………………………… 2-91
猪毛缨 …………………………… 2-91
猪母菜 …………………………… 3-6
猪母耳 …………………………… 7-88
猪人参 …………………………… 6-111
猪蹄甲 ……………………… 8（动）-53
猪悬蹄 ……………………… 8（动）-53
猪悬蹄甲 …………………… 8（动）-53
猪牙皂 …………………………… 4-87
猪牙皂角 ………………………… 4-87
猪仔笠 …………………………… 6-34
猪鬃松叶 ………………………… 1-33
竹膏 ……………………………… 6-27
竹格叉 …………………………… 4-54
竹根七 …………………………… 2-41
竹黄 ……………………………… 6-27
竹节白附 ………………………… 1-20
竹节三七 ………………………… 2-41
竹节参 …………………………… 2-41
竹节藤 …………………………… 6-22
竹节香附 ………………………… 1-29
竹苓 ……………………………… 7-131
竹皮 ……………………………… 4-32
竹片菜 …………………………… 1-55
竹茹 ……………………………… 4-32
竹糖 ……………………………… 6-27
竹桃 ……………………………… 6-108
竹叶菜 …………………………… 5-90
竹叶柴胡 ………………………… 7-57

竹叶防风 ………………… 7-17, 7-57
竹叶黄连 ………………… 5-2, 5-25
主田 ……………………………… 2-26
苎根 ……………………………… 4-37
苎麻 ……………………………… 7-65
苎麻根 …………………………… 4-37
追地风 …………………………… 6-54
追风七 …………………………… 7-130
追风使 …………………………… 4-14
追风藤 …………………………… 7-118
拙贝罗香 ………………………… 6-65
资丘独活 ………………………… 4-64
紫背浮萍 ………………………… 5-97
紫背金牛 ………………………… 6-9
紫背龙牙 ………………………… 7-121
紫背天葵子 ……………………… 3-13
紫菜 ……………………………… 1-57
紫草 ……………………………… 2-100
紫柴胡 …………………………… 7-57
紫大戟 …………………… 3-33, 3-48
紫丹参 …………………………… 7-39
紫花菜 …………………………… 3-71
紫花当药 ………………………… 2-39
紫花地丁 ………………… 3-24, 3-71
紫花前胡 ………………………… 5-114
紫花洋地黄 ……………………… 3-60
紫降香 …………………………… 6-89
紫金藤 …………………………… 4-57
紫荆木皮 ………………………… 4-94
紫荆皮 …………………………… 4-94
紫连草 …………………………… 5-37
紫茉莉根 ………………………… 7-125
紫硇砂 ……………………… 8（矿）-26
紫萁贯众 ………………………… 4-95
紫蓓 ……………………………… 3-72
紫人参 …………………………… 5-7
紫杉 ……………………………… 1-23
紫参 …………………… 2-82, 7-44
紫石英 ……………………… 8（矿）-31
紫苏梗 …………………………… 1-58

紫苏叶……………………1-57

紫苏子……………………1-56

紫菀………………………3-72

紫菀茸……………………3-72

紫葳………………………5-93

紫油厚朴…………………4-60

紫珠草……………………6-10

紫珠叶……………………6-116

自然铜………………8（矿）-11

棕榈………………………6-115

棕木………………………6-68

棕树………………………6-115

祖帕尔……………………2-45

钻地枫……………………6-54

钻骨风……………………7-122

钻山甲………………8（动）-39

钻天风……………………7-118

醉鱼草……………………7-140

醉鱼儿草…………………7-140

左缠藤……………………5-54

左壳…………………8（动）-21

左宁根……………………2-76

左秦艽……………………2-76

左旋龙脑…………………6-43

左转藤灰…………………4-74

拉丁学名总索引

A

Abelmoschus manihot（L.）Medic.
　黄蜀葵 ···5-101, 5-102

Abrus cantoniensis Hance　广州相思子 ··················6-81

Abrus precatorius L.　相思子 ································6-94

Abutilon theophrasti Medic.　苘麻 ·······················2-64

Acacia catechu（L. f.）Willd.　儿茶 ·····················7-3

Acalypha australis L.　铁苋菜 ·····························3-64

Acanthopanax giraldii Harms　红毛五加 ·················7-61

Acanthopanax giraldii Harms var. *hispidus* Hoo.
　毛梗红毛五加 ···7-61

Acanthopanax gracilistylus W. W. Smith
　细柱五加 ··4-14

Acanthopanax senticosus（Rupr. et Maxim.）Harms
　刺五加 ···1-37

Achillea alpina L.　蓍 ·······························2-103

Achyranthes aspera L.　土牛膝 ·························7-103

Achyranthes bidentata Bl.　牛膝 ·······················4-16

Aconitum brachypodum Diels　短柄乌头 ···············7-115

Aconitum carmichaelii Debx.　乌头 ··············7-15, 7-71

Aconitum coreanum（Lévl.）Raip.　黄花乌头 ·········1-20

Aconitum kusnezoffii Reichb.　北乌头 ········7-90, 7-91

Acorus calamus L.　藏菖蒲 ····························7-142

Acorus tatarinowii Schott　石菖蒲 ····················4-21

Adenophora stricta Miq.　沙参 ·························3-54

Adenophora tetraphylla（Thunb.）Fisch.
　轮叶沙参 ··3-54

Adina pilulifera（Lam.）Franch. ex Drake
　水团花 ···2-23

Adina rubella Hance　细叶水团花 ······················2-23

Aesculus chinensis Bge.　七叶树 ·······················2-83

Aesculus chinensis Bge. var. *chekiangensis*（Hu et Fang）
　Fang　浙江七叶树 ···2-83

Aesculus wilsonii Rehd.　天师栗 ·······················2-83

Agkistrodon acutus（Güenther）　五步蛇 ······8（动）-75

Agkistrodon strauchii Bedriaga　高原蝮 ········8（动）-47

Agrimonia pilosa Ledeb.　龙牙草 ·······················3-18

Ailanthus altissima（Mill.）Swingle　臭椿 ···········3-74

Ainsliaea fragrans Champ.　杏香兔儿风 ···············5-48

Ajuga decumbens Thunb.　筋骨草 ·····················7-127

Akebia quinata（Thunb.）Decne.　木通 ······7-34, 7-110

Akebia trifoliata（Thunb.）Koidz.　三叶木通 ····7-34, 7-110

Akebia trifoliata（Thunb.）Koidz. var. *australis*（Diels）
　Rehd.　白木通 ·····································7-34, 7-110

Alangium chinense（Lour.）Harms　八角枫 ·············4-1

Albizia julibrissin Durazz.　合欢 ···············3-31, 3-32

Alisma orientale（Sam.）Juzep.　泽泻 ·················5-74

Allium chinense G. Don　薤 ·····························1-65

Allium fistulosum L.　葱 ·································3-69

Allium macrostemon Bge.　小根蒜 ·····················1-65

Allium sativum L.　大蒜 ·································3-2

Allium tuberosum Rottl. ex Spreng　韭菜 ···············3-58

Alocasia cucullata（Lour.）Schott.　尖尾芋 ···········7-51

Aloe barbadensis Miller.　库拉索芦荟 ·················7-66

Aloe ferox Miller.　好望角芦荟 ·························7-66

Alpinia galangal Willd.　大高良姜 ·····················6-67

Alpinia katsumadai Hayata　草豆蔻 ·····················6-91

Alpinia officinarum Hance　高良姜 ····················6-104

Alpinia oxyphylla Miq.　益智 ··························6-105

Alstonia scholaris（L.）R. Br.　糖胶树 ···············7-59

Amomum compactum Soland ex Maton
　爪哇白豆蔻 ···6-70

Amomum kravanh Pierre ex Gagnep.　白豆蔻 ···········6-70

Amomum longiligulare T. L. Wu.　海南砂 ···············6-95

Amomum tsaoko Crevost et Lemarie　草果 ·············7-92

Amomum villosum Lour.　阳春砂 ·······················6-95

Amomum villosum Lour. var. *xanthioides* T. L. Wu et Senjen
　绿壳砂 ···6-95

Amorphophallus rivieri Durieu　魔芋 ·················7-144

Ampelopsis brevipedunculata（Maxim.）Trautv.
　蛇葡萄 ···2-8

Ampelopsis glandulosa（Wallich）Momiyama

　　锈毛蛇葡萄 ·················7-120

Ampelopsis japonica（Thunb.）Makino　白蔹 ·········5-34

Andrographis paniculata（Burm. f.）Nees

　　穿心莲 ·················6-98

Androsace umbellata（Lour.）Merr.　点地梅 ·········2-74

Anemarrhena asphodeloides Bge.　知母 ·······3-45

Anemone hupehensis Lem.　打破碗花花 ·····2-29

Anemone raddeana Regel　多被银莲花 ·········1-29

Anemone rivularis Buch.-Ham. ex DC.　草玉梅 ·····2-65

Angelica dahurica（Fisch. ex Hoffm.）Benth. et Hook. f.

　　白芷 ···················3-20

Angelica dahurica（Fisch. ex Hoffm.）Benth. et Hook. f.

　　var. *formosana*（Boiss.）Shan et Yuan　杭白芷 ······3-20

Angelica pubescens Maxim. f. *biserrata* Shan et Yuan

　　重齿毛当归 ·············4-64

Angelica sinensis（Oliv.）Diels　当归 ·····2-38

Anisodus acutangulus C. Y. Wu & C. Chen　三分三 ·····7-6

Anisodus tanguticus（Maxim.）Pascher　山莨菪 ·······2-7

Anoectochilus roxburghii（Wall.）Lindl.

　　花叶开唇兰 ·············5-66

Anser cygnoides domestica Brisson　家鹅 ·······8（动）-64

Antenoron filiforme（Thunb.）Rob. et Vaut.

　　金线草 ·················7-84

Antenoron filiforme（Thunb.）Rob. et Vaut. var. *neofiliforme*

　　（Nakai）A. J. Li.　短毛金线草 ·····7-84

Anthriscus sylvestris（L.）Hoffm.　峨参 ·····7-102

Apis cerana Fabricius

　　中华蜜蜂 ·············8（动）-68, 8（动）-69

Apis mellifera Linnaeus

　　意大利蜜蜂 ·······8（动）-67, 8（动）-68, 8（动）-69

Apocynum venetum L.　罗布麻 ·····2-66

Aquilaria sinensis（Lour.）Gilg　白木香 ·····6-78

Aralia cordata Thunb.　食用土当归 ·····7-4

Aralia henryi Harms.　柔毛龙眼独活 ·····7-4

Arca granosa Linnaeus　泥蚶 ·········8（动）-6

Arca inflata Reeve　魁蚶 ·········8（动）-6

Arca subcrenata Lischke　毛蚶 ·········8（动）-6

Archidendron clypearia（Jack）Nielsen

　　猴耳环 ·················6-119

Arctium lappa L.　牛蒡 ·················1-7

Ardisia crenata Sims　朱砂根 ·········6-61

Ardisia japonica（Thunb.）Blume　紫金牛 ·········7-133

Areca catechu L.　槟榔 ·················6-11, 6-121

Arisaema amurense Maxim.　东北天南星 ·········2-14

Arisaema erubescens（Wall.）Schott　天南星 ·········2-14

Arisaema heterophyllum Bl.　异叶天南星 ·········2-14

Aristolochia contorta Bge.　北马兜铃 ·········3-11

Aristolochia debilis Sieb. et Zucc.　马兜铃 ·········3-11

Armadillidium vurgare Latreille　普通卷甲虫 ······8（动）-71

Arnebia euchroma（Royle）Johnst.　新疆紫草 ·······2-100

Arnebia guttata Bung.　内蒙紫草 ·········2-100

Artemisia annua L.　黄花蒿 ·········7-73

Artemisia anomala S. Moore　奇蒿 ·········4-34

Artemisia argyi Lévl. et Vant.　艾 ·········4-19

Artemisia capillaris Thunb.　茵陈蒿 ·········2-70

Artemisia scoparia Waldst. et Kit.　滨蒿 ·········2-70

Asarum heterotropoides Fr. Schmidt var. *mandshuricum*

　　（Maxim.）Kitag.　北细辛 ·········1-40

Asarum sieboldii Miq.　华细辛 ·········1-40

Asarum sieboldii Miq. var. *seoulense* Nakai

　　汉城细辛 ·················1-40

Asparagus cochinchinensis（Lour.）Merr.　天冬 ·········4-9

Aspongopus chinensis Dallas　九香虫 ·····8（动）-1

Aster tataricus L. f.　紫菀 ·········3-72

Asterias amurensis Lutken　多棘海盘车 ·········8（动）-43

Asterias rollestoni Bell　罗氏海盘车 ·········8（动）-43

Astragalus chrysopterus Bge.　金翼黄芪 ·········7-23

Astragalus complanatus R. Br.　扁茎黄芪 ·········2-54

Astragalus ernestii Comb.　梭果黄芪 ·········7-23

Astragalus floridus Benth.　多花黄芪 ·········7-23

Astragalus membranaceus（Fisch.）Bge.

　　膜荚黄芪 ·················3-66

Astragalus membranaceus（Fisch.）Bge. var. *mongholicus*

　　（Bge.）Hsiao　蒙古黄芪 ·········3-66

Atractylodes chinensis（DC.）Koidz.　北苍术 ·········1-27

Atractylodes lancea（Thunb.）DC.　茅苍术 ·········1-27

Atractylodes macrocephala Koidz.　白术 ·········5-30

Atropa belladonna L.　颠茄 ·········7-141

Aucklandia lappa Decne.　木香 ·········7-33

B

Bambusa textilis McClure　青皮竹·············6-27

Bambusa tuldoides Munro　青秆竹·············4-32

Baphicacanthus cusia（Nees）Bremek.

　　马蓝·······························1-31, 6-93

Beauveria bassiana（Bals.）Vuillant　白僵菌······8（动）-76

Belamcanda chinensis（L.）DC.　射干·············4-73

Benincasa hispida（Thunb.）Cogn.　冬瓜·······1-15, 1-16

Berberis poiretii Schneid.　细叶小檗·············3-1

Berberis soulieana Schneid.　拟猪刺·············3-1

Berberis vernae Schneid.　匙叶小檗·············3-1

Berberis virgetorum Schneid.　庐山小檗·············3-43

Berberis wilsonae Hemsl.　小黄连刺·············3-1

Bergenia purpurascens（Hook. f. et Thoms.）Engl.

　　岩白菜·································7-80

Bletilla striata（Thunb.）Reichb. f.　白及·············2-31

Blumea balsamifera（L.）DC　艾纳香·············6-43

Boehmeria clidemioides Miq. var. *diffusa*（Wedd.）Hand-

　　Mazz.　序叶苎麻·······················7-65

Boehmeria longispic Steud.　大叶苎麻·············7-65

Boehmeria nivea（L.）Gaud.　苎麻·············4-37

Bolbostemma paniculatum（Maxim.）Franquet

　　土贝母·································2-2

Bombyx mori Linnaeus

　　家蚕·······················8（动）-40, 8（动）-76

Bos taurus domesticus Gmelin

　　牛·················8（动）-10, 8（动）-11, 8（动）-22

Boswellia bhaw-dajiana Birdw.　鲍达乳香树·············3-47

Boswellia carterii Birdw.　乳香树·············3-47

Botrychium ternatum（Thunb.）Sw.　阴地蕨·············4-35

Brassica juncea（L.）Czern. et Coss　芥·······3-21, 3-37

Broussonetia papyrifera（L.）Vent.　构树·············5-113

Brucea javanica（L.）Merr.　鸦胆子·············6-96

Bryophyllum pinnatum（Lam.）Oken

　　落地生根·································6-113

Bubalus bubalis Linnaeus

　　水牛·······················8（动）-7, 8（动）-8

Buddleja lindleyana Fort.　醉鱼草·············7-140

Buddleja officinalis Maxim.　密蒙花·············4-90

Bufo bufo gargarizans Cantor

　　中华蟾蜍··········8（动）-2, 8（动）-78, 8（动）-79

Bufo melanostictus Schneider

　　黑眶蟾蜍··········8（动）-2, 8（动）-78, 8（动）-79

Bungarus multicinctus Blyth

　　银环蛇·················8（动）-28, 8（动）-47

Bupleurum chinense DC.　柴胡·············3-63

Bupleurum malconense Shan et Y. Li.

　　马尔康柴胡·································7-57

Bupleurum marginatum Wall. ex DC.　竹叶柴胡······7-57

Bupleurum microcephalum Diels.　马尾柴胡······7-57

Bupleurum scorzonerifolium Willd.　狭叶柴胡·········3-63

Buthus martensii Karsch　东亚钳蝎·········8（动）-20

Buxus sinica（Rehd. et Wils.）Cheng　黄杨·········4-81

C

Caesalpinia sappan L.　苏木·············6-68

Callicarpa formosana Rolfe　杜虹花·············6-116

Callicarpa kwangtungensis Chun　广东紫珠·············6-18

Callicarpa macrophylla Vahl.　大叶紫珠·············6-10

Caloglossa leprieurii（Mont.）J. Ag.　鹧鸪菜·············1-66

Calvatia gigantea（Batsch ex Pers.）Lloyd

　　大马勃·································3-7

Calvatia lilacina（Mont. et Berk.）Lloyd

　　紫色马勃·································3-7

Campanumoea lancifolia（Roxb.）Merr.

　　长叶轮钟草·································7-137

Campsis grandiflora（Thunb.）K. Schum.　凌霄······5-93

Campsis radicans（L.）Seem.　美洲凌霄·············5-93

Camptotheca acuminata Decne.　喜树·············7-124

Canarium album Raeusch.　橄榄·············6-84, 6-124

Canavalia gladiata（Jacq.）DC.　刀豆·············6-6

Canis familiaris Linnaeus　狗······8（动）-29, 8（动）-30

Cannabis sativa L.　大麻·············2-20

Capra hircus Linnaeus　山羊·············8（动）-4

Capsella bursa-pastoris（L.）Medic.　荠·············5-75

Capsicum annuum L.　辣椒·············2-108

Caragana sinica（Buc'hoz）Rehd.　锦鸡儿·············2-106

Carica papayl L.　番木瓜·············6-118

Carpesium abrotanoides L.　天名精·············2-110

Carthamus tinctorius L.　红花 ·············3-34

Caryopteris incana（Thunb.）Miq.　兰香草 ·········6-51

Cassia acutifolia Delile　尖叶番泻 ·········7-128

Cassia angustifolia Vahl　狭叶番泻 ·········7-128

Cassia obtusifolia L.　钝叶决明 ·········2-47

Cassia tora L.　决明（小决明）·········2-47

Cassytha filiformis L.　无根藤 ·········6-28

Catharanthus roseus（L.）G. Don　长春花 ·········6-37

Catharsius molossus Linnaeus　屎壳螂 ·········8（动）-70

Cayratia japonica（Thunb.）Gagnep.　乌蔹莓 ·········4-17

Celastrus orbiculatus Thunb.　南蛇藤 ·········5-79

Celosia argentea L.　青葙 ·········2-60

Celosia cristata L.　鸡冠花 ·········2-58

Centella asiatica（L.）Urban　积雪草 ·········6-103

Centipeda minima（L.）A. Br. et Aschers.
　　鹅不食草 ·········5-115

Cephalotaxus fortunei Hook. f.　三尖杉 ·········6-7

Cercis chinensis Bunge.　紫荆 ·········4-94

Cervus elaphus Linnaeus
　　马鹿 ·········8（动）-54, 8（动）-55, 8（动）-58

Cervus nippon Temminck
　　梅花鹿 ·········8（动）-54, 8（动）-55, 8（动）-58

Chaenomeles sinensis（Thouin）Koehne.　木瓜 ·········7-56

Chaenomeles speciosa（Sweet）Nakai　贴梗海棠 ·········4-13

Changium smyrnioides Wolff　明党参 ·········5-62

Chelidonium majus L.　白屈菜 ·········1-14

Chenopodium ambrosioides Linn.　土荆芥 ·········6-8

Chimonanthus praecox（L.）Link　蜡梅 ·········5-121

Chinemys reevesii（Gray）　乌龟 ·········8（动）-23

Chloranthus serratus（Thunb.）Roem. et Schult.
　　及己 ·········6-17

Choerospondias axillaris（Roxb.）Burtt et Hill
　　南酸枣 ·········6-19

Chrysanthemum indicum L.　野菊 ·········4-86

Chrysanthemum morifolium Ramat.　菊 ·········5-103

Chuanminshen violaceum Sheh et Shan　川明参 ·········7-19

Cibotium barometz（L.）J. Sm.　金毛狗 ·········5-70

Cichorium glandulosum Boiss. et Huet.　毛菊苣 ·········2-87

Cichorium intybus L.　菊苣 ·········2-87

Cimicifuga dahurica（Turcz.）Maxim.　兴安升麻 ·········1-8

Cimicifuga foetida L.　升麻 ·········1-8

Cimicifuga heracleifolia Kom.　大三叶升麻 ·········1-8

Cinnamomum burmanii（Nees et T. Nees）Bl.
　　阴香 ·········6-66

Cinnamomum camphora（L.）Presl　樟 ·········4-11, 6-102

Cinnamomum cassia Presl.　肉桂 ·········6-60, 6-101

Cirsium japonicum Fisch. ex DC.　蓟 ·········2-6

Cirsium setosum（Willd.）MB.　刺儿菜 ·········1-5

Cissampelos pareira L. var. *hirsuta*（Buch. ex DC.）
　　Forman　锡生藤 ·········7-54

Cistanche deserticola Y. C. Ma　荒漠肉苁蓉 ·········2-40

Cistanche tubulosa（Schenk）Wight
　　管花肉苁蓉 ·········2-40

Citrullus lanatus（Thunb.）Matsum. et Nakai
　　西瓜 ·········2-36, 6-56

Citrus aurantium L.　酸橙 ·········5-80, 5-81

Citrus grandis（L.）Osbeck　柚 ·········6-38

Citrus grandis 'Tomentosa'　化州柚 ·········6-38

Citrus limon（L.）Burm. f.　柠檬 ·········7-95

Citrus limonia Osb.　黎檬 ·········7-95

Citrus medica L. var. *sarcodactylis* Swingle　佛手 ·········6-75

Citrus reticulata Blanco　橘 ·········4-47, 5-53, 5-125, 6-126

Citrus sinensis Osbeck　甜橙 ·········5-81

Claviceps purpurea（Fr.）Tul.　麦角菌 ·········2-51

Clematis armandii Franch.　小木通 ·········7-12

Clematis chinensis Osbeck　威灵仙 ·········1-43

Clematis hexapetala Pall.　棉团铁线莲 ·········1-43

Clematis manshurica Rupr.　东北铁线莲 ·········1-43

Clematis montana Buch.-Ham.　绣球藤 ·········7-12

Cleome gynandra L.　白花菜 ·········2-32

Clerodendrum serratum（L.）Moon　三对节 ·········7-7

Clerodendrum serratum var. *amplexifolium* Moldenke
　　三台花 ·········7-7

Clerodendrum trichotomum Thunb.　海州常山 ·········7-105

Clinopodium chinense（Benth.）O. Kuntze
　　风轮菜 ·········5-109

Clinopodium polycephalum（Vaniot）C. Y. Wu et
　　Hsuan　灯笼草 ·········5-109

Cnidium monnieri（L.）Cuss.　蛇床 ·········5-105

Codonopsis pilosula（Franch.）Nannf.　党参 ·········2-80

Codonopsis pilosula Nannf. var. *modesta*（Nannf.）L. T.
Shen　素花党参 ·······················2-80

Codonopsis tangshen Oliv.　川党参 ···········2-80

Coix lacryma-jobi L. var. *ma-yuen*（Roman.）Stapf
薏米 ·····································5-123

Commelina communis L.　鸭跖草 ···········5-90

Commiphora molmol Engl.　哈地丁树 ·········3-40

Commiphora myrrha Engl.　地丁树 ···········3-40

Conyza blinii Lévl.　苦蒿 ·················7-82

Coptis chinensis Franch.　黄连 ············7-112

Coptis deltoidea C. Y. Cheng et Hsiao
三角叶黄连 ·······················7-112

Coptis teeta Wall.　云南黄连 ·············7-112

Cordyceps sinensis（BerK.）Sacc.
冬虫夏草菌 ·······················8（动）-16

Coriandrum sativumm L.　芫荽 ·············2-52

Coriolus versicolor（L. ex Fr.）Quel.
彩绒革盖菌 ·······················7-31

Cornus officinalis Sieb. et Zucc.　山茱萸 ······4-5

Corydalis bungeana Turcz.　紫堇 ···········3-41

Corydalis decumbens（Thunb.）Pers.　伏生紫堇 5-89

Corydalis yanhusuo W. T. Wang　延胡索 ······5-43

Costazia aculeata Canuet Bassler
脊突苔虫 ·······················8（动）-45

Crataegus pinnatifida Bge.　山楂 ········3-3, 3-4

Crataegus pinnatifida Bge. var. *major* N. E. Br.
山里红 ·························3-3, 3-4

Cremastra appendiculata（D. Don）Makino
杜鹃兰 ···························7-10

Cristaria plicata（Leach）
褶纹冠蚌 ···········8（动）-32, 8（动）-33

Crocus sativus L.　番红花 ················5-40

Crotalaria sessiliflora Linn.　野百合 ········5-42

Croton crassifolius Geisel.　鸡骨香 ·········6-82

Croton tiglium L.　巴豆 ··················6-39

Cryptotympana pustulata Fabricius　黑蚱 ···8（动）-73

Cucumis melo L.　甜瓜 ···············1-50, 1-51

Cucurbita moschata（Duch）Poirte　南瓜 ······1-41

Curculigo orchioides Gaertn.　仙茅 ··········4-22

Curcuma kwangsiensis S. G. Lee et C. F. Liang
广西莪术 ·······················5-59, 6-100

Curcuma longa L.　姜黄 ············5-59, 7-97

Curcuma phaeocaulis Val.　蓬莪术 ·····5-59, 6-100

Curcuma wenyujin Y. H. Chen et C. Ling
温郁金 ·················5-20, 5-59, 6-100

Cuscuta australis R. Br.　南方菟丝子 ·········2-86

Cuscuta chinensis Lam.　菟丝子 ············2-86

Cyathula officinalis Kuan　川牛膝 ···········7-14

Cycas revoluta Thunb.　苏铁 ··············5-24

Cyclina sinensis Gmelin　青蛤 ·········8（动）-61

Cyclocarya paliuru（Batal.）Iljinsk.　青钱柳 ····5-55

Cynanchum atratum Bge.　白薇 ············5-35

Cynanchum auriculatum Royle. ex Wight.
牛皮消 ···························7-129

Cynanchum glaucescens（Decne.）Hand.-Mazz
芫花叶白前 ·······················4-26

Cynanchum paniculatum（Bge.）Kitag.　徐长卿 5-92

Cynanchum stauntonii（Decne.）Schltr. ex Levi.
柳叶白前 ·························4-26

Cynanchum versicolor Bge.　蔓生白薇 ········5-35

Cynomorium songaricum Rupr.　锁阳 ········2-102

Cyperus rotundus L.　莎草 ················5-86

Cypripedium fasciolatum Franch.　大叶杓兰 ····2-105

Cypripedium franchetii E. H. Wilson　毛杓兰 ···2-105

Cyrtiospirifer sinensis（Graban）
中华弓石燕 ·······················8（动）-15

Cyrtiospirifer sp.　弓石燕 ···········8（动）-15

D

Daemonorops draco Bl.　龙血黄藤 ···········6-62

Dalbergia odorifera T. Chen　降香檀 ·········6-89

Daphne genkwa Sieb. et Zucc.　芫花 ·········5-45

Datura metel L.　白曼陀罗 ················1-45

Daucus carota L.　野胡萝卜 ···············4-58

Dendrobium chrysotoxum Lindl.　鼓槌石斛 ·····5-26

Dendrobium fimbriatum Hook.　流苏石斛 ······5-26

Dendrobium huoshanense C. Z. Tang et S. J. Cheng
霍山石斛 ·························5-26

Dendrobium nobile Lindl. 金钗石斛·············5-26

Dendrobium officinale Kimura et Migo 铁皮石斛······5-91

Derris trifoliata Lour. 鱼藤·············6-88

Descurainia sophia（L.）Webb. ex Prantl.

播娘蒿·············3-70

Desmodium styracifolium（Osb.）Merr.

广金钱草·············6-20

Dianthus chinensis L. 石竹·············2-111

Dianthus superbus L. 瞿麦·············2-111

Dichondra repens Forst. 马蹄金·············7-30

Dichroa febrifuga Lour. 常山 7-117, 7-132

Dictamnus dasycarpus Turcz. 白鲜·············3-23

Digitalis lanata Ehrh. 毛花洋地黄·············3-14

Digitalis purpurea L. 紫花洋地黄·············3-60

Dimocarpus longan Lour. 龙眼·············6-46

Dioscorea bulbifera L. 黄独·············5-100

Dioscorea cirrhosa Lour. 薯莨·············5-122

Dioscorea futschauensis Uline ex R. Kunth

福州薯蓣·············5-111

Dioscorea hypoglauca Palibin 粉背薯蓣·············7-106

Dioscorea nipponica Makino 穿龙薯蓣·············1-46

Dioscorea opposita Thunb. 薯蓣·············4-6

Dioscorea panthaica Prain et Burk. 黄山药·············7-111

Dioscorea spongiosa J. Q. Xi, M.Mizuno et W. L. Zhao

绵萆薢·············5-111

Diospyros kaki Thunb. 柿·············2-73

Dipsacus asper Wall. ex Henry 川续断·············4-91

Dolichos lablab L. 扁豆·············3-22

Dracaena cochinchinensis（Lour.）S. C. Chen

剑叶龙血树·············6-45

Dracocephalum integrifolium Bunge.

全缘叶青兰·············2-45

Drosera peltata Smith var. *multisepala* Y. Z. Ruan.

茅膏菜·············7-76

Drynaria fortunei（Kunze）J. Sm. 槲蕨·············4-62

Dryopteris crassirhizoma Nakai 粗茎鳞毛蕨·············1-53

Duchesnea indica（Andr.）Focke 蛇莓·············5-106

Dysosma versipellis（Hance）M. Cheng ex Ying

八角莲·············7-2

E

Echinops grijisii Hance 华东蓝刺头·············3-59

Echinops latifolius Tausch. 驴欺口·············3-59

Ecklonia kurome Okam. 昆布·············5-61

Eclipta prostrata L. 鳢肠·············4-100

Elaphe carinata（Guenther） 锦蛇·············8（动）-49

Elaphe taeniura Cope 黑眉锦蛇·············8（动）-49

Eleutherococcus trifoliatus（Linnaeus）S. Y. Hu 白簕······4-2

Entada phaseoloides（Linn.）Merr. 榼藤······6-58, 7-135

Ephedra equisetina Bge. 木贼麻黄·············2-93

Ephedra intermedia Schrenk et C. A. Mey.

中麻黄·············2-93, 2-94

Ephedra sinica Stapf 草麻黄·············2-93, 2-94

Epimedium brevicornu Maxim. 淫羊藿·············2-95

Epimedium koreanum Nakai 朝鲜淫羊藿·············2-95

Epimedium pubescens Maxim. 柔毛淫羊藿·············2-95

Epimedium sagittatum（Sieb. et Zucc.）Maxim.

箭叶淫羊藿·············2-95

Epimedium wushanense T. S. Ying 巫山淫羊藿·············7-68

Equisetum arvense L. 问荆·············2-46

Equisetum hyemale L. 木贼·············2-16

Equus asinus L. 驴·············8（动）-25

Ericerus pela（Chavannes）Guerin

白蜡虫·············8（动）-18

Erigeron breviscapus（Vaniot）Hand.-Mazz.

短葶飞蓬·············7-60

Eriobotrya japonica（Thunb.）Lindl. 枇杷·············5-58

Eriocaulon buergerianum Koern. 谷精草·············5-51

Eriuaceus europoaesus L. 刺猬·············8（动）-27

Erodium stephanianum Willd. 牻牛儿苗·············3-28

Erycibe obtusifolia Benth. 丁公藤·············6-1

Erycibe schmidtii Craib 光叶丁公藤·············6-1

Erysimum bungei（Kitag.）Kitag. 糖芥·············1-67

Erysimum cheiranthoides L.

小花糖芥（桂竹糖芥）·············1-67

Eucalyptus globulus Labill. 蓝桉·············6-102

Eucommia ulmoides Oliv. 杜仲·············4-38, 4-39

Eugenia caryophyllata Thunb. 丁香·············6-2，6-53

Eumeces chinensis（Gray） 石龙子 ·············8（动）-50

Euodia rutaecarpa（Juss.）Benth. 吴茱萸 ·············4-40

Euodia rutaecarpa（Juss.）Benth. var. *bodinieri*（Dode）
　　Huang 疏毛吴茱萸 ·············4-40

Euodia rutaecarpa（Juss.）Benth. var. *officinalis*（Dode）
　　Huang 石虎 ·············4-40

Euonymus alatus（Thunb.）Sieb. 卫矛 ·············4-63

Euonymus bungeanus Maxim. 丝棉木 ·············4-30

Eupatorium fortunei Turcz. 佩兰 ·············5-65

Eupatorium lindleyanum DC. 轮叶泽兰 ·············5-104

Euphorbia ebracteolata Hayata 月腺大戟 ·············1-48

Euphorbia helioscopia L. 泽漆 ·············2-69

Euphorbia hirta L. 飞扬草 ·············6-25

Euphorbia humifusa Willd. 地锦 ·············3-29

Euphorbia kansui T.N.Liou ex T.P.Wang
　　甘遂 ·············2-26

Euphorbia lathyris L. 续随子 ·············5-12

Euphorbia maculata L. 斑地锦 ·············3-29

Euphorbia pekinensis Rupr 大戟 ·············3-48

Euphorbia fischeriana Steud. 狼毒大戟 ·············1-48

Eupolyphaga sinensis Walker 地鳖 ·············8（动）-3

Euryale ferox Salisb. 芡 ·············5-46

F

Fagopyrum dibotrys（D. Don）Hara 金荞麦 ·············7-85

Ferula fukanensis K.M.Shen 阜康阿魏 ·············2-57

Ferula sinkiangensis K.M. Shen 新疆阿魏 ·············2-57

Fibraurea recisa Pierre. 黄藤 ·············4-83

Ficus carica L. 无花果 ·············5-16

Ficus hirta Vahl 粗叶榕 ·············6-33

Ficus microcarpa L. f. 榕树 ·············6-122

Ficus pumila L. 薜荔 ·············6-125

Firmiana simplex（Linn.）W. F. Wight 梧桐 ·············4-84

Flemingia macrophylla（Willd.）Prain [*Moghania*
　　macrophylla（Willd.）O. Kuntze]
　　大叶千斤拔 ·············6-15

Flemingia philippinensis Merr. et Rolfe [*Moghania*
　　philippinensis（Merr. et Rolfe）Li]
　　蔓性千斤拔 ·············6-15

Foeniculum vulgare Mill. 茴香 ·············2-10

Forsythia suspensa（Thunb.）Vahl 连翘 ·············3-38

Fraxinus chinensis Roxb. 白蜡树 ·············2-77

Fraxinus rhycnophylla Hance 苦枥白蜡树 ·············2-77

Fraxinus stylosa Lingelsh. 宿柱白蜡树 ·············2-77

Fraxinus szaboana Lingelsh. 尖叶白蜡树 ·············2-77

Fritillaria cirrhosa D. Don 川贝母 ·············7-13

Fritillaria delavayi Franch. 梭砂贝母 ·············7-13

Fritillaria hupehensis Hsiao et K. C. Hsia
　　湖北贝母 ·············4-96

Fritillaria pallidiflora Schrenk 伊犁贝母 ·············2-43

Fritillaria przewalskii Maxim. 甘肃贝母 ·············7-13

Fritillaria taipaiensis P. Y. Li 太白贝母 ·············7-13

Fritillaria thunbergii Miq. 浙贝母 ·············5-95

Fritillaria unibracteata Hsiao et K. C. Hsia var. *wabuensis*
　　（S. Y. Tang et S. C. Yue）Z. D. Liu, S. Wang et S. C.
　　Chen 瓦布贝母 ·············7-13

Fritillaria unibracteata Hsiao et K. C. Hsia
　　暗紫贝母 ·············7-13

Fritillaria ussuriensis Maxim. 平贝母 ·············1-12

Fritillaria walujewii Regel 新疆贝母 ·············2-43

G

Gallus gallus domesticus Brisson
　　乌骨鸡，家鸡 ·············8（动）-12，8（动）-26

Ganoderma applanatum（Pers. ex Wallr.）Pat.
　　平盖灵芝 ·············1-42

Ganoderma lucidum（Leyss. ex Fr.）Karst.
　　赤芝 ·············5-52

Ganoderma sinense Zhao，Xu et Zhang 紫芝 ·············5-52

Gardenia jasminoides Ellis. 栀子 ·············5-83

Gastrodia elata Bl. 天麻 ·············2-15

Gekko gecko Linnaeus 蛤蚧 ·············8（动）-62

Gekko japonicus Dumeril et Bibron
　　多疣壁虎 ·············8（动）-77

Gekko suinhonis Güenther 无蹼壁虎 ·············8（动）-77

Gelidium amansii Lamx 石花菜 ·············5-112

Gelsemium elegans（Gardn. et Champ.）Benth.
　　钩吻 ·············6-111

Gendarussa vulgaris Nees 小驳骨 ·············6-23

Gentiana cephalantha Franch. 头花龙胆 ·············7-47

Gentiana crassicaulis Duthie ex Burk.

　　粗茎秦艽 ··2-76

Gentiana dahurica Fisch.　小秦艽 ···············2-76

Gentiana macrophylla Pall.　秦艽 ···············2-76

Gentiana manshurica Kitag.　条叶龙胆 ········1-11

Gentiana rigescens Franch.　坚龙胆 ·············1-11

Gentiana scabra Bge.　龙胆 ·························1-11

Gentiana straminea Maxim.　麻花秦艽 ·········1-11

Gentiana triflora Pall.　三花龙胆 ···············1-11

Geranium carolinianum L.　野老鹳草 ···········3-28

Geranium wilfordii Maxim.　老鹳草 ············3-28

Geum aleppicum Jacq.　路边青 ···················7-130

Geum japonicum Thunb. var. *chinense* F. Bolle

　　柔毛路边青 ···7-130

Ginkgo biloba L.　银杏 ···················5-33, 5-107

Glechoma longituha（Nakai）Kupr.　活血丹 ····5-50

Gleditsia sinensis Lam.　皂荚 ·········2-3, 4-43, 4-87

Glehnia littoralis Fr. Schmidt ex Miq.　珊瑚菜 ·······3-17

Glycine max（L.）Merr.　大豆 ········1-3, 1-52, 1-59

Glycyrrhiza glabra L.　光果甘草 ·················2-25

Glycyrrhiza inflata Bat.　胀果甘草 ··············2-25

Glycyrrhiza uralensis Fisch.　甘草 ··············2-25

Gnaphalium japonicum Thunb.　细叶鼠麴草 ····5-14

Gnetum parvifolium（Warb.）C. Y. Cheng ex Chun

　　小叶买麻藤 ···6-22

Gomphrena globosa L.　千日红 ····················3-5

Gonostegia hirta（Bl.）Miq.　糯米团 ···········7-145

Gossampinus malabarica（DC.）Merr.　木棉 ····6-30

Gossypium hirsutum L.　陆地棉 ···················2-99

Gymnadenia conopsea（L.）R. Br.　手参 ········7-37

Gynostemma pentaphyllum（Thunb.）Makino

　　绞股蓝 ··7-98

H

Haliotis asinina Linnaeus　耳鲍 ···········8（动）-14

Haliotis discus hannai Ino　皱纹盘鲍 ·····8（动）-14

Haliotis diversicolor Reeve　杂色鲍 ·······8（动）-14

Haliotis laevigata（Donovan）　白鲍 ·····8（动）-14

Haliotis ovina Gmelin　羊鲍 ···············8（动）-14

Haliotis ruber（Leach）　澳洲鲍 ··········8（动）-14

Hedera nepalensis K. Koch var. *sinensis*（Tobler）Rehder

　　常春藤 ··7-118

Hedyotis diffusa Willd.　白花蛇舌草 ············4-23

Hedysarum polybotrys Hand.-Mazz.　多序岩黄芪 ·····2-48

Helianthus annuus L.　向日葵 ·····················2-44

Helicteres angustifolia L.　山芝麻 ···············6-12

Hemichianus dauricus Sundevoll　短刺猬 ·····8（动）-27

Hemsleya dolichocarpa W. J. Chang　长果雪胆 ·······7-116

Hemsleya gigantha W. J. Chang　巨花雪胆 ·····7-116

Hemsleya omeiensis L. T. Shen et W. J. Chang

　　峨眉雪胆 ···7-116

Hibiscus mutabilis L.　木芙蓉 ····················7-32

Hibiscus rosa-sinensis L.　朱槿 ···················6-72

Hibiscus syriacus L.　木槿 ························7-35

Hierodula patellifera（Serville）

　　巨斧螳螂 ··8（动）-46

Hippocampus histrix Kaup　刺海马 ········8（动）-41

Hippocampus japonicus Kaup

　　小海马（海蛆）································8（动）-41

Hippocampus kelloggi Jordan et Snyder

　　线纹海马 ··8（动）-41

Hippocampus kuda Bleeker　大海马 ·······8（动）-41

Hippocampus trimaculatus Leach

　　三斑海马 ··8（动）-41

Hippophae rhamnoides L.　沙棘 ·············2-55

Hirudo nipponica Whitman　水蛭 ··········8（动）-9

Holotrichia diomphalia Bates

　　东北大黑鳃金龟 ······························8（动）-63

Homalomena occulta（Lour.）Schott

　　千年健 ··6-16

Hordeurn vulgare L.　大麦 ·······················2-50

Houttuynia cordata Thunb.　蕺菜 ················7-88

Hovenia acerba Lindl.　枳椇 ······················3-55

Hovenia dulcis Thunb.　北枳椇 ···················3-55

Hovenia trichocarpa Chun et Tsiang.　毛果枳椇 ····3-55

Humulus lupulus Linn.　啤酒花 ··················2-88

Humulus scandens（Lour.）Merr.　葎草 ········1-54

Hydrocotyle sibthorpioides Lam.　天胡荽 ······4-10

Hyoscyamus niger L.　莨菪 ···············2-79, 3-10

Hypericum ascyron L.　黄海棠 ····················7-62

Hypericum japonicum Thunb. ex Murray
地耳草·······················5-27, 7-53

Hypericum monogynum Linn.　金丝桃·······4-52

Hypericum perforatum L.　贯叶金丝桃·······3-49

Hypericum sampsonii Hance　元宝草·········4-12

Hyriopsis cumingii（Lea）
三角帆蚌·············8（动）-32, 8（动）-33

I

Ilex asprella（Hook. et Arm.）Champ. ex Benth
梅叶冬青·······················6-73

Ilex chinensis Sims　冬青·················5-28

Ilex cornuta Lindl. ex Paxt.　枸骨·········3-56

Ilex pubescens Hook. et Arn.　毛冬青·······6-35

Ilex rotunda Thunb.　铁冬青·············6-109

Illicium difengpi K. I. B. et. K. I. M.　地枫皮·······6-54

Illicium verum Hook. f.　八角茴香·········6-3

Impatiens balsamina L.　凤仙花·······1-44, 2-85

Imperata cylindrica Beauv. var. *major*（Nees）C. E. Hubb.
白茅·······················5-32

Indigofera stachyodes Lindl.　茸毛木蓝·······7-58

Inula britannica L.　欧亚旋覆花·········3-68

Inula helenium L.　土木香·················7-8

Inula japonica Thunb.　旋覆花·······2-67, 3-68

Inula linariifolia Turcz.　条叶旋覆花·······2-67

Iris lactea Pall. var. *chinensis*（Fisch.）Koidz.
马蔺·······················2-12

Iris tectorum Maxim.　鸢尾·············7-21

Isatis indigotica Fort.　菘蓝·······1-4, 1-31, 1-32

J

Jasminum sambac（L.）Ait.　茉莉·········5-56

Juglans regia L.　胡桃·················2-71

Juncus effusus L.　灯心草·············5-44

K

Kadsura coccinea（Lem.）A. C. Smith　黑老虎·······6-117

Kadsura interior A. C. Smith　内南五味子·······7-134

Kaempferia galanga L.　山柰·············6-14

Kalopanax septemlobus（Thumb）Koidz.　刺楸·······7-20

Kalopanax septemlobus var. *margnificus*（Zabel）Hand-
Mazz.　毛叶刺楸·················7-20

Knoxia valerianoides Thorel et Pitard　红大戟·······3-33

Kochia scoparia（L.）Schrad.　地肤·······2-33

Kummerowia striata（Thunb.）Schindl.　鸡眼草·······6-83

L

Lagenaria siceraria（Molina）Standl.　葫芦·······2-97

Laggera pterodonta（DC.）Benth.
翼齿六棱菊·················7-104

Laminaria japonica Aresch.　海带·········5-61

Lamiophlomis rotata（Benth.）Kudo　独一味·······2-75

Lantana camara L.　马缨丹·············6-32

Lasiosphaera fenzlii Reich.　脱皮马勃·······3-7

Leonurus japonicus Houtt.　益母草·······5-76, 5-94

Lepidium apetalum Willd.　独行菜·········3-70

Lespedeza juncea var. *sericea*（Thunb.）Lace & Hauech
截叶铁扫帚·················4-72

Ligularia hodgsonii Hook.　鹿蹄橐吾·······7-25

Ligularia intermedia Nakai.　狭苞橐吾·······7-25

Ligularia wilsoniana（HemsL.）Greenm.
川鄂橐吾·················7-25

Ligusticum chuanxiong Hort.　川芎·········7-16

Ligusticum jeholense Nakai et Kitag.　辽藁本·······1-68

Ligusticum sinense Oliv.　藁本·········1-68

Ligustrum licidum Ait.　女贞·············5-13

Lilium brownii F. E. Brown var. *viridulum* Baker
百合·······················2-37

Lilium lancifolium Thunb.　卷丹·········2-37

Lilium pumilum DC.　细叶百合·········2-37

Lindera aggregata（Sims）Kosterm.　乌药·······5-21

Linum usitatissimum L.　亚麻·············2-35

Liquidambar formosana Hance　枫香树·······3-77, 4-49

Liquidimibar orientalis Mill.　苏合香树·······6-69

Liriope muscari（Decne.）Baily　短葶山麦冬·······4-4

Liriope spicata（Thunb.）Lour. var. *prolifera* Y. T. Ma
湖北麦冬·················4-4

Litchi chinensis Sonn.　荔枝·············5-78

Litsea cubeba（Lour.）Pers.　山鸡椒·······6-90

Lobelia chinensis Lour.　半边莲·········5-36

Lonicera acuminata Wall. 淡红忍冬 ⋯⋯⋯⋯⋯⋯7-24

Lonicera confusa DC. 华南忍冬 ⋯⋯⋯⋯⋯⋯⋯4-7

Lonicera fulvotomentosa Hsu et S. C. Cheng

　　黄褐毛忍冬 ⋯⋯⋯⋯⋯⋯⋯⋯⋯⋯⋯⋯⋯⋯4-7

Lonicera hypoglauca Miq. 红腺忍冬 ⋯⋯⋯⋯⋯4-7

Lonicera japonica Thunb. 忍冬 ⋯⋯⋯⋯ 5-54, 5-67

Lonicera macranthoides Hand.-Mazz.

　　灰毡毛忍冬 ⋯⋯⋯⋯⋯⋯⋯⋯⋯⋯⋯⋯⋯⋯4-7

Lonicera similis Hemsl. 细毡毛忍冬 ⋯⋯⋯⋯7-24

Lophatherum gracile Brongn. 淡竹叶 ⋯⋯⋯⋯5-110

Loropetalum chinense（R.Br.）Oliv. 檵木 ⋯⋯6-128

Luffa cylindrica（L.）Roem. 丝瓜 ⋯⋯ 5-38, 5-39

Lycium barbarum L. 宁夏枸杞 ⋯⋯⋯⋯ 2-34, 2-72

Lycium chinense Mill. 枸杞 ⋯⋯⋯⋯⋯⋯⋯⋯2-34

Lycopodium japonicum Thunb. 石松 ⋯⋯⋯⋯7-69

Lycopus lucidus Turcz. var. *hirtus* Regel

　　毛叶地瓜儿苗 ⋯⋯⋯⋯⋯⋯⋯⋯⋯⋯⋯⋯5-73

Lycoris radiate（L'Herit.）Herb. 石蒜 ⋯⋯⋯7-46

Lygodium japonicum（Thunb.）Sw. 海金沙 ⋯⋯4-74

Lysima chiachristinae Hance 过路黄 ⋯⋯⋯⋯7-86

Lysimachia clethroides Duby 矮桃 ⋯⋯⋯⋯⋯3-50

Lysionotus pauciflorus Maxim. 吊石苣苔 ⋯⋯7-45

Lythrum salicaria L. 千屈菜 ⋯⋯⋯⋯⋯⋯⋯2-9

M

Macleaya cordata（Willd.）R. Br. 博落回 ⋯⋯4-92

Magnolia biondii Pamp. 望春花 ⋯⋯⋯⋯⋯⋯4-45

Magnolia denudata Desr. 玉兰 ⋯⋯⋯⋯⋯⋯4-45

Magnolia officinalis Rehd. et Wils. 厚朴 ⋯4-60, 4-61

Magnolia officinalis Rehd. et Wils. var. *biloba* Rehd. et

　　Wils. 凹叶厚朴 ⋯⋯⋯⋯⋯⋯⋯⋯ 4-60, 4-61

Magnolia sprengeri Pamp. 武当玉兰 ⋯⋯⋯⋯4-45

Mahonia bealei（Fort.）Carr.

　　阔叶十大功劳 ⋯⋯⋯⋯⋯⋯⋯⋯⋯⋯ 5-2, 5-25

Mahonia fortunei（Lindl.）Fedde

　　细叶十大功劳 ⋯⋯⋯⋯⋯⋯⋯⋯⋯⋯ 5-2, 5-25

Mallotus apelta（Lour.）Muell.-Arg. 白背叶 ⋯6-50

Malva verticillata L. 冬葵 ⋯⋯⋯⋯⋯⋯⋯⋯1-17

Manis pentadactyla Linnaeus 穿山甲 ⋯⋯8（动）-39

Marsdenia tenacissima（Roxb.）Wight et Arn.

　　通关藤 ⋯⋯⋯⋯⋯⋯⋯⋯⋯⋯⋯⋯⋯⋯7-108

Melaphis chinensis（Bell）Baker 五倍子蚜 ⋯⋯4-15

Melia azedarach L. 楝 ⋯⋯⋯⋯⋯⋯⋯⋯⋯4-48

Melia toosendan Sieb. et Zucc. 川楝 ⋯⋯ 4-48, 7-26

Menispermum dauricum DC. 蝙蝠葛 ⋯⋯⋯⋯1-13

Mentha haplocalyx Briq. 薄荷 ⋯⋯⋯⋯⋯⋯5-124

Meretrix meretrix Linnaeus 文蛤 ⋯⋯⋯8（动）-61

Microcos paniculata L. 破布叶 ⋯⋯⋯⋯⋯⋯6-44

Millettia speciosa Champ. 美丽崖豆藤 ⋯⋯⋯6-34

Mimosa pudica Linn. 含羞草 ⋯⋯⋯⋯⋯⋯⋯6-77

Mirabilis jalapa L. 紫茉莉 ⋯⋯⋯⋯⋯⋯⋯7-125

Momordica cochinchinensis（Lour.）Spreng.

　　木鳖 ⋯⋯⋯⋯⋯⋯⋯⋯⋯⋯⋯⋯⋯⋯⋯6-31

Morinda officinalis How 巴戟天 ⋯⋯⋯⋯⋯⋯6-40

Morus alba L. 桑 ⋯⋯⋯⋯ 4-75, 4-76, 4-77, 4-78

Moschus berezovskii Flerov 林麝 ⋯⋯⋯⋯8（动）-82

Moschus moschiferus Linnaeus 原麝 ⋯⋯⋯8（动）-82

Moschus sifanicus Przewalski 马麝 ⋯⋯⋯8（动）-82

Mosla chinensis Maxim. 石香薷 ⋯⋯⋯⋯⋯⋯5-87

Mosla chinensis 'Jiangxiangru' 江香薷 ⋯⋯⋯5-87

Murraya exotica L. 九里香 ⋯⋯⋯⋯⋯⋯⋯⋯6-4

Murraya paniculata（L.）Jack 千里香 ⋯⋯⋯⋯6-4

Mussaendae pubesens Ait. f. 玉叶金花 ⋯⋯⋯6-42

Mylabris cichorii Linnaeus 黄黑小斑蝥 ⋯8（动）-60

Mylabris phalerata Pallas 南方大斑蝥 ⋯8（动）-60

Myospalax baileyi Thomas 高原鼢鼠 ⋯⋯8（动）-72

Myrica rubra Sieb. et Zucc. 杨梅 ⋯⋯⋯⋯⋯5-49

Myristica fragrans Houtt. 肉豆蔻 ⋯⋯⋯⋯⋯6-59

N

Nandina domestica Thunb. 南天竹 ⋯⋯⋯⋯⋯5-15

Nardostachys jatamansi DC. 甘松 ⋯⋯⋯⋯⋯2-24

Nelumbo nucifera Gaertn.

　　莲 ⋯⋯⋯⋯⋯ 4-65, 4-66, 4-67, 4-68, 4-69, 4-101

Nephrolepis auriculata（L.）Trimen 肾蕨 ⋯⋯7-79

Nigella glandulifera Freyn et Sint. 腺毛黑种草 ⋯2-101

Notopterygium franchetii H. de Boiss. 宽叶羌活 ⋯2-53

Notopterygium incisum Ting ex H. T. Chang 羌活 ⋯2-53

O

Omphalia lapidescens Schroet. 雷丸 ·············· 7-131

Opheodrys major（Guenther） 翠青蛇 ·········· 8（动）-47

Ophiopogon japonicas（L. f）Ker-Gawl. 麦冬 ······· 7-63

Opuntia dillenii（Ker Gawl.）Haw. 仙人掌 ·········· 7-49

Orostachys fimbriata（Turcz.）Berg. 瓦松 ·········· 2-17

Oroxylum indicum（L.）Vent. 木蝴蝶 ·········· 7-36

Osbeckia crinita Benth. ex C. B. Clarke

假朝天罐 ·········· 6-114

Osbeckia opipara C. Y. Wu et C. Che 朝天罐 ········· 6-114

Osmanthus fragrans（Thunb.）Lour 木犀 ·········· 4-70

Osmunda japonica Thunb. 紫萁 ·········· 4-95

Ostrea gigas Thunberg 长牡蛎 ·········· 8（动）-21

Ostrea rivularis Gould 近江牡蛎 ·········· 8（动）-21

Ostrea talienwhanensis Crosse

大连湾牡蛎 ·········· 8（动）-21

Oxalis corniculata L. 酢浆草 ·········· 4-93

P

Paederia scandens（Lour.）Merr. 鸡矢藤 ·········· 7-72

Paederia scandens（Lour.）Merr. var. *tomentosa*（Bl.）

Hand.-Mazz. 毛鸡矢藤 ·········· 7-72

Paeonia lactiflora Pall. 芍药 ·········· 1-26, 5-31

Paeonia mairei Levl. 美丽芍药 ·········· 7-18

Paeonia obovata Maxim. 草芍药 ·········· 7-18

Paeonia obovate Maxin. var. *willmottiae*（Stapf.）Stern.

毛叶草芍药 ·········· 7-18

Paeonia suffruticosa Andr. 牡丹 ·········· 4-41

Paeonia veitchii Lynch 川赤芍 ·········· 1-26, 7-18

Paeonia veitchii Lynch var. *woodwardii*（Stapf. ex Cox.）

Stern. 毛赤芍 ·········· 7-18

Paeonia veitchii var. *uniflora* K. Y. Pan 单花赤芍 ······ 7-18

Panax ginseng C. A. Mey. 人参 ·········· 1-1, 1-2, 1-24

Panax japonicus C. A. Mey. 竹节参 ·········· 2-41

Panax japonicus C. A. Mey. var. *bipinnatifidus*（Seem.）C. Y.

Wu et K. M. Feng 羽叶三七 ·········· 7-99

Panax japonicus C. A. Mey. var. *major*（Burk.）C. Y. Wu et

K. M. Feng 珠子参 ·········· 7-99

Panax notoginseng（Burk.）F. H. Chen 三七 ·········· 7-5

Panax quinquefolium L. 西洋参 ·········· 1-19

Papaver somniferum L. 罂粟 ·········· 2-107

Parapolybia varia Fabricius 异腹胡蜂 ·········· 8（动）-66

Paris polyphylla Smith var. *chinensis*（Franch.）Hara

七叶一枝花 ·········· 7-96

Paris polyphylla Smith var. *yunnanensis*（Franch.）Hand.-

Mazz 云南重楼 ·········· 7-96

Patrinia scabiosaefolia Fisch. 黄花败酱 ·········· 7-81

Patrinia villosa Juss. 白花败酱 ·········· 7-81

Pegaeophyton scapiflorum（Hook. f. et Thoms.）Marq. et

Shaw 无茎荠 ·········· 2-81

Penthorum chinense Pursh. 扯根菜 ·········· 7-100

Perilla frutescens（L.）Britt. 紫苏 ·········· 1-56, 1-57, 1-58

Periplaneta americana（Linnaeus）

美洲蜚蠊 ·········· 8（动）-38

Periploca sepium Bge. 杠柳 ·········· 5-85

Peucedanum decursivum（Miq.）Maxim.

紫花前胡 ·········· 5-114

Peucedanum dielsianum Fedde et Wolff.

竹节前胡 ·········· 7-17

Peucedanum praeruptorum Dunn 白花前胡 ·········· 5-88

Pharbitis nil（L.）Choisy 裂叶牵牛 ·········· 3-57

Pharbitis purpurea（L.）Voigt 圆叶牵牛 ·········· 3-57

Phellodendron amurense Rupr. 黄檗 ·········· 1-21

Phellodendron chinense Schneid. 黄皮树 ·········· 7-113

Pheretima aspergillum（E. Perrier）

参环毛蚓 ·········· 8（动）-17

Pheretima guillelmi（Michaelsen）

威廉环毛蚓 ·········· 8（动）-17

Pheretima pectinifera Michaelsen

栉盲环毛蚓 ·········· 8（动）-17

Pheretima vulgaris Chen 通俗环毛蚓 ·········· 8（动）-17

Phragmites communis Trin. 芦苇 ·········· 5-47

Phyllanthus emblica L. 余甘子 ·········· 7-70

Phyllanthus urinaria L. 叶下珠 ·········· 6-48

Phyllodium pulchellum（L.）Desv. 排钱草 ·········· 6-110

Phyllostachys nigra（Lodd.）Munro var. *henonis*（Mitf.）

Stapf ex Rendle 淡竹 ·········· 4-32

Physalis alkekengi L. var. *franchetii*（Mast.）Makino

酸浆 ·········· 1-62

Physalis peruviana L.　灯笼果 ·············6-64

Physochlaina infundibularis Kuang　漏斗泡囊草 ·······2-42

Physochlaina physaloides（L.）G. Don　泡囊草 ·······2-68

Phytolacca acinosa Roxb.　商陆 ·············4-89

Phytolacca americana Linn.　垂序商陆 ·······4-89

Picrasma quassioides（D. Don）Benn.

　苦木 ···········6-85, 7-75

Picria felterrae Lour.　苦玄参 ·············7-74

Picrorhiza scrophulariiflora Pennell　胡黄连 ·······7-93

Pinellia ternata（Thunb.）Breit.　半夏 ·······4-29

Pinus armandi Franch　华山松 ·············1-33

Pinus bungeana Zucc. ex Endl.　白皮松 ·············1-36

Pinus koraiensis Sied. et. Zucc.　红松 ·······1-33

Pinus massoniana Lamb.

　马尾松 ···········1-33, 1-34, 1-35, 1-36, 1-39, 7-77

Pinus tabulieformis Carr.

　油松 ···········1-33, 1-34, 1-35, 1-36, 1-39

Pinus taiwanensis Hayata（*Pinus hwangshanensis* Hsia）

　黄山松 ·············1-33

Pinus thunbergii Parl.　黑松 ·············1-33

Pinus yunnanensis Franch.　云南松 ·······1-33

Piper hancei Maxim.　山蒟 ·············7-9

Piper kadsura（Choisy）Ohwi　风藤 ·······6-106

Piper longum L.　荜茇 ·············7-89

Piper nigrum L.　胡椒 ·············6-92

Piper puberulum（Benth.）Maxim.　毛蒟 ·······6-36

Piper sarmentosum Roxb.　假蒟 ·············7-122

Pipistrellus abramus Temminck　伏翼蝠 ·······8（动）-31

Plantago asiatica L.　车前 ·············5-18, 5-19

Plantago depressa Willd.　平车前 ·············5-18, 5-19

Platycladus orientalis（L.）Franco　侧柏 ·······5-64, 5-82

Platycodon grandiflorum（Jacq.）A. DC.　桔梗 ·······1-47

Plecotus auritus Linnaeus　大耳蝠 ·······8（动）-31

Pleioblastus amarus（Keng）Keng f.　苦竹 ·······5-57

Pleione bulbocodioides（Franch.）Rolfe　独蒜兰 ·······7-10

Pleione yunnanensis Rolfe　云南独蒜兰 ·······7-10

Podocarpus macrophyllus（Thunb.）D. Don　罗汉松 ·····4-51

Podocarpus macrophyllus（Thunb.）D. Don var. *maki* Endl.

　Syn. Conif.　短叶罗汉松 ·············4-51

Pogostemon cablin（Blanco）Benth.　广藿香 ·······6-21

Polistes japonicus Saussure

　日本长脚胡蜂 ·············8（动）-66

Polistes olivaceous（DeGeer）　果马蜂 ·········8（动）-66

Polygala chinensis Linnaeus　华南远志 ·············6-9

Polygala japonica Houtt.　瓜子金 ·············3-24

Polygala sibirica L.　卵叶远志 ·············3-35

Polygala tenuifolia Willd.　远志 ·············3-35

Polygonatum cyrtonema Hua　多花黄精 ·······4-82

Polygonatum kingianum Coll. et Hemsl.　滇黄精 ·······4-82

Polygonatum odoratum（Mill.）Druce　玉竹 ·······4-18

Polygonatum sibirifum Red.　黄精 ·············4-82

Polygonum aviculare L.　萹蓄 ·············1-55

Polygonum bistorta L.　拳参 ·············2-82

Polygonum capitatum Buch.-Ham. ex D. Don

　头花蓼 ·············7-50

Polygonum chinense L.　火炭母 ·············7-41

Polygonum ciliinerve（Nakai）Ohwi　毛脉蓼 ·······1-25

Polygonum cuspidatum Sieb. et Zucc.　虎杖 ·······4-50

Polygonum hydropiper L.　水蓼 ·············7-138

Polygonum multiflorum Thunb.　何首乌 ·······4-42, 4-53

Polygonum orientale L.　红蓼 ·············2-22, 7-94

Polygonum perfoliatum L.　杠板归 ·············7-67

Polygonum tinctorium Ait.　蓼蓝 ·············1-31, 1-64

Polypodiodes nipponica（Mett.）Ching　水龙骨 ·······2-21

Polyporus umbellatus（Pers.）Fries　猪苓 ·······2-92

Poncirus trifoliata（L.）Raf.　枳 ·············4-59

Porcellio scaber Latreille　粗糙鼠妇 ·······8（动）-71

Poria cocos（Schw.）Wolf　茯苓 ·············4-55, 4-56

Portulaca oleracea L.　马齿苋 ·············3-6

Potentilla anserina L.　蕨麻 ·············7-139

Potentilla chinensis Ser.　委陵菜 ·············3-46

Potentilla discolor Bge.　翻白草 ·············3-82

Potentilla kleiniana Wight et Arn.　蛇含委陵菜 ·······7-121

Prinsepia uniflora Batal.　蕤核 ·············2-109

Prinsepia uniflora Batal. var. *serrata* Rehd.

　齿叶扁核木 ·············2-109

Prunella vulgaris Linn.　夏枯草 ·············4-71

Prunus armeniaca L.　杏 ·············2-62

Prunus armeniaca L. var. *ansu* Maxim.　山杏 ·······2-62

Prunus davidiana（Carr.）Franch.　山桃 ·······3-61

Prunus humilis Bge. 欧李·····3-44

Prunus japonica Thunb. 郁李·····3-44

Prunus mandshurica（Maxim.）Koehne

东北杏·····2-62

Prunus mume（Sieb.）Sieb. et Zucc. 梅·····3-67, 5-23

Prunus pedunculata Maxim. 长柄扁桃·····3-44

Prunus persica（L.）Batsch 桃·····3-61, 3-62

Prunus sibirica L. 西伯利亚杏·····2-62

Psammosilene tunicoides W. C. Wu et C. Y. Wu

金铁锁·····7-87

Pseudolarix amabilis（Nelson）Rehd. 金钱松·····5-8

Pseudostellaria heterophylla（Miq.）Pax ex Pax et

Hoffm. 孩儿参·····5-17

Psoralea corylifolia L. 补骨脂·····2-56

Pteria martensii（Dunker）

马氏珍珠贝·····8（动）-32, 8（动）-33

Pteris cretica L. var. *nervosa*（Thunb.）Ching et S. H. Wu

凤尾蕨·····7-40

Pterocephalus hookeri（C. B. Clarke）Hoeck

匙叶翼首草·····7-143

Pterospermum heterophyllum Hance 翻白叶树·····6-52

Pueraria lobata（Willd.）Ohwi 野葛·····2-98

Pueraria thomsonii Benth. 甘葛藤·····7-107

Pulsatilla chinensis（Bge.）Regel 白头翁·····3-19

Punica granatum L. 石榴·····2-28

Pyracantha fortuneana（Maxim.）Li 火棘·····4-85

Pyrola adecorate H. Andres 普通鹿蹄草·····7-123

Pyrola calliantha H. Andres 鹿蹄草·····7-123

Pyrrosia lingua (Thunb.) Farwell 石韦·····4-20

Pyrrosia petiolosa (Christ) Ching 有柄石韦·····4-20

Pyrrosia sheareri (Bak.) Ching 庐山石韦·····4-20

Q

Quisqualis indica L. 使君子·····6-87

R

Rabdosia rubescens（Hemsl.）Hara 碎米桠·····4-27

Rana temporaria chensinensis David

中国林蛙·····8（动）-37

Ranunculus japonicus Thunb. 毛茛·····2-19

Ranunculus sceleratus L. 石龙芮·····2-27

Ranunculus ternatus Thunb. 小毛茛·····4-88

Raphamus sativus L. 萝卜·····2-78

Rauvolfia verticillata（Lour.）Baill. 萝芙木·····7-114

Rauvolfia yunnanensis Tsiang 云南萝芙木·····7-114

Rehmannia glutinosa Libosch. 地黄·····4-31

Rhaponticum uniflorum（L.）DC. 祁州漏芦·····3-80

Rheum officinale Baill. 药用大黄·····2-5

Rheum palmatum L. 掌叶大黄·····2-5

Rheum tanguticum Maxim. ex Balf. 唐古特大黄·····2-5

Rhinolophus ferrumequinum Schreber

菊头蝠·····8（动）-31

Rhodiola crenulata（Hook. f. et Thoms.）H. Ohba

大花红景天·····2-49

Rhododendron dauricum L. 兴安杜鹃·····1-63

Rhododendron micranthum Turcz. 照山白·····2-104

Rhododendron molle G. Don 羊踯躅·····5-71

Rhodomyrtus tomentosa（Ait.）Hassk. 桃金娘·····6-74

Rhus chinensis Mill. 盐肤木·····4-15

Rhus potaninii Maxim. 青麸杨·····4-15

Rhus punjabensis Stew. var. *sinica*（Diels）Rehd. et

Wils. 红麸杨·····4-15

Ricinus communis L. 蓖麻·····6-120

Rorippa indica（L.）Hiern 蔊菜·····5-119

Rosa chinensis Jacq. 月季·····3-15

Rosa laevigata Michx. 金樱子·····5-68

Rosa rugosa Thunb. 玫瑰·····2-61

Rubia cordifolia L. 茜草·····3-53

Rubus chingii Hu 华东覆盆子·····5-126

S

Saiga tatarica Linnaeus 赛加羚羊·····8（动）-59

Salsola collina Pall. 猪毛菜·····2-91

Salsola ruthenica Iljin 刺蓬·····2-91

Salvia chinensis Benth. 华鼠尾草·····7-44

Salvia miltiorrhiza Bge. 丹参·····7-39

Sambucus williamsii Hance 接骨木·····1-49

Sanguisorba officinalis L. 地榆·····1-18

Sanguisorba officinalis L. var. *longifolia*（Bert.）Yü et Li

长叶地榆·····1-18

Santalum album L. 檀香 ·············· 6-127

Sapindus mukorossi Gaerth. 无患子 ·············· 6-29

Sapium sebiferum（L.）Roxb. 乌桕 ·············· 5-22

Saposhnikovia divaricata（Turcz.）Schischk.
防风 ·············· 1-22

Sarcandra glabra（Thunb.）Nakai 草珊瑚 ·············· 5-69

Sarcococca ruscifolia Stapf 野扇花 ·············· 7-119

Sargassum fusiforme（Harv.）Setch. 羊栖菜 ·············· 5-96

Sargassum pallidum（Turn.）C. Ag. 海蒿子 ·············· 5-96

Sargentodoxa cuneata（Oliv.）Rehd. et Wils.
大血藤 ·············· 4-3

Sauropus spatulifolius Beille 龙脷叶 ·············· 6-47

Saururus chinensis（Lour.）Baill. 三白草 ·············· 5-4

Saussurea involucrate（Kar. et Kir.）Sch.-Bip.
天山雪莲 ·············· 2-13

Saxifraga stolonifera Curt. 虎耳草 ·············· 5-60

Schefflera elliptica（Blume）Harms 密脉鹅掌柴 ·············· 7-1

Schefflera octophylla（Lour.）Harms 鹅掌柴 ·············· 7-101

Schefflera venulosa（Wight et Arn.）Harms
密脉鹅掌柴 ·············· 7-1

Schisandra chinensis（Turcz.）Baill. 五味子 ·············· 1-6

Schisandra sphenanthera Rehd. et Wils.
华中五味子 ·············· 4-57

Schizocapsa plantaginea Hance 裂果薯 ·············· 6-41, 7-42

Schizonepeta tenuifolia Briq. 荆芥 ·············· 3-51, 3-52

Schizostachyum chinense Rendle 华思劳竹 ·············· 6-27

Scolopendra subspinipes mutilans L. Koch
少棘巨蜈蚣 ·············· 8（动）-65

Scrophularia ningpoensis Hemsl. 玄参 ·············· 4-28

Scutellaria amoena C. H. Wright 滇黄芩 ·············· 7-22

Scutellaria baicalensis Georgi 黄芩 ·············· 3-65

Scutellaria barbata D. Don 半枝莲 ·············· 5-37

Scutellaria hypericjfolia Lévl. 连翘叶黄芩 ·············· 7-22

Scutellaria tenax W. W. Smith var. *patentipilosa*（Hand.
Mazz.）C. Y. Wu 展毛韧黄芩 ·············· 7-22

Secale cereale L. 黑麦 ·············· 2-51

Securinega suffruticosa（Pall.）Rehb. 叶底珠 ·············· 2-30

Sedum aizoon L. 景天三七 ·············· 7-126

Sedum bulbiferum Makino 珠芽景天 ·············· 6-26

Sedum lineare Thunb. 佛甲草 ·············· 6-76

Sedum sarmentosum Bunge 垂盆草 ·············· 5-63

Selaginella doederleinii Hieron. 深绿卷柏 ·············· 7-43

Selaginella pulvinata（Hook. et Grev.）Maxim.
垫状卷柏 ·············· 5-72

Selaginella tamariscina（Beauv.）Spring 卷柏 ·············· 5-72

Selaginella uncinata（Desv.）Spring 翠云草 ·············· 6-123

Selenaretos thibetanus Cuvier 黑熊 ·············· 8（动）-74

Semiaquilegia adoxoides（DC.）Makino 天葵 ·············· 3-13

Senecio cannabifolius Less. 麻叶千里光 ·············· 1-30

Senecio cannabifolius Less. var. *integrifolius*（Koidz.）
Kitam. 全叶千里光（单叶千里光）·············· 1-30

Senecio scandens Buch.-Ham. 千里光 ·············· 5-11

Senna occidentalis L. 望江南 ·············· 5-108

Sepia esculenta Hoyle 金乌贼 ·············· 8（动）-44

Sepiella maindroni de Rochebrune 无针乌贼 ·············· 8（动）-44

Sesamum indicum L. 脂麻 ·············· 3-73

Seseli mairei Wolff. 竹叶西风芹 ·············· 7-17

Seseli yunnanense Franch. 松叶西风芹 ·············· 7-17

Setaria italica（L.）Beauv. 粟 ·············· 4-44

Siegesbeckia glabrescens Makino 毛梗豨莶 ·············· 3-79

Siegesbeckia orientalis L. 豨莶 ·············· 3-79

Siegesbeckia pubescens Makino 腺梗豨莶 ·············· 3-79

Silene asclepiadea Franch. 掌脉蝇子草 ·············· 2-18

Silybum marianum（L.）Gaertn. 水飞蓟 ·············· 1-9

Sinapis alba L. 白芥 ·············· 3-21

Sinocalamus beecheyanus（Munro）Mc-Clure var.
pubescens P. F. Li 大头典竹 ·············· 4-32

Sinomenium acutum（Thunb.）Rehd. et Wils.
青藤 ·············· 4-46

Sinomenium acutum（Thnnb.）Rehd. et Wils. var. *cinereum*
Rehd. et Wils. 毛青藤 ·············· 4-46

Sinopodophyllum hexandrum（Royle）Ying
桃儿七 ·············· 7-27

Siphonostegia chinensis Benth. 阴行草 ·············· 3-16

Siraiti grosvenorii（Swingle）C. Jeffrey ex A. M. Lu et Z. Y.
Zhang 罗汉果 ·············· 6-86

Smilax china L. 菝葜 ·············· 4-79

Smilax glabra Roxb. 光叶菝葜 ·············· 5-9

Solanum lyratum Thunb. 白英 ·············· 4-25

Solanum nigrum L. 龙葵 ·············· 7-48

Solenognathus hardwickii（Gray） 刁海龙……8（动）-42

Solidago decurrens Lour. 一枝黄花……5-1

Sophora alopecuroides L. 苦豆子……2-63

Sophora flavescens Ait. 苦参……3-42

Sophora japonica L. 槐……3-75, 3-76

Sophora tonkinensis Gagnep. 越南槐……6-13

Sparganium stoloniferum Buch. -Ham. 黑三棱……5-5

Spatholobus suberectus Dunn 密花豆……6-80

Speranski tuberculata（Bunge）Baill. 地构叶……4-54

Spiranthes sinensis（Pers.）Ames 绶草……2-90

Spirodela polyrrhiza（L.）Schleid. 紫萍……5-97

Statilia maculata（Thunberg） 小刀螂……8（动）-46

Steleophaga plancyi（Boleny） 冀地鳖……8（动）-3

Stellaria dichotoma L.var. *lanceolata* Bge.

　　银柴胡……2-89

Stellera chamaejasme L. 瑞香狼毒……1-60

Stemona japonica（Bl.）Miq 蔓生百部……5-41

Stemona sessilifolia（Miq.）Miq. 直立百部……5-41

Stemona tuberosa Lour. 对叶百部……5-41

Stephania cepharantha Hayata 头花千斤藤……6-49

Stephania dielsiana Y. C. Wu 血散薯……4-33

Stephania epigaea H. S. Lo 地不容……7-52

Stephania japonica（Thunb.）Miers 千金藤……4-8

Stephania tetrandra S. Moore 粉防己……4-36

Sterculia lychnophora Hance 胖大海……6-97

Strophanthus divaricatus（Lour.）Hook. et Arn.

　　羊角拗……6-63

Strychnos nux-vomica L. 马钱……7-28

Styrax tonkinensis（Pierre）Craib ex Hart.

　　白花树……6-65

Sus scrofa domestica Brisson

　　猪……8（动）-51, 8（动）-52, 8（动）-53

Swertia mileensis T. N. Ho et W. L. Shih 青叶胆……2-59

Swertia pseudochinensis Hara 瘤毛獐牙菜……2-39

Swertia bimaculata（Sieb. et Zucc.）Hook. f. et Thoms. ex C.

　　B. Clarke 獐牙菜……4-99

Syngnathoides biaculeatus（Bloch）

　　拟海龙……8（动）-42

Syngnathus acus Linnaeus 尖海龙……8（动）-42

T

Tabanus bivittatus Matsumura 复带虻……8（动）-36

Tadehagi triquetrum（L.）Ohashi 葫芦茶……6-112

Talinum paniculatum（Jacq.）Gaertn. 土人参……5-7

Tamarindus indica L. 酸豆……7-136

Tamarix chinensis Lour. 柽柳……3-30

Taraxacum asiaticum Dahlst. 亚洲蒲公英……1-61

Taraxacum borealisinense Kitam. 碱地蒲公英……1-61

Taraxacum erythropodium Kitag. 红梗蒲公英……1-61

Taraxacum heterolepis Nakai et Koidz. ex Kitag.

　　异苞蒲公英……1-61

Taraxacum mongolicum Hand.-Mazz. 蒲公英……1-61

Taraxacum ohwianum Kitam. 东北蒲公英……1-61

Taxillus chinensis（DC.）Danser 桑寄生……6-107

Taxus cuspidata Sieb. et Zucc. 东北红豆杉……1-23

Tenodera sinensis Saussure 大刀螂……8（动）-46

Terminalia bellirica（Gaertn.）Roxb. 毗黎勒……7-38

Terminalia chebula Retz. 诃子……6-57, 6-79

Terminalia chebula Retz. var. *tomentella* Kurt.

　　绒毛诃子……6-79

Tetrapanax papyrifer（Hook.）K. Koch

　　通脱木……7-109

Tetrastigma hemsleyanum Diels et Gilg

　　三叶崖爬藤……5-3

Thalictrum foliolosum DC. 多叶唐松草……2-11

Thesium chinense Turcz. 百蕊草……7-55

Thevetia peruviana（Persoon）K. Schumann

　　黄花夹竹桃……6-108

Thlaspi arvense L. 菥蓂……4-80

Tinospora capillipes Gagnep. 金果榄……7-83

Tinospora sagittata（Oliv.）Gagnep. 青牛胆……7-83

Toddalia asiatica（L.）Lam. 飞龙掌血……6-24

Torreya grandis Fort. 榧……5-120

Toxicodendron vernicifluum（Stokes）F. A. Barkl.

　　漆树……2-1

Trachelospermum jasminoides（Lindl.）Lem.

　　络石……6-99

Trachycarpus fortunei（Hook. f.）H.Wendl.

　　棕榈……6-115

Tribulus terrestris L.　蒺藜 ····················4-97

Trichosanthes kirilowii Maxim.

栝楼 ·······················3-12, 3-25, 3-26, 3-27

Trichosanthes rosthornii Harms

双边栝楼 ···················3-12, 3-25, 3-26, 3-27

Trigonella foenum-graecum L.　胡芦巴 ········5-77

Trionyx sinensis Wiegmann　鳖 ·········8（动）-80

Tripterygium wilfordii Hook. f.　雷公藤 ········5-117

Triticum aestivum L.　小麦 ····················2-84

Trogopterus xanthipes Milne-Edwards

复齿鼯鼠 ·······················8（动）-5

Trollius asiaticus L.　宽瓣金莲花 ···········1-38

Trollius ledebourii Reichb.　短瓣金莲花 ······1-38

Trollius macropetalus Fr. Schmidt.　长瓣金莲花 ·······1-38

Turpinia arguta Seem.　锐尖山香圆 ··········5-10

Tussilago farfara L.　款冬 ····················2-96

Typha angustifolia L.　水烛香蒲 ············5-116

Typha orientalis Presl　东方香蒲 ···········5-116

Typhonium giganteum Engl.　独角莲 ·········4-24

U

Uncaria hirsuta Havil.　毛钩藤 ···············5-84

Uncaria macrophylla Wall.　大叶钩藤 ········5-84

Uncaria rhynchophylla（Miq.）Miq. ex Havil.

钩藤 ·····································5-84

Uncaria sessilifructus Roxb.　无柄果钩藤 ·····5-84

Uncaria sinensis（Oliv.）Havil.　华钩藤 ········5-84

Urena lobata Linn.　地桃花 ···················6-55

Ursus arctos Linnaeus　棕熊 ···········8（动）-74

Usnea diffracta Vain.　松萝 ···················7-78

Usnea longissima Ach.　长松萝 ················7-78

V

Vaccaria segetalis（Neck.）Garcke　麦蓝菜 ·····3-9

Valeriana jatamansi Jones　蜘蛛香 ···········4-98

Veratrum nigrum L.　藜芦 ····················1-69

Verbena officinalis L.　马鞭草 ················3-8

Vespa magnifica Smith　大胡蜂 ········8（动）-35

Vespa mandarinia mandarinia Smith

金环胡蜂 ·······················8（动）-35

Vespa tropica ducalis Smith　黑尾胡蜂 ········8（动）-35

Vespertilio superans Thomas　蝙蝠 ······8（动）-31

Vigna angularis Ohwi et Ohashi　赤豆 ········3-36

Vigna umbellata Ohwi et Ohashi　赤小豆 ······3-36

Viola yedoensis Makino　紫花地丁 ············3-71

Viscum coloratum（Komar.）Nakai　槲寄生 ····3-81

Vitex negundo L.　黄荆 ·················5-98, 5-99

Vitex negundo L.var. *cannabifolia*（Sieb. et Zucc.）Hand.-

Mazz.　牡荆 ···························3-39

Vitex trifolia L.　蔓荆 ·······················5-118

Vitex trifolia L. var. *simplicifolia* Cham.

单叶蔓荆 ·····························5-118

Vladimiria souliei（Franch.）Ling　川木香 ·······7-11

Vladimiria souliei（Franch.）Ling var. *cinerea* Ling

灰毛川木香 ···························7-11

W

Whitmania acranulata Whitman　柳叶蚂蟥 ·······8（动）-9

Whitmania pigra Whitman　蚂蟥 ···········8（动）-9

Wikstroemia indica（Linn.）C. A. Mey　了哥王 ·······6-5

X

Xanthium sibiricum Patr.　苍耳 ················1-28

Z

Zanthoxylum avicennae（Lam.）DC.　簕欓 ······6-129

Zanthoxylum bungeanum Maxim.花椒 ··········7-64

Zanthoxylum nitidum（Roxb.）DC.　两面针 ·····6-71

Zanthoxylum schinifolium Sieb. et Zucc.　青椒 ······7-64

Zaocys dhumnades（Cantor）

乌梢蛇 ··············8（动）-13, 8（动）-49

Zea mays L.　玉蜀黍（玉米）···············1-10

Zingiber officinale Rosc.　姜 ············5-6, 5-29

Ziziphus jujuba Mill.　枣 ·····················2-4

Ziziphus jujuba Mill. var. *spinosa*（Bunge）Hu ex H. F.

Chou　酸枣 ···························3-78